Bewegungsmangel

Wolfgang Laube

Bewegungsmangel

Dekonditionierung, Krankheit, Schmerzen, Altern

Springer

Wolfgang Laube
Altach, Vorarlberg, Österreich

ISBN 978-3-662-67752-0 ISBN 978-3-662-67753-7 (eBook)
https://doi.org/10.1007/978-3-662-67753-7

Die Deutsche Nationalbibliothek verzeichnet diese Publikation in der Deutschen Nationalbibliografie; detaillierte bibliografische Daten sind im Internet über http://dnb.d-nb.de abrufbar.

Springer ist ein Imprint der eingetragenen Gesellschaft Springer-Verlag GmbH, DE und ist ein Teil von Springer Nature.
Die Anschrift der Gesellschaft ist: Heidelberger Platz 3, 14197 Berlin, Germany

Vorwort

Dekonditionierung ist ein sehr ernst zu nehmender Funktionszustand, wenn „wirklich" sowohl der individuelle aber auch der Gesundheitszustand der Bevölkerung beeinflusst werden soll!

Bewegungen des Säuglings und des Kleinkindes sind zwingend notwendige Stimulatoren und zugleich die Ergebnisse der physiologischen Gehirnentwicklung für die Kopf- und Rumpfkontrolle (frühkindliche Reflexmuster als sensomotorische Basisbausteine, Fortentwicklung zu den posturalen Regulationen) als Grundlage des sensomotorischen Lernens und der ständigen Qualifizierung zunächst gezielter Teilkörperbewegungen und letztendlich des Gehens, Laufens und Springens. In Wechselbeziehung mit diesem Lernprozess steigen bewegungsspezifisch die Kraft und Ausdauer. Die steigende Vielfältigkeit der Bewegungen und der größer werdende Bewegungsradius führt zu sozialen Kontakten auch außerhalb der Familie und geht immer mehr mit konkreten Bewegungszielen und Wahrnehmungen einher. So schreitet mit der Sensomotorik als Basis die cerebrale Entwicklung „zur Persönlichkeit" voran. Ausgehend von notwendigen spezifischen Anleitungen wird die sensomotorische „Spezialfertigkeit Schreiben" erlernt, die wiederum die kognitiven Funktionen Aufmerksamkeit, Gedächtnis, Entscheidungen und die Sprache anspricht und deutlich qualifiziert. Die akzentuiert **„kognitiven sensomotorischen Leistungen"** Sprechen, Schreiben und Lesen (Augenkontrolle!) und die **kognitive Leistung Kopfrechnen,** die Konzentration, Aufmerksamkeit, Gedächtnis und Logik erfordert und beansprucht, sind essentielle Anforderungen für die Gehirnentwicklung, die Leistungsfähigkeit des Gehirns und insgesamt für das Verhalten aktuell wie im gesamten Leben. Diese akzentuiert kognitiven Anforderungen müssen mit **anstrengenden sensomotorischen Leistungen** (WHO-Empfehlungen: 1 h intensive Belastung pro Tag) kombiniert werden. Sie sorgen für das strukturelle und funktionelle Fundament dieser kognitiven Leistungen, idem die neuronalen Voraussetzungen für die Gedächtnisleistung generiert und qualifiziert werden. Die Neurogenese im Hippocampus wird dadurch stimuliert. **Kognition und Bewegung** sind die „beiden Seiten einer gleichen Medaille" und sie sind gemeinsam der Garant für die kognitive, emotionale und soziale Entwicklung des Kindes und Jugendlichen. Inbegriffen sind die verschiedenen Kompetenzen für die Lebensgestaltung, die Toleranzen gegenüber kognitiv-emotionalen und physischen Anstrengungen aber auch eine sehr vorteilhafte direkte Kombination von **Bewegung und Schmerzhemmung**, die gleichfalls „zwei Seiten einer Medaille" darstellen. Nicht umsonst stellt die **Phylogenese präpuberalen Kindern,** vorausgesetzt sie waren stets umfänglich und intensiv körperlich aktiv, eine **aerobe Kapazität** gut ausdauertrainierter junger Erwachsener zur Verfügung. Dies ist die Voraussetzung, die gravierenden Entwicklungen zum Erwachsenen „biologisch sicher zu finanzieren (kostet viel Energie, gleich ATP)" und Disharmonien zu begrenzen.

«Interessiert beobachten, Sprechen, Schreiben, Lesen und Rechnen sind **„Gymnastik und konditionieren die kognitive Funktion des Gehirns"** und altersgerechte umfängliche physische Belastungen, **die sensomotorischen Aktivitäten Bewegungslernen, Ausdauer und Kraft** sorgen für die cerebralen Voraussetzungen, die dafür erforderlichen Gedächtnisleistungen, als **Basis der schulischen Leistungsfähigkeit** aber auch einer **Persönlichkeitsstruktur** mit guter **Resilience** zu entwickeln.»

Die **Einheit von sensomotorischer und kognitiv-emotionaler Entwicklung** im Kindes- und Jugendalter ist die Basis für das Verhalten und den Gesundheitszustand in der weiteren Lebensspanne, weil **„Sensomotorik mit umfänglichen Denkprozessen verbunden ist, das Gehirn strukturiert und weil wiederum das Denken, Fühlen und Handeln die Elemente des Verhaltens sind!"** Der Bedarf physischer Aktivitäten bleibt lebenslang vorhanden, um die Körperstrukturen aufrechtzuerhalten und somit jeweils altersgerecht über alle Funktionen mit einem guten Zustand verfügen zu können. Dies schließt die sensomotorische Funktions- und Leistungsfähigkeit zur Kompensation von degenerativen myo faszial skelettalen Veränderungen (Arthrosen), um die kein älter werdender Mensch herumkommt, inklusive der darin integrierten Schmerzhemmung ein. „Nicht die Arthrose, sondern die sensomotorische Insuffizienz und die Schmerzen sind das Problem!" „Einen Diabetes Typ II gibt es defacto bei immer ausreichender körperlicher Aktivität und angepasster Ernährung nicht!" **Prävention und Therapie werden durch das Verhalten, die Gehirnfunktionen geprägt!**

Die **Hauptursache** chronisch degenerativer Erkrankungen ist die **physische Inaktivität** zu der sich in aller Regel die kalorische Über- und die Fehlernährung gesellen. Gemeinsam bilden sie einen nahezu untrennbaren Ursachenkomplex. Er schränkt im Kindes- und Jugendalter die somatische und die kognitiv-emotionale Entwicklung, die Reifung und das Wachstum ein. Alle Körperfunktionen und die Interaktionen zwischen allen Geweben und Organen bleiben hinter den biologischen Möglichkeiten zurück und der Stoffwechsel funktioniert bereits nachteilig oder sogar schon krank. Das Ergebnis ist eine reduzierte **Belastungsfähigkeit** und **Belastbarkeit,** sodass eine **Disposition** für chronisch degenerative Erkrankungen vorliegt die dann bei weiter bestehender physischer Inaktivität auch realisiert wird. Wird erst der Erwachsene chronisch physisch inaktiv entstehen daraus gleichfalls die Disposition für die Erkrankungen und deren Entwicklungen.

Da der Mensch, der Organismus, ein biologisches System aus sehr vielen Teilsystemen ist, wirken sich die chronische physische Inaktivität und die Fehlernährung immer auf alle Teilsysteme und ihre Interaktionen aus. Daraus ergibt sich in zwingender Konsequenz, die resultierenden Erkrankungen des Herz-Kreislauf-Systems (Bluthochdruck, Arteriosklerose), des Stoffwechsels (Adipositas, metabolisches Syndrom, Diabetes mell. Typ II), des Gehirns (Depression, Neurodegeneration), des myo-faszial-skelettalen Systems (Triggerpunkte, CLBP, primäre Arthrosen) und onkologische Erkrankungen, die jeweils mit „eigenständigen" Diagnosen benannt werden, sind nicht unabhängig voneinander! Das Gehirn als der „Vorstandsvorsitzende des Verhaltens" ist stets beteiligt und es ist Teil des Krankheitsprozesses.

Die **pathogenetischen Entwicklungsketten** der dominierenden und auch immer früher in der Lebensspanne zu diagnostizierenden chronisch-degenerativen Erkrankungen haben einen anerkannten **gemeinsamen Ausgangspunkt,** die **Dekonditionierung.** Die Dekonditionierung ist noch keine Erkrankung. Sie ist mit einer generalisierten, nicht schmerzhaften, gering intensiven Entzündung in allen Geweben und Organen gleichzusetzen. Sie ist zunächst das **disponierende und im Weiteren das realisierende Fundament,** auf dem sich mit „fließendem Übergang" die Erkrankungen ausbilden. Jedes Gewebe reagiert spezifisch maladaptiv auf die Entzündung. Damit ist unmissverständlich ausgedrückt, **es ist immer der gesamte Organismus in jeden Krankheitsprozess einbezogen!** Die Dekonditionierung bedeutet primär eine strukturelle und funktionelle Schwäche. Diese sorgt direkt für **Funktionsstörungen.** Aufgrund der schwelenden Entzündung entstehen Stoffwechselveränderungen, welche interaktiv die Funktionsstörungen erweitern und in der Fortentwicklung zu **Strukturstörungen** führen. Im Gehirn bilden sich die Funktionsstörung „defizitäre Schmerzhemmung und -verarbeitung" aus und die Einbeziehung der höchsten Gehirninstanzen prägt das Verhalten.

Am besten präventiv, erst dann wandelt sich das sogenannte Gesundheitssystem von einem „Krankheits- zu einem Gesundheitssystem!", und bei jedem begründeten Verdacht auf chronische Krankheitsentwicklungen muss sich die ärztliche Tätigkeit darauf konzentrieren, die Funktions- vor den Strukturstörungen zu erkennen und umgehend aktive Konsequenzen zum Medikament „der ersten und dauerhaften Wahl" machen. Das bedeutet notwendigerweise mit dem „körperlichen Befund" weit vor Labor und Bildgebung auch den Konditionierungszustand zu erheben und die Dekonditionierung als direkte Krankheitsursache „ernst zu nehmen!".

Der gemeinsame pathophysiologische Ablauf besagt: Aus der **physiologischen Struktur und Funktion** des „Systems Mensch" entsteht

- durch **ungenügende primäre und/oder sekundäre physische Aktivitäten** die Struktur- und Funktionsschwäche, **die Dekonditionierung** als Fundament und Disposition aller nachfolgenden chronisch degenerativen Entwicklungen.
- Die Dekonditionierung bedeutet eine reduzierte Belastbarkeit und sie ist das Synonym einer chronischen Entzündung und diese miteinander

gekoppelten Merkmale bedingen **Störungen der Funktion des Stütz- und Bewegungsapparates und des Stoffwechsels aller! Gewebe.**

- Die Funktionsstörungen verantworten **Strukturstörungen** und aus den Funktions- und Strukturstörungen ergibt sich die **Diagnose.**
- Die peripheren Funktions- und Strukturstörungen legen die Grundlage für die **periphere Sensibilisierung.** Im Ergebnis bildet, wahrscheinlich aber eher verstärkt das Gehirn nun mit klinischer Relevanz „eigene" Funktionsstörungen der Schmerzverarbeitung, der Bewertung, der emotionalen Reaktionen und Veränderungen des Verhaltens. Die Bewegungsprogramme werden von der Schmerzhemmung entkoppelt. Es entsteht eine **zentrale Sensibilisierung,** eine **Schmerzerkrankung des Gehirns.**

Chronische Schmerzen sind synonym für Veränderungen von Gehirnfunktionen, mit denen «es mittels der generierten Motivationen, dem Antrieb, den Kompetenzen sowie der Resilience das Leben gestaltet, bewertet, emotional verarbeitet, die Lebensbedingungen und den Lebensstil prägt und die Bewegungsarmut aufrechterhält».

Da die Dekonditionierung und die Ernährung die Hauptsäulen der chronisch degenerativen Erkrankungen sind, haben alle eine gemeinsame aktive präventive bzw. therapeutische Konsequenz, das Gesundheitstraining während der gesamten Lebensspanne. Training, gerichtete körperliche Aktivitäten gehören fachübergreifend immer zum Behandlungsregime. Training, psycho-physische Belastungen und untrennbar verbunden die positive Beeinflussung der Psyche, des Wahrnehmens und Denkens, und der Schmerzverarbeitung ist nachhaltige Therapie für eine Gehirnfunktion zugunsten der gesundheitsfördernden Compliance und Resilience, einer anti-nozizeptiven und anti-depressiven Reorganisation, mehr Antrieb zur Aktivität und für eine gesteigerte Belastungs-, Anstrengungs- und Schmerztoleranz. Alle diese «positiven» Gehirnfunktionen und Gehirnleistungen sind therapeutische Zielstellungen und werden vom kranken Menschen benötigt, um die „eigene" Genesung systematisch voranzutreiben und zu erhalten.

Altach,
im September 2023

PD Dr. med. sc. Wolfgang Laube
Facharzt für Sportmedizin, Physiologie und
physikalische und rehabilitative Medizin

Inhaltsverzeichnis

Teil I
Sedentärer Lebensstil, körperliche Funktionen, Krankheit, Alter

Sedentärer Lebensstil Hauptursache chronisch-degenerativer und Disposition onkologischer Erkrankungen

1

▶ **Trailer**

Physische Aktivitäten sind für die gesunde Entwicklung und die Erhaltung aller Körperfunktionen bis ins hohe Alter essentiell. **Physische Inaktivitäten** bedeuten Dekonditionierung als Basis der langen pathogenetischen Ketten jeder chronischen Erkrankung. Mit der Diagnose liegen die Maladaptationen bereits vor!

Das **Gehirn** ist unmittelbar beteiligt! Inaktivität dekonditioniert und maladaptiert das Gehirn! Es sorgt für den inaktiven Lebensstil und vertritt die Wirksamkeit der Therapie. Bereits in der Entwicklung ist psychologische Therapie erforderlich. Die Selbstverantwortung muss nachhaltig eingefordert werden.

Die lange Krankheitsentwicklung spiegelt sich in der Wirksamkeit physischer Therapien wider, denn für die Reorganisation des Gehirns und der Peripherie müssen die höchsten Gehirnleistungen verändert werden und soziale Faktoren bedürfen einer Anpassung.

Training gehört in jedes Therapieschema, um das „kurative Krankheitssystem" in ein „Gesundheitssystem" zu wandeln!

1.1 Physische Aktivität ist somatischer, kognitiver und mentaler Bedarf

Die systematische, ausreichend häufige aber auch intensive physische Belastung spielt für die gesunde Entwicklung und die Aufrechterhaltung der gesunden Funktionen in der gesamten Lebensspanne eine essentielle Rolle (Abb. 1.1). Die kognitive, mentale und physische Entwicklung der Kinder beruht essentiell auf der körperlichen Aktivität in direkter Kombination mit kognitiven Anforderungen. Dies drückt sich in den Empfehlungen der WHO für täglich mindestens 60 min moderate bis intensive physische Aktivität aus (WHO 2020). Physisches und kognitives Lernen, Ausdauer- und Kraftbelastungen sind die Treibkräfte für die Reifung, das Wachstum und die Erhaltung der Körperfunktionen, denn sie sorgen für die erforderlichen Stimulationen der anabolen globalen und gewebespezifischen Signalstoffsysteme. Die sensomotorische Aktivität ist die Voraussetzung für die Realisation der genetisch und epigenetisch hinterlegten strukturellen und funktionellen Reifungs- bzw. Qualifizierungsprozesse der Gewebe und Organe sowie ihres koordinativen Zusammenwirkens. Die abverlangte Funktion entscheidet über die Nutzung der individuellen genetischen Potenzen. Die Mobilität ist auch die Basis für die Sozialisation im Kindes- und Jugendalter und steht der Vereinsamung im Alter entgegen. In der gesamten Lebensspanne können nur kognitive und physische Aktivitäten die Strukturen erhalten oder Anpassungen auslösen und so sind sie das „echte, nachhaltige anti-aging". **„Funktion erhält und schafft Struktur" gilt während der gesamten Lebenszeit.**

W. Laube, *Bewegungsmangel*, https://doi.org/10.1007/978-3-662-67753-7_1

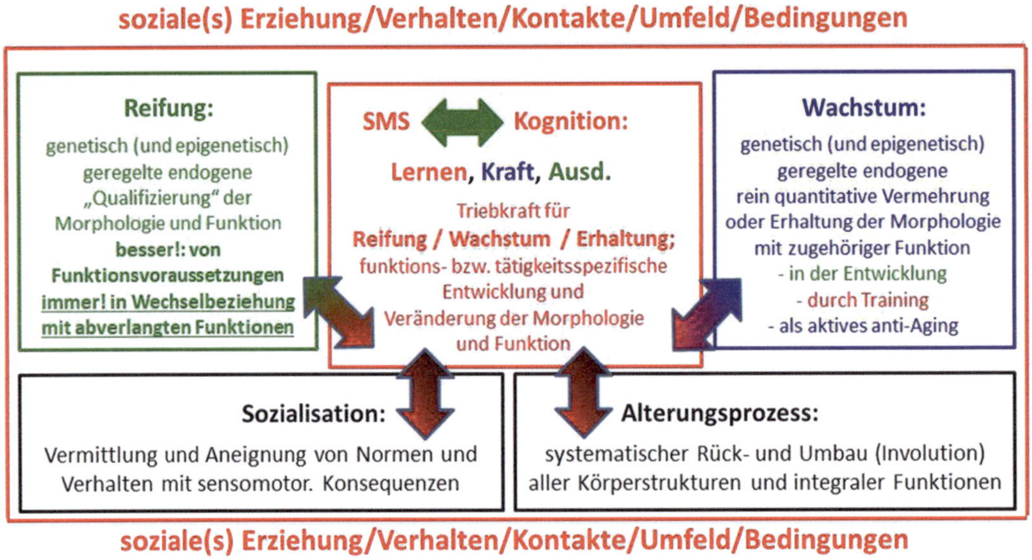

Abb. 1.1 Psycho-physische Aktivitäten mit allen Beanspruchungsformen, sensomotorische Koordination, Ausdauer und Kraft sind in allen Lebensabschnitten biologisch erforderlich. (vgl. Laube 2022b)

Die ungenügende physische Aktivität ist als Ursache chronisch degenerativer Erkrankungen und ihren Fortentwicklungen oder zur Entwicklung einer „eigenständigen" Schmerzerkrankung des Gehirns vielfach untersucht und stets bestätigt worden. Die logische Konsequenz ist, die körperliche Aktivität ist in der gesamten Lebensspanne sowohl das hautsächliche und ursächlich wirkende präventive und zugleich auch das nachhaltige therapeutische Instrument (Laube 2020, 2022b).

Als die pathophysiologischen Grundlagen der inaktivitätsbedingten Krankheitsentwicklungen noch nicht ausreichend bekannt waren, wurden die negativen krankmachenden Auswirkungen der physischen Inaktivität auf das Herz-Kreislauf-, das Blut, das muskuloskelettale, das endokrine, gastrointestinale, reproduktive und das Nervensystem beschrieben und insgesamt als **„disuse syndrome"** bezeichnet (Bortz 1984). Zu diesem Syndrom gehört gleichfalls das „vorzeitige Altern". Erst sehr viel später kann der gleiche Autor (Bortz 2018) feststellen, dass nun die Ursachen der physiologischen Vorteile der körperlichen Aktivitäten erkannt worden sind. Lees und Booth (2004) bezeichnen die durch physische Inaktivität begründeten multiplen chronischen Erkrankungen mit „Millionen von vorzeitigen Todesfällen" als **„sedentary death syndrome"**.

„Humans are not programmed to be physically inactive. Indeed, the „sedentary death syndrome" is a major risk factor for numerous worldwide diseases and millions of premature deaths each year. "

Als „Prototyp" gilt für Lees und Booth der Diabetes mellitus Typ II: „… is largely a human-made worldwide pandemic." In Anbetracht der inzwischen vorrangig sitzenden und PC-gestützten Arbeits- aber inzwischen auch Freizeitwelt beginnend im Kindesalter kann man bei myo-faszial-skelettalen Schmerzsyndromen und Stoffwechselerkrankungen in Anlehnung an das **„disuse"** bzw. **„sedentary death syndrome"** auch von einem **„office- oder handy-Syndrom"** sprechen.

Die fortschreitende Dekonditionierung ist der Ausgangspunkt und die Erkrankung das Endprodukt einer langen pathogenetischen Kette (Laube 2020, Abb. 1.2, 1.3), die sehr schleichend und zunächst klinisch stumm über einen sehr großen Zeitraum abläuft. Die sehr lange

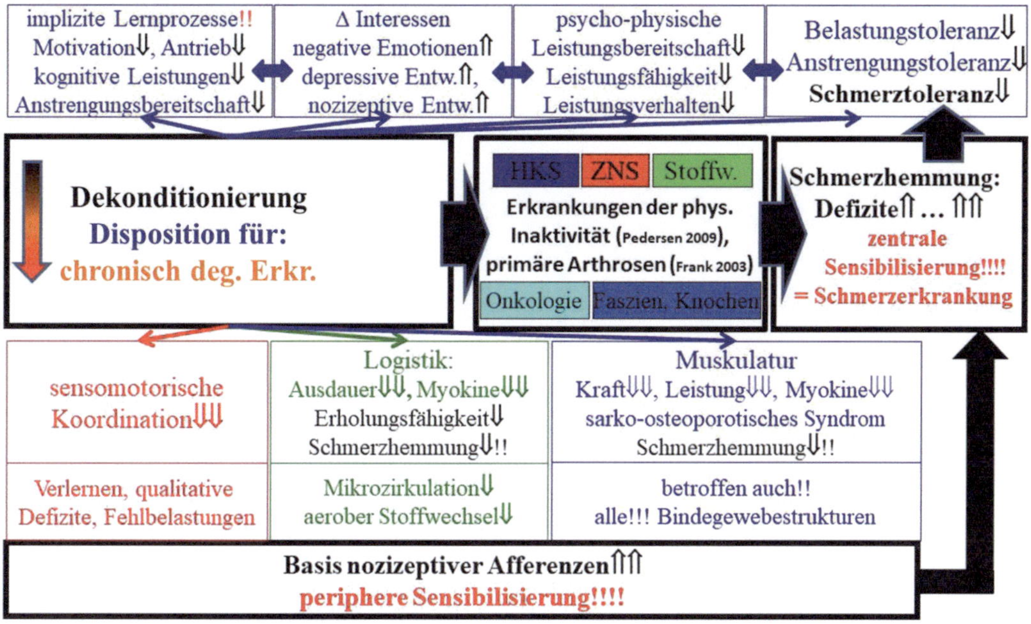

Abb. 1.2 Die Pathogenese chronisch degenerativer Erkrankungen, der diseasome of physical inactivity, nimmt ihren Ausgangspunkt in der fortschreitenden Dekonditionierung. Sie ist die Disposition und der Realisationsfaktor für die pathogenetischen Schritte. Das Gehirn ist immer an der Dekonditionierung und allen Krankheitsentwicklungen beteiligt. Die Defizite der sensomotorischen Koordination, der Ausdauer und der Kraft bedeuten, dass die Muskulatur als signalstoff-basiertes Zentrum fortschreitend ihren gesundheitsfördernden Einfluss verliert. Es entstehen die chronisch degenerativen Erkrankungen, zu denen das sarko-osteoporotische Syndrom hinzugezählt werden muss. Die peripheren pathogenetischen Entwicklungen führen zur peripheren und in der Konsequenz zur zentralen Sensibilisierung, der chronischen Schmerzerkrankung

Entwicklungszeit ist ein Hauptmerkmal aller chronisch degenerativen Erkrankungen. Die Entwicklung nimmt 10–20–30 Jahre in Anspruch und zum Zeitpunkt der Diagnosestellung liegen bereits ausgeprägte De- und Maladaptationen vor, welche die Erkrankung charakterisieren und den Menschen zum Arzt führen. Die strukturellen und funktionelle Folgen des langen Entwicklungsweges

- lassen keine „vollständige" Reorganisation mehr zu und
- sie sind nachhaltig nur über einen (lebens) langen aktiven Therapieweg zu beeinflussen. Mehr als gut bekannt aber zu wenig umgesetzt **„Nur Funktion schafft Struktur und die Struktur bestimmt die Funktion!"** Die therapeutischen physischen Aktivitäten müssen somit dennoch auf die strukturelle und vor allem die funktionelle Reorganisation und kompensatorische Wirkungen ausgerichtet sein.

So sind die Destruktionen der Arthrose nicht mehr rückgängig zu machen aber die Schmerzen können durch das dauerhafte therapeutische Gesundheitstraining erheblich zurückgedrängt und in Grenzen gehalten werden. Auch Training der nicht direkt betroffenen Körperregion lindert die Schmerzen der Gonarthrose ebenso effektiv wie das Training der unteren Extremität und verbessert die physischen Funktionen und die Lebensqualität (Baum et al. 2020). **Training ist „generalisiert" wirkende Schmerztherapie und die beste Schmerzprävention!** Metabolische Erkrankungen wie die Adipositas, das metabolische Syndrom aber auch noch der Diabetes können durch Training positiv beeinflusst und die Fortentwicklung stark geschwächt werden. Die Lebensqualität profitiert! Das Training

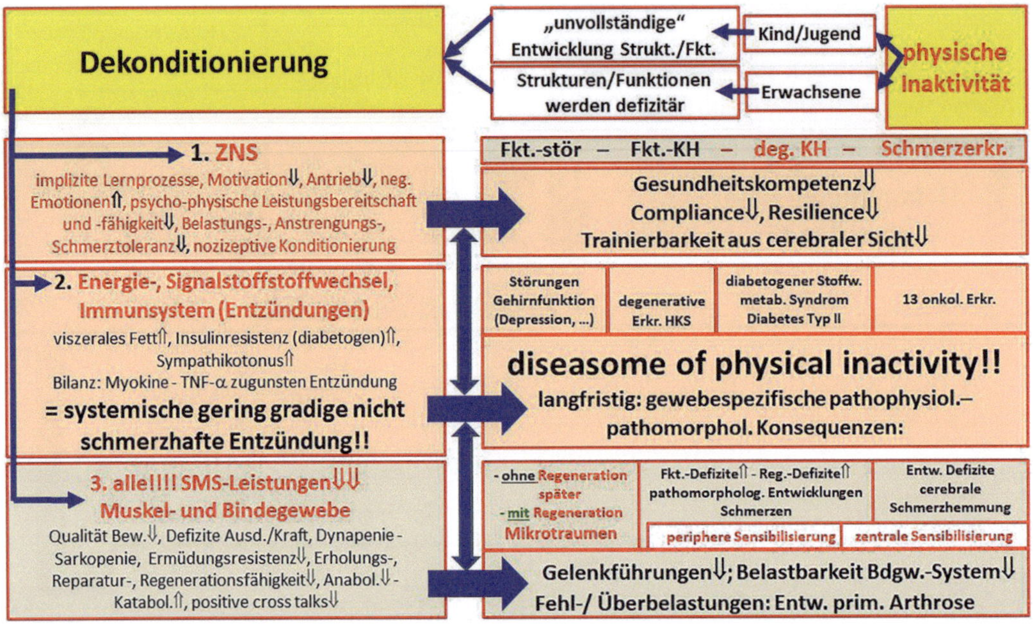

Abb. 1.3 Die Pathogenese chronisch degenerativer Erkrankungen beginnend mit der physischen Inaktivität im Kindes- und Jugendalter als Disposition und Realisationsfaktor

muss „ein Dauermedikament“ werden, denn wenn beendet startet der „Abbauprozess“ erneut und es ist nur eine Frage der Zeit, wann der „alte Zustand“ wiederhergestellt ist.

▶ **Wichtig** Da **einerseits die Dekonditionierung** und **andererseits die trainingsbedingte Aktivierung der Schmerzhemmung** generalisierte Effekte sind, es zunächst auf den **„Energieverbrauch“** durch Muskeltätigkeiten ankommt, gilt es zunächst ein allgemeines Training mit großen Muskelgruppen durchzuführen, welches auf die aerobe Kapazität und inbegriffen die Durchblutung als auch die Kraftausdauer ausgerichtet ist.

Inzwischen ist die systemic low grade inflammation als Hauptmerkmal der physischen Inaktivität (Handschin und Spiegelman 2008) und als Ursache der phänotypisch unterschiedlichen chronischen primär nicht entzündlichen Erkrankungen erkannt worden. Sie werden deshalb als **„diseasome of physical inactivity“** zusammengefasst (Pedersen 2009). Dazu gehören die des Stoffwechsels mit dem Endpunkt Diabetes Typ II, des kardiovaskulären Systems, des Gehirns wie z. B. die Depression aber auch ca. 13 onkologische Erkrankungen (Moore et al. 2016). Frank (2003) ergänzt die Erkrankungsgruppe um die primären degenerativen Arthrosen als eine Verlaufsform der **„Arteriosklerose im Stütz- und Bewegungsapparat“.**

Bei der Diagnostik und Therapie der chronisch degenerativen Erkrankungen wird in aller Regel zunächst das Gehirn als immer „vom ersten Tag an mitbeteiligtes Organ vergessen!“ obwohl doch das Gehirn für das die Erkrankung auslösende Verhalten zuständig ist. Der Lebensstil (physische Aktivität, Ernährung), die Compliance und die Resilience werden durch die höchsten Funktionen des Gehirns vertreten. „Erst!“ bei der multimodalen Schmerztherapie werden explizit und direkt psychologische Interventionen eingesetzt, obwohl dies hinsichtlich der Verhinderung dieses Stadiums der Erkrankung bereits auf dem Entwicklungswege erforderlich gewesen wäre. Die Beratungen des Arztes und der Mitarbeiter der beteiligten Gesundheitsberufe stehen „in aller Regel unter mehr als nur massivstem Zeitdruck und sie sind, obwohl sehr wichtig, kaum als Tätigkeitsmerkmale in den Vergütungssystemen anerkannt!“.

> **Wichtig** Die Selbstverantwortung des Menschen wird kaum relevant eingefordert. „Die Krankenkasse bezahlt trotzt bleibender Inaktivität, vorliegender Dekonditionierung, Hypertonie, bestehendem Übergewicht bzw. der Adipositas und diabetogenem Stoffwechsel“ und das muss als Nocebo eingestuft werden.

Erkrankungen des Gehirns sind zwar bereits Teil der Erkrankungsgruppe der physischen Inaktivität, aber es gilt zu beachten, dass das Gehirn auch bei allen anderen Erkrankungen in unterschiedlichem Ausmaß mit seinen unbewussten und höchsten bewussten Funktionen und Leistungen einbezogen ist (Abb. 1.2, 1.3).

Physische Inaktivität bedeutet für das Gehirn inadäquate und geringe Beanspruchungen, die bei Kindern mit einer verminderten Stimulation der kognitiven Entwicklung beantwortet werden. Physische Aktivität ist zum einen direkt Kognition für die Bewegungsregulation. Es sind Antrieb, Motivation, Interesse und Leistungsbereitschaft notwendig. Für die Bewegungen müssen ständig Informationen ausgewählt und verarbeitet werden, um die Raumorientierung zu sichern, die Bewegungsabfolge zu regulieren und die Bewegung im Kontext der Umwelt ablaufen zu lassen. Zum anderen sind die cerebrale Aktivität und die muskulären Aktivitäten Stimulatoren der Neurogenese im Hippocampus (BDNF!) und darüber für die Gedächtnisleistung und für alle damit verbundenen oder darauf beruhenden cerebralen Leistungen verantwortlich. Umfängliches und intensives Training steht bei Kindern und Jugendlichen für ein wesentliches Element der kognitiven Entwicklung, die im gesamten Leben letztendlich auch die gesundheitsrelevante Compliance und Resilience bestimmt. Die pädagogische Einflussnahme, die Vermittlung der körperlichen Aktivität als eine Verhaltensnorm zugunsten der Gesundheit, ist generell unzureichend und die soziale Situation und das soziale Umfeld leisten dazu fördernd oder auch hindernd einen großen Beitrag (Abb. 1.3). Auch im Erwachsenenalter fördert physisches Training die cerebralen Strukturen und Funktionen. Inaktivität, eine systematische Minderbeanspruchung des Gehirns ist wie bei allen anderen Geweben und Organen mit funktionellen Einbußen verbunden. Untrennbar darin eingeschlossen sind die höchsten Funktionen und Leistungen und nicht „nur“ das Verlernen von im Kindesalter vielleicht noch beherrschten Bewegungen, also der sensomotorische Bereich. Die Sensomotorik benötigt und beansprucht den präfrontalen Cortex als die höchste cerebrale Instanz, den „attentional advisory board“ des Gehirns. Die chronisch degenerativen Erkrankungen basieren auf der physischen Inaktivität. Die führt unausweichlich auch zur Dekonditionierung der Gehirnleistungen für die Sensomotorik und der untrennbar damit direkt und indirekt vernetzten und notwendigen höchsten Leistungen. Somit ist das Gehirn bereits im Stadium der Dekonditionierung, die noch keine Erkrankung ist aber das Fundament bereitstellt, an der Entwicklung der chronisch degenerativen Erkrankungen beteiligt. Es sind unmittelbar und mit der Fortentwicklung schleichend immer mehr die Motivationen, Emotionen, Einstellungen, Kompetenzen, die Leistungsbereitschaft, die Anstrengungs- und Belastungstoleranz und die Schmerzverarbeitung und -hemmung betroffen (Abb. 1.2, 1.3). Mit der Zeit wird es immer schwerer das Gesundheitsverhalten zu beeinflussen und erfolgreiche therapeutische Interventionen für die Veränderung des Lebensstils zugunsten der Aktivität zu finden. Ein möglicher Ansatzpunkt für die notwendige Verhaltensänderung ist das Verständnis der Neurophysiologie der Motivationen und des Belohnungssystems (Michaelsen und Esch 2021). Physische Belastungen verbessern bei neurodegenerativen Erkrankungen signifikant die Lebensqualität, die depressiven Symptome, die Aufmerksamkeit, das Arbeits- und allgemeine Gedächtnis und die exekutiven cerebralen Funktionen. Die Meta-Analyse zeigt einen Dosis-Wirkungseffekt auf die Depressivität (Dauwan et al. 2021).

Die peripheren Folgen der Dekonditionierung (strukturelle und funktionelle Schwäche) und der pathogenetischen Entwicklungen (Maladaptationen) verantworten vermehrt nozizeptive Afferenzen, wodurch die Peripherie zusätzlich strukturell und funktionell nozizeptiv geprägt wird und es entsteht die periphere Sensibilisierung. In der Konsequenz ist das Gehirn gefordert, diese nozizeptiven Informationen zu verarbeiten und es bilden sich Defizite in den Mechanismen der Schmerzhemmung und -modulation heraus. Es entwickelt sich eine zentrale Sensibilisierung. Das Endergebnis ist, dass die chronisch degenerative Erkrankung durch eine Schmerzerkrankung ergänzt wird bzw. sie als das fortgeschrittene Stadium angesehen werden kann.

Mit den Sensibilisierungsprozessen im myofaszialen Gewebe infolge eines nozizeptiven biochemischen Milieus im Interstitium mit u. a. dem sprouting nozizeptiver Fasern und der Vergrößerung der rezeptiven Felder, der spinalen und der daraus sich entwickelnden zentralen Sensibilisierung, mit der Ausbildung einer Schmerzerkrankung, werden die klinischen Konsequenzen der Schmerzkomponenten fortschreitend erkennbar bzw. diagnostizierbar. Schmerzen und die Entwicklung zum chronischen Schmerzzustand beschleunigen die benannten nachteiligen cerebralen Veränderungen (Abb. 1.2). Die Schmerzen werden immer mehr auch zur objektiven Ursache der physischen Inaktivität mit der Intensivierung aller Konsequenzen, indem sie massiv die Sensomotorik stören bis ausschließen. Es wird in der Praxis wesentlich zu wenig oder vorrangig viel zu spät beachtet, dass die „beste" Schmerztherapie in der Verhinderung der zentralen Sensibilisierung besteht und mit den ersten Symptomen der Erkrankung beginnen muss. Bestehende Dispositionen und soziale Faktoren (Abb. 1.1) sind umgehend zu eruieren und zu beachten. Der sehr lange Entwicklungsweg zur chronischen Schmerzerkrankung findet auch seinen Niederschlag in der Wirksamkeit physischer Therapieinterventionen, weil die Reorganisation des Gehirns und der Peripherie, die eingeschränkte Resilience sowie die weiteren funktionellen Einbußen und peripheren Defizite nicht optimal dosiert angegangen werden können. Entsprechend belegt eine Übersicht über Cochrane reviews zu physischen Belastungen bei chronischen Schmerzpatienten (Geneen et al. 2017), dass unter Beachtung der eingeschränkten Qualität der Arbeiten (Anzahl der Probanden, Dauer der Intervention, follow up weniger als ein Jahr) die Nachweisstärke der Wirksamkeit gering ist. Mit geringen bis moderaten Effekten können die Schmerzintensität und die physischen Funktionen verbessert werden. Variable Ergebnisse liegen für die Beeinflussung der psychologischen Funktionen und der Lebensqualität vor. Diese Therapieform wird dennoch als wertvolle Intervention angesehen.

> **Wichtig** Das Gehirn ist funktionell und strukturell an der Dekonditionierung und an allen pathogenetischen Schritten beteiligt. Daraus resultieren u. a. die eingeschränkte Compliance, Adhärenz und Resilience als auch die geminderten Toleranzen gegenüber den erforderlichen therapeutischen physischen Belastungen zur Reorganisation der Peripherie und des Gehirns. Es muss immer wieder hervorgehoben werden, physische Aktivitäten sind zugleich Psycho- und Schmerztherapie und stehen in enger Wechselbeziehung mit den erreichbaren Effekten der Psychoedukation. Physische Belastung fördert die kognitive Gehirnfunktion und beeinflusst das Verständnis für die notwendigen Anstrengungen. Psychoedukation und physische Therapieinhalte sollten gemeinsam in einer Therapieeinheit durchgeführt werden.

Eine etwas andere Sicht auf die Pathogenese der chronisch degenerativen Erkrankungen inklusive der Disposition für ca. 13 onkologische Erkrankungen vermittelt die Abb. 1.3.

Da inzwischen die physische Inaktivität auch bei Kindern und Jugendlichen mehr als ausgeprägt ist, denn in der Altersgruppe 3–10 Jahre erreichen 60 % der Mädchen und 68 % der Jungen und der Altersgruppe 11–17 Jahre 80 % der Mädchen und 90 % der Jungen die geforderte Mindestaktivität von 1 h täglich nicht und später bei den 18–64-jährigen sind 75 % weniger als 2 h Sport/Woche aktiv (Krug et al. 2013; Finger et al. 2018).

> **Wichtig** „Die Inaktivität wird in der frühen Lebensphase „anerzogen!“.“

So beginnt die Pathogenese bereits mit der „unvollständigen“ Entwicklung der Gewebe und Organe im Altersbereich bis 17 Jahre, denn die genetischen Potenzen werden nicht in vollem Umfang wirksam gemacht und stehen in der weiteren Lebensspanne nicht zur Verfügung. Physische Inaktivität wird zur Disposition und auch schon bei den Kindern und Jugendlichen zum Realisationsfaktor chronisch degenerativer Erkrankungen. Wird die physische Inaktivität in den späteren Lebensabschnitten relevant, entwickelt sich die Dekonditionierung mit den langfristigen pathologischen Konsequenzen. Immer wird der gesamte Organismus einbezogen. Die kognitive Entwicklung des ZNS bleibt gegenüber den individuellen Möglichkeiten zurück. Die Inaktivität, die immer Strukturabbau und -umbau bedeutet, sorgt für nachteilige implizite und de-adaptive Lernprozesse mit den benannten Folgen (vgl. auch Abb. 1.2, 1.3). Damit wird u. a. die physische Inaktivität gefestigt und die Disposition für Schmerzen ausgebaut.

Aus der Sicht des Energie- und Signalstoffwechsels entsteht der diabetogene Stoffwechsel und über die muscle-organ cross talks werden alle anderen Gewebe und Organe daran beteiligt. Der gesamte Organismus wird diabetogen krank. Die generalisierten anti-entzündlichen Wirkungen der Myokine fallen aus und ohne direkt Schmerz zu verursachen ist die systemic low grade inflammation das Ergebnis. Die gewebespezifischen pathologischen Auswirkungen sind das Korrelat der chronisch degenerativen Erkrankungen (diseasome of physical inactivity). Metabolisch gesehen ist der „pathogenetische Abschluss“ der Diabetes mellitus Typ II mit all seinen Komplikationen. Des Weiteren entsteht wegen des ungenügenden anti-onkologischen muscle-cross talk mit dem Immunsystem die Disposition für eine relativ große onkologische Erkrankungsgruppe.

Die Dekonditionierung bedeutet die Entwicklung von Defiziten aller sensomotorischer Beanspruchungsformen. Die reduzierten Bewegungsqualitäten, die fortschreitend inadäquate Ausdauer und Kraft sind

1. „Marker“ der katabolen Gesamtsituation für die Muskulatur,
2. der Atrophie und des Funktionsverlustes des Muskelgewebes selbst,
3. der Start des sarko-osteoporotischen Entwicklung, der chronischen neurodegenerativen und neuromuskulären Erkrankung und
4. bestimmen sie die Erholungs- und Regenerationsfähigkeit zum Nachteil der Belastbarkeit des myo-faszial-skelettalen Systems.

1.2 Die präventive und therapeutische Konsequenz (Abb. 1.4):

1. das präventive Gesundheitstraining (Laube 2020)
2. das therapeutische Gesundheitstraining.

Es gilt beginnend im frühen Lebensalter die physischen Aktivitäten zur Grundlage eines gesunden und leistungsfähigen Organismus zu machen und sie damit gleichzeitig zum Bestandteil des Lebensstils zu entwickeln. Das Ziel ist ein „somatischer, adaptativer, eu- bis mäßig hypertropher, anti-entzündlicher, anti-nozizeptiver und anti-involutiver Organismus“ (Laube 2013).

Inaktivität bedeutet Dekonditionierung und mit einem schleichenden Übergang den Ablauf der benannten pathogenetischen Ketten (Abb. 1.2, 1.3). Das Ergebnis ist ein atrophischer, degenerativer, pro-entzündlicher, pro-nozizeptiver und pro-involutiver Organismus der in der Regel primär mono- und mit der Zeit multimorbid wird. Die maladaptiven strukturellen und funktionellen Eigenschaften, die mit

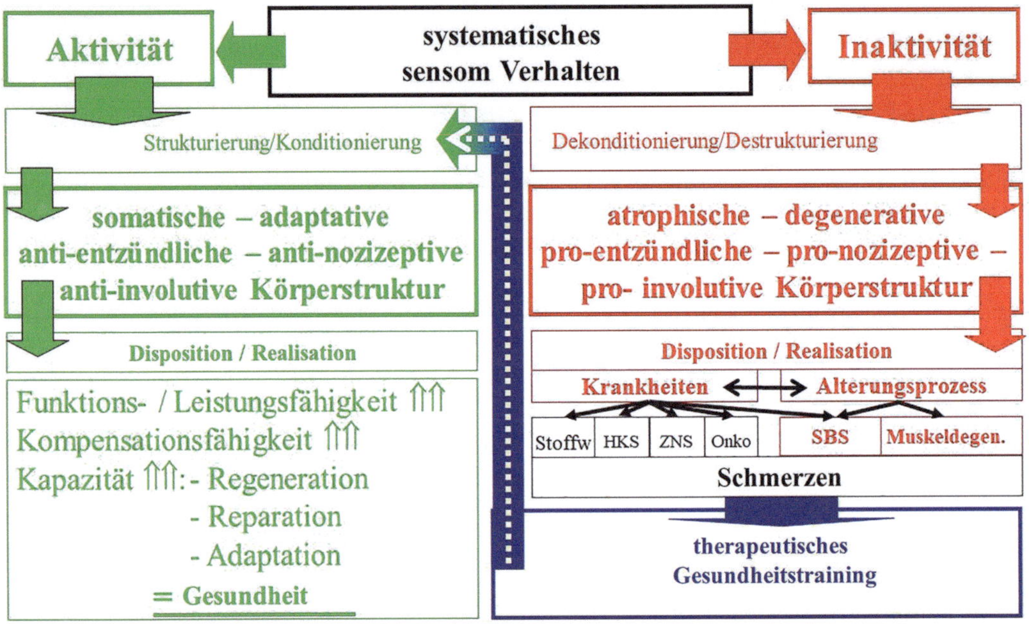

Abb. 1.4 Die Wirkung von regelmäßiger Aktivität ist eine gesunde Strukturierung und Funktion aller Gewebe und Organe (grün). Die chronische Inaktivität bedeutet Dekonditionierung und Destrukturierung aller Gewebe und Organe und die Entwicklung der chronisch degenerativen Erkrankungen. (vgl. Abb. 1.2, 1.3) sowie der chronischen Schmerzerkrankung (rot)

den Diagnosen beschrieben werden können, benötigen Therapieinterventionen mit dem Ziel der zentralen und peripheren Reorganisation. Die einzige strukturell relevante Therapieintervention ist die zielgerichtete körperliche Aktivität, das therapeutische Gesundheitstraining. Dieses Training sollte bereits mit den ersten klinischen Anzeichen jeder chronisch degenerativen Erkrankung unbedingt empfohlen und zum Therapieregime gehören, um

- im boderline-Stadium die Entwicklung eventl. sogar noch rückgängig machen zu können oder
- im gesicherten Stadium den Krankheitsprozess sowohl therapeutisch re-organisatorisch oder aufhaltend zu beeinflussen.

▶ **Wichtig** Mit der unmittelbaren Aufnahme des therapeutischen Gesundheitstrainings in das Therapieprocedere jeder sich entwickelnden chronisch degenerativen Erkrankung könnte das z.Z. nur auf Krankheiten regierende „kurative Krankheitssystem" ein „therapeutisches Gesundheitssystem" werden!

1.3 Die Resilience benötigt interprofessionelles Therapiekonzept

Die Prägung des Gehirns (Laube 2013) durch den Lebensstil, die epigenetischen Veränderungen des Genoms der Gewebe infolge Inaktivität (Kap. 2) und die umgehende Mitbeteiligung des Gehirns einschließlich der höchsten Funktionsebenen bei den chronisch degenerativen Erkrankungen bestimmen

- das Verständnis für die erforderlichen Interventionen des therapeutischen Gesundheitstrainings,
- die Kompetenzen und die aktiven Fähigkeiten zur Umsetzung des notwendigen aktiven Lebensstils,

- die Einstellungen und
- die Resilience, die Adhärenz, die Compliance und die Toleranzen gegenüber Belastungen und den Schmerzen (Abb. 1.2, 1.3). Es sind durchweg Leistungen des Gehirns.

Der Diabetes ist keine Erberkrankung, sondern es liegen genetisch gestützte Dispositionen bzw. Veranlagungen vor, deren Wirksamkeit durch den Lebensstil realisiert werden müssen. Kein Beweis aber fast diesem gleichzustellen ist die Tatsache, dass die Morbidität mit dem „Lebensstil der sogenannten modernen Industriestaaten", geprägt durch PC-gestützten Bewegungsmangel „von Kindheit an" und dem Überangebot und der immer mehr „industriell verarbeiteten" Nahrung mit Zusatz- und Konservierungsstoffen massiv ansteigt. Entsprechend gibt der Deutsche Gesundheitsbericht Diabetes 2022 (Tönnies und Rathmann 2021) an, 2021 ist bei 9–10 % der Erwachsenen Einwohner (ca. 8,2–8,5 Milli.) die Diagnose Diabetes gestellt gewesen und eine Dunkelziffer von etwa 2 Mio. wird angenommen. Da die Erkrankung und alle Komorbiditäten und Komplikationen eine „generalisierte" Stoffwechselerkrankung zur Grundlage haben, ist eben auch das Gehirn unmittelbar einbezogen und mit der Fortentwicklung besteht ein 1,3- bis 1,9-fach gesteigertes Risiko an kognitiven Störungen bis hin zur Demenz zu erkranken. Dieses Risiko besteht allerdings auch bereits schon im Stadium des Prädiabetes (Xue et al. 2019). Weil auch kognitive Dysfunktionen und Defizite bei Diabetikern nicht ausreichend erkannt und beachtet werden (Liu et al. 2020a) liegen auch kaum Studien über die Auswirkungen aerober Belastungen auf die kognitiven Funktionen vor (Liu et al. 2021a).

Das Gehirn als Organ „des Verhaltens" und hier im Besonderen der Selbstkontrolle, „des Wissens", der kognitiven Fähigkeiten und Fertigkeiten u. a. der Gesundheitskompetenz und der Strategien der Krankheitsbewältigung und den verhaltenssteuernden, beeinflussbaren psychophysischen emotionalen Reaktionen vertritt als „führender anatomischer und funktioneller Standort des bewussten Handelns" sehr wesentlich die disponierenden und auslösenden Faktoren für das Entstehen der Komorbiditäten des Diabetes (Kulzer 2022, vgl. hier Abb. 1) aber auch bereits für die Entwicklung der Erkrankung selbst. Hinzu treten die biologischen und sozialen Faktoren (Abb. 1.1, 1.2).

Die Resilience beim Diabetiker ist deutlich eingeschränkt und verhindert die erforderlichen langfristigen physischen Aktivitäten und Lebensstiländerungen wie sie immer wieder

- ärztlich vorgeschlagen und auch verordnet,
- von Physio- und Trainingstherapeuten anhand der Therapieinterventionen demonstriert,
- durch psychologische Therapien und Betreuungen und
- durch Beratungen und Weiterbildungen unterstützt werden.

Wie beim Diabetes trifft dies allgemein bei Patienten mit chronisch degenerativen Erkrankungen zu und noch weiter eingeschränkt ist die Resilience bei chronischen Schmerzpatienten.

> **Wichtig** Gesundheitsorientierte Lebensstiländerungen sind die „Crux der Medizin", denn das Gehirn als das verantwortliche verhaltensbasierte Organ hat keine adäquaten Motivationen und veranlasst keine Aktivitäten, der Krankheitsprozess schränkt dies weiter ein und „die kognitive, mentale aber auch die physische Zugänglichkeit für ausreichend Muskelaktivitäten" wird mit jedem nachfolgendem Stadium der pathogenetischen Entwicklung problematischer. Sehr stark sind daran auch soziale Faktoren beteiligt (Abb. 1.1). Die Menschen können ihr Umfeld, ihre Wechselbeziehungen im Umfeld und damit auch sich selbst nur sehr wenig bis nicht verändern.

Es steht außer Frage, mit der fortschreitenden Krankheitsentwicklung muss das Therapiekonzept zwingend multiprofessionell werden und sein und das Gehirn mit seinen „zentralen und entscheidenden Funktionen" gerät immer mehr in den Fokus.

> **Wichtig** Es gilt eine zentrale und periphere Reorganisation zu beginnen und diesen Prozess zum Teil des Lebensstils werden zu lassen. Eine bisher nicht zu bewältigende Aufgabe, die nicht allein der Medizin zufällt und in der frühsten Lebensspanne beginnen muss (Eltern, Kindergarten Schule)!

Als Modell dieses komplizierten und „eigentlich lebenslangen Prozesses" kann die „Lebensspanne Kindheit und Jugend" angesehen werden. Anleitungen, Förderungen und Forderungen, Demonstrationen, Wissensvermittlungen, klare Zielstellungen für das Gesundheitsverhalten, vielfältige umfängliche physische Aktivitäten als „Entwicklungsreize mit präventiver somatischer, psycho- und schmerztherapeutischer Wirksamkeit" aber auch Kontrollen der Realisationen in angepassten Zeiträumen sind die Handwerkzeuge der individuellen und sozialen Therapieformen. **Es sind keine „Vorschriften", sondern gesundheitlich individuell wie epidemiologisch notwendige und wissensbasiert begründete Aktivitäten.**

> **Wichtig** „Jeder Patient gibt zur Aufnahmeuntersuchung in der Rehabilitation an, „Ich möchte wieder schmerzfreier werden und die Aktivitäten des täglichen Lebens leisten und bewältigen können". Können ist ohne Training nicht realisierbar, es muss trainiert werden! Dies gilt für Alles: die körperliche und kognitive Entwicklung, die Schule, den Beruf, die Freizeitaktivitäten und so auch für die Gesundheit oder die Therapie. Dass bedeutet uneingeschränkt kognitives, mentales und physisches Training, denn „nur" Aktivitäten sorgen für die Struktur und damit für die von jedem Patienten angestrebten verbesserten Funktionen und die Leistungsfähigkeit in allen Bereichen des täglichen Lebens!"

Physisch anstrengende und deutlich ermüdende Belastungen sind präventiv wie therapeutisch aus neurophysiologischer Sicht Psycho- und Schmerztherapie! Gefordert werden die Verhaltensmerkmale Motivation, Anstrengungsbereitschaft, Belastungs-, Anstrengungs- und Schmerztoleranz. Die Komponente Psychotherapie bzw. die Wirksamkeit gegen den kognitiven Abbau und für den Erhalt bzw. die Verbesserung der exekutiven Funktionen soll am Beispiel des Diabetes betrachtet werden. Podolski et al. (2017) verarbeitete 14 Studien mit insgesamt 6647 Diabetikern Typ II und 2236 Kontrollpersonen, um die Effekte physischer Aktivitäten, allerdings vorrangig anhand nur selbst bewerteter Belastungsintensitäten, von Fragebogenergebnissen, sehr unterschiedlichen Inhalten, Dosierungen und Interventionsdauern zwischen 3 Monaten und 13 Jahren, auf die kognitiven Funktionen zu ermitteln. In den Querschnittsuntersuchungen (1806 T2DM, 93 Gesunde) können signifikant positive Veränderungen in verschiedenen kognitiven Tests ausgewiesen werden. Der Längsschnitt (456 T2DM, 982 Gesunde) einer Beobachtungsstudie spricht für den Bedarf der physischen Aktivität zur Minderung des Risikos, kognitive Beeinträchtigungen oder auch eine Demenz zu entwickeln. Dies wird auch mit den Interventionsstudien (385 T2DM, 1161 Gesunde) belegt. Die großen Schwierigkeiten beim Vergleich einschlägiger Studien und der Ableitung schlüssiger Empfehlungen werden auch von Shellington et al. (2018) hervorgehoben. Sie fügen acht weitere Studien mit einem sehr variablem Belastungsprogramm, unterschiedlichem diagnostischem Repertoire und unzureichend medizinisch als auch psychologisch charakterisierten Probandengruppen hinzu. So bleibt die Wirksamkeit physischer Belastungen weiterhin ungenügend belegt und erklärt.

> **Wichtig** Da aber bei gesunden älteren Menschen die kognitiven Leistungen sicher positiv beeinflusst werden, sollte dieser Effekt auch bei Diabetikern der Fall sein, wenn trainingswirksame physische Aktivitäten ausgeführt werden. Aufgrund der stoffwechselbedingten cerebralen Funktionseinbußen und -störungen muss allerdings ein wesentlich längerer Inter-

ventionszeitraum eingeplant werden, was wiederum eine Herausforderung an die psychologische Begleitung und Betreuung ist.

Ausgeprägt verzögerte Therapieeffekte sind auch aus der Körperperipherie bekannt. Die erforderliche, weil die ursächlich wirkende Therapiekomponente bei der Stoffwechselerkrankung Diabetes, wie bei allen anderen auch, ist das Ausdauertraining zum Wiederaufbau der aeroben Kapazität und somit der Behandlung der Mitochondropathien mit all ihren pathologischen Folgen. Bereits während der Vorstufe zum Diabetes ist die energetische Absicherung aller Lebensfunktionen bei 48,0 ± 9,0- bzw. 52,0 ± 11-jährigen Menschen mit einem metabolischen Syndrom und einer aeroben Kapazität von 24,0 ± 4,3 mL/kg/min bzw. 25,0 ± 4,9 mL/kg/min stark reduziert (Yokota et al. 2013, 2017). Mit der Weiterentwicklung zum Diabetes mit einer schmerzhaften Polyneuropathie ca. 6–10 Jahre später (57,0 ± 5,1 bzw. 58,4 ± 6 Jahre) ist die Dekonditionierung weiter exzessiv vorangeschritten (Kluding et al. 2012, Yoo et al. 2015). Die maximale aerobe Kapazität beträgt nun nur noch 16,0 ± 3,8 mL/kg/min bzw. 17,2 ± 5,0 mL/kg/min. Sie ist deutlich unter die 20 mL/kg/min Grenze abgefallen und unterschreitet damit die „biologische Existenzgrenze" der Gewebe. Die Gangrän des diabetischen Fußes ist vorprogrammiert und die Mortalität steigt exponentiell an. Ein aerobes Training über 16 Wochen hebt die aerobe Kapazität nur um 1 mL/kg/min an. Dieser sehr geringe Anstieg des Gruppenmittelwertes nach 4 Monaten Training ist nur deshalb signifikant, weil bei allen Patienten der gleiche Trend vorhanden ist. Er belegt sehr ausdrücklich die ausgeprägt geringe Trainierbarkeit von Diabetikern, deren biologische Grundlagen erst einmal erneut aufgebaut werden müssen, was die angestrebten Therapiewirkungen wesentlich hinausschiebt.

> **Wichtig** Im fortgeschrittenen Stadium der Erkrankung Diabetes, sicher wie bei allen anderen chronisch degenerativen Erkrankungen auch, sind die Effekte der „richtigen Therapie, dem Training" zunächst minimal bis gering. Die Trainierbarkeit muss aus cerebraler wie peripherer Sicht erst erneut aufgebaut werden und eine „restitutio at integrum" ist nicht mehr möglich. Für die Verbesserung des gesundheitlichen Zustandes werden lange Zeiträume benötigt, die psychologisch begleitet werden müssen!

Ein wesentlicher Signalstoff zugunsten der Gedächtnisfunktion ist der BDNF, dessen Produktion durch aerobe Belastungen direkt im Gehirn aber auch als Myokin mit Wirkungen im Gehirn stimuliert wird (Abschn. 8.2.1, 8.2.2). Aerobes Training muss somit generell als essentiell für die Prävention und die Behandlung kognitiver Verluste angesehen werden. Der bereits lange pathophysiologische Weg zum Diabetes mit kognitiven Einschränkungen erfordert allein lebenslange Therapiezeiten und die Effektivität wird zusätzlich durch eine mögliche genetische Variante beeinflusst. Ein single-nukleotid-Polymorphismus im BDNF-Gen (Ersatz von Valin durch Methionin bei Codon 66; Val-66Met, Val/Val, Met/Met) beeinflusst die belastungsabhängige Sekretion, indem die aktivitätsbedingte Freisetzung des Signalstoffs aus den Neuronen und dadurch dessen Wirkungen modifiziert werden (Chen et al. 2008). Bei Trägern der Met-Allele ist die biologische Verfügbarkeit des BDNF mit Konsequenzen für die Gehirnstruktur gemindert. Entsprechend sind die Gedächtnis- und die kognitiven Leistungsfähigkeiten benachteiligt (Brooks et al. 2014; Lim et al. 2014). Es liegen eine Reihe von Untersuchungen vor, die von einer sehr variablen Wirkung aerober Belastungen zwischen VAL/VAL und MET-Allele-Trägern berichten. Personen mit der VAL/VAL-Variante profitieren durchweg von der Kognitionsförderung durch Belastungen und MET-Träger können durch höhere Belastungsumfänge kognitive Nachteile ausgleichen (z. B. Erickson et al. 2013; Watts et al. 2018). Liu et al. (2021b) analysierten 3040 Diabetiker (longitudinale Health und Retirement Study 2010, Tests alle 2 Jahre seit 1992; vgl. Fisher und Ryan 2018;

Val/Val: n = 2211, 68,6 ± 10,4 Jahre, Val/Met: n = 753, 69,2 ± 10,4 Jahre, Met/Met: n = 76, 71,7 ± 10,8 Jahre) und fanden, dass die Träger der Allele Met/Met auf moderate und intensive physische Aktivitäten deutlich größere Verbesserungen der Scores kognitiver Tests und Vorteile beim mentalen Status und der Fähigkeit Begriffe abzurufen ausbildeten als Träger der Allele Val/Val und Val/Met. Somit haben die genetischen Varianten einen modulierenden Einfluss auf die Wirksamkeit des Trainings zugunsten der Kognition. Es gilt aber in der Zukunft die BDNF-Genotypen zu stratifizieren und ebenfalls mögliche Wechselbeziehungen zwischen den Varianten, epigenetischen Vorgängen und der körperlichen Aktivität zu prüfen.

> **Wichtig** Aerobe Belastungen sind wirksame essentiell notwendige Therapiebestandteile, um bei Diabetikern aber auch beim metabolischen Syndrom die Entwicklung kognitiver Beeinträchtigungen und Defizite möglichst zu verhindern oder einzuschränken und zu behandeln.

Physische Aktivitäten sind ein effektiver „epigenetischer Genmodulator". Sie stimulieren die Plastizität des Gehirns und veranlassen strukturelle und funktionelle Veränderungen zugunsten der cerebralen Funktions- und Leistungsfähigkeit, funktionieren protektiv gegen neurodegenerative Maladaptationen und aus klinischer Sicht sorgen sie für Wohlbefinden (Mandolesi et al. 2018).

> **Wichtig** Mit dem erheblichen Anstieg der Diabetesprävalenz aber auch der weitern chronisch degenerativen Erkrankungen steigt der Bedarf neben den therapeutischen Beeinflussungen der jeweiligen Komplikationen im Herz-Kreislauf-System, in den Nieren, der Augen und der Leber sowie der Neuropathie auch die bisher nicht ausreichend betrachteten cerebralen Folgen der Erkrankungen in den Fokus zu stellen.

Es gilt das Risiko der demenziellen Entwicklungen und der Demenz zu senken und es geht um standardmäßige multimodale Behandlungen, die auch die Funktionen des Gehirns einbeziehen. Hierfür werden Protokolle entworfen, wozu online Bildungsangebote zur Demenzkompetenz und dem Lebensstilrisiko, der Mittelmeerdiät, kognitiven und körperlichen Aktivitäten sowie praktische Ernährungsberatungen, Anleitungen und die Durchführung von Bewegungsprogrammen und kognitives Training gehören, um die „therapeutischen Änderung des Lebensstils" zu implementieren und zu unterstützen. Die kognitiven Fähigkeiten werden als die primären und die Motivation zur Änderung des Lebensstils und die gesundheitsrelevante Lebensqualität als die sekundären outcome Parameter genutzt. Die physische Aktivität wird mithilfe eines Aktivitätskalenders dokumentiert, indem die Intensität anhand der RPE-Borg-Skala und die Dauer festgehalten werden. Die Einzelinterventionen sind bei nicht kognitiv beeinträchtigten Personen mehrfach mit positiven Ergebnissen belegt. Aber das Wissen über den Nutzen bei kognitiven Defiziten ist ungenügend und die bisherigen Interventions- und Kontrollzeiträume wesentlich zu gering (McMaster et al. 2018).

Insgesamt ist die Studienlage zur Effektivität nicht-pharmakologischer Interventionen wie physische Aktivitäten, Diät, kognitives Training, Standardbildungsprogramme und ihren Kombinationen auf die kognitiven Fähigkeiten bei Typ II Diabetikern ist ausgesprochen schwach. Dyer et al. (2020) prüften für das systematische Review 40 Arbeiten aber diejenigen von nur zwei Studien sind auf der Basis des PRISMA flowchart (vgl. Liberati et al. 2009) verarbeitet worden. Die Look-AHEAD-Studie (Action for Health in Diabetes, 3802 Patienten, BMI > 25, 45–76 Jahre), die über 10 Jahre den Einfluss intensiver Lifestyle-Interventionen auf die Komplikationen des Diabetes untersuchte, ergab keine Beeinflussung kognitiver Beeinträchtigungen bzw. der Demenz. Die LIFE-Studie (Lifestyle Intervention and Independence for Elders, 415 Patienten, 1061 Nichtdiabetiker, 70–89 Jahre, Summenscore <10 short physical performance battery, 400 m Gehen ohne Assistenz), eine retrospektive Analyse der Wirkungen einer 2-jährigen physischen Aktivität bei nichtdementen aber funktionell limitierten Personen belegt positive Effekte auf die globale kognitive Funktion und das Gedächtnis. Insgesamt liegt keine Beurteilbarkeit nicht-pharmakologischer Interventionen bei Diabetikern vor.

> **Wichtig** Physische Programme zur Eindämmung der demenziellen Entwicklung und der Therapie beim Diabetes sind bisher nur sehr unzureichend untersucht, sodass zu Inhalten, Wirkungen und benötigten Interventionszeiträumen keine Empfehlungen gemacht werden können.

Die absolute Hauptursache der Stoffwechselerkrankung ist die physische Inaktivität. Sie muss in jedem Therapiekonzept am günstigsten in direkter Verbindung mit der Edukation im Fokus stehen, ist aber aus der Sicht der Nachhaltigkeit das „therapeutische Hauptproblem". Wissensvermittlung ist eine wichtige Komponente aber die physische Aktivität legt die Grundlagen für kognitiven Leistungen und deren Erhaltung. Die „therapeutische Crux des Einbaus physischer Aktivitäten in das Lebensregime" belegt eine Pilotstudie.

Ein „Executive and Memory Support (EMS) System-Programm", mit

- einem kalendarischen Planungssystem,
- einer Zielplanung und
- der Strukturierung und Organisation der Umgebung zur effektiven Erledigung der täglichen Aufgaben, bzw.

ein „Training des Lebensstils", gegeben durch

- physische Aktivitäten,
- Psychoedukation zur kognitiven Stimulation und
- ein Stressmanagement,

haben mit moderaten Effektgrößen gleichartige Effekte für günstigere Verhaltensstrategien, Wirkungen gegen die Angst und für die Bewältigung der täglichen Aufgaben. Diese Resultate konnten auch noch nach 6 Monaten nachgewiesen werden. Übereinstimmend war zunächst auch der Anstieg der physischen Aktivitäten aber dieser Effekt überdauerte den Kontrollzeitraum von 6 Monaten nicht (Liou et al. 2021).

> **Wichtig**
> Somit ist die wichtigste mit der cerebralen Funktion interagierende therapeutische Zielstellung, die körperliche Aktivität, ohne Nachhaltigkeit geblieben! D.b. ganz im Sinn von Konrad Lorenz (1903–1989, Zoologe, Verhaltensforscher, Nobelpreis 1973), Wissen angeboten zu bekommen, sich damit über eine bestimmte Zeit auseinanderzusetzen und es sich vielleicht auch zu eigen machen zu wollen bedeutet noch lange nicht, dass es zum eigenen Vorteil praktisch genutzt wird und schon gar nicht, dass es dauerhaft den Lebensstil prägt.
>
> Modifiziert auf den therapeutischen Bedarf und das Verhalten der Patienten, der Menschen, hat Konrad Lorenz (vgl.: https://1000-zitate.de/autor/Konrad+Lorenz/) sinngemäß folgendes ausgedrückt:
>
> „…gesagt bekommen heißt nicht immer richtig gehört,
> wenn dennoch richtig gehört heißt es nicht immer richtig verstanden,
> wenn richtig verstanden heißt es nicht immer einverstanden (sozial machbar!),
> wenn einverstanden heißt es nicht unbedingt auch angewendet,
> wenn mal angewendet heißt es noch lange nicht dauerhaft angewendet!"

Die physischen Aktivitäten machen die vom Gehirn aktivierte Muskulatur zum „signalstoff-basierten Gesundheitszentrum" (Laube 2021, 2022a), indem die dadurch stimulierten Myokinprofile und die extrazellulären Vesikel (Kap. 8),

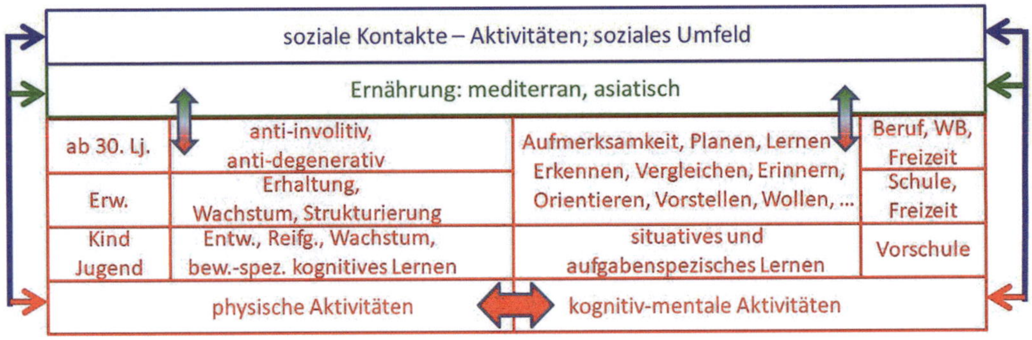

Abb. 1.5 Die physischen Aktivitäten, die den Muskelstatus bestimmen und mit den kognitiv-mentalen Aktivitäten interagieren, bilden das Fundament des Gesundheitsstatus in der gesamten Lebensspanne. Die physische Aktivität ist selbst kognitive Aktivität und sie schafft und unterstützt die biologischen Voraussetzungen für kognitiv-mentale Funktionen und Leistungen. Mit gleicher Wertigkeit werden die physischen Aktivitäten durch die Ernährung ergänzt. Die physischen Aktivitäten sind einmal die Basis der Sozialisation (Abb. 1.1) und die sozialen Faktoren beeinflussen die „Normgebung“ und die Möglichkeiten für die erforderlichen physischen Aktivitäten und die Ernährung

- im Muskelgewebe selbst und
- mittels hormoneller und genetischer Kommunikationen auch in fast allen weiteren Geweben und Organen einschließlich dem Gehirn

essentielle gesundheitsrelevante aufeinander abgestimmte Adaptationen auslösen und unterhalten. Mit dieser zentralen Funktion der Muskulatur ist physisches Training gleichfalls Psycho- und Schmerztherapie (Laube 2020, 2022b).

Die physischen Aktivitäten bilden von den grundlegenden und prinzipiell sehr gut beeinflussbaren drei gesundheitsrelevanten Faktoren

- physische Aktivitäten,
- Ernährung (mediterran, asiatisch) und
- kognitiv-mentale Aktivitäten

das Fundament des Gesundheitsstatus (Abb. 1.5).

Aus der Sicht der Prävention werden die physische Aktivität und eine die Gesundheit fördernde Ernährung als Schlüssel für ein „physiologisch langes Leben“, die Erhaltung der kognitiven Funktionen und in logischer Konsequenz für die Prävention der neurodegenerativen Erkrankungen Morbus Alzheimer und weiterer Formen der Demenz benannt. Kepka et al. (2022) sehen gering bis moderat intensive physische Aktivitäten als das Fundament der lifestyle-Pyramide an. „In the current food pyramid for healthy lifestyle, physical activity has the most important place“.

▶ **Wichtig** Das für die gesamte Lebensspanne gültige und primär gesellschaftlich und medizinisch sehr herausfordernde **Gesundheitskonzept** lautet: physische Aktivitäten jeder Art mit „ausreichendem“ Umfang und „ausreichender“ Intensität, vollwertige, energetisch ausbilanzierte und Entzündungen einschränkende Ernährung, kognitiv-mentale Anforderungen, soziales Eingebundensein, Selbstkontrolle und Selbstwirksamkeit. **Dieses Konzept gilt uneingeschränkt auch für die Therapie jeder chronisch degenerativen Erkrankung.**

Da Angst und Depressivität nahezu „Standardkomorbiditäten“ von Erkrankungen mit chronisch intermittierenden Schmerzen und der voll ausgebildeten Schmerzerkrankung sind, den kognitiven Defiziten neurodegenerativer Erkrankungen um Jahre vorausgehen und anamnestisch in der Regel ungenügende physische Aktivitäten ermittelt werden können, sind mit der Aufgabenstellung des **Gesundheitskonzepts** frühzeitige körperliche (Somatogenese), psychotherapeutische und psychoedukative (Psychogenese) Interventionen angezeigt und die Selbstverantwortung des Menschen muss gefordert und gestärkt werden.

> **Wichtig** Die Entwicklung einer chronisch degenerativen Erkrankung kann nur aufgehalten bzw. effektiv beeinflusst werden, wenn der betreuende Arzt mit den ersten behandlungsbedürftigen Symptomen nicht nur allein die **Pharmakotherapie** einleitet, sondern gleichzeitig die nicht pharmakologischen Konsequenzen **körperliche Aktivität** und **Ernährung** zum Bestandteil des Therapieregimes macht und vom Patienten **„Verantwortung für sich selbst"** abverlangt. Hierfür ist ein therapeutisches Netzwerk notwendig.

Rostamzadeh et al. (2022) bearbeiteten in einem systematischen Review 32 psychotherapeutische Studien mit der Zielstellung Minderung des Alzheimerrisikos. Sie erwiesen sich als sehr heterogen, schlossen wenig Patienten ein und der follow-up-Zeitraum war kurz. Die randomisierten kontrollierten Studien zur Beeinflussung der Stimmung und des Wohlbefindens haben eine sehr geringe Effektstärke. Sie deuten ohne spezifische Determinanten der Wirksamkeit ableiten zu können auf positive Auswirkungen auf die kognitiven Funktionen, die Krankheitsakzeptanz und die Lebensqualität hin. Ein frühzeitiger Einsatz wird empfohlen und für die Stadien der demenziellen Entwicklung sind spezifische Interventionstechniken erforderlich.

> **Wichtig** Psychotherapie und Psychoedukation sind nicht nur bei psychiatrisch Erkrankten einzusetzen, sondern sollte mit der zu erarbeitenden Spezifik auch für die Prävention und frühzeitig bei chronisch degenerativen Erkrankungen mit dem Risiko der Entwicklung einer Schmerzerkrankung und/oder einer Demenz durchgeführt werden. Bei Diabetikern ist eine unmittelbare Einbeziehung zu empfehlen, um direkt den stoffwechselbedingten pathophysiologischen Konsequenzen im Gehirn entgegenzuwirken.

Kim et al. (2018) erarbeiteten drei multimodale pragmatische Interventionsansätze zur Begrenzung des Demenzrisiko, die in Einrichtungen der Primärversorgung durchführbar sind. Hierzu gehören ein 12-wöchiges kombiniertes online- und Präsenzkonzept (Body Brain Life-General Practice) und ein 6-wöchiges lifestyle Modifikationsprogramm in Präsenz. Benannt wird auch eine dritte Variante mit e-mail-gestützten Gesundheitsinformationen. Zur primären und sekundären Bewertung der Wirksamkeit werden diverse Fragebögen eingesetzt, die neben kognitiven Befunden auch Informationen zur physischen Aktivität liefern. Da die Demenz vorrangig alte Menschen betrifft, schlagen Puente-González et al. (2020) ein vielseitiges physisches Belastungsprogramm in Kombination mit einer mediterranen Ernährung vor, mit dem sowohl die Demenz eingedämmt als auch Defizite der Kraft und Ausdauer, der koordinativen sensomotorischen Leistungen Balance, Gewandtheit und Gehen sowie von myo-faszial-skelettale Störungen (Knochendichte, sarko-osteoporotisches Syndrom) angesprochen werden sollen.

Mit steigendem Alter sind die Menschen immer häufiger multimorbid. Häufig liegen gleichzeitig ein Diabetes Typ II mit seinen auch cerebralen Komplikationen, eine arterielle Hypertonie, eine ischämische Herzkrankheit, Osteoarthrosen der Hüft- und/oder Kniegelenke und eine Depression vor. Eine weitere Komorbidität kann eine obstruktive Lungenerkrankung sein. Auch für diese Patienten sind physische Belastungsprogramme ein notwendiger Therapieinhalt und Bricca et al. (2020) prüften anhand von 23 RTC's mit 3363 Patienten den therapeutischen Nutzen. Bei einer mittleren Dauer der aktiven Interventionen von 13 ± 4 Wochen verbesserten sich

- die gesundheitsbezogene Lebensqualität (standardisierte mittl. Differenz [SMD]: 0,37, 95 % CI 0,14 bis 0,61),
- objektiv gemessene physische Funktionen (SMD: 0,33, 95 % CI 0,17 bis 0,49),
- die Depression (SMD −0,80, 95 % CI −1,21 bis −0,40) und
- die Angst (SMD −0,49, 95 % CI −0,99 bis 0,01).

Das Risiko nicht schwerwiegender Nebenwirkungen blieb unberührt (Risikoverhältnis 0,96, 95 % CI 0,53–1,76) und das von schwerwiegenden Nebenwirkungen war sogar reduziert (Risikoverhältnis 0,62, 95 % CI 0,49 bis 0,78). Mit dem Alter der Patienten fällt die Wirksamkeit des therapeutischen Trainings ab, die Effektgrößen für die Lebensqualität werden kleiner und jene mit der stärkeren Depressivität vermindern diese ausgeprägter. Zusammenfassend ist bei multimorbiden Patienten die notwendige nicht pharmakologische Therapieintervention „Training" als sicher einzustufen und führt zu den angestrebten physischen und psycho-sozialen Verbesserungen.

> **Wichtig** Therapeutisches Training ist bei allen chronisch degenerativen Erkrankungen einschließlich vorliegender Multimorbidität nicht nur indiziert, sondern eine erforderliche und wirksame nicht pharmakologische Therapiekomponente

Die beste Therapie ist die Prävention bzw. zumindest der Beginn der multimodalen Interventionen im boderline-Entwicklungsstadium und in den frühen Entwicklungsstufen jeder chronisch degenerativen Erkrankung. Mit jedem Fortschritt in der pathogenetischen Kette wird die Beeinflussbarkeit aus peripherer und insbesondere zentraler Sicht (vgl. Abb. 1.2, 1.3) ungünstiger. Es gelten die belegten Empfehlungen der WHO (2011, 2020) für das physische Training (Abb. 1.6). Im Altersbereich 5–17 Jahre sind tägliche mindestens 60-minütige Belastungen die notwendigen Reize für die körperliche und kognitiv-mentale Entwicklung. Nicht inhaltlich wie zeitlich enthalten ist der Altersbereich unter 5 Jahren. In dieser Lebensspanne sind gleichfalls jeweils alters-

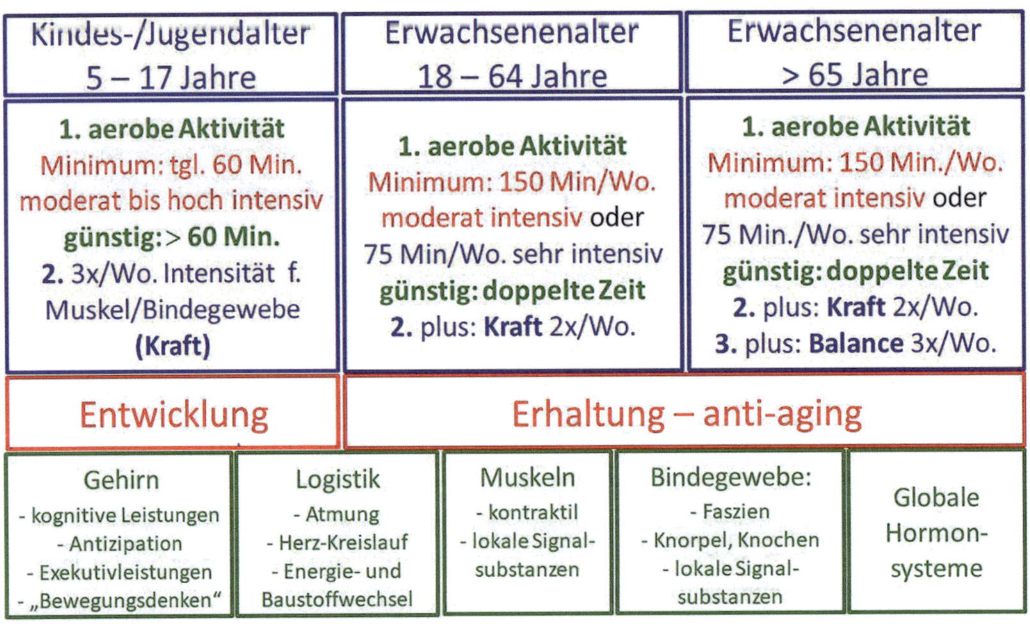

Abb. 1.6 Empfehlungen der WHO für physische Belastungen hinsichtlich des globalen Inhalts und dem Umfang in der Lebensspanne

entsprechende angepasste sehr vielfältige physische Belastungen insbesondere für das sensomotorische Lernen und deren konditionelle Erfordernisse und die Kognition fordernde Anreize wichtige biologische Voraussetzungen der Entwicklung. Die cerebrale Plastizität ist besonders hoch und entsprechend ist das sensomotorische Lernen als Anreiz der bewegungsspezifischen kognitiven Prägung des Gehirns und der Stimulation der Neurogenese im Gedächtniszentrum, dem Hippocampus sehr begünstigt.

Wichtig

Bis mindestens zum 17. Lebensjahr ist die physische Aktivität nicht nur das „Mittel der Wahl" um sensomotorische Leistungen für Wettkämpfe zu erbringen, **sondern viel wichtiger,** sie ist der biologisch notwendige Reiz für die strukturelle und funktionelle Entwicklung aller Gewebe und Organe, deren Zusammenspiel, die Realisation der individuellen genetisch gegebenen Möglichkeiten der kognitiv-mentalen Leistungsfähigkeit und die soziale Integration.

In der Lebensspanne jenseits des 17. Lebensjahres gilt es die körperliche Entwicklung im frühen Erwachsenenalter abzuschließen und danach die somatischen Körperleistungen und die kognitiv-mentalen Funktionen zu erhalten und Krankheitsentwicklungen zu entgegnen. Ab dem 65. Lebensjahr werden zusätzlich sensomotorisch koordinative Beanspruchungen empfohlen, um der Sturzgefährdung zu entgegen zu treten.

Fazit

Physische Aktivitäten, immer in Kombination mit kognitiven Lernanforderungen, sind der essentielle Bedarf für die somatische und kognitiv-mentale Entwicklung mit „voller" Nutzung „aller" genetischen Anlagen und die Erhaltung aller Körperfunktionen bis in das hohe Alter. Das Ziel ist ein „somatischer, adaptativer, eu- bis mäßig hypertropher, antientzündlicher, anti-nozizeptiver und anti-involutiver Organismus. Die wissenschaftlich umfänglich untermauerten Empfehlungen zu den körperlichen Aktivitäten sind der Beleg dafür.

Ungenügende physische Aktivität sind die konsistent belegte Ursache aller chronisch degenerativen Erkrankungen und der Fortentwicklung zur Schmerzerkrankung des Gehirns. „Die Inaktivität wird heute in der frühen Lebensphase „anerzogen!". Die Dekonditionierung ist der Ausgangspunkt und die Erkrankung das Endprodukt einer langen, schleichend ablaufenden pathogenetischen Kette. Das Ergebnis ist ein atrophischer, degenerativer, pro-entzündlicher, pro-nozizeptiver und pro-involutiver Organismus der in der Regel primär mono- und mit der Zeit multimorbid wird. Wird die Diagnose gestellt, liegen bereits ausgeprägte Maladaptationen vor und lassen keine „vollständige" Reorganisation mehr zu. Sie sind nachhaltig nur über einen (lebens)langen aktiven Therapieweg zu beeinflussen. **Training ist „generalisiert" wirkende Schmerztherapie und am besten Prävention!** Das Training muss „ein Dauermedikament" werden.

Bei den chronisch degenerativen Erkrankungen wird stets das **Gehirn** vergessen, obwohl es doch immer „ein vom ersten Tag an mitbeteiligtes Organ ist!". Es ist für den die Erkrankung auslösenden inaktiven Lebensstil zuständig und vertritt die Motivation, Bereitschaften, Toleranzen, Kompetenzen, Compliance, Resilience und Adhärenz. Die Inaktivität dekonditioniert und maladaptiert auch das Gehirn! „Erst!" die multimodale Schmerztherapie integriert psychologische Interventionen, obwohl dies therapeutisch bereits im Entwicklungszeitraum erforderlich gewesen wäre. Auch die Selbstverantwortung des Menschen wird kaum relevant und nachhaltig eingefordert.

Die sehr langen Entwicklungswege chronisch degenerativer Erkrankungen und einschlossen der zur Schmerzerkrankung findet seinen Niederschlag in der Wirksamkeit physischer Therapieinterventionen, weil für die funktionelle Reorganisation des Gehirns und der Peripherie die höchsten zentralnervösen Leistungen verändert werden müssen und zusätzlich soziale Faktoren einer Anpassung bedürfen.

Mit der unmittelbaren Aufnahme des Gesundheitstrainings in jedes Therapieschema könnte das z. Z. nur auf Krankheiten regierende „kurative Krankheitssystem" ein „therapeutisches Gesundheitssystem" werden!

Literatur

Baum K, Hofmann U, Bock F (2020) The influence of lower-body training, upper-body training and a combination of both on pain, functionality and quality of life in knee osteoarthritis patients. J Appl Life Sci Int 23(11):38–51; Article no.JALSI.62682 ISSN: 2394–1103

Bortz WM II (1984) The disuse syndrome. West J Med 141:691–694

Bortz WM (Juni 2018) Perspective: why exercise is good and its lack bad for everything. Am J Lifestyle Med 11;13(3):269–274. https://doi.org/10.1177/1559827618778236. eCollection May–Jun 2019

Bricca A, Harris LK, Jäger M, Smith SM, Juhl CB, Skou ST (November 2020) Benefits and harms of exercise therapy in people with multimorbidity: a systematic review and meta-analysis of randomised controlled trials. Ageing Res Rev 63:101166. https://doi.org/10.1016/j.arr.2020.101166. Epub 2020 Sep 5

Brooks SJ, Nilsson EK, Jacobsson JA, Stein DJ, Fredriksson R, Lind L, Schiöth HB (2014) BDNF polymorphisms are linked to poorer working memory performance, reduced cerebellar and hippocampal volumes and differences in prefrontal cortex in a Swedish elderly population. PLoS ONE 9(1):e82707. https://doi.org/10.1371/journal.pone.0082707

Chen ZY, Bath K, McEwen B, Hempstead B, Lee F (2008) Impact of genetic variant BDNF (Val66Met) on brain structure and function. Novartis Found Symp 289:180–188; discussion 188–195. https://doi.org/10.1002/9780470751251.ch14

Dauwan M, Begemann MJH, Slot MIE, Lee EHM, Scheltens P, Sommer IEC (April 2021) Physical exercise improves quality of life, depressive symptoms, and cognition across chronic brain disorders: a transdiagnostic systematic review and meta-analysis of randomized controlled trials. J Neurol 268(4):1222–1246. https://doi.org/10.1007/s00415-019-09493-9. Epub 2019 Aug 14

Dyer AH, Briggs R, Mockler D, Gibney J, Kennelly SP (1. März 2020) Non-pharmacological interventions for cognition in patients with Type 2 diabetes mellitus: a systematic review. QJM 113(3):155–161. https://doi.org/10.1093/qjmed/hcz053

Erickson KI, Banducci SE, Weinstein AM, Macdonald AW 3rd, Ferrell RE, Halder I, Flory JD, Manuck SB (2013) The brain-derived neurotrophic factor Val66Met polymorphism moderates an effect of physical activity on working memory performance. Psychol Sci 24(9):1770–1779. https://doi.org/10.1177/0956797613480367

Frank KH (2003) Das metabolische Syndrom, Arteriosklerose und degenerative Erkrankung des Stütz- und Bewegungsapparates. Arbeitsmed, Sozialmed Umweltmed 38:31–37

Fisher GG, Ryan LH (2018) Overview of the health and retirement study and introduction to the special issue. Work, Aging and Retirement 4(1):1–9. https://doi.org/10.1093/workar/wax032

Finger JD, Varnaccia G, Borrmann A, Lange C, Mensin GBM (2018) Körperliche Aktivität von Kindern und Jugendlichen in Deutschland – Querschnittergebnisse aus KiGGS Welle 2 und Trend. Journal of Health Monitoring 3(1). https://doi.org/10.17886/RKI-GBE-2018-006. Robert Koch-Institut, Berlin

Geneen LJ, Moore RA, Clarke C, Martin D, Colvin LA, Smith BH (24. April 2017) Physical activity and exercise for chronic pain in adults: an overview of cochrane reviews. Cochrane Database Syst Rev 4(4):CD011279. https://doi.org/10.1002/14651858.CD011279.pub3

Handschin C, Spiegelman BM (2008) The role of exercise in PGC1alpha in inflammation and chronic disease. Nature 454(7203):463–469

Kępka A, Ochocińska A, Borzym-Kluczyk M, Chojnowska S, Skorupa E, Przychodzeń M, Waszkiewicz N (7. April 2022) Healthy food pyramid as well as physical and mental activity in the prevention of alzheimer's disease. Nutrients 14(8):1534. https://doi.org/10.3390/nu14081534

Kim S, McMaster M, Torres S, Cox KL, Lautenschlager N, Rebok GW, Pond D, D'Este C, McRae I, Cherbuin N, Anstey KJ (17. März 2018) Protocol for a pragmatic randomised controlled trial of body brain life-general practice and a lifestyle modification programme to decrease dementia risk exposure in a primary care setting. BMJ Open 8(3):e019329. https://doi.org/10.1136/bmjopen-2017-019329

Kluding PM, Pasnoor M, Singh R, Jernigan S, Farmer K, Rucker J, Sharma NK, Wright DE (September–Oktober 2012) The effect of exercise on neuropathic symptoms, nerve function, and cutaneous innervation in people with diabetic peripheral neuropathy. J Diabetes Complications 26(5):424–429. https://doi.org/10.1016/j.jdiacomp.2012.05.007. Epub 2012 Jun 18

Krug S, Jordan S, Mensink GBM, Müters S, Finger JD, Lampert T (2013) Körperliche Aktivität Ergebnisse der Studie zur Gesundheit Erwachsener in Deutschland (DEGS1). Bundesgesundheitsbl 56:765–771. https://doi.org/10.1007/s00103-012-1661-6

Kulzer B (16. März 2022) Körperliche und psychische Folgeerkrankungen bei Diabetes mellitus. Bundesgesundheitsblatt Gesundheitsforschung Gesundheitsschutz 65(4):503–510. Published online German. https://doi.org/10.1007/s00103-022-03517-y

Laube W (2013) Muskelaktivität: Prägung des ZNS und endokrine Funktion – somatische oder degenerativ-nozizeptive Körperstruktur. Man Med 51(2):141–150. https://doi.org/10.1007/s00337-012-0989-1

Laube W (2020) Sensomotorik und Schmerz. Springer, Berlin-Heidelberg

Laube W (2021) Der Muskulatur mehr Aufmerksamkeit schenken! Manuelle Medizin 59:302–306 https://doi.org/10.1007/s00337-021-00821-7

Laube W (2022a) Die Muskulatur – das „signalstoffgestützte periphere Zentrum" adaptiver Wirkungen. Man Med 60(2):104–106. https://doi.org/10.1007/s00337-022-00868-0

Laube W (2022b) Schmerztherapie ohne Medikamente – Leitfaden zur endogenen Schmerzhemmung für Ärzte und Therapeuten. Springer, Berlin

Lees SJ, Booth FW (August 2004) Sedentary death syndrome. Can J Appl Physiol 29(4):447–460; discussion 444–446. https://doi.org/10.1139/h04-029

Liberati A, Altman DG, Tetzlaff J, Mulrow C, Gøtzsche PC, Ioannidis JP, Clarke M, Devereaux PJ, Kleijnen J, Moher D (2009) The PRISMA statement for reporting systematic reviews and met-analyses of studies that evaluate healthcare interventions: explanation and elaboration. BMJ 339:b2700

Lim YY, Villemagne VL, Laws SM, Ames D, Pietrzak RH, Ellis KA, Harrington K, Bourgeat P, Bush AI, Martins RN, Masters CL, Rowe CC, Maruff P (2014) Effect of BDNF Val66Met on memory decline and hippocampal atrophy in prodromal Alzheimer's disease: a preliminary study. PLoS ONE 9(1):e86498. https://doi.org/10.1371/journal.pone.0086498

Liou H, Stonnington CM, Shah AA, Buckner-Petty SA, Locke DEC (30. September 2021) Compensatory and lifestyle-based brain health program for subjective cognitive decline: self-implementation versus coaching. Brain Sci 11(10):1306. https://doi.org/10.3390/brainsci11101306

Liu T, Lee JE, Wang J, Ge S, Li C (2020) Cognitive dysfunction in persons with type 2 diabetes mellitus: a concept analysis. Clin Nurs Res 29(5):339–351. https://doi.org/10.1177/1054773819862973

Liu T, Hettish L, Lo WJ, Gray M, Li C (Oktober 2021a) FEASibility testing a randomized controlled trial of an exercise program to improve cognition for T2DM patients (the FEAST trial): a study protocol. Res Nurs Health 44(5):746–757. https://doi.org/10.1002/nur.22174. Epub 2021 Aug 16

Liu T, Canon MD, Shen L, Marples BA, Colton JP, Lo WJ, Gray M, Li C (Juli 2021b) The influence of the *BDNF* val66Met polymorphism on the association of regular physical activity with cognition among individuals with diabetes. Biol Res Nurs 23(3):318–330. https://doi.org/10.1177/1099800420966648. Epub 2020 Oct 16

Mandolesi L, Polverino A, Montuori S, Foti F, Ferraioli G, Sorrentino P, Sorrentino G (2018) Effects of physical exercise on cognitive functioning and wellbeing: biological and psychological benefits. Front Psychol 9:509. https://doi.org/10.3389/fpsyg.2018.00509

McMaster M, Kim S, Clare L, Torres SJ, D'Este C, Anstey KJ (21. November 2018) Body, brain, life for cognitive decline (BBL-CD): protocol for a multidomain dementia risk reduction randomized controlled trial for subjective cognitive decline and mild cognitive impairment. Clin Interv Aging 13:2397–2406. https://doi.org/10.2147/CIA.S182046. eCollection 2018

Michaelsen MM, Esch T (15. April 2021) Motivation and reward mechanisms in health behavior change processes. Brain Res 1757:147309. https://doi.org/10.1016/j.brainres.2021.147309. Epub 2021 Jan 29

Moore SC, Lee IM, Weiderpass E, Campbell PT, Sampson JN, Kitahara CM, Keadle SK, Arem H, Gonzalez AB, Hartge P, Adami HO, Blair C, Borch KB, Boyd E, Check DP, Fournier A, Freedman ND, Gunter M, Johannson M, Khaw KT, Linet MS, Orsini N, Park Y, Riboli E, Robien K, Schairer C, Sesso H, Spriggs M, Dusen RV, Wolk A, Matthews CE, Patel AV (2016) Association of leisure-time physical activity with risk of 26 types of cancer in 1,44 million adults. JAMA Intern Med 176:816–825

Pedersen BK (2009) The diseasome of physical inactivity and the role of myokines in muscle-fat cross talk. J Physiol 587:5559–5568

Podolski N, Brixius K, Predel HG, Brinkmann C (Dezember 2017) Effects of regular physical activity on the cognitive performance of type 2 diabetic patients: a systematic review. Metab Syndr Relat Disord 15(10):481–493. https://doi.org/10.1089/met.2017.0120. Epub 2017 Nov 21

Puente-González AS, Sánchez-González F, Hernández-Xumet JE, Sánchez-Sánchez MC, Barbero-Iglesias FJ (18. September 2020) Méndez-Sánchez R Short and medium-term effects of a multicomponent physical exercise program with a Mediterranean diet on bone mineral density, gait, balance, and fall risk for patients with Alzheimer disease: randomized controlled clinical trial study protocol. Medicine (Baltimore) 99(38):e22385. https://doi.org/10.1097/MD.0000000000022385

Rostamzadeh A, Kahlert A, Kalthegener F, Jessen F (31. Januar 2022) Psychotherapeutic interventions in individuals at risk for Alzheimer's dementia: a systematic review. Alzheimers Res Ther 14(1):18. https://doi.org/10.1186/s13195-021-00956-8

Shellington EM, Reichert SM, Petrella RJ (August 2018) Commentary on: „Effects of regular physical activity on the cognitive performance of type 2 diabetic patients: a systematic review" by Podolski et al. (Metab Syndr Relat Disord 2017;15:481–493). Metab Syndr Relat Disord 16(6):255–261. https://doi.org/10.1089/met.2018.0021. Epub 2018 May 16

TönniesT, Rathmann W (2022) Epidemiologie des Diabetes in Deutschland. In: Deutscher Gesundheitsbericht Diabetes 2022. Die Bestandsaufnahme. Deutsche Diabetes Gesellschaft (DDG) und diabetesDE – Deutsche Diabetes-Hilfe. Verlag Kirchheim + Co GmbH, Mainz. Zugegriffen: 14. November 2021

Watts A, Andrews SJ, Anstey KJ (2018) Sex differences in the impact of BDNF genotype on the longitudinal relationship between physical activity and cognitive performance. Gerontology 64(4):361–372. https://doi.org/10.1159/000486369

World Health Organization (2011) Global recommendations on physical activity for health. 1.exercise. 2.life style. 3.health promotion. 4.chronic disease – prevention and control. 5.national health programs.

World Health Organization (2020) WHO guidelines on physical activity and sedentary behaviour. World Health Organization, Geneva. Licence: CC BY-NC-SA 3.0 IGO, ISBN 978-92-4-001512-8 (electronic version), ISBN 978-92-4-001513-5 (print edition)

Xue M, Xu W, Ou YN (2019) Diabetes mellitus and risks of cognitive impairment and dementia: a systematic review and meta-analysis of 144 prospective studies. Ageing Res Rev 55:100944. https://doi.org/10.1016/j.arr.2019.100944

Yokota T, Kinugawa S, Yamato M, Hirabayashi K, Suga T, Takada S, Harada K, Morita N, Oyama-Manabe N, Kikuchi Y, Okita K, Tsutsui H (Mai 2013) Systemic oxidative stress is associated with lower aerobic capacity and impaired skeletal muscle energy metabolism in patients with metabolic syndrome. Diabetes Care 36(5):1341–1346. https://doi.org/10.2337/dc12-1161. Epub 2013 Feb 7

Yokota T, Kinugawa S, Hirabayashi K, Suga T, Takada S, Omokawa M, Kadoguchi T, Takahashi M, Fukushima A, Matsushima S, Yamato M, Okita K, Tsutsui H (Juli 2017) Pioglitazone improves whole-body aerobic capacity and skeletal muscle energy metabolism in patients with metabolic syndrome. J Diabetes Investig 8(4):535–541. https://doi.org/10.1111/jdi.12606. Epub 2017 Jan 31

Yoo M, D'Silva LJ, Martin K, Sharma NK, Pasnoor M, LeMaster JW, Kluding PM (August 2015) Pilot study of exercise therapy on painful diabetic peripheral neuropathy. Pain Med 16(8):1482–1469. https://doi.org/10.1111/pme.12743. Epub 2015 Mar 20

2 Körperliche Aktivität, Gesundheitszustand und Trainierbarkeit – genetische und epigenetische Aspekte

Trailer
Die **DNA** prägt alle adaptiven und de-adaptiven Prozesse. Training oder Inaktivität und Fehlernährung bilden sich im **Epigenom** ab und bestimmen den Gesundheits- bzw. Krankheitsstatus.

Die **Adipositas** in jedem Alter ändert das Epigenom. **Diabetes** ist nicht vererbt, sondern „erworben", denn er erfordert den Bewegungsmangel und das Übergewicht. Das Epigenom belegt generalisiert Mitochondropathien und nachteilige Regenerationsprozesse.

Die physische Inaktivität bzw. die Aktivität, der Lebensstil, prägen das Epigenom darüber ihre Struktur und Funktion! Bei aktiven Personen sind die Adaptationen gebahnt. Das bleibt nach Pausen erhalten und wird vererbt. Es gilt die Hypothese, diese Begünstigung besteht immer, wenn Kinder und Jugendliche körperlich sehr aktiv waren und später eine Inaktivitätsphase ausgleichen wollen. Die Epigenetik richtet sich gegen Signalwege pathogenetischer Prozesse. Da Training **„strukturelles anti-aging"** ist, werden auch die Alterungsprozesses vorteilhaft beeinflusst.

2.1 Die Genetik

Die **genetischen Informationen der „DNA-Bibliothek"** prägen alle Lebensprozesse und somit den Phänotyp, alle zugrunde liegenden Stoffwechselprozesse der Reifung und der strukturellen Anpassungs- und Dekonditionierungsprozesse und z. B. von immunologischen Reaktionen. Einzelne Nukleotidpolymorphismen (single nucleotide polymorphisms; SNP's) sind die Variation eines Basenpaares in der DNA-Doppelhelix. Sie sind die ererbten und vererbbaren Varianten des genetischen Codes und sie stehen in ihrer Gesamtheit im genetischen Code für die Vor- oder auch die Nachteile einer Disposition. Sie sind auch die informationelle Grundlage von Dispositionen, also

- von günstigen „Voraussetzungen" z. B. für Adaptationen infolge des sensomotorischen und kognitiven Lernens und Konditionierens, zugunsten der Leistungsfähigkeit und z. B. der Belastbarkeit von Bindegewebestrukturen usw. und
- von „Bereitschaften" für Krankheitsentwicklungen,

wenn die Realisationsfaktoren Training auf der einen Seite und Inaktivität und kalorische Fehl- und Überernährung auf der anderen Seite wirksam sind.

Wichtig Die genetische Disposition ja oder nein ist der unbeeinflussbare Faktor aber der beeinflussbare Realisationsfaktor Lebensstil bestimmt das Geschehen in positiver wie negativer Richtung!

W. Laube, *Bewegungsmangel,* https://doi.org/10.1007/978-3-662-67753-7_2

Genetische Analysen hinsichtlich der Myokinproduktion und der Struktur der Muskelfasern weisen vergleichbare Verhältnisse bei Männern und Frauen aus. Dagegen funktionieren die cross talks mit der Leber, dem Pankreas, dem Magen-Darm-Trakt, dem Herzen, dem Hypothalamus und dem viszeralen und subkutanen Fettgewebe (Kap. 8) nahezu durchweg geschlechtsspezifisch, wobei das Östradiol eine herausragende Rolle spielt (Velez et al. 2022).

Die **Adipositas** ist eine Stoffwechselkrankheit, dessen Prävalenz inzwischen epidemische Ausmaße erreicht hat und die weiter im Ansteigen begriffen ist. Als Disposition für Herz-Kreislauferkrankungen und den Diabetes Typ II mit allen Komplikationen als auch neurodegenerativen und onkologischen Erkrankungen ist die Adipositas in der Regel das „Einfallstor" in das Morbiditätsgeschehen und bestimmt damit den „Gesundheitsstatus" der Bevölkerung. In Abhängigkeit von den absolut beeinflussbaren Faktoren der Lebenswirklichkeit **überkalorische energetische Bilanz der Ernährung** verbunden mit den **„stets anerzogenen" Ernährungsgewohnheiten** liegen SNP's vor, die über ihre Verantwortlichkeit für

- die Energiehomöostase,
- den Metabolismus der Fette,
- die Thermogenese und
- cerebrale Regulationsmechanismen wie u. a. der Kontrolle des Appetits mit den Merkmalen Körpergewicht, BMI, dem prozentualen Fettanteil, dem Volumen des viszeralen Fetts und dem Bauchumfang

assoziiert sind (Ramos-Lopez et al. 2022).

Die Zusammensetzung der Nahrung im Kindes- und Jugendalter bestimmt klar den Fettanteil und den BMI des Erwachsenen (Bouchey et al. 2020; Dietary Guidelines Advisory Committee. Scientific Report 2020).

Es gibt aber auch genetische Varianten, die gegen eine Adipositas und das Risiko des Diabetes gerichtet sind.

> **Wichtig** Der Realisationsfaktor Menge und Zusammensetzung der Ernährung insbesondere im Kindes- und Jugendalter aber auch in den späteren Lebensabschnitten entscheidet absolut mehr als die genetische Anlage über die Entwicklung von Übergewicht und Adipositas.

Genomweite Assoziationsstudien haben über 400 genetische Varianten gefunden, die ein Risiko für den **Diabetes Typ II** darstellen. Eine wesentliche Komponente scheint die genetische Disposition für die Speicherung inadäquat hoher Kalorienmengen im subkutanen und/oder viszeralen Fettgewebe zu sein (Yaghootkar et al. 2020). Dies erscheint folgerichtig, das viszerale Fett ist Produzent des entzündungsfördernden Adipokins TNF-α und das subkutane Fett der Produzent des pro-inflammatorischen Nicht Myokins IL-6. Die resultierende chronische Entzündung sorgt für die Insulinresistenz mit den nachfolgenden pathologischen Entwicklungen bis zum Diabetes. Ji et al. (2019) fanden bei der Kombination von MRI-Daten und genomweiter Analysen 14 Allele die trotz Adipositas für ein vorteilhaftes metabolisches Profil stehen und das Risiko eines Diabetes mit seinen Komorbiditäten und Komplikationen mindert. Das metabolische Profil dieser Personen ruft eine verstärkte subkutane Fettablagerung und eine geringere in der Leber und viszeral hervor. Den genetischen Varianten mit den benannten Konstellationen der Fettablagerung und kleinerem Diabetesrisiko stehen auch paradoxe Varianten mit höherem viszeralem Fett und trotzdem einem geringeren Diabetesrisiko gegenüber.

Der **Alterungsprozess**, nur bei „altersgerechter" Entwicklung ein physiologischer Vorgang, ist „ohne genetisches Programm" aber durch systematische Veränderungen der Strukturen und Funktionen gekennzeichnet. Aus biologischer Sicht verändern sich sehr umfänglich und generalisiert die „-omics", also die jeweilige Gesamtheit gleicher oder sehr ähnlicher Einzelstrukturen und Substanzen wie die

- genomics (alle Gene und die strukturelle Konfiguration),
- proteomics (Gesamtheit der Proteine),
- metagenomics (Gesamtheit der Struktur und Funktion der Nukleotidsequenzen),
- phenomics (Gesamtheit der Merkmale die einen Phänotyp bestimmen),
- transcriptomics (Gesamtheit der codierenden und nicht codierenden RNA-Transkripts) und
- metabolomics (Gesamtheit der Substrate, Zwischen- und Endprodukte des Stoffwechsels).

Zellen – Gewebe – Organe und ihre Interaktionen verändern sich fortlaufend und systematisch bis die Aufgaben nicht mehr lebenserhaltend erfüllt werden können. Integriert in diese Vorgänge entstehen die Dispositionen aber auch die Realisationen für chronische Erkrankungen. Ein sehr wesentlicher Prozess ist die Entwicklung der Immunoseneszenz. Die Effizienz der Funktion des angeborenen und erworbenen Immunsystem fällt systematisch ab, wobei die Immunoseneszenz und das Inflamm-Aging untrennbar zusammengehören (Kap. 4). Genetisch gesehen ändern sich mit dem Transkriptom u. a. eben auch die Funktionen der Schlüsselsignalwege des Immunsystems, wodurch altersbedingte Entzündungsreaktionen angeregt werden (Lu et al. 2022).

2.2 Die Epigenetik

Die **Epigenetik** beschreibt die Verfügbarkeit bzw. Ablesbarkeit der genetischen Informationen bei unverändertem genetischem Inhalt. Epigenetische Veränderungen beruhen bei Stabilität des Genotyps auf

- der Förderung häufig in Anspruch genommener Signalwege zur Realisation beanspruchungsbedingter Adaptationen oder
- deren Depression und damit der geminderten oder auch blockierten Abrufbarkeit der entsprechenden genetischen Informationen zur strukturellen Qualifikation z. B. infolge physischer Inaktivität

▶ **Wichtig** Epigenetische Mechanismen kontrollieren die Zugriffsmöglichkeiten auf die Gene und die Aktivitäten der Gene im Kontext der Beanspruchungen, des Verhaltens und der Umweltfaktoren. Das Epigenom kennzeichnet alle epigenetischen Modifikationen, womit insgesamt die Funktion aber nicht der Informationsinhalt des Genoms verändert wird. Es kann auch vererbt werden. Die epigenetischen chemischen Modifikationen der DNA und der Histone (essentielle Bestandteile des Chromatins zur Verpackung und Komprimierung des DNA-Moleküls sowie der Expression von Genen) sind ein hoch komplexes regulatorisches Netzwerk zur Modulation der Chromatinstruktur und der Funktion des Genoms (Bernstein et al. 2007[6820]).

Die physische Inaktivität bzw. die physische Aktivität haben somit einen gravierenden Einfluss auf das Epigenom der Gewebe und darüber auf ihre Struktur und Funktion!

▶ **Wichtig** Der Lebensstil prägt die genetische Realisation der Gewebeeigenschaften in Richtung Gesundheit oder Krankheit!

So können freigeschaltete oder blockierte DNA-Abschnitte bzw. die Eigenschaften des Epigenoms als disponierende Marker genutzt werden (Rönn und Ling 2015; Dayeh et al. 2016; Ling und Rönn 2019). Aktive Personen „erarbeiten sich" einen trainingsbedingten „erleichterten bzw. gebahnten Zugang" zu den Signalwegen für die Adaptationen, der als epigenetische Modifikation auch im „Gedächtnis" der Zellen und Muskelfasern verbleiben kann. Diese Modifikationen können auf die nächste aber auch auf die weiteren Generationen (intergenerational or transgenerational epigenetic inheritance; Denham 2018) übertragen werden. Aktuell ist aber der Wissenstand zur Vererbung und den Mechanismen noch sehr spärlich.

▶ **Wichtig** Grundsätzlich ist bereits anerkannt, dass auf der einen Seite gesundheitlich vorteilhafte Modifikationen durch regelmäßige Trainingsaktivitäten als auch nachteilige und somit dadurch begründbare Krankheitsrisiken durch einen inaktiven Lebensstil epigenetisch vererbt werden.

Zusätzlich gilt, der „aktive" oder „passive" Lebensstil der Eltern sind „das Vorbild" und sowohl die explizite als auch die implizite pädagogische Normenvermittlung" für die Kinder. Primär entscheiden die Eltern über den Gesundheitsstatus in der Lebensspanne und mit dem Alter auch das soziale Umfeld und die Gestaltungsmöglichkeiten durch die Eltern (Bildung, Ökonomie).

▶ **Wichtig**
„Gesundheitlich notwendige Normen" zu vermitteln, dessen Entwicklung ständig zu unterstützen und die Einhaltung auch zu fordern ist nicht undemokratisch, sondern biologisch erforderlich, um das individuelle Krankheitsgeschehen günstig zu beeinflussen und die Morbidität und Mortalität der Bevölkerung zu mindern. Der individuelle und der gesellschaftliche Gesundheitsstatus haben mindestens drei absolut beeinflussbare Komponenten,

1. die physischen Aktivitäten des Einzelnen!
2. die qualitative und ausgeglichene kalorische Ernährung des Einzelnen! und
3. das soziale Umfeld, die Situationen und deren Gestaltung!

Die Prägung des aktiven Lebensstiels im Kindesalter, gegeben durch regelmäßige physische Aktivitäten und eine normokalorische bis sogar hypokalorische Ernährung sind valide präventive Strategien gegen die Insulinresistenz und die Entwicklung metabolischer Erkrankungen im Kindesalter selbst und auch in den weiteren Lebensabschnitten (Calcaterra et al. 2022).

Der Lebensstil ist somit entweder der explizite anregende und fördernde „Stimulator", sportliche Aktivitäten „zum Teil der Lebensnormalität" zu entwickeln und/oder der implizite Faktor für ungenügende physische Aktivitäten in der Lebensspanne (Abb. 1.1). Primär implementieren die Eltern den Lebensstil, denn der beginnt aus epigenetischer Sicht bereits vor der Geburt und setzt sich danach „epigenetisch und lebenspraktisch vorbildmäßig und anleitend oder gegenteilig" fort. Hinzu kommen soziale Faktoren, die eine regelmäßige sportliche Aktivität für die Gesundheit als „Lebensnorm" vermitteln, ermöglichen, fördern aber auch fordern oder den Sport durch die Bedingungen unterbewerten und sogar abwerten (vgl. Abb. 1.1). Hier ist die Gesellschaft mit der Kinderbetreuung in der Vorschule, während der Schulbildung und der Berufsausbildung „jeweils mit Wissensvermittlung und Praxis" gefordert. „Kochen reicht nicht aus!" Die Epigenetik und soziale Faktoren spielen in die „aktive" wie die „passive" Richtung zusammen.

▶ **Wichtig** Wenn schon „sicher unausweichlich" die „sogenannte moderne" Arbeitswelt den PC-Arbeitsplatz und somit „die physische Inaktivität über den Arbeitstag zur Norm" macht, so müssen beginnend in der Schule zwingend die **tägliche Sportdoppelstunde** implementiert werden und am Arbeitsplatz **Sportpausen** eingerichtet werden, die nach der Arbeit durch Ausdauerbelastungen ergänzt werden.

Physische Belastungen haben einen gravierenden und relativ schnellen Einfluss auf die genetisch gestützten Prozesse für die strukturellen und funktionellen Adaptationen. Beanspruchungsadäquat werden die Gene dafür abgelesen und mit diesen Vorgängen wird durch epigenetische

Prozesse (Methylinisierung DNA-Basen) gleichfalls der Zugang zu ihnen erleichtert. Gene werden je nach der Belastungsstruktur und dem daraus resultierenden spezifischen Adaptationsmuster „an- und/oder abgeschaltet". Das begründet zugleich den Bedarf der Vielseitigkeit zugunsten einer „somatischen, antiatrophisch-hypertrophen, antiinvolutiven, anti-nozizeptiven und antiinflammatorischen Körperstruktur" (Laube 2013, Abb. 1.4).

> **Wichtig** Im wahrsten Sinn ist aus epigenetischer und somatischer Sicht für den gesunden Anfänger das präventive Gesundheitstraining und für chronisch erkrankte Menschen mit primär verursachender und/oder einer sekundären physischen Inaktivität für alle Körperstrukturen und Organe (Abb. 1) das Training ein „Training der Trainierbarkeit".

Epigenetische Mechanismen sind wesentlich an der Entwicklung der Muskulatur beteiligt. Sie koordinieren üblicherweise die speziellen Geneexpressionen in den sich differenzierenden („reifenden") Satellitenzellen zu Myotuben. Die Myotuben sind die Zwischenstufe der Muskelfaserentwicklung durch die Verschmelzung von Satellitenzellen. Es sind langgestreckte Zellen mit bereits mehreren Kernen, sehr junge frühe Fasern, die durch starkes Wachstum mit vielen Kernteilungen zu reifen Fasern werden können. Hierbei sorgen die epigenetischen Veränderungen für die Ausstattung mit Proteinen in der Zelloberfläche, für die Antigenpräsentation und die **Antigenerkennung** durch T-Zellen (MHC-Familie), für den Transport durch die Membran (MLC-Familie) und für die Mitochondrien. Mit dem Beginn der Differenzierung werden auch die Gene des Zellzyklus und die für die DNA-Synthese herunterreguliert und damit die weitere Proliferation unterbunden. Die Genquellen der metabolischen Eigenschaften der Muskelfasern werden freigeschaltet und damit gleichlaufend erfolgt die Zellentwicklung und die „Festlegung" der funktionellen Spezifik. Dieser Entwicklungsweg wird von Ryall et al. (2015) als „metabolische Programmierung" bezeichnet.

> **Wichtig** Epigenetische Mechanismen prägen die Myogenese und die funktionelle Spezifik des Muskelgewebes bzw. der Muskelfasern.

Epigenetische Veränderungen sind Bestandteile des Wirkungsspektrums des Trainings, denn es müssen die Informationen für die Anpassungen aus dem Genmaterial herausgelesen und biologisch umgesetzt werden. Bereits nach einer akuten aeroben Belastung (45 Min, 70 % $Watt_{max}$) können signifikante Relationen zwischen globalen DNA-Hypomethylierungen von Leukozyten (IL-6, TNF-α) und physiologischen Parametern der Leistung, der Entzündung und des oxidativen Stresses hergestellt werden. Damit können auch funktionelle Wirkungen der belastungsbedingten epigenetischen Veränderungen belegt werden (Hunter et al. 2019). Dies entspricht Ergebnissen in Muskelfasern infolge von Einzel- aber auch von wiederholten Trainingsbelastungen. In Muskelbiopsien (M. vast. lat.) untrainierter Männer und Frauen ($n=14$) sind 20 min nach dem ermüdungsbedingten Abbruch reduzierte Methylinisierungen von Genen nachweisbar, dessen Informationen für die belastungsbedingten adaptiven Folgen verantwortlich sind. Ergänzend resultiert aus weiteren Belastungen mit 40 % und 80 % der $VO_{2max.}$ eine Dosisabhängigkeit dieser epigenetischen Reaktionen (Barrès et al. 2012). Seaborne et al. (2018) weisen nach, dass Krafttraining über 7 Wochen zu Hypomethylierungen von Genen zugunsten der Hypertrophie führt. Diese überdauern eine Inaktivitätsphase von 7 Wochen trotz Rückbildung der Muskelhypertrophie. Nach einer anschließenden erneuten 7-wöchigen Trainingsphase ist sogar das Ausmaß der Hypertrophie noch größer als nach der ersten Trainingsphase und die Hypertrophieentwicklung zeigt sich epigenetisch begünstigt. Krafttraining geht demnach mit einer **epigenetischen Signatur** einher, die selbst nach relativ kurzen Trainingspausen die erneute Entwicklung der Hypertrophie begünstigen und forcieren kann. Die Muskelfasern werden aus epigenetischer Sicht für das Krafttrainings sensibilisiert. Dies gilt beanspruchungsspezifisch offensichtlich auch für das Ausdauer- aber auch für das koordinative Training.

> **Wichtig** Einmal ausreichend häufig und effektiv abgerufene Informationen für trainingsbedinge Adaptationen sind selbst nach Inaktivitätsphasen erneut schneller und umfänglicher wieder abrufbar und begünstigen die Reorganisation dekonditionierungsbedingter Veränderungen. Es darf die Hypothese aufgestellt werden, dass diese Begünstigung insbesondere besteht, wenn Kinder und Jugendliche dauerhaft körperlich sehr aktiv waren und später als Erwachsene aus z. B. beruflichen oder auch familiären Gründen die Folgen einer Inaktivitätsphase ausgleichen müssen oder wollen.

Vier Wochen Sprintintervalltraining (n = 12, 18–24 Jahre) beeinflusst vielfältig die genomweite DNA-Methylierung in Leukozyten. U. a. erfolgt eine Demethylierung des epidermal growth factor und eine entsprechend reduzierte mRNA Expression. Damit wird seine Beteiligung an der Entwicklung endothelialer Dysfunktionen und der Atherogenese abgeschwächt und insgesamt entstehen positive Auswirkungen für das kardiovaskuläre System (Denham et al. 2015). Bei alten Menschen (Alter: 72 ± 1 Jahre, n = 10) induziert ein 12-wöchiges moderat intensives Schnelligkeitstraining (2x/Wo Programm vgl. Belltran Valls et al. 2014) Adaptationen im antioxidativen System und es hat epigenetische Wirkungen zugunsten der Adaptationen des Krafttrainings. Es wirkt zugleich gegen die altersbekannte Verkürzung der Telomere und zum Vorteil der Redoxhomöostase in mononucleären Zellen (Lymphozyten, Monozyten; Dimauro et al. 2016).

> **Wichtig** Die Wirkung des Trainings integriert epigenetisch gestützte und geförderte Prozesse zur Prävention von Herz Kreislauf Erkrankungen. Die Reaktionsmuster sind gegen Informationsquellen und Signalwege gerichtet, die pathogenetische Prozesse vermitteln und da die Wirkungen der Aktivität zugleich **„strukturelles anti-aging"** sind, werden auch Abläufe des Alterungsprozesses vorteilhaft verzögernd beeinflusst.

Krafttraining (21,1 ± 2,2 Jahre, n = 8, 3x/Wo., 8 Wo., 3 Serien 8–12 Wdh. mit 80 % 1RM; Denham et al. 2016) steigert die Kraft gleichlaufend mit Veränderungen der genomweiten DNA-Methylierung in Leukozyten in Bezug auf CpG-Inseln (3 Funktionen: DNA Replikation, Prägung durch differente Methylierung, Regulierung Transkription), die durch die Nutzung der Erbsubstanz als Informationsträger entstehen, und Genen, die vor allem für anabole und weitere wichtige Signalwege der Adaptationen verantwortlich sind. Krafttraining „programmiert" über die DNA-Methylierung die entsprechenden mRNA-Expressionen.

> **Wichtig** In Relation zum Kraft- scheint aerobes Training epigenetische Veränderungen effektiver herauszubilden. Im Sinn einer Hypothese erscheint dies logisch, denn das Ausdauertraining legt die Grundlagen für eine adäquate Versorgungsstruktur des Gewebes und die energetische Absicherung der strukturellen Adaptationen (Investitionen) auf das Krafttraining.

Einbezogen in die komplexen Wirkungen aerober Belastungen sind u. a. Signalwege die am Diabetes Typ I und II, an calciumvermittelten Prozessen, der Axonführung, an onkologischen Abläufen, der Insulinsensitivität, immunologischen, anti-entzündlichen Vorgängen (Reduzierung der systemic, persistent, low grade inflammation) und der Synthese von Wachstumsfaktoren beteiligt sind. Des Weiteren spiegeln die Veränderungen die Qualifizierung der muskulären Reparaturmechanismen wider, an denen die Leukozyten bzw. Makrophagen als Zellen des Immunsystems einen Anteil haben (Tidball und Villalta 2010; Pillon et al. 2013) und die in die Steigerung der kontraktilen Kapazität (Hypertrophie) eingebunden sind. Aufgrund der klinisch bekannten vorteilhaften Trainingswirkungen ist die Beeinflussung dieser vielfältigen molekularen und letztendlich zellulären Prozesse erwartungsgemäß.

Diabetiker ohne und mit einer Familienanamnese unterscheiden sich anhand einer genomweiten Analyse im epigenetischen Status von Genen der Schlüsselwege in der Muskulatur. Ein 6-monatiges Training sorgt für eine Reduzierung der Methylinierung u. a. von Genen für zwei Schlüsseltranskriptionsfaktoren der Trainingsanpassungen und für die Atmungskette (Nitert et al. 2012). Systematisches Ausdauer- (n = 8) und Krafttraining (n = 9; 16 Wochen) verändert bei Personen mit einer Adipositas Grad III (BMI > 40) und Diabetes positiv die DNA-Methylierung und die mRNA-Expression im Skelettmuskel, wobei insbesondere die Genexpressionen zugunsten der metabolischen und mikrovaskulären Ausdaueradaptationen angesprochen werden (Rowlands et al. 2014).

Bei allerdings einer sehr geringen Anzahl von COPD-Patienten (Pilotstudie, n = 10) zeigen sich epigenetische Mechanismen potenziell an den antiinflammatorischen Effekten eines 3mal/Woche über 90 min angeleiteten Rehabilitationsprogrammes, indem die basalen Zytokinspiegel im Blut abfallen (da Silva et al. 2017).

Bei der **Adipositas** sind vielfache Veränderungen des Epigenoms der Blut- und Fettzellen vorhanden, welche die Erkrankung mit einer 70 %-igen Sicherheit voraussagen und mit dem BMI, dem Bauchumfang, metabolischen Eigenschaften des Fettstoffwechsels, dem Cholesterin- und Phospholipidtransport und dem Essverhalten korrelieren (Ling und Rönn 2019). Die DNA-Modifikationen bedeuten Veränderungen von Genexpressionen und diese bestimmen den Adipositasstatus. U. a. ist das Gen SOCS (Suppressor of cytokine signaling) hoch reguliert, dessen 8 Proteine zytokin-stimulierte (IL6, IL10, interferon IFN-γ) Negativregulatoren von Zytokinsignalwegen sind und überproportionale Zytokinwirkungen unterbinden. Das Protein SOCS3 beteiligt sich über die Ausbildung der Insulin- und Leptinresistenz an der Störung der Glucose- und Energiehomöostase. Durch die Minderung der Energiefreisetzung und die Steigerung der Nahrungsaufnahme entstehen die Adipositas und weitere Stoffwechselerkrankungen (Pedroso et al. 2019). Die epigenetischen DNA-Veränderungen sind auch bei adipösen Kindern und Jugendlichen zu finden. Epigenom-weite Studien haben mit dem BMI und der Körperzusammensetzung zusammenhängende Signaturen nachgewiesen. Gegenüber Normalgewichtigen können bei 3–13-jährigen adipösen Kindern (n = 20) Unterschiede an 31 Orten (CpG-Inseln) gefunden werden. Zu den am bedeutungsvollsten beeinflussten Signalwegen gehören die des IRS1-Gens (Insulin receptor substrate 1), welches als ein Signalprotein eine Schlüsselfunktion für die Wirkung des Insulins und des IGF-1 vertritt und in Signalwegen onkologischer Erkrankungen eingebunden ist (Fradin et al. 2017). Rzehak et al. (2017) analysierten das Blut von 374 Vorschulkindern aus 4 europäischen Ländern. Die DNA-Methylierungen von 13 Genen konnten mit dem BMI, der Fettmasse und der fettfreien Masse assoziiert werden. Die betroffenen Gene verantworten den Lipid- und Glucosestoffwechsel, die Körperzusammensetzung, den Diabetes und sprechen für eine epigenetische Programmierung der Adipositas.

Epigenetische Veränderungen werden auch vom Stress hervorgerufen die u. a. auch wieder den Anstieg des BMI im Portfolio haben. Dieser Frage widmeten sich Xu et al. (2018). Sie verknüpften die Analyse des Epigenoms bei 510 Adipösen (n = 132, 32,2 ± 9,77 Jahre, BMI 34,65 ± 3,67; n = 378, 27,9 ± 8,27 Jahre, BMI 24,5 ± 2,85) mit dem kumulativen Stress durch Lebensereignisse und dem Körpergewicht. 20 DNA-Orte (CpG's) zeigten sich mit dem BMI verknüpft und die Kumulation negativer Lebensereignisse hat einen Einfluss auf das Körpergewicht (p = 0,002). Die Methylierung des Gens für das Protein SOCS3 verringert die Auswirkungen des Stresse auf das Körpergewicht.

> **Wichtig** Bei der Adipositas liegen epigenetische Dysregulationen vor.

Epigenetische Modifikationen (Methylierungen) sind in Fettzellen vorhanden und ändern sich nach einer Gewichtsreduktion erheblich. Mit 27 % ist ein sehr großer Anteil mit der Adipogenese verbunden. Die ausgeprägte globale CpG-Hypomethylierung und Überrepräsentation von methylierten DNA-Positionen von Adipogenese-Genen in den Fettzellen kann als eine Ursache der Hyperplasie von Fettzellen angesehen werden (Dahlmann et al. 2015).

> **Wichtig** Menschen mit einem **Diabetes mell. Typ II** besitzen genetische Merkmale, die für eine Disposition aber nicht für die unausweichliche Entwicklung der Erkrankung sprechen.

Die genetischen Merkmale werden auch auf die nächste Generation weitergegeben. Es muss immer zwischen der Disposition und einer „Erberkrankung" unterschieden werden, denn für die Realisation der Disposition benötigt es stets die sehr gut bekannten Faktoren Bewegungsmangel und das Übergewicht bzw. die Adipositas als Ergebnis der Fehl- und Überernährung. Die Risikofaktoren verantworten die epigenetischen Variationen, welche zur Krankheit führen.

> **Wichtig** Diabetes Typ II ist keine ererbte, sondern eine durch „das Leben angeeignete Erkrankung".

Die chronisch degenerative metabolische Erkrankung Diabetes mell. Typ II entsteht hauptverantwortlich durch die beeinflussbaren Faktoren

- physische Inaktivität und
- überkalorische Ernährung

und über

- die Entwicklungsstufe der Adipositas,
- den damit kombinierten sozialen Umweltfaktoren,
- den durch diese Lebensstilmerkmale geprägten Alterungsprozesse und
- der Disposition für die Stoffwechselerkrankung.

Die benannten disponierenden und realisierenden Faktoren bilden sich sicher im Epigenom ab. Entsprechend spielen epigenetische Prozesse eine sehr wesentliche Rolle in der Pathogenese der Erkrankung. Studien des Epigenoms bei Diabetikern gegenüber nicht erkrankten Personen weisen DNA-Modifizierungen in den Muskelfasern, dem Fett- und Lebergewebe und den Langerhans`schen Inseln aus (Ling 2020). Des Weiteren sind bei Adipösen und Diabetikern, denen die Insulinresistenz ein gemeinsames Merkmal ist, auf der Grundlage epigenetischer Regulationen Mitochondropathien in den Muskelfasern nachweisbar und dass damit im Zusammenhang stehende epigenetische Muster insbesondere der mitochondrialen DNA, könnte in Zukunft zu einem Screeningfaktor werden (Rautenberg et al. 2022). Die beeinträchtigte Funktion der Mitochondrien trägt wiederum zur Anreicherung toxischer Lipidmetabolite bei und begründet die Lipotoxizität und die Insulinresistenz ist eine „Komplikation" der Hyperlipidämie infolge dessen die ROS Bildung in den Mitochondrien und im endoplasmatischen Retikulum weiter ansteigt und die mitochondriale Dysfunktion im Sinn eines positiven feedback vorantreibt (Di Meo et al. 2017). Die Mitochondrien sind in allen Geweben die Schnittstelle regulatorischer Signalwege zwischen dem Energiestoffwechsel, der Bildung und Kompensation reaktiver oxidativer Substanzen und der Apoptose. Somit bestehen das „energetische Defizit und die energetischen Dysfunktionen" infolge der ursächlichen Lebensstilfaktoren und der resultierenden Stoffwechselstörungen in allen Geweben und nicht nur in den Muskelfasern. Die mitochondrialen Dysfunktionen bilden sich generalisiert aus und sie sind deshalb die Basis der komplexen Störungen der Funktionen der Skelett- und Herzmuskulatur, der Leber, des Pankreas und aller neuronalen Strukturen bis hin in die höchsten Ebenen des Gehirns (Abb. 1.2, 1.3).

> **Wichtig** Alle Gewebe und Organe nehmen unmittelbar und direkt am Krankheitsprozess bereits der Entwicklungsstufen des Diabetes teil (Pinti et al. 2019) und prägen das klinische Bild anhand der fortschreitenden Funktionsstörungen und Maladaptationen.

Auf der gleichen Grundlage wie die epigenetisch basierten energetischen Störungen, den Mitochondropathien, sind auch die strukturellen Regenerationsprozesse des Muskelgewebes eingeschlossen. Ausgehend von primären menschlichen Myoblasten (Satellitenzellen, große Kohorte, Biopsie M. vast lat.) finden während der Differenzierung eine Reihe physiologischer epigenetischer Prozesse und Änderungen der Muster von Genexpressionen statt. Dies betrifft die Methylierungen, die Transkriptionen und die sezernierten Zytokinespiegel, die bereits in der adipösen Vorstufe des Diabetes von Normalgewichtigen ausgeprägt abweichen (Davegårdh et al. 2017; Ling und Rönn 2019). Da die myogenen Stammzellen die Myogenese und nach der Geburt die muskulären Regenerations- und Reparaturmechanismen (Kap. 11) vertreten, weichen bei chronisch inaktiven und/oder adipösen Personen und fortschreitend bei Diabetikern auch diese wesentlichen Vorgänge für die Erhaltung der strukturellen und funktionellen Gewebeeigenschaften der Muskulatur ab und verändern die intrinsischen Merkmale.

> **Wichtig** Bereits die Adipositas als Vorstufe des Diabetes verursacht über epigenetische Mechanismen nachteilige muskuläre Regenerations- und Reparaturmechanismen und sorgt für Atrophie und für die adipositas- und zugleich inaktivitätsbedingte Sarkopenie. Das größte Organ Muskulatur, das den Energieverbrauch des Organismus bestimmt, verliert an Struktur und Funktion und die pathologischen Entwicklungen werden dadurch unterhalten und schreiten voran.

Die Adipositas ist ursächlich für chronische Nierenerkrankungen mit verantwortlich. Jede Steigerung des Taille-Hüft-Verhältnisses um 0,06 cm und jeder Anstieg des BMI um 5 steigert die Wahrscheinlichkeit einer Erkrankung um 69 % bzw. 58 %. Genetische Analysen (Mendelian randomization) sagen bei gleichen phänotypischen Veränderungen ein Chancenverhältnis von 29 % (odds ratio 1,20–1,38) und 49 % (odds ratio 1,39–1,59) voraus. Bei diesen Verknüpfungen sind aber hinsichtlich der Ursächlichkeit die Erkrankung an Diabetes und die Hypertonie sehr wesentlich zu berücksichtigen. Etwa 50 % bzw. ca. 75 % der Verknüpfungen zwischen BMI und Nierenerkrankung gehen zulasten des Diabetes (Zhu et al. 2021).

> **Wichtig** Die Stoffwechselstörung Adipositas disponiert für chronische Nierenerkrankungen, wobei später der Diabetes eine wesentliche ursächliche Komponente darstellt.

Fazit

Die **„DNA-Bibliothek“** prägt alle adaptiven aber auch de-adaptiven Lebensprozesse und den Phänotyp. Sie ist die Informationsbasis von Dispositionen. Das **Epigenom** kennzeichnet alle epigenetischen Modifikationen, womit insgesamt die Funktion aber nicht der Informationsinhalt des Genoms verändert wird. Training oder Inaktivität und kalorische Fehlernährung bilden sich mit **epigenetischen Mechanismen** ab und bestimmen den Gesundheits- oder Krankheitsstatus, indem die Epigenetik die Zugriffsmöglichkeiten auf und die Aktivitäten der Gene im Kontext der Beanspruchungen, des Verhaltens und der Umweltfaktoren kontrolliert. Physische Belastungen haben einen gravierenden und relativ schnellen Einfluss auf die genetisch gestützten Prozesse für die strukturellen und funktionellen Adaptationen.

Bei der **Adipositas** jeden Alters sind vielfache Veränderungen des Epigenoms vorhanden, welche die Erkrankung mit hoher Sicherheit voraussagen können. **Diabetiker** besitzen genetische Merkmale, die für eine Disposition aber nicht für die unausweichliche Entwicklung der Erkrankung sprechen. Es muss immer zwischen der Disposition und einer „Erberkrankung" unterschieden werden, denn für die Realisation der Disposition benötigt es stets die sehr gut bekannten Faktoren Bewegungsmangel und das Übergewicht bzw. die Adipositas. Die Risikofaktoren verantworten die epigenetischen Variationen, welche zur Krankheit führen. Diabetes Typ II ist keine ererbte, sondern eine durch „das Leben angeeignete Erkrankung". Das Epigenom weist DNA-Modifizierungen in den Muskelfasern zugunsten der Mitochondropathie in allen anderen Geweben aus und somit auch im Gehirn. Gleichfalls sind die strukturellen Regenerationsprozesse des Muskelgewebes eingeschlossen, sodass über epigenetische Mechanismen bereits bei der Vorstufe Adipositas und dem Diabetes defizitäre muskuläre Regenerations- und Reparaturmechanismen vorliegen und die Sarkopenie erzeugen.

Der **Alterungsprozess** hat kein genetisches Programm. Es verändern sich generalisiert die „-omics" (ähnliche Molekülklassen). Dabei entstehen Dispositionen für chronische Erkrankungen, wobei die Immunoseneszenz und das inflam-aging extrem wichtige Vorgänge sind.

Die physische Inaktivität bzw. die physische Aktivität haben einen gravierenden Einfluss auf das Epigenom aller Gewebe und darüber auf ihre Struktur und Funktion! **Der Lebensstil prägt die genetische Realisation der Gewebeeigenschaften in Richtung Gesundheit oder Krankheit!** Aktive Personen „erarbeiten sich" einen trainingsbedingten „erleichterten bzw. gebahnten Zugang" zu den Signalwegen für die Adaptationen der im „Gedächtnis" der Zellen und Muskelfasern verbleiben kann. Es ist anerkannt, dass gesundheitlich vorteilhafte Modifikationen durch regelmäßiges Training als auch nachteilige durch Inaktivität und dadurch begründbare Krankheitsrisiken durch den Lebensstil epigenetisch vererbt werden.

Training geht mit einer **epigenetischen Signatur** einher, die nach Inaktivitätsphasen die Abrufbarkeit begünstigt und erneut schneller und umfänglicher Trainingswirkungen ermöglicht. Es darf die Hypothese aufgestellt werden, dass diese Begünstigung insbesondere besteht, wenn Kinder und Jugendliche körperlich sehr aktiv waren und später als Erwachsene aus z. B. beruflichen oder auch familiären Gründen die Folgen einer Inaktivitätsphase ausgleichen müssen oder wollen. Die Reaktionsmuster sind gegen Signalwege gerichtet, die pathogenetische Prozesse vermitteln und da die Wirkungen zugleich **„strukturelles anti-aging"** sind, werden auch Abläufe des Alterungsprozesses vorteilhaft verzögernd beeinflusst.

Literatur

Barrès R, Yan J, Egan B, Treebak JT, Rasmussen M, Fritz T, Caidahl K, Krook A, O'Gorman DJ, Zierath JR (7. März 2012) Acute exercise remodels promoter methylation in human skeletal muscle. Cell Metab 15(3):405–411. https://doi.org/10.1016/j.cmet.2012.01.001

Beltran Valls MR, Dimauro I, Brunelli A, Tranchita E, Ciminelli E, Caserotti P, Duranti G, Sabatini S, Parisi P, Parisi A, Caporossi D (April 2014) Explosive type of moderate-resistance training induces functional, cardiovascular, and molecular adaptations in the elderly. Age (Dordr) 36(2):759–772. https://doi.org/10.1007/s11357-013-9584-1. Epub 2013 Oct 18.

Bernstein BE, Meissner A, Lander ES: The mammalian epigenome. Cell 2007 Feb 23;128(4):669–81. https://doi.org/10.1016/j.cell.2007.01.033.

Bouchey C, Ard J, Bazzano L, Heymsfield S, Mayer-Davis E, Sabaté J, Snetselaar L, Van Horn L, Schneeman B, English LK, Bates M, Callahan E, Butera G, Terry N, Obbagy J (Juli 2020). Dietary patterns and growth, size, body composition, and/or risk of overweight or obesity: a systematic review. U.S. Department of Agriculture, Food and Nutrition Service, Center for Nutrition Policy and Promotion, Nutrition Evidence Systematic Review. https://doi.org/10.52570/NESR.DGAC2020.SR0101

Calcaterra V, Verduci E, Vandoni M, Rossi V, Fiore G, Massini G, Berardo C, Gatti A, Baldassarre P, Bianchi A, Cordaro E, Cavallo C, Cereda C, Bosetti A, Zuccotti G (6. November 2022) The effect of healthy lifestyle strategies on the management of insulin resistance in children and adolescents with obesity: a narrative review. Nutrients 14(21):4692. https://doi.org/10.3390/nu14214692

Dahlman I, Sinha I, Gao H, Brodin D, Thorell A, Rydén M, Andersson DP, Henriksson J, Perfilyev A, Ling C, Dahlman-Wright K, Arner P (Juni 2015) The fat cell epigenetic signature in post-obese women is characterized by global hypomethylation and differential DNA methylation of adipogenesis genes. Int J Obes (Lond) 39(6):910–919. https://doi.org/10.1038/ijo.2015.31. Epub 2015 Mar 18

Davegårdh C, Broholm C, Perfilyev A, Henriksen T, García-Calzón S, Peijs L, Hansen NS, Volkov P, Kjøbsted R, Wojtaszewski JF, Pedersen M, Pedersen BK, Ballak DB, Dinarello CA, Heinhuis B, Joosten LA, Nilsson E, Vaag A, Scheele C, Ling C (22. Februar 2017) Abnormal epigenetic changes during differentiation of human skeletal muscle stem cells from obese subjects. BMC Med 15(1):39. https://doi.org/10.1186/s12916-017-0792-x

Dayeh T, Tuomi T, Almgren P, Perfilyev A, Jansson PA, de Mello VD, Pihlajamäki J, Vaag A, Groop L, Nilsson E, Ling C (2. Juni 2016) DNA methylation of loci within ABCG1 and PHOSPHO1 in blood DNA is associated with future type 2 diabetes risk. Epigenetics 11(7):482–488. https://doi.org/10.1080/15592294.2016.1178418. Epub 2016 May 5.

Denham J, O'Brien BJ, Marques FZ, Charchar FJ (15. Februar 2015) Changes in the leukocyte methylome and its effect on cardiovascular-related genes after exercise. J Appl Physiol (1985) 118(4):475–488. https://doi.org/10.1152/japplphysiol.00878.2014. Epub 2014 Dec 24

Denham J, Marques FZ, Bruns EL, O'Brien BJ, Charchar FJ (Juni 2016) Epigenetic changes in leukocytes after 8 weeks of resistance exercise training. Eur J Appl Physiol 116(6):1245–1253. https://doi.org/10.1007/s00421-016-3382-2. Epub 2016 May 7

Denham J (Januar 2018) Exercise and epigenetic inheritance of disease risk. Acta Physiol (Oxf) 222(1). https://doi.org/10.1111/apha.12881. Epub 2017 Apr 19

Dietary Guidelines Advisory Committee (Juli 2020) Scientific report of the 2020 dietary guidelines advisory committee: advisory report to the secretary of agriculture and the secretary of health and human services. U.S. Department of Agriculture, Agricultural Research Service. https://doi.org/10.52570/DGAC2020

Dimauro I, Scalabrin M, Fantini C, Grazioli E, Beltran Valls MR, Mercatelli N, Parisi A, Sabatini S, Di Luigi L, Caporossi D (Dezember 2016) Resistance training and redox homeostasis: correlation with age-associated genomic changes. Redox Biol 10:34–44. https://doi.org/10.1016/j.redox.2016.09.008. Epub 2016 Sep 21.

Di Meo S, Iossa S, Venditti P (April 2017) Skeletal muscle insulin resistance: role of mitochondria and other ROS sources. J Endocrinol 233(1):R15–R42. https://doi.org/10.1530/JOE-16-0598

Fradin D, Boëlle PY, Belot MP, Lachaux F, Tost J, Besse C, Deleuze JF, De Filippo G, Bougnères P (April 2017) Genome-wide methylation analysis identifies specific epigenetic marks in severely obese children. Sci Rep 7(7):46311. https://doi.org/10.1038/srep46311

Hunter DJ, James L, Hussey B, Wadley AJ, Lindley MR, Mastana SS (2019) Impact of aerobic exercise and fatty acid supplementation on global and gene-specific DNA methylation. Epigenetics 14:294–309

Ji Y, Yiorkas AM, Frau F, Mook-Kanamori D, Staiger H, Thomas EL, Atabaki-Pasdar N, Campbell A, Tyrrell J, Jones SE, Beaumont RN, Wood AR, Tuke MA, Ruth KS, Mahajan A, Murray A, Freathy RM, Weedon MN, Hattersley AT, Hayward C, Machann J, Häring HU, Franks P, de Mutsert R, Pearson E, Stefan N, Frayling TM, Allebrandt KV, Bell JD, Blakemore AI, Yaghootkar H (Januar 2019) Genome-wide and abdominal MRI data provide evidence that a genetically determined favorable adiposity phenotype is characterized by lower ectopic liver fat and lower risk of type 2 diabetes, heart disease, and hypertension. Diabetes 68(1):207–219. https://doi.org/10.2337/db18-0708. Epub 2018 Oct 23

Laube W (2013) Muskelaktivität: Prägung des ZNS und endokrine Funktion – somatische oder degenerativnozizeptive Körperstruktur. Man Med 51:141–150. https://doi.org/10.1007/s00337-012-0989-1

Ling C, Rönn T (7. Mai 2019) Epigenetics in human obesity and type 2 diabetes. Cell Metab 29(5):1028–1044. https://doi.org/10.1016/j.cmet.2019.03.009. Epub 2019 Apr 11

Ling C (August 2020) Epigenetic regulation of insulin action and secretion – role in the pathogenesis of type 2 diabetes. J Intern Med 288(2):158–167. https://doi.org/10.1111/joim.13049. Epub 2020 May 3

Lu RJ, Wang EK, Benayoun BA (25. Januar 2022) Functional genomics of inflamm-aging and immunosenescence. Brief Funct Genomics 21(1):43–55. https://doi.org/10.1093/bfgp/elab009

Nitert MD, Dayeh T, Volkov P, Elgzyri T, Hall E, Nilsson E, Yang BT, Lang S, Parikh H, Wessman Y, Weishaupt H, Attema J, Abels M, Wierup N, Almgren P, Jansson PA, Rönn T, Hansson O, Eriksson KF, Groop L, Ling C (Dezember 2012) Impact of an exercise intervention on DNA methylation in skeletal muscle from first-degree relatives of patients with type 2 diabetes. Diabetes 61(12):3322–3332. https://doi.org/10.2337/db11-1653. Epub 2012 Oct 1.

Pedroso JAB, Ramos-Lobo AM, Donato J Jr (Juni 2019) SOCS3 as a future target to treat metabolic disorders. Hormones (Athens) 18(2):127–136. https://doi.org/10.1007/s42000-018-0078-5. Epub 2018 Nov 9

Pillon NJ, Bilan PJ, Fink LN, Klip A (2013) Cross-talk between skeletal muscle and immune cells: muscle-derived mediators and metabolic implications. Am J Physiol Endocrinol Metab 304(5):E453–E465

Pinti MV, Fink GK, Hathaway QA, Durr AJ, Kunovac A, Hollander JM (1 .Februar 2019) Mitochondrial dysfunction in type 2 diabetes mellitus: an organ-based analysis. Am J Physiol Endocrinol Metab 316(2):E268–E285. https://doi.org/10.1152/ajpendo.00314.2018. Epub 2019 Jan 2

Ramos-Lopez O, Riezu-Boj JI, Milagro FI (1. Juli 2022) Genetic and epigenetic nutritional interactions influencing obesity risk and adiposity outcomes. Curr Opin Clin Nutr Metab Care 25(4):235–240. https://doi.org/10.1097/MCO.0000000000000836

Rautenberg EK, Hamzaoui Y, Coletta DK (25. August 2022) Mini-review: mitochondrial DNA methylation in type 2 diabetes and obesity. Front Endocrinol (Lausanne) 13:968268. https://doi.org/10.3389/fendo.2022.968268. eCollection 2022

Rönn T, Ling C (2015) DNA methylation as a diagnostic and therapeutic target in the battle against type 2 diabetes. Epigenomics 7(3):451–460. https://doi.org/10.2217/epi.15.7

Rowlands DS, Page RA, Sukala WR, Giri M, Ghimbovschi SD, Hayat I, Cheema BS, Lys I, Leikis M, Sheard PW, Wakefield SJ, Breier B, Hathout Y, Brown K, Marathi R, Orkunoglu-Suer FE, Devaney JM, Leiken B, Many G, Krebs J, Hopkins WG, Hoffman EP (15. Oktober 2014) Multi-omic integrated networks connect DNA methylation and miRNA with skeletal muscle plasticity to chronic exercise in type 2 diabetic obesity. Physiol Genomics 46(20):747–765. https://doi.org/10.1152/physiolgenomics.00024.2014. Epub 2014 Aug 19

Ryall JG, Dell'Orso S, Derfoul A, Juan A, Zare H, Feng X, Clermont D, Koulnis M, Gutierrez-Cruz G, Fulco M et al (2015) The NAD(+)-dependent SIRT1 deacetylase translates a metabolic switch into regulatory epigenetics in skeletal muscle stem cells. Cell Stem Cell 16(2):171–183

Rzehak P, Covic M, Saffery R, Reischl E, Wahl S, Grote V, Weber M, Xhonneux A, Langhendries JP, Ferre N, Closa-Monasterolo R, Escribano J, Verduci E, Riva E, Socha P, Gruszfeld D, Koletzko B (30. Oktober 2017) DNA-methylation and body composition in preschool children: epigenome-wide-analysis in the european childhood obesity project (CHOP)-study. Sci Rep 7(1):14349. https://doi.org/10.1038/s41598-017-13099-4

Seaborne RA, Strauss J, Cocks M, Shepherd S, O'Brien TD, van Someren KA, Bell PG, Murgatroyd C, Morton JP, Stewart CE, Sharples AP (30. Januar 2018) Human skeletal muscle possesses an epigenetic memory of hypertrophy. Sci Rep 8(1):1898. https://doi.org/10.1038/s41598-018-20287-3

da Silva IRV, de Araujo CLP, Dorneles GP, Peres A, Bard AL, Reinaldo G, Teixeira PJZ, Lago PD, Elsner VR (August 2017) Exercise-modulated epigenetic markers and inflammatory response in COPD individuals: a pilot study. Respir Physiol Neurobiol 242:89–95. https://doi.org/10.1016/j.resp.2017.04.004. Epub 2017 Apr 19

Tidball JG, Villalta SA (2010) Regulatory interactions between muscle and the immune system during muscle regeneration. Am J Physiol Regul Integr Comp Physiol 298(5):R1173–R1187

Velez LM, Van C, Moore T, Zhou Z, Johnson C, Hevener AL, Seldin MM (April 2022) Genetic variation of putative myokine signaling is dominated by biological sex and sex hormones. Elife 13(11):e76887. https://doi.org/10.7554/eLife.76887

Xu K, Zhang X, Wang Z, Hu Y, Sinha R (Januar 2018) Epigenome-wide association analysis revealed that SOCS3 methylation influences the effect of cumulative stress on obesity. Biol Psychol 131:63–71. https://doi.org/10.1016/j.biopsycho.2016.11.001. Epub 2016 Nov 5

Yaghootkar H, Whitcher B, Bell JD, Thomas EL (September 2020) Ethnic differences in adiposity and diabetes risk – insights from genetic studies. J Intern Med 288(3):271–283. https://doi.org/10.1111/joim.13082. Epub 2020 May 4

Zhu P, Herrington WG, Haynes R, Emberson J, Landray MJ, Sudlow CLM, Woodward M, Baigent C, Lewington S, Staplin N (Januar 2021) Conventional and genetic evidence on the association between adiposity and CKD. J Am Soc Nephrol 32(1):127–137. https://doi.org/10.1681/ASN.2020050679. Epub 2020 Oct 30

3 Entwicklungsreiz psychophysische Aktivitäten im Kindes- und Jugendalter

> **Trailer** Physische Aktivitäten prägen **die Persönlichkeitsstruktur** des **Kindes und Jugendlichen.** Das Verhalten und die Resilience, als ein Ergebnis der Gehirnentwicklung werden herausgebildet. Epigenetische Mechanismen spielen eine entscheidende Rolle. Die aerobe Kapazität spiegelt die Struktur und Funktion der Hirnregionen des Lernens und des Gedächtnisses. Physische Aktivitäten, Fitnesszustand und mentale Gesundheit sind eine „funktionelle Einheit". Die Vorteile werden aber erst durch gleichzeitige kognitive Anforderungen ausgebildet und die cross talks der Myokine sind wesentlich beteiligt. Im Kindesalter entwickeln sich die kognitiven Fähigkeiten und die Handlungsregulationen einschließlich der Resilience. Das Gehirn ist hochgradig plastisch für das Lernen aber ebenso für Unterforderungen und es bildet daraufhin Defizite und Maladaptationen aus. Physische Belastungen, der Fitness- und mentale Zustand, die Persönlichkeitseigenschaften und die soziale Umgebung sind Moderatoren und Vermittler der Resilience.

Der **„Vorstandsvorsitzende des Gehirns, der präfrontale Kortex"** ist beim Menschen besonders ausgeprägt und er ist intensiv reziprok mit nahezu allen kortikalen und subkortikalen Regionen vernetzt. Er verantwortet das Interesse, alle bewussten darauf beruhenden und/oder auch notwendigen Handlungen, ihre Planungen, prüft antizipatorisch die Folgen der Handlungen, sorgt für die Aufmerksamkeit zwecks selektiv gerichteter Filterung von extrinsischen und intrinsischen Informationen, fällt die Entscheidungen u. a. auf der Grundlage von Erfahrungen, regelt die Emotionen und für diese kognitiven Leistungen ist er gravierend an den Gedächtnisprozessen beteiligt. Aus gesundheitlicher Sicht ist er der Entscheidungsträger des kooperativen Verhaltens und der Compliance und Adhärenz. Er bestimmt die Anpassungsfähigkeit, die Resilience. Quellen der Resilience sind das Selbstwertgefühl, die eigene Einstellung zum Leben, der Lebensstil und die Art und Weise der sozialen Eingebundenheit, woraus in Abhängigkeit vom Bedarf und den körperlichen und sozialen Bedingungen potenziell erforderliche Änderungen des Gesundheitsverhaltens zum eigenen Vorteil abgeleitet und realisiert werden können.

> **Wichtig** Die Resilience ist ein individuell biologisch geprägtes und soziales Produkt der Gehirnentwicklung der Lebensspanne Kindheit – Jugend.

Systematische altersgerechte stets kombinierte kognitiv-mentale und physische Aktivitäten, die

W. Laube, *Bewegungsmangel,* https://doi.org/10.1007/978-3-662-67753-7_3

- zunächst durch die Eltern und die soziale Umwelt angeleitet sind oder als Vorbild wirken und
- mit dem Alter immer mehr durch die Entwicklung eines individuell charakterisierten Interesses und fortschreitend resultierender Eigeninitiative geprägt werden,

sind der Entwicklungsreiz.

Frühe Beanspruchungen des Gehirns modulieren mit lebenslangen Auswirkungen die funktionellen Reifungs- und Wachstumsprozesse. Dieser positive Vorgang startet nicht erst mit der Geburt, denn selbst die Kinder von regelmäßig physisch aktiven Frauen während der Schwangerschaft weisen gleichfalls kognitive Vorteile aus (Gomes da Silva 2015). Hier spielen epigenetische Mechanismen (Kap. 2) eine entscheidende Rolle.

3.1 Aerobe Fitness: Fundament der cerebralen Entwicklung und des mentalen Zustandes

Mit der erstmaligen Untersuchung der cerebralen Durchblutung des Hippocampus mittels Perfusions-MRT bei 7–9-jährigen Kindern (n = 73) belegen Chaddock-Heymen et al. (2016), dass die aerobe Fitness unabhängig vom Alter und dem Geschlecht auch mit einer stärkeren Durchblutung einhergeht. Das Gehirn eines Kindes mit einer guten aeroben Kapazität weist somit eine verbesserte Infrastruktur der cerebralen Mikrozirkulation insbesondere in den Regionen für das Lernen und die Gedächtnisbildung auf und es kann damit den metabolischen Anforderungen durch die Beanspruchungen effektiver gerecht werden. Im Gegensatz weist die Durchblutung des Hirnstamms keine Relation zur aeroben Fitness auf. Dazu sehr gut passend konnte auch erstmals bei Adoleszenten im Alter von 11–13 Jahren eine signifikante Verbindung zwischen der physischen Aktivität und dem resultierenden kardiorespiratorischen Fitnesszustand (multistage 20 m shuttle run Test; Leger 1988) und der mentalen Gesundheit (Strengths and Difficulties Questionnaire, Goodeman 1997; Verhaltens- und Hyperaktivitäts-Subscores [externalising], Peer- und Emotion-Subscores [internalising]) nachgewiesen werden (Wheatley et al. 2020).

> **Wichtig** Physische Aktivität ist im Kindesalter ein wichtiger, der essentielle Antrieb für die Realisation der biologischen Voraussetzungen und damit einer den genetischen Anlagen entsprechenden Entwicklung des Gehirns und der mentalen Gesundheit.

Die Verknüpfung von aerober Leistungsfähigkeit und der Funktions- und Leistungsfähigkeit des Gehirns, der mentalen Gesundheit, steht im präpuberalen Alter auch auf einer phylogenetisch entwickelten sehr begünstigten Grundlage. Präpuberale Kinder, sofern im bisherigen Lebenslauf ausreichend entsprechend den physiologischen Erfordernissen physisch aktiv gewesen, haben eine aerobe Ausstattung und eine vergleichbare Leistungsfähigkeit wie gut ausdauertrainierte Erwachsene (Ratel et al. 2017). Bei Kindern und Jugendlichen führen die aeroben Belastungen auch zu einem höheren Hippocampusvolumen (Chaddock et al. 2010; Herting et al. 2012) mit seinen positiven Auswirkungen auf die Gedächtnisfunktionen. In der gesamten folgenden Lebensspanne gilt es mittels des präventiven Gesundheitstrainings (Laube 2020) die biologischen Voraussetzungen für die Erhaltung und die immerwährende Förderung der kognitiven Funktions- und Leistungsfähigkeit zu erhalten. So kann auch bei alten Menschen eine positive Korrelation zwischen langfristigen systematischen aeroben Belastungen und höheren Volumina des Hippocampus aufgezeigt werden, wenn z. B. über ein Jahr ein Training mit 50–60 % der $Hf_{max.}$ ausgeführt wird (Erickson et al. 2009, 2011).

> **Wichtig** Eine hohe aerobe Kapazität ist aber offensichtlich nur das Fundament für die hippocampale Neuro-

genese, die erst durch parallele kognitive Anforderungen funktionell voll wirksam werden kann (Kronenberg et al. 2006; Hötting und Röder 2013). Da das Kindesalter „die Zeitspanne der intensiven Neurogenese" und somit „die Zeitspanne der Ausbildung der kognitiven Fähigkeiten und der Handlungsregulationen" ist, sind in diesem Lebensabschnitt auch vorrangig die physischen Aktivitäten zur Förderung der Gehirnentwicklung zwingend notwendig! Kognitiv-mentale und psycho-physische Anforderungen und Aktivitäten sind nur gemeinsam optimal wirksam.

3.2 Gehirn – hoch plastisch – Trigger Beanspruchung

> **Wichtig** Wie die Muskulatur adaptiert auch das Gehirn aufgrund seiner Neuroplastizität während der gesamten Lebenspanne jeweils spezifisch strukturell und funktionell auf Anforderungen (Lernen) aber ebenso auf Unter- und ausgesetzte Forderungen (Verlernen) oder es bildet als Teil der Pathogenese chronisch degenerativer Erkrankungen Funktionsdefizite, -dysbalancen und Maladaptationen aus (Abb. 1.2, 1.3).

Pathophysiologische Maladaptationen entstehen z. B. infolge Inaktivität und einer systematischen Auseinandersetzung mit nozizeptiven Afferenzen, wodurch nach der peripheren eine zentrale Sensibilisierung entstehen kann und damit eine Schmerzerkrankung, die entweder das fortgeschrittene Stadium einer bestehenden wie z. B. einer myo-fascial-skelettalen Erkrankung ist oder sich als zusätzliche Erkrankung entwickelt.

> **Wichtig**
> Das Gehirn reagiert zwar altersabhängig mit einer abfallenden Effektivität des Lernens aber dennoch bleibt es dafür in jedem Alter plastisch (Leuner und Gould 2010). Der Mensch, das Gehirn kann
>
> 1. bei gegebener Aufmerksamkeit und vorhandenem Interesse als voraussetzende hoch wichtige Gehirnleistungen und
> 2. beim Vorliegen fördernder Lern- und Umgebungsbedingungen
>
> lebenslang neues Wissen erwerben, erlerntes erhalten oder erweitern, erlebtes erinnern oder auch in einen anderen, neuen Zusammenhang stellen und so Meinungen ändern, Bewegungen lernen und qualifizieren, Störungen in Abhängigkeit vom Schädigungsgrad bis zu einem mehr oder weniger begrenzten Umfang durch Neu- und Wiedererlernen kompensieren, infolge ungenügender Aktivität Verlernen und es ist defacto auch strukturell und funktionell in die systemischen maladaptiven pathophysiologischen Veränderungen der Körpersysteme bei allen Erkrankungen der Gruppe der disease of physical inactivity (Pedersen 2009; Laube 2020) und den Arthrosen (Frank 2003) bis zur Stufe der Schmerzkrankheit einbezogen.

Hinter der Aneignung der benannten Fähigkeiten, dem Vergessen oder auch der immer unmittelbaren Beteiligung des Gehirns an defacto allen chronischen Erkrankungen steht eine ständige anforderungsspezifische bzw. pathogenetisch bedingte strukturelle und funktionelle Organisation oder Reorganisation des neuronalen Netzwerksystems, „der gesamten Hirnmatrix", und den internen komplexen Interaktionen, die die Leistungen des Gehirns auf der nicht und der bewussten Ebene ausmachen.

> **Wichtig** Das Gehirn **„lernt aktiv, explizit“** durch die Realisation von kognitiven und physischen Anforderungen und es **„lernt passiv, implizit bzw. de-adaptiv“** im Prozess der chronischen Inaktivierung, der Dekonditionierung und den daraus resultierenden langfristigen maladaptiven Konsequenzen.

Anregende und fördernde Bedingungen für das Gehirn, gekennzeichnet durch das Fordern und Fördern des Lernens (Fertigkeiten, Verständnis, Verhalten [Lebensstil], Denken, Fühlen, Lernen durch Einsicht), durch soziale Interaktionen und vielfältige physische Aktivitäten steigert im frühen Lebensabschnitt die Neurogenese im Gyrus dentatus des Hippocampus, der eine zentrale Rolle für das Lernen und das deklarative Gedächtnis einnimmt. Der Gyrus dentatus ist auch die einzige Region des Hippocampus, indem Neurogenese stattfindet. Physische Belastungen verantworten dort sogar eine sehr robuste Neurogenese, die das Lernen und die Gedächtnisleistung (van Praag 2008) fördert und begünstigt. Ausdauernde und intensive Aktivitäten qualifizieren die kognitiven Funktionen wie u. a. das räumliche Lernen und die Gedächtnisleistung. Das kann beim Menschen und im Tiermodell gezeigt werden (Cassihas et al. 2012).

> **Wichtig** Obwohl bisher die physiologischen Zusammenhänge und Mechanismen noch ungenügend aufgeklärt sind, können Ausdauer- und Kraftbelastungen in den ersten beiden Lebensjahrzehnten dennoch als eine nicht-pharmakologische Intervention zugunsten der Entwicklung der kognitiv-mentalen Leistungsfähigkeit und Gesundheit angesehen werden. In den späteren Lebensabschnitten sind sie Prävention und Behandlung neurodegenerativer Erkrankungen und des sarko-osteoporotischen Syndroms, die offensichtlich gemeinsame Entwicklungswege nutzen (Sui et al. 2020[6869]).

3.3 Physische Aktivität: Fundament der Gehirnleistung

Es gibt eindeutige Nachweise, dass eine regelmäßige physische Aktivität positive Auswirkungen auf die cerebrale Gesundheit und die höchsten cerebralen Leistungen wie das Treffen von Entscheidungen, das Gedächtnis, die Kognition, akademische Entwicklungen und Leistungen hat aber auch Inaktivität das Risiko für dementielle Entwicklungen steigert (Larson et al. 2006; Castelli et al. 2007; Lautenschlager et al. 2008; Guiney et al. 2013; Di Liegro et al. 2019).

Bei Vorschulkindern sind physische Aktivitäten (im Mittel 5,2 Jahre) und die daraus folgende gehobene aerobe Fitness als auch angeeignete sensomotorische Fähigkeiten mit höheren Leistungen des Arbeitsgedächtnisses und der Aufmerksamkeit korreliert (Niederer et al. 2009, 2011). Ebenso besteht bei Kindern und Jugendlichen (Altersbereiche: 2–5, 6–11, 12–18 Jahre) eine konsistente moderate positive Verknüpfung der physischen Aktivitäten mit der mentalen Gesundheit (Depression, Angst, Selbsteinschätzung, Optimismus, Wohlbefinden, kognitive Funktionen) und das Gegenteil ist bei Inaktiven der Fall (Biddle et al. 2011; Rodriguez-Ayllon et al. 2019). Im jungen Erwachsenenalter können junge Frauen (20,5 ± 1,4 Jahre) nach einer 10-minütigen moderat intensiven aeroben Belastung (40–60 % $VO_{2max.}$) sehr ähnliche Gegenstände besser unterscheiden als nicht aktiv gewesene Personen (Suwabe et al. 2017).

Die sehr wichtigen Faktoren für die cerebrale Funktion und Leistungsfähigkeit sind:

1. Die Infrastruktur der Mikrozirkulation als die Schnittstelle zwischen der cerebralen Beanspruchung durch die physischen Belastungen und den cerebralen funktionellen und strukturellen adaptiven Prozessen. Wird die „neurogene Nische“, eine begrenzte Region in denen Vorläuferzellen für die Neurogenese und neue Gliazellen vorhanden sind, sehr gut versorgt, können die Wachstumsfaktoren zur Aktivierung der Gene und Signalwege der Neuroplastizität wirksam werden.

2. Neuronale Projektionen, welche die neurogene Nische mit verschiedenen Neurotransmittern erreichen und zu funktionellen Konsequenzen wie z. B. der Langzeitpotenzierung an den Neuronen führen (Niederer et al. 2011; Molnar 2011).
3. Vererbbare aktivitätsbedingte epigenetische Veränderungen des Genoms (Denham 2017), erworbene im Sinne des „epigenetischen Alterns" (Woelfel et al. 2018; Hunter et al. 2019; Schenk et al. 2019) und eines „epigenetischen Gedächtnisses" (van Praag et al. 1999, 2008; Lista und Sorrentino 2010; Fernandes et al. 2017) als Ergebnis erfolgter oder ablaufender Anpassungsprozesse auf regelmäßige physische Belastungen, welche die Neuroplastizität und somit die Funktionsfähigkeit des Gehirns begünstigen.

> **Wichtig** Es muss aber aktuell noch festgehalten werden, dass bisher zu den Arten, Umfängen und Intensitäten der Belastungen und schon gar nicht zu Dosis-Wirkungsbeziehungen ausreichende Informationen vorliegen, um „optimale" Programme zugunsten der cerebralen Entwicklung, Funktions- und Leistungsfähigkeit begründen zu können. Grundsätzlich gelten die Empfehlungen der WHO für alle Altersklassen (2011). Die Effektivität von konkreten psycho-physischen Programmen wird sicher zusätzlich von genetischen und epigenetischen Voraussetzungen beeinflusst. **Generell: Aktivitäten unbedingt und essentiell „Ja" aber welche Belastungen zu besonders vorteilhaften Ergebnissen führen, das ist individuell und kann z.Z. nicht konkret abgegeben werden.**

Die Mechanismen des Zusammenhanges zwischen physischer Aktivität und der Gehirnleistung sind bisher noch sehr wenig verstanden. Im Tiermodell triggert physische Aktivität die Neuroplastizität des Gehirns, die anhand einer gesteigerten Neuro-, Synapto- und Angiogenese als auch höherer Freisetzungen von Neurotrophinen nachgewiesen werden kann. In der Summe resultieren bessere kognitive Leistungen. Aus Tierexperimenten (Mäuse) ließ sich ableiten, dass Ausdauerbelastungen (im Mittel $23{,}5 \pm 1{,}79$ km/Tag) bei jungen erwachsenen Tieren die Fähigkeit zur räumlichen Diskriminierung von Mustern steigern. Die Verbesserungen der räumlichen Separierung zwischen den Positionen von zwei benachbarten identischen Stimuli korreliert eng mit der Neurogenese im Hippocampus der 3 Monate alten Tiere (Gyrus dentatus; Creer et al. 2010). Eine Separierung verschiedener stimulierender Reizsetzungen bzw. Umweltbedingungen ergab bei den Tieren auch, dass das Laufen die Anzahl neuer Nervenzellen in ähnlichem Umfang verdoppeln bis verdreifachen kann, wie sehr anregende und fördernde Umgebungsreize (van Praag et al. 1999a, 2008). Entsprechend fördern Ausdauerbelastungen als Teil des täglichen Lebens bei jungen Tieren die Neurogenese im Gyrus dentatus, dort selektiv auch die synaptische Langzeitpotenzierung und die Leistungen im Wasserlabyrinth werden besser (van Praag et al. 1999b).

> **Wichtig** Die Tatsache, dass sportlich sehr aktive erwachsene Menschen nicht unbedingt eine höhere kognitive Leistungsfähigkeit als nicht Sporttreibende haben, führt Fabel und Kempermann (2008) zu der Meinung, nicht die körperliche Aktivität per se ist gut für das Gehirn, sondern der Kontext von körperlicher Aktivität und gleichzeitigen kognitiven An- und Herausforderungen. Die Kombination als auch die Verknüpfungen entscheiden!

Diese Aussage resultiert zusätzlich aus einer nur noch geringen Neurogenese im Erwachsenenalter und dessen Regulation auf sehr vielfältig ineinandergreifenden und auch parallel ablaufenden Ebenen im komplexen neuronalen Netzwerk. Die Neurogenese gehört nicht mehr zu den biologischen Eigenschaften des erwachsenen Nervengewebes im Gyrus dentatus des Hippocampus. Dort ist eine neue Nervenzelle nach Fabel und Kempermann „ein individuelles Ereignis“. Die Bildung neuer Nervenzellen aus Prekursorzellen durchläuft beim Erwachsenen mehrere Entwicklungsphasen zu „frühen“ postmitotischen und letztendlich ausgereiften Neuronen. Die funktionelle Integration dieser Neuronen unterliegt offensichtlich einem Auswahlprozess, der wie weitere Regulationsabläufe auch die Entwicklungsstadien des Neurons beeinflusst (Kempermann et al. 2004). Physische Aktivität ist somit wahrscheinlich vorrangig der Faktor, den Pool an Prekursorzellen zu steigern, aus denen dann durch kognitive Anforderungen integrierte mature Neuronen werden können (Kronenberg et al. 2006). Dem entsprechend muss die physische aerobe und kontraktile Fitness als das Fundament angesehen werden, auf dem kognitive Beanspruchungen effektiv wirksam werden können.

> **Wichtig** Die belastungsbedingt positiv beeinflusste Neuroplastizität kann auch beim Menschen gezeigt werden, indem die Fähigkeit steigt, auf neue Anforderungen effektiver zu reagieren. Die neurokognitiven Vorteile sind aber an der Aufrechterhaltung des Fundaments einer guten aeroben Kapazität, einer hohen kardiovaskulären Fitness, gebunden (Hötting und Röder 2013).

3.4 Mechanismen der Kopplung physische Aktivität – Gehirnleistung

Für die Anregung der Neurogenese spielen die Myokine mit ihren Interaktionen (cross talk) eine wesentliche Rolle, wobei die Effektstärken noch zu klären sind.

Ein wesentlicher Signalstoff ist der **vascular endothelial growth factor (VEGF,** Abschn. 8.2.1**).** Er verknüpft die Muskelkontraktionen mit der hippocampalen Neurogenese. Dabei wird eine enge Kopplung zu den Endothelzellen, also zur Gefäßversorgung wirksam. Indem die Neurogenese eng mit einer vaskulären Rekrutierung und einer nachfolgenden Remodelierung verknüpft ist, findet sie bei erwachsenen Tieren in einer organspezifischen angiogenen Nische (Konzept der endothelzellabhängigen vaskulären Nische, der gewebespezifischen Sekretion von Angiokrinen, zunächst für die adulte Neurogenese im Hippocampusentwickelt) statt. Diese Nische fungiert als Interface zwischen den mesenchymalen Vorläuferzellen und der Mikrozirkulation und beeinflusst über die Wechselwirkung die cerebrale Plastizität (Palmer et al. 2000).

> **Wichtig** Es ist eben wieder die **Infrastruktur der Mikrozirkulation,** als ein hauptsächliches Ergebnis des **klassischen Ausdauertrainings,** welches die **cerebralen Adaptationen** mitbestimmt. Auch das Kraftausdauertraining hat einen guten Effekt auf die Mikrozirkulation und die aerobe Kapazität und weniger effektiv und stabil aber auch das hoch intensive Intervalltraining und das Maximalkrafttraining älterer Menschen.

Das kontraktionsbedingt induzierbare Protein **brain-derived neurotrophic factor (BDNF,** Abschn. 8.2.1**),** ist das bisher mit am meisten untersuchte Myokin. Er unterstützt das Überleben der postmitotischen Neurone, ist an der Neurogenese beim Erwachsenen beteiligt, stimuliert das Wachstum und die Differenzierung der neuen Neurone im Hippocampus und schützt die synaptische Vernetzung. Der BDNF-Serumspiegel wird als Vermittler zwischen der physischen Aktivität und der Erhaltung der kognitiven Funktionen im Alter bzw. als Biomarker vorrangig im Alter auftretender degenerativer Entwicklungen des Gehirns angesehen (Brown et al. 2013; Beeri et al. 2016). Es wird eine Wechselbeziehung zwischen der Sarkopenie bzw. der Gebrechlichkeit und der kognitiven Leistungsfähigkeit beschrieben (Laurentani et al. 2017; Scisciola et al. 2021), die auf der Basis des muscle-brain cross talk sehr wahrscheinlich ist. Allerdings muss das Ausmaß der muskulären

BDNF-Wirkung noch quantifiziert werden, denn ca. 70–80 % des Serum-BDNF stammt sowohl in Ruhe als auch unter Belastung aus dem Gehirn (Rasmussen et al. 2009).

> **Wichtig** Aktuell ist aber die Evidenz für eine direkte Wirkung physischer Belastungen auf die neuropsychiatrische Funktion des Gehirns größer als die Evidenz der cerebralen Wirkung des belastungsbedingten Anstiegs der muskulären Signalstoffe (Kim et al. 2019).

Der Anstieg des BDNF ist offensichtlich von den Aktivitätsparametern Dauer, Intensität und Häufigkeit abhängig (De Assis et al. 2018). Entsprechend ist der Belastungseffekt bei Trainierten groß und bei Untrainierten deutlich kleiner oder sogar nicht vorhanden. Dies besagt, dass auch die Stimulierbarkeit und die Produktionskapazitäten der Signalstoffe einem Trainingseffekt unterliegen. Da die Signalstoffe die essentiell erforderlichen Substanzen für die Vermittlung zwischen den Beanspruchungen und den Adaptationen sind, kann davon gesprochen werden, dass beim gesunden Anfänger das Training zunächst über einen bestimmten Zeitraum auch ein „Training der Trainierbarkeit" ist. Bei Patienten mit chronischen Erkrankungen und langfristiger primärer und sekundärer Inaktivität muss der Wiederaufbau der Trainierbarkeit wesentlich länger veranschlagt werden. Da der größte Anteil des Serum-BDNF-Spiegels seinen Ursprung im Gehirn hat (Rasmussen et al. 2009), ist es sehr gut nachvollziehbar, dass die mit ständig hoher Aufmerksamkeit verbundenen koordinativen Beanspruchungen durch Sportspiele (open-skill exercises) einen höheren Effekt als zyklische Belastungen hervorrufen.

> **Wichtig** Die sensomotorisch koordinativen und die relativ hohen kognitiven Anforderungen von Spielen, denn „es gibt keine Situation zweimal", gehören zu den besonders effektiven Aktivitäten für die Stimulation des Gehirns und sollten bei Kindern im Vordergrund stehen. Einen sehr hohen Stellenwert haben sie aus diesem Grund auch in der Therapie und Rehabilitation.

Willkürliche Laufradbelastungen (Ratten) führen im M. gastroc. zum signifikanten Anstieg der Myokine BDNF, dem Makrophagen Migrationshemmfaktor (MIF) und IL-6. Im Kontrast verursachen erzwungene Belastungen das Gegenteil (Eldomiaty et al. 2020). Der BDNF-Serumspiegel (Eldomiaty et al. 2017) ist bei aktiven gesunden Tieren (Ratten) signifikant höher als bei Inaktiven und bei depressiven deutlich geringer als bei inaktiven gesunden Tieren. Trainierende depressive erreichen aber infolge Laufbelastungen gleiche Spiegel wie die gesunden aktiven Tiere. Die Unterschiede des Gewebespiegels im Hippocampus sind weniger ausgeprägt aber gleichlaufend. Ausdauerbelastungen verursachen signifikante Anstiege der Konzentrationen des BDNF aber auch des VEGF und des MIF im Serum und im Hippocampus und einen Abfall des IL-6 im Serum. Depression bedeutet einen deutlichen Anstieg degenerierter Nervenzellen in verschiedenen Regionen des Hippocampus, was dem verminderten BDNF-Gewebespiegel zugeordnet wird. Diese pathologischen Veränderungen werden durch die physische Belastung infolge einer BDNF-generierten Neurogenese nahezu ausgeglichen. Auch wenn diese Erklärung noch nicht einheitlich „allein" der physischen Belastung, sondern auch veränderten Umweltbedingung mit physischen Belastungen zugeordnet wird, spielt die körperliche Aktivität dennoch eine Hauptrolle (Vivar et al. 2013; Eldomiaty et al. 2017). Anhand der histochemischen Expression der Myokine BDNF, MIF und VEGF kann nachgewiesen werden, dass an der Depression einerseits neben dem Hippocampus auch der mediale präfrontale Kortex und das Cerebellum beteiligt sind und andererseits, dass Laufbelastungen die Signalstoffe ansteigen lassen (Algaidi et al. 2019) und als therapeutische Intervention zu betrachten sind.

Die BDNF-Freisetzung des Gehirns steigt beim Menschen unter der Ausdauerbelastung beim Rudern um das 2–3-fache und dieser Anteil fällt nach ca. 1 h Erholung ab. Tierexperimentelle Untersuchungen (Mäuse) belegen, dass Laufbandbelastungen einen Anstieg der BDNF mRNA Expression im Hippocampus und im Cortex um das 3–4-fache mit einem Maximum 2 h nach dem Ende der Belastung hervorrufen (Rasmussen et al. 2009). Die belastungsbedingte Produktion von BDNF induziert die Neurogenese im Gyrus dentatus und steigert gleichfalls die synaptische Plastizität (Vaynman et al. 2003; Farmer et al. 2004; Wu et al. 1985; Griffin et al. 2009). Hoch intensive intermittierende Belastungen steigern bei Frauen unabhängig vom Menstruationszyklus die muskulär bedingten BDNF-Serumspiegel (de Poli et al. 2021), wodurch u. a. die vorteilhaften Wirkungen der physischen Belastung auf die Neurogenese durchgängig erhalten bleiben.

> **Wichtig** Ausdauerbelastungen liefern über die Stimulation der Signalstoffe entweder einen globalen cerebralen Entwicklungsreiz oder sie sind therapeutisch antidepressiv wirksam. Im Kindesalter sind lange Spiele die effektiven Ausdauerbelastungen! Bei Erwachsenen ist auch hoch intensives Intervalltraining wirksam.

Parkinsonpatienten (n = 100, 2 RTC, 4 Pilotstudien) reagieren auf physische Belastungen in allen Studien mit einem Anstieg des BDNF-Serumspiegels, was immer ebenfalls klinisch relevant mit Verbesserungen verschiedener outcome-Parameter verbunden ist (Hirsch et al. 2018). Auch eine Meta-Analyse aus 11 eingeschlossenen Studien mit neurologischen Patienten und motorischen Defiziten (multiple Sklerose, M. Parkinson, cerebraler Insult; PEDro Skore 4,3/10) konnte einen großen Effekt aerober Programme als auch einzelner aerober Belastungen auf den BDNF-Spiegel feststellen (Mackay et al. 2017). Auch bei Patienten mit einem M. Alzheimer lassen physische Belastungen den BDNF-Spiegel noch ansteigen (Coelho et al. 2014) und klinisch wird das Krankheitsbild beeinflusst.

> **Wichtig** Aufgrund u. a. dieser Wirkungsmechanismen muss physische Aktivität als eine essentielle therapeutische Intervention auch bei neurologischen Erkrankungen angesehen werden.

Die Aufklärung der Mechanismen des muscle-brain cross talk zugunsten der Förderung der cerebralen Funktionen findet in der Darstellung eines Signalweges des Myokines **Cathepsin B** (Abschn. 8.2.1) eine große Unterstützung (Moon et al. 2016). Dabei ist zu beachten, dass das Cathepsin ein großes Spektrum von Funktionen ausfüllt (Autophagie, Katabolismus, …). Laufbelastungen bei Tieren (Mäuse) belegen, das Cathepsin B ein endokrines Myokin ist und dass dieser Signalstoff in Progenitor-Zellen des Hippocampus die Synthese von BDNF stimuliert, womit wiederum die Neurogenese angeregt wird. Physische Belastungen steigern zugleich auch direkt die Aktivierung des Cathepsin-B-Gens im Hippocampus, sodass die Muskelaktivierungen im Gehirn sowohl über die myokinvermittelten Rückkopplungen als auch über die cerebralen Aktivitäten selbst wirksam sind.

> **Wichtig** Da beim Menschen Laufbandbelastungen den Cathepsin-B-Spiegel ansteigen lassen und die Änderungen mit der Fitness und der Gedächtnisleistung korrelieren, kann die Wirkungskette „Training – Myokin Cathepsin B – Stimulation der Produktion von BDNF im Gehirn – Neurogenese und neuronale Protektion – Förderung der kognitiven Funktionen" als ein Merkmal der gesundheits- und leistungsfördernden Wirkungen einer regelmäßigen körperlichen Aktivität betrachtet werden. Die zentrale Aktivierung und der muscle cross talk ergänzen und unterstützen sich gleichlaufend gegenseitig.

Das Cathepsin B aktiviert neben der BDNF-Produktion auch die des Coublecortins (DXC). Das ist ein Neurogenese-Reporter (Karl 2005). Es ist während der Entwicklung für die neuronale Migration notwendig und hat später eine Funktion im Hippocampus. Ebenso unterstützt das Myokin Irisin im Gehirn die Neurogenese im Hippocampus. Es fungiert als eine Schnittstelle zwischen der peripheren Beanspruchung und dem die Beanspruchung generierenden Gehirn (Nygaard et al. 2015; Samy et al. 2015; Grygiel-Gòrniak et al. 2017).

Die aktive Muskulatur stimuliert über die PGC-1α1-PPARα/δ-Achse den Tryptophan/Kynurenin-Stoffwechsel. Die Bilanz zwischen dem Kynurenin wird zugunsten der Kynureninsäure verschoben, die die Blut-Hirn-Schranke nicht überwinden kann. Die stressinduzierte Kynureninakkumulation im Gehirn und damit dessen Wirkungen auf die synaptische Plastizität und die Neuroinflammation werden vermindert. Es entsteht ein antidepressiver Effekt (Agudelo et al. 2014; Pedersen 2019).

> **Wichtig** Körperliche Aktivitäten im Kindes- und Jugendalter sind für die Entwicklung des Gehirns essentiell und im gesamten weiteren Lebensabschnitt gilt es auf dieser Grundlage in gesundheitlicher, kognitiver und intellektueller Hinsicht die Funktionsfähigkeit zu erhalten. Sie stehen gegen die Entwicklung degenerativer cerebraler Störungen und für eine lange Selbständigkeit.

3.5 Die Effektivität physischer Aktivitäten

Physische Ausdaueraktivitäten im Jugend- und Erwachsenenalter haben im Experiment völlig differente Auswirkungen auf den Signalstoffspiegel des BDNF und das Gedächtnis. Trainieren erwachsene Tiere 4 Wochen ist direkt danach das Gedächtnis für Objekte deutlich gegenüber denjenigen ohne Training besser geworden und die BDNF-Konzentrationen im perirhinalen Kortex und im Hippocampus waren angehoben. Aber bereits 2 Wochen nach dem Aussetzen des Trainings können diese Effekte nicht mehr nachgewiesen werden und die Werte der Trainingsgruppe haben sich erneut denen der Untrainierten angeglichen. Bei heranwachsenden trainierten Tieren überdauert die gebesserte Gedächtnisleistung einen Zeitraum von mindestens 4 Wochen und das Muster des BDNF-Spiegels unterscheidet sich zwischen den ehemals trainierenden und nicht trainierenden Tieren (Hopkins et al. 2011).

> **Wichtig**
> Training während der hoch sensitiven cerebralen Entwicklungsphase und somit der höchsten neuronalen Plastizität ist für die Ausbildung kognitiver Funktionen wesentlich effektiver als später im Erwachsenenalter. Das bedeutet gleichzeitig aber auch,
>
> 1. dass der Zeitraum der Kindheit und Jugend die kognitive Entwicklung bestimmt und
> 2. im Erwachsenenalter trotz aufgenommener physischer Aktivitäten die Entwicklung nicht nachgeholt bzw. voll ausgeglichen werden kann.

Bereits die physischen Aktivitäten während der Schwangerschaft haben deutliche Rückwirkungen auf die kortikale Struktur (MRI: Rekonstruktion der kortikalen Oberfläche, bds. von 34 Hirnregionen mit kortikaler Dicke) des 2 Wochen alten Neugeborenen (Na et al. 2022). Die tägliche totale physische Aktivität in der 4–10 Schwangerschaftswoche, gemessen lt. Akzelerometer (Schritte/Tag, Intensitätsstufen von inaktiv- bis intensiv), korreliert ($p \leq 0{,}05$) mit

- der kortikalen Dicke des mittleren Gyrus frontalis (frontales Augenfeld, willkürliche Augenbewegungen auf ein Ziel),
- des rechten medialen orbitalen Gyrus frontalis (Arbeitsgedächtnis) und
- des Gyrus temporalis transversi (jeweils $p = 0{,}04$, auditorische Informationen für Töne und Semantik), dessen Dicke auch mit der moderaten Aktivität ($p = 0{,}03$) im Zusammenhang steht.

Die physischen Aktivitäten der 24. Schwangerschaftswoche steigern

- die kortikale Dicke des linken (p = 0,02) und rechten (p = 0,05) Isthmus des Gyrus cinguli (limbisches System: Emotionen, Lernen, Gedächtnis; Isthmus ist Verknüpfung zum Gyrus parahippocampalis, gleichfalls Teil des limbischen Systems: Erkennen, Erinnern).

> **Wichtig** Die strukturellen Auswirkungen der physisch aktiven schwangeren Frau auf das Gehirn des Kindes werden als eine Unterstützung der cerebralen Entwicklung angesehen.

An diesen strukturellen Vorteilen des Neugeborenen haben mit hoher Wahrscheinlichkeit die aktivitätsbedingten Myokine der Mutter einen wesentlichen Anteil, indem sie das Wachstum des Fetus optimieren (Dubè et al. 2017). Die Myokine der Mutter beeinflussen wesentlich die Funktion der Plazenta und mit ihr die Entwicklung des Kindes. Die Ausbildung des Gefäßsystems, der Substrattransport und die oxidative Kapazität werden gefördert. Des Weiteren ist auch die Plazenta ein endokrines Organ (Plazentokine: Irisin, Adiponectin, Apelin; Neurotransmitter Serotonin) für die fetale Entwicklung und den Stoffwechsel der Mutter. Sie exprimiert antioxidative Enzyme, um einerseits im positiven Sinn physiologisch den oxidativen Stress physischer Belastungen zu bewältigen (Chae et al. 2022) bzw. in eher negativem Sinn mit deutlich weniger effektivem Ausmaß einer physischen Inaktivität und einem Übergewicht der Mutter zu begegnen.

> **Wichtig** Mit der physischen Aktivität unterstützt und begünstigt die werdende Mutter die cerebrale Entwicklung ihres Kindes. Da ein solches aktives Verhalten zugleich positive epigenetische Konsequenzen für das Kind hat, denn die Mutter beginnt das Sporttreiben nicht erst mit Beginn der Schwangerschaft, wirkt ein weiterer sehr wichtiger Faktor zugunsten der Entwicklung des Kindes. Die physische Aktivität der Mutter ist somit eine „Lebensstilintervention" nicht „nur" für den Gesundheitsstatus der Mutter selbst, sondern auch für den des Nachwuchses, gleichfalls zugunsten „normaler" Geburtsgewichte und mit einer Wirksamkeit weit in die Lebensspanne des Kindes hinein.

Laufende Entzündungsreaktionen bei der Mutter vermitteln im Tierexperiment (Mäuse; Goeden et al. 2016) über einen intensiveren Tryptophan-Serotonin-Stoffwechsel in der Plazenta eine Minderung des axonalen Wachstums im Vorderhirn des Fötus und dämpfen damit die cerebrale Entwicklung. Die Adipositas der Mutter disponiert für eine geschlechtsspezifische höhere Wahrscheinlichkeit, dass der Nachwuchs neurologische bzw. psychiatrische Erkrankungen ausbildet, die mit Angst, Depressionen und Störungen der Kommunikation einhergehen. Eine fettreiche Ernährung lässt die Endotoxine im fötalen Gewebe ansteigen, verursacht eine perinatale Entzündung mit geschlechtsspezifischen Veränderungen des Verhaltens. Bei männlichen Nachkommen ist die Phagozytose von serotonergen Neuronen im sich entwickelnden Gehirn (Raphe Kerne) erhöht und die Bioverfügbarkeit des Serotonins fällt. Des Weiteren sinken die Serotoninspiegel bei männlichen auch menschlichen Föten, wenn der plazentare Triglyceridspiegel ansteigt. Die Fehlernährung der Mutter spiegelt sich gleichfalls im Transkriptom, dem gesamten Spektrum der RNA-Moleküle der Zellen, des Plazenta- und Gehirngewebes wider (Ceasrine et al. 2022).

> **Wichtig** Es darf als Hypothese beschrieben werden, dass die inaktivitätsbedingte und die adipositasbedingte systemische low grade inflammation und die Triglyceridämie der Mutter bereits während der Schwangerschaft auf die cerebrale aber auch die somatische Entwicklung des Kindes einen nicht quantifizierbaren nachteiligen Einfluss ausübt.

Generell strukturieren psycho-physische Aktivitäten der Kinder (Bidzan-Bluma und Lipowska 2018) das Gehirn zugunsten des Arbeitsgedächtnisses und der kognitiven Kontrolle. Dies trifft hinsichtlich des Arbeits-, des visuell-räumlichen Gedächtnisses und der kognitiven Flexibilität auf die gesamte Zeitspanne der Kindheit zu. Die sprachlichen Fähigkeiten werden durch das erleichterte Lernen von Worten und deren Bedeutung u. a. auch in anderen Sprachen gefördert und das Sprachverständnis steigt. Ebenfalls profitiert die Rechtschreibung. Die intensivste Entwicklung aller Komponenten exekutiver Funktionen, insbesondere der kognitiven Flexibilität, erfolgt in der Regel zwischen dem 7. und 12. Lebensjahr. Hervorzuheben ist, dass die Phylogenese für diesen Altersbereich eine exzellente aerobe Kapazität zur Verfügung stellt, welche die strukturellen Entwicklungen des Gehirns untermauern (s. Abschn. 3.1).

In Anbetracht der nachgewiesenen Stimulation der Gehirnstruktur und -funktion von Kindern und Jugendlichen durch physische Belastungen stellt sich die Frage nach den Relationen zwischen den körperlichen Aktivitäten, der resultierenden Fitness, den kognitiven Funktionen und den Leistungen in der Schule (Donnelly et al. 2016). Dazu verfolgen die Autoren für die Altersklasse 5–13 Jahre zwei Fragestellungen:

- Welchen Einfluss haben die körperliche Fitness auf die Kognition, das Lernen, die Gehirnstruktur und -funktion? und
- Wie wirken sich körperliche Aktivitäten auf die Ergebnisse von Leistungstests und die Aufmerksamkeit und Konzentrationsfähigkeit aus?

In den Jahren 1990–2014 konnten für die erste Frage 64 und die zweite 73 Arbeiten ermittelt werden. Sie weisen eine sehr große Heterogenität auf und die meisten mussten wegen vielfältiger Designlimitierungen als hoch risikobehaftet eingestuft werden.

Unter Beachtung der Einschränkungen ergeben sich die folgenden Aussagen:

- Die meisten Arbeiten unterstützen eine positive Wirkung der physischen Fitness auf die kognitiven Funktionen.
- Die Beeinflussung des Lernens analysierte nur eine Querschnittstudie mit begrenzter Nachweiskraft.
- Die physische Aktivität weist eine Beziehung zu Hirnregionen aus, die komplexen kognitiven Vorgängen zugeschrieben werden.
- Es liegen aus Quer- und Längsschnittstudien positiv zu bewertende Ergebnisse zugunsten der schulischen Leistungen vor, aber die Datenlage ist nicht immer eindeutig und es sind weitere randomisierte kontrollierte Studien erforderlich.

Das systematische Review weist somit positive aber nicht durchgehend einheitliche Hinweise zu den gestellten Fragen aus. Absolut unbeantwortet bleiben die wichtigen trainingsmethodischen Fragen nach den Belastungsarten, dem Umfang, der Häufigkeit und der zeitlichen Zuordnung der körperlichen Aktivitäten im Schul- und Freizeitalltag für eine optimale cerebrale Stimulation. Die Antworten auf die **Frage eins** entsprechen dem Empfehlungsgrad B, d. h. die Empfehlung kann anhand nicht randomisierter Studien in die Evidenzklassen IIa (eine hochwertige Studie ohne Randomisierung, z. B. Kohortenstudie), IIb (eine hochwertige Studie eines anderen Typs quasi-experimentelle Studie) oder III (eine methodisch hochwertige nicht experimentelle Studie) eingeordnet werden. Für die **Frage zwei** gilt der Empfehlungsgrad C, die Empfehlung entspricht der Expertise bzw. der Meinung und den klinischen Erfahrungen von Fachleuten und muss dem Evidenzgrad IV zugeordnet werden. Die Verknüpfung der objektiven sowie der selbst-eingeschätzten physischen Aktivitäten und der kardiorespiratorischen Fitness mit den akademischen Leistungen von 6–18-Jährigen bearbeiteten Marques et al. (2018) in einem review anhand von 41 Querschnitts-, 2 Interventions- und 8 Längsschnittstudien. 43 % der Studien widmeten sich der Relation zwischen der objektiven Fitness des

Herz-Kreislauf-Systems und 31 % zwischen der selbst-eingeschätzten physischen Aktivität und den schulischen Leistungen. Alle belegen eine positive Wechselbeziehung. Nicht einheitlich ist der Zusammenhang zwischen der objektivierten Aktivität und den schulischen Leistungen in 22 % der Studien. Somit belegen 75 % aller Studien bei Kindern und Jugendlichen, dass die Fitness die kognitiven Leistungen in der Schulausbildung mitbestimmt. Aber auch wie bei Donnelly et al. (2016) sind die analysierten Studien durch methodische Unzulänglichkeiten und hier insbesondere bei der Ermittlung der körperlichen Aktivitäten charakterisiert.

Raine et al. (2018) verfolgten 12- bis 14-jährige ($n=52$, 24 Mädchen) im zeitlichen Längsschnitt, um Veränderungen der aeroben Fitness (Aerobic Cardiovascular Endurance Run, PACER-Test: 15 m Shuttle Lauf; eng korreliert mit $VO_{2max.}$ [$r=0,83$] im Laufbandtest; Varness et al. 2009) mit den mathematischen Fähigkeiten und den Leseleistungen (ISAT-Test: valider und reliabler Test mit sehr hoher interner Konsistenz [Wie hängen Items einer Skala zusammen? Erhebung der Messgenauigkeit, der Reliabilität, ohne Re- oder Paralleltest] mit $\alpha=0,90$ für das Lesen und $\alpha=0,94$ für die mathematischen Aufgaben; Illinois State Board of Education Division of Assessment 2013) zu vergleichen. Es konnte ein positiv korrelierter Zusammenhang der Fitness mit den kognitiven Leistungen ermittelt werden, der mit den Ergebnissen weiterer vergleichbarer Studien übereinstimmt. Vor allem auch und mit einer randomisierten kontrollierten Interventionsstudie zum Einfluss der Steigerung der aeroben Fitness auf die kognitive Kontrolle von Hillman et al. (2014). Diese Autoren diagnostizierten bei 7 bis 9-jährigen die $VO_{2max.}$, die EEG-Aktivität (P3-Amplitude, P3-Latenz) zur Objektivierung der cerebralen Beanspruchung infolge Aufmerksamkeit und Flexibilität, die Reaktionsgenauigkeit und die Reaktionszeiten bei der Ermittlung der kognitiven Flexibilität und der kortikalen Hemmung durch Aufmerksamkeit vor und nach einem 9-monatigen Trainingsprogramm. Im Vergleich mit den nicht trainierenden Kindern der Warteliste steigerten sich die aerobe Kapazität (95 % CI: 0,3 bis 2,4; $d=0,34$) und in größerem Ausmaß die kognitive Flexibilität (4,8 %, 95 % CI: 1,1 to 8,4; $d=0,35$) und die kortikale Hemmung während der Aufmerksamkeit (3,2 %, 95 % CI: 0,0 to 6,5; $d=0,27$) bei weniger beanspruchenden Aufgaben. Nur bei den Trainierenden steigerten sich die Ressourcen der Aufmerksamkeit bei Aufgaben, die eine deutlich gesteigerte Flexibilität (1,5 µV, 95 % CI: 0,6 bis 2,5; $d=0,43$) und mehr kortikale Hemmung (1,4 µV, 95 % CI: 0,3 bis 2,6; $d=0,34$) erforderten.

> **Wichtig** Sehr bedeutsam ist, die positiven kognitiven Effekte durch aerobes Training werden ausschließlich bei Aufgabenstellungen mit höheren kognitiven Herausforderungen nachweisbar. Besonders hervorzuheben ist weiterhin, es besteht eine Dosis-Wirkungsbeziehung, indem die Kinder mit der höheren Teilnahmequote am physischen Programm auch die größeren Veränderungen der neuronalen Indizes der Aufmerksamkeit, der Verarbeitungsgeschwindigkeit (P3-Latenz) und den Leistungen der exekutiven Kontrollaufgaben zeigen.

Diese Ergebnisse besagen, die kognitive Leistungsfähigkeit, die Hirnfunktionen zur exekutiven Kontrolle und damit der Gesundheitszustand des Gehirns werden mit dem Grad der Fitness angehoben. Trainieren 7- bis 11-jährige übergewichtige Kinder ($n=171$, 56 % Mädchen, $9,3 \pm 1,0$ Jahre, BMI: $26 \pm 4,6$ kg/m^2) über $13 \pm 1,6$ Wochen entweder 20 min/Tag bzw. 40 min/Tag (Laufspiele, Seilspringen, modifiziert Basketball und Fußball) ergeben sich dosisabhängig Vorteile der exekutiven Funktionen und der mathematischen Leistungen. Das MRI weist bilateral eine gesteigerte Aktivität des präfrontalen Cortex aus und die des Cortex parietalis post. ist geringer (Davis et al. 2011).

> **Wichtig** Regelmäßige körperliche Aktivitäten sind essentiell für die Gehirnentwicklung und die kognitiv men

talen und intellektuellen Funktionen, Fähigkeiten und Leistungen der Kinder und Jugendlichen. Entsprechend werden die schulischen und exekutiven Leistungen gefördert, wobei insbesondere die höheren kognitiven An- und Herausforderungen mit besseren Resultaten einhergehen. Es darf uneingeschränkt angenommen werden, dass damit auch eine höhere Belastbarkeit und Kompensationsfähigkeit verbunden ist sowie die kognitiv-mentale Erholungsfähigkeit bevorteilt ist. Letzteres bedeutet aber dennoch, dass die Gestaltung des Belastungs-Erholungs-Zyklus im Fokus der schulischen Ausbildung bleiben muss.

Bei Gesunden stehen die positiven Wirkungen der physischen Aktivität auf das Verhalten außer Frage. Su et al. (2022) fassten 32 Arbeiten mit Vorschul- (3–5 Jahre; 2 Studien), vorrangig Schulkindern und Jugendlichen (6–18 Jahre; 25 Studien) und Erwachsenen (>18 Jahre; 5 Studien) zusammen. Bei 20 Studien lag ein RQ der Probanden von 76–121 vor und 6 Studien arbeiteten mit intellektuell behinderten Kindern. Erwartungsgemäß verursachen einzelne akute physische Belastungen geringere Effekte als wiederholte. Mit einem großen diagnostischen Repertoire (EEG, fMRI, NIRS, Diffusions-Tensor-Bildgebung) kann gezeigt werden, dass die körperlichen Belastungen die neuronalen Aktivitäten auch bei Personen mit Aufmerksamkeitsdefiziten und Hyperaktivität in Richtung Normalisierung verändern, beim Autismus die soziale Konnektivität im Gehirn gesteigert wird und bei der Mehrzahl der cerebralen Entwicklungsstörungen die exekutiven Funktionen günstiger werden.

▶ **Wichtig** Auch bei Kindern und Jugendlichen mit und Entwicklungsstörungen (Aufmerksamkeitsdefizit, Hyperaktivität, Entwicklungsstörungen motorische Funktionen, Lern- und intellektuellen Behinderungen, Autismus) sind körperliche Aktivitäten ebenso essentiell, um die cerebrale Entwicklung zu unterstützen und die Behinderung zu begrenzen als auch um therapeutisch wirksam zu werden.

In der Kindheit, besonders untersucht im präadoleszenten Alter, hat die physische Aktivität einen konsistent nachgewiesenen Effekt auf die exekutiven Leistungen und Kontrolle, steigert die schulischen Leistungen im Bereich Sprache, Mathematik sowie dem logischen Denken und im Gehirn lassen sich die zugrunde liegenden Strukturanpassungen diagnostizieren. Trotz dieser eindeutigen Belege haben dennoch viele Schulen die Möglichkeiten für körperliche Aktivitäten eingeschränkt! Gemeinsam mit den „sogenannten modernen Faktoren des Lebensstils (Handy's, kein/kaum aktiver Schulweg, Ernährung überkalorisch)" hat dies die körperliche und geistige Gesundheit vermindert (Hillman et al. 2020).

▶ **Wichtig** Die Kindheit und Jugend ist nun einmal der Zeitabschnitt des Lebens, welcher die cerebralen Funktionen und die Leistungsfähigkeit als auch das Verhalten des Menschen und damit das Risiko für Krankheitsentwicklungen peripher wie zentral bestimmt. **Diese Prägung des Verhaltens bestimmt die gesamte weitere Lebenspanne.**

Moderatoren und Vermittler der Resilience sind die physische Belastung, der resultierende Fitnesszustand, der mentale Zustand, die Persönlichkeitseigenschaften, die Lebensorientierung, der Schlaf und die soziale Umgebung. Die körperliche Aktivität entwickelt die Gehirnregionen, welche die emotionale und die kognitive Verhaltensregulation vertreten und somit die Resilience ausbilden und stärken (Belcher et al. 2021). Die benannten Faktoren charakterisieren u. a. die Selbstregulation und können als Puffer gegen psychische Belastungen und Beeinträchtigungen wirksam werden. Die eingeschränkte und veränderte Selbstregulation ist ein gemeinsames Merkmal einer großen Anzahl von mentalen Gesundheitsproblemen.

Aufgrund der generell sehr engen positiven Kopplung der physischen Belastung mit der Resilience können z. B. körperliche Belastungen in Abhängigkeit vom mentalen Gesundheitszustand ein moderierender Mechanismus während einer Pandemie (Covid-19) sein (Lancaster und Callaghan 2022).

Bei einer großen Gruppe älterer Menschen (physisch inaktiv, n = 133, 69,7 ± 6,5 Jahre; physisch aktiv, n = 176, 69,5 ± 6,3; Wermelinger et al. 2018) fallen mit steigender Resilience (Wagnild-Young Resilience Scale; Wagnild 2009) die Werte für die Depression und den Stresslevel lt. Depression Anxiety Stress Scale-21 (DASS21). Werden nur die inaktiven betrachtet, sind zwar nicht die Resilience und die totale mentale Gesundheit miteinander korreliert aber eine inverse Beziehung kann zwischen der Komponente „meaning of life (Sinn des Lebens)" der Resilience (Bartrés-Faz et al. 2018) und der Depressivität hergestellt werden. In der aktiven Gruppe kann wiederum ein Zusammenhang zwischen der totalen Resilience aber nicht mit der Komponente „meaning of life" mit der Depression und dem Stress gezeigt werden. So nutzen inaktive und aktive Menschen jeweils unterschiedliche Komponenten der Resilience.

▶ **Wichtig** Die physische Aktivität entwickelt und erhält die Resilience! und dessen Ausbildung in der frühen Lebensspanne bestimmt das Verhalten während Erkrankungen im weiteren Leben.

Fazit

Physische Aktivitäten prägen in der gesamten Lebensspanne das Verhalten, wobei im **Kindes- und Jugendalter die Persönlichkeitsstruktur für das gesamte Leben** ausgebildet wird. Der **„präfrontale Kortex"** ist der Entscheidungsträger des Verhaltens, der Adhärenz und der Resilience. Die Resilience ist ein individuell und sozial geprägtes Produkt der Gehirnentwicklung der Kindheit und Jugend. Epigenetische Mechanismen spielen eine entscheidende Rolle. Das Gehirn eines Kindes mit guter aerober Kapazität weist eine verbesserte Infrastruktur der cerebralen Mikrozirkulation in den Regionen für das Lernen und die Gedächtnisbildung auf und es wird den metabolischen Anforderungen durch Beanspruchungen effektiver gerecht. Es besteht eine gesicherte Verbindung zwischen der physischen Aktivität, dem Fitnesszustand und der mentalen Gesundheit. Dies gilt es in der gesamten Lebensspanne aufrechtzuerhalten.

Die aerobe Kapazität ist nur das Fundament der kognitiven Funktionen. Sie wird erst durch gleichzeitige kognitive An- und Herausforderungen wirksam. Das Kindesalter ist „die Zeitspanne der Ausbildung der kognitiven Fähigkeiten und der Handlungsregulationen" einschließlich der Resilience. Das Gehirn ist in diesem Alter hochgradig plastisch für Anforderungen aber ebenso für Unter- und ausgesetzte Forderungen und es bildet während der gesamten Lebensspanne als Teil der Pathogenese chronisch degenerativer Erkrankungen Funktionsdefizite, -dysbalancen und Maladaptationen aus. Maladaptationen entstehen infolge chronischer Inaktivität und einer systematischen Auseinandersetzung mit nozizeptiven Afferenzen. Nach der peripheren entsteht eine zentrale Sensibilisierung und somit eine Schmerzerkrankung.

Es gibt eindeutige Nachweise, dass eine regelmäßige physische Aktivität positive Auswirkungen auf die cerebrale Gesundheit und die höchsten cerebrale Leistungen hat aber ein „effizientes" Trainingsprogramm kann bisher nicht formuliert werden. Die Tatsache, dass sportlich sehr aktive erwachsene Menschen nicht unbedingt eine höhere kognitive Leistungsfähigkeit als nicht Sporttreibende haben basiert darauf, dass nicht die körperliche Aktivität per se für das Gehirn gut ist, sondern erst die Kombination aus körperlicher Aktivität und kognitiven An- und Herausforderungen. Die Kombination entscheidet! Die neurokognitiven Vorteile sind aber stets an der Aufrechterhaltung einer guten aeroben Kapazität, einer hohen kardiovaskulären Fitness, gebunden.

An den cerebralen Vorteilen der physischen Aktivität sind die Myokine mit ihren Interaktionen (muscle – brain cross talk) wesentliche beteiligt. Die Ausdauer liefert mit den Myokinen einen globalen cerebralen Entwicklungsreiz oder sie ist therapeutisch wirksam. Im Kindesalter sind lange Spiele und bei Erwachsenen ist hoch intensives Intervalltraining wirksam.

Regelmäßige körperliche Aktivitäten sind essentiell für die Gehirnentwicklung und die kognitiv-mentalen und intellektuellen Funktionen, Fähigkeiten und Leistungen der Kinder und Jugendlichen. Die schulischen und exekutiven Leistungen werden gefördert, wobei insbesondere die höheren kognitiven An- und Herausforderungen mit besseren Resultaten einhergehen. Es darf uneingeschränkt angenommen werden, dass damit auch eine höhere Belastbarkeit, Kompensationsfähigkeit und Resilience verbunden und die kognitiv-mentale Erholungsfähigkeit bevorteilt ist. Letzteres bedeutet aber, dass die Gestaltung des Belastungs-Erholungs-Zyklus im Fokus der schulischen Ausbildung wie auch später bleiben muss.

Die physischen Belastungen, der resultierende Fitness- und mentale Zustand, die Persönlichkeitseigenschaften und die soziale Umgebung sind Moderatoren und Vermittler der Resilience, weil die körperliche Aktivität die Gehirnregionen für die emotionale und kognitive Verhaltensregulation entwickelt und erhält.

Literatur

Agudelo LZ, Femenía T, Orhan F, Porsmyr-Palmertz M, Goiny M, Martinez-Redondo V, Correia JC, Izadi M, Bhat M, Schuppe-Koistinen I, Pettersson AT, Ferreira DMS, Krook A, Barres R, Zierath JR, Erhardt S, Lindskog M, Ruas JL (25. September 2014) Skeletal muscle PGC-1α1 modulates kynurenine metabolism and mediates resilience to stress-induced depression. Cell 159(1):33–45. https://doi.org/10.1016/j.cell.2014.07.051

Algaidi SA, Eldomiaty MA, Elbastwisy YM, Almasry SM, Desouky MK, Elnaggar AM (Januar–Dezember 2019) Effect of voluntary running on expression of myokines in brains of rats with depression. Int J Immunopathol Pharmacol 33:2058738419833533. https://doi.org/10.1177/2058738419833533

Bartrés-Faz D, Cattaneo G, Solana J, Tormos JM, Pascual-Leone A (24. Mai 2014) Meaning in life: resilience beyond reserve. Alzheimers Res Ther 10(1):47. https://doi.org/10.1186/s13195-018-0381-z

Beeri MS, Sonnen J (2016) Brain BDNF expression as a biomarker for cognitive reserve against Alzheimer disease progression. Neurology 86:702–703

Belcher BR, Zink J, Azad A, Campbell CE, Chakravartti SP, Herting MM (Februar 2021) The roles of physical activity, exercise, and fitness in promoting resilience during adolescence: effects on mental well-being and brain development. Biol Psychiatry Cogn Neurosci Neuroimaging 6(2):225–237. https://doi.org/10.1016/j.bpsc.2020.08.005. Epub 2020 Aug 18

Biddle SJ, Asare M (September 2011) Physical activity and mental health in children and adolescents: A review of reviews. Br J Sports Med 45(11):886–895. https://doi.org/10.1136/bjsports-2011-090185. Epub 2011 Aug 1

Bidzan-Bluma I, Lipowska M (19. April 2018) Physical activity and cognitive functioning of children: a systematic review. Int J Environ Res Public Health 15(4):800. https://doi.org/10.3390/ijerph15040800

Brown BM, Peiffer JJ, Martins RN (2013) Multiple effects of physical activity on molecular and cognitive signs of brain aging: can exercise slow neurodegeneration and delay Alzheimer's disease? Mol Psychiatry 18:864–874

Cassilhas RC, Lee KS, Fernandes J, Oliveira MG, Tufik S, Meeusen R, de Mello MT (2012) Spatial memory is improved by aerobic and resistance exercise through divergent molecular mechanisms. Neuroscience 202:309–317

Castelli DM, Hillman CH, Buck SM, Erwin HE (2007) Physical fitness and academic achievement in third- and fifth-grade students. J Sport Exerc Psychol 29:239–252. http://www.ncbi.nlm.nih.gov/pubmed/17568069

Ceasrine AM, Devlin BA, Bolton JL, Green LA, Jo YC, Huynh C, Patrick B, Washington K, Sanchez CL, Joo F, Campos-Salazar AB, Lockshin ER, Kuhn C, Murphy SK, Simmons LA, Bilbo SD (Dezember 2022) Maternal diet disrupts the placenta-brain axis in a sex-specific manner. Nat Metab 4(12):1732–1745. https://doi.org/10.1038/s42255-022-00693-8. Epub 2022 Nov 28.

Chaddock L, Erickson KI, Prakash RS, Kim JS, Voss MW, Vanpatter M, Pontifex MB, Raine LB, Konkel A, Hillman CH, Cohen NJ, Kramer AF (2010) A neuroimaging investigation of the association between aerobic fitness, hippocampal volume, and memory performance in preadolescent children. Brain Res 1358:172–183. https://doi.org/10.1016/j.brainres.2010.08.049

Chaddock-Heyman L, Erickson KI, Chappell MA, Johnson CL, Kienzler C, Knecht A, Drollette ES, Raine LB, Scudder MR, Kao SC, Hillman CH, Kramer AF (August 2016) Aerobic fitness is associated with greater hippocampal cerebral blood flow in children. Dev Cogn Neurosci 20:52–58. https://doi.org/10.1016/j.dcn.2016.07.001. Epub 2016 Jul 4

Chae SA, Son JS, Du M (Juni 2022) Prenatal exercise in fetal development: a placental perspective. FEBS J 289(11):3058–3071. https://doi.org/10.1111/febs.16173. Epub 2021 Sep 12

Coelho FG, Vital TM, Stein AM et al (2014) Acute aerobic exercise increases brain-derived neurotrophic factor levels in elderly with Alzheimer's disease. J Alzheimers Dis 39:401–408

Creer DJ, Romberg C, Saksida LM, van Praag H, Bussey TJ (2. Februar 2010) Running enhances spatial pattern separation in mice. Proc Natl Acad Sci USA 107(5):2367–2372. https://doi.org/10.1073/pnas.0911725107. Epub 2010 Jan 19

Davis CL, Tomporowski PD, McDowell JE, Austin BP, Miller PH, Yanasak NE, Allison JD, Naglieri JA (Januar 2011) Exercise improves executive function and achievement and alters brain activation in overweight children: a randomized, controlled trial. Health Psychol 30(1):91–98. https://doi.org/10.1037/a0021766

De Assis GG, Gasanov EV, de Sousa MBC, Kozacz A, Murawska-Cialowicz E (2018) Brain derived neutrophic factor, a link of aerobic metabolism to neuroplasticity. J Physiol Pharmacol 69:351–358

Denham, J (Januar 2018) Exercise and epigenetic inheritance of disease risk. Acta Physiol (Oxf) 222(1). https://doi.org/10.1111/apha.12881. Epub 2017 Apr 19

Di Liegro CM, Schiera G, Proia P, Di Liegro I (17. September 2019) Physical activity and brain health. Genes (Basel) 10(9):720. https://doi.org/10.3390/genes10090720

de Poli RAB, Lopes VHF, Lira FS, Zagatto AM, Jimenez-Maldonado A, Antunes BM (18. Februar 2021) Peripheral BDNF and psycho-behavioral aspects are positively modulated by high-intensity intermittent exercise and fitness in healthy women. Sci Rep 11(1):4113. https://doi.org/10.1038/s41598-021-83072-9

Donnelly JE, Hillman CH, Castelli D, Etnier JL, Lee S, Tomporowski P, Lambourne K, Szabo-Reed AN (Juni 2016) Physical activity, fitness, cognitive function, and academic achievement in children: a systematic review. Med Sci Sports Exerc 48(6):1197–1222. https://doi.org/10.1249/MSS.0000000000000901

Dubé C, Aguer C, Adamo K, Bainbridge S (Mai 2017) A role for maternally derived myokines to optimize placental function and fetal growth across gestation. Appl Physiol Nutr Metab 42(5):459–469. https://doi.org/10.1139/apnm-2016-0446. Epub 2017 Jan 17.

Eldomiaty MA, Almasry SM, Desouky MK, Algaidi SA (16. Februar 2017) Voluntary running improves depressive behaviours and the structure of the hippocampus in rats: a possible impact of myokines. Brain Res 1657:29–42. https://doi.org/10.1016/j.brainres.2016.12.001. Epub 2016 Dec 2

Eldomiaty MA, Elayat A, Ali S, Algaidi S, Elnaggar M (2020) Beneficial effects of voluntary over forced exercise on skeletal muscle structure and myokines' expression. Folia Morphol (Warsz) 79(2):350–358. https://doi.org/10.5603/FM.a2019.0131. Epub 2019 Dec 5.

Erickson KI, Prakash RS, Voss MW, Chaddock L, Hu L, Morris KS, White SM, Wojcicki TR, McAuley E, Kramer AF (2009) Aerobic fitness associated with hippocampal volume in elderly humans. Hippocampus 19:1030–1039. https://doi.org/10.1002/hipo.20547

Erickson KI, Voss MW, Prakash RS, Basak C, Szabo A, Chaddock L, Kim JS, Heo S, Alves H, White SM, Wojcicki TR, Mailey E, Vieira VJ, Martin SA, Pence BD, Woods JA, McAuley E, Kramer AF (2011) Exercise training increases size of hippocampus and improves memory. Proc Natl Acad Sci U S A 108:3017–3022

Fabel K, Kempermann G (2008) Physical activity and the regulation of neurogenesis in the adult and aging brain. Neuromolecular Med 10(2):59–66. https://doi.org/10.1007/s12017-008-8031-4. Epub 2008 Feb 20

Farmer J, Zhao X, van Praag H, Wodtke K, Gage FH, Christie BR (2004) Effects of voluntary exercise on synaptic plasticity and gene expression in the dentate gyrus of adult male Sprague-Dawley rats in vivo. Neuroscience 124:71–79. https://doi.org/10.1016/j.neuroscience.2003.09.029

Fernandes J, Arida RM, Gomez-Pinilla F (2017) Physical exercise as an epigenetic modulator of brain plasticity and cognition. Neurosci Biobehav Rev 80:443–456

Frank KH (2003) Das metabolische Syndrom, Arteriosklerose und degenerative Erkrankung des Stütz- und Bewegungsapparates. Arbeitsmed, Sozialmed Umweltmed 38:31–37

Goeden N, Velasquez J, Arnold KA, Chan Y, Lund BT, Anderson GM, Bonnin A (1. Juni 2016) Maternal inflammation disrupts fetal neurodevelopment via increased placental output of serotonin to the fetal brain. J Neurosci 36(22):6041–6049. https://doi.org/10.1523/JNEUROSCI.2534-15.2016

Gomes da Silva S, Arida RM (2015) Physical activity and brain development. Expert Rev Neurother15(9):1041–1051. https://doi.org/10.1586/14737175.2015.1077115. Epub 2015 Aug 9

Goodman R (Juli 1997) The strengths and difficulties questionnaire: a research note. J Child Psychol Psychiatry 38(5):581–586. https://doi.org/10.1111/j.1469-7610.1997.tb01545.x

Guiney H, Machado L (2013) Benefits of regular aerobic exercise for executive functioning in healthy populations. Psychon Bull Rev 20:73–86. https://doi.org/10.3758/s13423-012-0345-4

Griffin EW, Bechara RG, Birch AM, Kelly AM (2009) Exercise enhances hippocampal-dependent learning in the rat: evidence for a BDNF-related mechanism. Hippocampus 19:973–980. https://doi.org/10.1002/hipo.20631

Grygiel-Górniak B, Puszczewicz M (Oktober 2017) A review on irisin, a new protagonist that mediates muscle-adipose-bone-neuron connectivity. Eur Rev Med Pharmacol Sci 21(20):4687–4693

Herting MM, Nagel BJ (2012) Aerobic fitness relates to learning on a virtual Morris Water Task and hippocampal volume in adolescents. Behav Brain Res 233:517–525. https://doi.org/10.1016/j.bbr.2012.05.012

Hillman CH, Pontifex MB, Castelli DM, Khan NA, Raine LB, Scudder MR, Drollette ES, Moore RD, Wu CT, Kamijo K (Oktober 2014) Effects of the FITKids randomized controlled trial on executive control and brain function. Pediatrics 134(4):e1063–e1071. https://doi.org/10.1542/peds.2013-3219

Hillman CH, McDonald KM, Logan NE (2020) A review of the effects of physical activity on cognition and brain health across children and adolescence. Nestle Nutr Inst Workshop Ser 95:116–126. https://doi.org/10.1159/000511508. Epub 2020 Nov 6

Hirsch MA, van Wegen EEH, Newman MA, Heyn PC (20. März 2018) Exercise-induced increase in brain-derived neurotrophic factor in human Parkinson's disease: a systematic review and meta-analysis. Transl Neurodegener 7:7. https://doi.org/10.1186/s40035-018-0112-1. eCollection 2018

Hötting K, Röder B (November 2013) Beneficial effects of physical exercise on neuroplasticity and cognition. Neurosci Biobehav Rev 37(9 Pt B):2243–2257. https://doi.org/10.1016/j.neubiorev.2013.04.005. Epub 2013 Apr 25

Hopkins ME, Nitecki R, Bucci DJ (27. Oktober 2011) Physical exercise during adolescence versus adulthood: differential effects on object recognition memory and brain-derived neurotrophic factor levels. Neuroscience 194:84–94. https://doi.org/10.1016/j.neuroscience.2011.07.071. Epub 2011 Aug 4

Hunter DJ, James L, Hussey B, Wadley AJ, Lindley MR, Mastana SS (2019) Impact of aerobic exercise and fatty acid supplementation on global and gene-specific DNA methylation. Epigenetics 14:294–309

Illinois State Board of Education Division of Assessment. Springfield (IL) (2013) Illinois standards achievement tests technical manual. http://www.isbe.net/assessment/pdfs/isat_tech_2013.pdf

Karl C (2005) Die Rolle des Doublecortin-Gens in neuronalen Vorläuferzellen während Migration und Neurogenese. Dissertation, Universität Regensburg

Kempermann G, Jessberger S, Steiner B, Kronenberg G (August 2004) Milestones of neuronal development in the adult hippocampus. Trends Neurosci 27(8):447–452. https://doi.org/10.1016/j.tins.2004.05.013

Kim S, Choi JY, Moon S, Park DH, Kwak HB, Kang JH: Roles of myokines in exercise-induced improvement of neuropsychiatric function. Pflugers Arch 2019 Mar;471(3):491-505. doi: https://doi.org/10.1007/s00424-019-02253-8. Epub 2019 Jan 9.

Kronenberg G, Bick-Sander A, Bunk E, Wolf C, Ehninger D, Kempermann G (Oktober 2006) Physical exercise prevents age-related decline in precursor cell activity in the mouse dentate gyrus. Neurobiol Aging 27(10):1505–1513. https://doi.org/10.1016/j.neurobiolaging.2005.09.016. Epub 2005 Nov 2

Lancaster MR, Callaghan P (25. April 2022) The effect of exercise on resilience, its mediators and moderators, in a general population during the UK COVID-19 pandemic in 2020: a cross-sectional online study. BMC Public Health 22(1):827. https://doi.org/10.1186/s12889-022-13070-7

Larson EB, Wang L, Bowen JD, McCormick WC, Teri L, Crane P, Kukull W (2006) Exercise is associated with reduced risk for incident dementia among persons 65 years of age and older. Ann Intern Med 144:73–81. http://www.ncbi.nlm.nih.gov/pubmed/16418406

Laube W (2020) Sensomotorik und Schmerz. Wechselwirkung von Bewegungsreizen und Schmerzempfinden. Springer, Berlin – Heidelberg

Lautenschlager NT, Cox KL, Flicker L, Foster JK, van Bockxmeer FM, Xiao J, Greenop KR, Almeida OP (2008) Effect of physical activity on cognitive function in older adults at risk for Alzheimer disease: a randomized trial. JAMA 300:1027–1037. https://doi.org/10.1001/jama.300.9.1027

Lauretani F, Meschi T, Ticinesi A, Maggio M (Dezember 2017) „Brain-muscle loop" in the fragility of older persons: from pathophysiology to new organizing models. Aging Clin Exp Res 29(6):1305–1311. https://doi.org/10.1007/s40520-017-0729-4. Epub 2017 Feb 23

Leger LA, Mercier D, Gadoury C, Lambert J (1988) The multistage 20 metre shuttle run test for aerobic fitness. J Sports Sci Summer 6(2):93–101. https://doi.org/10.1080/02640418808729800

Leuner B, Gould E (2010) Structural plasticity and hippocampal function. Annu Rev Psychol 61:111–113

Lista I, Sorrentino G (2010) Biological mechanisms of physical activity in preventing cognitive decline. Cell Mol Neurobiol 30:493–503

Mackay CP, Kuys SS, Brauer SG (2017) The effect of aerobic exercise on brain-derived neurotrophic factor in people with neurological disorders: a systematic review and meta-analysis. Neural Plast 2017:4716197. https://doi.org/10.1155/2017/4716197. Epub 2017 Sep 19

Marques A, Santos DA, Hillman CH, Sardinha LB (August 2018) How does academic achievement relate to cardiorespiratory fitness, self-reported physical activity and objectively reported physical activity: a systematic review in children and adolescents aged 6–18 years. Br J Sports Med 52(16):1039. https://doi.org/10.1136/bjsports-2016-097361. Epub 2017 Oct 14

Molnar E (Juli 2011) Long-term potentiation in cultured hippocampal neurons. Semin. Semin Cell Dev Biol 22(5):506–513. https://doi.org/10.1016/j.semcdb.2011.07.017. Epub 2011 Jul 22

Moon HY, Becke A, Berron D, Becker B, Sah N, Benoni G, Janke E, Lubejko ST, Greig NH, Mattison JA, Duzel E, van Praag H (9. August 2016) Running-induced systemic cathepsin B secretion is associated with memory function. Cell Metab 24(2):332–340. https://doi.org/10.1016/j.cmet.2016.05.025. Epub 2016 Jun 23

Na X, Raja R, Phelan NE, Tadros MR, Moore A, Wu Z, Wang L, Li G, Glasier CM, Ramakrishnaiah RR, Andres A, Ou X (6. September 2022) Mother's physical activity during pregnancy and newborn's brain cortical development. Front Hum Neurosci 16:943341. https://doi.org/10.3389/fnhum.2022.943341. eCollection 2022

Niederer I, Kriemler S, Zahner L, Bürgi F, Ebenegger V, Hartmann T, Meyer U, Schindler C, Nydegger A, Marques-Vidal P, Puder JJ (März 2009) Influence of a lifestyle intervention in preschool children on physiological and psychological parameters (Ballabeina): study design of a cluster randomized controlled trial. BMC Public Health 31(9):94. https://doi.org/10.1186/1471-2458-9-94

Niederer I, Kriemler S, Gut J, Hartmann T, Schindler C, Barral J, Puder JJ (Mai 2011) Relationship of aerobic fitness and motor skills with memory and attention in preschoolers (Ballabeina): a cross-sectional and longitudinal study. BMC Pediatr 11(11):34. https://doi.org/10.1186/1471-2431-11-34

Nygaard H, Slettalokken G, Vegge G, Hollan I, Whist JE, Strand T, Ronnestad BR, Ellefsen S (2015) Irisin in blood increases transiently after single sessions of intense endurance exercise and heavy strength training. PLoS ONE 10:e0121367

Palmer TD, Willhoite AR, Gage FH (2000) Vascular niche for adult hippocampal neurogenesis. Journal of Comparative Neurology 425:479–494

Pedersen BK (2009) The diseasome of physical inactivity and the role of myokines in muscle-fat cross talk. J Physiol 587:5559–5568

Pedersen BK (Juli 2019) Physical activity and muscle-brain crosstalk. Nat Rev Endocrinol 15(7):383–392. https://doi.org/10.1038/s41574-019-0174-x

van Praag H, Kempermann G, Gage FH (März 1999) Running increases cell proliferation and neurogenesis in the adult mouse dentate gyrus. Nat Neurosci 2(3):266–270. https://doi.org/10.1038/6368

van Praag H, Christie BR, Sejnowski TJ, Gage FH (November 1999) Running enhances neurogenesis, learning, and long-term potentiation in mice. Proc Natl Acad Sci U S A 96(23):13427–13431. https://doi.org/10.1073/pnas.96.23.13427

van Praag H (2008) Neurogenesis and exercise: past and future directions. Neuromolecular Med 10(2):128–140. https://doi.org/10.1007/s12017-008-8028-z. Epub 2008 Feb 20

Raine LB, Biggan JR, Baym CL, Saliba BJ, Cohen NJ, Hillman CH (1. Februar 2018) Adolescent changes in aerobic fitness are related to changes in academic achievement. Pediatr Exerc Sci 30(1):106–114. https://doi.org/10.1123/pes.2015-0225. Epub 2017 Oct 10

Rasmussen P, Brassard P, Adser H, Pedersen MV, Leick L, Hart E, Secher NH, Pedersen BK, Pilegaard H (Oktober 2009) Evidence for a release of brain-derived neurotrophic factor from the brain during exercise. Exp Physiol 94(10):1062–1069. https://doi.org/10.1113/expphysiol.2009.048512. Epub 2009 Aug 7.

Ratel S, Blazevich AJ (August 2017) Are prepubertal children metabolically comparable to well-trained adult endurance athletes? Sports Med 47(8):1477–1485. https://doi.org/10.1007/s40279-016-0671-1

Rodriguez-Ayllon M, Cadenas-Sánchez C, Estévez-López F, Muñoz NE, Mora-Gonzalez J, Migueles JH, Molina-García P, Henriksson H, Mena-Molina A, Martínez-Vizcaíno V, Catena A, Löf M, Erickson KI, Lubans DR, Ortega FB, Esteban-Cornejo I (September 2019) Role of physical activity and sedentary behavior in the mental health of preschoolers, children and adolescents: a systematic review and meta-analysis. Sports Med 49(9):1383–1410. https://doi.org/10.1007/s40279-019-01099-5

Samy DM, Ismail CA, Nassra RA (2015) Circulating irisin concentrations in rat models of thyroid dysfunction – effect of exercise. Metabolism 64:804–813

Schenk A, Koliamitra C, Bauer CJ, Schier R, Schweiger MR, Bloch W, Zimmer P (2019) Impact of acute aerobic exercise on genome-wide DNA-methylation in natural killer cells-a pilot study. Genes 10:380

Scisciola L, Fontanella RA, Surina, Cataldo V, Paolisso G, Barbieri M (23. Februar 2021) Sarcopenia and cognitive function: role of myokines in muscle brain cross-talk. Life (Basel) 11(2):173. https://doi.org/10.3390/life11020173.

Sui SX, Williams LJ, Holloway-Kew KL, Hyde NK, Pasco JA (29. Dezember 2020) Skeletal muscle health and cognitive function: a narrative review. Int J Mol Sci 22(1):255. https://doi.org/10.3390/ijms22010255

Su WC, Amonkar N, Cleffi C, Srinivasan S, Bhat A (15. Februar 2022) Neural effects of physical activity and movement interventions in individuals with developmental disabilities-a systematic review. Front Psychiatry;13:794652. https://doi.org/10.3389/fpsyt.2022.794652. eCollection 2022

Suwabe K, Hyodo K, Byun K, Ochi G, Yassa MA, Soya H (März 2017) Acute moderate exercise improves mnemonic discrimination in young adults. Hippocampus 27(3):229–234. https://doi.org/10.1002/hipo.22695. Epub 2017 Jan 31

Varness T, Carrel AL, Eickhoff JC, Allen DB (2009) Reliable prediction of insulin resistance by a school-based fitness test in middle-school children. Int J Pediatr Endocrinol 2009:487804. https://doi.org/10.1155/2009/487804. Epub 2009 Sep 17

Vaynman S, Ying Z, Gomez-Pinilla F (2003) Interplay between brain-derived neurotrophic factor and signal transduction modulators in the regulation of the effects of exercise on synaptic-plasticity. Neuroscience 122:647–657. http://www.ncbi.nlm.nih.gov/pubmed/14622908

Vivar C, Potter MC, van Praag H (2013) All about running: synaptic plasticity, growth factors and adult hippocampal neurogenesis. Curr Top Behav Neurosci 15:189–210

Wagnild G (2009) A review of the resilience scale. J Nurs Meas 17(2):105–113. https://doi.org/10.1891/1061-3749.17.2.105

Wermelinger Ávila MP, Corrêa JC, Lucchetti ALG, Lucchetti G (1. April 2018) The role of physical activity in the association between resilience and mental health in older Aadults. J Aging Phys Act 26(2):248–253. https://doi.org/10.1123/japa.2016-0332. Epub 2018 Mar 9

Wheatley C, Wassenaar T, Salvan P, Beale N, Nichols T, Dawes H, Johansen-Berg H (2. Oktober 2020) Associations between fitness, physical activity and mental health in a community sample of young British adolescents: baseline data from the Fit to Study trial. BMJ Open Sport Exerc Med 6(1):e000819. https://doi.org/10.1136/bmjsem-2020-000819. eCollection 2020

World Health Organization (2011) Global recommendations on physical activity for health. 1.exercise. 2.life style. 3.health promotion. 4.chronic disease – prevention and control. 5.national health programs

Woelfel JR, Dudley-Javoroski S, Shields RK (2018) Precision physical therapy: exercise, the epigenome, and the heritability of environmentally modified traits. Phys Ther 98:946–952

Wu CW, Chang YT, Yu L, Chen HI, Jen CJ, Wu SY, Lo CP, Kuo YM (1985) Exercise enhances the proliferation of neural stem cells and neurite growth and survival of neuronal progenitor cells in dentate gyrus of middle-aged mice. J Appl Physiol 105(2008):1585–1594. https://doi.org/10.1152/japplphysiol.90775.2008

Interaktionen Inaktivität, Krankheitsentwicklungen und Alterungsprozess

4

Trailer
Die besonders vulnerable Phase zum Voraber auch Nachteil des Gehirns sind ca. die ersten zwanzig Lebensjahre. Der Aktivitätsstatus, die cerebralen Leistungen und die Funktion der Körperperipherie sind über die cross talks der Muskulatur eng verbunden.

Die **Dekonditionierung des Gehirns** betrifft alle Facetten des Verhaltens, die Sensomotorik, Logistiksysteme, Regeneration und Reparatur und das Ausmaß der nozizeptiven Afferenzen.

Die **Alterungsprozesse** werden durch die **Immunoseneszenz** und das **inflamaging** bestimmt. Die immunologischen Prozesse mindern u. a. die neuronale Protektion. **Immunosenescence** und **inflammaging** sind aber eher adaptive Prozesse. Sie können als **„Immunmodellierung – Immunadaptation"** aufgefasst werden. Die entzündlichen Konsequenzen müssen physische Aktivitäten (Myokine!) ausgleichen. **„Inflamm-Aging"** ist eine Anti-Stress-Reaktion, die im Gehirn alle kognitiven Funktionen einbezieht. Das „Gegenmittel" gegen die generalisierten Entzündungen ist das Training!

4.1 Muskelaktivitäten duale Funktion: Gesundheit oder Krankheit

Die Entwicklung des Gehirns beginnt in der dritten Schwangerschaftswoche und erstreckt sich bis in den sehr frühen Zeitabschnitt des dritten Lebensjahrzehnts. Das ist somit auch die besonders vulnerable Zeit, um

- einerseits die individuellen genetischen Voraussetzungen optimal zu fördern und u. a. eine gesundheitsorientierte Handlungsweise auszubilden oder
- andererseits eine „unvollständige Realisation" der genetischen Anlagen entstehen zu lassen, sodass die Hirnfunktionen hinter den biologischen Möglichkeiten zurückbleiben und u. a. das Gesundheitsverhalten ungenügend ausgebildet wird.

Dies geschieht ausschließlich in der Wechselbeziehung zwischen

- dem **„positiven Zyklus"** psycho-physische und kognitiv-mentale Belastung – Beanspruchung – Adaptation oder
- dem **„negativen Zyklus"** relative psychophysische Inaktivität und inadäquate ko

W. Laube, *Bewegungsmangel,* https://doi.org/10.1007/978-3-662-67753-7_4

gnitiv-mentale Belastungen – Unterschreiten der Mindestbeanspruchungen – Dekonditionierung – Krankheitsentwicklung einschließlich der sozialen Komponenten.

Es bestehen wiederum

- einerseits ausgeprägte physiologische Wechselbeziehungen zwischen dem Aktivitätsstatus der Muskulatur, der sensomotorischen Aktivität, und
  - der intellektuellen Entwicklung und Leistungsfähigkeit, gegeben durch das logische Denken, die Merk- und Beobachtungsfähigkeit aber auch den sprachlichen bzw. kommunikativen und den sozialen Fähigkeiten und Fertigkeiten,
  - dem Funktionsstatus der Körperperipherie (aerobe Kapazität, Kraft, positive cross talks der Gewebe zur gegenseitigen Adaptation) und
  - den damit verbundenen sozialen Kontakten und Aktivitäten (vgl. **Kap.** 3) **und**
- andererseits wird die Antwort auf die Hypothese
  - eines gemeinsamen pathophysiologischen Entwicklungsweges von kognitiv-mentalen und emotionalen Instabilitäten, Defiziten und/oder Störungen und der unzureichenden Entwicklung der Muskulatur und der degenerativen neuromuskulären Erkrankung Sarkopenie (Barbalho et al. 2020), die eben nicht mehr nur dem Alterungsprozess zugeordnet werden kann (Cruz-Jentoft et al. 2010, 2019), immer sicherer (Pasco et al. 2015; Sui et al. 2020) und
- ungenügende sensomotorische Aktivitäten sind auch im frühen Lebensabschnitt auf der Grundlage der systemischen, nicht schmerzhaften, gering intensiven Entzündung die belegte Ursache chronisch degenerativer Erkrankungen der Peripherie und des Gehirns, wobei eine Trennung zwischen Peripherie und Gehirn nicht korrekt ist, denn es sind immer Erkrankungen des gesamten Organismus und
- der Alterungsprozess startet „unbewusst und nicht als solcher zu erkennen" vorzeitig in Wechselbeziehung zur körperlichen Aktivität, indem Aktivität verzögernd und Inaktivität fördernd wirksam sind.

Vermittelt werden die engen Relationen über den Muskel – Gehirn cross talk (**Abschn.** 8.2.1) **und die cross talks Muskel – Muskelstoffwechsel (Abschn.** 8.2.2), **Muskel – Pankreas (Abschn.** 8.2.5) und Muskel – Herz- und Gefäßsystem (**Abschn.** 8.2.3). Da die Gehirnentwicklung und -leistung engstens mit dem Funktionsstatus der Muskulatur zusammenhängen hat die Phylogenese präpuberalen Kindern eine sehr hohe aerobe Leistungsfähigkeit, vergleichbar gut trainierten jungen Erwachsenen (vgl. **Kap.** 3) zur Verfügung gestellt und unterstützt die forcierten cerebralen Entwicklungen und Umbauten in der Pubertät und der weiteren Lebensspanne.

4.2 Dekonditionierung – immer periphere und cerebrale Konsequenzen

An der Dekonditionierung infolge primärer und sekundärer chronischer Inaktivität und an den daraus folgenden Krankheitsprozessen ist auch das Gehirn mit seinen höchsten Instanzen und Funktionen (präfrontaler Cortex, limbisches, mesolimbisches System; **Abb.** 1.2, **1.3) beteiligt. Insbesondere zu erkennen, wenn Stoffwechselstörungen und Schmerzen das Krankheitsgeschehen mitbestimmen. Dies äußert sich am Antrieb, der Motivation, depressiven Entwicklungen und den Emotionen. Die psychophysische Leistungsbereitschaft, -fähigkeit, das Verhalten, die Bewältigungsmöglichkeiten und die Belastungs- und Anstrengungstoleranz sind betroffen (Abb.** 13.1, **13.2). Diese Faktoren unterstützen die physische Inaktivität und sie sind für die Akzeptanz körperlicher Belastungen und für die Selbstverantwortung zur notwendigen**

regelmäßigen therapeutischen Durchführung auch psychotherapeutisch hoch relevant. Die cerebralen Ergebnisse der Dekonditionierung bilden sich auch in Defiziten der sensomotorischen Koordination ab, die Fehlbelastungen der Gelenkstrukturen verursachen und damit die Belastbarkeit mindern. Die dekonditionierten Logistiksysteme (Ausdauer) stehen nicht nur für geminderte Leistungen, sondern gleichwertig auch für defizitäre Regenerations- und Reparaturleistungen. Die Mikrozirkulation ist Quelle nozizeptiver Afferenzen. Die Muskelschwäche bzw. die Sarkopenie (Kraft) korrelieren negativ mit kardiovaskulären, metabolischen und orthopädischen Erkrankungen (Park und Yoon 2013; Park et al. 2013, 2014; Zhang et al. 2018; Godziuk et al. 2018; Misra et al. 2019; Kim und Kim 2020). Die Myokinproduktion ist reduziert und dadurch ist der Entzündungsstatus gesteigert. Alle diese Veränderungen sind die Basis der peripheren und nachfolgend der zentralen Sensibilisierung.

> **Wichtig** Die Signalstoffe einer ausreichend häufigen und intensiv aktivierten Muskulatur und die dadurch angeregten Signalstoffproduktionen in den weiteren Geweben wirken global und wechselseitig zusammen. Den Muskelaktivitäten, besser den Aktivitäten des sensomotorischen Systems gehört.
>
> **„das Primat für den Funktions- und Gesundheitsstatus des Gehirns und der peripheren Gewebe und der Organe“** bei adäquater Ernährung und sozialem Umfeld.
>
> Beim Vorliegen chronischer Funktions- und Strukturstörungen gelten unter deren Berücksichtigung die trainingsmethodischen Prinzipien des Zyklus Belastung – Erholung – Adaptation. Dem Stand der pathologischen Entwicklungen ist stets Rechnung zu tragen. Er verlängert den Therapieprozess und erfordert multimodale Interventionen.

4.3 Entzündung, Degeneration, Ernährung und Alterungsprozess

Es sind **9 Hauptmerkmale des Alterungsprozesses** formuliert worden (Lopez-Otin et al. 2013). Diese sind

- die Instabilität des Genoms
- die Verkürzung der Telomere (Enden der Chromosomen)
- epigenetische Veränderungen
- eine veränderte Regulation des Proteoms (Proteostase)
- eine veränderte Nährstoffsensorik der Kernrezeptoren (vgl. Carlberg et al. 2022)
- mitochondriale Dysfunktionen
- die Seneszenz der Zellen (Reduzierung der Teilungsfähigkeit)
- die Erschöpfung des Stammzellpools und
- die Veränderungen der Kommunikation zwischen den Zellen und Geweben.

Bei weiteren Autoren (Safdar et al. 2011, 2016; Kolesar et al. 2014) werden die Merkmale des Alterungsprozesse durch den oxidativen Stress und chronisch schwelende Entzündungsprozesse erweitert. Diese beiden Faktoren sind aber an der Ausbildung der Seneszenz der Zellen und den mitochondrialen Dysfunktionen beteiligt und sind deshalb bereits in den benannten Faktoren eingeschlossen. Die Faktoren interagieren miteinander. Es besteht eine pathophysiologische Kette. Der oxidative Stress schädigt die Mitochondrien, die dadurch Dysfunktionen ausbilden und diese wiederum führen zu den Altersveränderungen (Kolcszar et al. 2014). Die Interaktionen resultieren zusätzlich aus dem „komplexen systemischen Signalnetzwerk (**Kap.** 10)“ **des Organismus. Die Immunoseneszenz** (Bowirrat 2022) und das **inflam-aging** (Salvioli et al. 2006) drücken zusammenfassend diese Merkmale aus (s. hinten).

> **Wichtig** Es steht inzwischen außer Frage, dass alle diese den Alterungsprozess prägenden Faktoren durch Training verzögert, weil abschwächend beeinflusst werden können.

Der **Alterungsprozess** startet auf molekularer und zellulärer Ebene in allen Funktionssystemen etwa gleichzeitig und das Ergebnis ist eine Remodulation mit fortschreitenden funktionellen Nachteilen (**Abb.** 4.3). Letztendlich bilden sie eine Disposition und es werden daraus strukturelle und funktionelle Störungen, die gut bekannten sogenannten **„geriatrischen Erkrankungen"**, eigentlich besser **„die klinisch relevanten Erkrankungen bevorzugt des letzten Drittels der Altersspanne"**. Sie bestimmen die Morbidität und Mortalität im mittleren und vor allem im späteren Lebensabschnitt. So steigt in den Altersklassen 60–69, 70–79 und ≥ 80 Jahre die Multimorbidität der geriatrischen Syndrome. Während zwischen dem 60. und 69. Lebensjahr nur noch ca. 20 % der Menschen ohne ein Krankheitssyndrom sind, leiden 48 % der über 80-jährigen an mehr als 4 geriatrischen Syndromen (Ates Bulut et al. 2018). Aufgrund des zeitlich sehr langen Entwicklungsweges werden die Erkrankungen „im Alter" klinisch relevant, aber bezogen auf den Beginn des Alterungsprozesses und „des Überganges von den altersbedingten Veränderungen in den pathophysiologischen Weg" sind es Erkrankungen der frühen und spätestens der mittleren Lebensspanne. Der Alterungsprozess, gegeben durch den Start des altersbedingten Hormonstatus beginnt im dritten Lebensjahrzehnt und da die chronische inaktivitätsbedingte Entzündung von der Inaktivität und nicht vom Alter abhängig ist, beginnt bei sehr vielen der pathophysiologische Prozess bereits schon im Kindes- und Jugendalter. Die Minderung bzw. eine sehr geringe aerobe Kapazität ist ein zentrales Merkmal der Inaktivität und charakterisiert den Alterungsprozesses. Sie bestimmt die Mortalität, indem diese bei Werten kleiner 20 mL/kg/min exponentiell ansteigt. Damit einhergehend sind chronische sterile Entzündungsprozesse, die direkt mit der Entwicklung der Insuffizienz des Immunsystems, der **Immunosenesenz** (s. hinten) einhergehen. Die Reduzierung der aeroben Kapazität wird wiederum gleichfalls direkt von entsprechenden Veränderungen des Gefäßsystems begleitet, wozu wieder die chronische Entzündung einen wesentlichen Beitrag leistet. Die glatten Muskelfasern der Gefäße aber auch die Endothelzellen wandeln ihre funktionellen Eigenschaften in Richtung eines entzündlichen Phänotyps und sie proliferieren. Neben der Lichtung der Mikrozirkulation wird inaktivitäts-, alters- und hypertoniebedingt die Vasodilatation während muskulärer Aktivitäten eingeschränkt. Die funktionelle Sympatholyse zur Aufhebung der sympathischen α-adrenergen Vasokonstriktion während muskulärer Aktivitäten durch Metabolite und ATP zwecks Anpassung der Durchblutung an den metabolischen Bedarf wird defizitär (Thomas 2015; Hearon und Dinenno 2016). Das Gehirn reagiert auf VO_2-Mangel besonders anfällig und entsprechend sind die Makro- und Mikroangiopathien mit kognitiven Verlusten und psychopathologischen Entwicklungen kombiniert. Die Alterung des Gefäß- gemeinsam mit der des Immunsystems sind Determinanten neurologischer und psychiatrischer Störungen im späten Lebensabschnitt (Roca et al. 2019). Im Experiment kann belegt werden, dass aerobe Belastungen bei alten Tieren bereits nach 4 Wochen zur reduzierten Expression von Markern des Alterungsprozesses führt und das Profil von Untereinheiten der Immunzellpopulationen wie das der natural Killerzellen, der zentralen Gedächtniszellen ($CD8^+$), der Eosinophilen und Neutrophilen im *Stroma* des Gefäßsystems des weißen Fettgewebes verändert. Damit wird wahrscheinlich der gesamte Energiestoffwechsel in einen „jüngeren Funktionszustand" versetzt (Yoon et al. 2021).

▶ **Wichtig** Das Immunsystem mit der miteinander intensiv interagierenden angeborenen, unspezifischen (Killerzellen) und der erworbenen, spezifischen Abwehr (Antikörper) ist das Wichtigste „Schutzsystem des Organismus"! Neben Erregern werden auch krankhafte Zellen erkannt und unschädlich gemacht. Es ist mit den weiteren Funktionssystemen untrennbar vernetzt und man spricht von der **„Neuro-Endokrin-Immun-Achse". Chronisch schwelende Entzündungs-**

prozesse sind das Ergebnis einer chronischen Aktivierung immunologischer Vorgänge, die ohne ausreichende antientzündliche Interventionen den Alterungsprozess charakterisieren. **Die anti-entzündliche Intervention des biologischen Bedarfs ist moderate Ausdauerbelastung.**

Das Immunsystem ist z. B. untrennbar mit dem Nervensystem verlinkt, denn die meningealen Gefäße stellen eine direkte Verbindung zum Lymphsystem her. Die **immunologische Senescence** mindert die Protektion des Nervengewebes, was auch auf die weiteren Gewebearten zutrifft. Da das Immunsystem einerseits für die Prozesse der Regeneration und der Reparatur zuständig ist und andererseits die Entstehung von Gewebeschädigungen verantworten kann, müssen die neuroimmunologischen Vorgänge besonders auch im Gehirn intensiver aufgeklärt werden (Stephenson et al. 2018).

> **Wichtig** Die führende Beteiligung des Immunsystems am Alterungsprozess, der bei „physiologischem Ablauf" u. a. ein schleichender neurodegenerativer Prozess „ohne eindeutig krankhafte, aber mit einer alterstypischen Klinik" einhergeht und dessen „Komplikation", die Neurodegeneration mit Krankheitswert, wird seit langer Zeit beschrieben (Walford 1969).

Die veränderte und reduzierte Funktionsfähigkeit des Immunsystems mit dem Alter drückt sich auch im Terminus **„Immunosenescence"** aus (Bowirrat 2022). Die Immunkompetenz sinkt und disponiert. Aber die Veränderungen der Immunfunktionen mit dem Alter, die Immunosenescence, ist ambivalent zu betrachten. Sie führt zum inflamm-aging und ist die Quelle von sehr verschiedenen Krankheitsentitäten. Aber diese Ausschließlichkeit der Betrachtung wird inzwischen infrage gestellt. Die „zwei Seiten der Medaille Immunosenescence – inflamm-aging" müssen wahrscheinlich eher als adaptiv angesehen werden. Sie kann die Lebensdauer verlängern. So kann das Duo auch als „Immunmodellierung – Immunadaptation" angesehen und bezeichnet werden. Um die krankmachenden Konsequenzen in den Griff zu bekommen, müssen die physiologischen Funktionen durch psycho-physische Aktivität möglichst lange aufrechterhalten werden, die Homöostase der Gewebe gesichert und vorrangig die entzündlichen Immunprozesse bekämpft werden (Fulop et al. 2018). Damit wird die Vulnerabilität für degenerative Prozesse und diese Vorgänge selbst abgeschwächt. Unterstützung findet diese Sicht in der Tatsache, dass die chronische Entzündung „kein Privileg" des Alters ist, sondern altersunabhängig durch Inaktivität in allen Geweben schwelt.

Mit dem Begriff **„Inflamm-Aging"** (Salvioli et al. 2006), eigentlich eine Anti-Stress-Reaktion auf zellulärer und auch molekularer Ebene, wird die auch mit dem Alter einhergehende gering gradige systemische sterile Entzündung als Stimulator für die Verschiebung der Bilanz zu intensiveren Entzündungsreaktionen beschrieben, die je nach Ausmaß krankheitsrelevante neurodegenerative und somatodegenerative Ab- und Umbauvorgänge hervorrufen. Da Entzündungen auch immer oxidativen Stress bedeuten, haben De la Fuente und Miquel (2009) die **Oxidation-Mitochondrien-Theory des Alterns** aufgestellt. Hiernach haben die Einschränkungen der Funktionen des Immunsystems die Komponenten **„oxidativer Stress"** und **„entzündlicher Stress".** Der chronische oxidative Stress etabliert die chronische low-grade inflammation, die wiederum schleichend die immunologische Funktionsfähigkeit einschränkt (Martìnez de Toda et al. 2021). Das Ergebnis ist die bekannte fortschreitende Immunschwäche mit dem Alter und die ansteigende Morbidität. So kann auch die Diagnostik der Immunzellfunktionen helfen, die Altersentwicklung zu charakterisieren, denn das Immunsystem wirkt durch die Unterhaltung und Verstärkung der Entzündung durch den oxidativen Stress (oxidative-inflammatory stress) als Stimulator des Alterns (oxi-inflamm-aging). Da der oxidative Stress aber auch inaktivitätsbedingt in jedem Alter vorliegen kann und ein Merkmal des Dekonditionierungszustandes ist und durch eine Adipositas zusätzlich angeregt wird, startet der Alterungsprozess bei diesen Personen bereits entsprechend frühzeitig. Die klinischen Zeichen sind die sensomotorisch-koordinativen und konditionellen Defizite, eine überproportionale Ermüdbarkeit und die inadäquate Regenerationsfähigkeit mit Ermüdungsrückständen zum nächsten Tag mit den impliziten und später auch expliziten Fehl- und Überbelastungen (**Abb.** 1.3, **Laube 2022b). So sind die „globalen Entzündungsursachen" physische Inaktivität, Fehl- und Überernährung aber auch problematische soziale Bedingungen Verursacher des interagierenden Zusammenhanges zwischen chronisch degenerativen Erkrankungen und vorzeitiger altersbedingter Funktionsverluste. Diese Prozesse sind kaum zu trennen. Der oxidative-inflammatory stress beeinträchtigt neben dem Immunsystem auch das Nerven- und das endokrinologische System und natürlich ihre Interaktionen. Die Regulationssysteme sind durchweg alle betroffen und unterliegen zunächst einem steigender Aufwand für die Aufrechterhaltung einer adäquaten Homöostase und zeitabhängig entwickeln sich Funktionsstörungen.**

> **Wichtig** Die sterile, chronische, generalisierte gering intensive Entzündung ist der Stimulator der Alterungsprozesse! Ausdauertraining „regelt" sehr wesentlich und nachhaltig den oxidativen Stress und Training im Allgemeinen ist über die Myokine „ein anti-entzündliches Medikament", sichert die Homöostase und erhält die Funktionen!

Mit einer kalorischen Restriktion kann zumindest teilweise die Entwicklung der altersassoziierten Immunosenescence verzögert oder auch partiell rückgebildet werden, indem dadurch

- der oxidative Stress im Energiestoffwechsel,
- die pro-inflammatorische Zytokinproduktion reduziert werden und
- die neuroendokrine Homöostase erneut ausbilanzierter wird (Fontana und Partridge 2015).

Da das Mikrobiom des Darmes Entzündungen fördern kann, hat die „anti-entzündliche Ernährung" einen wichtigen und ansteigenden Stellenwert während des Alterungsprozesses (Thevaranjan et al. 2017). Die anti-mikrobielle Aktivität von Makrophagen bleibt während des Älterwerdens durch die Reduzierung des Antigenstresses infolge Keimfreiheit der Ernährung erhalten und mindert die Konzentration pro-inflammatorischer Zytokine im Blut. So ist das Mikrobiom, welches sich mit dem Alter ändert und zu einer endotoxischen Belastung führen kann, ein weiterer wichtiger Aspekt für die Bilanz zwischen pro- und antientzündlichen immunologischen Prozessen (Badal et al. 2020).

> **Wichtig** Die Ernährung ist nicht nur die Bereitstellung von Energiequellen und Bau- und Funktionsstoffen, sondern sie hat auch eine antientzündliche Funktion.

100-jährige Menschen zeichnen sich durch eine deutlich verzögerte Immunoseneszenz und somit auch geringeres inflamm-aging aus. Dagegen sind z. B. hohe Werte des CRP, wenig NK-Zellen der angeborenen Immunität und wenig naive T-Zellen (noch nicht durch Antigene aktivierte T-Zellen des adaptiven Immunsystems) Biomarker des Alterungsprozesses. Sie sind disponierende Merkmale der zellulären Seneszenz und der im Alter häufig vorkommenden Pathologien (Moskalev et al. 2020). 100-jährige sind aus der Sicht der Immunologie und der Genetik als „Modell" zur Untersuchung der biologischen Grundlagen des Alterns und der Langlebigkeit herangezogen worden (Franceschi und Bonafè 2003). In den Altersprozess sind die folgenden Prozesse einbezogen.

- Die klonotypische Immunität, die Immunreaktion eines bestimmten Zelltyps wie z. B. die Bildung von Antigenrezeptoren der Lymphozyten, wird defizitär.
- Die angeborene Immunität ist wenig betroffen.
- Ein chronischer Antigenstress lässt die Gedächtnis-Effektor-Zellen ansteigen und führt zur Verarmung an naiven T-Zellen (s.oben).
- Das inflamm-aging, das Kennzeichen auf Stress zu reagieren aber Schädigungen verursacht, ist möglicherweise genetisch determiniert und es findet bei Männern stärker als bei Frauen statt. Die Schädigungen sind die strukturellen Maladaptationen der Neurodegeneration, des Diabetes, der Sarkopenie und weiterer Pathologien und sie kennzeichnen die klinischen Merkmale.

Strategien gegen den Antigenstress und die Entzündung sind die Wege, nach denen für ein längeres, vor allem gesundes und mobiles Leben gesucht werden muss.

> **Wichtig** Der Alterungsprozess, sicher nicht umfassend mit jeder der benannten Theorien beschrieben, und die durch ihn gegebenen Dispositionen sind in ihrer Komplexität eine Wechselbeziehung zwischen dem Lebensstil, der Umwelt und der Genetic (Pizza et al. 2011). Die Hauptzielstellung für eine dauerhafte gesunde Funktion und ein gesundes Altern ist die Beherrschung der immunologischen Entzündungsprozesse mit den Hauptfaktoren sensomotorische Aktivitäten und Ernährung.

Die **Neuroinflammation als „anatomischer Teilstandort" der generalisierten low grade inflammation** infolge Inaktivität und resultierender Dekonditionierung ist zugleich ein anerkanntes Element des cerebralen Alterungsprozesses als auch der Entwicklung cerebraler Dysfunktionen und Erkrankungen. Auf dieser Basis disponiert das Älterwerden für die Neurodegeneration und die Neurodegeneration beschleunigt den Alterungsprozess. Die üblichen intensiven physiologischen Kommunikationen zwischen dem Immun- und dem Nervensystem werden mit der Ausbildung der seneszenten immunologischen Dysregulationen zur Quelle der Neuroinflammation und somit der Neurodegeneration (Costantini et al. 2018). Die Entzündung im Gehirngewebe wird durch lokale Zytokine, Prostaglandine u. a. Stoffe aber auch durch Substanzen, welche infolge des oxidativen Stresses in den peripheren Geweben entstehen und die Blut-Hirn-Schranke überwinden können, unterhalten. Die Entzündung beeinflusst die Bildung und die Interaktionen der Neurotransmittersysteme (Murdaca et al. 2022). Global verändern sich mit der Konsequenz psychopathologischer Reaktionen die psychischen Grundfunktionen Bewusstsein, Wahrnehmung, Denken, Lernen, Gedächtnis, Emotionen und Intelligenz.

Die Zellen des Faszienbindegewebes und die von ihnen produzierte extrazelluläre Matrix kommunizieren intensiv mit den mobilen Zellen des Immunsystems. Die Faszien sorgen als Endo-, Peri- und Epimysium für effektive Kontraktionen der Muskelfasern bzw. -bündel, sie vermitteln die Krafttransmission und sind federführend an den Wachstums- und Reparaturvorgängen des Muskelgewebes (**Kap. 11**) **beteiligt. Training, Alter, Inaktivität, Dekonditionierung, Degenerationen und Maladaptationen beeinflussen die Funktionen der Faszien (Csapo et al. 2020).**

Die Entzündungsreaktionen sorgen auch für die **„Chondrosenescence"**. Die Chondrozyten verlieren für den ersten Schritt auf dem Weg zur Osteoarthritis an Funktion. Intrinsische und stressinduzierte extrinsische Faktoren entwickeln den **„seneszenten sekretorischen Phänotyp der Chondrozyten"**. Die direkten und indirekten Faktoren der low grade inflammation sind:

- systemische und Risikofaktoren der Osteoarthritis wie Inaktivität, Übergewicht, Alter, metabolische Erkrankungen, Traumen, Fehlbelastungen, …,
- zelluläre Faktoren wie Mitochondropathien, die Dysfunktion der Autophagie, pro-

inflammatorische Zytokine, ROS, NO, und weitere Stoffwechselfaktoren,
- faszial-muskulo-skelettale Faktoren wie Kraftdefizite, Sarkopenie, Osteopenie/Osteoporose, und
- sensomotorische Faktoren wie ineffektive und gestörte sensomotorische Koordination und ineffektive posturale Regulationen.

Die Auswirkungen dieser Faktoren münden in

- strukturellen und funktionellen Veränderungen aller Gelenkstrukturen wie u. a. einer pathologischen Angiogenese, der nozizeptiven Sensibilisierung, der Störung des subchondralen Knochens und der Synovia, …,
- Veränderungen der Chondrozyten wie der Phänotyp, der Metabolismus, die reduzierte Regeneration, …, und
- systemischen Veränderungen, gegeben durch Behinderungen, Schmerzen, … (Mabasheri et al. 2015).

Alle diese Faktoren führen entweder zu Entzündungen oder es sind entzündungsbasierte Folgen, welche die Seneszenz begründen. Sie verdeutlichen aber auch sehr prägnant, dass die physische Inaktivität und der Alterungsprozess gleiche Grundlagen haben, die low grade inflammation. Sie ist

- zum einen die pathophysiologische Konsequenz der inaktivitätsbedingten Dekonditionierung, die die Basis der daraufhin entstehenden maladaptiven Folgen ist, und
- zum anderen ein „altersbedingter physiologischer Prozess", sofern er durch ständige Aktivität begleitet und verschoben wird.

Auch der „aktivste Mensch wird älter" und unterliegt den strukturellen und funktionellen Einbußen und somit auch einer fortschreitenden „altersbedingten Inaktivität"! Das Leben ist ein endlicher Prozess und es kommt darauf an, die Gebrechlichkeit hinauszuschieben und zeitlich deutlich zu begrenzen, also „gesund zu sterben"!

Die Ergebnisse eines multidisziplinären Workshops des Instituts für Angewandte Studien (Universität Surrey, England, 30.06.–01.07.2015) zum Thema „Musculoskeletal health in the 21th century" fassen Lewis et al. (2019) sinngemäß in einem review so zusammen:

> **Wichtig** Die Morbidität muskulo-faszial-skelettaler Erkrankungen wird mit der z. Z. älter werdenden Bevölkerung und der steigend ungenügenden bis zur fehlenden Akzeptanz der Lebensstilfaktoren körperliche Aktivität, diätetische kalorienreduzierte und vollwertige Ernährung und eines insgesamt gesundheitsorientierten Verhaltens weiter systematisch zunehmen. Eine Verhaltensänderung und die Patientenbeteiligung sind absolut entscheidend für den Erfolg („Behaviour change and patient participation is absolutely crucial for success."; Lewis et al. 2019). Es gilt zu ergänzen, die Erkrankungen werden auch immer früher in der Lebensspanne klinisch und therapeutisch relevant werden und dies kann auch auf alle chronisch degenerativen Erkrankungen ausgeweitet werden. U. a. ist die steigende Prävalenz der Adipositas bei Kindern ein Beleg dafür.

Entsprechend ist es in einer mehr und mehr physisch inaktiven und auch älter werdenden Gesellschaft immer entscheidender auf das Selbstmanagement der Menschen Einfluss zu nehmen und eine professionelle Gesundheitsversorgung zu organisieren, um die Arbeitsfähigkeit der Menschen zu erhalten (Skamagki et al. 2022). Das ist primär keine medizinische, sondern eine gesamtgesellschaftliche Aufgabe, die zwingend im Kindesalter, wo der Lebensstil geprägt wird, beginnen muss!

Die sogenannten primären Osteoarthrosen sind bisher „üblicherweise" degenerative Ergebnisse ohne Entzündung. Aber diese begrenzte Sicht kann nicht mehr so aufrechterhalten werden. Eine entzündliche Komponente ist stets dabei, wenn nicht sogar im pathogenetischen Prozess führend. Es liegt in der Regel eine Synovialitis vor und es kann ein direkter Zusammenhang zwischen der Entzündung dieser Gelenkkomponente und der Fortentwicklung der Arthrose hergestellt werden. Proinflammatorische Signalstoffe, die mit einer Entzündung immer überproportional vorhandenen ROS als Ursache und Folge, katabole Enzyme der Matrix und die durch die Entzündungsprozesse stark reduzierte mechanische Belastbarkeit sorgen insgesamt für die Progression (Rahmati et al. 2016). Auch bei der Pathogenese der Osteoarthritis spielt die low grade inflammation eine zentrale Rolle. Die synoviale Entzündung ist mit der peripheren Schmerzsensibilisierung assoziiert und sie ist im Bereich der Gelenke der Hände und der unteren Extremität ein wichtiges gemeinsames Merkmal der degenerativen Entwicklung. Mechanismen der angeborenen Immunität (Leukozytenaktivitäten) und die intrinsische Entzündungsreaktion der Chondrozyten weisen auf die Erkrankung hin (Scanzello 2017). Die Entzündungsmarker hoch sensibles CRP und des Nicht Myokins IL-6 können aber nicht mit dem radiologischen Fortschritt der Osteoarthrose verknüpft werden, wenn die degenerative Entwicklung bei Männern und Frauen ab dem 65. Lebensjahr über 10,3 Jahre verfolgt wird (Hertfordshire Cohort Study, $n = 396$, 64.7 ± 2.7 Jahre am Start der Studie, Röntgen: tibiofemorales Gelenk, Kniegelenke bds., Bewertung lt. Kellgren-Lawrence Score). Es zeigt sich selbst nach der Adjustierung mit dem BMI nur ein nicht signifikanter Trend in diese Richtung (Litwic et al. 2018). Die systemische low grade inflammation spielt nach einem systematischen Review und einer Metaanalyse von Jin et al. (2015) auch eine wesentlich größere Rolle als die radiographischen Befunde. Das Auseinanderfallen der klinischen Symptomatik und der radiologischen Befunde ist dem praktischen Kliniker seit langem sehr gut bekannt.

> **Wichtig** Die sogenannten primären Arthrosen der großen Gelenke sind auch ein Resultat der klinisch sehr lange nicht bemerkbaren low grade inflammation. Die chronisch degenerativen Erkrankungen des myofaszial-skelettale Systems unterliegen gleichfalls diesem grundlegenden pathophysiologischen Mechanismus.

Zwecks der Prognostik der **kardiorespiratorischen Fitness** untersuchten Bröde et al. (2022, Dortmund Vital Studie) die Biomarker der Immunoseneszenz (Vier Antikörper-Panels für Informationen zu den Lympho- und Monozyten-Subpopulationen, NK/T-Zell-Verh., CD4/CD8 T-Zell-Verh., memory/naive Subpopulationen der $CD4^{+}$-, $CD8^{+}$-T-, $CD28^{-}$ T-Zellen) im Altersverlauf ($n = 597$, 20–70 Jahre). Die HKS-Fitness war gering, wenn der Test abgebrochen werden musste oder wenn die PWC_{130} unter 1,25 W/kg bei den Frauen und 1,5 W/kg bei den Männern lag. Anhand einer angefertigten Metrik des Immunalters aus den Biomarkern der Immunoseneszenz ist eine Fitnessprognose erstellt und mit dem chronologischen Alter abgeglichen worden. Des Weiteren wurde das Geschlecht, das Körpergewicht und die physische Aktivität berücksichtigt. Gemeinsam mit dem immunologischen aber nicht mit dem chronologischen Alter erwiesen sich die Adipositas und die physische Aktivität als signifikante Prädiktoren einer geringen kardiorespiratorischen Funktionsfähigkeit. Das biologische Alter, gegeben durch den immunologischen Status und somit die Immunoseneszenz, können einen Beitrag zur Erklärung der Unterschiedlichkeit des Abfalls des Fitnesszustandes im Altersgang leisten.

4.4 Immunoseneszenz verantwortet das generalisierte Altern

Die Alterung des Immunsystems scheint den Alterungsprozess des gesamten Organismus anzutreiben. Wird ein Gen ausgeschaltet, welches ein DNA-Reparaturprotein in hämatopoetischen Zellen vertritt, können selektiv die DNA-Schädigungen und somit die Seneszenz im Immunsystem gesteigert und deren Auswirkungen auf die übrigen Organsysteme sichtbar gemacht werden (Yousefzadeh et al. 2021). Die Ergebnisse weisen aus,

- die Immunzellen sind sehr anfällig für nicht mehr reparable endogene DNA-Schädigungen, wodurch Apoptosen gefördert und sich die Seneszenz entwickelt,
- es altert sowohl die angeborene als auch die adaptive Immunität und besonders betroffen sind die follikulären T-Helferzellen und die natural Killerzellen,
- der oxidative Stress im lymphatischen Gewebe ist eine sehr wesentliche, die Alterung antreibende Komponente,
- das gealterte Immunsystem ist auch der Ausgangspunkt für den systemischen Alterungsprozess, indem die Homöostase gestört wird oder sogar verloren geht, Schädigungen in vielen anderen Geweben und Organen entstehen und die Lebenserwartung mindert und
- die zugrunde liegenden Mechanismen sind Mutationen, die zu einem Funktionsverlust (loss-of-function; Zellautonomie) führen aber auch solche, die diesen Effekt nicht (gain-of-function, keine Zellautonomie) hervorrufen.

Die pathogenen und darunter auch altersbedingten Mutationen betreffen vorrangig DNA-Bereiche für Proteine und die Schnittstellen auf der DNA zum Nachbarprotein, wodurch sich deren Produktion verändert. Es resultieren grundsätzlich zwei Ergebnismöglichkeiten. Einmal eine Proteinstruktur, die den funktionellen Verlust bedeutet (loss-of-function mechanism) und zum anderen und bisher weniger in der Aufmerksamkeit gewesene Varianten, die dominant-negativen Mutationen und diejenigen mit einem gain-of-function- bzw. einen non-loss-of-function-Effekt (gain-of-function. mechanism). Dominante Mutationen ohne Funktionsverlust haben hierbei die geringeren und milderen Auswirkungen für das Protein und die funktionellen Konsequenzen gegenüber den rezessiven. Sie vertreten eine Reihe von Krankheitsentitäten wie z. B. Infektionen des unteren respiratorischen Trakts aber auch Autoimmunerkrankungen (Zhang et al. 2021; Gerasimavicius et al. 2022; Backwell und Marsh 2022).

4.5 Immunoseneszenz und das sensomotorische System

Das Hauptmerkmal alternder Gewebe ist das **„Inflamm-aging“** und entsprechend läuft dieser Vorgang auch in allen Bestandteilen des **sensomotorischen Systems** zentrales und peripheres Nervensystem (s. o.) – Muskulatur (**Abb.** 4.1, 4.2 und 4.3, **Kap.** 7.4) **inklusiv in den von den Muskelkontraktionen beanspruchten und deshalb hinsichtlich ihrer Struktur und Funktion davon abhängigen Faszien, Sehnen und dem Skelett ab. Die Entzündung sorgt für ROS, proinflammatorische Zytokine, die Stimulation der Apoptose und für Interaktionen mit immunologischen Zellen im interstitiellen Raum. Es entstehen systematisch zunächst über relativ lange Zeiträume „noch nicht“ oder „kaum“ subjektiv bemerkbare (Alterungsprozess startet im 3.Lebensjahrzehnt!) und später immer mehr klinisch relevante strukturelle und funktionelle Veränderungen. Sie sind am Bewegungsverhalten bzw. den noch möglichen koordinativen und konditionellen Leistungen zu erkennen. Die grundsätzliche Funktion des sensomotorischen Systems zeigt Abb.** 4.1. Das Gehirn, der präfrontale Kortex als der „Vorstandsvorsitzende (attentional advisory board)“ des Organs und als kognitiver Modulator der Aufmerksamkeit sowie der Emotionen, generiert den Bedarf oder den Wunsch nach Bewegungen. Die erforderlichen Informationen zum impliziten und expliziten Erkennen der Ausgangsposition der Bewegung und der Bewegungsergebnisse liefern die Sensoren. Der primäre sensorische und motorische Cortex gemeinsam mit prämotorischen Arealen stellen das Handlungs- und in Abstimmung mit den Basalganglien, dem Kleinhirn und dem Hirnstamm (posturale Regulationen) auch das Bewegungsprogramm zur Verfügung. Die Zentren der Schmerzhemmung im Hirnstamm und die Logistiksysteme werden als integrale Bestandteile jeder Bewegung aktiviert. Die Muskulatur kontrahiert und generiert damit gleichfalls die sensorischen Rückinformationen und die mechanischen Beanspruchungen der Bindegewebe-

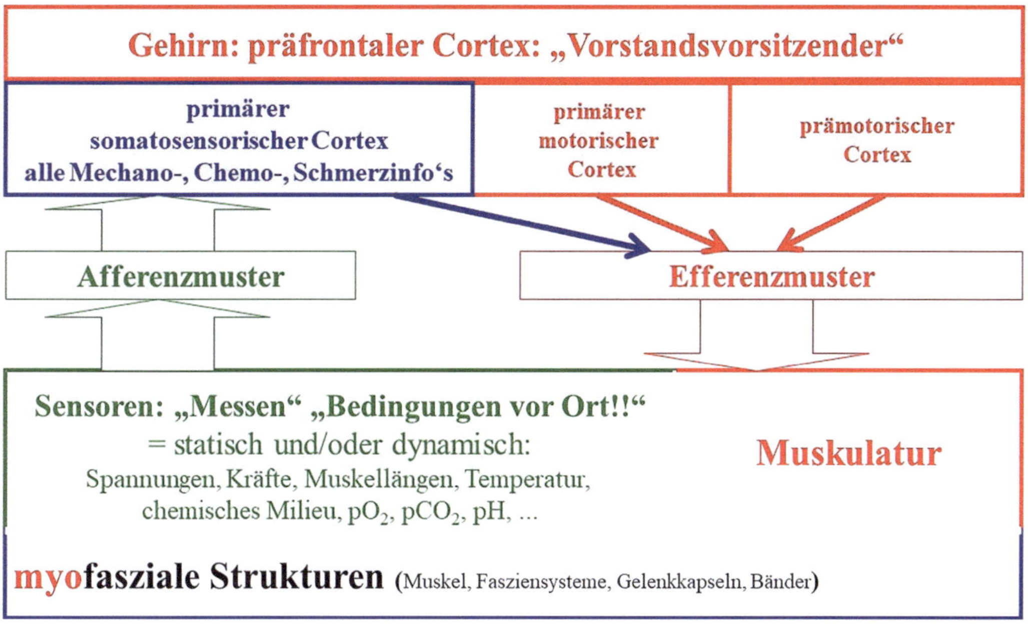

Abb. 4.1 Prinzipielle Funktion des sensomotorischen Systems. Den motivationellen Antrieb liefert der präfrontale Cortex. Der primäre somatosensorische Cortex erhält zwecks Erkennens der jeweils aktuellen Körperhaltung und Raumposition die Informationen von den Sensoren (wenig vom optischen System – siehe Kooperationen) und mit dem primären motorischen Cortex und weiteren motorisch relevanten Arealen wird das Handlungs- und mit subkortikalen Bereichen das Bewegungsprogramm entworfen und als Efferenzmuster an die Muskulatur übermittelt. Die Muskulatur kontrahiert und beansprucht die Sensoren und die Bindegewebestrukturen

strukturen der myo-faszialen bis hin zur funktionellen myo-skelettalen Einheit (Tagliaferri et al. 2015). **Die Muskelaktivität hat die Schlüsselfunktion.** Aus der Sicht des Muskelgewebes sind eine Reihe von Myokinen bekannt, die im Knochengewebe wirken und die Osteozyten und Osteoblasten bilden Signalstoffe die im Muskelstoffwechsel aktiv sind. An den intensiven „biochemischen Verknüpfungen“ zwischen den Geweben beteiligen sich gleichfalls das Fett- und das Knorpelgewebe. Die Gewebe lassen damit insgesamt ein **„kommunikatives Gewebesystem mit gegenseitigen Beeinflussungen und Abhängigkeiten“** (**Kap. 8 und 9) entstehen.**

Bevor eine Bewegung startet und während des Bewegungsablaufs sind sehr umfänglich kognitive Hirnleistungen erforderlich (**Abb.** 4.2), die durch Inaktivität und Alter verändert, eingeschränkt oder sogar pathologisch werden. **Bewegung ist Kognition! und Psychotherapie!**

Die Proportionalsensoren (Informieren über einen anliegenden mechanischen Reiz während der gesamten Wirkungsdauer) und wiederholt sind auch ständig Differentialsensoren (regieren nur auf Reizänderungen) aktiviert. Die Gesamtheit der Informationen ist viel zu groß, als dass sie vom Gehirn verarbeitet werden kann und auch für die konkrete Zielstellung werden muss. Das Gehirn benötigt einen Filtermechanismus, um zu den in Abhängigkeit von der Zielstellung und dem Kontext der Bewegung „unbedingt wichtigen“ Informationen zu gelangen. Dieser Filtermechanismus ist die **„selektive gerichtete Aufmerksamkeit“.** Aus den herausgefilterten Informationen werden nun in einem kognitiven Prozess die zeitliche und räumliche Orientierung, das Erkennen der Körperhaltung und der Bedarf des Krafteinsatzes generiert. Damit kann das Gehirn das Handlungs- und Bewegungsprogramm entwerfen und an die Muskulatur übermitteln. Azyklische Bewegungen werden gesteuert (während der Ausführung keine Korrektur möglich: z. B. Würfe) und zyklische Bewegungen geregelt (Korrekturen des aktuellen

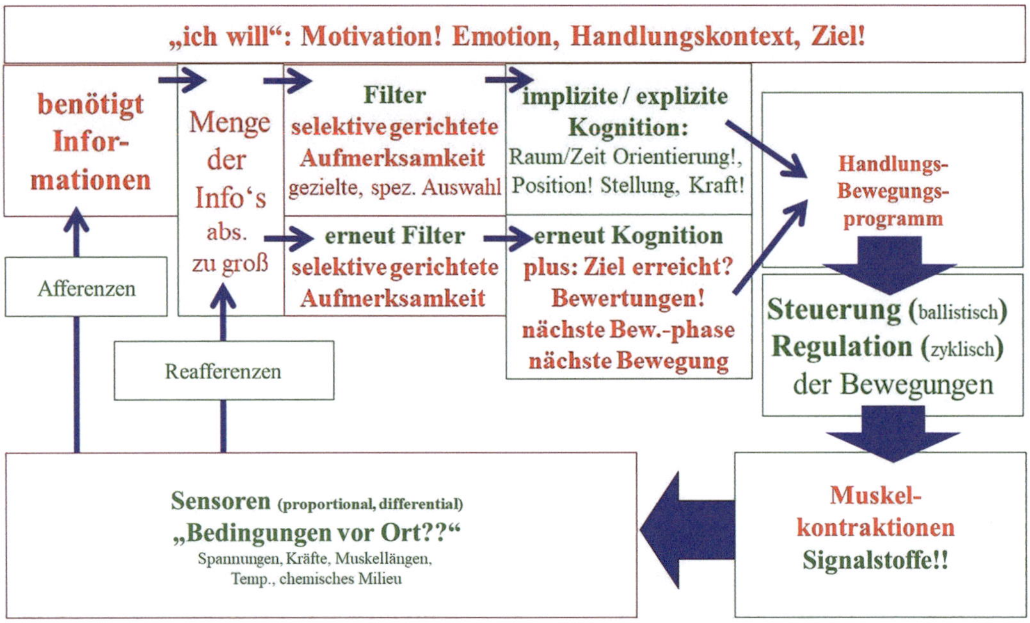

Abb. 4.2 Stark vereinfachter Funktionsablauf einer Bewegung. Jede Bewegung ist ein sehr ausgeprägter kognitiver Prozess für die ständige dynamische Anpassung der Auswahl der situativen, bewegungsadäquaten und kontextabhängigen „wichtigen“ Informationen und für die Organisation und Ausführung

Bewegungslablaufes möglich: z. B. Gehen, …). Die Muskelkontraktionen liefern die adäquaten Reize für die Sensoren und der gleiche Prozess wiederholt sich für jede Bewegungsphase.

> **Wichtig** Die Sensoren messen keine Gelenkwinkel oder auch Körperpositionen! Die Fähigkeit, die Körperhaltung und dessen Änderung zu erkennen und dass „Erkannte“ gleichzeitig für den weiteren Bewegungsablauf zu nutzen, ist eine ständig zu erbringende kognitive Leistung. **Bewegung ist spezifische Kognition!** Die Neuroinflammation benachteiligt diese Leistungen und die Sensomotorik wird „ärmer“ und defizitär.

Alle Strukturen des sensomotorischen Systems, alle kortikalen und subkortikalen Strukturen des Gehirns, die spinalen Bereiche, das periphere Nervengewebe und die Muskulatur unterliegen dem **„Einwegprozess Älterwerden“** (**Abb.** 4.3). Für die „alleinige“ Dekonditionierung besteht durch Beanspruchung, durch Training, noch weitestgehende Reversibilität. Ist aber die Dekonditionierung in die Degeneration übergegangen, wobei aber die Grenze sehr schleichend überschritten wird und zeitlich stets unerkannt bleibt, sind die maladaptiven Folgen je nach pathogenetischem Fortschritt nicht mehr vollständig oder gar nicht mehr reversibel aber in Grenzen kompensierbar.

> **Wichtig** Die chronische Dekonditionierung, die strukturelle und funktionelle Schwäche, ist als der **„erste Schritt zum beschleunigten Alterungsprozess“** anzusehen und Dekonditionierung und Alterung beeinflussen sich gleichsinnig zum Nachteil von Struktur und Funktion.

Im Gehirn beeinflusst das inflamm-aging alle kognitiven Funktionen. Die Sensomotorik benötigt essentiell für die Aufmerksamkeit, die Zeit- und Raumorientierung, das Bewusst-

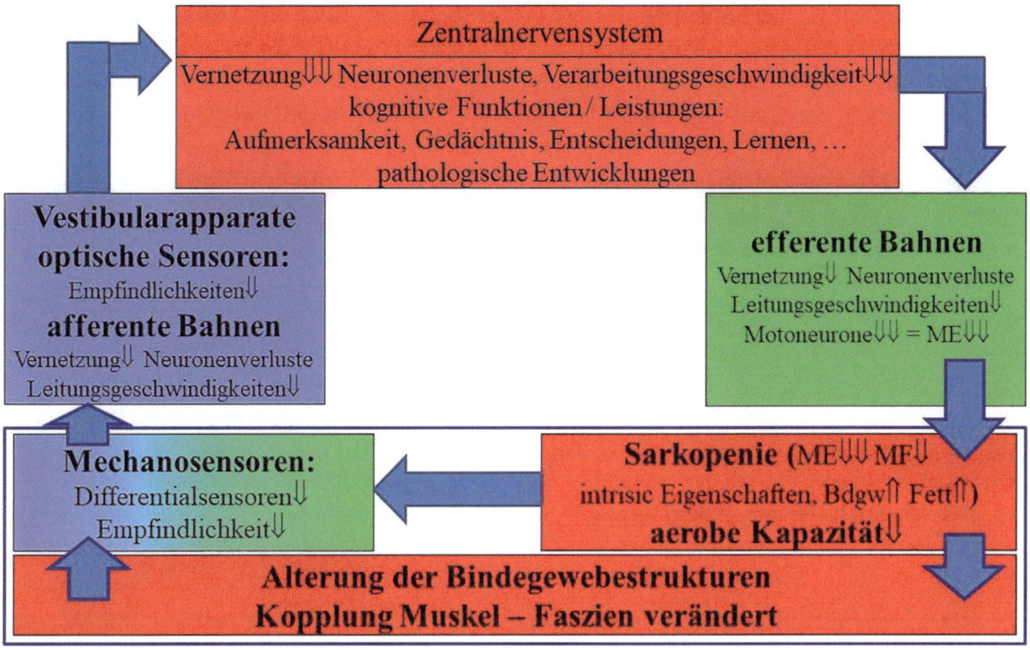

Abb. 4.3 Die Folgen des Alterungsprozesses aber auch bereits der chronischen Inaktivität im sensomotorischen System. Primär sind alle Struktureinheiten betroffen, die sich durch eine sehr schnelle Funktion ausgezeichnet haben. Dies sind die Sensoren, welche nur Veränderungen von Reizintensitäten in die körpereigene Sprache, in Aktionspotenzialsequenzen übersetzen (Differentialsensoren), die schnellen afferenten und efferenten Leitungsbahnen, die Motoneuronen der schnellen motorischen Einheiten und die schnell kontrahierenden Muskelfasern. Im gesamten Nervensystem wird fortschreitend die Vernetzung geringer und Nervenzellen werden apoptotisch. So werden alle Funktionen und Leistungen eingeschränkt

werden der Körperpositionen und ihrer Veränderungen im Bewegungsverlauf, das reaktive Verhalten, die „sensomotorischen Entscheidungen hinsichtlich der Bewegungsauswahl", für erhaltende, stabilisierende und neue Lernprozesse, für Gedächtnisleistungen, für den ständigen Soll-Ist-Abgleich im Bewegungsvollzug und die sensomotorische Koordination und Präzision hochgradige und vielfältige kognitive Leistungen. Mit dem Alterungsprozess und nicht erst ab dem 55.–60. Lebensjahr werden die sensomotorischen Leistungen geringer. Das Verlernen bleibt in der Regel im Unbewussten, weil die Bewegungsleistungen mit ihren dazu gehörigen konditionellen Anforderungen nicht mehr abgefordert werden. Es resultiert die Sturzgefährdung und ab dem 65. Lebensjahr stürzt statistisch jeder fünfte Mensch pro Jahr. Die fortschreitenden Einschränkungen führen letztendlich zur Gebrechlichkeit.

Auf diesem Entwicklungsweg atrophiert der Motorcortex und er verliert zentrale Motoneurone, die Erregbarkeit und die Plastizität werden geringer und über die Lichtung der neuronalen Vernetzungen leiden die Interaktionen zwischen den kortikalen und subkortikalen Strukturen der Sensomotorik einschließlich ihrer integrativen Verknüpfung mit den kognitiven Funktionen und Leistungen. Peripher entwickeln sich auf der Basis der abfallenden aeroben Kapazität, des veränderten systemischen Signalstoffprofils und der Entzündung die Dynapenie und daraus die Sarkopenie. Da die **Muskulatur und das Skelett eine funktionelle Einheit** bilden, entsteht im ersten Schritt die Sarko-Osteopenie und später das sarko-osteoporotische Syndrom. Vor allen Dingen Krafttraining mit den anti-atrophischen und hypertrophischen Konsequenzen Steigerung der Synthese von kontraktilen Proteinen, die mitochondriale Biogenese, die Förderung des braunen zum Nachteil des weißen Fettgewebes und die antientzündliche Wirkung steht präventiv und therapeutisch dem sarko-osteoporotischen Syndrom entgegen. Weil die psychophysische als auch die mechanische Belastbarkeit bei Patienten im fortgeschrittenen Stadium stark reduziert ist, können mithilfe der Restriktion der Durchblutung, mit Hypoxietraining, bei dann verträglichen deutlich geringeren Intensitäten des Trainings dennoch der Kraftzuwachs und die Muskelhypertrophie angeregt werden (Alizadeh Pahlavani 2022).

> **Wichtig**
> **Der Mensch ist in jedem Alter trainierbar.** Die Dekonditionierung kann abgebaut und Degenerationen und insbesondere die nozizeptiven Folgen können kompensatorisch durch den Funktionsstatus der Muskulatur positiv beeinflusst werden (sterile low grad systemic inflammation; Myokine, Ausdauer, Kraft). Ohne die Möglichkeit zu haben, die altersbedingten Veränderungen (inflamm-aging) aufhalten zu können sind zum Vorteil der Mobilität und der Lebensqualität Verzögerungen möglich. Die „einzige" aktive Kompensation der maladaptiven Ergebnisse chronischer Erkrankungen ist die Verbesserung der konditionellen Funktionen aerobe Kapazität und Kraft und die Erhaltung und/oder der qualitative Wiederaufbau sensomotorisch koordinativer Leistungen (z. B. Programme gegen die Sturzgefährdung).
>
> „**Arthrosen** sind nicht mehr rückgängig zu machen, aber der Muskelstatus entscheidet über die Schmerzsituation und die Mobilität. Die **Adipositas** und mit ihr die **Stoffwechselstörungen** können abgebaut werden und somit wird das myo-faszial-skelettale System entlastet. Die schwellende Entzündung wird reduziert. Auch der **Diabetes** kann je nach dem Stadium noch sehr gut (frühe Stadien) bis „noch" beeinflusst werden, wenn die peripheren Veränderungen (Herz-Kreislauf-System, Polyneuropathie, diabetischer Fuß) und die im Gehirn (Compliance, Adhärenz, Resilience; vgl. Abb. 1.2, 1.3, 4.3) durch die Erkrankung und ergänzt durch das Alter nicht bereits zu weit vorangeschritten sind. Das **Herz-Kreislauf-Erkrankungen** von muskulären Anforderungen profitieren ist seit langem sehr gut bekannt und die Therapieregimes haben sich ausgeprägt verändert. Ausdauer ist Krafttraining für den Herzmuskel und es vertritt die Gewebeversorgung und die lebenswichtige Energieproduktion. Die Entwicklung der **Sarko-Osteopenie** bzw. der **Sarko-Osteoporose** kann durch Kraft- (adäquater Reiz für die Eu- und Hypertrophie des Muskelgewebes, die Festigkeit des Skeletts) und Ausdauertraining (energetische Basis für die Gewebeerhaltung und den Gewebeaufbau) aufgehalten werden".

In der Lebensspanne verändern sich gewebetypisch die Muskulatur und die Bindegewebestrukturen (**Abb.** 4.3), sodass die biophysikalischen Eigenschaften (s. passiver Muskel- bzw. Gewebetonus) der myofaszialen Einheit aus der Sicht beider Gewebearten ungünstiger werden. Schnelle Muskelfasern und motorische Einheiten gehen verloren, das Innervationsverhältnis steigt und die Muskeln werden fortschreitend langsam kontrahierend. Die kontraktilen intrinsic-Eigenschaften verantworten eine geringere Kraftentwicklung und Verkürzungsgeschwindigkeit. Die Muskelmasse und die Kraft fallen auseinander und die Kraft steht immer mehr nur noch verzögert zur Verfügung. Die Funktionen und die Phänotypen der Bindegewebszellen in den Faszien und die Matrix wandeln sich. Die Fasziendicke und die Vernetzung des Kollagens steigen. Dazu verändert sich das Profil des Kollagens und dadurch die mechanischen Eigenschaften, die Elastizität fällt, die Rigidität und Steifigkeit werden größer. Die biomechanischen Verknüpfungen zwischen Muskelfasern und Faszien verlieren an Funktion. Die regenerative Kapazität des Gewebes nimmt ab (Franceschi und Campisi 2014; Zügel et al. 2018; Wilke et al. 2019; Zullo et al. 2020).

Das physische Beanspruchungen essentielle Gegenspieler dieser Prozesse sind, ist inzwischen absolut anerkannt. Physische Belastungen haben ein sehr breites Wirkungsspektrum. Der Stoffwechsel wird antidiabetisch, eine Insulinresistenz abgebaut, der Energiestoffwechsel optimiert, die Fettmasse reduziert, das weiße Fettgewebe wird braunes, die Bilanz zu den Myokinen verschoben und die systemische Entzündung reduziert bzw. aufgehoben und die hypothalamische Kontrolle des Appetits und der Sättigung werden in den physiologischen Bereich verschoben. Die anti-entzündliche Wirkung mindert die Disposition für chronisch degenerative Erkrankungen, das onkologische Risiko und die Verknüpfung von Immunoseneszenz und inflamm-aging.

Immer mehr wird auch die Wirkung der Komponente Ernährung deutlich. Bei gesunden Menschen veranlasst eine kalorische Restriktion um ca. 14 % über einen Zeitraum von 2 Jahren positive Effekte auf die Thymopoese, die Reifung von T-Zellen, es erfolgt eine Reprogrammierung des Fettgewebes zugunsten der mitochondrialen Biogenese und anti-inflammatorischer Prozesse mit entsprechend linderndem Effekt auf das inflamm-aging (Spadaro et al. 2022).

Die Funktion des Thymus, ständig den peripheren naiven T-Zell-Pool zu verjüngen und aufrechtzuerhalten ist auch bei alten Menschen ($n = 65$, Mittel: 68.6 Jahre, Min.: 59.1 – Max. 72.6 Jahre) noch erhalten, aber dessen Kapazität und physiologischerweise der altersbedingte Abfall sind vom Entzündungsstatus des Organismus abhängig (Ferrando-Martínez et al. 2009). Dabei ist die Thymusfunktion sehr heterogen. Die jeweils vorliegende Funktion ist invers mit dem Alter und positiv mit dem Prozentsatz der peripheren naiven T-Zellen ($CD4^+$, $CD8^+$) korreliert. Der Thymus auch der älteren Menschen ist demnach noch in der Lage, den peripheren Lymphozytenpool zu beeinflussen.

> **Wichtig** Bewegung ist nicht nur schlechthin ein wesentliches Merkmal des Lebens, sondern **Bewegung ist das entscheidende und prägende „anti-entzündliche Medikament"** für die Funktionsfähigkeit und die Gesundheit (Laube 2020b, 2021a, 2022a, b)! Die Aufrechterhaltung bzw. die Förderung der sensomotorischen Leistungen, das sind die absolut vorrangigen Ziele zur Reduzierung der Morbidität, der Therapie und Rehabilitation und der Verzögerung der Alterungsprozesse für eine möglichst nur sehr kurze Zeit der Gebrechlichkeit im hohen Alter. Die Komponente antientzündliche und kalorienreduzierte Ernährung gehört dazu!

Lebenslanges Gesundheitstraining ($n = 15$, inaktiv, 26 ± 5 Jahre, Min–Max. 20–36 Jahre; $n = 16$ langfristiges Training: 73 ± 4 Jahre, Min.-Max. 68–82 Jahre [Tier 1 Teilnehmerklassifikation nach McKay et al. (2022): Aktivitäten lt. WHO Empfehlungen 18–64 Jahre: 150 bis 300 min moderat bis intensiv oder 75–150 min intensiv/Wo., 2 mal oder häufiger Krafttraining/Woche; Teilnahme an multiplen Sportaktivitäten erfüllt]; $n = 15$ ohne Aktivität: 73 ± 4 Min.-Max. 68–82 Jahre) bedeutet in Relation zu jungen und gleichaltrigen inaktiven Gesunden, dass der Gehalt an Satellitenzellen, die speziell mit Typ-II-Fasern assoziiert sind, und die mRNA-Spiegel der Beta- und Gamma-ACh-Rezeptoren (motorische Endplatten) höher bleiben und die deutlich längere Beibehaltung eines noch jüngeren Profils repräsentieren. Dennoch sind bei den aktiv gewesenen wie den inaktiven der Anteil denervierter Muskelfasern und die Satellitenzellfunktionen (lt. Zelldifferenzierungs- und Fusionsindex-Assays in vitro) gut vergleichbar (Soendenbroe et al. 2022).

> **Wichtig** Mit systematischen lebenslangen physischen Aktivitäten, die den WHO-Empfehlungen entsprechen, werden die Alterungsprozesse partiell verzögert und in der Muskulatur treten die typischen Merkmale des Alterungsprozesse offensichtlich deutlich später auf.

Der myo-tendinöse Übergang, der die gesamte kontraktile Spannung auf die Sehne überträgt, unterliegt einem hohen Risiko für chronische Fehlbelastungen. Die sehr hohe mechanische Belastung verlangt demzufolge auch eine hohe mechanische Belastbarkeit, die nur durch korrekt aufgebautes intensives Krafttraining erzeugt werden kann. Die höchsten Spannungen generieren exzentrische Kontraktionen, denn zur kontraktilen addiert sich die Retraktionskraft des Gewebes, sodass die Gesamtspannung die isometrische deutlich überschreitet. Entsprechend besitzt der myo-tendinöse Bereich eine spezifische Gewebearchitektur, womit die Fläche, über welche die Spannungen übertragen wird, deutlich vergrößert wird. Bis zu 50 % der Muskelfasern in der direkten Nähe des Überganges enthalten einen oder auch mehrere zentrale Kerne, bei gleich vielen kann immunhistologisch CD56 (Jakobsen et al. 2018; Jakobsen und Krogsgaard 2021), ein reliabler Oberflächenmarker von Satellitenzellen (Snijders et al. 2015) nachgewiesen werden. Die Anzahl der Satellitenzellen und der Fibroblasten ist dennoch nicht höher als in der Mitte des Muskels. Diese morphologische Besonderheit spricht für eine sehr hohe Dynamik der Regenerationsrate der Muskelfasern im myo-tendinösen Bereich. Bindegewebige Veränderungen gehen aufgrund einer inaktivitätsbedingt deutlich gesenkten Belastbarkeitsgrenze bereits zeitig ($n = 147$, 57 % Frauen, $43{,}68 \pm 14{,}53$ Jahre, 1470 Enthesen, Achillessehne, Plantarfaszie, Lig. patellae, Lig. quadrizeps fem.) mit entzündlichen Folgen, den Enthesopathien einher. 77 % der Personen ($n = 113$) wiesen mindestens eine Enthesopathie auf. Die Verdickung des Bindegewebes und die Hypoechogenität sind die häufigsten degenerativen bzw. entzündlichen Zeichen und Enthesophyten können bei 10 % gefunden werden. Männer, deren Alter und der BMI weisen jeweils eine signifikante Verknüpfung mit der Entzündung und den strukturellen Veränderungen auf und die Entzündungszeichen häufen sich in der Altersgruppe 36–55 Jahre. Insbesondere bei älteren und adipösen sollte die Enthesopathie vorsichtig interpretiert werden (Moshrif et al. 2022).

> **Wichtig** Die Belastbarkeit aller Gewebe und Organsysteme ist ein dynamisches Produkt des Zyklus Belastung – Beanspruchung – Ermüdung – Erholung – Adaptation (Laube 2009, 2011, 2020a), des Trainings in Art, Umfang und Intensität. Das Bindegewebe reagiert gegenüber der Herz-Kreislauf-Funktion und der Muskulatur physiologisch sehr verzögert mit Adaptationen. Es benötigt auch für die Regeneration die längeren Erholungszeiten. Entsprechend muss die Belastungsdosierung in physisch belastenden Berufen und im Sport unbedingt den Trainingszustand und das Alter in Betracht ziehen. Dem Zeitbedarf der Regeneration des Bindegewebes muss eine hohe Aufmerksamkeit geschenkt werden.

Fazit

Die Entwicklung des Gehirns beginnt in der frühen Schwangerschaft und erstreckt bis in das frühe dritte Lebensjahrzehnt. Es ist die vulnerable Zeit für die Förderung oder auch die Nachteiligkeit aller Gehirnfunktionen. Der Aktivitätsstatus, die cerebrale Leistungsfähigkeit, die Funktion der Körperperipherie und die Sozialisation sind über die cross talks der Muskulatur eng verbunden.

An der Dekonditionierung ist das Gehirn mit all seinen höchsten Instanzen beteiligt, was sich in der Motivation, depressiven Entwicklungen und den Emotionen ausdrückt. Das Verhalten, die psychophysische Leistungsbereitschaft und -fähigkeit, die Bewältigungsmöglichkeiten und die Belastungs- und Anstrengungstoleranz sind betroffen. Diese Faktoren fördern die physische Inaktivität und sie sind für die Akzeptanz körperlicher Belastungen und für die Selbstverantwortung hoch relevant. Die cerebralen Ergebnisse der Dekonditionierung bilden sich auch in Defiziten der sensomotorischen Koordination ab. Die dekonditionierten Logistiksysteme stehen für geminderte Leistungen, für defizitäre Regenerations- und Reparaturleistungen und sind Quelle nozizeptiver Afferenzen. Die Sarkopenie korreliert negativ mit kardiovaskulären, metabolischen und orthopädischen Erkrankungen. Die Myokinproduktion ist reduziert und der generalisierte Entzündungsstatus gesteigert. Alle Veränderungen sind die Basis der peripheren und der zentralen Sensibilisierung, der Schmerzerkrankung.

Der Alterungsprozesses hat **9 Hauptmerkmale.** Die **Immunoseneszenz** und das **inflam-aging** fassen alle Merkmale zusammen. Die Alterung des Immunsystems scheint den Alterungsprozess anzutreiben. Aufgrund der langen Entwicklung chronischer Erkrankungen werden sie „im Alter" klinisch relevant. Bezogen auf den Beginn des Alterungsprozesses im dritten Lebensjahrzehnt und „des sehr schleichenden Überganges in die Maladaptationen" sind es Erkrankungen der frühen und mittleren Lebensspanne. Da die low grade inflammation von der Inaktivität und nicht vom Alter abhängig ist, beginnt bei sehr vielen der pathophysiologische Prozess bereits im Kindes- und Jugendalter.

Die führende Beteiligung des Immunsystems am Alterungsprozess, die **immunologische Senescence,** mindert die Protektion des Nervengewebes, was auch auf die weiteren Gewebearten zutrifft. Aber die beiden Seiten **Immunosenescence** und **inflammaging** sind eher adaptive Prozesse. Sie können als **„Immunmodellierung – Immunadaptation"** angesehen werden. Um die krankmachenden Konsequenzen in den Griff zu bekommen, müssen durch physische Aktivitäten die entzündlichen Prozesse (Myokine!) möglichst lange bekämpft werden. Die chronische Entzündung ist „kein Privileg" des Alters, sondern schwelt durch Inaktivität altersunabhängig in allen Geweben. Der Begriff **„Inflamm-Aging"** drückt eigentlich eine Anti-Stress-Reaktion aus, um die auch mit dem Alter einhergehende gering gradige systemische sterile Entzündung zu beschreiben, die je nach Ausmaß neurodegenerative und somato-degenerative Maladaptionen hervorruft. Es ist eine Kombination aus „oxidativem" und „entzündlichem Stress". Im Gehirn beeinflusst das inflamm-aging alle kognitiven Funktionen. Die Entzündungsreaktionen beeinflussen alle Gewebe und so auch alle Bindegewebestrukturen. Die primären Osteoarthrosen werden bisher als primär degenerative ohne Entzündung eingeordnet. Diese begrenzte Sicht kann nicht mehr aufrechterhalten werden, denn eine entzündliche Komponente ist stets dabei, wenn nicht sogar führend. Das „Gegenmittel" gegen den schwelenden Entzündungsprozess ist das Training!

Literatur

Alizadeh Pahlavani H (17. Februar 2022) Exercise therapy for people with sarcopenic obesity: myokines and adipokines as effective actors. Front Endocrinol (Lausanne) 13:811751. https://doi.org/10.3389/fendo.2022.811751. eCollection 2022

Ates Bulut E, Soysal P, Isik AT (4. Oktober 2018) Frequency and coincidence of geriatric syndromes according to age groups: single-center experience in Turkey between 2013 and 2017. Clin Interv Aging 13:1899–1905. https://doi.org/10.2147/CIA.S180281. eCollection 2018

Backwell L, Marsh JA (August 2022) Diverse molecular mechanisms underlying pathogenic protein mutations: beyond the loss-of-function paradigm. Annu Rev Genomics Hum Genet 31(23):475–498. https://doi.org/10.1146/annurev-genom-111221-103208. Epub 2022 Apr 8

Badal VD, Vaccariello ED, Murray ER, Yu KE, Knight R, Jeste DV, Nguyen TT (7. Dezember 2020) The gut microbiome, aging, and longevity: a systematic review. Nutrients 12(12):3759. https://doi.org/10.3390/nu12123759

Barbalho SM, Flato UAP, Tofano RJ, Goulart RA, Guiguer EL, Detregiachi CRP, Buchaim DV, Araújo AC, Buchaim RL, Reina FTR, Biteli P, Reina DOBR, Bechara MD (20. Mai 2020) Physical exercise and myokines: relationships with sarcopenia and cardiovascular complications. Int J Mol Sci 21(10):3607. https://doi.org/10.3390/ijms21103607

Bowirrat A (2. November 2022) Immunosenescence and aging: neuroinflammation is a prominent feature of Alzheimer's disease and is a likely contributor to neurodegenerative disease pathogenesis. J Pers Med 12(11):1817. https://doi.org/10.3390/jpm12111817

Bröde P, Claus M, Gajewski PD, Getzmann S, Golka K, Hengstler JG, Wascher E, Watzl C (27. Oktober 2022) Calibrating a comprehensive immune age metric to analyze the cross sectional age-related decline in cardiorespiratory fitness. Biology (Basel) 11(11):1576. https://doi.org/10.3390/biology11111576

Carlberg C, Klotz LO und Molnár F (2022) Nutrigenomik. Gene und unsere Ernährung. Springer, Berlin, Heidelberg

Costantini E, D'Angelo C, Reale M (8. März 2018) The role of immunosenescence in neurodegenerative diseases. Mediators Inflamm 2018:6039171. https://doi.org/10.1155/2018/6039171. eCollection 2018

Cruz-Jentoft AJ, Baeyens JP, Bauer JM, Boirie Y, Cederholm T, Landi F, Martin FC, Michel JP, Rolland Y, Schneider SM, Topinkova E, Vandewoude M, Zamboni M (2010) Sarcopenia: European consensus on definition and diagnosis. Age Ageing 39:412–423

Cruz-Jentoft AJ, Bahat G, Bauer J, Boirie Y, Bruyère O, Cederholm T, Cooper C, Landi F, Rolland Y, Sayer AA, Schneider SM, Sieber CC, Topinkova E, Vandewoude M, Visser M, Zamboni M (1. Januar 2019) Writing group for the European working group on sarcopenia in older people 2 (EWGSOP2), and the extended group for EWGSOP2: Sarcopenia: revised European consensus on definition and diagnosis. Age Ageing 48(1):16–31. https://doi.org/10.1093/ageing/afy169

Csapo R, Gumpenberger M, Wessner B (19. März 2020) Skeletal muscle extracellular matrix – What do we know about its composition, regulation, and physiological roles? A narrative review. Front Physiol 11:253. https://doi.org/10.3389/fphys.2020.00253. eCollection 2020

De la Fuente M, Miquel J (2009) An update of the oxidation-inflammation theory of aging: the involvement of the immune system in oxi-inflamm-aging. Curr Pharm Des 15(26):3003–3026. https://doi.org/10.2174/138161209789058110

Ferrando-Martínez S, Franco JM, Hernandez A, Ordoñez A, Gutierrez E, Abad A, Leal M (Juni 2009) Thymopoiesis in elderly human is associated with systemic inflammatory status. Age (Dordr) 31(2):87–97. https://doi.org/10.1007/s11357-008-9084-x. Epub 2009 Jan 31

Fontana L, Partridge L (2015) Promoting health and longevity through diet: from model organisms to humans. Cell 161(1):106 118

Franceschi C, Bonafè M (April 2003) Cenarians as a model for healthy aging. Biochem Soc Trans 31(2):457–461. https://doi.org/10.1042/bst0310457

Franceschi C, Campisi J (2014) Chronic inflammation (inflammaging) and its potential contribution to age-associated diseases. J Gerontol A Bio Sci Med Sci 63(Suppl. 1):54–59. https://doi.org/10.1093/gerona/glu057

Fulop T, Larbi A, Dupuis G, Le Page A, Frost EH, Cohen AA, Witkowski JM, Franceschi C (10. Januar 2018) Immunosenescence and inflamm-aging as two sides of the same coin: friends or foes? Front Immunol 8:1960. https://doi.org/10.3389/fimmu.2017.01960. eCollection 2017

Gerasimavicius L, Livesey BJ, Marsh JA (6. Juli 2022) Loss-of-function, gain-of-function and dominant-negative mutations have profoundly different effects on protein structure. Nat Commun 13(1):3895. https://doi.org/10.1038/s41467-022-31686-6

Godziuk K, Prado CM, Woodhouse LJ, Forhan M (28. Juli 2018) The impact of sarcopenic obesity on knee and hip osteoarthritis: a scoping review. BMC Musculoskelet Disord 19(1):271. https://doi.org/10.1186/s12891-018-2175-7

Hearon CM Jr, Dinenno FA (15. April 2016) Regulation of skeletal muscle blood flow during exercise in ageing humans. J Physiol 594(8):2261–2273. https://doi.org/10.1113/JP270593. Epub 2015 Nov 2

Jakobsen JR, Jakobsen NR, Mackey AL, Koch M, Kjaer M, Krogsgaard MR (August 2018) Remodeling of muscle fibers approaching the human myotendinous junction. Scand J Med Sci Sports 28(8):1859–1865. https://doi.org/10.1111/sms.13196. Epub 2018 May 8

Jakobsen JR, Krogsgaard MR (26. März 2021) The myotendinous junction-A vulnerable companion in sports. A narrative review. Front Physiol 12:635561. https://doi.org/10.3389/fphys.2021.635561. eCollection 2021

Jin X, Beguerie JR, Zhang W, Blizzard L, Otahal P, Jones G, Ding C (April 2015) Circulating C reactive protein in osteoarthritis: a systematic review and meta-analysis. Ann Rheum Dis 74(4):703–710. https://doi.org/10.1136/annrheumdis-2013-204494. Epub 2013 Dec 20

Kim G, Kim JH (März 2020) Impact of skeletal muscle mass on metabolic health. Endocrinol Metab (Seoul). 35(1):1–6. https://doi.org/10.3803/EnM.2020.35.1.1

Kolesar JE, Safdar A, Abadi A, MacNeil LG, Crane JD, Tarnopolsky MA, Kaufman BA (Oktober 2014) Defects in mitochondrial DNA replication and oxidative damage in muscle of mtDNA mutator mice. Free Radic Biol Med 75:241–251. https://doi.org/10.1016/j.freeradbiomed.2014.07.038. Epub 2014 Aug 12

Laube W (2009) Physiologie des Zyklus Belastung – Beanspruchung – Ermüdung – Erholung – Adapatation. In: Laube W (Hrsg) Sensomotorisches System. Thieme, Stuttgart, S 499–555

Laube W (2011) Der Zyklus Belastung – Adaptation – Grundlage für Struktur, Funktion, Leistungsfähigkeit und Gesundheit. Man Med 50:335–343

Laube W (2020a) Schmerz, Zyklus Belastung – Adaptation und Gesundheitstraining. In: Sensomotorik und Schmerz. Springer, Berlin – Heidelberg, 2020, 319–334

Laube W (2020b) „Mehr Bewegung – Weniger Störung" Funktion basiert auf Struktur – Struktur essentiell auf Funktion angewiesen. Man Med 58(6):307–315

Laube W (2021a) Muskeltraining – ein universelles Medikament. Man Med 59:179–186. https://doi.org/10.1007/s00337-021-00801-x

Laube W (2021b) Der Muskulatur mehr Aufmerksamkeit schenken! Man Med 59:302–306. https://doi.org/10.1007/s00337-021-00821-7

Laube W (2022a) Mentale Gesundheit und physische Aktivität. Man Med 60:13–21

Laube W (2022b) Schmerztherapie ohne Medikamente - Leitfaden zur endogenen Schmerzhemmung für Ärzte und Therapeuten. Springer, Berlin-Heidelberg, 2022

Lewis R, Gómez Álvarez CB, Rayman M, Lanham-New S, Woolf A, Mobasheri A (11. April 2019) Strategies for optimising musculoskeletal health in the 21st century. BMC Musculoskelet Disord 20(1):164. https://doi.org/10.1186/s12891-019-2510-7

Litwic AE, Parsons C, Edwards MH, Jagannath D, Cooper C, Dennison EM (Januar 2018) Comment on: inflammatory mediators in osteoarthritis: a critical review of the state-of-the art, prospects, and future challenges. Bone 106:28–29. https://doi.org/10.1016/j.bone.2016.08.001. Epub 2016 Aug 2

Lopez-Otin C, Blasco MA, Partridge L, Serrano M, Kroemer G (2013) The hallmarks of aging. Cell 153:1194–1217

Martínez de Toda I, Ceprián N, Díaz-Del Cerro E, De la Fuente M (1. November 2021) The role of immune cells in oxi-Inflamm-aging. Cells 10(11):2974. https://doi.org/10.3390/cells10112974

McKay AKA, Stellingwerff T, Smith ES, Martin DT, Mujika I, Goosey-Tolfrey VL, Sheppard J, Burke LM (1. Februar 2022) Defining training and performance caliber: a participant classification framework. Int J Sports Physiol Perform 17(2):317–331. https://doi.org/10.1123/ijspp.2021-0451. Epub 2022 Dec 29

Misra D, Fielding RA, Felson DT, Niu J, Brown C, Nevitt M, Lewis CE, Torner J, Neogi T (Februar 2019) MOST study: risk of knee osteoarthritis with obesity, sarcopenic obesity, and sarcopenia. Arthritis Rheumatol 71(2):232–237. https://doi.org/10.1002/art.40692. Epub 2019 Jan 4

Mobasheri A, Matta C, Zákány R, Musumeci G (März 2015) Chondrosenescence: definition, hallmarks and potential role in the pathogenesis of osteoarthritis. Maturitas 80(3):237–244. https://doi.org/10.1016/j.maturitas.2014.12.003. Epub 2014 Dec 24

Moshrif A, Abdel Noor R, Aly H, Mortada M, Hafez A (April 2022) Aging and entheses: an ultrasonographic probing of degenerative enthesopathy in a cohort of 147 healthy subjects. Int J Rheum Dis 25(4):481–488. https://doi.org/10.1111/1756-185X.14301. Epub 2022 Feb 6

Moskalev A, Stambler I, Caruso C (1. Dezember 2020) Innate and adaptive immunity in aging and longevity: the foundation of resilience. Aging Dis 11(6):1363–1373. https://doi.org/10.14336/AD.2020.0603. eCollection 2020 Dec

Murdaca G, Paladin F, Casciaro M, Vicario CM, Gangemi S, Martino G (31. August 2022) Neuro-inflammaging and psychopathological distress. Biomedicines 10(9):2133. https://doi.org/10.3390/biomedicines10092133

Park BS, Yoon JS (2013) Relative skeletal muscle mass is associated with development of metabolic syndrome. Diabetes Metab J 37:458–464

Park SH, Park JH, Song PS, Kim DK, Kim KH, Seol SH, Kim HK, Jang HJ, Lee JG, Park HY, Park J, Shin KJ, Kim Di, Moon YS (November–Dezember 2013) Sarcopenic obesity as an independent risk factor of hypertension. J Am Soc Hypertens 7(6):420–425. https://doi.org/10.1016/j.jash.2013.06.002. Epub 2013 Jul 30.

Park SH, Park JH, Park HY, Jang HJ, Kim HK, Park J, Shin KJ, Lee JG, Moon YS (August 2014) Additional role of sarcopenia to waist circumference in predicting the odds of metabolic syndrome. Clin Nutr 33(4):668–672. https://doi.org/10.1016/j.clnu.2013.08.008. Epub 2013 Aug 31

Pasco JA, Williams LJ, Jacka FN, Stupka N, Brennan-Olsen SL, Holloway KL, Berk M (Oktober 2015) Sarcopenia and the common mental disorders: a potential regulatory role of skeletal muscle on brain function? Curr Osteoporos Rep 13(5):351–357. https://doi.org/10.1007/s11914-015-0279-7

Pizza V, Agresta A, D'Acunto CW, Festa M, Capasso A (August 2011) Neuroinflamm-aging and neurodegenerative diseases: an overview. CNS Neurol Disord Drug Targets 10(5):621–634. https://doi.org/10.2174/187152711796235014

Rahmati M, Mobasheri A, Mozafari M (2016Apr) Inflammatory mediators in osteoarthritis: a critical review of the state-of-the-art, current prospects, and future challenges. Bone 85:81–90. https://doi.org/10.1016/j.bone.2016.01.019. Epub 2016 Jan 23

Roca F, Lang PO, Chassagne P (2019) Chronic neurological disorders and related comorbidities: role of age-associated physiological changes. Handb Clin Neurol 167:105–122. https://doi.org/10.1016/B978-0-12-804766-8.00007-8

Safdar A, Bourgeois JM, Ogborn DI, Little JP, Hettinga BP, Akhtar M, Thompson JE, Melov S, Mocellin NJ, Kujoth GC, Prolla TA, Tarnopolsky MA (8. März 2011) Endurance exercise rescues progeroid aging and induces systemic mitochondrial rejuvenation in mtDNA mutator mice. Proc Natl Acad Sci U S A 108(10):4135–4140. https://doi.org/10.1073/pnas.1019581108. Epub 2011 Feb 22

Safdar A, Khrapko K, Flynn JM, Saleem A, De Lisio M, Johnston AP, Kratysberg Y, Samjoo IA, Kitaoka Y, Ogborn DI, Little JP, Raha S, Parise G, Akhtar M, Hettinga BP, Rowe GC, Arany Z, Prolla TA, Tarnopolsky MA (31. Januar 2016) Exercise-induced mitochondrial S53 repairs mtDNA mutations in mutator mice. Skelet Muscle 6:7. https://doi.org/10.1186/s13395-016-0075-9. eCollection 2016

Salvioli S, Capri M, Valensin S, Tieri P, Monti D, Ottaviani E, Franceschi C (2006) Inflamm-aging, cytokines and aging: state of the art, new hypotheses on the role of mitochondria and new perspectives from systems biology. Curr Pharm Des 12(24):3161–3171. https://doi.org/10.2174/138161206777947470

Scanzello CR (Januar 2017) Role of low-grade inflammation in osteoarthritis. Curr Opin Rheumatol 29(1):79–85. https://doi.org/10.1097/BOR.0000000000000353

Skamagki G, Carpenter C, King A, Wåhlin C (30. Juli 2022) Management of chronic musculoskeletal disorders in the workplace from the perspective of older employees: a mixed methods research study. Int J Environ Res Public Health 19(15):9348. https://doi.org/10.3390/ijerph19159348

Snijders T, Nederveen JP, McKay BR, Joanisse S, Verdijk LB, van Loon LJ, Parise G (21. Oktober 2015) Satellite cells in human skeletal muscle plasticity. Front Physiol 6:283. https://doi.org/10.3389/fphys.2015.00283. eCollection 2015

Soendenbroe C, Dahl CL, Meulengracht C, Tamáš M, Svensson RB, Schjerling P, Kjaer M, Andersen JL, Mackey AL (April 2022) Preserved stem cell content and innervation profile of elderly human skeletal muscle with lifelong recreational exercise. J Physiol 600(8):1969–1989. https://doi.org/10.1113/JP282677. Epub 2022 Mar 16

Spadaro O, Youm Y, Shchukina I, Ryu S, Sidorov S, Ravussin A, Nguyen K, Aladyeva E, Predeus AN, Smith SR, Ravussin E, Galban C, Artyomov MN, Dixit VD (11. Februar 2022) Caloric restriction in humans reveals immunometabolic regulators of health span. Science 375(6581):671–677. https://doi.org/10.1126/science.abg7292. Epub 2022 Feb 10

Stephenson J, Nutma E, van der Valk P, Amor S (Juni 2018) Inflammation in CNS neurodegenerative diseases. Immunology 154(2):204–219. https://doi.org/10.1111/imm.12922. Epub 2018 Apr 17

Sui SX, Williams LJ, Holloway-Kew KL, Hyde NK, Pasco JA (29. Dezember 2020) Skeletal muscle health and cognitive function: a narrative review. Int J Mol Sci 22(1):255. https://doi.org/10.3390/ijms22010255

Tagliaferri C, Wittrant Y, Davicco MJ, Walrand S, Coxam V (Mai 2015) Muscle and bone, two interconnected tissues. Ageing Res Rev 21:55–70. https://doi.org/10.1016/j.arr.2015.03.002. Epub 2015 Mar 21

Thevaranjan N, Puchta A, Schulz C, Naidoo A, Szamosi JC, Verschoor CP, Loukov D, Schenck LP, Jury J, Foley KP, Schertzer JD, Larché MJ, Davidson DJ, Verdú EF, Surette MG, Bowdish DME (12. April 2017) Age-associated microbial dysbiosis promotes intestinal permeability, systemic inflammation, and macrophage dysfunction. Cell Host Microbe 21(4):455–466.e4. https://doi.org/10.1016/j.chom.2017.03.002

Thomas GD (März 2015) Functional sympatholysis in hypertension. Auton Neurosci 188:64–68. https://doi.org/10.1016/j.autneu.2014.10.019. Epub 2014 Oct 23

Walford RL (1. Juni 1969) Inmmnologische Aspekte des Aherns [Immunologic aspects of aging]. Klin Wochenschr 47(11):599–605. https://doi.org/10.1007/BF01876949

Wilke J, Macchi V, De Caro R, Stecco C (Januar 2019) Fascia thickness, aging and flexibility: is there an association? J Anat 234(1):43–49. https://doi.org/10.1111/joa.12902. Epub 2018 Nov 11

Yoon KJ, Ahn A, Park SH, Kwak SH, Kwak SE, Lee W, Yang YR, Kim M, Shin HM, Kim HR, Moon HY (6. Januar 2021) Exercise reduces metabolic burden while altering the immune system in aged mice. Aging (Albany NY) 13(1):1294–1313. https://doi.org/10.18632/aging.202312. Epub 2021 Jan 6

Yousefzadeh MJ, Flores RR, Zhu Y, Schmiechen ZC, Brooks RW, Trussoni CE, Cui Y, Angelini L, Lee KA, McGowan SJ, Burrack AL, Wang D, Dong Q, Lu A, Sano T, O'Kelly RD, McGuckian CA, Kato JI, Bank MP, Wade EA, Pillai SPS, Klug J, Ladiges WC, Burd CE, Lewis SE, LaRusso NF, Vo NV, Wang Y, Kelley EE, Huard J, Stromnes IM, Robbins PD, Niedernhofer LJ (Juni 2021) An aged immune system drives senescence and ageing of solid organs. Nature 594(7861):100–105. https://doi.org/10.1038/s41586-021-03547-7. Epub 2021 May 12

Zhang H, Lin S, Gao T, Zhong F, Cai J, Sun Y, Ma A (16. März 2018) Association between sarcopenia and metabolic syndrome in middle-aged and older non-obese adults: a systematic review and meta-analysis. Nutrients 10(3):364. https://doi.org/10.3390/nu10030364

Zhang W, Chen X, Gao G, Xing S, Zhou L, Tang X, Zhao X, An Y (11. März 2021) Clinical relevance of gain- and loss-of-function germline mutations in STAT1: a systematic review. Front Immunol 12:654406. https://doi.org/10.3389/fimmu.2021.654406. eCollection 2021

Zügel M, Maganaris CN, Wilke J, Jurkat-Rott K, Klingler W, Wearing SC, Findley T, Barbe MF, Steinacker JM, Vleeming A, Bloch W, Schleip R, Hodges PW (Dezember 2018) Fascial tissue research in sports medicine: from molecules to tissue adaptation, injury and diagnostics: consensus statement. Br J Sports Med 52(23):1497. https://doi.org/10.1136/bjsports-2018-099308. Epub 2018 Aug 2

Zullo A, Fleckenstein J, Schleip R, Hoppe K, Wearing S, Klingler W (24. Juni 2020) Structural and functional changes in the coupling of fascial tissue, skeletal muscle, and nerves during aging. Front Physiol 11:592. https://doi.org/10.3389/fphys.2020.00592. eCollection 2020

Teil II
Muskulatur – Gesundheits- oder Krankheitszentrum

5 Psycho-physische Aktivitäten – Stress: Leistung nach „Außen" – gesunde oder kranke Struktur nach „Innen"

> Das motorische Handlungsprogramm hat sehr vielfältige Funktionen. Es steht für Kognition, Toleranzen, Emotionen und aktiviert die Versorgungssysteme, das Immunsystem und die Signalstoffproduktionen. Die aktive Muskulatur wird zum peripheren „signalstoff-basierten Zentrum" der Gewebekommunikationen. Training ist Stress, der vom Dysstress zu trennen ist. Das Immunsystem hat weit mehr Aufgaben als die Infektabwehr. Die cerebrale Aktivität in Ruhe repräsentiert die Resilience und die Persönlichkeitsmerkmale. Eine gute Resilience bewältigt Anforderungen mit einem hohen Stresspotenzial. Personen mit „Disstress" sind hochgradig neurotisch. Chronische Schmerzen verändern Wahrnehmung, die Aufmerksamkeit und die emotionale Kontrolle. Chronischer Stress liegt bei der Dekonditionierung und allen chronisch degenerativen Erkrankungen vor und fördert die Tumorgenese und -entwicklung. Körperliche Aktivitäten mindern und therapieren die Anfälligkeit gegenüber Stress.

5.1 Central motor command – Signal für vielfältige Funktionen

Das Gehirn aktiviert mit dem central motor command inklusive dem common drive bewegungsspezifisch die Muskulatur, um die entsprechenden mechanischen Funktionen für die Bewegung (Zielsensomotorik) und die adäquate Dynamik zur ständigen Aufrechterhaltung der Körperhaltung und des Gleichgewichtes (Stützsensomotorik) zur Verfügung zu stellen.

Das central motor command ist aber nicht allein ein Antrieb für die mechanische Funktion der Muskulatur. Es ist ein „Puzzelbild", welches mehrere Funktionen abbildet.

1. Das **central motor command** beinhaltet als Teil des motorischen Programmes die Aktivierung der für die Bewegung voraussichtlich erforderlichen Herz-Kreislauf- und Stoffwechselfunktion zur möglichst verzögerungsarmen verstärkten Versorgung des Muskelgewebes. Dies kann selbst bei einer vorgestellten bzw. anhand der Durchblutungssteigerung während einer Bewegung gezeigt werden (Williamson et al. 2002, 2003). Als „zugehöriger Puzzelstein" werden auch ohne vorliegende periphere Reafferenzen von Metabosensoren oder durch einen angestiegenen Blutdruck gleichzeitig der Inselkortex und der Gyrus cinguli ant. für die bewegungsspezifische Einstellung der kardiovaskulären Funktion aktiviert. Die Feineinstellungen des erforderlichen neurovegetativen Tonus erfolgt dann im Ergebnis der Reafferenzen der myofaszialen Metabosenoren (Laube 1990) und derjenigen aufgrund des Blutdruckanstiegs.

W. Laube, *Bewegungsmangel*, https://doi.org/10.1007/978-3-662-67753-7_5

> **Wichtig** Mit dem motorischen Programm werden die Logistiksysteme und der Energie- und Baustoffwechsel beansprucht und adaptieren entsprechend den zeitlichen und intensitätsmäßigen Anforderungen. Insbesondere Ausdauer verantwortet u. a. die Infrastruktur der muskulären Mikrozirkulation, des aeroben Energiestoffwechsel aber auch die Infrastruktur der cerebralen Mikrozirkulation und die Stimulation von muskulären und hirneigenen Wachstumsfaktoren für die Neurogenese und die neuronale Protektion. Die muskuläre Mikrozirkulation ist bei vorliegenden Defiziten (Dekonditionierung) eine wesentliche Quelle nozizeptiver Afferenzen, der peripheren Sensibilisierung und der inaktivitätsbedingten aber später auch der altersbedingten Sarkopenie.

2. Das **central motor command**, entsprechend die muskuläre Beanspruchung, bestimmt die Aktivität des Inselcortex, was gleichfalls in der subjektiven Borg-RPE-Einschätzung widergespiegelt wird. (Williamson et al. 1999). Die Aktivität der Inselrinde ist somit sowohl in die Regulation der Homöostase eingebunden und durch ihre Verbindungen zu assoziativen Gebieten des Cortex und zum limbischen System (Gyrus cinguli, Amygdala) auch an Leistungen wie Emotionen, Wahrnehmungen, kognitiven Funktionen und dem Selbstbewusstsein beteiligt. Entsprechend sorgt die Mitinnervation durch das central motor command auch für die Möglichkeit, den Anstrengungsgrad einer Beanspruchung einschätzen und bewerten zu können.

> **Wichtig** Für die Organisation und während der Ausführung der muskulären Aktivierungen werden höchste Hirngebiete eingesetzt bzw. aktiviert, die neben den motorischen auch umfänglich die kognitiven und emotionalen Funktionen vertreten. Die Anstrengung wird auch ohne periphere Rückkopplung bewusst und bewertbar und im Ergebnis vieler Wiederholungen werden die benannten Ebenen der „Psychologie des Verhaltens" geprägt.

3. Mit dem **central motor command** (aber auch bei der Meditation: Aufmerksamkeit!) wird entsprechend der Kopplung von neuronaler Aktivität und Blutversorgung (Ogawa 2012) der Blutfluss im orbitofrontalen Cortex (OFC, u. a. Brodmann Areal 10 und weitere) erhöht (near infrared spectroscpy [NIRS]; Miyashiro et al. 2021). Da auch der direkt darunter liegende Inselcortex bei psycho-physischen Belastungen aktiver wird (Williamson 1997, 1999), darf auch hier von einer Steigerung der Durchblutung ausgegangen werden. Der orbito-frontale Cortex reagiert auf sehr komplexe Stimuli und u. a. sowohl auf angenehme als auch schmerzhafte Körperkontakte und er vertritt das emotionale, das motivationsbedingte und soziale Verhalten (Rolls 2004). Eine gesteigerte Aktivität des anterioren präfrontalen Cortex, der den orbito-frontalen einschließt, steht für Anforderungen an die Aufmerksamkeit, mit der wiederum eine gesteigerte Serotoninkonzentration im Blut einhergeht und psychologisch hellt sich die Stimmung auf.

Da die Insel mit dem Transmitter Serotonin arbeitet, dieses Transmittersystem einen wesentlichen Anteil an der Auslösung einer positiven Stimmung, dem Wohlbefinden und einer mentalen Beruhigung hat, kann damit die bekannte psychisch sehr vorteilhafte euphorische Wirkung psycho-physischer Aktivitäten erklärt werden (Basso et al. 2017, Hamedinia et al. 2017).

> **Wichtig** Zu beachten ist, dass das serotonerge System an den Ermüdungsprozessen und insbesondere an der Belastungs- und Schmerztoleranz beteiligt ist. Aber auch die Auslenkungen der Homöostase der Neurotransmittersysteme und dessen psychologische

Folgen sind die Voraussetzung für die angestrebten positiven Wirkungen des Trainings. Training ist eben auch eine Intervention für die Steigerung der Belastungs- und Schmerztoleranz u. a. über den Mechanismus der Ermüdung.

Damit sind insbesondere auch therapeutisch sehr relevante und wichtige aber dennoch nur „Bruchteile“ der positiven Wirkungen akut und systematisch ausgeführter physischer Aktivitäten benannt. Ständig wiederholte muskuläre Antriebe mit ausreichender Dauer und Intensität sind Psychotherapie. Sie trainieren das Gehirn im umfänglichsten Sinn. Das Gehirn reagiert auf Belastungen sehr ausgedehnt mit akuten und längerfristig mit adaptiven neurophysiologischen und biochemischen Konsequenzen, die sich nach außen in den kognitiven Fähigkeiten und Leistungen und im Verhalten ausdrücken. Bereits infolge akuter Belastungen betrifft dies vorrangig die vom präfrontalen Cortex abhängigen kognitiven Fähigkeiten, die exekutiven Funktionen, den Zustand der Stimmung, die gesteigerte Fähigkeit Stress zu begegnen und zu verarbeiten, die psychologische Resilience und die Adhärenz auf der Basis der zugrunde liegenden beanspruchungsbedingten Neurophysiologie und Biochemie (Neurotransmitter, Wachstumsfaktoren, Opioide, …; Basso et al. 2017) der cerebralen Funktionen. Der Effekt ist natürlich nicht auf den präfrontalen Cortex begrenzt, sondern ist weit verbreitet. In sehr relevanten weiteren Hirnstrukturen wie dem Cortex parietalis, dem Hippocampus, den Basalganglien und dem Cerebellum zeigen sich günstig zu bewertende Reaktionen und die u.a. das Langzeitgedächtnis, das Belohnungssystem und motorische Funktionen betreffen.

▶ **Wichtig** Systematisches Training strukturiert das Gehirn de facto zum Vorteil aller psychisch relevanten physiologischen, kognitiven und sensomotorischen Funktionen.

Nach einem 8-wöchigen Training der aeroben und anaeroben Kapazität bzw. der Kraft haben Hamadinia et al. (2017) bei 32 jungen Männern zwischen 19 und 25 Jahren, die bisher keine regelmäßige sportliche Aktivität ausübten, unabhängig vom Trainingsmodus einen signifikant positiven Effekt auf die Zufriedenheit, Freude und das Glücksempfinden feststellen können. Ausdauer- aber nicht Krafttraining steigerte den Serotoninspiegel im Blutplasma. Beide Trainingsmodi Ausdauer und Kraft erhöhten den BDNF-Spiegel aber nicht das Krafttraining allein. Dies passt auch mit Ergebnissen zusammen, die bei depressiven jungen Frauen gegenüber der Kraft eine bevorzugte Wirkung der Ausdauer auf das Serotonin gefunden haben. Bei älteren Menschen (64 $\pm$ 3 Jahre) führt eine aerobe Belastung vorübergehend zur höheren Verfügbarkeit des Serotoninvorgängers Tryptophan im Blut und somit für das Gehirn und es darf angenommen werden, dass diese Trainingswirkung den antidepressiven Effekt des Trainings mitbestimmt (Melancon et al. 2014).

▶ **Wichtig** Akzentuiert Ausdauertraining fördert offensichtlich die psychischen Eigenschaften! Besser ausgedrückt, es fördert die cerebralen Funktionen, welche eine gute Lebensqualität ausmachen.

4. Mit dem **central motor command** und somit dem Beginn einer Bewegung (Finger-Tapping) steigt unmittelbar die Durchblutung in der Arteria cerebralis anterior. Sie versorgt den Lobus frontalis und der entsprechend erhöhte Oxy-Hämoglobingehalt sichert die funktionellen Leistungen des präfrontalen Cortex ab (Matsukawa et al. 2021). Die Aktivierung beider Randbereiche des OFC mit Ausbreitung auf den gesamten OFC beim bzw. nach dem Start einer physischen Belastung ist deutlich höher als die des dorsolateralen präfrontalen Cortex (dlPFC; Miyashiro et al. 2021), der wesentlich in die Schmerzverarbeitung eingebunden ist (Lorenz et al. 2003; Egorova et al. 2015; Ong et al. 2019). Der rechte dorsolaterale prefrontale Cortex (rDLPFC) ist auch an der Modulation des konditionierten Placebo- und Noceboeffekts beteiligt (Krummenacher et al. 2010; Egorova et al. 2015).

Auch bei einer sehr wenig intensiven, selbst verantwortet gestarteten Gehbelastung (n = 13, Borg-RPE 8,0 ± 0,3) beginnt der Anstieg des präfrontalen Sauerstoffgehalts bereits 20 Sekunden davor, wird ca. 2 Sekunden vor dem Start signifikant und erreicht ein Maximum 5 Sekunden danach. Diese Vorbelastungsreaktion ist nicht nachweisbar, wenn das Gehen nicht selbstbestimmt, sondern auf eine Aufforderung hin die Belastung beginnt. Hier ist selbst der initiale Anstieg der Sauerstoffversorgung nicht signifikant. Die Sauerstoffversorgung geht unter beiden Startbedingungen des Gehens der Reaktion der Herzschlagfrequenz deutlich voraus (Matsukawa et al. 2020), wobei nach dem central motor command bereits die erste Herzperiodendauer verkürzt ist (vgl. Laube 1990).

> **Wichtig** Der frontale Cortex realisiert die Handlungsplanung, die exekutiven Funktionen, und seine Anteile sind mit dem Start jedes central motor command, jeder Bewegung, als das „Supervisory Attentional System" (SAS) für die vorausgenommenen und die aktuell stattfindenden situativen Handlungen, die übergeordneten emotionalen Reaktionen und die „Regulation der Schmerzverarbeitung" abgestimmt aktiviert oder auch weniger erregt. Dafür wird die höchste Gehirnstruktur bei selbstinitiierten Bewegungen vorausgehend mit Blut versorgt.

Bei chronischen Schmerzpatienten können anhand eines reviews ausgebreitete und ausgeprägte funktionelle Abnormitäten nach der Ausführung kognitiver und meditativer therapeutischer Interventionen gefunden werden, indem als Hauptergebnis der PFC, insbesondere der dlPFC, der ventro-laterale Cortex (vlPFC), der OFC, der primäre und sekundäre somatosenorische Cortex (SI/II) und das limbische System sogar intensiver erregt sind (Nascimento et al. 2018). Dagegen reagieren Gesunde nur verstärkt mit dem Gyrus cinguli ant. und dem vorderen Inselcortex. Der Thalamus ist weniger erregt.

> **Wichtig** Schmerzpatienten weisen eine sehr ausgebreitete Dysfunktion der höchsten Gehirnareale auf. Ihre Aktivitäten sind gesteigert. Dies erklärt im chronifizierten Zustand gegenüber den Gesunden die unangemessenen Schmerzempfindungen in Ruhe und unter sensomotorischen Aktivitäten als auch die emotionalen Veränderungen.

5. Das **central motor command**, für Ausdauer- und Kraftbelastungen beeinflusst deutlich den aktuellen Immunstatus des Organismus und wiederholtes Training reguliert das Immunsystem bzw. stimuliert anti-entzündliche (Lancaster und Febbraio 2014; Apostolopoulos et al. 2014) und anti-onkologische Reaktionen (Hojman 2017; Koelwyn et al. 2017; Wang et al. 2022). Adaptationen des Immunsystems werden ausgebildet. Training qualifiziert die Überwachungsfunktion des Immunsystems, die Immunkompetenz und Immunzellen im ZNS bekommen einen entzündungshemmenden Phänotyp, der sich gleichfalls gegen den kognitiven Abbau im Alterungsprozess richtet (Scheffler und Latini 2020).

> **Wichtig** Das Immunsystem darf nicht nur aus dem Blickwinkel der Infektabwehr betrachtet werden, sondern es ist an sehr vielen physiologischen Prozessen beteiligt. Hierzu gehören die Gewebereparaturen nach Makro- und Mikroverletzungen (z. B. Muskelschäden infolge Trainings), der Stoffwechsel, die Ermüdung, die cerebralen Funktionen wie z. B. der Schlaf und global der Gesundheitszustand. Es ist eher ein System zur Sicherung der Systemintegrität, indem es die Homöostase aufrechterhält oder wiederherstellt (Sattler 2017).

Eine aerobe Belastung mit 77–80 % $VO_{2max.}$ auf dem Laufband bis zur Unfähigkeit, die

Geschwindigkeit weiterhin aufrechterhalten zu können bzw. dem Erreichen des Borg-CR-Wertes von 10, führt bei Männern wie bei Frauen in der lutealen Phase zu gleichartigen Veränderungen der absolut meisten immunrelevanten Parameter (Lobo et al. 2022). Es muss hervorgehoben werden, dass diese Belastung deutliche Schädigungen von Muskelfasern hinterlassen hat. Die CK-Werte waren bereits unmittelbar deutlich angestiegen und begründen den Bedarf muskulärer Reparaturmechanismen (vgl. Kap. 11). An diesem Reparaturprozess sind Makrophagen sowohl mit immunologischen als auch nicht immunologischen Vorgängen beteiligt. Sie fungieren zunächst pro-inflammatorisch und die anfängliche Entzündungsphase sollte nicht unterbunden werden, um den Reparaturprozess nicht zu stören. Nach dieser Phase werden sie anti-inflammatorisch, lösen die Entzündung auf und in der folgenden reparativen Phase werden die Differenzierung der Satellitenzellen und der mesenchymaler Stammzellen, die Angiogenese und das Erneuern und das Remodelling der Matrix angeregt (Chazaud 2020).

> **Wichtig** Aerobe Belastungen bis zur Ermüdung sind mit einer erheblichen Stimulation immunrelevanter Zellen verbunden. Die Erhöhung ihrer Anzahl bestimmt sowohl die Immunlage und den Entzündungsstatus und sie dienen gleichzeitig der erforderlichen Reparatur der „physiologischen" Schädigungen des Muskelgewebes, die zu jeder ausreichend langen und intensiven psycho-physischen Aktivität gehören. Dieser wiederholte Reparaturprozess ist zugleich Teil der Adaptationen des Muskelgewebes auf die vorausgegangene Beanspruchung.

Zum Bedarf der Gewebereparatur passen der ausgeprägte Anstieg der Anzahl der Leukozyten, der Neutrophilen und der Lymphozyten infolge der Belastung als auch die Veränderungen und die Konstellation der Zytokine (Lobo et al. 2022). Die Konzentration

- des **pro-inflammatorischen IL-6** steigt um das ca. 2,3 bis 2,8-fache und
- des **anti-inflammatorischen IL-10** um das ca. 2,3-fache mit einem Abfall des IL-6 und im Gegensatz einem weiteren Anstieg des IL-10 zur ersten Stunde nach der Belastung.
- des **anti-inflammatorischen IL-10** um das ca. 2,3-fache mit einem Abfall des IL-6 und im Gegensatz einem weiteren Anstieg des IL-10 zur ersten Stunde nach der Belastung.

Die Relationen des IL-6 zu den individuellen Werten der Parameter

- INF-γ **(immunstimulierend, bes. anti-viral, anti-onkologisch),**
- TNF-α (beteiligt an fast allen **Entzündungsreaktionen, Aktivierung Immunzellen**),
- IL-2 **(autokrine Stimulation T-Helferzellen: Erkennen von Antigenen; Leukozytenaktivität)** und
- IL-4 (stimuliert **Proliferation und Differenzierung von B-Lymphozyten: Immunfunktion; Protektion von Leukozyten; Gewebereparatur über Aktivierung Makrophagen**) belegen,

dass das IL-6 diese Immunparameter moduliert und somit bei Männern wie Frauen die belastungsbedingten Immunantworten vergleichbar reguliert.

> **Wichtig** Ermüdende Belastungen sind die Voraussetzung der Trainingswirksamkeit. Sie stimulieren gesundheitsfördernd das Immunsystem und sind für die Gewebereparaturen und die Adaptationen erforderlich. Entsprechend gehören psycho-physische Belastungen und die Regulation des Immunsystems interagierend als „zwei Seiten einer Medaille" zusammen.

Sehr lange Ausdauerbelastungen (2 Stunden mit 90 % der sekundären ventilatorischen Schwelle [VT2]: Beginn der Hyperventilation zur Kompensation der metabolischen Azidose), die nicht in den Bereich des Gesundheitssports fallen, eröffnen zunächst aber auch ein Fenster für eine geminderte Immunabwehr und eine erhöhte Infektgefährdung (Kakanis et al. 2010). Überlange Belastungen sind nicht unbedingt gesundheitsfördernd und es kommt hierbei auf die Gestaltung des Belastungs-Erholungszyklus an.

> **Wichtig** Ausgeprägte extensive Belastungen und intensive Belastungen ohne ausreichende Erholungszeit können vorübergehend die Immunabwehr mindern. Solche Belastungen bzw. ein solch zeitlich defizitäres Belastungs-Erholungsregime sind aber keine Optionen im präventiven wie therapeutischen Gesundheitssport.

6. Mit dem **central motor command** werden die Muskeln bewegungsspezifisch koordiniert, angepasst intensiv und über einen bestimmten Zeitraum in Funktion gesetzt.

Die Muskelkontraktionen sind der „alleinige und essentielle" Stimulator für u. a.

- die mechanische Beanspruchung der Bindegewebsstrukturen und
- die Signalstoffproduktion der Muskelfasern (Myokine) als auch
- die Bildung und die Exozytose der extrazellulären Vesikel (Exosomen) der Muskelfasern und
- für die Anregung der Signalstoffproduktionen der durch die Muskeltätigkeit beanspruchten Gewebe und Organe.
- Die mechanische Beanspruchung veranlasst die kraftübertragenden Bindegewebestrukturen (Faszien, Sehnen) und das Skelett zu Adaptationen zugunsten der mechanischen Belastbarkeit. Die Faszien werden als Verschiebeschichten beansprucht und Verklebungen werden verhindert oder gelöst und bei aeroben Belastungen wird die Mikrozirkulation zugunsten der nervalen Strukturen in den Faszien erhalten oder verbessert.
- Die Signalstoffe und die genetischen Informationen der Muskulatur sind die Schlüsselsubstanzen für die Kommunikation der Muskulatur mit sich selbst und de facto allen anderen Geweben und Organen.

> **Wichtig** Die aktive Muskulatur bestimmt mit den Kommunikationen ihrer Signalstoffe die „eigene Infrastruktur und Funktion" in Antwort auf die Auslenkungen der Homöostase, der Beanspruchungen, und auf endokrinem Weg erfolgen gegenseitige Adaptationen mit den anderen Geweben und Organen. Der Austausch genetischer Informationen unterstützt die Übertragung der signalstoffbasierten Anpassungen auf die weiteren Gewebe und es findet die gegenseitige Anpassung des Phänotyps, des Funktionszustandes statt.

5.2 Körperliche Aktivität – Eustress und Disstress

5.2.1 Eustress: Realisationsfaktor der psycho-physischen Entwicklung und des Zustandes

Wenn das Gehirn die Muskulatur für Bewegungen ansteuert, werden alle Strukturen des sensomotorischen Systems (SMS),

– wozu „federführend" das „gesamte Gehirn" mit seinen Leistungen für die Motivation, die Emotionen, das Handlungs- und das muskuläre Rekrutierungsprogramm gehört, und
– die hinsichtlich ihrer Struktur und Funktion von der Aktivität des SMS abhängigen Logistiksysteme (respiratorische und Herz-Kreislauf-Energiestoffwechsel), das Immunsystem, die Bindegewebestrukturen und die globalen und peripheren (de facto alle Gewebe) Hormon- bzw. Signalstoffsysteme beansprucht.

Beanspruchung bedeutet, die Funktionen der Systeme und Gewebe werden in den Dienst der sensomotorischen Aufgabe gestellt und bewerkstelligen auf der Grundlage der Muskelkontraktionen die Bewegungen mit der dafür erforderlichen Homöostase aber auch den daraus resultierenden Reparatur- und Adaptationsprozessen in der Erholung. Beanspruchung ist somit der Funktionsaufwand oder das biologische Äquivalent bzw. der biologische Aufwand der ausgeführten Bewegungsaufgabe, der Belastung. Da zu jeder Bewegung höchste ZNS-Leistungen wie die Zielstellung, die Motivation, Toleranzen (z. B. Belastung, Anstrengung, Schmerz) und emotionale Begleitreaktionen gehören, entspricht die Beanspruchung korrekter ausgedrückt einem psycho-physischen Aufwand.

> **Wichtig** Körperlichen Aktivitäten sind immer auch Leistungen höchster Gehirnaktivitäten und wenn sie systematisch ausgeführt werden, sind sie entweder Prävention vor nachteiligen psychischen Eigenschaften und Funktionen oder auch Therapie.

Beim Patienten ist therapeutisches Gesundheitstraining Psychotherapie zugunsten der Resilience. Die Beanspruchung, die eine Mindestintensität bzw. eine Mindestdauer benötigt, kann mit den Beanspruchungsparametern der Atmung, des HKS, des Stoffwechsels, der neurovegetativen, der neurohumoralen Funktionen aber auch mit der Ermittlung der endogenen Schmerzkapazität erkennbar gemacht werden (Laube 2009).

> **Wichtig** Der Bedarf einer Mindestintensität oder -dauer einer Trainingsbelastung ist eine zum Gesetz gewordene und heute physiologisch erklärbare trainingsmethodische Erfahrung. Sie gilt auch uneingeschränkt in der aktiven Therapie und Rehabilitation, denn es besteht die Notwendigkeit, die körperliche Aktivität als Eustress zu nutzen und neben der Stress-Achse auch die anabolen Systeme für die angestrebten Anpassungen ausreichend zu aktivieren.

Das besagt aber auch zugleich, das Gehirn muss die erforderliche wissensbasierte Motivation für die wiederholte körperliche Aktivität zur Verfügung stellen und während der Muskelaktivitäten stets eine ausreichende Anstrengungstoleranz generieren. Hierfür sind insbesondere im Kindesalter kognitive, emotionale und somatische Lernprozesse unter sozialen Bedingungen notwendig, die dann das ganze Leben prägen.

> **Wichtig** Stress, die Auslenkung der Homöostase durch Stressoren wie z. B. körperliche psychophysische Anstrengungen, kognitiv-mentale und soziale Anforderungen wird durch das Stresssystem des Organismus beantwortet, um die Homöostase aufrechtzuerhalten oder zurückzugewinnen. Primär wird es durch die Funktionen der HPA-Achse und des autonomen sympathischen Nervensystems vertreten und mittels der intensiven cerebralen Vernetzungen entsteht neben den erforderlichen physiologischen Reaktionen auch das dazu gehörige Verhalten. Verhalten ist ja das Ergebnis der Physiologie oder Pathophysiologie des Gehirns.

Jede Belastung und die daraus resultierende Beanspruchung ist demnach Stress. Stress ist primär ein biologisches Konzept, entwickelt von Seyle (1936, 1998) als ein „allgemeines Anpassungssyndrom". Stress liegt vor, wenn die Beanspruchung lokal und/oder generalisiert die Homöostase ausgelenkt. Für eine generalisierte Stresswirkung muss die Intensität hoch genug sein, um die Hypothalamus-Hypophysen-adrenale Achse zu aktivieren, also im positiven wie negativen Sinn eine Mindestintensität haben. Stress ist somit im Sinn des psycho-physischen und kognitiven Eustresses notwendig, das Gegenteil, Inaktivität, ist eine Krankheitsursache. Abzutrennen vom Eustress, der die positiven peripheren somatischen und die psychologischen (cerebralen) Wirkungen hervorruft, sind der „inadäquate Stress (sustress)" und der „krankmachende Stress (distress)". Beide können nach ausreichend langer Zeit pathologische Auswirkungen haben.

> **Wichtig**
> **Unsere Genetik, als das Ergebnis unserer phylogenetischen Entwicklung verlangt essentiell und uneingeschränkt physische Belastungen!**
> Dies gilt inzwischen nicht nur für die Genetik, sondern auch für die Epigenetik (vgl. Kap. 2), weil als Ergebnis systematischer psychophysischer Aktivität oder chronischer Inaktivität am unveränderten Genom eine Begünstigung oder Blockierung (Methylierungen) der Möglichkeit oder der Effizienz ausgebildet wird, genetische Informationen zur Realisierung von Adaptationen auf physische Belastungen ablesen und somit in der Zelle/Muskelfaser realisieren zu können. Diese epigenetisch bedingten Beeinflussungen des Genoms können sogar an die nächste Generation weitergegeben werden.

Es steht inzwischen also absolut außer Frage, dass eine regelmäßige gesundheitssportliche Aktivität für die psycho-physische Entwicklung im Kindes- und Jugendalter notwendig, für die Erhaltung der körperlichen und kognitiv-mentalen Funktionen im anschließenden Altersabschnitt erforderlich und für die Verzögerung des Alterungsprozesses, der spätestens ab dem 3.- Lebensjahrzehnt abläuft, das „Mittel" der einzigen Wahl ist.

Die positiven Wirkungen der psycho-physischen Aktivitäten für den Gesundheitszustand, die Beeinflussung der Alterungsprozesse und gegen die Entwicklung chronisch-degenerativer (Pedersen 2009; Frank 2003) aber auch onkologischer Erkrankungen (Moore et al. 2016) sind umfangreich. Das ist wissenschaftlich gesichert und die Empfehlungen zur körperlichen Aktivität der WHO (2011, 2020) basieren darauf. Für die Prävention von Herz-Kreislauf-Erkrankungen wird ein **„motorischer Energieverbrauch"** (Paffenbarger et al. 1986; Slatterly et al. 1988, 1989; Arraiz et al. 1992; Lee et al. 1995; Blair et al. 1995; Paffenbarger und Lee 1997; Lee und Paffenberger 2000; Sattelmair et al. 2011) von 2000 kcal/Wo. (8400 kJ/Wo.) bis zu 2500 kcal/Wo. (10.460 kJ/Wo.) als optimal und somit erforderlich betrachtet.

> **Wichtig** Der Bedarf von Aktivitäten mit diesen energetischen Absicherungen kann ohne Einschränkungen auf die Prävention aller chronisch degenerativen Erkrankungen übertragen werden.

Die Empfehlungen der WHO (2011, 2020) für physische Aktivitäten in allen Altersgruppen entsprechen den energetischen Äquivalenten. Insbesondere ist hier auf die biologische Notwendigkeit von mindestens täglich einer Stunde intensiver körperlicher Aktivität bei Kindern und Jugendlichen hingewiesen, um die individuellen genetisch verankerten somatischen und kognitiv-mentalen potenziell möglichen Entwicklungen auch in vollem Umfang abzusichern. In allen Altersgruppen und besonders stark für die psycho-physische Reifung, das Wachstum und die Sozialisation der Kinder und Jugendlichen hervorzuheben, sind körperliche Aktivitäten aller Beanspruchungsformen (Abb. 1.1).

> **Wichtig** Da Bewegungskönnen direkt mit einer Gehirnentwicklung für
>
> – die vielfältig ausgeführten und somit erlernten sensomotorischen Bewegungsausführungen,
> – die entsprechend dazugehörenden sensomotorisch relevanten und notwendigen kognitiv-mentalen Funktionen und Leistungen,
> – die Förderung der biologischen Grundlagen der Gedächtnisbildung und Informationsverarbeitung u.a. durch die Anregung der Neurogenese (im Hippocampus) und die Neuroprotektion im späteren Lebensabschnitt und
> – eine effektive Schmerzhemmung und -modulation

verbundenen und gleichzusetzen ist, ist Vielseitigkeit das anzustrebende Ziel aller psycho-motorischen Aktivitäten im ersten und zweiten Lebensjahrzehnt und für dessen Erhaltung in allen weiteren Lebensabschnitten.

Die Charakteristik der körperlichen Aktivitäten im Kindes- und Jugendalter sollte sich somit durch sehr vielseitige Bewegungen für ein möglichst großes und variables Bewegungsrepertoire zur Entwicklung eines vielseitigen Bewegungsdenkens und für die direkte Unterstützung der Entwicklung von Gedächtnisleistungen (strukturelle und funktionelle Gehirnentwicklung!) und durch jeweils altersgerecht dosierte ausdauernde und intensive Belastungen auszeichnen. Die der Bewegungsvielfalt immer spezifisch zugehörenden konditionellen Anforderungen unterstützen über die Signalstoffe der aktiven Muskulatur (cross talks) zusätzlich indirekt die positive Gehirnstrukturierung aber zugleich die Entwicklungen aller anderen Gewebe. Am besten geeignet sind Spiele jeder Art mit großen Zeitumfängen. „Ein bisschen Spielen“ geht nicht und die jeweilig erforderlichen Anstrengungen werden „unbewusst immer situativ maximal“ sein. Die Bewegungsvielfalt ist bei Spielen immer gesichert, da es real keine Spielsituation und somit Bewegungsausführung „zweimal“ gibt. Später im präventiven Gesundheitstraining (Laube 2020a, 2022a–2022e) gelten grundsätzlich die gleichen Anforderungen und Zielstellungen hinsichtlich des „motorischen Energieverbrauchs“, der koordinativen und konditionellen Vielseitigkeit und der fehlenden Wettkampforientierung. Letzteres basiert darauf, der Einseitigkeit und letztendlich längerfristig auch der Monotonie von Trainingsinhalten zu begegnen.

> **Wichtig „Es geht um die Entwicklung oder Erhaltung eines sensomotorisch und kognitiv-mental vielseitig ausgebildeten Gehirns und um die Fitness aller! Körperregionen, wobei man durch die ungenügende Spezialisierung keinen Wettkampf gegen Spezialisten gewinnen kann“.**

Die Empfehlung, keine Wettkampforientierung, weil sie eine Spezialisierung erfordert, muss insbesondere bei Kindern und Jugendlichen als ein „psychologisches Problem“ angesehen werden. „Nicht besser als andere zu sein und werden zu wollen“ wirkt sicher in diesem Lebensabschnitt als eine Bremse für die Motivation zur Aktivität und Anstrengung, zumal Sportvereine immer eine „Sportartspezifik“ und kaum bis nicht eine „Sportartenvielfalt“ im Training vertreten. Diese „Bremse“ kann aber trainingsmethodisch angegangen werden, denn es ist bekannt, dass

- eine sehr frühe Spezialisierung auch die Weiterentwicklung sportartspezifischer Bewegungen nachteilig beeinflusst und
- eine immer vorliegende sportartspezifische Bewegungsmonotonie eine Disposition für Fehlbelastungen ist und langfristig krankhafte Folgen im Stütz- und Bewegungssystem nach sich ziehen kann.

5.2.2 Gehirn Promotor und Vorteilsnehmer der psychophysischen Aktivität

Das Gehirn sorgt für die Muskelfunktionen und die kontrahierende Muskulatur wird dadurch zu einem bestimmenden vielfachen feedback Signalgeber für das Gehirn, indem sie

1. mit den Aktionspotenzialsequenzen der Mechano- und Chemo- bzw. Metabosensoren, positioniert im Muskelbindegewebe, in den Gelenkkapseln, den Bändern, dem Knochengewebe und der Haut eine **digitale** und
2. mit ihren Signalstoffen, den Myokinen, eine **biochemische** Informationsquelle zur gegenseitigen Gewebeanpassung darstellt und
3. mit ihren extracellulären Vesikeln (Exosomen), eine **genetische** Informationsquelle (miRNA, mRNA, mtRNA [mitochondrale RNA], lcnRNA [long non-coding RNA]; Fuller et al. 2020; Safdar und Tarnopolsky

2018) zur gegenseitigen positiven wie negativen epigenetischen Beeinflussung der Nutzbarkeit von DNA-Informationen liefert und damit ihre Eigenschaft aber insbesondere ihre Funktion als

4. **mechanische** Informationsquelle für das Bindegewebe (Mechanotransduktion: Transformation physikalischer Reize in intrazelluläre Prozesse zur Regulation von Zellfunktionen für die Homöostase und die Adaptation; Tietze et al. 2020; im Knochensystem Mechanostat-Theorie; Frost et al. 1987, 2003)

ausgeprägt erweitert.

> **Wichtig** Die aktive Muskulatur kann als das „periphere signalstoff-basierte und mechanisch-basierte Zentrum" der Gewebe- und Organinteraktionen zur gegenseitigen Abstimmung der Gewebeeigenschaften und -funktionen angesehen werden (Laube 2022f.).

Alle, der digitale sensorische und der biochemische und genetische Rückkopplungsweg, sind für das Gehirn sowohl protektiv als auch adaptiv neuroplastisch wirksam und sogar biologisch notwendig.

Die Sensorinformationen sind immer das Ergebnis von Bewegungen und systematische und häufige Wiederholungen des afferenten Informationsflusses veranlassen das Gehirn zur verarbeitungsbedingten Struktur- und Funktionsanpassung (Laube 2013).

> **Wichtig** Lernen bedeutet „Adaptation des Gehirns an die wiederholt ausgeführte Aufgabe". Ein fehlender bzw. ungenügender afferenter Input wird bereits nach kurzen Immobilisationen negativ neuroplastisch beantwortet und ist grundsätzlich nach Wiederaufnahme der Funktion reversibel (Zanette et al. 2004).

Die Signalstoffe der Muskulatur unterstützen die Strukturanpassungen des Gehirns. Der muscle-brain cross talk (Abschn. 7.3.1) zugunsten der Förderung der cerebralen Struktur und Funktionen nutzt u. a. den Signalweg des Myokines **Cathepsin B** (Moon et al. 2016). Dabei ist zu beachten, dass das Cathepsin ein großes Spektrum von Funktionen ausfüllt (Autophagie, Katabolismus, …). Laufbelastungen bei Tieren (Mäuse) belegen, das Cathepsin B ein endokrines Myokin ist und dass dieser Signalstoff in Progenitor-Zellen des Hippocampus die Synthese von BDNF stimuliert, womit wiederum die Neurogenese u. a. zugunsten der Gedächtnisleistung angeregt wird. Physische Belastungen steigern auch die Aktivierung des Cathepsin-B-Gens im Hippocampus selbst, sodass die cerebralen Aktivitäten für die Muskelaktivierungen direkt als auch indirekt über die myokinvermittelten Rückkopplungen zugunsten der Gehirnfunktion wirksam werden.

> **Wichtig** Beim Menschen lassen psycho-physische Belastungen den Myokin-Spiegel zugunsten der Gehirnfunktionen ansteigen und die positiven Änderungen sind mit der Fitness und der Gedächtnisleistung verbunden. Die Wirkungskette Training Myokine Stimulation der Produktion von Signalstoffen im Gehirn – Neurogenese und neuronale Protektion – Förderung der kognitiven Funktionen kann als ein Merkmal der gesundheits- und leistungsfördernden Wirkungen einer regelmäßigen körperlichen Aktivität betrachtet werden. Die zentrale Aktivität und Rückkopplungen über den muscle cross talk ergänzen und unterstützen sich gleichlaufend.

Z. B. aktiviert das Myokin Cathepsin B zusätzlich zur BDNF-Produktion auch die des Coublecortins (DXC), einen Neurogenese-Reporter (Karl 2005). Es ist während der Entwicklungszeit für die neuronale Migration notwendig und hat später eine Funktion im Hippocampus. Ebenso unterstützt das Myokin Irisin im Gehirn die Neurogenese im Hippocampus. Es fungiert als Schnittstelle zwischen der peripheren Beanspruchung und dem die Beanspruchung generierenden Gehirn (Nygaard et al. 2015; Samy et al. 2015; Grygiel-Gòrniak et al. 2017). Weiterhin werden über die Myokine im Gehirn Stoffwechselwege aktiv, die die synaptische Plastizität beeinflussen und die Neuroinflammation vermindern. Es entsteht ein antidepressiver Effekt (Agudelo et al. 2014, Pedersen 2019).

> **Wichtig** Physische Aktivität ist für das Gehirns und insbesondere für die kognitiven und Gedächtnisleistungen ein fast essentieller Bedarf. Des Weiteren wird die Resilience und die Adhärenz u. a. zugunsten des Gesundheitsstatus entwickelt und gefördert.

5.2.3 Resilience und Persönlichkeitseigenschaften

Drei funktionelle neuronale Ruhe-Netzwerke (resting-state networks) bzw. Netzwerke der intrinsischen Konnektivität (intrinsic connectivity networks; Seeley et al. 2007) mit ihren definierten Vernetzungen sind im physischen Ruhezustand nachweisbar. Dies sind

1. das salience network (SN; Aufmerksamkeitsnetzwerk)
2. das default mode network (DMN; Standardbewusstseins-Ruhezustandsnetzwerk)
3. das central executive network (CEN)
4. das sensorimotor network (SeN).

Das **salience network** wird durch den anterioren Inselcortex und den dorsalen anterioren cingulären Cortex (Stangl 2022) vertreten. Es sorgt für das aufmerksamkeitsgesteuerte Filtern und das Erkennen wesentlicher Informationen zur aktuellen Situation und gewünschter Aktivitäten und es erkennt Auffälligkeiten. Daraus resultiert „notwendiges" Verhalten. Das **default mode network** wird durch den ventro-medialen präfrontalen Kortex, den **posterioren cingulären Kortex,** den Lobulus parietalis superior, den Präcuneus und den Hippocampus gebildet (Mak et al. 2017). Es setzt unter mentalen und physischen Beanspruchungen seine Aktivität aus. Diese Strukturen beschäftigen sich ohne direkte Anlässe mit sich selbst, ich-bezogen mit der sozialen Umwelt als auch mit Zielen und Plänen in der Zukunft (vgl. Otti et al. 2011). Das **central executive network,** gegeben durch den Cortex präfrontalis **dorso-lateralis** und den Cortex parietalis **posterior,** steht für das Lösen von Problemen, das Suchen und Finden von Entscheidungen und in logischer Konsequenz auch für das Arbeitsgedächtnis. Das default mode und das central executive network stehen wahrscheinlich unter der Regie des salience network. Das **sensorimotor network**, gegeben durch den primären somatosensorischen, motorischen und supplementär motorischen Cortex (Chenji et al. 2016) bereitet die senso-motorische Integration vor und führt sie durch.

> **Wichtig** Die Funktion des salience network prägt signifikant die psychologische Resilience und Persönlichkeitsmerkmale und das default mode network ist ebenfalls sehr eng mit der Resilience verbunden (Altinok et al. 2021).

Erstmals wurde von Altinok et al. (2021) die neurobiologische Grundlage der psychologischen Resilience gesucht und mit den fünf validierten „big five" Persönlichkeitsmerkmalen

- Neurotizismus (Eysenck 1947): emotionale Instabilität und Labilität, Nervosität, Reizbarkeit und Launenhaftigkeit, Unsicherheit, häufig Ärger und Ängste, somatische Schmerzen, Traurigkeit, sensibel gegenüber mentalem und psychologischem Stress, negative Affekte, ständige Unzufriedenheit,
- Extraversion (Jung 2021): Geselligkeit, nach außen orientierten und kontaktfreudigen Menschen im sozialen Umfeld,
- Offenheit für Erfahrungen (McCrae 1996): Aufgeschlossenheit, Neugierde, Interesse für und Beschäftigung und Auseinandersetzung mit Neuem und Erlebten,

- Verträglichkeit: Rücksicht, Empathie, Uneigennützigkeit, rücksichtsvoll gegenüber anderen Personen, Verständnis, Hilfsbereitschaft
- Gewissenhaftigkeit: Perfektionismus, Selbstkontrolle, organisiertes, planendes, zuverlässiges Handeln

in Relation gesetzt.

Dazu ist entsprechend des triple network models (Menon 2011) das salience, default mode und das central executive network mittels RS-(resting state)-fMRI analysiert worden. Sie sollen Schlüsselnetzwerke der Kognition sein (Menon und Uddin 2010). Bei Adoleszenten (n = 130) ist eine Verknüpfung der benannten individuellen Persönlichkeitseigenschaften mit der Resilience gezeigt worden, indem eine signifikant gegensätzliche Relation (r = -0,59, p < 0,001) zwischen den Werten der Adolescent Resilience Scale und dem Neurotizismus lt. big five personality inventory gefunden wurde (35 % der Varianz) und die Extraversion (r = 0,37), die Offenheit (r = 0,40) und die Gewissenhaftigkeit (r = 0,48) positiv mit den Resilience-Werten zusammenhängen (Nakaya et al. 2006). Auch junge Erwachsene (Studenten) weisen eine negative Beziehung der Resilience (Resilience Questionnaire) zum Neurotizismus auf und die Extraversion, die Gewissenhaftigkeit, die Freundlichkeit und das Einverständnis (NEO Five Factor Inventory, Costa und McCrae 1985, 1987; McCrae und Costa 1987) und die Spiritualität sind positive und stärkende Faktoren (Womble et al. 2013). Werden 1248 onkologische Patienten mit einer latenten Profilanalyse anhand der Persönlichkeitsmerkmale (NEO-Five Factor Inventory) in Untergruppen aufgeteilt (Morgan et al. 2017) ergeben sich die folgenden Ergebnisse:

1. Die Personen der „Disstress-Klasse" weisen den höchsten Grad an Neurotizismus und die geringsten Werte für die Extraversion, Gewissenhaftigkeit und die Freundlichkeit auf.
2. Die Personen der „Resilience-Klasse" sind am wenigsten Neurotiker und die weiteren Eigenschaften sind in Relation zur Disstress-Klasse sehr gut ausgeprägt.
3. Die Personen der „Normativ-Klasse" liegen mit Ausnahme der Offenheit in der Mitte zwischen diesen beiden Klassen.

> **Wichtig** Es besteht eine Assoziation der entgegengesetzt miteinander verbundenen psychologischen Eigenschaften Neurotizismus und Gewissenhaftigkeit des big five Persönlichkeitsprofils mit der psychologischen Resilience. Neurotizismus mindert die Resilience und bei Erkrankungen (Onkologie) sind die Stressanfälligkeit bzw. die Stressreaktionen, die Angst, die Depressivität und die Krankheitssymptome gesteigert (Morgan et al. 2017). Es darf angenommen werden, dass diese Verknüpfungen auch für Patienten mit chronisch degenerativen Erkrankungen zutreffen.

Das salience, central executive und sensorimotor network sind z. B. bei low back pain Patienten mit negativem Operationsergebnis (failed back surgery syndrome) in Relation zu Gesunden jeweils innerhalb und untereinander hinsichtlich der Verarbeitung der Schmerafferenzen und der Schmerzen intensiviert aktiv. Es besteht u. a. eine ausgeprägtere funktionelle Verknüpfung zwischen dem Gyrus cinguli ant. (SN), dem Gyrus frontalis medialis (CEN) und dem Gyrus präcentralis (SeN) und eine reduzierte im Gyrus frontalis medialis des SeN. **Chronische Schmerzen gehen offensichtlich mit erheblichen Veränderungen der cerebralen Struktur innerhalb und zwischen den Ruhenetzwerken einher** (Kolesar et all 2017).

> **Wichtig** Die Entwicklung chronischer Schmerzen geht offensichtlich mit Änderungen der internen und externen Vernetzung von cerebralen Ruhenetzwerken einher, die funktionell Wahrnehmungen, die Auf-

merksamkeit, die emotionale Kontrolle, Ängste, Bewegungen und die Schmerzen vertreten. Spontane Ruheschmerzen aber auch Schmerzverstärkungen während Bewegungen werden aufgrund von Dysfunktionen der Netzwerke und u. a. der dysfunktionellen Verknüpfung der sehr hohen und höchsten übergeordneten cerebralen Netzwerke mit denen der Schmerzhemm- und Schmerzmodulationssysteme zu typischen Merkmalen chronischer Schmerzpatienten. Darin eingebunden sind die typische emotionale Funktion und die verminderte Resilience und Adhärenz. Das Gehirn lernt infolge der peripheren Sensibilisierung implizit bzw. maladaptiv, woraus eine de facto „generalisierte" pathophysiologische Struktur und Funktion entsteht, die cerebrale Schmerzerkrankung.

5.2.4 Körperliche Aktivität und Resilience

Die Resilienceforschung steht ganz am Anfang.

> **Wichtig** Es gilt die Aussage, eine gute Resilience ist eine gute psychologische Widerstands- oder Anpassungsfähigkeit und somit eine sehr wichtige cerebrale Funktion bzw. Eigenschaft, verschiedene Lebenssituationen oder auch dessen Änderungen mit einem hohen Stresspotenzial letztendlich vorteilhaft und somit positiv bewältigen zu können.

Zur Resilience gehören auch alle Handlungen zugunsten des Gesundheitszustandes oder zu dessen erneuter Verbesserung nach Verletzungen oder bei Erkrankungen. Aus der Sicht der handelnden Person begünstigt ein entwickeltes Selbstwertgefühl mit dem dazugehörenden Selbstvertrauen (Vertrauen auf die eigenen Kompetenzen; siehe Verhaltenstherapie: Selbstwirksamkeitstraining) die Resilience und ebenso eine soziale Situation mit einem zugewandten problem- und lösungsorientierten Zuspruch und der Unterstützung durch Bezugspersonen des sozialen Umfeldes. So liefern die Unterstützung des sozialen Umfeldes gemeinsam mit der Regulation des emotionalen Zustandes wichtige Beiträge für die Resilience (Ong et al. 2009) und das Wohlbefinden (Charles und Carstensen 2009).

> **Wichtig** Resilience basiert somit auf den personengebunden genetisch angelegten cerebralen Fähigkeiten und den auf dieser Basis durch soziale Kontakte und Interaktionen angeeigneten Handlungsstrategien (Fertigkeiten) mit denen die Person in und mit der Umwelt agiert. Die Kommunikation und die Handlungen sind bei hoher Resilience darauf ausgerichtet, Risikofaktoren zu minimieren oder auszuschalten (Zautra et al. 2010).

Es gibt eine Struktur im Gehirn, in der beim Erwachsenen die sogenannte adulte Neurogenese sicher stattfindet. Es ist der Gyrus dentatus des Hippocampus, indem lebenslang neue Neuronen gebildet werden (Aimone et al. 2014; Jessberger und Gage 2014; Moreno-Jiménez et al. 2021). Als adaptive Reaktion wird die Neurogenese durch eine Palette von intrinsischen und Umweltfaktoren geregelt (Toda et al. 2019). Der Ort der Neurogenese und die Integration der Neuronen in Schaltkreise des Hippocampus ist die subgranuläre Zone. Die neuen Neuronen werden in die Struktur des Hippocampus eingebaut und nehmen am Lernen, der Gedächtnisleistung sowie der Verhaltens- und Stressregulation teil (Cope und Gould 2019). Da die Minderung der Neurogenese die hippocampale Funktion beeinträchtigt, muss sie als bedeutend für die Funktionen des erwachsenen Gehirns angesehen werden. Es kann davon ausgegangen werden, dass die nicht lineare Abnahme der Proliferation von Stammzellen für die Neurogenese (Apple et al. 2017) und die nachteiligen kognitiven Entwicklungen des Alterungsprozesses die Nachteile mit verantworten (Takei 2019). Zum anderen findet Neurogenese in der ventrikulär-subventrikulären Zone des lateralen Ventrikels statt und die Neuronen wandern in den Bulbus olfactorius, wo sie reifen (Alvarez-Buylla und Garcia-Verdugo 2002). Im Gegensatz zu den Tieren findet aber hier die Neurogenese beim Menschen nur in den ersten beiden Lebensjahren statt, was offensichtlich mit dem nicht mehr vitalen Erfordernis des Geruchsinns beim Menschen zusammenhängen könnte (Conover und Todd 2017).

Regelmäßige körperliche Aktivitäten stimulieren die Produktion von Signalstoffen im Gehirn selbst, um als essentielle anabole Schnittstellensubstanzen die neuronalen Netze in Kindheit und Jugend strukturell und funktionell zu entwickeln und um im gesamten weiteren Lebensverlauf neuroprotektiv zu wirken und im Hippocampus sogar weiterhin durch Neurogenese die Struktur altersabhängig ausbauen aber zumindest erhalten zu können. Im Erwachsenenalter scheint es sicher, dass die Funktion des Hippocampus als „Ort des Gedächtnisses" und Teil der Leistungen des limbischen Systems aufrechterhalten oder auch verbessert wird. Dazu kommt der cross talk zwischen der aktiven Muskulatur und dem Gehirn (Abschn. 7.3.1), der die Produktion und Aktivität neuroprotektiver Signalsubstanzen wie u. a. BDNF im Gehirn wesentlich unterstützt.

Ein sehr bedeutender aktivitätsbedingt produzierter Signalstoff des Gehirns und zusätzlich auch stimuliert durch Myokine ist der brain derived nerve factor (BDNF) und der dadurch aktivierte Signalweg BDNF/TrkB.

> **Wichtig**
> Dem **BDNF** wird
>
> - ein **antidepressiver Effekt** und
> - die **Stimulation der Neurogenese im Hippocampus** zugeschrieben und direkt damit verbunden auch
> - eine **positive Wirkung für die Resilience**.
>
> Der BDNF/TrkB-Signalweg steht für eine protektive Wirkung zugunsten der synaptischen Verschaltungen, die die Funktions- und Leistungsfähigkeit der neuronalen Netze ausmachen.

Untersuchungen der Neurogenese und der Wirkungen von Signalsubstanzen sind beim Menschen nicht möglich, denn das intakte Gehirngewebe kann nicht histologisch analysiert werden. Deshalb stehen als einzig möglicher Zugang ausschließlich Tierexperimente dafür zur Verfügung. Dies wiederum führt unweigerlich insbesondere bei der Neurogenese zur Frage nach der Übertragbarkeit der Ergebnisse. Im Tierexperiment (Ratte, Maus; Yang et al. 2016; Nasrallah et al. 2019) steigert eine erhöhte BDNF-Konzentration die Neurogenese und BDNF und die Aktivität des BDNF/TrkB-Signalweges erhöhen die Resilience gegenüber Stress. BDNF wird auch als die vermittelnde Schlüsselsubstanz des antidepressiven Effekts medikamentöser Intervention beschrieben, wobei wieder der Hippocampus eine Hauptrolle spielt (Björkholm und Monteggia 2016). Im Gegenteil führen der Mangel oder die reduzierte Aktivität (Maus) zur gesteigerten akuten und chronischen Stressanfälligkeit und dies ist mit dem Cortisol als Aktivitätsmarker der Stressachse verbunden. Veranlasst ein BDNF-Defizit keine gesteigerte Stressreaktion, dann kann dennoch ein geminderter antidepressiver Einfluss nachgewiesen werden (Ibarguen-Vargas et al. 2009). Neben dem antidepressiven Effekt wird auch die Angst positiv beeinflusst (Hill et al. 2015), beides gravierende Komorbiditäten bei chronischen Schmerzsyndromen.

> **Wichtig** Regelmäßige körperliche Aktivitäten mindern, vermittelt u. a. durch die Stimulation des Signalstoffs BDNF direkt im Gehirn und unterstützt durch muskuläre Signalstoffe die Anfälligkeit gegenüber Stress und die Angstreaktionen. Die Stress-Achse (HPA-Achse) wird während chronisch belastender Situationen oder Aktivitäten weniger aktiviert und die nachteiligen Auswirkungen eines

ständig erhöhten Cortisolspiegels und eines gesteigerten Sympathikotonus werden nicht oder weniger relevant.

Akute aber insbesondere chronische Schmerzen sind ausgeprägte Stressoren der HPA-Achse. Die primäre oder sekundäre Dekonditionierung, ein Merkmal aller chronisch-degenerativen und Schmerzerkrankungen, bedeutet immer einen gesteigerten Sympthikotonus, also eine ständige Aktivierung der Stress-Achse. Eine chronische Aktivierung der Stressachse (HPA-Achse) führt u. a. zur erhöhten Cortisolproduktion der NNR und das Cortisol veranlasst eine Downregulation der Neurogenese im Hippocampus. Die Neurogenese, die für die Resilience eine sehr wesentliche, wenn nicht sogar eine Schlüsselrolle Rolle spielt (Levone et al. 2015; Leschik et al. 2021), wird somit durch eine unabhängig von der Ursache bestehende dauernd gesteigerte Stresssituation sicher nicht linear aber dennoch systematisch abgebaut. So bereitet u. a. „schmerzfreier sozialer Stress" den Boden für eine Schmerzerkrankung und auftretende Schmerzen sorgen für eine Weiterentwicklung in die gleiche pathophysiologische Richtung.

Eine ständig durch ausreichende körperliche Aktivitäten stimulierte Neurogenese im Hippocampus ist eben mit hoch wichtigen cerebralen Funktionen verbunden. Wie bereits erwähnt ist er Arbeitsspeicher des Gedächtnisses, das Interface zwischen dem Kurz- und Langzeitgedächtnis, ein wesentlicher Bestandteil des limbischen Systems, welches wieder gemeinsam mit weiteren Hirnarealen den Antrieb, die Motivationen, die Emotionen, das Lernen und Erinnern, den Schlaf-Wach-Rhythmus und die neurovegetativen und neurohumoralen Regulationen verantwortet. Alle diese cerebralen Leistungen sind zugleich funktionelle Faktoren der Resilience, die bei chronischen Schmerzen eingeschränkt und verändert sind und den Therapieprozess gravierend erschweren.

> **Wichtig** Bei chronischer Dekonditionierung, chronisch-degenerativen Erkrankungen und Schmerzsyndromen sind körperliche Aktivitäten die essentiellen therapeutischen Interventionen, um die Struktur und Funktion des Gehirns zugunsten der notwendigerweise zu steigernden Resilience zu reorganisieren. Auch wenn beim Menschen der direkte Nachweis noch aussteht, ob und vor allem wie die Regulation der Resilience durch eine aktivitätsbedingte Neurogenese (Leschik et al. 2021) stattfindet, körperliche Aktivität ist als psychotherapeutische Intervention sogar die wesentlichste Komponente.

Eine höhere Stressresilience ist ein vielschichtig schützender Faktor. Ein review zu den neurobiologischen Faktoren der Stressresilience und fokussiert auf die serotonergen, glutaminergen, GABA-ergen-Systeme und die HPA-Achse bei Tieren und Menschen ergab, dass eine höhere Resilience

- den Alterungsprozess verlangsamt,
- den allgemeinen Gesundheitszustand wesentlich mitbestimmt und
- die Lebensqualität begünstigt,

wobei eine Reihe weiterer Faktoren wirksam sind (Faye et al. 2018).

> **Wichtig** Die Resilience wird einerseits durch eine hohe Aktivität der SAM-Achse gemindert und entgegengesetzt profitiert die Resilience positiv von Interventionen zur trainingsbedingten Reduzierung der Sympathikusaktivität, dem Ausdauertraining.

5.2.5 Stress-Achsen und Gehirnfunktionen

Die physiologischen Funktionen der Hypothalamus-Hypophysen-Nebennierenrinden-Achse (HPA) und der Sympathikus-Nebennierenmark-Achse (SAM; Abb. 5.2) sind entscheidende Komponenten der kognitive-mentalen und der somatischen Entwicklung, Stabilisierung und der Gesundheit.

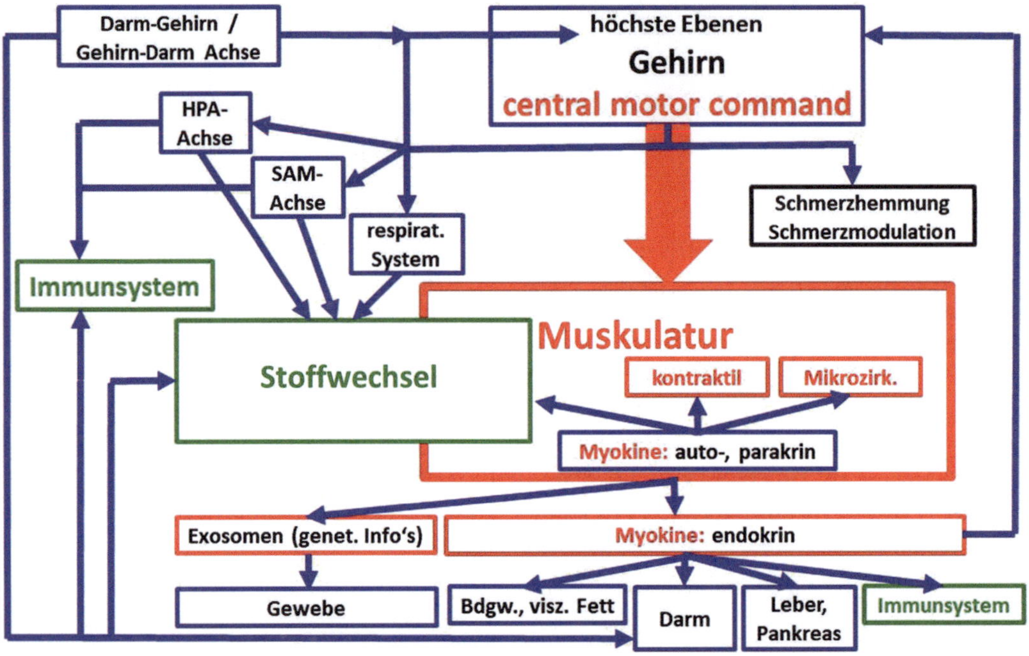

Abb. 5.1 Die Funktionen des central motor command. Die vordergründige Aufgebe ist die Aktivierung der Muskulatur. Gleichzeitig gehören zum central motor command Signale für das respiratorische System (RS), das Herz-Kreislauf-System (HKS), die Schmerzhemmung und -modulation, die SAM-Achse und die HPA-Achse. RS und HKS starten ihre verstärkte Funktion durch eine direkte Mitinnervation. Die direkt aktivierte SAM (Sympathikus-Nebennierenmark-Achse: Stressreaktion) ist gleichfalls an der Anpassung des HKS und des Energiestoffwechsels an den Bedarf beteiligt und stimuliert das Immunsystem. Auch die HPA-Achse ist für das HKS und den Stoffwechsel wirksam und hemmt (Cortisol) das Immunsystem. Die kontrahierende Muskulatur ist das signalstoff-basierte periphere Zentrum für sich selbst (vgl. Abschn. 8.1), den globalen Entzündungsstatus (vgl. Abschn. 8.2) und die Abstimmung der Homöostase und der Adaptationen mit dem Gehirn, den Bindegewebestrukturen und weiteren Organen (vgl. Abschn. 8.3)

Die HPA-Achse steht für:

- Die notwendigen physiologischen Stressreaktionen beim psycho-physischen und/oder kognitiv-mentalen Eustress als Merkmal des Zyklus Belastung – Beanspruchung (Auslenkung der Homöostase ist für Adaptationen essentieller Stress) – Erholung mit den Teilprozessen Restitution, Regeneration, Reparation und Adaptation.
  - d.b., die physiologische Bewältigung akuter und wiederholter Auslenkungen der Homöostase (Stabilität und Anpassung von Körperfunktionen) unter und nach Beanspruchungen und
- die von der Belastungsart (sozial, mental, kognitiv, psycho-physisch, Schmerzen), deren Dauer und Intensität, dem Konditionierungszustand und dem Alter (beachte Kinder-, Jugendliche: emotionale und kognitive Entwicklung) abhängigen überproportionalen Stressreaktionen (ständig gesteigerter Aktivitätslevel) mit nachteiligen bis pathophysiologischen Entwicklungen (emotional, affektiv, Bewältigungsmöglichkeiten [kognitive coping Strategien], Schmerzerkrankung) als Merkmal des Zyklus Fehl- und Überbelastung – unphysiologische, weil überlange bis dauerhafte Beanspruchung – ungenügende Erholung – Fehl-, De- bzw. Maladaptation,
- den Energiestoffwechsel
- die immunologischen Funktionen
- die neuropsychiatrischen Funktionen (Exekutivfunktionen [Müller et al. 2019] wozu gehören: Kognition, Emotion, Depression,

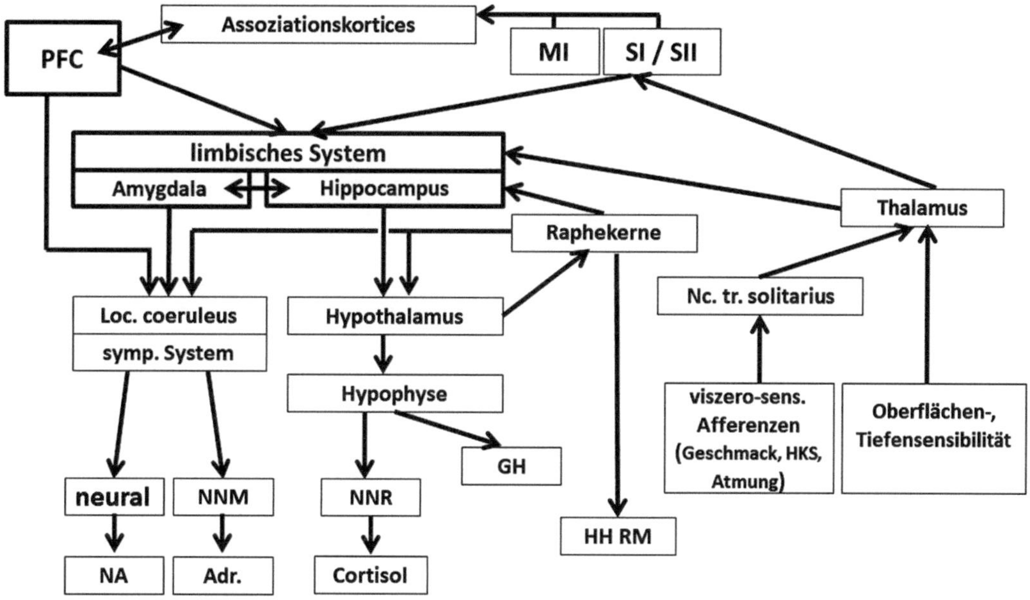

Abb. 5.2 Die cerebralen Strukturen und die Funktionssysteme, die zugunsten der akuten aber auch systematischen positiven Bewältigung des Eustresses adaptive funktionelle und strukturelle Konsequenzen hervorrufen bzw. die die zeitlich und intensitätsmäßig überproportional bedingten Reaktionen des Dysstress verantworten und sich nachteilig bis pathophysiologisch verändern

Angst, …) und das Verhalten in Abhängigkeit vom Eu- oder Disstress.

Generell ist der PFC bzw. der gesamte Frontalkortex die oberste motivationelle, kognitive und emotionale cerebrale Instanz, um bewusst die Motivation zu generieren, die Aufmerksamkeit zu lenken, situativ realistische Entscheidungen zu treffen und die übergeordnete Kontrolle auszuüben (PFC: attentional advisory board). Er vertritt aufgrund seiner strukturellen und funktionellen Eigenschaften vordergründig die „Exekutiven Funktionen", wobei er durch den Parietal- und Temporalkortex, die Basalganglien, den Thalamus, das Cerebellums und die Konnektivitäten zwischen ihnen ergänzt wird (s. Müller et al. 2019). Der PFC kontrolliert und reguliert das subkortikal liegende limbische System (u. a. Amygdala, Hippocampus, Gyrus cinguli, **Gyrus parahippocampalis,** …), welches die Emotionen, das Erkennen, das Lernen, das Gedächtnis, den Schlaf-Wach-Zyklus, die neurovegetativen und neurohumoralen Regulationen und damit eben auch alle Stressreaktionen vertritt. Verhaltens- und stressrelevante neuronale Netzwerke des Gehirns werden wiederum aus dem Hirnstamm heraus durch serotonerge, noradrenerge, cholinerge und dopaminerge Systeme „in Funktion gehalten" bzw. beeinflusst. Das **serotonerge System** der Raphekerne hat ein sehr weitläufiges Projektionsnetzwerk und unterhält neben Verbindungen zur Hypophyse, dem Zwischenhirn und dem Neokortex auch Kontakte zur Amygdala und zum Hippocampus. Entsprechend der Funktionen der beiden letztgenannten Strukturen bestimmt es die emotionalen Reaktionen und das Verhalten wesentlich mit und es hat einen antidepressiven Einfluss. Eine enge antagonistische Beziehung besteht zum noradrenergen System des Locus coeruleus, der für die sympathische Aktivität steht. Die Aktivität des serotonergen Systems mindert den Sympathikotonus und begünstigt die Stressresilience. Des Weiteren sind die Raphekerne Schlüsselstrukturen der endogenen Schmerzhemmung. Das serotonerge System kann als ein „Puffer- bzw. Antistresssystem" angesehen werden. Das **noradrenerge System** zeichnet sich gleichfalls durch eine sehr umfangreiche afferente (limbisches System, PFC, Thalamus und Hypothalamus) und efferente (Hirnstamm, Rückenmark) Vernetzung aus. In den Projektionsgebieten hat es bahnende bzw. aktivierende Wirkungen. So werden die Aufmerksamkeit und damit auch Lernen und das Gedächtnis gefördert und alle Funktionen, denen eine gesteigerte sympathische Aktivität eigen ist. Somit sind es die Reaktionen, die beim Eustress physiologisch sind und die positiven cerebralen Reaktionen und Anpassungen verantworten. Eustress bedingte „zentrale" sympathische, noradrenerge Aktivität führt zu beanspruchungsspezifischen cerebralen Leistungen und deren Verbesserung. Dagegen können dauerhafte Aktivitätssteigerungen infolge Dysstress pathophysiologische Konsequenzen haben.

Das **dopaminerge System** mit

- den Ursprüngen Substantia nigra pars compacta, Ncl. retrorubralis und ventrales Tegmentum als Ausgangsorte des mesostriatalen Systems zu den Basalganglien und dem Nc. accumbens und dem mesolimbokortikalen System zum Kortex und dem limbischen System und
- dem Ursprung Diencephalon als Ausgangsort des dienzephalen Systems zum Thalamus, Hypothalamus und dem periaquäduktalen Grau

ist generalisiert ein Aktivator der cerebralen Aktivität sowohl zugunsten der Sensomotorik (extrapyramidales System; s. M. Parkinson;) und der Motivation mit den entsprechenden Folgen für ein agileres Verhalten und immer auch verknüpft mit dem dazugehörigen emotionalen Status. Über die nigrostrialen Verbindungen zum Striatum (Basalganglien) und dessen Einbindung in das assoziativ-kognitive bzw. komplexe Schleifensystem (Assoziationskortices – Thalamus – Striatum – frontaler Kortex) nimmt die dopaminerge Stimulation auch Einfluss auf die Wahrnehmung und exekutive Handlungsabläufe. Als mesolimbisches System (zum Nc. accumbens [Belohnungssystem], der Amygdala [Emotion, Bewertung, Erinnerung] und dem Hippocampus [Gedächtnis]) werden sehr komplexe Leistungs- und Verhaltenseigenschaften geprägt.

Das **cholinerge System** mit u. a. den Ursprungsorten Striatum, Ncl. accumbens, basales Vorderhirn (Ncl. basalis Meynert) und sein Septum versorgt weite Anteile des Großhirns und das limbische System und ist somit an höchsten Hirnleistungen wie z. B. der Kognition und der Aufmerksamkeit beteiligt.

Stress als Aktivator

- der HPA-Achse (Cortisol, β-Endorphin)
- der SAM-Achse (sympathetic-arenal medullary axis; Adrenalin, Noradrenalin)
- des endogenen Opioidsystems

bestimmt somit die Homöostase, den Energiestoffwechsel und die neuropsychiatrischen Funktionen und ist

- einerseits erforderlich und
- andererseits als dauerhafte, überproportionale Beanspruchung eine Disposition und ein Realisationsfaktor für Verhaltensänderungen bis zu pathogenetischen Entwicklungen.

> **Wichtig** Unter Stress wird der PFC vom limbischen System rückgekoppelt hemmend beeinflusst, um unabhängig vom Willen alle Reaktionen für die Stabilität der Homöostase zu gewährleisten. Chronische Stressreaktionen des limbischen Systems „benachteiligen", die bewussten Funktionen des PFC und die „eigenen limbischen Funktionen" werden modifiziert und verändert und in der Folge werden alle untergeordneten Regulationsebenen der Hirnstammebenen einbezogen. Dysstress beansprucht die serotonergen, dopaminergen, noradrenergen und cholinergen Funktionssysteme und bezieht folgerichtig das „gesamte" Gehirn ein und es ist eine Frage der Zeit, dass sich Störungen ausbilden und strukturell festigen.

Die Funktion der HPA-Stress-Achse ist es, die erforderlichen neuroendokrinen Reaktionen zu vertreten und gleichfalls zwischen einer chronisch erforderlichen Stressantwort und dem Gesundheitszustand zu vermitteln. So führt intensiver Stress im frühen Lebensabschnitt zu psychopathologischen Entwicklungen im späteren Alter, indem Depressionen, Angst- sowie affektive Störungen und Phobien gehäuft auftreten. Stress in frühen Abschnitten des Lebens hat offensichtlich zunächst adaptive Veränderungen der Verarbeitung von Emotionen und belohnungsrelevanten Informationen zur Folge, die dann nachteilige Auswirkungen auf die adäquaten Funktionen des Gehirns im späteren Leben haben. Das neurophysiologische Korrelat könnte in einer vorzeigen Reifung von fronto-limbischen Regelkreisen der emotionalen Verarbeitung bestehen, wobei zugleich die Belohnungssensitivität reduziert ist (Herzberg und Gunnar 2020).

Ursächlich sind die Entwicklung

- einer Überfunktion,
- einer gesteigerten Sensibilität und
- von Maladaptationen der HPA-Achse
  als auch
- von stressinduzierten diabetogenen Stoffwechselstörungen mit Hyperinsulinämie und geminderter Insulinsensitivität und
- von Genexpressionen für Enzyme (Gehirn, Leber, Fettgewebe), welche an der Regulation der Cortison-Aktivität in den Geweben beteiligt sind und nachteilige Konsequenzen im Energiestoffwechsel bewirken (Maniam et al. 2014; Juruena et al. 2020).

Die Endorphine (u. a. limbisches System, periaquäduktales Grau) regulieren die Schmerzempfindung, die Stimmung und das Belohnungssystem aber haben auch einen Einfluss auf die Funktion der HPA-Achse als auch die dopaminergen, GABA-ergen und adrenergen Systeme. Insgesamt kommen generalisierte Stressreaktionen zustande.

Die psychologische Resilience und die Aktivität der Stress-Achse ändern sich mit den tagesrhythmischen Auslenkungen der Cortisolfreisetzung. Chronischer Stress und im Resultat eine gesteigerte bzw. folglich eine gestörte HPA-Achse mit Hypercortisolämie ist nachweislich mit einem geminderten Gesundheitsstatus verbunden. Das Risiko cerebraler (Stimmung, Angst) und kardiovaskulärer Erkrankungen, eines beeinträchtigten Immunstatus und einer rheumatischen Arthritis steigt und die Resilience fällt. Es sind Zusammenhänge

- zwischen den Emotionen und der Cortisol-Tagesrhythmik (Ong und Allaire 2005) als auch
- zwischen einer positiven sozialen Situation und der Cortisol-Tagesrhythmik (Lai et al. 2012) hergestellt worden.

Depressives Verhalten bzw. Depression, Angst und die Dysregulation der HPA-Stress-Achse sind Marker von Schmerzerkrankungen. Hier ist es erneut der Hippocampus mit seiner Neurogenese, der eine Schlüsselregion der Stressantworten ist (Joëls 2018), denn Stress bedeutet immer auch kognitive und emotionale Beanspruchung und ein stimmungsabhängiges Verhalten. Zumindest im Tierexperiment spricht die individuelle Neurogenese auch für individuelle Verhaltensmerkmale (Freund et al. 2013).

> **Wichtig** Für das fortschreitend korrekte, umfängliche Verständnis und die Erklärung des klinischen Bildes des chronischen Schmerzes und zugleich der damit im Zusammenhang stehenden Komorbiditäten (Depression, Angst, …) müssen die bekannten neuronalen Wege der Schmerzleitung und die zugehörigen primären Verarbeitungsnetzwerke der Afferenzen (anterolaterales System: Tr. spinothalamicus ant. [sensorisch-diskriminative Schmerzkomponente] und lat. [affektiv-motivationelle Schmerzkomponente], Tr. spinoreticularis [Aufmerksamkeit, arousal] und Tr. spinotectalis [Augen und Kopf zur Schmerzquelle]) unbedingt mit den triple Ruhenetzwerken bestehend

aus salience, default mode und central executive network in Verbindung gebracht und durch sie erweitert werden. Diese Netzwerke verarbeiten und modulieren die affektiv-motivationellen Konsequenzen der Schmerzinformationen für das Bewusstwerden und die innere Repräsentanz (De Ridder et al. 2022).

5.2.6 Stress-Achse, Training, Körperstruktur und Alter

Die Aktivität der Stress-Achse hat einen Einfluss auf die Entwicklung der Gebrechlichkeit. Im Vorstadium (n = 262) und bei bestehender Gebrechlichkeit (n = 25) sind die Cortisolspiegel im Speichel (n = 745, 65–90 Jahre) morgens gering und abends gesteigert, sodass kleinere Verhältnisse zwischen den Morgen- und Abendwerten eng mit der Gebrechlichkeit assoziiert sind. Des Weiteren spricht ein geringeres Verhältnis für kleinere Kraftwerte des Handgriffes (odds ratio 1,42, 95 % CI 1,09–1,86), also für die Sarkopenie als ein wesentliches Merkmal der Gebrechlichkeit, und hohe Abendwerte für ein um 24 % höheres Risiko dafür (odds ratio 1,22, 95 % CI 1,03–1,44; Johar et al. 2014). Die Nachkommen sehr langlebiger Eltern weisen gegenüber ihren Partnern eine geringere Cortisolsekretion am Morgen (p = 0,048) und am Abend (p = 0,024) auf, wobei die Sensitivität des Cortisolfeedback-Mechanismus aber nicht unterschiedlich ist (Noordam et al. 2012). Somit spricht eine gedämpfte aktive HPA-Stress-Achse für die Langlebigkeit. Langlebige Personen, die in der Regel auch eine höhere Lebensqualität aufweisen, haben eine höhere Resilience. Intensive Stressoren, eine dysfunktionelle HPA-Achse und eine geminderte Resilience schwächen den Gesundheitszustand exponentiell (Gaffey et al. 2016). Die Analyse der kognitiven Funktion und des Cortisolspiegels im Speichel in der Kohorte 65–90-jähriger weist zugleich darauf hin, dass bei dementen Personen im Vergleich mit gleichaltrigen Gesunden geringe Cortisolmorgen- und hohe Cortisolabendwerte vorliegen und leicht erhöhte Werte bei einer abgeschwächten kognitiven Beeinträchtigung (Johar et al. 2015). Der Hinweis für eines reduziertes Risiko bei höheren Relationen zwischen Morgen- und Abendwerten gilt allerdings nur für Männer.

> **Wichtig** Die physiologische Funktion der HPA-Stress-Achse ist für die kognitive-mentale und die somatische Gesundheit entscheidend und deren Aktivität hat gleichfalls einen wesentlichen Einfluss auf den Alterungsprozess.

Psycho-physischer Stress bzw. Beanspruchung ist essentiell für die Optimierung der Homöostase und die gesunde Bewältigung von Auslenkungen durch kognitive und körperliche Anforderungen. Hierbei hat bereits Seyle (1936) darauf hingewiesen, dass die Erholung ein sehr wichtiges Element ist. In der Erholung finden die Restitutions-, Reparatur- und Adaptationsprozesse statt (Laube 2009, 2020b).

> **Wichtig** Ein „optimales Stressniveau" prägt eine gute somatische und psychologische Resilience, gleichbedeutend für ein „biologisches Schutzschild" für ein „normales Leben" (Lu et al. 2021[6177]).

Ein „optimales" psycho-physisches Stressniveau, besser, eine optimale Relation von Belastung und Erholung, ist nicht jenes des Leistungssports, sondern des präventiven und therapeutischen Gesundheitssports (Laube 2020b) mit dem Inhalt, dem Zeitumfang und der Intensität der WHO-Empfehlungen (WHO-guidlines 2020). Die Trainingsinhalte und je nach Zielstellung auch die Intensitäten sind mit denen des Leistungssports vergleichbar aber nie die Umfänge. Leistungssport ist kein Gesundheitssport und kann auch zu Pathologien führen, weil der Stress des auf „Maximierung spezieller Leistungen" ausgerichteten Trainings zu einem pathogenetischen Faktor werden kann (Mastorakos et al. 2005). Bei Sportlern mit dem noch nicht ausreichend pathophysiologisch verstandenen Übertrainingssyndrom, charakterisiert durch die Abnahme der Leistungsfähigkeit, findet der belastungsunabhängige und als Goldstandard für die Prüfung der physiologischen Funktion der HPA-Stress-Achse geltende Glucosetoleranztest, trotz normaler Stimulierbarkeit der Cortisolantwort (250-µg cosyntropin stimulation test [CST]) eine hormonelle Depression. Die Glucosebelastung stimuliert bei den trainingsbedingt maladaptierten Sportlern eine signifikant geringere ACTH- und Cortisolfreisetzung als bei gesunden Trainierten und Untrainierten (Cadegiani und Kater 2017). Gegenüber den gesunden Athleten liegen auch die basalen und die durch den Glucosetoleranztest stimulierten Werte des Wachstumshormons ($p = 0{,}003$) und des Prolaktins ($p = 0{,}048$) tiefer (Cadegiani und Kater 2018).

▶ **Wichtig** Vorteilhaftes Training mit positiven Anpassungen des Stresssystems hat Umfänge, die weit unter denen des Leistungssports liegen und Vergleiche mit dem Leistungssport sind kontraproduktiv. Dadurch wird auch die Gestaltung des Zyklus Belastung – Erholung für eine immer ausreichende Regenerationszeit unproblematisch.

Zur Gestaltung des Lebensregimes, des Zyklus Belastung – Erholung, mit der essentiellen Komponente Training gehören auch die Ernährung, der Schlaf und das soziale Verhalten. Auch die letztgenannten Faktoren haben einen wesentlichen Einfluss auf den Stoffwechsel und die neurohormonellen Funktionen und sollten unter ständiger Beachtung stehen (Cadegiani und Kater 2020). Dies gilt nicht nur für Sportler, sondern generell für einen guten Gesundheitszustand.

Psycho-physische Trainingsbelastungen sind als Stressoren Aktivatoren der HPA-Stress-Achse und des sympathischen Systems und die trainingsmethodischen Parameter Dauer und Intensität bestimmen das Ausmaß. Besonders wesentlich hierbei ist, dass der präfrontale Cortex, die höchste cerebrale Instanz, maßgeblich an der Regulation ihrer Aktivitäten beteiligt ist. Training veranlasst Anpassungen im Stresssystem bis in die höchsten Ebenen, die sich vor allem unter der Belastung zeigen. Vorrangig Ausdauertrainierte weisen während der Belastung eine geminderte Empfindlichkeit der negativen Rückkopplung des Hypothalamus-Hypophysen-Systems durch Cortisol auf und auch die Periphere reagiert weniger empfindlich auf das Hormon. Das Stresssystem wird desensibilisiert.

▶ **Wichtig** Die Adaptationen des Stresssystems auf insbesondere Ausdauertraining schützen den Stoffwechsel und das Immunsystem vor überproportionalen cortisolbedingten Wirkungen. Sie sind Elemente der Stressresilience und wichtige therapeutische Zielstellungen bei einer pathologischen Überaktivität der Stressachse infolge permanenter Herausforderungen z. B. bei Stoffwechselerkrankungen wie der Adipositas (Duclos und Tabarin 2016) und allen weiteren chronisch degenerativen Erkrankungen auf der Basis einer Dekonditionierung.

Trainierte Personen reagieren aber auch auf nicht psycho-physische Belastungen mit verminderten physiologischen und psychologischen Stressreaktionen und sind somit gleichzeitig auch gegenüber psychischen und sozialen Belastungen resilienter. Dies basiert auf der **cross-stressor adaptation hypothesis** (Sothmann et al. 1996), die aussagt, dass die Adaptationen auf systematisches körperliches Training gleichfalls die Reaktionen auf „alleinige" psychische Stressoren reduzieren. So haben auch akute psycho-physische Belastungen einen stress-puffernden Effekt und Personen mit einer hohen aeroben Kapazität reagieren auf den Montreal Imaging Stress Test, einem Tool zur Untersuchung der Effekte des Empfindens und Verarbeitens psychosozialen Stresses in Kombination mit der fMRI-Diagnostik (Dedovic et al. 2005), mit einem geringeren Cortisolanstieg (Zschucke et al. 2015).

> **Wichtig** Regelmäßiges Gesundheitstraining ist eine effektive Prävention oder bei Bedarf auch Therapie, um auch gegenüber psychischen und sozialen Belastungen widerstandsfähiger zu sein bzw. erneut zu werden.

Die Wirksamkeit der trainingsbedingten Stressanpassungen auch für psycho-mentale Belastungen begünstigt indirekt, vermittelt über die Hoffnung (self-designed exercise questionnaire, Adult Dispositional Hope Scale, Generalized Anxiety Disorder Scale-7, Patient Health Questionnaire-9), auch die mentale Gesundheit unter den psychischen Belastungen infolge der sozialen Isolation während einer Pandemie (Yao et al. 2022). Desto umfangreicher die physische Aktivität war, desto geringer sind die mentalen Beeinträchtigungen hinsichtlich von Symptomen einer Depression und der Angst. Zu beachten ist, dass die Hoffnung bisher ohne klare psychologische Definition ist und die Erwartung ausdrückt, ein angestrebtes Ziel zu erreichen, wobei sie eine mehr kognitive, emotionale und/oder affektive Komponente hat.

5.2.7 Stress-Achse, Dekonditionierung und Tumorgenese

Werden die HPA-Stress-Achse und das sympathische System zur Regulation der Homöostase chronisch aktiviert, resultieren über die Zeit daraus u. a.

- eine Dysfunktion des präfrontalen Cortex und des Hippocampus,
- eine eingeschränkte Funktion des Immunsystems,
- lang-dauernde Entzündungsreaktionen und
- gesteigerte Konzentrationen der Stresshormone.

Alle diese Konsequenzen chronischer Stresssituationen fördern gleichfalls über mehrere Mechanismen die Tumorgenese und die Tumorentwicklung (Dai et al. 2020). Dies muss auch den Folgen einer langdauernden Dekonditionierung zugeschrieben werden (Moore et al. 2016), denn Dekonditionierung ist Stress mit einem immer zugehörigen chronisch erhöhten Sympathikotonus. Hier stellen sich der chronische Stress und die psycho-physische Dekonditionierung auf eine gemeinsame Plattform.

Das Training steht allen diesen pathologischen Entwicklungen entgegen.

- Die Hämodynamik der verstärkten Durchblutung sorgt unmittelbar für Nekrosen und die Apoptose zirkulierender Tumorzellen,
- der Signalstoffstatus des viszeralen Fettgewebes (reduzierte Leptin) und der Muskulatur (Myokine) mindert das Wachstum von Tumorzellen und fördert gleichfalls die Apoptose,
- die muskulären extrazellulären Vesikel enthalten neben genetischen Informationen zur gegenseitigen positiven Gewebeanpassung (Safdar und Tarnopolsky 2018; Fuller et al. 2020; O'Brain et al. 2020) auch anti-onkologische Signalstoffe und
- die Katecholamine setzen Immunzellen aus der Milz frei und gemeinsam mit dem Myokin IL-6 veranlassen sie eine Infiltration von natural Killerzellen und T-Zellen in den Tumor und somit eine immunologische Abwehr (Wang et al. 2022).

Fazit

Das motorische Handlungsprogramm ist nicht allein ein muskulärer Antrieb. Es ist kognitive Funktion für Wahrnehmungen, die Anstrengungsempfindung, die Belastungs- und Schmerztoleranz, vermittelt Emotionen und aktiviert die Versorgungssysteme, das Immunsystem und die Signalstoffproduktionen. Die aktive Muskulatur wird zum peripheren „mechanisch- und signalstoff-basierten Zentrum" der Gewebekommunikationen. Jede Belastung ist Stress, weil die Homöostase ausgelenkt wird. Die

HPA-Achse, das sympathische und das Immunssystem werden aktiv. Vom Eustress sind der „inadäquate Stress" und der „krankmachende Stress" zu trennen. Systematisches Training ist „notwendiger" Eustress und strukturiert das Gehirn zum Vorteil aller kognitiv-emotionalen, immunologischen und sensomotorischen Funktionen.

Das Immunsystem bedeutet nicht nur Infektabwehr, sondern es sichert durch die Aufrechterhaltung und/oder Wiederherstellung der Homöostase die Systemintegrität, ist Stoffwechselregulator und an den Gewebereparaturen sowie der Ermüdung beteiligt.

Das in Ruhe aktive Aufmerksamkeitsnetzwerk, Standardbewusstseins-Ruhezustandsnetzwerk und das central executive network verarbeiten und modulieren u. a. die affektiv-motivationellen Konsequenzen von Schmerzinformationen für das Bewusstwerden und die innere Repräsentanz. Sie repräsentieren die psychologische Resilience und die Persönlichkeitsmerkmale. Eine gute Resilience, die psychologische Widerstands- oder Anpassungsfähigkeit, ist eine cerebrale Funktion, um Lebenssituationen und dessen Änderungen mit einem hohen Stresspotenzial vorteilhaft zu bewältigen. Risikofaktoren werden minimiert oder ausgeschaltet. Eine höhere Stressresilience ist ein vielschichtig schützender Faktor. Ein „optimales Stressniveau" prägt eine gute somatische und psychologische Resilience, gleichzusetzen mit einem „biologischen Schutzschild" für das „normale Leben". Personen mit „Disstress" sind hochgradig neurotisch und sie haben wenig Gewissenhaftigkeit und Freundlichkeit. Chronische Schmerzen gehen mit Änderungen der Vernetzung der cerebralen Ruhenetzwerken einher, die die Wahrnehmungen, die Aufmerksamkeit, die emotionale Kontrolle, Ängste, Bewegungen und die Schmerzen vertreten.

Regelmäßige körperliche Aktivitäten mindern die Anfälligkeit gegenüber Stress und die Angst. Bei chronischer Dekonditionierung, chronisch-degenerativen Erkrankungen und Schmerzsyndromen sind körperliche Aktivitäten essentiell, um die Resilience zu reorganisieren und zu steigern.

Chronische Stressreaktionen des limbischen Systems „benachteiligen", die bewussten Funktionen und die limbischen Funktionen werden modifiziert und verändert. Alle untergeordneten Regulationsebenen werden einbezogen. Dysstress beansprucht die serotonergen, dopaminergen, noradrenergen und cholinergen Funktionssysteme und bezieht folgerichtig das „gesamte" Gehirn ein. Es ist eine Frage der Zeit, bis sich Störungen ausbilden und strukturell festigen. Die übermäßige Aktivität der Stress-Achse hat auch einen Einfluss auf Alterungsprozess.

Die Adaptationen des Stresssystems insbesondere auf Ausdauertraining integrieren die Stressresilience. Regelmäßiges Training ist effektiv, um gegenüber psychischen und sozialen Belastungen widerstandsfähiger zu sein bzw. zu werden. Eine chronische Überaktivität der Stressachse liegt bei der Dekonditionierung und allen chronisch degenerativen Erkrankungen vor und fördert über mehrere Mechanismen die Tumorgenese und -entwicklung. Training ist die nachhaltige therapeutische und präventive Konsequenz. Der Trainingsstress aktiviert die HPA-Achse und das sympathische System zur Regulation der Homöostase und steht den Dysfunktionen, einer eingeschränkten Funktion des Immunsystems, anhaltenden Entzündungsreaktionen und gesteigerten Konzentrationen der Stresshormone entgegen.

Literatur

Agudelo LZ, Femenía T, Orhan F, Porsmyr-Palmertz M, Goiny M, Martinez-Redondo V, Correia JC, Izadi M, Bhat M, Schuppe-Koistinen I, Pettersson AT, Ferreira DMS, Krook A, Barres R, Zierath JR, Erhardt S, Lindskog M, Ruas JL (2014Sep 25) Skeletal muscle PGC-1α1 modulates kynurenine metabolism and mediates resilience to stress-induced depression. Cell 159(1):33–45. https://doi.org/10.1016/j.cell.2014.07.051

Aimone JB, Li Y, Lee SW, Clemenson GD, Deng W, Gage FH (2014) Regulation and function of adult neurogenesis: from genes to cognition. Physiol Rev 94:991–1026

Altinok DCA, Rajkumar R, Nießen D, Sbaihat H, Kersey M, Shah NJ, Veselinović T, Neuner I (2021Jun 2) Common neurobiological correlates of resilience and personality traits within the triple resting-state brain networks assessed by 7-Tesla ultra-high field MRI. Sci Rep 11(1):11564. https://doi.org/10.1038/s41598-021-91056-y

Alvarez-Buylla A, Garcia-Verdugo JM (2002Feb 1) Neurogenesis in adult subventricular zone. J Neurosci 22(3):629–634. https://doi.org/10.1523/JNEUROSCI.22-03-00629.2002

Apostolopoulos V, Borkoles E, Polman R, Stojanovska L (2014) Physical and immunological aspects of exercise in chronic diseases. Immunotherapy 6(10):1145–1157

Apple DM, Solano-Fonseca R, Kokovay E (2017Oct) Neurogenesis in the aging brain. Biochem Pharmacol 1(141):77–85. https://doi.org/10.1016/j.bcp.2017.06.116. Epub 2017 Jun 16

Arraiz GA, Wigle DT, Mao Y (1992Apr) Risk assessment of physical activity and physical fitness in the Canada Health Survey mortality follow-up study. J Clin Epidemiol 45(4):419–428

Basso JC, Suzuki WA (2017) The effects of acute exercise on mood, cognition, neurophysiology, and neurochemical pathways: a review. Brain Plast. 2:127–152. https://doi.org/10.3233/BPL-160040

Björkholm C, Monteggia LM (2016) BDNF-A key transducer of antidepressant effects. Neuropharmacology 102:72–79

Blair SN, Kohl HW 3rd, Barlow CE, Paffenbarger RS Jr, Gibbons LW, Macera CA: Changes in physical fitness and all cause mortality. A prospective study of healthy and unhealthy men. JAMA. 1995 Apr 12;273(14):1093–8

Cadegiani FA, Kater CE (2017Dec 8) Hypothalamic-Pituitary-Adrenal (HPA) Axis Functioning in Overtraining Syndrome: Findings from Endocrine and Metabolic Responses on Overtraining Syndrome (EROS)-EROS-HPA Axis. Sports Med Open 3(1):45. https://doi.org/10.1186/s40798-017-0113-0

Cadegiani FA, Kater CE (2018Jul) Hormonal response to a non-exercise stress test in athletes with overtraining syndrome: results from the Endocrine and metabolic Responses on Overtraining Syndrome (EROS) – EROS-STRESS. J Sci Med Sport 21(7):648–653. https://doi.org/10.1016/j.jsams.2017.10.033. Epub 2017 Nov 16

Cadegiani FA, Kater CE: Eating, Sleep, and Social Patterns as Independent Predictors of Clinical, Metabolic, and Biochemical Behaviors Among Elite Male Athletes: The EROS-PREDICTORS Study. Front Endocrinol (Lausanne) 2020 Jun 26;11:414. https://doi.org/10.3389/fendo.2020.00414. eCollection 2020

Charles ST, Carstensen LL: Socioemotional selectivity theory. In: Reis HT, Sprecher S (editors). Encyclopedia of Human Relationships. SAGE Publications, Inc; Thousand Oaks, CA: 2009. 1579–1582. https://doi.org/10.4135/9781412958479.n519

Chazaud B (2020Jun) Inflammation and Skeletal Muscle Regeneration: Leave It to the Macrophages! Trends Immunol 41(6):481–492. https://doi.org/10.1016/j.it.2020.04.006. Epub 2020 Apr 30

Chenji S, Jha S, Lee D, Brown M, Seres P, Mah D, Kalra S: Investigating Default Mode and Sensorimotor Network Connectivity in Amyotrophic Lateral Sclerosis. PLoS One 2016 Jun 20;11(6):e0157443. https://doi.org/10.1371/journal.pone.0157443. eCollection 2016

Conover JC, Todd KL (2017Aug) Development and aging of a brain neural stem cell niche. Exp Gerontol 94:9–13. https://doi.org/10.1016/j.exger.2016.11.007. Epub 2016 Nov 17

Cope EC, Gould E (2019May 2) Adult Neurogenesis, Glia, and the Extracellular Matrix. Cell Stem Cell 24(5):690–705. https://doi.org/10.1016/j.stem.2019.03.023

Costa PT, McCrae RR: The NEO personality inventory. Odessa, FL: Psychological Assessment Resources. 1985

Costa PT Jr, McCrae RR: Personality assessment in psychosomatic medicine. Value of a trait taxonomy. Adv Psychosom Med. 1987;17:71–82. https://doi.org/10.1159/000414007

Dai S, Mo Y, Wang Y, Xiang B, Liao Q, Zhou M, Li X, Li Y, Xiong W, Li G, Guo C, Zeng Z: Chronic Stress Promotes Cancer Development. Front Oncol 2020 Aug 19;10:1492. doi: 10.3389/fonc.2020.01492. eCollection 2020.

Dedovic K, Renwick R, Mahani NK, Engert V, Lupien SJ, Pruessner JC (2005 Sep) The Montreal Imaging Stress Task: using functional imaging to investigate the effects of perceiving and processing psychosocial stress in the human brain. J Psychiatry Neurosci 30(5):319–325

De Ridder D, Vanneste S, Smith M, Adhia D: Pain and the Triple Network Model. Front Neurol 2022 Mar 7;13:757241. https://doi.org/10.3389/fneur.2022.757241. eCollection 2022

Duclos M, Tabarin A (2016) Exercise and the Hypothalamo-Pituitary-Adrenal Axis. Front Horm Res 47:12–26. https://doi.org/10.1159/000445149. Epub 2016 Jun 27

Egorova N, Yu R, Kaur N, Vangel M, Gollub RL, Dougherty DD, Kong J, Camprodon JA (2015) Neuromodulation of conditioned placebo/nocebo in heat pain: anodal vs cathodal transcranial direct current stimulation to the right dorsolateral prefrontal cortex. Pain 156:1342–1347. https://doi.org/10.1097/j.pain.0000000000000163

Eysenck HJ (1947) Dimensions of personality. Transaction Publishers

Faye C, Mcgowan JC, Denny CA, David DJ (2018 Mar 5) Neurobiological Mechanisms of Stress Resilience and Implications for the Aged Population. Curr Neuropharmacol 16(3):234–270. https://doi.org/10.2174/1570159X15666170818095105

Frank KH (2003) Das metabolische Syndrom, Arteriosklerose und degenerative Erkrankung des Stütz- und Bewegungsapparates. Arbeitsmed, Sozialmed Umweltmed 38:31–37

Freund J, Brandmaier AM, Lewejohann L, Kirste I, Kritzler M, Krüger A, Sachser N, Lindenberger U, Kempermann G (2013) Emergence of individuality in genetically identical mice. Science 340:756–759

Frost HM (1987) The mechanostat: a proposed pathogenic mechanism of osteoporoses and the bone mass effects of mechanical and nonmechanical agents. Bone Miner 2:73–85

Frost HM (2003) Bone's Mechanostat: a 2003 update. Anat Rec 275A:1081–1101

Fuller OK, Whitham M, Mathivanan S, Febbraio MA (2020 Sep 28) The Protective Effect of Exercise in Neurodegenerative Diseases: The Potential Role of Extracellular Vesicles. Cells 9(10):2182. https://doi.org/10.3390/cells9102182

Gaffey AE, Bergeman CS, Clark LA, Wirth MM (2016Sep) Aging and the HPA axis: Stress and resilience in older adults. Neurosci Biobehav Rev 68:928–945. https://doi.org/10.1016/j.neubiorev.2016.05.036. Epub 2016 Jul 1

Grygiel-Górniak B, Puszczewicz M (2017Oct) A review on irisin, a new protagonist that mediates muscle-adipose-bone-neuron connectivity. Eur Rev Med Pharmacol Sci 21(20):4687–4693

Hamedinia M, Sharifi M, Hosseini-Kakhak A. The effect of eight weeks of aerobic, anaerobic and resistance training on some factor of endocannabinoid system, serotonin, beta-endorphin and BDNF in young men. Biosci Biotech Res Asia 2017; 14: 1201–1210. https://doi.org/10.13005/bbra/2562

Herzberg MP, Gunnar MR: Early life stress and brain function: Activity and connectivity associated with processing emotion and reward. Neuroimage 2020 Apr 1;209:116493. https://doi.org/10.1016/j.neuroimage.2019.116493. Epub 2019 Dec 27

Hill AS, Sahay A, Hen R (2015) Increasing Adult Hippocampal Neurogenesis is Sufficient to Reduce Anxiety and Depression-Like Behaviors. Neuropsychopharmacology 40:2368–2378

Hojman P (2017) Exercise protects from cancer through regulation of immune function and inflammation. Biochem Soc Trans 45(4):905–911

Ibarguen-Vargas Y, Surget A (2009) Vourc'h P, Leman S, Andres CR, Gardier AM, Belzung C: Deficit in BDNF does not increase vulnerability to stress but dampens antidepressant-like effects in the unpredictable chronic mild stress. Behav Brain Res 202:245–251

Jessberger S, Gage FH (2014) Adult neurogenesis: bridging the gap between mice and humans. Trends Cell Biol 24:558–563

Joëls M (2018) Corticosteroids and the brain. J Endocrinol 238:R121–R130

Johar H, Emeny RT, Bidlingmaier M, Reincke M, Thorand B, Peters A, Heier M, Ladwig KH (2014Mar) Blunted diurnal cortisol pattern is associated with frailty: a cross-sectional study of 745 participants aged 65 to 90 years. J Clin Endocrinol Metab 99(3):E464–E468. https://doi.org/10.1210/jc.2013-3079. Epub 2014 Feb 24

Johar H, Emeny RT, Bidlingmaier M, Lacruz ME, Reincke M, Peters A, Heier M, Ladwig KH (2015Jan) Lower morning to evening cortisol ratio is associated with cognitive impairment in men but not women: An analysis of 733 older subjects of the cross-sectional KORA-Age study. Psychoneuroendocrinology 51:296–306. https://doi.org/10.1016/j.psyneuen.2014.10.011. Epub 2014 Oct 23

Jung CG (2021) Psychologische Typen: Gesammelte Werke 6, 5. Aufl. Patmos Verlag, Edition C.G.Jung

Juruena MF, Eror F, Cleare AJ, Young AH (2020) The Role of Early Life Stress in HPA Axis and Anxiety. Adv Exp Med Biol 1191:141–153. https://doi.org/10.1007/978-981-32-9705-0_9

Kakanis MW, Peake J, Brenu EW, Simmonds M, Gray B, Hooper SL, Marshall-Gradisnik SM (2010) The open window of susceptibility to infection after acute exercise in healthy young male elite athletes. Exerc Immunol Rev 16:119–137

Karl C: Die Rolle des Doublecortin-Gens in neuronalen Vorläuferzellen während Migration und Neurogenese. Dissertation, Universität Regensburg, 2005

Koelwyn GJ, Quail DF, Zhang X, White RM, Jones LW (2017) Exercise-dependent regulation of the tumour microenvironment. Nat Rev Cancer 17(10): 620–632

Kolesar TA, Bilevicius E, Kornelsen J (2017Jul) Salience, central executive, and sensorimotor network functional connectivity alterations in failed back surgery syndrome. Scand J Pain 16:10–14. https://doi.org/10.1016/j.sjpain.2017.01.008. Epub 2017 Feb 20

Krummenacher P, Candia V, Folkers G, Schedlowski M, Schönbächler G (2010) Prefrontal cortex modulates placebo analgesia. Pain 148:368–374

Lai JC, Chong AM, Siu OT, Evans P, Chan CL, Ho RT: Social network characteristics and salivary cortisol in healthy older people. Sci World J. 2012; 2012(929067) https://doi.org/10.1100/2012/929067

Lancaster GI, Febbraio MA (2014) The immunomodulating role of exercise in metabolic disease. Trends Immunol 35(6):262–269

Laube, W.: Zur Rückführung des vegetativ-chronotropen Tonus, der Erholung im neuromuskulären System und den Wechselbeziehungen zwischen beiden Funktionssystemen nach Auslösung einer identischen anaeroben Stoffwechselsituation durch verschiedene Belastungsarten. Dissertation B (Dr. med. sc.), Humboldt-Universität zu Berlin, Bereich Medizin Charité, Physiologisches Institut 1990

Laube W: Physiologie des Zyklus Belastung – Beanspruchung – Ermüdung – Erholung – Adapatation. in: Laube, W (Hrsg.): Sensomotorisches System. Thieme, Stuttgart – New York, 2009, S. 499 – 555

Laube W (2013) Muskelaktivität: Prägung des ZNS und endokrine Funktion – somatische oder degenerativ-nozizeptive Körperstruktur. Man Med (Themenheft Muskel) 51(2):141–150. https://doi.org/10.1007/s00337-012-0989-1

Laube W: Sensomotorik und Schmerz. Wechselwirkung von Bewegungsreizen und Schmerzempfinden. Springer, Berlin – Heidelberg, 2020a

Laube W: Schmerz, Zyklus Belastung – Adaptation und Gesundheitstraining. In: Sensomotorik und Schmerz. Springer, 2020b, 319 – 334

Laube W (2022a) Mentale Gesundheit und physische Aktivität. Man Med 60:13–21

Laube W: Gesundheitliche Vorteile durch Krafttraining. Einfluss auf das Risiko für chronische Erkrankungen und die Mortalität. Manuelle Medizin 60 (2022b) 30 – 32

Laube W: Schmerztherapie ohne Medikamente – Leitfaden zur endogenen Schmerzhemmung für Ärzte und Therapeuten. Springer, 2022c

Laube W (2022d) Muskeldysfunktionen – mit Training gegen Schmerz (Teil I). Man Med 60(2):84–89

Laube W (2022e) Muskeldysfunktionen – mit Training gegen Schmerz (Teil II). Man Med 60(3):129–135

Laube W (2022f) Die Muskulatur – das „signalstoffgestützte periphere Zentrum" adaptiver Wirkungen. Man Med 60(2):104–106. https://doi.org/10.1007/s00337-022-00868-0

Lee IM, Hsieh CC, Paffenbarger RS Jr (1995Apr 19) Exercise intensity and longevity in men. The Harvard Alumni Health Study. JAMA. 273(15):1179–1184

Lee IM, Paffenbarger RS Jr: Associations of light, moderate, and vigorous intensity physical activity with longevity. The Harvard Alumni Health Study. Am J Epidemiol. 2000 Feb 1;151(3):293–9

Leschik J, Lutz B, Gentile A (2021Jul 8) Stress-Related Dysfunction of Adult Hippocampal Neurogenesis-An Attempt for Understanding Resilience? Int J Mol Sci 22(14):7339. https://doi.org/10.3390/ijms22147339

Levone BR, Cryan JF, O'Leary OF (2015) Role of adult hippocampal neurogenesis in stress resilience. Neurobiol. Stress 1:147–155

Lobo LF, de Morais MG, Marcucci-Barbosa LS, Martins-Junior FAD, Avelar LM, Vieira ELM, Aidar FJ, Wanner SP, Silva: A Single Bout of Fatiguing Aerobic Exercise Induces Similar Pronounced Immunological Responses in Both Sexes. Front Physiol 2022 Jun 8;13:833580. https://doi.org/10.3389/fphys.2022.833580. eCollection 2022

Lorenz J, Minoshima S, Casey KL (2003) Keeping pain out of mind: the role of the dorsolateral prefrontal cortex in pain modulation. Brain 126:1079–1091. https://doi.org/10.1093/brain/awg102

Lu S, Wei F, Li G (2021Apr 26) The evolution of the concept of stress and the framework of the stress system. Cell Stress 5(6):76–85. https://doi.org/10.15698/cst2021.06.250

Mak LE, Minuzzi L, MacQueen G, Hall G, Kennedy SH, Milev R (2017Feb) The Default Mode Network in Healthy Individuals: A Systematic Review and Meta-Analysis. Brain Connect 7(1):25–33. https://doi.org/10.1089/brain.2016.0438. Epub 2017 Jan 9

Maniam J, Antoniadis C, Morris MJ: Early-Life Stress, HPA Axis Adaptation, and Mechanisms Contributing to Later Health Outcomes. Front Endocrinol (Lausanne) 2014 May 13;5:73. https://doi.org/10.3389/fendo.2014.00073. eCollection 2014

Mastorakos G, Pavlatou M, Diamanti-Kandarakis E, Chrousos GP: Exercise and the stress system. Hormones (Athens) Apr-Jun 2005;4(2):73–89

Matsukawa K, Asahara R, Ishii K, Kunishi M, Yamashita Y, Hashiguchi Y, Liang N, Smith SA: Increased prefrontal oxygenation prior to and at the onset of over-ground locomotion in humans. J Appl Physiol (1985) 2020 Nov 1;129(5):1161–1172. https://doi.org/10.1152/japplphysiol.00392.2020. Epub 2020 Sep 24

Matsukawa K, Asahara R, Uzumaki M, Hashiguchi Y, Ishii K, Wang J, Smith SA (2021Sep 1) Central command-related increases in blood velocity of anterior cerebral artery and prefrontal oxygenation at the onset of voluntary tapping. Am J Physiol Heart Circ Physiol 321(3):H518–H531. https://doi.org/10.1152/ajpheart.00062.2021. Epub 2021 Jul 30

McCrae RR, Costa PT Jr (1987Jan) Validation of the five-factor model of personality across instruments and observers. J Pers Soc Psychol 52(1):81–90. https://doi.org/10.1037//0022-3514.52.1.81

McCrae RR (1996) Social consequences of experiential openness. Psychol Bull 120:323–337

Melancon MO, Lorrain D, Dionne IJ (2014Nov) Changes in markers of brain serotonin activity in response to chronic exercise in senior men. Appl Physiol Nutr Metab 39(11):1250–1256. https://doi.org/10.1139/apnm-2014-0092. Epub 2014 Jun 23

Mendel G: Versuche über Pflanzenhybriden. Verhandlungen des Naturforschenden Vereines in Brünn. Bd. IV. 1866. 3–47

Menon V, Uddin LQ: Saliency, switching, attention and control: a network model of insula function. Brain Struct. Funct. 214, 2010, 655–667. https://doi.org/10.1007/s00429-010-0262-0

Menon V (2011) Large-scale brain networks and psychopathology: a unifying triple network model. Trends Cognit. Sci. 15:483–506

Miyashiro S, Yamada Y, Muta T, Ishikawa H, Abe T, Hori M, Oka K, Koshikawa F, Ito E: Activation of the orbitofrontal cortex by both meditation and exercise: A near-infrared spectroscopy study. PLoS One 2021 Feb 23;16(2):e0247685. https://doi.org/10.1371/journal.pone.0247685. eCollection 2021

Moon HY, Becke A, Berron D, Becker B, Sah N, Benoni G, Janke E, Lubejko ST, Greig NH, Mattison JA, Duzel E, van Praag H (2016Aug 9) Running-Induced Systemic Cathepsin B Secretion Is Associated with Memory Function. Cell Metab 24(2):332–340. https://doi.org/10.1016/j.cmet.2016.05.025. Epub 2016 Jun 23

Moore SC, Lee IM, Weiderpass E, Campbell PT, Sampson JN, Kitahara CM, Keadle SK, Arem H, Gonzalez AB, Hartge P, Adami HO, Blair C, Borch KB,

Boyd E, Check DP, Fournier A, Freedman ND, Gunter M, Johannson M, Khaw KT, Linet MS, Orsini N, Park Y, Riboli E, Robien K, Schairer C, Sesso H, Spriggs M, Dusen RV, Wolk A, Matthews CE, Patel AV: Association of leisure-time physical activity with risk of 26 types of cancer in 1.44 million adults. JAMA Intern Med. 2016; 176:816–25

Moreno-Jiménez EP, Terreros-Roncal J, Flor-García M, Rábano A, Llorens-Martín M (2021Mar 24) Evidences for Adult Hippocampal Neurogenesis in Humans. J Neurosci 41(12):2541–2553. https://doi.org/10.1523/JNEUROSCI.0675-20.2020

Morgan S, Cooper B, Paul S, Hammer MJ, Conley YP, Levine JD, Miaskowski C, Dunn LB (2017Oct) Association of personality profiles with depressive, anxiety, and cancer-related symptoms in patients undergoing chemotherapy. Pers Individ Dif 15(117):130–138. https://doi.org/10.1016/j.paid.2017.05.039. Epub 2017 Jun 4

Müller SV, Klein T, Kommission Leitlinien der Deutschen Gesellschaft für Neurologie (DGN) und der Gesellschaft für Neuropsychologie (GNP): Diagnostik und Therapie von exekutiven Dysfunktionen bei neurologischen Erkrankungen, S2e-Leitlinie, 2019, in: Deutsche Gesellschaft für Neurologie (Hrsg.), Leitlinien für Diagnostik und Therapie in der Neurologie. Online: www.dgn.org/leitlinien (abgerufen am 26.07.2022)

Nakaya M, Oshio A, Kaneko H (2006) Correlations for adolescent resilience scale with big five personality traits. Psychol Rep 98:927–930

Nascimento SS, Oliveira LR, DeSantana JM (2018) Correlations between brain changes and pain management after cognitive and meditative therapies: A systematic review of neuroimaging studies. Complement Ther Med 39:137–145. https://doi.org/10.1016/j.ctim.2018.06.006

Nasrallah P, Haidar EA, Stephan JS, El Hayek L, Karnib N, Khalifeh M, Barmo N, Jabre V, Houbeika R, Ghanem A, Nasser J, Zeeni N, Bassil M, Sleiman SF (2019) Branched-chain amino acids mediate resilience to chronic social defeat stress by activating BDNF/TRKB signaling. Neurobiol. Stress 11:100170

Noordam R, Jansen SW, Akintola AA, Oei NY, Maier AB, Pijl H, Slagboom PE, Westendorp RG, van der Grond J, de Craen AJ, van Heemst D; Leiden Longevity Study group: Familial longevity is marked by lower diurnal salivary cortisol levels: the Leiden Longevity Study. PLoS One 2012;7(2):e31166. https://doi.org/10.1371/journal.pone.0031166. Epub 2012 Feb 13

Nygaard H, Slettalokken G, Vegge G, Hollan I, Whist JE, Strand T, Ronnestad BR, Ellefsen S (2015) Irisin in blood increases transiently after single sessions of intense endurance exercise and heavy strength training. PLoS ONE 10:e0121367

O'Brien K, Breyne K, Ughetto S, Laurent LC, Breakefield XO (2020Oct) RNA delivery by extracellular vesicles in mammalian cells and its applications. Nat Rev Mol Cell Biol 21(10):585–606. https://doi.org/10.1038/s41580-020-0251-y. Epub 2020 May 26

Ogawa S (2012) Finding the BOLD effect in brain images. Neuroimage 62:608–609. https://doi.org/10.1016/j.neuroimage.2012.01.091

Ong AD, Allaire JC (2005) Cardiovascular intraindividual variability in later life: The influence of social connectedness and positive emotions. Psychol Aging 20(3):476–485. https://doi.org/10.1037/0882-7974.20.3.476

Ong AD, Bergeman CS, Boker SM (2009) Resilience comes of age: defining features in later adulthood. J Pers 77(6):1777–1804. https://doi.org/10.1111/j.1467-6494.2009.00600.x

Ong WY, Stohler CS, Herr DR (2019) Role of the prefrontal cortex in pain processing. Mol Neurobiol 56:1137–1166. https://doi.org/10.1007/s12035-018-1130-9

Otti A, Gündel H, Wohlschläger A, Zimmer C (2011) SorgC, Noll-Hussong M: „Default-mode"-Netzwerk des Gehirns Neurobiologie und klinische Bedeutung. Nervenarzt. https://doi.org/10.1007/s00115-011-3307-6

Paffenbarger RS Jr, Hyde RT, Wing AL, Hsieh CC (1986Mar 6) Physical activity, all-cause mortality, and longevity of college alumni. N Engl J Med 314(10):605–613

Paffenbarger RS Jr, Lee IM (1997Jun) Intensity of physical activity related to incidence of hypertension and all-cause mortality: an epidemiological view. Blood Press Monit 2(3):115–123

Pedersen BK (2009) The Diseasome of Physical Inactivity and the role of myokines in muscle-fat cross talk. J Physiol 587:5559–5568

Pedersen BK (2019Jul) Physical activity and muscle-brain crosstalk. Nat Rev Endocrinol 15(7):383–392. https://doi.org/10.1038/s41574-019-0174-x

Rolls ET (2004) The functions of the orbitofrontal cortex. Brain Cogn 55:11–29. https://doi.org/10.1016/S0278-2626(03)00277-X

Safdar A, Tarnopolsky MA (2018Mar 1) Exosomes as Mediators of the Systemic Adaptations to Endurance Exercise. Cold Spring Harb Perspect Med 8(3):a029827. https://doi.org/10.1101/cshperspect.a029827

Samy DM, Ismail CA, Nassra RA (2015) Circulating irisin concentrations in rat models of thyroid dysfunction – effect of exercise. Metabolism 64:804–813

Sattelmair J, Pertman J, Ding EL, Kohl HW 3rd, Haskell W, Lee IM (2011Aug 16) Dose response between physical activity and risk of coronary heart disease: a meta-analysis. Circulation 124(7):789–795. https://doi.org/10.1161/CIRCULATIONAHA.110.010710. Epub 2011 Aug 1

Sattler S (2017) The role of the immune system beyond the fight against infection. Adv Exp Med Biol 1003:3–14

Scheffer DDL, Latini A: Exercise-induced immune system response: Anti-inflammatory status on peripheral and central organs. https://doi.org/10.1016/j.bbadis.2020.165823. Epub 2020 Apr 29

Seeley WW, Menon V, Schatzberg AF, Keller J, Glover GH, Kenna H, Reiss AL, Greicius MD (2007) Dissociable Intrinsic Connectivity Networks for Salience Processing and Executive Control. J Neurosci 27(9):2349–2356

Selye H (1936) A syndrome produced by diverse nocuous agents. Nature 138(3479):32–32. https://doi.org/10.1038/138032a0

Selye H: A syndrome produced by diverse nocuous agents. 1936. J Neuropsychiatry Clin Neurosci Spring 1998;10(2):230–1. https://doi.org/10.1176/jnp.10.2.230a

Slattery ML, Jacobs DR Jr: Physical fitness and cardiovascular disease mortality. The US Railroad Study. Am J Epidemiol. 1988 Mar;127(3):571–80

Slattery ML, Jacobs DR Jr, Nichaman MZ (1989Feb) Leisure time physical activity and coronary heart disease death. The US Railroad Study. Circulation. 79(2):304–311

Sothmann MS, Buckworth J, Claytor RP, Cox RH, White-Welkley JE, Dishman RK (1996) Exercise training and the cross-stressor adaptation hypothesis. Exerc Sport Sci Rev 24:267–287

Stangl W: *Salienz-Netzwerk. Online Lexikon für Psychologie und Pädagogik.* 2022, abgerufen am 27. 07.22. https://lexikon.stangl.eu/30236/salienz-netzwerk

Takei Y (2019Apr) Age-dependent decline in neurogenesis of the hippocampus and extracellular nucleotides. Hum Cell 32(2):88–94. https://doi.org/10.1007/s13577-019-00241-9. Epub 2019 Feb 7

Tietze S, Hofmann A, Wolk S, Reeps C (2020) Grundlagen der zellulären Mechanotransduktion (Principles of cellular mechanotransduktion). Gefässchirurgie 25:244–248

Toda T, Parylak SL, Linker SB, Gage FH (2019Jan) The role of adult hippocampal neurogenesis in brain health and disease. Mol Psychiatry 24(1):67–87. https://doi.org/10.1038/s41380-018-0036-2. Epub 2018 Apr 20

Voss MW, Erickson KI, Prakash RS, Chaddock L, Kim JS, Alves H, Szabo A, Phillips SM, Wójcicki TR, Mailey EL, Olson EA, Gothe N, Vieira-Potter VJ, Martin SA, Pence BD, Cook MD, Woods JA, McAuley E, Kramer AF (2013Feb) Neurobiological markers of exercise-related brain plasticity in older adults. Brain Behav Immun 28:90–99. https://doi.org/10.1016/j.bbi.2012.10.021. Epub 2012 Nov 2

Wang T, Zhang Y, Taaffe DR, Kim JS, Luo H, Yang L, Fairman CM, Qiao Y, Newton RU, Galvão DA (2022Feb) Protective effects of physical activity in colon cancer and underlying mechanisms: A review of epidemiological and biological evidence. Crit Rev Oncol Hematol 170:103578. https://doi.org/10.1016/j.critrevonc.2022.103578. Epub 2022 Jan 7

Williamson JW, Nobrega AC, McColl R, Mathews D, Winchester P, Friberg L, Mitchell JH: Activation of the insular cortex during dynamic exercise in humans. J Physiol. 1997 Sep 1;503 (Pt 2)(Pt 2):277–83. https://doi.org/10.1111/j.1469-7793.1997.277bh.x

Williamson JW, McColl R, Mathews D, Ginsburg M, Mitchell JH: Activation of the insular cortex is affected by the intensity of exercise. J Appl Physiol (1985a) 1999 Sep;87(3):1213–1219. https://doi.org/10.1152/jappl.1999.87.3.1213

Williamson JW, McColl R, Mathews D, Mitchell JH, Raven PB, Morgan WP: Brain activation by central command during actual and imagined handgrip under hypnosis. J Appl Physiol (1985b) 2002 Mar;92(3):1317–24. https://doi.org/10.1152/japplphysiol.00939.2001

Williamson JW, McColl R, Mathews D: Evidence for central command activation of the human insular cortex during exercise. J Appl Physiol (1985c) 2003 May;94(5):1726–34. https://doi.org/10.1152/japplphysiol.01152.2002. Epub 2003 Jan 17

World Health Organization: Global Recommendations on Physical Activity for Health. 1.Exercise. 2.Life style. 3.Health promotion. 4.Chronic disease – prevention and control. 5.National health programs. 2011

World Health Organization: WHO Guidelines on physical activity and sedentary behaviour. Geneva: World Health Organization, 2020. Licence: CC BY-NC-SA 3.0 IGO, ISBN 978–92–4–001512–8 (electronic version), ISBN 978–92–4–001513–5 (print edition)

Womble MN, Labbé EE, Cochran CR (2013) Spirituality and personality: understanding their relationship to health resilience. Psychol Rep 112:706–715

Yang B, Yang C, Ren Q, Zhang JC, Chen QX, Shirayama Y, Hashimoto K (2016) Regional differences in the expression of brain-derived neurotrophic factor (BDNF) pro-peptide, proBDNF and preproBDNF in the brain confer stress resilience. Eur Arch Psychiatry Clin Neurosci 266:765–769

Yao Y, Chen J, Dong D, Feng Y, Qiao Z (2022Mar 30) The Relationship between Exercise and Mental Health Outcomes during the COVID-19 Pandemic: From the Perspective of Hope. Int J Environ Res Public Health 19(7):4090. https://doi.org/10.3390/ijerph19074090

Zanette G, Manganotti P, Fiaschi A, Tamburin S (2004Jun) Modulation of motor cortex excitability after upper limb immobilization. Clin Neurophysiol 115(6):1264–1275. https://doi.org/10.1016/j.clinph.2003.12.033

Zschucke E, Renneberg B, Dimeo F, Wüstenberg T, Ströhle A (2015Jan) The stress-buffering effect of acute exercise: Evidence for HPA axis negative feedback. Psychoneuroendocrinology 51:414–425. https://doi.org/10.1016/j.psyneuen.2014.10.019. Epub 2014 Oct 25

Zautra AJ, Hall JS, Murray KE: Resilience: A new definition of health for people and communities. In: Reich JW, Zautra AJ, Hall JS (Hrsg.): Handbook of adult resilience. Guilford, New York 2010, ISBN 1-4625-0647-X, S. 3–34.

Körperliche Aktivitäten: Ermüdung und Erholung

6

▶ **Trailer**

Ermüdung bedeutet eine **reversibel reduzierte und veränderte cerebrale und periphere Funktion.** Die Belastungsintensität ist eine Determinante. **Ermüdung** ist die **Voraussetzung für die Wirkungen aller aktiven Therapien.**

Die **zentrale Ermüdung** schließt die höchsten Gehirnleistungen ein. Zwischen Gehirn und Peripherie laufen feedback und feedforward Prozesse ab. Die Anstrengungs-, Ermüdungs- und Belastungstoleranz sind integriert.

Die **Ermüdung** verändert den psychophysischen Zustand. Dekonditionierungs- und erkrankungsbedingt veränderte kognitiven Fähigkeiten und Leistungen, die auch die sensomotorischen Leistungen prägen, sind integriert. Die Ermüdbarkeit ist bei Patienten ein wesentlicher Faktor und bei muskulo-skelettalen Schmerzen besteht eine zeitliche Relation zwischen den Schmerzen und der Ermüdung.

Die **periphere und zentrale Ermüdung hat differente Rückbildungsraten.** Subjektive Bewertungen spiegeln die physische Erholung wider. Eine verlässliche **Diagnostik** des Ermüdungszustandes ist eine Herausforderung.

6.1 Ermüdung

6.1.1 Ermüdung: Hoch komplex! und Was ist das?

Ermüdung ist klassisch (Mosso 1889 nach Di Giulio 2006) ein Symptom psycho-physischer und kognitiv-mentalen Beeinträchtigungen, bei dem die somatische und die kognitive Funktion infolge von Wechselwirkungen zwischen der reversiblen Funktionsminderung der Leistungserbringung und der empfundenen Ermüdbarkeit eingeschränkt ist.

Ganzkörperbelastungen haben eine Anzahl von Determinanten für die Ausbildung der zentralen und peripheren Ermüdung (Weavil und Amann 2019; Amiri et al. 2022). Es sind:

1. die Ermüdung der spezifisch beanspruchten Muskulatur
2. die Ermüdung auch der nicht spezifisch beanspruchten Muskulatur
3. das feedback aus dem Interstitium des Muskelgewebes (III/IV-Afferenzen)
4. das respiratorische System und dessen Muskulatur
5. der Herzmuskel bei sehr langen Belastungen länger als 120 min.
6. kognitive, mentale und psychologische Funktionen und Leistungen.

W. Laube, *Bewegungsmangel,* https://doi.org/10.1007/978-3-662-67753-7_6

Die Ermüdung auch der nicht spezifisch beanspruchten Muskulatur ist eine Komponente der zentralen Ermüdung, woran spinale und supraspinale Mechanismen beteiligt sind (Amiri et al. 2022). Die metabolischen und die neuromuskulären Determinanten der Ermüdung entwickeln sich nicht gleichartig, sondern in Abhängigkeit von der Belastungsintensität. So wird die Belastungstoleranz an den verschiedenen „sogenannten Schwellen" auch durch verschiedene metabolische und neuromuskuläre Reaktionen charakterisiert. Die intensiven Belastungen werden metabolisch und die weniger intensiven durch die Verfügbarkeit von Substraten und die Minderung der zentralen Aktivierung begrenzt (Black et al. 2017).

Nicht ermüdende Belastungen wegen einer zu kurzen Belastungsdauer erstens mit der halbierten Intensität zwischen der Laktatschwelle und der maximalen Leistung im vita maxima Test zur Bestimmung der VO_{2max}. (intensive Belastung) und zweitens mit dem Wert von 90 % der Laktatschwelle (moderate Intensität) bilden die Ermüdung (TMS, Muskelzuckung) intensitätsabhängig aus. Werden die Belastungen mit diesen Intensitäten bis zur Erschöpfung ausgeführt, belegen die Ermüdungsmerkmale keinen statistischen Unterschied zwischen beiden, obwohl die periphere Ermüdung nach der intensiveren Belastung mit −31 % gegen −17 % ($p = 0,0051$) die Signifikanzgrenze erreicht. Die Erschöpfung geht nach der hohen Intensität mit einer verstärkten zentralen Hemmung (short-interval intracortical inhibition) und einer reduzierten silent Periode und nach der moderaten Intensität mit einer Minderung der Bahnung (intracortical facilitation) einher (O'Leary et al. 2016).

Ermüdung, ist ein **„Physiologisches Ergebnis"** kognitiver (Denken, Wahrnehmen, Aufmerksamkeit, Lernen, Erinnern, Kreativität, …), mentaler (Absichten, Gedanken, Ziele, …) und psycho-physischer Beanspruchungen und reduziert je nach Intensität und Dauer die cerebrale und periphere Funktionsfähigkeit. Die Müdigkeit beeinflusst bis begrenzt die ausgeführten Aktivitäten

- in ihrer Qualität, indem die kognitiv-mentalen Leistungen und Ergebnisse und/oder die sensomotorische Koordination ineffizienter werden und die Fehler ansteigen, und
- in ihrer Quantität, indem die Dauer der Ausführung auf dem gewünschten Leistungsniveau der Ausdauer bzw. der Kraft limitiert wird.

Obwohl die Begriffe **Ermüdung und Erschöpfung** häufig synonym verwendet werden, können physiologische Unterschiede gesehen werden. Die Empfindung „ich bin ermüdet" und begrenze oder beende die Aktivität kann aber muss noch nicht mit strukturellen Schädigungen z. B. der Muskulatur, später als Muskelkater klinisch relevant, verbunden sein. Die Empfindung „ich bin erschöpft" kennzeichnet den psycho-physisch limitierenden Zustand an der Grenze zur Fähigkeit, die Homöostase weiter aufrechterhalten zu können. Es ist die Grenze zum „katastrophalen Versagen" (Noakes 2012), die beim Gesunden als ein „Abwehrmechanismus" fungiert und nicht überschritten wird.

Ermüdung ist somit **kein einheitlicher und klar ausdefinierter Begriff.** Sie hat mehrere Bedeutungsebenen, läuft grundsätzlich auf allen physiologischen Funktionsebenen (auch die psychologischen Ebenen sind physiologische!) ab und es ist die Herausforderung, dies auf eine zwar sehr komplexe aber dennoch einheitliche physiologisch Basis zu stellen! Heute fehlen aber weiterhin valide Ermüdungsmodelle, um jeweils die konkreten zentralen und peripheren Ursachen der aktuell subjektiv erlebten Ermüdung zu objektivieren (Enoka und Duchateau 2016).

Ermüdung ist aus der **Sicht der psycho-physischen Belastungen im Sport und im Gesundheitstraining** die Voraussetzung, dass mit dem Zyklus Belastung-Beanspruchung-Ermüdung-Erholung und der Adaptation als Teilprozess der Erholung die Entwicklungen der angestrebten strukturellen und funktionellen Verbesserungen angeregt und ständig unterhalten werden (Laube 2009, 2020, 2022a). Gleiches gilt auch für den Erwerb „reiner" kognitiver

Fertigkeiten (Lernen: Fakten, Sachverhalte, Texte, Sprache, usw.) zur Qualifizierung des Denkens, der Erweiterung des Wissens und der Veränderung des Verhaltens.

> **Wichtig** **Ohne belastungsbedingte Ermüdung keine angestrebten Effekte!** Die physiologischen Prozesse zur Ausbildung eines beanspruchungsspezifischen Ermüdungsmusters haben im Zyklus Belastung – Erholung – Adaptation ein konkretes und vorher definiertes Ziel.

Die Zielstellungen der Ermüdung im Sport und gleichartig in der Therapie werden durch die Art, den Umfang und die Intensität der Belastungsprogramme realisiert. Aber auch die Belastungsprogramme in der Schule, der Aus- und Weiterbildung, des „täglichen beruflichen und freizeitlichen Lebens" generieren Ermüdungsmuster und darüber adaptive biologische Wirkungen. Heute liegt der Fokus überproportional und weiter steigend sehr einseitig auf psycho-kognitiv-mentalen Belastungen in Beruf und Freizeit. Diese Einseitigkeit kombiniert mit unzureichenden physischen Beanspruchungen führt zu cerebralen Fehl- und Überbelastungen und Erkrankungen. Jährlich treten bei 27,8 % der Erwachsenen eine psychische Erkrankung auf (Jacobi et al. 2014; DGPPN 2018).

> **Wichtig** Bleiben bei bevorzugten täglichen psychischen Belastungen die physischen Beanspruchungen zu gering, einseitig und monoton und werden nicht „durch kompensatorische Trainingsbelastungen" ausgeglichen, dann resultieren De-Adaptationen, Dekonditionierung und chronisch-degenerative Erkrankungen (Laube 2022b, c). Die physische Belastung ist dazu die Basis effektiver und guter kognitiver Leistungen.

Ermüdung steht insbesondere in physisch belastenden Berufen und im Sport auch für die Disposition von Verletzungen und Unfällen, weil Ermüdung reversibel die Bewegungsausführungen beeinträchtigt und die konditionellen Voraussetzungen der Bewegungsausführungen absenkt. Dazu kommt, dass mit den physischen und kognitiv-mentalen (Lernen, PC-gestützte Tätigkeiten, u. Ä.) Belastungen eine abnehmende Motivation mit den damit verbundenen Emotionen verbunden ist und auch aus dieser Sicht die Bewegungsausführungen und die kognitiv-mentalen Handlungen beeinflusst werden. Die **Ermüdung** wird zum **Symptom des allgemeinen Funktionszustandes** und zur Ursache, die Belastung aus psychophysischen Gründen einzuschränken und/oder zu beenden. Ermüdung als das Ergebnis von Tätigkeiten, ist ein wichtiger Gegenstand der Arbeits- und Leistungsphysiologie, der Sportwissenschaft, der Psychologie aber auch der praktischen ärztlichen Arbeit (vgl. auch Pattyn et al. 2018).

Ermüdung ist aus der **Sicht psycho-physischer Belastungen** ein beanspruchungsabhängiger und -spezifischer (task dependency) physiologischer reversibler Funktionsverlust der sensomotorischen und der dazugehörenden kognitiven Leistungen. Die Bewegungsqualität, die sensomotorische Koordination, sinkt und Kraft- und Ausdauerleistungen können nicht mehr mit den geforderten Leistungsmerkmalen aufrechterhalten werden bzw. werden bei final ausgeprägter Ermüdung, der Erschöpfung, abgebrochen. Die Ermüdung infolge psycho-physischer Belastungen schränkt zeit- und intensitätsabhängig fortschreitend die Funktionsfähigkeit des sensomotorischen Systems ein, was sowohl durch seine zentralen als auch peripheren Strukturen vertreten wird. So ist Ermüdung immer das Ergebnis

- des eingeschränkten zentralen motorischen Antriebs (central command bzw. common drive) aus den direkten kortikalen Ausgangsarealen,
- eines veränderten Funktionszustandes in den höchsten Kortexarealen für die kognitiven und emotionalen Funktionen und Leistungen (präfrontaler Kortex, limbisches System),
- den Wechselbeziehungen der kognitiv-emotionalen Kortexareale mit denen der der Sensomotorik und

- der peripheren, in der Muskulatur ablaufenden und resultierenden Veränderungen.

> **Wichtig** Die Vorgänge der zentralen und der peripheren Ermüdung haben ein komplexes Ursachengefüge (**Abb.** 5.1), sodass immer beide Komponenten betrachtet werden müssen.

Physische Belastungen sind eben auch immer mentale und kognitive Belastungen, denn die Vorgänge der Motivation zur Bewegungsausführung und dessen Aufrechterhaltung, der Bewegungsregulation, die ständige „Berechnung" der aktuellen und der Dynamik der Körperpositionen zueinander, der Raumorientierung, der Anstrengungsempfindung, der Belastungs- und Schmerztoleranz sind höchste cerebrale Leistungen!!! Sie sind beim Training immer gefordert! **Deshalb ist Training mit sportlichen Zielstellungen und präventives und „erst recht" therapeutisches Gesundheitstraining immer auch Psychotherapie und damit auch Schmerztherapie!**

> **Wichtig** Physische Belastungen sind per se kognitives Training und deshalb bei Patienten auch kognitive Therapie!! Bei Patienten sollten „kognitive Interventionen" immer direkt mit „physisch-kognitiven bzw. psycho-physischen Interventionen" gekoppelt werden! Ist das Gehirn „nozizeptiv erkrankt", wie es letztendlich bei allen chronisch degenerativen Erkrankungen mit Schmerzen der Fall ist, muss es „als Körperorgan der Entscheidungen" für gesundheitliche Handlungen motiviert und praktisch gefordert werden, um sich zu reorganisieren. Praktisches sensomotorisches Handeln sind die effektivsten adaptiven Reize. Physisches Training ist eben auch Training des emotionalen und kognitiven Zustandes. **So gilt, „nur die cerebrale Funktion für die Aneignung von Wissen und der Transfer des Wissens in psycho-physische Aktivität erhält eine „gesunde" oder schafft beim Patienten eine „gesündere" Struktur".**

Die **Ermüdung infolge „reinen" kognitiven Trainings** (Inhalte verstehen und Lernen, …), kombiniert mit der **Ermüdung durch therapeutisch ausgeführte psycho-physische Belastungen mit den spezifischen mentalen und kognitiven Komponenten,** verändert durch ständige Wiederholung zeit- und intensitätsabhängig langfristig den psycho-physischen Zustand des Patienten, sofern er sich den Belastungen stellt. Die nachteiligen dekonditionierungs- und erkrankungsbedingten kognitiven Leistungsfähigkeiten (u. a. Gesundheitskompetenz, Resilienz, Toleranzen), die auch als Komponente der sensomotorischen Leistungen die physischen Fähigkeiten und Fertigkeiten einschränken, werden angesprochen.

> **Wichtig**
> Die **Ermüdung** „provoziert das biologische Ziel bzw. die biologischen Prozesse", dass die gleiche Beanspruchung mit einer geringeren Auslenkung der Homöostase beantwortet werden kann und sie ist damit die Voraussetzung für alle funktionellen und strukturellen Adaptationen. Infolge psycho-physischer und kognitiv-mentaler Belastungen ist die Ermüdung die Grundlage jeder vom „Belastungs- bzw. Trainingsinhalt" in Art, Umfang und Intensität abhängigen Veränderung der Funktion für
>
> - die physische und kognitive Entwicklung des Organismus im Kindes- und Jugendalter,
> - die Verbesserung der Leistungsfähigkeit sportlicher und beruflicher physischer und psychischer Zielstellungen oder Erfordernisse,
> - die Erhaltung der Struktur und Funktion im Sinn der Prävention chronisch degenerativer bzw. nicht übertragbarer onkologischer Erkrankungen (diseasome of physical inactivity; Pedersen 2009; Moore et al. 2016) und der metabolischen Osteoarthrose (Frank 2003),
> - die „Behandlung" der Dekonditionierung als Dispositions- und Realisationsfaktor chronisch degenerativer bzw. nicht übertragbarer onkologischer Erkrankungen,

- die potenzielle Möglichkeit zur Rückführung pathophysiologischer borderline Zustände zur physiologischen Funktion, wie z. B. bei der borderline Hypertonie, dem diabetogenen Stoffwechsel, dem Übergewicht, …,
- die je nach dem Stand der Pathogenese sehr langfristige und dann auch nachhaltige Behandlung der benannten Erkrankungsgruppe, um die pathologischen und pathophysiologischen Struktur- und Funktionsstörungen zurückzudrängen oder funktionell zu kompensieren und
- die Lebensqualität bei z. B. chronisch-entzündlichen Erkrankungen des rheumatologischen Formenkreises und „eigentlich allen" nicht akuten chronischen Krankheitszuständen positiv zu beeinflussen.

Ermüdung ist das essentielle Ergebnis zielgerichteter Beanspruchungen des Organismus, des kognitiven und/oder körperlichen Trainings, um die angestrebten biologischen Zielstellungen zu verwirklichen. Die beanspruchungsspezifischen Ermüdungsmuster stehen für die spezifischen Regenerations-, Reparatur- und Adaptationsprozesse, wofür dann auch „ausreichend" Erholungszeit zur Verfügung stehen muss!

Der **mentalen Ermüdung** müssen zwei Bedeutungen zugewiesen werden (Schiphof et al. 2018). Die **erste** besagt, der erforderliche willkürliche Antrieb für die Bewegungen und somit die wahrgenommene Anstrengung müssen stärker werden (Anstieg der Borg-Werte!), um der Aufgabe weiter gerecht werden zu können („Ich kann das sonst nicht mehr") und die **zweite** drückt aus, dass der mit der Beanspruchung wahrgenommene Wert der Belohnung abfällt („Es lohnt sich nicht mehr weiter zu machen"). Die Anstrengungsempfindung und die Belohnung (mesolimbisches System) sind zentrale Größen.

> **Wichtig** Mit der mentalen Ermüdung wird die Aktivität „hemmender" cerebraler Netzwerke gesteigert und die „bahnender" gemindert, wodurch die Anstrengung subjektiv größer wird und die Motivation, der Antrieb und die Bereitschaft fallen.

6.1.2 Ermüdung: die physiologischen Hintergründe

Generalisiert betrachtet hat der ermüdungsbedingte Funktionsverlust

- zentrale (Gandevia 2001; Bigland-Ritchie et al. 1985) und
- periphere (Bigland-Ritchie et al. 1978; Bigland-Ritchie et al. 1985; McKenzie et al. 1992) Ursachen, wobei beide voneinander abhängig sind und interagieren (Taylor et al. 2016).

> **Wichtig** Die zentrale Ermüdung basiert auf Vorgängen bis zur neuromuskulären Endplatte und die periphere Ermüdung schließt alle Prozesse distal davon ein.

Der zentrale Funktionsverlust bezieht die höchsten Leistungen des Gehirns, wie die Aufmerksamkeit, die Motivation, die Toleranzen und auch die noch mögliche Intensität des central command bzw. des common drive, den Antrieb des Motoneuronenpools eines Muskels bzw. des gemeinsamen Antriebes synergistischer Muskeln (De Luca et al. 1982; De Luca und Erim 1994) ein. Der common drive sichert die Kontraktionen aktuell synergistischer Muskeln als eine funktionelle Einheit (De Luca und Erim 2002). Die gemeinsame zentrale Erregung des spinalen Motoneuronenpools wird

- durch jedes einzelne Motoneuron in Abhängigkeit von seinen physiologischen Eigenschaften im aufsteigenden Spektrum vom langsamsten bis zum schnellsten und der aktuellen Signalein- und Signalausgangscharakteristik (an jedem Motoneuron ca.

10.000 Synapsen!) in die individuelle Entladungsrate transformiert (Erim et al. 1996) und

- somit in die Kontraktionen der Muskelfasern der einzelnen motorischen Einheiten transformiert und
- es erfolgt mit diesem Mechanismus zugleich die kontraktile Abstimmung zwischen den motorischen Einheiten für eine präzise und/oder die angestrebt intensive Kontraktion des gesamten Muskels.

So sind alle zentralen sensomotorischen Funktionsebenen an der Funktion und unabdingbar auch an den Ermüdungsprozessen beteiligt (Enoka und Stuart 1992).

Die höchsten psychologisch relevanten Zentren des Verhaltens mindern bzw. verändern die Aktivität, wodurch auch die Intensität des common drive abnimmt, die synaptische Hemmung nimmt zu und die Motoneurone verändern ihre intrinsischen Eigenschaften, die Erregbarkeit (Gandvia et al. 1995; Fuglevand 1996; Gandevia 2001; Taylor et al. 2016). Die gesamte Funktionskette von den bewussten und unbewussten zentralen Ebenen bis zu den spinalen Motoneuronen reduziert die Intensität der Signale und verändert das Zusammenspiel für die Muskelaktivierungen (Millet und Lepers 2004; Gandevia 2001).

> **Wichtig** Afferenzen vor allem der Sensoren der Gruppe III/IV und auch der Thermosensoren sorgen rückgekoppelt für Funktionsänderungen der cerebralen Netzwerke und direkt und indirekt eine Reduzierung des common drive (Matsuura et al. 2006; Taylor et al. 2016; Amann und Dempsey 2016; Amann et al. 2020; **Abb.** 5.1). Die Afferenzen sind Schlüsselfaktoren, indem sie über die zentralen Funktionsanpassungen die periphere Ermüdung limitieren.

Die Informationen der Gruppe III/IV-Sensoren sind unter Belastung auch für die Einstellung der neurovegetativen Regulation zugunsten des Sympathikotonus und für den Rückstellprozess in der Erholung essentiell (Laube 1990). Sie regulieren die respiratorischen und hämodynamischen Funktionen für eine adäquate Sauerstoffversorgung und darüber haben sie auch einen wesentlichen Einfluss auf die Entwicklung der zentralen und der peripheren Ermüdung (Amann et al. 2015, 2020).

> **Wichtig** Diese Zusammenhänge belegen eindrücklich die engste Integration der Sensomotorik mit der Regulation der Logistiksysteme für den „Schutz" der Funktionsfähigkeit der Muskulatur wie es auch eine engste funktionelle Verknüpfung zwischen der Sensomotorik und der Schmerzmodulation und -hemmung gibt.

6.1.3 Ermüdung, Ermüdbarkeit und Schmerzen

Die Ermüdbarkeit ist bei Schmerzpatienten ein wesentlicher Faktor des Krankheitsgeschehens. Anhand von Symptomen der Ermüdung lassen sich prospektiv Schmerzen voraussagen (Halder et al. 2002; Siivola et al. 2004). Selbst bei Gesunden jungen Menschen weisen Ermüdungssymptome auf das Auftreten muskulo-skelettaler Schmerzen in einem 7-Jahreszeitraum hin (Siivola et al. 2004) und sie scheinen eine Disposition für das Auftreten einer Fibromyalgie (chronic widespread pain) zu sein (Aili et al. 2018). Bei Personen mit chronischen muskuloskelettalen Schmerzsyndromen besteht eine signifikante zeitliche Relation zwischen den Schmerzen und der Ermüdung. Im Rahmen einer 10-wöchigen Rehabilitation konnte erstmalig gezeigt werden, dass frühzeitige Beeinflussungen der Schmerzintensität die Ermüdung im späteren Verlauf voraussagen können und die Compliance der Patienten verbessert. Allerdings kann keine Beziehung zwischen der anfänglichen Ermüdbarkeit und dem Auftreten der Schmerzen hergestellt werden (Yamada et al. 2022).

6.1.4 Periphere Ermüdung und Stoffwechselsituation

Der periphere Funktionsverlust, die metabolische Muskelermüdung basiert auf muskulären Funktionsdefiziten in Abhängigkeit vom myo-faszialen metabolischen Status. Die für die Kraftgeneration wichtigen Voraussetzungen sind verändert.

- Die zur Verfügung stehenden Substrate und die energiereichen Phosphate (ATP, Kreatinphosphat) sind reduziert.
- Der pH-Wert fällt und die Gewebetemperatur steigt, wodurch die Enzymaktivitäten der Stoffwechselwege und damit die Funktionsfähigkeit der Muskelfasern geringer werden.
- Die Akkumulation von Stoffwechselzwischen- und -endprodukten hat nachteilige Auswirkungen auf die Kontraktilität.
- Die Muskelfasermembranen reduzieren deshalb aber auch durch die Elektrolytverschiebungen aufgrund der Aktionspotenzialsequenzen die Erregbarkeit.
- Die Leitungsgeschwindigkeiten der Aktionspotenziale über die Muskelfasermembranen nehmen ab, was auch zu dessen Verlängerung führt und im EMG als Verschiebung des Leistungsspektrums zu geringeren Frequenzen gemessen werden kann (Stulen und De Luca 1981; Moritani et al. 1986).
- Der reduzierte pH-Wert mindert die Leitungsgeschwindigkeit und in der Folge auch die Kontraktilität (Cooke et al. 1988; Godt und Nosek 1989; Brody et al. 1991; Mortimer et al. 1970; Tesch et al. 1983), aber dieser Effekt kann physiologisch durch die erhöhte Gewebetemperatur auch teilweise kompensiert werden (Pate et al. 1995; Westerblad et al. 1997).
- die Prozesse der elektromechanischen Ankopplung und die Dynamik der Kreuzbrückenzyklen sind funktionell reversibel nachteilig verändert (Fitts 1994; Abbiss und Laursen 2005; Allen et al. 2008; Kent-Brown et al. 2012).

6.1.5 Ein Modell der wechselseitigen zentralen und peripheren Ermüdung

Nach dem **Modell der Ermüdung** von Matsuura et al. (2006) besteht eine intensive Wechselbeziehung zwischen der durch die Muskelaktivitäten ausgelösten peripheren, metabolisch bedingten Muskelermüdung, und der Funktion der unbewussten cerebralen Ebenen. Sie werden durch die Afferenzen der Sensoren der Gruppe III/IV über den metabolischen myo-faszialen Status informiert und der muskuläre Antrieb, der common drive, wird dem detektierten metabolischen Status und den damit direkt in Zusammenhang stehenden ermüdungsbedingten funktionellen muskulären Defiziten angepasst. Dieses Modell beachtet dabei noch nicht die auch in den bewussten cerebralen Ebenen ablaufenden Prozesse der zentralen Ermüdung.

Die Wechselbeziehungen zwischen den zentralen und peripheren Mechanismen der Ermüdungsentwicklung, welche physiologisch die Funktionsfähigkeit limitieren, beinhalten sowohl feedback als auch feedforward Prozesse (Hureau et al. 2018). Die **feedback-Regulation** liefern die Sensoren der Gruppen III/IV (jeweils freie Nervenendigungen, Mechano, Chemo- [beachte: 2 Subtypen 1. Metabo- oder Ergosensoren: reagieren auf physiologische Konzentrationen von Stoffwechselprodukten; 2. Metabo-Nozizeptoren: reagieren nur auf noxische Konzentrationen z. B. bei kontraktionsbedingter Ischämie; Amann und Light 2015], Temperatur-, Nozisensoren; III: 2–6 µm, myelinisiert IV: 0,5–2 µm, unmyelinisiert; Kandel et al. 2021). Die **feedforward Regulation** besteht darin, dass das motorische System mit den sensorischen Systemen vernetzt ist und auch ihnen direkt „vorab" die Signale des common drive zur Verfügung gestellt werden.

▶ **Wichtig** Die Informationen an die sensorisch relevanten cerebralen Strukturen zur motorischen Aktivität wirken zugleich als eine Komponente der primär zentral generierten Anstrengungsempfindung und damit auch der zentralen Ermüdungsentwicklung (Gallagher et al. 2001; Liu et al. 2005).

Die Vorabinformation der sensorischen Hirngebiete entspricht prinzipiell der lange beschriebenen Efferenzkopie (Anochin 1967) an die motorischen Hirnareale, die als primär zentrale neuronale Repräsentation geplanter Bewegungen den „Sollwert" darstellt. Dieses neuronale „motorische Sollwertmuster" wird mit den realen bewegungsbedingten Afferenzen ver- und abgeglichen (Reafferenzprinzip, von Holst 1950), um Übereinstimmungen oder Abweichungen des Sollwertes vom realen „Istwert" feststellen zu können. Ein solcher Vergleich ist für das sensomotorische Lernen essentiell. Weisen die Reafferenzen Abweichungen von der angestrebten Bewegungsqualität, den programmbedingt erwarteten Reafferenzen auf, kann das Gehirn die notwendigen Korrekturen erkennen und im geregelten Bewegungsvollzug ändern oder im gesteuerten im nächsten Versuch berücksichtigen. Entsprechend können zyklische Bewegungen noch während des Bewegungsvollzuges modifiziert oder angepasst werden. Bei ballistischen Bewegungen besteht die Korrekturmöglichkeit während des nächsten Ausführungsversuchs (s. Regulation der Motorik; Lernen). **Somit ist in jeden neurophysiologischen sensomotorischen Lernprozess immer auch die cerebrale Anstrengungs-, Ermüdungs- und Belastungstoleranz integriert.**

> **Wichtig**
> Die **Ermüdung** und die **Ermüdungstoleranz** sind nicht nur an die aerobe Kapazität gebunden, sondern sie sind einmal das Ergebnis
>
> - der spezifisch auf die Ermüdungsresistenz ausgerichteten Ausdauer- und Kraftausdauertrainingsbelastungen bzw.
> - entsprechender berufsspezifischer physischer Anforderungen (Handwerksberufe) und
> - der Summe aller Trainingsinterventionen oder physischen alltäglichen beruflichen Tätigkeiten in Art, Umfang und Intensität
>
> sondern sie sind zum anderen mal wahrscheinlich ebenfalls als Ergebnis
>
> - **cerebraler Lernprozesse** im Sinn von **Toleranzentwicklungen und der Beeinflussung der Resilience.** Die cerebralen Adaptationen müssen sowohl als integraler Bestandteil des sensomotorischen Lernens aber auch als Leistungsfaktor der entsprechenden konditionellen Fähigkeiten angesehen werden.

Das bedeutet, primär und sekundär dekonditionierte Personen im Stadium der Disposition chronischer Krankheitsprozesse und Patienten mit chronisch degenerativen Erkrankungen haben sowohl Defizite der aeroben Kapazität, also der „peripher bedingten" Ermüdungsresistenz und Erholungsfähigkeit, als auch der cerebralen Ermüdungstoleranz, also der „zentral bedingten" Belastungstoleranz. Letzteres kann als eine wesentliche Komponente der Compliance, Adhärenz und Resilience angesehen werden und sie muss im Fokus der physischen und psychologischen Therapieinterventionen stehen.

Die zentrale und periphere Ermüdung (**Abb.** 6.2) ist generell ein beanspruchungsbedingtes Phänomen, denn sie ist ja auch die Voraussetzung komplexer Adaptationen im zentralen und peripheren Bereich, wobei die Reafferenzen aus der Peripherie das wesentliche Bindeglied darstellen. Die motorischen wie die sensorischen Bereiche werden von der angestrebten Aktivität, dem central command, im Voraus informiert, indem sie eine Efferenzkopie erhalten. Sie besitzen damit den zentral generierten „Vorgabe- bzw. Vergleichswert" für die angestrebte Bewegungsausführung aber auch für die „bewusstwerdende Bewertung" und die „unbewussten Reaktionen" auf die

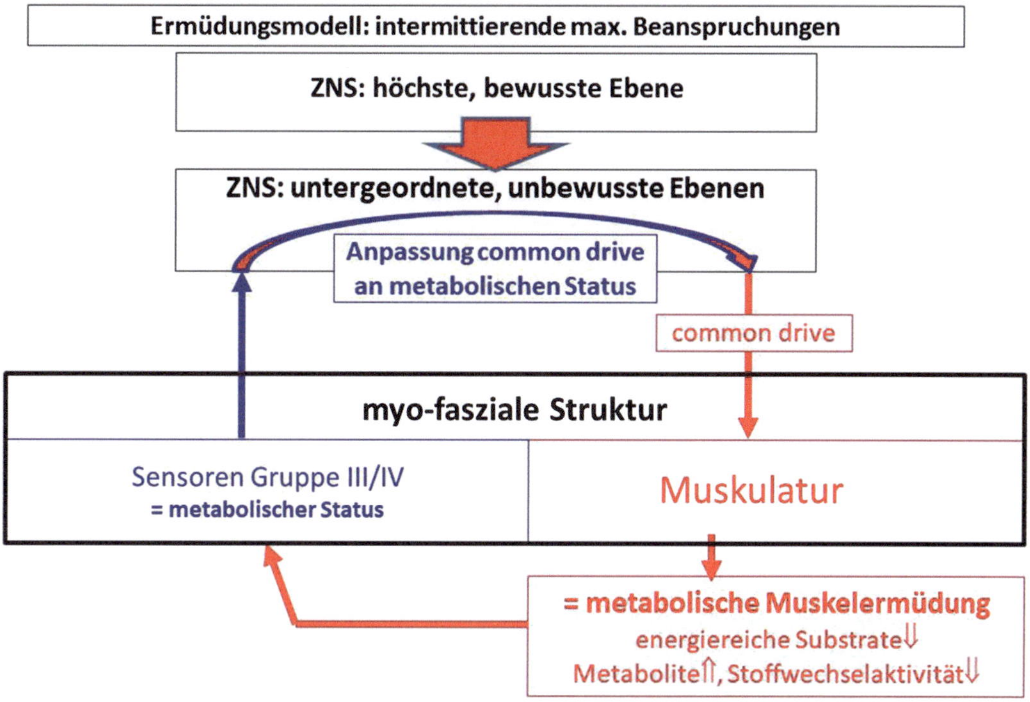

Abb. 6.1 Das Modell der Ermüdung nach Matsuura et al. (2006)

Reafferenzen. Einerseits resultiert daraus bereits das „antizipierte und somit zu erwartende" Anstrengungsempfinden und man kann davon ausgehen, dass dies auch für die Belastungstoleranz gilt. Der zentrale Antrieb bestimmt auf alle Fälle die Intensität der Mitinnervation der Zentren für die Schmerzhemmung, weshalb der Gesunde schmerzfrei sehr intensive Beanspruchungen realisieren kann und damit zugleich das Schmerzhemmsystem und dessen Integration in die Bewegungsausführung trainiert. Die primäre direkte Aktivierung der Logistiksysteme (Hypothalamus, Formation reticularis der Medulla oblongata) und des Stoffwechsels als Bestandteil des motorischen Antriebs und dessen Feineinstellung über Reafferenzen ist inzwischen eine sehr gut bekannte und untersuchte Tatsache.

▶ **Wichtig** Das motorische Programm, das central command bzw. der common drive, integriert über die Efferenzkopie die Bewegungskontrolle und -korrektur und die Generierung der Anstrengungsempfindung (s. Borg-Skalen) sowie der cerebral vertretenen Anstrengungs- und Belastungstoleranz als auch durch Mitinnervation die Schmerzhemmung und die Grobeinstellung der Logistikfunktionen und der Stoffwechselaktivität (neurovegetativer Antrieb). Die Reafferenzen zu den Stoffwechselfolgen bahnen das Anstrengungsempfinden und beteiligen sich wesentlich an der Ausbildung der zentralen Ermüdung.

6.1.6 Ermüdung: kritische Schwelle

Es gibt auch die z. Z. nicht auf jede Belastungsart generalisierbare Hypothese einer **„kritischen Schwelle der peripheren Ermüdung"**, die mittels eines negativen feedback-Mechanismus eine bedrohliche Auslenkung der Homöostase abwehren soll. Ausgangspunkt ist die Tatsache, dass die Ausbildung der Ermüdung die individuelle Leistungsfähigkeit so limitiert, dass eine Gefährdung oder sogar ein Versagen

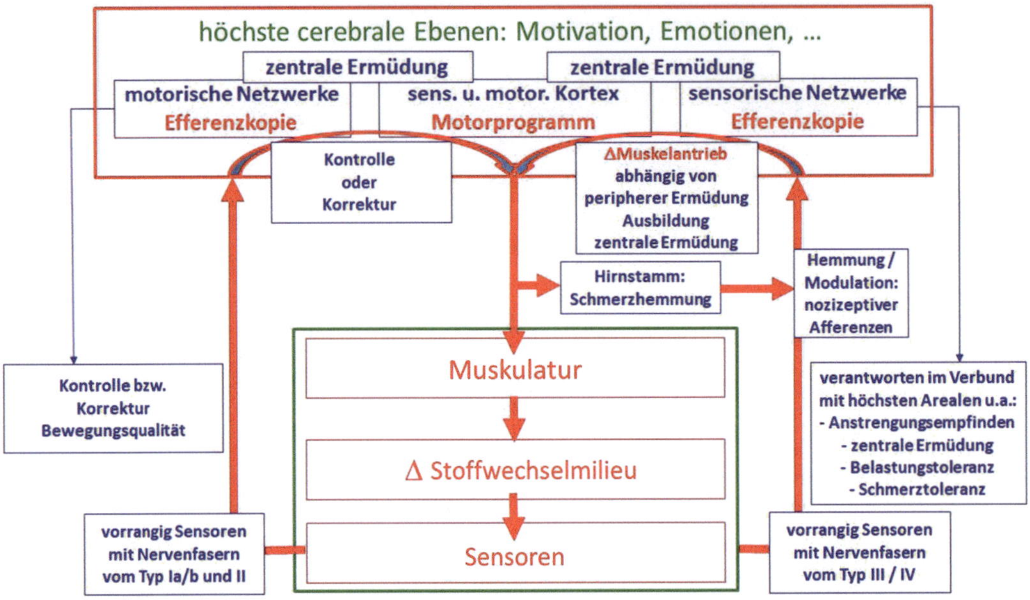

Abb. 6.2 Zusammenfassende Vorstellung zur zentralen und peripheren Ermüdung. Das central command bzw. der common drive, das Motorprogramm, aktiviert die Muskulatur. Sowohl die motorischen als auch die sensorischen Netzwerke erhalten davon eine Efferenzkopie. Die motorischen, um für die Bewegungskontrolle und die -korrektur wirksam werden zu können, und die sensorischen, um im Verbund mit höchsten Arealen das Anstrengungsempfinden, die Toleranzen und auch die zentrale Ermüdung auszubilden. Die Zentren der Schmerzhemmung im Rückenmark werden als integraler Bestandteil des Motorprogramms aktiviert, um den Eingang nozizeptiver Afferenzen zu unterdrücken oder zu modulieren. Die beanspruchungsbedingten Veränderungen des myo-faszialen Milieus (Stoffwechselzwischen und -endprodukte, Elektrolyt-, pH-Veränderungen, …) werden von den III/IV-Sensoren zurückgemeldet (insbes. Chemo- bzw. Metabosensoren). Die Informationen zur peripheren Ermüdung verändern den zentralen Antrieb, bilden in Wechselbeziehung mit der peripheren die zentrale Ermüdung aus, bahnen das Anstrengungsempfinden und beeinflussen die Bewegungsqualität und die Bewegungskorrektur. Aus der Sicht der Schmerzhemmung und -modulation entsteht die exercise induced hypoalgesia, die das Belastungsende für einen begrenzten Zeitraum überdauert

der Funktionsfähigkeit verhindert wird (Hureau et al. 2016). Ein Regelkreis macht offensichtlich die „potenziell gefährdende" Auslenkung der muskulären Homöostase unmöglich. Daran sind erneut die Afferenzen der Gruppe III/IV-Sensoren sowohl bei auf ein Gelenk begrenzten als auch bei Ganzkörperbelastungen gravierend beteiligt (Taylor et al. 2016), indem sie für das Gehirn im Sinn des Monitorings die Auslenkungen der Stoffwechselhomöostase detektieren und die Intensität des motorischen Antriebes und damit die Homöostasestörung begrenzen (Blain et al. 2016; Hureau et al. 2016). Es scheint offensichtlich einen maximal möglichen bzw. tolerierbaren intramuskulären Anstieg von Stoffwechselendprodukten zu geben.

▶ **Wichtig** Wenn es eine **„Schwelle der maximal möglichen Stoffwechselauslenkung"** gibt, ist sie abhängig von der Belastungsart, dem spezifischen und allgemeinen Trainingszustand und somit in logischer Folge auch vom Dekonditionierungszustand.

Der Regelkreis über die Afferenzen der III/IV-Sensoren steht nicht allein. Es gibt weitere Faktoren bzw. Mechanismen, die ermüdungsbedingt die motorische Aktivität vermindern, wie die Belastungsdauer bei relativ geringer Intensität, die akzentuiert eine zentrale Ermüdung hervorruft (Thomas et al. 2016). So ist der Grad der peripheren Ermüdung intensitätsabhängig und am höchsten nach einer Maximalbelastung, wogegen sich die Ausprägung der zentralen Ermüdung entgegengesetzt verhält und nach moderaten Belastungen höher als die periphere wird. Hinter diesem Ergebnis könnte der regulatorische Einfluss des Wasserhaushalts und/oder der Körpertemperatur stehen.

6.1.7 Ermüdung: sensorische Toleranzgrenze und die mögliche Diagnostik

Des Weiteren wird eine hypothetische **„sensorische Toleranzgrenze"** diskutiert (Gandevia 2001). Sie könnte der belastungsbedingten Summe der cerebral verarbeiteten feedback und feedforward-Signale entsprechen, dessen Erreichen die Fortführung der Belastung einschränkt. Eine solche Schwelle könnte die Belastungstoleranz vielleicht unabhängig von verschiedenen Beanspruchungen machen, indem unabhängig von der Größe der beteiligten Muskelgruppen inklusive der Muskulatur für die Logistikfunktionen (Atmung, Herz-Kreislauf)

- die Quantität des Informationsflusses (abh. von: Schweregrad und Komplexität der Bewegung/en, Trainingszustand),
- die Intensitäten (Sequenzen der Afferenzen),
- die Dauer und der Umfang (Teil- Ganzkörperbelastung) der sensorischen Afferenzen und
- die „intracerebralen Afferenzen", also die Efferenzkopien an die entsprechenden motorischen und sensorischen Netzwerke

insgesamt ein „Verarbeitungsmaximum" erreichen (Hureau et al. 2018).

Im Gegensatz zur Regulation der Bewegungen und der angepassten Logistikfunktionen hat das Afferenzmuster auf das Anstrengungsempfinden zwar einen Einfluss, aber es ist bevorzugt ein Ergebnis der Gehirnaktivität zur „direkten" bewussten Wahrnehmung des common drive an die Skelett- und Atemmuskulatur (Marcora 2009; Amann et al. 2008, 2010). Deshalb kann das Anstrengungsempfinden, gemessen mit den Borg-Skalen, auch als ein probates Hilfsmittel für die Abschätzung des Erreichens des sensorischen Toleranzlimits genutzt werden. Die Borg-Skalen sind valide, einfach einzusetzendes, effektive und kaum zeitaufwendige Instrumente bei der Suche nach der Dosierung und der Kontrolle von Trainings- und/oder Therapiebeanspruchungen. Sie ermitteln mit

- welchem subjektiven Anstrengungsempfinden bzw.
- welcher Anstrengungstoleranz (Borg 1962, rating of perceived exertion, Borg-RPE-Skala 6–20) und/oder
- welcher subjektiven Bewertung der entwickelten Ermüdung/Erschöpfung infolge der respiratorischen und/oder kardialen Beanspruchung und/oder
- welchen Schmerzen (Borg 1982, Category Ratio Scale, Borg-CR-Skala 0–10) die Belastung realisiert wird bzw. werden kann.

So besteht u. a. eine sehr enge Beziehung zwischen der 15-stufigen Borg-RPE-Bewertung und der Laktatkonzentration (Chen et al. 2002; Scherr et al. 2013) und mit dem Borg-CR-Wert bei 5 kann die aerobe von der anaeroben Stoffwechselbelastung getrennt werden (Zamunèr et al. 2011). Damit kann mit guter Orientierungsmöglichkeit eine aerobe längere Belastung mit der Akzentuierung der Entwicklung einer zentralen Ermüdung von einer kürzeren mit der Bevorzugung einer peripheren Ermüdung voneinander getrennt werden. Die Anstrengungsskala Sport (ASS) gleicht Schwächen der Borg-Skalen aus, indem sie vollständige Stufenbezeichnungen und eine bessere begriffliche Eindeutigkeit für die subjektive Einschätzung der Anstrengung vorgibt (Büsch et al. 2021). Für das Krafttraining wurde die OMNI-BUS Resistance exercise scale (OMNI-Res) auf RPE-Basis entwickelt und validiert (Robertson et al. 2003). Bautista et al. (2014b) ermittelten eine signifikante Relation der OMINI-Res-RPE-Skala zur mittleren Bewegungsgeschwindigkeit der Wiederholungen ($r = 0{,}94$) beim Austesten der 1RM-Leistung des Bankdrückens, worauf die Autoren (Bautista et al. 2014a) eine 15-Stufen-Skala zur subjektiven Empfindung der Bewegungsgeschwindigkeit entwickelten.

Selbst die Anstrengungsempfindung über eine ganze Trainings- bzw. Therapieeinheit kann mit der Borg-Skala im Sinn des Belastungsmonitorings kontrolliert werden. Die Borg-RPE- und die CR-Skala sind eng mit vergleichbaren Trainingsbelastungen verknüpft (r = 0,90) und können als austauschbare Schätzungen der Trainingsintensität angesehen werden (Arney et al. 2019). Mit dem Produkt aus dem Anstrengungsempfinden lt. RPE-Skala und der Dauer der jeweiligen Einheit ist die Gesamtbelastung einer Trainings- bzw. Therapieeinheit beschreibbar (Gomes et al. 2020; Foster et al. 2021), womit im Längsschnitt die Beanspruchung über einen bestimmten Therapieabschnitt „gemessen" und dokumentiert werden kann.

Wichtig Es kann davon ausgegangen werden, dass Training das mögliche sensorische Toleranzlimit oder „ein physiologisches Limit mit vergleichbaren Konsequenzen" steigert und dass Inaktivität es reduziert. Aus diesem Grund sind und werden Patienten mit primärer und sekundärer chronischer Inaktivität deutlich belastungsintoleranter, was die Verträglichkeit therapeutisch erforderlicher Belastungsintensitäten und -dauern einschränkt. Die Belastungstoleranz als cerebrale Leistung z. B. durch noch verträgliche intensive Intervallbelastungen und längeren Belastungen mit moderater Intensität wird somit zu einem Puzzle-Baustein der Therapiezielstellungen. Die intensiven sorgen über die muskulären Stoffwechselauslenkungen für die periphere Ermüdung mit den entsprechenden sensorischen Konsequenzen für das Gehirn und die langen dürften über die akzentuierte Entwicklung der zentralen Ermüdung das Gehirn „direkt" ansprechen.

6.1.8 Ermüdung: fortschreitend das ganze Gehirn beteiligt

In Abhängigkeit von der Belastungsintensität und -dauer sind die motorisch relevanten Netzwerke des Gehirns systematisch intensiver gefordert aber zugleich erfolgt eine Veränderung der funktionellen Abstimmungen und der Beteiligung der Leistungen weiterer erforderlicher oder erforderlich werdender Netzwerke. Während ansteigend intensiver Fahrradbelastungen erfolgt eine systematische Aktivierung oder auch Deaktivierung kortikaler und subkortikaler Hirnregionen in Abhängigkeit von der RPE-Bewertung. Mit steigender Intensität werden mit den motorischen Hirnregionen (primär motorisch, somatosensorisch, prämotorisch, supplementär motorisch, Cerebellum) auch diejenigen für die autonome Regulation (Inselkortex) immer aktiver. Dagegen fallen bei höheren RPE-Werten von 13–17 aber die Aktivitäten des kognitiv relevanten präfrontalen Kortex ab (Fontes et al. 2020).

Das Gehirn wird als das „Schlüsselorgan" bei der Regulation physischer Belastungen und des Ermüdungsprozesses angesehen. Dies wird im nicht unwidersprochenen **„Central Governor Model"** ausgedrückt. Die Verknüpfungen und Interaktionen der höchsten bewussten und der unbewussten Netzwerke sorgen stets für die erforderlichen neurovegetativen und neurohumoralen Regulationen zur Aufrechterhaltung der Homöostase. Die subjektiven Empfindungen der Anstrengung (Borg-RPE) und der Ermüdung (Borg-CR) wirken als die Regulatoren des Verhaltens (St. Clair Gibson et al. 2006). Als Instrumente der ständigen feedforward Regulation werden vom Gehirn alle Sensorafferenzen „ausgewertet" und „bewertet",

- um nicht nur „schlechthin" die Homöostase unter jeder Belastungsbedingung abzusichern, sondern vor allem auch,
- um selbst unter höchsten Belastungen ein biologisches Versagen zu verhindern und die Lebens- bzw. Überlebensfähigkeit zu garantieren (Noakes und Lambert 2004; Lambert et al. 2005).

> **Wichtig** Ein gesunder, gut trainierter Organismus kann willkürlich bis zur Erschöpfung belastet werden, aber dieser Zustand ist unter physiologischen Bedingungen nie lebensgefährlich. Die überlebensnotwendigen energetischen und regulatorischen autonomen Reserven können willkürlich nicht angegriffen werden und stehen im Erschöpfungszustand für die lebenserhaltende Erholung zur Verfügung.

6.1.9 Ermüdung: Central Governor Modell

Das **Central Governor Modell** nimmt an, dass der zentrale Antrieb der muskulären Aktivitäten in Abhängigkeit von der Rückkopplung aus der Peripherie keine schädigenden Ausmaße erreichen kann und der ermüdungsbedingte Funktionsverlust wird mit den psychologischen Leistungen, der Physiologie der Empfindungen und Emotionen verbunden. Die periphere und zentrale Ermüdung als die beiden Anteile der Governor-Theorie, unterliegen für die Aufrechterhaltung der Homöostase jeweils physiologischer und psychologischer negativer feedback Regulationsmechanismen (Tornero-Aguilera et al. 2022). Die Schwäche des Central Governor Modell ist aber die ungenügende Beachtung der Aufgabenabhängigkeit und -spezifität der Ermüdungsentwicklung und somit die Einbeziehung der peripheren Faktoren, die auch ohne primäre zentrale Ermüdung zur Funktionsminderung führen (Weir et al. 2006). Darauf weisen auch ein erstmalig durchgeführtes review und eine Metaanalyse hin (Markov et al. 2022), indem bei trainierten Personen die Auswirkung akuter aerober Belastungen (Fahrrad, Laufen) auf die Kraft des M. quadr. (isometrisch, isokinetisch, one repetition leg press) bzw. auf die Muskelleistung beim counter movement jump (Sprunghöhe, maximale Leistung) nach solchen mit geringer gegenüber solchen mit moderater bis hoher Intensität (American College of Sports Medicine [Garber et al. 2011]; low: < 70 % $VO_{2max.}$; moderate to high: > 70 % VO_{2max}) verglichen worden sind.

- 8 Studien belegen über alle Belastungen einen moderaten ermüdungsbedingten Kraftverlust mit einer standardisierten mittleren Differenz (SMD) von 0,79 (95 % confidence interval [CI]: 0,38 to 1,21]; p = 0,003) und 9 Studien können keine statistisch nachweisbaren Einschränkungen der Muskelleistung finden.
- 2 Studien haben keine Veränderungen der Kraft nach gering intensiven Belastungen messen können (SMD: 0,65; 95 % CI: – 1,45 to 2,75, p = 0,157).
- 5 Studien berichten über einen signifikanten Kraftverlust nach moderat bis zu intensiven Belastungen (SMD: 0,65; 95 % CI: 0,16–1,13, p = 0,020), wobei es aber keine signifikanten Differenzen zwischen den Kraftdefiziten nach geringer und moderater Belastung gibt (p = 0,979).
- 4 Studien weisen einen signifikanten Einfluss der Dauer der aeroben Belastung (je 4 Studien) aus, indem solche bis zu 30 min die geringen Kraftdefizite (SMD: 0,59; 95 % CI: 0,23–0,95; p = 0,013) als die längeren (SMD: 1,02; 95 % CI: 0,01–2,03; p = 0,049) verursachen. Aber auch hier sind die Unterschiede zwischen den beiden Gruppen zwar größer aber nach wie vor ohne Signifikanz (p = 0,204).
- Die Belastungsarten Laufen (2 Studien) und Fahrradfahren (4 Studien) verantworten sicher signifikante Unterschiede. Das Laufen mindert die Quadrizepskraft nur relativ gering (SMD: 0,28; 95 % CI: 0,08–0,47; p = 0,035) und das Fahrradfahren deutlich (SMD: 0,79; 95 % CI: 0,45–1,13; p = 0,002). So unterscheiden sich die ermüdungsbedingten Wirkungen auf den M. quadr. fem. beider Belastungsarten stark (p < 0,0001).

> **Wichtig** Es kann eindeutig belegt werden, dass infolge aerober Belastungen die periphere Ermüdungsentwicklung abhängig von der Belastungsart, der -dauer und der -intensität ist und dass die zentrale Ermüdung nach den Belastungsintensitäten und -dauern der im review von Markov et al. (2022) verarbeiteten Studien

offensichtlich noch keine wesentliche bzw. führende Rolle gespielt hat. Es muss unbedingt einschränkend darauf hingewiesen werden, die Kraftwerte unterliegen auch dem zentral command bzw. dem common drive, also einer zentralen Ermüdungskomponente. Sie ist in diesen Studien mit dem sportmethodischen Test counter movement jump nicht ausreichend objektiviert worden. Die Ausführung unterliegt der sensomotorischen Koordination, also einem zentralen Faktor, und die Sprunghöhe unterliegt auch dem kontraktilen Potenzial der Muskulatur der unteren Extremität, also einem komplexen peripheren Ermüdungsfaktor. Die Ermüdung muss offensichtlich immer mit Parametern der zentralen und der peripheren Funktionen ermittelt werden!

Aus psychologischer Sicht gibt es einen Kritikpunkt gegen das Central Governour Model. Es wird die Meinung vertreten, die Trainingsphysiologie nutzt einfach Konzepte und Modelle aus der Psychologie, um die körperliche Leistungsfähigkeit zu erklären bzw. zu verstehen (Inzlicht und Marcora 2016).

6.1.10 Ermüdung: Beteiligung aller Systeme mit monoaminergen Transmittern

Ermüdungsrelevante Veränderungen weisen die cerebralen Strukturen des willkürlichen Antriebs und der Entscheidungen, des sensomotorischen Systems, der neurovegetativen Regulation des respiratorischen und des kardiovaskulären Systems und der neurohumoralen Regulationen auf. Diese funktionsabhängigen Veränderungen werden auch durch die Afferenzen der Gruppen III/IV mit veranlasst, indem sie u. a. muskuläre Missempfindungen und Müdigkeit erzeugen. Zentral sind defacto alle Systeme mit noradrenergen, dopaminergen, serotonergen und acethylcholinergen Transmittern eingebunden (Taylor et al. 2016; Cordeiro et al. 2017), sodass sehr weitläufig die Funktionen der cerebralen Netzwerke und ihre Interaktionen moduliert und verändert werden. Noradrenerge Neuronen sind im verlängerten Rückenmark (bes. Locus coeruleus: **Sympathikotonus**) und der Brücke lokalisiert und beeinflussen das Mittelhirn (Raphekerne: **Regulation Schmerz**), den Thalamus und Hypothalamus, den Hippocampus und den Neokortex. Die serotonergen Bahnsysteme haben ihren Ausgangspunkt in der Medulla oblongata (bes. Mittelhirn: Raphekerne: **Regulation Schmerz!**) und der Brücke. Sie modulieren absteigend die Medulla oblongata und das ventrale Horn des Rückenmarks und aufsteigend die Substantia nigra, Kerne des Thalamus, den Nc. caudatus und accumbens, das Putamen, den Hippocampus und den Kortex. Dopaminerge Neuronenansammlungen liegen im Mittel- (Substantia nigra, meso-limbisches System), Zwischen- (tubero-infundibuläre System: **Hypothalamus-Hypophysen-System**) und Großhirn.

> **Wichtig**
> Die Beteiligung der monoaminergen neuronalen Netzwerke im Hirnstamm an den Prozessen der zentralen Ermüdung belegt, dass dadurch sicher in Abhängigkeit von
>
> - der Belastungsart,
> - dessen Ausführungsqualität (Stand des Lernens),
> - der spezifischen aber auch unspezifischen Konditionierung,
> - der Belastungsdauer und -intensität
>
> nahezu das gesamte Gehirn bis zu den höchsten Funktionen und Leistungsebenen einbezogen wird. Über die Verbindungen zum
>
> - Nc. accumbens ist eine wichtige Struktur des Belohnungssystems eingebunden.
> - Nc. caudatus ist die Sensomotorik betroffen wie auch das Lernen und gleichfalls das Belohnungssystem.
> - Thalamus werden alle Informationswege zum Kortex (Ausnahme: Geruch) beeinflusst und funktionelle

Veränderungen des Thalamus betreffen entsprechend klinischer Bilder die Sensibilität, die Motorik (Ataxie), die Aufmerksamkeit, die Schmerzen, Affekte und das Bewusstsein.
- Hypothalamus wird die oberste Instanz der neurovegetativen und neurohumoralen Regulationen, die Atmung, das Herz-Kreislauf-System, die Temperaturregulation und der Flüssigkeitshaushalt einbezogen, um die Homöostase zur sichern. Der Hypothalamus wiederum unterhält Verbindungen zum Thalamus, dem Hippocampus (Gedächtnis), dem Striatum (Stützsensomotorik [extrapyramidales System]) und dem limbischen System (u. a. Antrieb, Lernen, Gedächtnis, Emotionen).
- Neokortex werden alle höchsten cerebralen Funktionen in den Ermüdungsprozess integriert.

Die Ermüdungsentwicklung schließt fortschreitend bis hin zur Erschöpfung als das Ergebnis der letztendlich ausgeprägtesten reversiblen funktionellen Veränderungen in allen cerebralen Instanzen und ihren Wechselbeziehungen das ganze Gehirn ein. Der Ermüdungsgrad und das Ermüdungsmuster bestimmen dann den erforderlichen zeitlichen Erholungsbedarf.

6.1.11 Ermüdung: komplexe Belastungsstrukturen und Isometrie

Die Ergebnisse von Thomas et al. (2017) weisen darauf hin, dass eine sehr komplexe und relativ variabel koordinativ und konditionell beanspruchende Belastung wie das Fußballspielen über 90 min (semiprofessionelle Spieler: $n = 15$, 21 ± 1 Jahr, $1{,}83 \pm 0{,}07$ m, 77 ± 9 kg, predicted maximum oxygen uptake $55{,}0 \pm 2{,}9$ mL/kg/min) eine wesentliche zentrale und periphere Ermüdung ausbildet. Die periphere Erholung, gemessen an der Potenzierung der Muskelzuckung des M. quadr. fem., benötigt länger als 3 Tage und überdauert die zentrale deutlich. Die cortico-spinale Erregbarkeit (transkranielle Magnetstimulation [TMS] während 10 % MVC) ist für 24 h und die willkürliche Aktivierungsfähigkeit (TMS-evoziertes Potenzial auf einen Einzelimpuls [unkonditioniert] zur maximalen M-wave) 48 h lang vermindert. Die subjektiv eingeschätzte Ermüdung, der Grad der Muskelbeschwerden (Muskelkater; während Ruhe [Sitzen] und 3 Kniebeugen) und die Bereitschaft zum erneuten Training, gemessen jeweils mit einer 15 cm VAS-Skala, hatten einen vergleichbaren Nachbelastungsverlauf wie die physiologischen Funktionsparameter.

> **Wichtig** Die periphere und zentrale Ermüdung haben zeitlich differente Rückbildungsraten, wobei zumindest nach relativ langen Belastungen mit koordinativen und einer relativ breiten Palette moderater bis zu intensiven konditionellen Beanspruchungen (Spiel: Ausdauer, Kraft, Schnellkraft, Schnelligkeit) die Erholung der Peripherie den gesamten Erholungsprozess und damit den Zeitbedarf prägt. Subjektive Bewertungen spiegeln die physische Erholung ausreichend wider.

Beträgt die Dauer der Spielbelastung 120 min (Goodall et al. 2017) verstärken die zusätzlichen 30 min gegenüber der üblichen Spieldauer bevorzugt die zentrale Ermüdung, wogegen die periphere Ermüdung (Potenzierungsreaktion) nahezu auf einem Plateau verbleibt. Für diese Entwicklungscharakteristik der peripheren Ermüdung liegen auch entsprechende Ergebnisse nach selbstdosierten isokinetischen, intensiven Intervallbelastungen auf dem Fahrrad und nach Sprints vor (Decorte et al. 2012; Froyd et al. 2013; Hureau et al. 2014; Goodall et al. 2015). Demnach ermüdet die Peripherie nach dem Belastungsbeginn relativ schnell und im Weiteren scheint das Fortschreiten limitiert zu sein. Nach 120 min sind die MVC um 27 %, die Potenzierungsreaktion des M. quadr. fem. um 23 %, die willkürliche Aktivierungsfähigkeit (interponierte Muskelzuckung während

MVC, TMS Einzelimpuls während kurzer MVC v 75 % und 50 % MVC) um 18 % bzw. 17 % reduziert. Die Ermüdungsentwicklung schreitet von der Halbzeit, zum üblichen Spielende und der Nachspielzeit systematisch fort. Diese Ergebnisse sind nach der Wiederholung der Belastung 7 Tage später zugleich gut bis sehr gut reliabel, wobei die TMS-Daten die geringsten Abweichungen (Variationskoeffizient) ausweisen. Die MVC als globales Ergebnis aus peripherer und zentraler Ermüdung fällt nach 90 min um 20 % (Thomas et al. 2017: hier um 16 %) und die weiteren 30 min verursachen weitere 7 % Verlust. Die notwendige vollständige Erholung dürfte 3 Tage deutlich überschreiten. Die MVC ist ein sehr guter „globaler" Kontrollparameter.

Junge Untrainierte (26 ± 4 Jahre, VO_2rel. 48 ± 6 mL/min/kg) weisen nach einer standardisierten erschöpfenden Belastung des M. quadr. fem. durch intermittierende isometrische Kontraktionen mit aufsteigender Intensität stärkere Verminderungen der Potenzierungsreaktion (Doppelimpuls 10 Hz, 100 Hz), der peripheren Ermüdung, als Personen im mittleren Alter (56 ± 4 Jahre, VO_2rel. 36 ± 6 mL/min/kg) und ausdauertrainierte junge (29 ± 3 Jahre; VO_2rel. 74 + 4 mL/min/kg) Menschen auf. Die maximale willkürliche Aktivierung und die Ausdauer (Anzahl der möglichen Kontraktionen) ist bei beiden untrainierten Gruppen vergleichbar. Die jungen Ausdauertrainierten können ohne Änderung der maximalen willkürlichen Aktivierung mehr Wiederholungen ausführen. Somit bedeutet ausdauertrainiert zu sein, bei einem solchen Belastungsregime trotz einer höheren Kraft-Ausdauerleistung eine reduzierte periphere und zentrale Ermüdbarkeit (Bachasson et al. 2016).

> **Wichtig** Für den Alltag bedeutet somit Ausdauertraining, dass selbst nach Kraft-Ausdauerbelastungen z. B. in Berufen mit hohen physischen Kraftanforderungen wie wiederholtes Heben, Tragen und Handhaben von Werkzeugen (Handwerker, Bauarbeiter), die Ermüdungsentwicklung nach vergleichbaren Anforderungen geringer ausfällt und die vollständige Erholung zum nächsten Tag begünstigt ist. Das muss als ein wichtiger präventiver Faktor für Fehl- und Überbelastungen des Stütz- und Bewegungsapparates angesehen werden. Die klassische Ausdauer begünstigt demnach nicht nur die „reine trainierte" Ausdauerleistung, sondern auch Kraftausdauerbelastungen.

6.1.12 Ermüdung: Schnelligkeit-Schnellkraft-Kraftausdauer-Ausdauer

Stellt sich die Frage, „Warum entwickelt sich die periphere Ermüdung sehr schnell, verlangsamt sich bei Fortsetzung der Belastung, strebt „asymptotisch einen Maximalwert" an und wird bei Fortführung der Belastung signifikant durch die zentrale Ermüdung ergänzt."

Für die zunächst schnelle und dann nur noch langsame Weiterentwicklung der peripheren Funktionsdefizite kann die Muskelfaserzusammensetzung und somit die physiologisch sehr differente Ermüdbarkeit der Fasersysteme verantwortlich gemacht werden. Intensive und schnell ausgeführte Belastungen werden im nicht ermüdeten Zustand durch die volle Rekrutierung des gesamten Faserspektrums realisiert. Mit den sehr hohen physiologischen Kontraktionsgeschwindigkeiten und hohen Kraftwerten des „ausgeruhten Pools" der FF (fast fatigable) bzw. FT_G (fast twitch glycolytic) wird die Bewegungs- bzw. die Sprintgeschwindigkeit generiert. Die mittelschnelle (FR: fast fatigue resistent) und die langsame (ST) Population ist zwar auch rekrutiert aber die Beschleunigungen der Bewegungen werden durch die schnellste und die mittelschnelle realisiert. Durch die sehr schnelle Ermüdung des FF-Muskelfaserpools wandelt sich die Schnelligkeits- (physiologisch: akzentuiert koordinationsbedingt) in eine Schnellkraftleistung (physiologisch: akzentuiert kraftbedingt). Die Kraftentwicklung wird die tragende Säule der „schnellen" Bewegungen und kann für einen Zeitraum oder eine Anzahl von Wiederholungen den Verlust an Kontraktionsgeschwindigkeit „nach außen" kompensieren

(Leistung ist: Weg [Verkürzungsgeschwindigkeit] mal Kraft/Zeit]. Ist auch der gegenüber dem ST-Pool immer noch relativ schneller ermüdbare FR (fast fatigue resistent) bzw. FT_O-Pool (fast twitch oxidativ) ermüdet, dann wandelt sich die Schnellkraft in die Kraftausdauer und bei sehr langer Belastungsdauer sogar in eine Ausdauerleistung mit deutlich geringerer Leistung. So entsteht anfänglich schnell ein großer peripherer Funktionsverlust infolge der Funktionsdefizite der FF-Population, der im Weiteren durch die langsamer ermüdenden FR abflacht und sehr spät durch die besonders ermüdungsresistenten ST nahezu sistiert. Parallel zu dieser peripheren Ermüdungsentwicklung rückt offensichtlich die zentrale Ermüdung immer mehr in den Vordergrund. In Wechselbeziehung mit der peripheren limitiert sie letztendlich die Belastung auf dem angestrebten Niveau. Die zentrale Ermüdung ist dann auch der wesentliche Faktor koordinativer und konditioneller Defizite und einer erhöhten Fehlbelastungs-, Verletzungs- und Unfallgefahr.

Auch 10-sekündige Sprints (30 Sek. Erholung) auf dem Fahrrad verursachen, gemessen an der Kraft der Muskelzuckung, eine schnelle periphere Ermüdungsreaktion. Bereits nach sechs Sprints flacht die Ermüdungsentwicklung bis zum letzten, dem 10. Sprint stark ab. Die Parameter der zentralen Ermüdung (max. und mittl. Leistung, EMG-Amplitude [RMS] normiert auf M-wave$_{max.}$, [RMS]/M$_{max}$.) weisen nach den ersten sechs Sprint eine relativ geringe Minderung der willkürlichen Aktivierbarkeit um 9–12 % aus. Mit der schnellen peripheren erfolgt demnach eine allmähliche moderate Zunahme der zentralen Ermüdung, sodass die primären Defizite peripheren Ursprungs sind. Da die Amplitude der M-wave konstant bleibt, sind die Ursachen der Funktionsabnahme jenseits der Muskelfasermembran in den Vorgängen der elektro-mechanischen Ankopplung zu suchen. Jenseits der ersten sechs Sprint steigert die zentrale Ermüdung deutlich ihren Anteil. Der Abfall der maximalen Leistung korreliert mit Reduktion der Kraft der Muskelzuckung auf den Einzelimpuls ($r^2 = 0{,}84$), den 10 Hz-Doppelimpuls ($r^2 = 0{,}85$) und dem EMG-Parameter ($r^2 = 0{,}60$). Dieses Ermüdungsverhalten wird der Abnahme des zentralen Antriebs zur Vermeidung einer überproportionalen muskuläre Ermüdung zugeschrieben. Unterstützt wird diese Erklärung, indem die Verkürzung der Pausen zwischen den Sprints zwar die Ermüdung schneller ausbildet aber nicht die maximale Ausprägung (Hureau et al. 2016).

6.1.13 Ermüdung: Belastungsart bestimmt Ausbildung und Erholung

Laube (1990, 2009[2]) hat die periphere Ermüdung mittels supramaximal evozierter Muskelzuckungen und der Potenzierungsreaktion (Zyklus: Muskelzuckung – 10 s MVC – Muskelzuckung) des M. quadr. fem. (Meßplatz: Laube 1986; Laube et al. 1986, 1989) und die periphere und zentrale Ermüdung mit der maximalen Willkürkontraktion untersucht. Einmal ist eine Belastung bis zur Erschöpfung (vita maxima; Stufendauer 2 min.) und zum anderen ein 60-sekündiger Sprint auf einem drehzahlabhängigen Ergometer absolviert worden. Für den Sprint war am Fahrrad primär eine Belastung von 3 W/kg KM (75 U/min) eingestellt. Die Aufgabe war es, die 60 s mit einer maximal möglichen Umdrehungsanzahl zu absolvieren („So schnell und kräftig wie möglich fahren"), wodurch eine Leistung von wesentlich mehr als 3 W/kg KM geleistet worden war. Nach jeder Belastung ist die Erholung bis zur 60 min überwacht werden. Nach der ermüdungsbedingt abgebrochenen Belastung lag umgehend (3. Erholungsminute) ein maximales peripheres kontraktiles Defizit, der Muskelzuckungen, und der Potenzierung, der kontraktionsbedingten Aktivierbarkeit des sehr schnellen Pools der motorischen Einheiten, vor. Der Belastungsabbruch erfolgte eindeutig aufgrund der kontraktilen Muskelinsuffizienz, die durch den zentralen Antrieb nicht ausgeglichen werden konnte. Die Endphase der Belastung ist mit einer vollen Rekrutierung und bereits stark ermüdetem FF- und FR-Pool ausgeführt worden. So stand für die Kompensation der kontraktilen Ermüdung, wie noch in den vorausgegangenen

Belastungsabschnitten, keine Rekrutierungsreserve mehr zur Verfügung und die Leistung musste abgebrochen werden. Nach dem 60-sekündigen Sprint konnte zur 3. Nachbelastungsminute nur ein sehr geringes kontraktiles Defizit (Muskelzuckung vor der MVC des Zyklus) aber bereits eine stark geminderte Potenzierungsreaktion (Muskelzuckung nach der MVC des Zyklus) nachgewiesen werden. Der Erholungsverlauf nach beiden Belastungsarten war absolut different. Während sich nach der erschöpfenden Belastung die kontraktile Kraft des Muskels sehr langsam erholte fiel sie nach dem Sprint systematisch ab. Das Erholungsniveau war nach 60 min übereinstimmend und gemeinsam ca. 25 % unter dem Ausgangswert.

▶ **Wichtig** Relativ kurzfristig ansteigende Belastungen bis zur Erschöpfung innerhalb von ca. 14 min und ein einziger maximaler 60-sekündiger Sprint verursachen einen völlig differenten Erholungsverlauf der peripheren Ermüdung aber letztendlich doch ein gemeinsames Niveau des Funktionsdefizits. Erst nach ca. 50–60 min wird nach sehr langsamer Erholung bzw. sehr langsamer Ermüdungsentwicklung ein gleiches Ermüdungsniveau der kontraktilen Fähigkeit nach beiden Belastungsarten erreicht. Die Aktivierbarkeit des schnellen Pools motorischer Einheiten und die Potenzierungsreaktion sind umgehend stark reduziert, wobei diese Reaktionen direkt nach dem Sprint noch weniger ausgeprägt reduziert sind. Aber mit der Erholungszeit fallen sie fortschreitend auf das Niveau der erschöpfenden Belastung ab. Das bedeutet, die periphere Ermüdung ist nach beiden Belastungsarten mit differenten Zeitverläufen auf ein gleiches Niveau limitiert. Die zentrale Ermüdung partiell gegen durch die maximale Willkürkraft ist nach beiden Belastungsarten sicher weit über 60 min stark gemindert und der Anstieg dieser Kontraktion bleibt als Merkmal der verzögerten Rekrutierungsgeschwindigkeit (aber auch des kontraktilen Muskeldefizits) nach dem Sprint wesentlich länger und höchst gradig verzögert.

Dazu passen mit gleichen Aussagemöglichkeiten die Ergebnisse der Nachfolgeuntersuchung (Möckel 1990) zur kontraktilen (peripheren) Ermüdung anhand von Muskelzuckungen und der Potenzierungsreaktion des M. quadr. fem. im Verlauf einer Serie von 30 maximalen Sprints auf dem Fahrradergometer über 10 s und einer Serie von 5 Sprints über 60 s (Gesamtbelastungsdauer 5 min. Jedem Sprint ging eine 20-sekündige Belastung auf dem drehzahlabhängigen Ergometer mit 3 W/kg KM bei 75 U/min voraus und es schloss sich das Fahren mit maximal möglicher Umdrehungsanzahl über 10 s oder 60 s an. Die kontraktile Funktion ist in der 10-Sekundenserie nach dem ersten, sechsten, 12., 18., 24. und 30. Sprint und in der 60-Sekundenserie nach jeder Belastung jeweils zur 3. Nachbelastungsminute ermittelt worden. Die Kontrollzeit nach beiden Serien betrug auch 60 min und zur 3., 6. und weiter alle 6 min ist die periphere Ermüdung diagnostiziert worden. Die $F_{max.}$ der MVC fällt bereits nach dem ersten 10-Sekundensprint ab. Der Abfall setzt sich nahezu linear bis nach dem 12. Sprint fort und wird dann deutlich flacher. Eine sehr gut vergleichbare nahezu linear abfallende Entwicklung des Kraftdefizits findet infolge der ersten drei langen Sprints statt und danach die Abflachung. Beide Belastungen sorgen für eine deutliche Verlangsamung des Anstiegs der Willkürkontraktion. Das Kraftdefizit ist nach beiden Serien identisch und nach 60 Erholungsminuten noch ausgeprägt nachweisbar. Das periphere kontraktile Defizit der Muskelzuckung (F Zuckung vor der MVC des Potenzierungszyklus) startet nach 3 10-s-Sprints und nach dem ersten langen, also jeweils nach 60 s hoch intensiver Belastung. Die Potenzierungsreaktion beginnt unmittelbar einen linearen Abfall bis nach der letzten Belastung. Beide Parameter der peripheren Ermüdung, die Kraft der Muskelzuckung, und die Potenzierung bleiben wesentlich länger als 60 min ermüdungsbedingt erheblich defizitär. Die EMG-Parameter der Willkürkontraktion (Leistungsspektrum) weisen keine Veränderungen aus, sodass die Testkontraktionen weitestgehend ohne „nachweisbare“ zentrale Ermüdung ausgeführt werden konnte. Diese Aussage muss aber relativiert werden, indem der Anstieg der Kraft, also die Rekrutierungsgeschwindigkeit sicher weit länger als 60 min erheblich reduziert bleibt. Die Stoffwechselsituation ergab sich aus der Laktatkonzentration und unterschied sich ab der 120. Belastungssekunde zwischen beiden Serien stark. Nach dem 12. Sprint begann sogar ein gering abfallender Trend und nach dem 2. langen bleibt die anaerobe Situation auf sehr hohem Niveau nahezu gleich.

> **Wichtig** Mit diesen Ergebnissen wird 1. eine sehr schnelle, bereits nach einem 10-Sekundensprint nachweisbare peripheren Ermüdung nachgewiesen, die sich im Weiteren immer langsamer werdend einem Maximalwert angleicht und 2. das unterschiedlich lange intensive Belastungen mit gleicher Summe der Belastungsdauer übereinstimmende periphere Defizite hervorrufen. Die ermüdungsbedingte periphere kontraktile Insuffizienz hat wie auch bei der Untersuchung von Laube (1990) ein begrenztes Limit. Auch hier zeigt insbesondere der Anstieg der Willkürkontraktion die zentrale Ermüdung. Schnelligkeits- Schnellkraftbelastungen werden so nach sehr wenigen Belastungszyklen fortschreitend zu Kraftausdauerbelastungen mit steigender aerober Absicherung und die Adaptationen werden dem entsprechen.

Belastungen auf dem Fahrradergometer mit hohen (140 W; 50 % MVC) gegenüber geringen (70 W; 25 % MVC) Krafteinsätzen/Zyklus (Männer, $22{,}8 \pm 1{,}6$ Jahre, untrainiert; Hsu et al. 2020) bis zum Borg-wert 18 sorgen bei äquivalenter physikalischer Arbeitsleistung (Watt mal Minute) für eine übereinstimmende Senkung der MVC als Marker der allgemeinen (zentralen und peripheren) Ermüdung bzw. des allgemeinen Ermüdungsindex ($MVC_{ermüdet}$/$MVC_{prä\text{-}Test}$). Unterschiedlich ist die Wirkung auf die willkürliche, zentrale Aktivierbarkeit (interpolated twitch technique) und den willkürlichen Ermüdungsindex ($Aktivierbarkeit_{ermüdet}$/$Aktivierbarkeit_{prä\text{-}Test}$), die sich infolge der geringeren Belastungsintensität ausgeprägter reduzieren wobei die periphere Ermüdung, die Kraft der Muskelzuckung bzw. der periphere Ermüdungsindex (Kraft $Zuckung_{ermüdet}$/Kraft $Zuckung_{prä\text{-}Test}$), geringer ausfallen. Die Belastungsintensität/Bewegungszyklus prägt somit ein differentes Verhältnis von zentraler und peripherer Ermüdung aus, indem eine hohe gegenüber einer geringen Intensität bevorzugt eine periphere, muskuläre Ermüdung und eine relativ geringere zentrale, cerebrale Ermüdung hervorruft und umgekehrt.

3-minütige und 12-minütige Belastungen (Schäfer et al. 2019) oberhalb der kritischen Leistungsfähigkeit, d. h. mit der jeweils **maximal möglichen Leistung** über diesen Zeitraum bzw. der maximal tolerierbaren Dauer der Leistung einer gegebenen Intensität (critical power oder fatigue threshold; vgl. Jones et al. 2010; Poole et al. 2016), verantworten eine gleichartige zentrale (MVC, willkürliche Aktivierbarkeit) und periphere (low und high-frequency Muskelpotenzierung des M. quadr. fem.) Ermüdung. Die Größe der Ermüdungsreaktionen zeigt sich aber von der anaeroben Mobilisationsfähigkeit und der aeroben Kapazität abhängig. Personen mit der höheren anaeroben Mobilisationsfähigkeit bilden durch erschöpfende Belastungen in kurzer Zeit auch die höheren Ermüdungsreaktionen aus und solche mit der höheren aeroben Kapazität geringere nach langen Belastungen bis zur Erschöpfung.

> **Wichtig** Die maximale anaerobe Mobilisationsfähigkeit steht für die maximal mögliche und tolerierbare Auslenkung des intrafusalen und interstitiellen Stoffwechselmilieus mit entsprechenden Konsequenzen für die Reduktion der kontraktilen Funktion aber auch für die Auslösung von Afferenzen der Gruppe III/IV. Somit können diese Personen auch eine stärkere

periphere und zentrale Ermüdung ausbilden. Es ist das Ergebnis eines hoch intensiven Trainingsregimes mit kurzen Belastungen bis zur Erschöpfung. Eine hohe aerobe Kapazität steht der Entwicklung der peripheren Ermüdung durch überschwellige intensive Belastungen entgegen. Das ist das Trainingsergebnis von Kraftausdauerbelastungen.

6.1.14 Ermüdung: konzentrische und exzentrische Kontraktionen

Konzentrische und exzentrische isokinetische Kontraktionen des M. quadr. fem. (60°/s, 20° – 110°), die einseitig ausgeführt ein isometrisches Kraftdefizit von wenigstens 40 % hervorrufen, haben differente Ermüdungs- und Erholungsmuster. Die konzentrische Belastung führte zu einem Kraftdefizit von 53 % und das Defizit konnte nur direkt nach dem Belastungsende gemessen werden. Nach einer exzentrischen Belastung lag zunächst ein Kraftdefizit von 49 % vor, welches nach 4 Tagen immer noch 18 % betrug. Eine zentrale Aktivierungsminderung (Stim. mit Doppelimpuls 100 Hz während Test-MVC) konnte nur direkt nach den exzentrischen Belastungen (−22 %) gefunden werden und sie bildete sich innerhalb einer Stunde zurück. Die periphere Ermüdung (Stimulation) war direkt und nach 1 h infolge aller Belastungen vergleichbar.

▶ **Wichtig** Die Kraftdefizite nach einem Training mit konzentrischen Kontraktionen unterliegen vorrangig einer peripheren Ermüdung und nach exzentrischen tragen periphere und zentrale Ermüdungsprozesse dazu bei (Souron et al. 2018).

Die Erholungsprozesse weisen lt. einem review (Carroll et al. 2017) eine klare Abhängigkeit von der Belastungsintensität und -dauer auf. Nach kurzen und hoch intensiven Belastungen erfolgt eine relativ schnelle Rückbildung der Kraftfähigkeit aufgrund des zügigen Abbaus der zentralen Ermüdung aber auch peripherer Veränderungen der Kontraktionsvermittlung und wegen der Normalisierung der Durchblutung mit all ihren positiven Folgen für u. a. die energetische Situation der Muskelfaserpopulationen. Die periphere Komponente kann den vollständigen Ausgleich des Kraftdefizits deutlich verzögern. Nach langdauernden gering intensiven Belastungen zeigt sich zunächst auch hier ein relativ schneller partieller Wiederanstieg der Kraft durch die Rückbildung der zentralen Ermüdungskomponente, die aber wesentlich langsamer abgebaut wird als nach kurzen Anstrengungen.

▶ **Wichtig** Die Ursachen und Faktoren der langanhaltenden zentralen Ermüdung gilt es noch herauszufinden und zu erklären, um die Abhängigkeiten der sensomotorischen Erholungsverläufe vom Trainingsregime gegeben sowohl durch die Belastungsarten und deren Kombinationen, die Intensitäten und Dauern für die Gestaltung der Erholungsprozesse nutzen zu können.

6.1.15 Ermüdung: Positionssinn

Dem testbedingt angestrebten ermüdungsbedingten Abfall des isokinetischen Drehmoments (Biodex) um 20 % infolge von Serien einseitiger exzentrischer Kontraktionen des M. quadr. fem. mit je 15 Wiederholungen (30°/s) und einer Intensität von 70 % der Vorbelastungskraft (Da Silva et al. 2021, 2022) liegt unmittelbare nach dem Belastungsende eine Reduktion der zentralen willkürlichen Aktivierung (MVC plus Doppelimpuls 100 Hz; Formel s. Strojnik und Komi 1998) um 13 % und der peripheren low frequency-Ermüdung um 42 % (muskuläre Potenzierung durch Doppelimpuls 10 Hz) und der high-frequency-Ermüdung um 18 % (muskuläre Potenzierung durch Doppelimpuls 100 Hz) zugrunde. Mit dem Abfall der dynamischen Kraftwerte um 20 % hat sich die isometrische um 19,7 % (Kniewinkel 60°), die exzentrische um 19,2 % und die konzentrische (je über Winkelbereich 5°–105°) um 17,8 % verringert. Die berechnete zentrale Ermüdung ist im weiteren Erholungsverlauf nicht mehr zu finden. Bei unveränderter maximaler Amplitude des evozierten Muskelaktionspotenzials fallen die Kraftwerte durch die Stimulationen am nicht kontrahierenden ermüdeten Muskel mit 10 Hz und 100 Hz Doppelimpulsen für 2 Tage stark ab und sind am 3. im Vorbelastungsniveau. Nach 24 h treten muskuläre Beschwerden im Sinn eines Muskelkaters auf. Die bilaterale Einstellung des Gelenkwinkels von 70° aber nicht die des Winkels von 30° war signifikant verschlechtert. Entsprechend der zentralen und peripheren Ermüdung ist die Muskelaktivierung zwecks Einstellung der 70°- und 30°-Winkel erhöht. Die Positionsfehler bei 70° korrelieren mit geringem Bestimmtheitsmaß ($r^2 = 0,36$) und damit nicht ausreichend zuverlässig mit dem Defizit der zentralen Aktivierung. Obwohl die periphere Ermüdung 24 h nach der Belastung noch deutlich nachweisbar ist, traf dies für die Winkeleinstellung, den Positionssinn nicht mehr zu. Hierfür sind die Afferenzen der Muskelspindeln essentielle Informationen. Dieses Ergebnis spricht für tierexperimentelle Ergebnisse (Gregory et al. 1991) die keine Verletzungen intrafusaler Muskelfasern anzeigen.

> **Wichtig** Die zentrale Ermüdung bestimmt die Genauigkeit des Positionssinns als wesentlichen Faktor der Qualität der sensomotorischen Koordination. In einschlägigen Berufen (Handwerker) und im Sport resultiert daraus die gesteigerte Verletzungsgefahr und -häufigkeit. Die Ursache des eingeschränkten Positionssinns ist in funktionellen Veränderungen in somatosensorischen Netzwerken zu suchen (somatosensorischer Cortex, Assoziationscortices), in denen die Verarbeitung und die Integration positionsabhängiger Afferenzen stattfindet (Da Silva et al. 2021, 2022).

6.1.16 Der „Handwerkskasten" der Ermüdungsdiagnostik

Eine verlässliche Diagnostik des zentralen und peripheren Ermüdungszustandes wäre ein hoch wichtiger Baustein für den Gesundheitszustand, denn eine Kumulation der Ermüdung bzw. eine inkomplette Erholung und in der Folge das fortbestehende Vorhandensein ermüdungsbedingter funktioneller Defizite ist in Berufen mit physischen Anforderungen und im Sport insbesondere langfristig eine Disposition für chronische Fehl- und Überbelastungen des Stütz- und Bewegungsapparates und für Verletzungen. Aufgrund dessen, dass die Ermüdung die gesamte „funktionelle Kette“ von der Muskulatur über die sensomotorischen neuronalen Strukturen, die neurovegetativen und neurohumoralen und die psychologisch relevanten höchsten kognitiven, mentalen und emotionalen Funktionen einbezieht, ist es eine Herausforderung, ein dem Belastungsregime angepasstes Programm für das Ermüdungsmonitoring zu finden. Die Abhängigkeit

- des Ausmaßes der Ermüdung und
- der akzentuierten Beteiligung der zentralen und peripheren Ermüdung

von

- der Belastungsart bzw. den realisierten Kombinationen von Belastungsarten und
  ihren jeweiligen Dosierungen hinsichtlich verschiedener Intensitäten und Dauern

machen die genaue Dokumentation und Analyse der Beanspruchungen (Anamnese der physischen und psychischen Belastungen) zum wichtigsten Fundament für die Auswahl des Diagnostikpalette. Da wiederum der berufs- und sportspezifische und ebenso der unspezifische Trainingszustand die Geschwindigkeit und das Ausmaß der Ermüdungsentwicklung und die Erholungskapazität bestimmen, sind Informationen zu den sensomotorischen Fertigkeiten und dem Konditionierungszustand eine wichtige Voraussetzung.

> **Wichtig** Das Fundament der Diagnostik von Ermüdung bzw. dem Erholungszustand ist das Wissen über die Belastung und deren Struktur, den allgemeinen und speziellen Trainingszustand und wo möglich auch über die Beanspruchungen während der Aktivitätszeit (z. B. Herzschlagfrequenz).

Auf dieser Basis muss das Diagnostiktool die beruflichen bzw. die Trainingsbelastungen und ihre Dosierungen zur Grundlage nehmen und idealerweise akute von chronischen Ermüdungsprozessen getrennt widerspiegeln können (Thorpe et al. 2017). Wesentliche Elemente der Diagnostikbatterie sind aus psychologischer Sicht Fragebögen und subjektive Bewertungen und Einschätzungen (VAS, Borg), aus sportpraktischer Sicht sportmethodische Tests (Alba-Jiménez et al. 2022) und aus physiologischer Sicht u. a. die willkürliche Aktivierungsfähigkeit (zentrale Ermüdung) und die kontraktile Muskelfunktion (periphere Ermüdung; Souron et al. 2018; Da Silva et al. 2021, 2022).

6.1.17 Outcomes der Ermüdungsdiagnostik

- visuelle Analogskala für
- subjektives Empfinden des Ermüdungszustandes
- subjektive Bewertung von muskulären Beschwerden im Sinne eines Muskelkaters während körperlicher Ruhe und/oder einer einfachen physischen Belastung
- subjektive Einschätzung der Bereitschaft zum Training
  Frage: „Wie ermüdet fühlst Du Dich?"
  - Antwortbereiche:
  - ausgeprägt müde bis völlig erholt
  - ausgeprägte Muskelschmerzen bis völlig beschwerdefrei
  - kein Training, zu müde bis zu völliger Trainingsbereitschaft
- Acute Exercise-Induced Fatigue Scale (AEIFS; gibt zentrale und periphere Ermüdung wieder, Lu et al. 2022)
- Borg-Skalen
- Fragebogen zur Motivation und zum Belohnungsempfinden
- Fragebögen zur Stimmung (aktueller Zustand der Befindlichkeiten), der Motivation, von Erwartungen (z. B. Aktuelle Stimmungsskala [Profile of Mood States], ASTS; Bohner et al. 1989, 1991, Profile of Mood States Questionnaire [POMS], Recovery-Stress Questionnaire for Athletes [REST-Q], u. a.)
- Ergebnisse sportmethodischer Tests

Diagnostische Zugänge für die Ermüdungsdiagnostik

Zentrale und periphere Ermüdung

- maximale Willkürkraft (MVC als „Goldstandard")
- Elektromyographie während submaximaler und maximaler Willkürkontraktionen, Relation EMG/Kraft
- Sprints
- Sprünge: squat jump, counter movement jump („Goldstandard mit sehr hoher Reproduzierbarkeit und Sensitivität"; Gathercole et al. 2015; Garrett et al. 2019), drop jump (reaktiver Kraftindex: Verhältnis zwischen Sprunghöhe und Bodenkontaktzeit), Weitsprung

Zentrale Ermüdung

- Fragebögen (s. vorn)
- transkranielle Magnetstimulation Motorkortex (Brodmann Area 4, Einzelimpulse) während willkürlicher maximaler und submaximaler Kontraktionen: evozierte MEP (motor evoked potential) und zusätzliche Kraft (willkürliche Aktivierungsfähigkeit mittels TMS; Taylor et al. 2006; Thomas et al. 2017; Goodall et al. 2017)
- transkranielle Magnetstimulation Motorkortex (Brodmann Area 4, Einzel-, Doppelimpulse): evoziertes nichtkonditioniertes (Einzelimpuls) und konditioniertes (Doppelimpuls) MEP
  Verhältnis zwischen unkonditionierten MEP und M-wave$_{max.}$: corticospinale Erregbarkeit

Verhältnis zwischen unkonditioniertem zum konditionierten MEP: Index der kurzzeitigen intracorticalen Hemmung (short intracortical inhibition, SICI)

- Stimulation des peripheren Nervs während maximaler willkürlicher Kontraktion: willkürliche Aktivierungsfähigkeit (twitch interpolation technique)
  Die Berechnung der willkürlichen Aktivierung erfolgt mit unterschiedlichen Formeln:
  Merton (1954)
  VA (%) = (1 − [SIT/Qtw,pot] × 100)
  SIT: Kraft Muskelzuckung während MVC, Qtw,pot: Kraft Muskelzuckung des relaxierten Muskels 2 Sek. nach MVC (Potenzierung durch vorangegangene MVC)
  Laube (1990)
  VA = Differenz F_{MVC} und F_{MZ}
  F_{MVC}: Kraft MVC direkt vor Stimulation mit Einzelimpuls, F_{MZ}: Kraftanstieg durch supponierte Muskelzuckung während MVC
  Kent-Braun und Le Blanc (1996)
  zentrales Aktivierungsverhältnis (CAR) = MVC/MVC + Fsup100 Hz
  Fsup100 Hz: Kraft Muskelzuckung Doppelimpuls 100 Hz während MVC
  Beachte: Die Berechnung lt. CAR überschätzt im Vergleich mit derjenigen lt. VALr die zentrale Ermüdung (Place et al. 2007) und die VALr ist sensitiver gegenüber der CAR (Bilodeau 2006). Die Nutzung der Formel mit der Kraft der potenzierten Muskelzuckung (VALp) erscheint am empfehlenswertesten zu sein.
  Millet et al. (2002)
  maximale willkürliche Aktivierung (VALr) = [1 − (Fsup100 Hz/F100 Hz)]
  als Relation zur Kraft der Muskelzuckung Doppelimpuls des nicht potenzierten Muskels
  Fsup100 Hz: Kraft Muskelzuckung Doppelimpuls 100 Hz während MVC; F100 Hz: Kraft Muskelzuckung relaxierter nicht potenzierter Muskel Doppelimpuls 100 Hz
  Allen et al. (1998)
  maximale willkürliche Aktivierung (VALp) = [1 − (Fsup100 Hz/F100 Hzpot)]
  als Relation zur Kraft der Muskelzuckung Doppelimpuls des potenzierten Muskels nach MVC
  F100 Hzpot: Kraft der Muskelzuckung Doppelimpuls 100 Hz am relaxierten und potenzierten Muskel nach MVC
  Hureau et al. (2016)
  VA (%) = 100 − [d(MVCsup/MVCpf)/D_{100}] × 100
  d: Differenz zwischen Kraft vor Doppelimpuls 100 Hz und Kraft durch den Doppelimpuls; MVCsup: Differenz zwischen Kraft vor Doppelimpuls 100Hz und $Kraft_{max.}$; MVCpf: $MVC_{max.,}$ D100: Kraft durch den Doppelimpuls
  Strojnik und Komi (1998), Da Silva et al. (2021),

$$VA(\%) = \left(1 - \left[\frac{DB_{sup} \times \text{voluntary torque before } DB_{sup}}{\frac{MVIC}{DB100}}\right]\right) \times 100.$$

DBsup: Kraft Doppelimpuls 100 Hz während MVC; MVIC: Kraft der maximalen willkürlichen isometrischen Kontraktion; DB100: Kraft Muskelzuckung des relaxierten Muskels auf Doppelimpuls 100 Hz nach der MVC (Potenzierung)
Souron et al. (2018)

$$VA(\%) = 100 \times \left(1 - \frac{DB_{sup}}{DB}\right).$$

DBsup: Kraft Doppelimpuls 100 Hz während MVC, DB: Kraft Muskelzuckung des relaxierten Muskels auf Doppelimpuls 100 Hz nach der MVC (Potenzierung)
Garnier et al. (2019), Behrens et al. (2017), Strojnik und Komi (1998)

$$VAL = \left[1 - \left(\left(\frac{MVICstim}{MVC}\right) \times \left(\frac{Dt\,100\,Hz_{Sup}}{Dt\,100\,Hz}\right)\right)\right] \times 100.$$

VAL: willkürlicher Aktivierungslevel; MVICstim.: Kraft zum Zeitpunkt der Stimulation; MVC: Kraft der maximalen willkürlichen Kontraktion; Dt 100 Hz_{sup}: Kraft Doppelimpuls 100 Hz während MVC; Dt 100 Hz: Kraft Muskelzuckung des relaxierten Muskels auf Doppelimpuls 100 Hz nach der MVC (Potenzierung)

Periphere Ermüdung

- Stimulation des peripheren Nervs mit Einzel- und Doppelimpulsen (z. B. 10 Hz, 100 Hz): Muskelzuckung, C(compound)MAP (M-wa-ve$_{max.}$)
- Stimulation des peripheren Nervs vor und nach einer maximalen Willkürkontraktion (Potenzierungsreaktion)

Systemische Ermüdung

- Labor: CPK, Testosteron, Cortisol, Verhältnis Testosteron/Cortisol (Bilanz anabol-katabol)

Bei den Laborparametern ist immer zu beachten, dass der komplexe Hintergrund der Ermüdung durch einen biochemischen Parameter kaum ausreichend korrekt wiedergeben wird (Twist und Highton 2013).

Fazit

Ermüdung ist **kein einheitlicher und klar definierter Begriff.** Sie ist ein **„Physiologisches Ergebnis"** kognitiver, mentaler und psycho-physischer Beanspruchungen und ist eine **reversibel reduzierte und veränderte cerebrale und periphere Funktionsfähigkeit.** Die metabolischen und die neuromuskulären Determinanten entwickeln sich in Abhängigkeit von der Belastungsintensität. Die Belastungstoleranz wird durch verschiedene metabolische und neuromuskuläre Reaktionen charakterisiert.

Ermüdung ist die **Voraussetzung für die Entwicklung der Trainings- bzw. Therapiewirkungen.** Gleiches gilt für den Erwerb „reiner" kognitiver Fertigkeiten. Ohne Ermüdung durch die Belastungen keine Effekte!

Die Vorgänge der **zentralen und der peripheren Ermüdung** haben ein komplexes Ursachengefüge, sodass immer beide Komponenten betrachtet werden müssen. Die zentrale Ermüdung basiert auf Vorgängen bis zur neuromuskulären Endplatte. Die höchsten psychologisch relevanten Zentren des Verhaltens sind eingeschlossen. Die periphere Ermüdung schließt alle Prozesse distal davon ein. Die Wechselbeziehungen zwischen den zentralen und peripheren Mechanismen der Ermüdungsentwicklung beinhalten sowohl feedback als auch feedforward Prozesse. Die feedback-Signale liefern die Sensoren der Gruppen III/IV. Die feedforward Regulation basiert auf der Vernetzung zwischen dem motorischen und sensorischen Teil des SMS. Somit sind stets auch die cerebrale Anstrengungs-, Ermüdungs- und Belastungstoleranz integriert.

Es gibt die z. Z. nicht auf jede Belastungsart generalisierbare Hypothese einer **„kritischen Schwelle der peripheren Ermüdung"**, die mittels eines negativen feedback-Mechanismus eine bedrohliche Auslenkung der Homöostase abwehren soll. Des Weiteren wird eine hypothetische **„sensorische Toleranzgrenze"** diskutiert. Sie könnte der belastungsbedingten Summe der cerebral verarbeiteten feedback und feedforward-Signale entsprechen.

Die **Ermüdung** infolge **kognitiven Trainings,** kombiniert mit der Ermüdung durch **therapeutische aktive Belastungen,** verändert den psycho-physischen Zustand des Patienten. Die dekonditionierungs- und erkrankungsbedingt veränderten kognitiven Fähigkeiten, die eine Komponente der sensomotorischen Leistungen sind, werden angesprochen. Die Ermüdbarkeit ist bei Schmerzpatienten ein wesentlicher Faktor des Krankheitsgeschehens. Bei chronischen muskulo-skelettalen Schmerzsyndromen besteht eine signifikante zeitliche Relation zwischen den Schmerzen und der Ermüdung.

Im Gegensatz zur Regulation der Bewegungen und der Anpassung der Logistikfunktionen hat das Afferenzmuster auf das Anstrengungsempfinden zwar einen Einfluss, aber es ist bevorzugt ein Ergebnis der Gehirnaktivität zur „direkten" bewussten Wahrnehmung des common drive an die Skelett- und Atemmuskulatur. Deshalb kann das Anstrengungsempfinden, gemessen mit den Borg-Skalen, als ein probates Hilfsmittel für die Abschätzung des Erreichens des sensorischen Toleranzlimits genutzt werden.

Die **periphere und zentrale Ermüdung hat zeitlich differente Rückbildungsraten,** wobei zumindest nach relativ langen Belastungen mit koordinativen und einer relativ breiten Palette moderater bis zu intensiven konditionellen Beanspruchungen (Spiele) die Erholung der Peripherie den gesamten Erholungsprozess und damit den Zeitbedarf prägt. Subjektive Bewertungen spiegeln die physische Erholung ausreichend wider.

Eine verlässliche **Diagnostik** des zentralen und peripheren Ermüdungszustandes wäre sehr wichtig, denn eine Kumulation der Ermüdung bzw. eine inkomplette Erholung und in der Folge das fortbestehende Vorhandensein ermüdungsbedingter funktioneller Defizite ist in Berufen mit physischen Anforderungen und im Sport langfristig eine Disposition für chronische Fehl- und Überbelastungen des Stütz- und Bewegungsapparates und für Verletzungen. Aufgrund dessen, dass die Ermüdung die gesamte „funktionelle Kette" von der Muskulatur über die sensomotorischen neuronalen Strukturen, die neurovegetativen und neurohumoralen und die psychologisch relevanten höchsten kognitiven, mentalen und emotionalen Funktionen einbezieht, ist es eine Herausforderung, ein dem Belastungsregime angepasstes Programm für das Ermüdungsmonitoring zu finden.

Literatur

Abbiss CR, Laursen PB (2005). Models to explain fatigue during prolonged endurance cycling. Sports medicine,35, 865–898

Aili K, Andersson M, Bremander A, Haglund E, Larsson I, Bergman S (2018) Sleep problems and fatigue as predictors for the onset of chronic widespread pain over a 5- and 18-year perspective. BMC Musculoskelet Disord 19(1):390

Alba-Jiménez C, Moreno-Doutres D, Peña J (28. Februar 2022) Trends assessing neuromuscular fatigue in team sports: a narrative review. Sports (Basel) 10(3):33. https://doi.org/10.3390/sports10030033

Allen GM, McKenzie DK, Gandevia SC (1998) Twitch interpolation of the elbow flexor muscles at high forces. Muscle Nerve 21:318–328

Allen DG, Lamb GD, Westerblad H (2008) Skeletal muscle fatigue: cellular mechanisms. Physiol Rev Am Physiol Soc 88:287–332

Amiri E, Gharakhanlou R, Rajabi H, Giboin LS, Rezasoltani Z, Azma K (23. April 2022) Non-local muscle fatigue is mediated at spinal and supraspinal levels. Exp Brain Res 240:1887–1897. https://doi.org/10.1007/s00221-022-06364-0. Online ahead of print

Amann M, Proctor LT, Sebranek JJ, Eldridge MW, Pegelow DF, Dempsey JA: Somatosensory feedback from thelimbs exerts inhibitory influences on central neural drive during whole body endurance exercise. J Appl Physiol(1985). 2008; 105(6):1714–1724. [PubMed: 18787091]

Amann M, Blain GM, Proctor LT, Sebranek JJ, Pegelow DF, Dempsey JA: Group III and IV muscle afferentscontribute to ventilatory and cardiovascular response to rhythmic exercise in humans. J Appl Physiol (1985). 2010;109(4):966–976. [PubMed: 20634355]

Amann M, Sidhu SK, Weavil JC, Mangum TS, Venturelli M (März 2015) Autonomic responses to exercise: group III/IV muscle afferents and fatigue. Auton Neurosci 188:19–23. https://doi.org/10.1016/j.autneu.2014.10.018. Epub 2014 Oct 23

Amann M, Light AR (2015) From Petri dish to human: new insights into the mechanisms mediating muscle pain and fatigue, with implications for health and disease. Exp Physiol 100(9):989–990

Amann M, Dempsey JA (2016) Ensemble input of group III/IV muscle afferents to CNS: a limiting factor of central motor drive during endurance exercise from normoxia to moderate hypoxia. Adv Exp Med Biol 903:325–342. https://doi.org/10.1007/978-1-4899-7678-9_22

Amann M, Wan HY, Thurston TS, Georgescu VP, Weavil JC (Oktober 2020) On the influence of group III/IV muscle afferent feedback on endurance exercise performance. Exerc Sport Sci Rev 48(4):209–216. https://doi.org/10.1249/JES.0000000000000233

Anochin PK (1967) Das funktionelle System als Grundlage der physiologischen Architektur des Verhaltensakts. Jena

Arney BE, Glover R, Fusco A, Cortis C, de Koning JJ, van Erp T, Jaime S, Mikat RP, Porcari JP, Foster C (1. Juli 2019) Comparison of RPE (Rating of Perceived Exertion) scales for session RPE. Int J Sports Physiol Perform 14(7):994–996. https://doi.org/10.1123/ijspp.2018-0637

Bachasson D, Decorte N, Wuyam B, Millet GY, Verges S (Oktober 2016) Original research: Central and peripheral quadriceps fatigue in young and middle-aged untrained and endurance-trained men: A comparative study. Exp Biol Med (Maywood) 241(16):1844–1852. https://doi.org/10.1177/1535370216654225. Epub 2016 Jun 10

Bautista IJ, Chirosa IJ, Chirosa LJ, Martín I, González A, Robertson RJ (1. September 2014) Development and validity of a scale of perception of velocity in resistance exercise. J Sports Sci Med 13(3):542–9. eCollection 2014a Sep.

Bautista IJ, Chirosa IJ, Tamayo IM, González A, Robinson JE, Chirosa LJ, Robertson RJ: Predicting Power Outputof Upper Body using the OMNI-RES Scale. J Hum Kinet 2014 Dec 30;44:161–9. doi: https://doi.org/10.2478/hukin-2014-0122.eCollection 2014 Dec 9.

Behrens M, Husmann F, Gube M, Felser S, Weippert M, Bruhn S, Mau-Moeller A (2017) Intersession reliability of the interpolated twitch technique applied during isometric, concentric, and eccentric actions of the human knee extensor muscles. Muscle Nerve 56(2):324–327. https://doi.org/10.1002/mus.25498

Bigland-Ritchie B, Jones DA, Hosking GP, Edwards RH (1978) Central and peripheral fatigue in sustained maximum voluntary contractions of human quadriceps muscle. Clin Sci Mol Med 54(6):609–614

Bigland-Ritchie B, Furbush F, Woods JJ (August 1986) Fatigue of intermittent submaximal voluntary contractions: central and peripheral factors. J Appl Physiol (1985) 61 (2), 421–429

Bilodeau M (2006) Central fatigue in continuous and intermittent contractions of triceps brachii. Muscle Nerve 34:205–213

Black MI, Jones AM, Blackwell JR, Bailey SJ, Wylie LJ, McDonagh ST, Thompson C, Kelly J, Sumners P, Mileva KN, Bowtell JL, Vanhatalo A (1. März 2017) Muscle metabolic and neuromuscular determinants of fatigue during cycling in different exercise intensity domains. J Appl Physiol (1985) 122(3):446–459. https://doi.org/10.1152/japplphysiol.00942.2016. Epub 2016 Dec 22

Blain GM, Mangum TS, Sidhu SK, Weavil JC, Hureau TJ, Jessop JE, Bledsoe AD, Richardson RS, Amann M (15. September 2016) Group III/IV muscle afferents limit the intramuscular metabolic perturbation during whole body exercise in humans. J Physiol 594(18):5303–5315. https://doi.org/10.1113/JP272283. Epub 2016 Jul 8

Bohner G, Schwarz N, Hormuth SE (1989) Die Stimmungs-Skala: eine deutsche Version des „Mood Survey" von Underwood und Froming. (ZUMA-Arbeitsbericht, 1989/06). Mannheim: Zentrum für Umfragen, Methoden und Analysen -ZUMA-. https://nbn-resolving.org/urn:nbn:de:0168-ssoar-66901

Bohner G, Hormulh SE, Schwarz N (1991) Die Stimmungs-Skala: Vorstellung und Validierung einer deutschen Version des „Mood Survey". Diagnostics 37(2):135–148

Borg GAV (Gunnar Anders Valdemar) (1962) Physical performance and perceived exertion. Thesis. Studia Psychologica et Paedagogica, series altera, investigastions XI. Lund: CWK Gleerup; Copenhagen: E. Munksgaard

Borg GA (1982) Psychophysical bases of perceived exertion. Med Sci Sports Exerc 14(5):377–381

Brody LR, Pollock MT, Roy SH, De Luca CJ, Celli B (1991) pH-induced effects on median frequency and conduction velocity of the myoelectrical signal. J Appl Physiol 71:1878–1885

Büsch D, Utesch T, Marschall F (2022) Entwicklung und Evaluation der Anstrengungsskala Sport. Ger J Exerc Sport Res 52:173–178. Published online, 4. Oktober 2021, https://doi.org/10.1007/s12662-021-00757-z

Carroll TJ, Taylor JL, Gandevia SC (1. Mai 2017) Recovery of central and peripheral neuromuscular fatigue after exercise. J Appl Physiol (1985) 122(5):1068–1076. https://doi.org/10.1152/japplphysiol.00775.2016. Epub 2016 Dec 8

Chen MJ, Fan X, Moe ST (November 2002) Criterion-related validity of the Borg ratings of perceived exertion scale in healthy individuals: a meta-analysis. J Sports Sci 20(11):873–899. https://doi.org/10.1080/026404102320761787

Cooke R, Franks K, Luciani GB, Pate E (1988) The inhibition of rabbit skeletal muscle contraction by hydrogen ions and phosphate. J Physiol 395:77–97

Cordeiro LMS, Rabelo PCR, Moraes MM, Teixeira-Coelho F, Coimbra CC, Wanner SP, Soares DD (19. Oktober 2017) Physical exercise-induced fatigue: the role of serotonergic and dopaminergic systems. Braz J Med Biol Res 50(12):e6432. https://doi.org/10.1590/1414-431X20176432

Da Silva F, Monjo F, Zghal F, Chorin F, Guérin O, Colson SS (Januar 2021) Altered position sense after submaximal eccentric exercise-inducing central fatigue. Med Sci Sports Exerc 53(1):218–227. https://doi.org/10.1249/MSS.0000000000002444

Da Silva F, Colson SS, Zghal F, Chorin F, Guérin O, Monjo F (11. Februar 2022) Immediate voluntary activation deficits following submaximal eccentric contractions of knee extensors are associated with alterations of the sense of movement. Sci Rep 12(1):2338. https://doi.org/10.1038/s41598-022-06081-2

Decorte N, Lafaix PA, Millet GY, Wuyam B, Verges S (2012) Central and peripheral fatigue kinetics during exhaustive constantload cycling. Scand J Med Sci Sports 22:381–391

DGPPN Dossier – Psychische Erkrankungen in Deutschland (2018) Schwerpunkt Versorgung. Deutsche Gesellschaft für Psychiatrie und Psychotherapie, Psychosomatik und Nervenheilkunde e. V. (DGPPN). Buch- und Offsetdruckerei H. Heenemann GmbH & Co. KG, Berlin

De Luca CJ, Lefever RS, McCue MP, Xenakis AP (1982) Control scheme governing concurrently active human motor units during voluntary contractions. J Physiol (Lond) 329:129–142

De Luca CJ, Erim Z (1994) Common drive of motor units in regulation of muscle force. Trends Neurosci 17:299–305

De Luca CJ, Erim Z (April 2002) Common drive in motor units of a synergistic muscle pair. J Neurophysiol 87(4):2200–2204. https://doi.org/10.1152/jn.00793.2001

Di Giulio C, Daniele F, Tipton CM (Juni 2006) Angelo Mosso and muscular fatigue: 116 years after the first Congress of Physiologists: IUPS commemoration. Adv Physiol Educ 30(2):51–57. https://doi.org/10.1152/advan.00041.2005

Enoka RM, Stuart DG (Mai 1992) Neurobiology of muscle fatigue. J Appl Physiol (1985) 72(5):1631–48. https://doi.org/10.1152/jappl.1992.72.5.1631

Enoka RM, Duchateau J (November 2016) Translating fatigue to human performance. Med Sci Sports Exerc 48(11):2228–2238. https://doi.org/10.1249/MSS.0000000000000929

Erim Z, De Luca C, Mineo K, Aoki T (1996) Rank-ordered regulation of motor units. Muscle Nerve 19:563–573

Fitts RH. Cellular mechanisms of muscle fatigue. Physiol Rev. Physiol Rev. 1994 Jan;74(1):49–94. doi:https://doi.org/10.1152/physrev.1994.74.1.49

Fontes EB, Bortolotti H, Grandjean da Costa K, Machado de Campos B, Castanho GK, Hohl R, Noakes T, Min LL (Januar 2020) Modulation of cortical and subcortical brain areas at low and high exercise intensities. Br J Sports Med 54(2):110–115. https://doi.org/10.1136/bjsports-2018-100295. Epub 2019 Aug 16.

Foster C, Boullosa D, McGuigan M, Fusco A, Cortis C, Arney BE, Orton B, Dodge C, Jaime S, Radtke K, van Erp T, de Koning JJ, Bok D, Rodriguez-Marroyo JA, Porcari JP (2021) 25 years of session rating of perceived exertion: historical perspective and development. Int J Sports Physiol Perform 16(5):612–621. https://doi.org/10.1123/ijspp.2020-0599

Frank KH (2003) Das metabolische Syndrom, Arteriosklerose und degenerative Erkrankung des Stütz- und Bewegungsapparates. Arbeitsmed, Sozialmed Umweltmed 38:31–37

Froyd C, Millet GY, Noakes TD (2013) The development of peripheral fatigue and short-term recovery during self-paced highintensity exercise. J Physiol 591:1339–1346

Fuglevand AJ (1996) Neural aspects of fatigue. Neuroscientist 2:203–206

Gallagher KM, Fadel PJ, Stromstad M, Ide K, Smith SA, Querry RG, Secher NH (2001) Effects of partial neuromuscular blockade on carotid baroreflex function during exercise in humans. J Physiol 533(Pt 3):861–870

Gandevia SC, Allen GM, Mckenzie DK (1995) Central fatigue. Critical issues, quantification and practical implications. Adv Exp Med Biol 384:281–284

Gandevia SC (Oktober 2001) Spinal and supraspinal factors in human muscle fatigue. Physiol Rev 81(4):1725–1789. https://doi.org/10.1152/physrev.2001.81.4.1725

Garber CE, Blissmer B, Deschenes MR, Franklin BA, Lamonte MJ, Lee I-M, Nieman DC, Swain DP, American College of Sports Medicine (2011) American College of Sports Medicine position stand. Quantity and quality of exercise for developing and maintaining cardiorespiratory, musculoskeletal, and neuromotor fitness in apparently healthy adults: guidance for prescribing exercise. Med Sci Sports Exerc 43(7): 1334–1359. https://doi.org/10.1249/MSS.0b013e318213fefb

Garnier YM, Paizis C, Lepers R (März 2019) Corticospinal changes induced by fatiguing eccentric versus concentric exercise. Eur J Sport Sci 19(2):166–176. https://doi.org/10.1080/17461391.2018.1497090. Epub 2018 Jul 17

Garrett J, Graham SR, Eston RG, Burgess DJ, Garrett LJ, Jakeman J, Norton KA (2019) Novel method of assessment for monitoring neuromuscular fatigue in Australian rules football players. Int J Sports Physiol Perform 14:598–605

Gathercole R, Sporer B, Stellingwerff Y, Sleivert GG: Comparison of the Capacity of Different Jump and SprintField Tests to Detect Neuromuscular Fatigue. J. Strength Cond. Res. 2015, 29, 2522–2531.

Godt R, Nosek TM (1989) Changes of intracellular milieu with fatigue or hypoxia depress contraction of skinned rabbit skeletal and cardiac muscle. J Physiol 412:155–180

Gomes RL, Lixandrão ME, Ugrinowitsch C, Moreira A, Tricoli V, Roschel H (2020) Session rating of perceived exertion as an efficient tool for individualized resistance training progression. J Strength Cond Res 36(4):971–976. https://doi.org/10.1519/jsc.0000000000003568

Goodall S, Charlton K, Howatson G, Thomas K (2015) Neuromuscular fatigability during repeated-sprint exercise in male athletes. Med Sci Sports Exerc 47:528–536

Goodall S, Thomas K, Harper LD, Hunter R, Parker P, Stevenson E, West D, Russell M, Howatson G (April 2017) The assessment of neuromuscular fatigue during 120 min of simulated soccer exercise. Eur J Appl Physiol 117(4):687–697. https://doi.org/10.1007/s00421-017-3561-9. Epub 2017 Feb 28

Gregory JE, Morgan DL, Proske U (August 1991) Two kinds of resting discharge in cat muscle spindles. J Neurophysiol 66(2):602–612. https://doi.org/10.1152/jn.1991.66.2.602

Halder SL, McBeth J, Silman AJ, Thompson DG, Macfarlane GJ (2002) Psychosocial risk factors for the onset of abdominal pain. Results from a large prospective population-based study. Int J Epidemiol 31(6):1219–1225; discussion 1225–1216

Hsu MJ, Chan HL, Huang YZ, Lin JH, Hsu HH, Chang YJ (29. Mai 2020) Mechanism of fatigue induced by different cycling paradigms with equivalent dosage. Front Physiol 11:545. https://doi.org/10.3389/fphys.2020.00545. eCollection 2020

Hureau TJ, Olivier N, Millet GY, Meste O, Blain GM (2014) Exercise performance is regulated during repeated sprints to limit the development of peripheral fatigue beyond a critical threshold. Exp Physiol 99:951–963

Hureau TJ, Ducrocq GP, Blain GM (März 2016) Peripheral and central fatigue development during all-out repeated cycling sprints. Med Sci Sports Exerc 48(3):391–401. https://doi.org/10.1249/MSS.0000000000000800

Hureau TJ, Romer LM, Amann M (Februar 2018) The 'sensory tolerance limit': A hypothetical construct determining exercise performance? Eur J Sport Sci 18(1):13–24. https://doi.org/10.1080/17461391.2016.1252428. Epub 2016 Nov 7

Inzlicht M, Marcora SM (4. Mai 2016) The central governor model of exercise regulation teaches us precious little about the nature of mental fatigue and self-control failure. Front Psychol 7:656. https://doi.org/10.3389/fpsyg.2016.00656. eCollection 2016

Jacobi F, Höfler M, Strehle J, Mack S, Gerschler A, Scholl L, Busch MA, Maske U, Hapke U, Gaebel W, Maier W, Wagner M, Zielasek J, Wittchen H-U (2014) Psychische Störungen in der Allgemeinbevölkerung. Studie zur Gesundheit Erwachsener in Deutschland und ihr Zusatzmodul „Psychische Gesundheit" (DEGS1-MH). Nervenarzt 85:77–87

Jones AM, Vanhatalo A, Burnley M, Morton RH, Poole DC (2010) Critical power: implications for determination of VO2max and exercise tolerance. Med Sci Sports Exerc 42(10):1876–1890

Kandel ER, Koester JD, Mack SH, Siegelbaum SA (Hrsg) (2021) Principles of neural science, 6. Aufl. McGraw Hill LLC. ISBN: 9781259642241

Kent-Braun JA, Le Blanc R (1996) Quantitation of central activation failure during maximal voluntary contractions in humans. Muscle Nerve 19:861–869

Kent-Braun JA, Fitts RH, Christie A. Skeletal muscle fatigue. Compr Physiol. 2012; 2: 997±1044. https://doi.org/10.1002/cphy.c110029 PMID: 23798294

Lambert EV, Gibson ASC, Noakes TD (2005) Complex systems model of fatigue: integrative homoeostatic control of peripheral physiological systems during exercise in humans. Br J Sports Med 39:52–62

Laube W (1986) Contribution to the diagnostic reliability of the combined stimulation myographic/mechanographic method applied to the musculus quadriceps femoris. Biomed Biochim Acta 45:35–138

Laube, W. (1990) Zur Rückführung des vegetativchronotropen Tonus, der Erholung im neuromuskulären System und den Wechselbeziehungen zwischen beiden Funktionssystemen nach Auslösung einer identischen anaeroben Stoffwechselsituation durch verschiedene Belastungsarten. Dissertation B (Dr. med. sc.), Humboldt-Universität zu Berlin, Bereich Medizin Charité, Physiologisches Institut

Laube W (2009) Physiologie des Zyklus Belastung – Beanspruchung – Ermüdung – Erholung – Adapatation. In: Laube W (Hrsg) Sensomotorisches System. Thieme, Stuttgart, S 499–555

Laube W (2020) Schmerz, Zyklus Belastung – Adaptation und Gesundheitstraining. In: Sensomotorik und Schmerz. Springer, S 319–334

Laube W (2022a) Schmerztherapie ohne Medikamente – Leitfaden zur endogenen Schmerzhemmung für Ärzte und Therapeuten. Springer

Laube W (2022b) Muskeldysfunktionen – mit Training gegen Schmerz (Teil I). Man Med 60(2):84–89

Laube W (2022c) Muskeldysfunktionen – mit Training gegen Schmerz (Teil II). Man Med 60(3):129–135. https://doi.org/10.1007/s00337-022-00887-x

Laube, W., Kibittel, W., Schreiter, J., Schreiter, G. (1986) Zur Aussagefähigkeit neurophysiologischer Untersuchungen am M. quadr. fem. mittels Stimulationsmyographie und Mechanographie. Med. Sport Berlin 26:14

Laube, W., Schreiter, J., Kibittel, W. (1989) Zur Interpretation der Zuckungsmechanogramme des M. quadriceps femoris aus meßtechnischer, methodischer und physiologischer Sicht. Biomed Biochim Acta 48:765–779

Le MA (1889) leggi della fatica studiate nei muscoli dell'uomo. Arch Ital Biol 13:123–186

Liu JZ, Yao B, Siemionow V, Sahgal V, Wang X, Sun J, Yue GH (2005) Fatigue induces greater brain signal reduction during sustained than preparation phase of maximal voluntary contraction. Brain Res 1057(1–2):113–126

Lu Y, Yuan Z, Chen J, Wang Z, Liu Z, Wu Y, Zhan D, Zhao Q, Pei M, Xie M (16. März 2022) New tool for rapid assessment of acute exercise-induced fatigue. Front Hum Neurosci 16:856432. https://doi.org/10.3389/fnhum.2022.856432. eCollection 2022

Matsuura R, Ogata H, Yunoki T, Arimitsu T, Yano T (2006) Effect of blood lactate concentration and the level of oxygen uptake immediately before a cycling sprint on neuromuscular activation during repeated cycling sprints. J Physiol Anthropol 25:267–273

Marcora S (Juni 2009) Perception of effort during exercise is independent of afferent feedback from skeletal muscles, heart, and lungs. J Appl Physiol (1985) 106(6):2060–2062. https://doi.org/10.1152/japplphysiol.90378.2008. Epub 2008 May 15

Markov A, Chaabene H, Hauser L, Behm S, Bloch W, Puta C, Granacher U (Juni 2022) Acute effects of aerobic exercise on muscle strength and power in trained male individuals: a systematic review with meta-analysis. Sports Med 52(6):1385–1398. https://doi.org/10.1007/s40279-021-01615-6. Epub 2021 Dec 8

McKenzie DK, Bigland-Ritchie B, Gorman RB, Gandevia SC: Central and Peripheral Fatigue of Human Diaphragmand Limb Muscles Assessed by Twitch Interpolation. J Physiol 454, 643–56 Aug 1992

Merton PA (1954) Voluntary strength and fatigue. J Physiol 123:553–564

Millet GY, Lepers R, Maffiuletti NA, Babault N, Martin V, Lattier G (2002) Alterations of neuromuscular function after an ultramarathon. J Appl Physiol 92:486–492

Millet GY, Lepers R (2004) Alterations of neuromuscular functions after prolongued running, cycling and skiing exercises. Sports Med 34:105–116

Möckel F (1990) Zur Entwicklung von Ermüdung und Erholung im neuromuskulären System während und nach intensiven Belastungsserien auf dem Fahrradergometer. Dissertation, Dr. med., Med. Fakultät der Humboldt-Universität zu Berlin

Moore SC, Lee IM, Weiderpass E, Campbell PT, Sampson JN, Kitahara CM, Keadle SK, Arem H, Gonzalez AB, Hartge P, Adami HO, Blair C, Borch KB, Boyd E, Check DP, Fournier A, Freedman ND, Gunter M, Johannson M, Khaw KT, Linet MS, Orsini N, Park Y, Riboli E, Robien K, Schairer C, Sesso H, Spriggs M, Dusen RV, Wolk A, Matthews CE, Patel AV (2016) Association of leisure-time physical activity with risk of 26 types of cancer in 1.44 million adults. JAMA Intern Med 176:816–825

Mortimer JT, Magnusson R, Petersén I (1970) Conduction velocity in ischemic muscle: effect on EMG frequency spectrum. Am J Physiol 219:1324–1329

Moritani T, Muro M, Nagata A (1986) Intramuscular and surface electromyogram changes during fatigue. J Appl Physiol 60:1179–1185

Noakes TD, St Clair Gibson A, Lambert EV: From catastrophe to complexity: a novel model of integrative centralneural regulation of effort and fatigue during exercise in humans. Br J Sports Med 2004;38:511–4.

Noakes TD (2012) Fatigue is a brain-derived emotion that regulates the exercise behavior to ensure the protection of whole body homeostasis. Front Physiol 3:82. https://doi.org/10.3389/fphys.2012.00082

O'Leary TJ, Morris MG, Collett J, Howells K (November 2016) Central and peripheral fatigue following non-exhaustive and exhaustive exercise of disparate metabolic demands. Scand J Med Sci Sports 26(11):1287–1300. https://doi.org/10.1111/sms.12582. Epub 2015 Nov 26

Pate E, Bhimani M, Franks-Skiba K, Cooke R (1995) Reduced effect of pH on skinned rabbit psoas muscle mechanics at high temperatures: implications for fatigue. J Physiol 486:689–694

Pattyn N, Van Cutsem J, Dessy E, Mairesse O (2018) Bridging exercise science, cognitive psychology, and medical practice: is "Cognitive fatigue" a remake of "The emperor's new clothes"? Front Psychol 9:1246. https://doi.org/10.3389/fpsyg.2018.01246

Pedersen BK (2009) The diseasome of physical inactivity and the role of myokines in muscle-fat cross talk. J Physiol 587:5559–5568

Place N, Maffiuletti NA, Martin A, Lepers R (2007) Assessment of the reliability of central and peripheral fatigue after sustained maximal voluntary contraction of the quadriceps muscle. Muscle Nerve 35:486–495

Poliquin C (1987) Strength training for elite athletes. ASCA-World Clinic, Yearbook, Las Vegas, S 129–139

Poole DC, Burnley M, Vanhatalo A, Rossiter HB, Jones AM (November 2016) Critical power: an important fatigue threshold in exercise physiology. Med Sci Sports Exerc 48(11):2320–2334. https://doi.org/10.1249/MSS.0000000000000939

Robertson RJ, Goss FL, Rutkowski J, Lenz B, Dixon C, Timmer J, Frazee K, Dube J, Andreacci J (2003) Concurrent validation of the OMNI perceived exertion scale for resistance exercise. Med Sci Sports Exerc 35(2):333–341

Schäfer LU, Hayes M, Dekerle J (Februar 2019) The magnitude of neuromuscular fatigue is not intensity dependent when cycling above critical power but relates to aerobic and anaerobic capacities. Exp Physiol 104(2):209–219. https://doi.org/10.1113/EP087273. Epub 2018 Dec 19

Scherr J, Wolfarth B, Christle JW, Pressler A, Wagenpfeil S, Halle M (Januar 2013) Associations between Borg's rating of perceived exertion and physiological measures of exercise intensity. Eur J Appl Physiol 113(1):147–155. https://doi.org/10.1007/s00421-012-2421-x. Epub 2012 May 22

Schiphof-Godart L, Roelands B, Hettinga FJ (17. August 2018) Drive in sports: how mental fatigue affects endurance performance. Front Psychol 9:1383. https://doi.org/10.3389/fpsyg.2018.01383. eCollection 2018

Siivola SM, Levoska S, Latvala K, Hoskio E, Vanharanta H, Keinanen-Kiukaanniemi S (2004) Predictive factors for neck and shoulder pain: a longitudinal study in young adults. Spine (Phila Pa 1976) 29(15):1662–1669

Souron R, Nosaka K, Jubeau M (April 2018) Changes in central and peripheral neuromuscular fatigue indices after concentric versus eccentric contractions of the knee extensors. Eur J Appl Physiol 118(4):805–816. https://doi.org/10.1007/s00421-018-3816-0. Epub 2018 Feb 6

St Clair Gibson A, Lambert EV, Rauch LH, Tucker R, Baden DA, Foster C, Noakes TD (2006) The role of information processing between the brain and peripheral physiological systems in pacing and perception of effort. Sports Med 36:705–722

Strojnik V, Komi PV (1998) Neuromuscular fatigue after maximal stretchshortening cycle exercise. J Appl Physiol 84(1):344–350

Stulen FB, De Luca CJ (1981) Frequency parameters of the myoelectric signal as a measure of muscle conduction velocity. IEEE Trans Biomed Eng 28:515–523

Taylor JL, Todd G, Gandevia SC (April 2006) Evidence for a supraspinal contribution to human muscle fatigue. Clin Exp Pharmacol Physiol 33(4):400–405. https://doi.org/10.1111/j.1440-1681.2006.04363.x

Taylor JL, Amann M, Duchateau J, Meeusen R, Rice CL (November 2016) Neural contributions to muscle fatigue: from the brain to the muscle and back again. Med Sci Sports Exerc 48(11):2294–2306. https://doi.org/10.1249/MSS.0000000000000923

Tesch PA, Komi PV, Jacob I, Karlsson J, Viitasalo JT (1983) Influence of lactate accumulation of EMG frequency spectrum during repeated concentric contractions. Acta Physiol Scand 119:61–67

Thomas K, Elmeua M, Howatson G, Goodall S (September 2016) Intensity-dependent contribution of neuromuscular fatigue after constant-load cycling. Med Sci Sports Exerc 48(9):1751–1760. https://doi.org/10.1249/MSS.0000000000000950

Thomas K, Dent J, Howatson G, Goodall S (Mai 2017) Etiology and recovery of neuromuscular fatigue after simulated soccer match play. Med Sci Sports Exerc 49(5):955–964. https://doi.org/10.1249/MSS.0000000000001196

Tornero-Aguilera JF, Jimenez-Morcillo J, Rubio-Zarapuz A, Clemente-Suárez VJ (25. März 2022) Central and peripheral fatigue in physical exercise explained: a narrative review. Int J Environ Res Public Health 19(7):3909. https://doi.org/10.3390/ijerph19073909

Thorpe RT, Atkinson G, Drust B, Gregson W (2017) Monitoring fatigue status in elite team-sport athletes: implications for practice. Int J Sports Physiol Perform 12:27–34

Twist C, Highton J (2013) Monitoring fatigue and recovery in rugby league players. Int J Sports Physiol Perform 8:467–474

Vandervoort AA, McComas AJ (Juli 1986) Contractile changes in opposing muscles of the human ankle joint with aging. J Appl Physiol (1985) 61(1):361–367

von Holst E, Mittelstaedt H (1950) Das Reafferenzprinzip. Naturwissenschaften 37:464–476

Weavil JC, Amann M (August 2019) Neuromuscular fatigue during whole body exercise. Curr Opin Physiol 10:128–136. https://doi.org/10.1016/j.cophys.2019.05.008. Epub 2019 May 21

Weir JP, Beck TW, Cramer JT, Housh TJ (Juli 2006) Is fatigue all in your head? A critical review of the central governor model. Br J Sports Med 40(7):573–586; discussion 586. https://doi.org/10.1136/bjsm.2005.023028

Westerblad H, Bruton JD, Lännergren J (1997) The effect of intracellular pH on contractile function of intact, single fibres of mouse declines with increasing temperature. J Physiol 500:193–204

Yamada K, Adams H, Ellis T, Clark R, Sully C, Lariviere C, Sullivan MJ (8. März 2022) The temporal relation between pain and fatigue in individuals receiving treatment for chronic musculoskeletal pain. BMC Musculoskelet Disord 23(1):219. https://doi.org/10.1186/s12891-022-05162-7

Zamunér AR, Moreno MA, Camargo TM, Graetz JP, Rebelo AC, Tamburús NY, da Silva E (1. März 2011) Assessment of subjective perceived exertion at the anaerobic threshold with the borg CR-10 scale. J Sports Sci Med 10(1):130–6. eCollection 2011

Ausdauer: Mikrozirkulation, aerober Energiestoffwechsel, Sarkopenie, Schmerzen

7

Trailer
Die größte **ROS**-Menge entsteht in den **Mitochondrien.** Physiologische Mengen sind Signalsubstanzen und dauerhaft überhöhte schädigen. **Die Mitochondrien haben viele Funktionen für den gesunden Zustand und bei krankhaften Entwicklungen.**

Aerobes Training verursacht oxidativen Stress, dem die Verbesserung der antioxidativen und der Reparaturkapazität entgegensteht. Das Erbmaterial wird geschützt und u. a. die antionkologische Trainingswirkung mitbegründet. Die ROS sind u. a. Faktoren der kontraktilen Funktion, der Regulation der Immunität, der Myokinproduktion und der Mikrozirkulation.

Dem trainings- steht der inaktivitätsbedingte ROS-Stress entgegen. Die ROS werden zum Ursprung pathophysiologischer Reaktionsketten. Die „Mito-Entzündung" führt zu schädlichen Reaktionen und pro-inflammatorischen Zytokinen. Chronisch hohe ROS-Spiegel stehen für neurodegenerative, metabolische, kardiovaskuläre, gastrointestinale und onkologische Erkrankungen und den Alterungsprozess.

7.1 ROS: wichtige Signalsubstanzen, oxidativer und endoplasmatischer Stress

Die größte Menge reaktiver oxidativer Substanzen (ROS, umgangssprachlich Sauerstoffradikale) entsteht in der mitochondrialen Atmungskette in den Kompartimenten I, II und III (mtROS). Indem der Sauerstoff ein zusätzliches Elektron aufnimmt werden die Produkte höchst gradig reaktionsbereit für die Aktivierung von Signalwegen.

Wichtig Beachte, Befunde zur ROS-Bildung in den Mitochondrien können gegenwärtig nicht an intakten Zellen bzw. Geweben oder etwa in vivo erhoben werden. Es gibt dafür keine Verfahren. Es müssen isolierte Organellen untersucht werden (Goncalves et al. 2015).

Es gibt 11 ROS-Bildungsorte, an denen eine Substratoxidation bzw. eine oxidative Phosphorylierung stattfindet. Jeder hat eine differente maximale Bildungsrate und Auswirkungen

W. Laube, *Bewegungsmangel*, https://doi.org/10.1007/978-3-662-67753-7_7

auf unterschiedliche Signalwege im Mitochondrium. Die ROS-Bildungsrate an den verschiedenen Enzymstationen mit ROS-Bildung sind in isolierten Mitochondrien deutlich vom verstoffwechselten Substrat abhängig und der relative ROS-Anteil jedes Bildungsortes wird gleichfalls vom Substrat bestimmt (Perevoshchikova et al. 2013; Quinlan et al. 2013; Brand 2016). Die Nettorate der Superoxide und der Hydrogenperoxidbildung ist neben den verstoffwechselten Substraten auch von der Aktivität und der Kapazität des anti-oxidativen Systems in der Matrix und im Zytosol abhängig. So hat bei vergleichbarem O_2-Verbrauch das Substratangebot einen wesentlichen Einfluss auf die bevorzugten Bildungsorte und die Rate der ROS-Produktion. Zusätzlich erzeugen die mit der ROS-Bildung einhergehenden Reaktionsschritte die ROS entweder in der Matrix oder an der Außenseite der mitochondrialen Innenmembran.

▶ **Wichtig** Mit den differenten Lokalisationen der ROS-Bildung werden auch unterschiedliche Wege der Redox-Signalisierung aktiviert und Wirkungen im Zytosol ausgelöst. Damit verbunden ist, dass die gleiche Menge gebildeter ROS ein differentes Schädigungspotenzial hat.

In physiologischen Konzentrationen sind die ROS „wichtige Signalsubstanzen“ und nur eine dauerhafte überproportionale Bildung hat schädigende Auswirkungen. Die Evolution hat offensichtlich bereits in den frühesten Entwicklungsabschnitten Enzyme (Katalasen, Peroxidasen, Superoxid-Dismutasen) entstehen lassen, welche nicht nur auf die Mitochondrien begrenzt die ROS abbauen, um strukturelle und funktionelle Schädigungen zu reduzieren oder zu verhindern. Die Zellen besitzen eine antioxidative Kapazität, ein antioxidatives Schutzsystem, das wie alle Systeme adaptiert und de-adaptiert!

▶ **Wichtig** Physische Aktivitäten und bevorzugt Ausdauertraining qualifiziert den antioxidativen Schutzschild. Die Ausdauerbeanspruchungen bedeuten dauerhaft eine deutlich gesteigerte ATP-Resynthese, um adaptiv dessen Kapazitäten zu steigern. Unweigerlich entstehen vermehrt ROS, die notwendige zelluläre Reaktionen anregen aber potenziell auch schädigend wirken könnten. Ausdauertraining ist aber das „ganze Gegenteil einer schädigenden Aktivität“, sondern ist gesundheitlich sogar erforderlich! Die aerobe Kapazität sichert energetisch **alle!** Funktionen und Leistungen, die Erholungsprozesse, den Erhalt der kontraktilen Eigenschaften des Muskelgewebes im Sinn der Anti-Sarkopenie und es entsteht und wird ein anti-nozizeptives Gewebemilieu aufrechterhalten. Der gesteigerte Anfall von ROS durch die Ausdauerbelastung ist zugleich der adäquate Reiz zum adaptiven Ausbau der anti-oxidativen Kapazität mit der ein Schutzschirm gegen die Entwicklung chronisch degenerativer Erkrankungen aufgespannt wird.

Die ROS-Bildungsrate und die bevorzugten Orte der Produktion sind auch wesentlich vom muskulären Aktivitätsstatus abhängig. In den **Mitochondrien der ruhenden Muskulatur** verantworten 4–5 von mindestens 10 oder 11 Bildungsorten eine hohe Gesamtmenge. Es dominieren zwei Bildungsorte im Komplex I und jeweils einer im Komplex II und III der Atmungskette, die eine niedrige bzw. hohe Bildungskapazität haben. Für zwei Bildungsorte sind Suppressoren bekannt, die ohne die oxidative Phosphorylierung zu beeinflussen, die ROS-Bildung einschränken. Sie haben eine Bedeutung für das Signalisieren des Redoxzustandes in Abhängigkeit von einer relativen Ischämie und einem endoplasmatischen Stress (Goncalves et al. 2015; Brand 2016).

Im Gegensatz, in den **Mitochondrien der aerob aktiven Muskulatur**, gegeben durch die Simulation einer milden oder intensiven aeroben Belastung wird eine deutlich geringere Gesamt-ROS-Menge gebildet. Es tragen dazu vor allem die Bildungsorte mit einer geringen Produktionskapazität bei. Die deutliche Abnahme der ROS-Bildung unter aerober Belastung, simuliert durch ein Stoffwechselmilieu mit entsprechend angestiegenen Metaboliten und der Ca^{++}-Konzentration, basiert auf dem gesteigerten Oxidationszustand der Redoxzentren der Atmungskette (NADH/NAD, Qbihydrochinon [QH_2/Q]). Der ATP-Umsatz steigert die ADP-Konzentration und diese die Intensität der Funktion der Atemkette, gleichbedeutend einer stärker oxidierten Elektronentransportkette. Aufgrund der ausgeprägt engen Abhängigkeit der ROS-Produktion vom Redoxzustand des Elektronentransports bedeutet eine aerobe Beanspruchung einen steilen Abfall der ROS-Bildung (Goncalves et al. 2015).

> **Wichtig** Aerobes Training vertritt gegenüber dem Ruhezustand sogar eine geringere ROS-Produktion und zusätzlich wird die anti-oxidative Kapazität stimuliert.

Es gilt hervorzuheben, die Mitochondrien sind nicht nur der Ort des Energiestoffwechsels aus Glucose, Fetten und limitiert aus Aminosäuren (ca. max. 15 %) in dessen Rahmen sowohl ROS entstehen als auch anti-oxidative Prozesse ablaufen. Die Mitochondrien haben weitere zentrale Funktionen. Sie beteiligen sich an

- der Biosynthese von Steroidhormonen, des Häms, von Eisen-Schwefel-Clustern als Kofaktoren von Enzymreaktionen im Citratzyklus, der Atmungskette (NADH-Dehydrogenase, Succinat-Dehydrogenase und Cytochrom-c-Reduktase; Komplex I, II, III) sowie von Thyroidhormonen u. a.,
  und sie haben Funktionen
- für die Thermoregulation,
- den Ca^{++}-Stoffwechsel und Ca^{++}-gesteuerte Signalwege,
  und sind
- essentielle Bestandteile der Apoptose-Mechanismen,
- der angeborenen Immunität, indem z. B. die virale Abwehr nach der RNA-Mustererkennung im Zytoplasma (RIG-I like Rezeptoren und Helikasen: RLR-Signalkaskade) über mitochondrial lokalisierte Signalproteine läuft, (Hirschberger 2019)
  und
- von Entzündungsprozessen, wenn Dysfunktionen vorliegen.

Die Mitochondrien sind inzwischen eben auch zu einem Zentrum von Entzündungsreaktionen geworden. Bei der „Mito-Entzündung" (Patergnani et al. 2021), einer mitochondrienbezogenen und kompartimentierten Entzündung, greifen Substanzen der Zellorganellen (mtROS, mtDNA, ATP, Cardiolipin [ein Phospholipid]) in intrazelluläre Signalwege, in schadenassoziierte Reaktionen und in die Produktion und Freisetzung pro-inflammatorischer Zytokine ein. Die entzündungsfördernde Wirkung der mtROS ist vom Funktionsstatus der Mitochondrien abhängig. Bei mitochondrialen Fehlfunktionen resultiert endoplasmatischer Stress, die Störung der Ca^{++}-Homöostase und der oxidativen Phosphorylierung.

> **Wichtig** Die Mitochondrien spielen weit über den Energiemetabolismus hinaus eine zentrale Rolle für die Struktur und Funktion der Gewebe. Über die aerobe Kapazität ist es möglich, die „Gesamtfunktion" der Mitochondrien abzuschätzen.

Die Mitochondrien korrespondieren mit dem Zellkern, retrograde signaling, womit es zu Genexpressionen kommt, die über Transkriptionsfaktoren die zellulären Funktionen physiologisch oder pathophysiologisch beeinflussen (Butow und Avadhani 2004). U. a. ist die TOR-Signalgebung eingebunden. mTOR ist ein Proteinkomplex als Ausgangspunkt verschiedener sehr wichtiger Signalwege

- des Energiehaushalts,
- der Bildung von Wachstumsfaktoren und somit der Proteinsynthese,
- der synaptischen Plastizität und
- der Zellteilung und -proliferation.

Letzteres kann im pathologischen Fall auch eine Tumorprogression begünstigen. So können dysfunktionelle Mitochondrien, hervorgerufen durch inaktivitäts- bzw. die chronisch low grade inflammation bedingten überproportionalen ROS-Bildungen zu Struktur- und Funktionsstörungen und fortschreibend zu Schädigungen führen, die sich klinisch als chronisch degenerative Erkrankungen etablieren.

> **Wichtig** Die Mitochondrien spielen über das retrograde signaling nicht nur eine zentrale Rolle für die „gesunden" Gewebefunktionen, sondern dysfunktionelle Zellorganellen haben weitreichende pathologische Auswirkungen für das Gewebe selbst und die Gewebe beeinflussen sich wiederum gleichartig über ihre cross talks (Myokine, Osteokine, usw.) mit allen anderen Geweben (Kap. 8). Dies hebt erneut den Trainingszustand des aeroben Energiestoffwechsels als grundlegende Komponente des Gesundheitszustandes hervor!

7.1.1 ROS als wichtige Signalsubstanzen

> **Wichtig** Die wissenschaftliche Bearbeitung der Thematik Oxidantien hat sich vom Fokus Schädigung in Richtung der physiologischen Regulation des dynamischen Redoxzustandes im Sinne eines Redox-Eustresses verlagert und beschäftigt sich mit der aktiven Aufrechterhaltung bzw. mit dessen Wiedereinstellung (Sies und Ursini 2022).

Außer in der Atmungskette der Mitochondrien entstehen ROS infolge enzymatischer Aktivitäten an folgenden weiteren Orten in den Zellen/Muskelfasern:

- membranständige Enzymkomplexe (NADPH oxidase),
- Mitochondrien (Monaminooxidase: in der Mitochondrienmembran zwecks Desaminierung von Aminen [Gewebshormone, Neurotransmitter], Atmungskette Kompartiment I, III),
- endoplasmatisches Retikulum (Cyclooxygenasen: Produktion Prostaglandine; zentrale Funktion bei Entzündungsprozessen),
- in den Golgiapparaten (Cyclooxygenasen),
- an intrazellulären Membranen (nitric oxide synthase [NOS]: Endothelzellen [eNOS]: Vasodilatation; Nervenzellen [nNOS]: Neurotransmitter, modulative Funktionen; Makrophagen und Mikroglia [iNOS]: antibakteriell, Apoptose; Mitochondrien [mtNOS, eventl. kein eigenständiges Isoenzym]: Regulation O_2-Verbrauch, Stoffwechselmodulation, Apoptose) und
- Peroxisomen (alt: Mikrobodies) im Zytoplasma (enthalten Monooxydasen und Oxydasen; Entgiftungsfunktion unter molekularem O_2-Verbrauch).

Die ROS sind konzentrationsabhängig mit physiologischen aber auch pathophysiologischen Prozessen wie metabolischen Regulationen, den Muskelkontraktionen, trainingsbedingten Adaptationen, Entzündungsprozessen, der Autophagie, der Apoptose, der Funktion der Proteasomen (multikatalytische Proteasen; essenzielle Rolle beim kontrollierten Proteinabbau; Funktion: Sicherung der intrazellulären Proteinqualität), Zellproliferationen, der Mito Inflammation und vaskulären Reaktionen verbunden (Forrester et al. 2018; Powers et al. 2020; de Almeida et al. 2022; Patergnani et al. 2021).

> **Wichtig** Mit physiologischen Bildungsraten beteiligen sich die ROS an der Regulation zellregulatorischer Prozesse, der vaskulären Homöostase und Anpassungsprozessen. Immunzellen arbeiten mit ROS als Stimulatoren zur Produktion und Freisetzung von pro-inflammatorischen Zytokinen zwecks Abwehr von Infektionen. ROS sind unter der Bedingung eines guten Trainingszustandes der aeroben Kapazität und gleichbedeutend einer adäquat guten anti-oxidativen Kapazität notwendige Substanzen und dürfen nicht neutralisiert werden.

Als Signalsubstanzen aktivieren die ROS intrazelluläre Signalwege für basale physiologische Funktionen der Homöostase und die Stressbewältigung als auch adaptive Antworten (Shadel und Horvath 2015), sodass eine systematische ernährungsbedingte antioxidative Intervention durch Nahrungsergänzungsmittel sogar nachteilig bis schädlich sein kann (Ristow 2014). Die deutliche Minderung der adaptiven Wirkungen des Trainings durch Antioxidantien spiegelt die äußerst wichtige Funktion der ROS bzw. einer fein regulierten Bilanz zwischen ROS-Bildung und -elimination wider (Bouviere et al. 2021). Belastungsbedingte ROS regulieren sehr wichtige Reaktionswege letztendlich für die Glucoseaufnahme, die Biogenese der Mitochondrien aber auch für die Erhaltung der kontraktilen Muskelfunktion und die Hypertrophie. Entsprechend haben die ROS und die reaktiven nitrogenen Substanzen (RNS) sehr enge Beziehungen zum Stoffwechsel, der Redox-Homöostase und sie gehören zu sehr wichtigen intrazellulären Signalsubstanzen für die Funktion der Autophagie (Autophagozytose, „biologisches Recycling": Abbau überflüssiger und/oder pathologischer Strukturen und Wiederverwertung der Bausteine, hält den Abbau und den Aufbau neuer Zellkomponenten im Gleichgewicht, physiologisch immer aktiv – verstärkt bei zellulären Stressreaktionen; Filomeni et al. 2015). Die Autophagie und die unfolded protein response (UPR; seine unten) sind Mechanismen des Selbstschutzes der Zellen. Aber bei langdauernden und intensiven Stressreaktionen werden Entzündungsprozesse und die Apoptose aktiviert.

„Positiver" mitochondrialer Stress durch physische Aktivität aber auch durch eine kalorische Restriktion produziert mitochondriale ROS und diese veranlassen zugleich eine Abwehrreaktion gegen den Stress (Ristow 2014). Sie stimulieren Genexpressionen für

- die anti-oxidativen Enzyme, den „anti-oxidativen Abwehrschirm",

> **Wichtig** Die Bildung von ROS infolge von trainingsbedingtem physischem Stress bewirkt direkt durch die deshalb gebildeten ROS eine Gegenregulation, indem die Stimulation abbauender Enzyme erfolgt und mit den anti-oxidativen Wirkungen der Redoxstatus der Zellen/Muskelfasern im Gleichgewicht gehalten wird!

- die Entgiftungsenzyme gegen Substanzen des oxidativen Stresses (Phase I and II detoxifying enzymes; Silva und Carvahlo 2018),
- die Hitzeschockproteine, die u. a. gegen die Insulinresistenz wirken,
- das uncoupling protein (Thermogenin) ein Entkopplungsprotein der Atmungskette für die Thermogenese und
- die mitochondrial unfolded protein response/mtUPR zur langanhaltenden Aufrechterhaltung der zellulären Homöostase und der Lebensspanne der Mitochondrien (Jensen und Jasper 2014).

Die gleichen mitochondrialen ROS schützen in physiologischen relativ geringen und schädigen in höheren Konzentrationen, wobei aber keine lineare, sondern eine überproportionale Relation zwischen der Konzentration und den vor- oder nachteiligen Wirkungen besteht. Die positive Wirkung der mitochondrialen ROS auf moderaten Stress mit den relativ geringen Konzentrationen lässt die Zellen/Muskelfasern weniger anfällig für Störungen werden und insgesamt wird die nicht lineare Dosis-Wirkungs-Beziehung als Mitohormesis bezeichnet (Yun und Finkel 2014).

> **Wichtig** Was moderater Stress ist, entscheidet sich aber auch in Abhängigkeit von der trainingsbedingt konditionierten oder inaktivitätsbedingt dekonditionierten antioxidativen Kapazität.

Unter aerober Beanspruchung fallen die Bildungsraten der ROS (s. vorn), aber dennoch verursachen physische Aktivitäten einen oxidativen Stress, der u. a. am gesteigerten Proteinumsatz und der Lipidperoxidation erkennbar ist. Letzteres ist ein Stoffwechselprozess bei dem die entstandenen hoch reaktiven ROS die Lipide oxidieren und dessen Stoffwechselprodukte die Zellmembran schädigen können. Des Weiteren ist der oxidative Stress an den Muskelkontraktionen sowie der Muskelermüdung und Signalwegen für die Adaptationen beteiligt (Powers et al. 2020). Bereits auf ein 5-tägiges (40–60 min./Tag, 65 % VO_{2max}) und gut nachvollziehbar auf ein 12-wöchiges Ausdauertraining (90 min/Tag, 75 % VO_{2max}) reagiert die Atemmuskulatur im Tierexperiment mit einer gesteigerten antioxidativen Kapazität. Der kurze Belastungszeitraum verbessert gemeinsam mit der oxidativen Kapazität die enzymatische und die nicht enzymatische oxidative Stressabwehr, die Lipidperoxidation ist bereits abgefallen und die kontraktile Ermüdungsresistenz gesteigert. Nach 12 Trainingswochen sind die non-Protein Thiols (Thiolgruppe verleiht Cysteinen die Eigenschaft, Signalüberträger zu sein, die Redoxhomöostase zu erhalten und zu regulieren, vor oxidativem Stress zu schützen; vgl. Ulrich und Jakob 2019) und die antioxidative Superoxid Dismutase positiv adaptiert und ermüdende Kontraktionen werden als Zeichen eines geminderten oxidativen Stresses mit einer signifikant geringeren Lipidperoxidation beantwortet (Vincent et al. 1999, 2000).

Es ist bekannt, dass ROS u. a. Schäden an der DNA verursachen und obwohl während physischer Aktivitäten die ROS-Bildung fällt und die antioxidativen Leistungen intensiver sind, entstehen doch intensiv O_2^- und H_2O_2 in Abhängigkeit von den Merkmalen der Belastung Dauer und Intensität und dem physiologischen Merkmal Temperatur (Clanton et al. 1999). Die „Betriebstemperatur" bei Beanspruchungen entsprechend 50–70 % der $VO_{2max.}$ beträgt 38–39° und sie steigt bei höheren Intensitäten weiter und wird dann leistungslimitierend. Physische Belastungen bedeuten oxidativen Stress, der auch DNA-Schäden nach sich zieht. Akute Ausdauerbelastungen hoher Intensität ($\geq$75 % VO_{2-max}) und jene mit einer sehr hohen Dauer ($\geq$42 km) hinterlassen lt. einem review und einer Metaanalyse (Tryfidou et al. 2020) mit hohem Nachweiseffekt unmittelbar in den ersten 2 bis 24 h DNA-Schäden, die nach 5 Tagen bzw. am 28. Tag nicht mehr zu finden sind. Die Ursache der Schädigungen könnte mit der Mitohormesis Theorie erklärt werden. Diese erklärt aber die ROS-Effekte zwischen den absoluten Endpunkten physische Inaktivität und Übertraining nur eindimensional. Deshalb wird ein multidimensionales Erklärungsmodell favorisiert, um die Komplexität zwischen DNA-Integrität und der Belastung zu berücksichtigen.

> **Wichtig** Ausdauertraining sorgt neben dem physiologisch bedingten Abfall der ROS-Produktion, der Steigerung der Kapazität der antioxidativen Abwehrsysteme auch für die Qualifizierung der DNA-Reparaturmechanismen. Training schützt vor Veränderungen des Erbmaterials! Damit wird die Palette der antionkologischen Wirkungen des Trainings (Wang et al. 2022a, b) durch den reparaturbedingten Schutz der DNA erweitert.

Auch die kontraktile Funktion wird durch die bestehende Bilanz zwischen ROS-Bildung und ROS-Elimination beeinflusst. Im noch nicht ermüdeten Muskel ist das Erreichen der maximalen kontraktilen Kapazität offensichtlich an einen konkreten „optimal hohen" ROS-Spiegel, gleich einem optimalen Redoxzustand, gebunden. Die Relation zwischen dem Redoxpotenzial und der Spannungsentwicklung ist mit einer nach unten geöffneten Parabel vergleichbar (Reid 2001; Powers et al. 2011a, 2020). Ausreichendes erklärendes Wissen über den Mechanismus der Abhängigkeit der kontraktilen Funktion vom Redoxzustand liegt aber z.Z. nicht vor. Hinweise gibt es, indem die Mitochondrien als der dominante Ort der ROS-Bildung auch den Ca^{++}-Stoffwechsel und Ca^{++}-gesteuerte Signalwege mitprägen (s. vorn Funktionen der Mitochondrien). Die Ca^{++}-Konzentration, gesteigert durch die Vorgänge der elektromechanischen Ankopplung, aktiviert die Myosin-ATPase, wodurch der Kreuzbrückenzyklus in Gang gesetzt und aufrechterhalten wird. Weitere Ca^{++}-abhängige Vorgänge können an der Beeinflussung der kontraktilen Funktion und somit auch der Ermüdung beteiligt sein. Auch die mit der intensiven oder langdauernden Innervation einhergehenden Verschiebungen der Elektrolyte Na^+ und K^+ zwischen intra- und extrazellulär und der ausgleichende Mechanismus, die Na^+/K^+-Pumpe, sind denkbare

Ansatzpunkte für eine Abhängigkeit vom Redoxzustand.

> **Wichtig** Die ROS und somit der Redoxzustand sind offensichtlich Faktoren der kontraktilen Funktionsfähigkeit, indem
>
> - -trainingsbedingte Adaptationen der antioxidativen Kapazität zugleich ein Element für die Aufrechterhaltung der Funktions- und Leistungsfähigkeit des Skeletmuskelgewebes sind und
> - -angenommen werden darf, dass inaktivitätsbedingte chronische ROS-Bildungen die Muskelfunktion stören und ursächlich an der Entwicklung der defizitären intrinsic-Eigenschaften der Dynapenie und später der Sarkopenie beteiligt sind. Das könnte somit ein Link zwischen der aeroben Kapazität, der Infrastruktur der Mikrozirkulation und dem Stoffwechselstatus und der Sarkopenie (Cruz-Jentoft et al. 2010, 2019) als chronisch degenerative neuromuskuläre Erkrankung (Barbalho et al. 2020) sein.

Die Analyse zeit- (2 Std. 18 m/min.) und intensitätsabhängiger (Ratten, 30 min., 18 m/min. bzw. 28 m/min.) Effekte einzelner physischer Belastungen auf Marker des Redox- (u. a. Produkte oxidativer Schädigungen, reaktive nitrogene Substanzen) und Entzündungsstatus (u. a. Zytokine) weist aus, dass als Antwort auf den Anstieg der ROS eine Verstärkung der antioxidativen Abwehr stattfindet, die aber dennoch Schädigungen nicht verhindern kann (Supruniuk et al. 2020). Insgesamt werden mit den synchronen Stoffwechsel-, Immun- und Redoxreaktionen die angepassten Erholungsprozesse abgesichert. Durch den Abfall der Chemokine wird wahrscheinlich eine überproportionale Einwanderung von Immunzellen in die Gewebe unterbunden.

> **Wichtig** Ausdauertraining benötigt langdauernde und auch intensivere Belastungen. Sie verursachen Schädigungen in den Geweben und selbst im genetischen Material. Aber die Phylogenese hat gleichzeitig dafür gesorgt, dass das Training adäquate Reparaturmechanismen ausbaut und qualifiziert und die physischen Aktivitäten gesundheitlich notwendig und in jeder Hinsicht gefahrlos machen. Das Gegenteil ist der Fall, denkt man an die Verknüpfung sehr vieler onkologischer Entitäten mit der physischen Inaktivität (Moore et al. 2016; McTiernan et al. 2019; Wang et al. 2022a, b) und die diseasome of physical inactivity (Pedersen 2009).

Die Mitochondrien als die Organellen der energetischen Absicherung aller Lebensvorgänge, aller funktionellen Leistungen der Gewebe wie auch der Erholungsprozesse und somit der darin inbegriffenen adaptiven Veränderungen infolge des Trainings beteiligen sich mit den ROS als Signalsubstanzen an

- der Stimulation der kontraktionsbedingten Glucoseaufnahme (Merry und McConell 2009, 2010) sowie
- der Stimulation der Myokinproduktion und somit des crosstalks zwischen den Geweben und Organen (Scheele et al. 2009; Starnes et al. 2017; vgl. Kap. **8**).

Es ist bekannt, dass die Muskelfasern hochgradig insulinresistenter Diabetiker trotzdem während muskulärer Aktivitäten Glucose aufnehmen. Neben der insulinstimulierten Aufnahme gibt es demnach weitere Mechanismen, womit die GLUC4-Translokation und somit die Entnahme von Glucose aus dem Blut stattfinden kann. Daran sind kontraktionsbedingt entstehende ROS (O_2^-, H_2O_2) und NOS (NO^-) und weitere Mechanismen beteiligt (Merry und McConell 2009). Die Regulation der kontraktionsbedingten Glucoseaufnahme erfolgt über einen ROS-aktivierten

AMPK-unabhängigen Mechanismus, denn die AMPK-Aktivität (Proteinkinase, schützt vor ATP-Mangel, energieaufwendige Stoffwechselprozesse werden gehemmt) ist für die Glucoseaufnahme unter Belastung nicht unbedingt erforderlich. Es hat sich dennoch gezeigt, dass unter physiologischen Bedingungen im Tierexperiment wie beim Menschen dieser unabhängige Weg weniger bedeutsam ist (Merry et al. 2010; Merry und McConell 2012). Da das Blockieren der NO-Synthetase in Experimenten mit Muskelgewebe (Maus, Ratte) und während Muskelkontraktionen in situ bei Tier und Mensch die Glucoseaufnahme mindert, scheinen das NO und die ROS als Signalsubstanzen in den Muskelfasern zugunsten der kontraktionsbedingten Glucoseaufnahme zu fungieren (Hong et al. 2014). Kellogg et al. (2017) konnten zeigen, dass Insulin und das H_2O_2 die nNOS-Phosphorylierung, die NO-Bildung und die GLUT4-Translation in die Muskelfasermembran hervorrufen und dass diese Wirkungen durch die Hemmung der nNOS ausbleiben. Insulin und H_2O_2 stimulieren zwar über verschiedene Enzymwege diese Reaktionen aber letztendlich sorgen sie gleichartig für den Glucosetransport. Diese Tatsache muss für den zu steigernden Glucoseverbrauch bei der Insulinresistenz genutzt werden.

> **Wichtig** Die phasenhaften akuten trainingsbedingten ROS-Bildungen fördern insgesamt die Insulinsensitivität und den Glucoseverbrauch. Genau das Gegenteil veranlassen chronische Erhöhungen der ROS-Spiegel wie die des H_2O_2. Sie reduzieren den insulininduzierten Glucosetransport und der chronische oxidative Stress wird zu einem wesentlichen Faktor der Insulinresistenz, dem diabetischen Stoffwechsel und der Entwicklung des Diabetes (Ding et al. 2016).

Eine weitere wesentliche ROS-Quelle ist die NADPH oxidase, ein membrangebundener Enzymkomplex (NOXes), der O_2^- (Hyperoxid) bildet, welches nachfolgend in einer Reaktionskette zunächst durch die *Superoxid-Dismutase* zu H_2O_2 *(Wasserstoffperoxid)* und weiter durch die *Katalase* zu H_2O und O_2 abgebaut wird. Der NADPH-Komplex ist auch im Gehirn und dort im Hippocampus, dem Cortex, dem Cerebellum, dem Striatum und der Amygdala nachgewiesen (Serrano et al. 2003). Im Gehirn agieren die ROS O_2^- und H_2O_2 in „physiologischen Bildungsraten“ als wichtige Signalsubstanzen zugunsten der Langzeitpotenzierung, der synaptischen Plastizität und der Gedächtnisbildung (Kishida und Klann 2007).

> **Wichtig** Im Gehirn sind bei einem mäßigen und aus psychologischer Sicht positiven Stress mit ausreichend Erholungszeiträumen, die ROS sogar offensichtlich notwendige Modulatoren in den Reaktionsketten der Adaptationen kognitiv relevanter Funktionen und auch hier dreht sich der Effekt bei hohen Konzentrationen in das Gegenteil um und neurodegenerative Prozesse werden gefördert.

Die Zellen der angeborenen und der adaptiven Immunität besitzen mit der Plasmamembran-NADPH oxidase (NOX) und den Mitochondrien zwei wesentliche ROS-Quellen für die Regulation ihrer Immunaktivitäten einschließlich für die Interaktionen zwischen der angeborenen und der adaptiven Immunität (Sun et al. 2020). Die Mitochondrialen (mt)ROS stehen als Signalsubstanzen für die Auslösung der Entzündungsreaktionen durch Makrophagen im Dienst der Immunabwehr gegen Infektionen, indem die Sekretion antibakteriell wirkender proinflammatorischer Zytokine stimuliert wird (Herb et al. 2019).

Training modifiziert die Signalwege infolge des oxidativen Stresses durch die ROS. Es werden Gene für die Produktion anti-oxidativer Enzyme (oxidase cytochrome oxidase [COX], superoxide dismutase [SOD], glutathione peroxidase [GPX]) und adaptiver Veränderungen aktiviert mit denen Schädigungen direkt abgewehrt und Schädigungsgrenzen erhöht werden (Crilly et al. 2016; Bouviere et al. 2021). Der wiederholte phasenhafte oxidative Stress der physischen Aktivitäten verantwortet somit nicht nur Adaptationen zugunsten der physischen Funktionen, sondern stärkt auch die antioxidativen Systeme. Eingeschlossen sind die Eindämmung der oxidativ bedingten Strukturschädigungen und die Begrenzung bzw. Verzögerung der darauf beruhenden Ermüdungsreaktion (Wang et al. 2021). Lauftraining erhöht deutlich die Aktivität des Transkriptionsfaktors Nuclear factor erythroid 2-related factor 2 (Nrf2). Er ist für die Sicherung der Atemfunktion der Mitochondrienfunktion und die Biogenese, die Adaptationen dieser Zellorganellen an Belastungen und bei oxidativem Stress für die Produktion anti-oxidativer Enzyme und somit die Zellprotektion zuständig. Die sehr wichtige Funktion des Nrf2-Faktors wird bei seiner experimentellen Ausschaltung sichtbar. Die Mitochondrienfunktionen sind eingeschränkt. Dieser Signalweg ist dafür aber nicht der einzige, denn durch Training kann die energetische Absicherung durch die Mitochondrien wiederhergestellt werden (Crilly et al. 2016).

Mit dem systematisch ansteigenden oxidativen Stress während langer Laufbelastungen (45 min und länger) werden in Abhängigkeit von der Belastungsdauer und linear korreliert mit der H_2O_2-Konzentration in den Mitochondrien des M. gastroc. und des M. quadr. fem. der antioxidative Ref1 (multifunktionales Protein, Schutz vor oxidativen Schädigungen)/Nrf2 (Mitochondrienfunktion, anti-oxidative Enzyme)-Signalweg aktiver und die antioxidative Abwehr und die Stressresistenz angepasst (Wang et al. 2016). Das Muskelgewebe reagiert unter Belastung unmittelbar mit der Aktivierung von Schutzmechanismen und auf Training aber auch auf Inaktivität werden relativ schnell Adaptationen oder Deadaptationen ausgebildet. Für diese strukturellen Remodulierungsprozesse haben die Signalwege des Redoxzustandes eine Schlüsselfunktion. Zwischen Training und Inaktivität gibt es einen gravierenden Unterschied. Während die ROS-Bildung mit dem Ende jeder physischen Belastung sofort stark abfällt und ein zyklisches Belastungs-Erholungs-Muster das Ergebnis ist, läuft in chronisch inaktiven Muskelfasern eine ständig gesteigerte ROS-Produktion. Diese Unterschiedlichkeit ist der Ausgangspunkt von Genaktivierungen für die Erhaltung bzw. Verbesserung der Struktur und Funktion oder die Dekonditionierung (Powers et al. 2010; Powers und Schrager 2022). Entsprechend spielen die ROS und RNS als erforderliche Signalsubstanzen eine wesentliche Rolle bei der Adaptation des Muskelgewebes infolge physischer Aktivität (u. a. NF-B- und PGC-1α-Signalweg) aber auf der anderen Seite auch bei der strukturellen und funktionellen De-Adaptation durch Inaktivität (Powers et al. 2011b).

> **Wichtig**
> Besonders wichtig ist, die Energieproduktion für die Trainingsleistung geht
>
> - direkt mit dem antioxidativen Schutz einher,
> - zyklisch intermittierende ROS-Bildungen fördern die Adaptationen und
> - vorliegende Defizite der Energieproduktion können durch Training deutlich abgebaut bis ausgeglichen und der Gewebestatus deutlich verbessert werden.
>
> An der Entstehung der strukturellen Veränderungen der Deadaptation bzw. Dekonditionierung sind chronisch gesteigerte ROS-Bildungsraten wesentlich beteiligt.

Ebenfalls steht die Myokinproduktion, die wiederum u. a. durch ROS angetrieben wird, „rückgekoppelt“ im Dienst des antioxidativen Systems. In Myoblasten kann gezeigt werden, dass das Myokin IL-15 die ROS-Belastung senkt und das mitochondriale Netzwerk schützt. Es kann als ein Faktor der endogenen Regulation der ROS-Produktion und des oxidativen Stresses angesehen werden (Li et al. 2014).

Eine sehr wichtige Komponente des Trainings ist der Zyklus Belastung – Beanspruchung – Ermüdung – Erholung mit den drei Komponenten Restitution, Reparation und Adaptation. Training muss zur Ermüdung führen, sonst ist es kein Training! Zu beachten ist, dass extrem intensive Belastungen einen hochgradigen oxidativen Stress zum Nachteil von Lipiden (Peroxidation) in den Membranen, Proteinen, der DNA und des Kontraktionsmechanismus darstellen. Es resultieren Dysfunktionen bzw. oxidative Schädigungen der Membranen, de-aktivierte Enzymsysteme u. a. in den Mitochondrien, Mutationen können entstehen und es entwickelt sich die kontraktile Ermüdung durch Einschränkungen des Ca^{++}-Stoffwechsels und der Sensitivität der Myofibrillen. Auch wenn Training

- die Abwehr gegen den oxidativen Stress qualifiziert,
- die Reparaturkapazität deutlich aufstockt und
- die Ermüdung für die Wirksamkeit der Trainingseinheit ein notwendiges Ergebnis sein muss,

ist stets genügend Erholungszeit erforderlich, um die unabdingbaren Schädigungen, die sich eben auch in der Ermüdung ausdrücken, ausgleichen und adaptiv beantworten zu können. Chronisch ungenügende Erholungszeiten sind kontraproduktiv und können die Ursache von entzündlichen Reaktionen bis hin zu degenerativen Prozessen sein. Aber auch intensive Belastungen gehören nach entsprechenden trainingsmethodischen Vorbereitungen zum Trainingsprozess, schon um damit die cerebralen Leistungen Anstrengungsbereitschaft, Anstrengungs- und Belastungstoleranz und die Schmerztoleranz anzusprechen und zu qualifizieren. Diese hoch intensiven und mit einer Gewebehypoxie einhergehenden Trainingskomponenten verursachen zwar akut einen intensiven oxidativen Stress aber sie ziehen keine Veränderungen bzw. Störungen in der Redoxbalance in FTF-Muskeln nach sich (Ağaşcıoğlu et al. 2022). Eine angepasst lange Erholungszeit muss gewährleistet werden.

Auch Patienten müssen durch die aktive Therapie müde werden aber aufgrund der überhäufig ausgeprägten Dekonditionierung ist die Erholungsfähigkeit deutlich eingeschränkt, was

- einmal eine Herausforderung an die Belastungsgestaltung ist und zum anderen
- durch vielseitige Belastungsanforderungen gelöst werden kann.

> **Wichtig** Zusammenfassend, die Bildung von ROS bei gut konditionierten Menschen mit dem intermittierenden physisch bedingten oxidativen Stress lt. den Mindestempfehlungen der WHO (2011, 2020a, b) ist für die die Zellfunktionen regulierenden Netzwerke sogar notwendig. Unter den strukturellen und funktionellen Bedingungen infolge eines präventiven Gesundheitstrainings (Laube 2020) wirken die ROS zugunsten der Gewebestruktur und -funktion einschließlich für schützende Immunreaktionen. Dagegen ruft eine chronische Verschiebung der Bilanz zugunsten der ROS-Bildung Gewebeschädigungen, Gewebeuntergang und onkologische Entgleisungen hervor.

7.1.2 Die Stressreaktion des endoplasmatischen Retikulums

Eine absolut bestimmende Komponente jeder Zell- und Gewebefunktion ist die Mikrozirkulation. Ihre Infrastruktur entscheidet über

- die essentiell erforderliche Versorgung mit O_2 und Substraten für den Energie- und Baustoffwechsel,
- den Antransport endokriner Substanzen für die Gewebekommunikationen,
- den Antransport von Immunzellen z. B. für das Erkennen und Entsorgen geschädigter Gewebeanteile sowie zur Abwehr „entgleister Zellen“ und
- die Entsorgung von Stoffwechselprodukten.

Die Mikrozirkulation sorgt weiterhin entweder für ein anti- oder ein pro-nozizeptives interstitielles Milieu. Entsprechend dieser lebenswichtigen Funktionen der Mikrozirkulation für den Energiestoffwechsel ist dieser gleichfalls ein Stimulator für dessen Ausbau und Erhaltung. Die Endothelzellen selbst generieren ca. 85 % ihres Energiebedarfs aus der Glykolyse und „benötigen“ nur sehr wenig O_2 (De Bock et al. 2013; Eelen et al. 2018; Li und Kumar 2019; Leung und Shi 2021). Sie sind ebenfalls ein „endokrines Organ“ und produzieren Signalstoffe für die anti-thrombotische und anti-entzündliche Kontrolle des Blutes, den Gefäßtonus, die Migration von Leukozyten als Vertreter des Immunsystems in das gefäßumgebende Gewebe und die Angiogenese (Filippini et al. 2022). Die Glykolyse in den Endothelzellen stimuliert über den glykolytischen Aktivator (glykolytisch Aktivator phosphofructokinase-2/fructose-2,6-bisphosphatase 3 [PFKFB3]) das Sprouting der Gefäße (De Block et al. 2013, Schoors et al. 2014) und ein geschwindigkeitsbegrenzendes Enzym der β-Oxidation (CPT1A) trägt zum vaskulären Sprouting durch die Stimulation der Proliferation und Migration von Endothelzellen bei. Eine Minderung der Verstoffwechselung von Fettsäuren beeinträchtigt die Nucleotidsynthese für die DNA-Replikation (Schoors et al. 2015).

▶ **Wichtig** Das bedeutet, die Mitochondrien haben mit ihren Stoffwechselaktivitäten einen wesentlichen Anteil an der Struktur der Mikrozirkulation, weshalb das Ausdauertraining erforderlich ist. Das sogenannte Grundlagenausdauertraining im Bereich von 2,0–3,0 mmol/L Laktat (GA I bzw. GA1/2-Training) steht für die Entwicklung des Fettstoffwechsels (Laktat 1,5–2,0 mmol/L), die Ökonomisierung und Steigerung der Herz-Kreislauf-Funktion, den Ausbau der Mikrozirkulation und der anti-oxidativen Kapazität.

Das endoplasmatische Retikulum, ein intrazelluläres Membransystem koordiniert die Zellhomöostase. Funktionsstörungen insbesondere aufgrund energetischer Mangelsituationen durch relative Ischämien gehen mit hohen Konzentrationen entfalteter und fehlgefalteter Proteine einher, was drei transmembranale enzymatische Sensorsysteme (Protein kinase RNA-like endoplasmic reticulum kinase [PERK], Inositol-Requiring-Enzyme 1 [IRE1], Activating Transcription Factor 6 [ATF6]; Binet und Sapieha 2015) detektieren. Darin eingeschlossen ist die Bildung von ROS und RNS. Diese „Energiesensoren“ sind der Ausgangspunkt der Signalwege der Unfolded Protein Response (UPR), der endoplasmatischen Stressreaktion, womit die Proteine restauriert oder entsorgt und „Schutzproteine (Chaperone)“ für die Funktionstüchtigkeit von Proteinen gebildet werden. Die Zellhomöostase soll wieder hergestellt werden. So ist die UPR am Mechanismus der Zellprotektion beteiligt, indem sie als Teil des „Protein-Qualitäts-Systems“ im Zytosol, dem endoplasmatischen Retikulum und den Mitochondrien das Aufrechterhalten der Proteinfunktionen absichert. In die Signalkaskade ist die Induktion bzw. die Aktivierung des anti-oxidativen Systems eingeschlossen (Gregersen und Bross 2010). Alle drei Signalwege der UPR stimulieren und modulieren u. a. die Bildung des VEGF für die Vasogenese als Hauptfaktors der Gegenregulation. Bei generalisiertem Sauerstoffmangel z. B. in der Höhe steigt die Erythropoetinbildung für die Erythropoese. Sind die Reaktionen des endoplasmatischen Stresses hochgradig ineffektiv und gestört resultiert der programmierte Zelltod, die Apoptose. Diese deregulierte UPR bedeutet den strukturellen und funktionellen Verlust des Gewebes und äußert sich klinisch in degenerativen aber auch onkologischen Erkrankungen.

7.1.3 ROS als schädigende Substanzen

Der Begriff **„oxidativer Stress“** wurde 1985 eingeführt (Sies 1985, 2015) und drückt die durch Oxidation bedingten Schädigungen von DNA, Proteinen, Kohlenhydraten und Lipiden aus. Der „oxidative Stress“ entsteht bei akuten Steigerungen der ROS-Bildung aber erst bei chronisch überhöhter Bildungsrate wird er zum Ursprung pathophysiologischer Reaktionsketten. Die regelmäßig überhohen Konzentrationen der reaktiven oxidativen Substrate des chronischen oxidativen Stresses beeinträchtigt diverse

Zellfunktionen des Energiemetabolismus, der Signaltransduktion, von Genexpressionen und verursachen im ausgeprägtsten Fall den Zelluntergang.

> **Wichtig** Dem **„intermittierenden oxidativen Stress der physischen Aktivität“**, der ja zugleich anti-oxidative Anpassungen ausbildet, steht der **„chronische oxidative Stress der physischen Inaktivität“** nicht nur gegenüber, sondern entgegen. Unter den Bedingungen einer chronischen physischen Inaktivität werden die ROS zu schädigenden Substanzen, indem einerseits die low grade inflammation die Bildungsrate ansteigen lässt und andererseits die antioxidative Kapazität gering ist und bleibt.

Der **„chronische oxidative Stress“** bedeutet eine ständige Dysbalance im Redoxsystem. Er geht mit einer überproportionalen Bildung reaktiver oxidativer und nitrogener Substanzen einher. Er bedeutet ein Ungleichgewicht zwischen der Entstehung von ROS und der endogenen anti-oxidativen Kapazität. Eine chronische Bilanzverschiebung zur Produktion von ROS und NOS und der endoplasmatische Stress spielen bei der Auslösung, Unterhaltung und Progression der Pathogenese neurodegenerativer (Federico et al. 2012; Chen und Zhong 2014; Reddy und Oliver 2019; Pradeepkiran und Reddy 2020; Bhatia und Sharma 2020), respiratorischer, kardio-vaskulärer (Panth et al. 2016), metabolischer (Rimessi et al. 2016) und onkologischer Erkrankungen (Kattoor et al. 2017; Lin et al. 2019; Hayes et al. 2020; He et al. 2021) eine wesentliche Rolle. Mitochondriale ROS sind initial und an der Progression der Tumorgenese beteiligt. Initial verursachen sie oxidative mitochondriale DNA-Schädigungen und Mutationen mit nachfolgenden Konsequenzen für Genexpressionen und die mitochondriengestützten Signalwege u. a. der Zellproliferation und der Apoptose (Patergnani et al. 2021). Des Weiteren ist die Bilanz zugunsten der ROS-Bildung an den Alterungsprozessen beteiligt.

> **Wichtig** Die Aufrechterhaltung einer geringen „physiologischen“ Bildungsrate sowie einer ausgeglichenen Bilanz zwischen ROS-Produktion und ROS-Elimination durch körperliche Aktivitäten ist ein notwendiger Gesundheitsfaktor und verzögert die Alterungsprozess!

Das **Nervengewebe** reagiert sehr anfällig auf oxidativen Stress und es ist zugleich mit einer geringen anti-oxidativen Kapazität ausgestattet (Cobley et al. 2018). Mitochondriale Dysfunktionen wirken sich in der Entwicklung **neurodegenerativer Erkrankungen** aus (Chen und Zhong 2014).

> **Wichtig**
> Da moderates Ausdauertraining
>
> - die Infrastruktur der Mikrozirkulation nicht nur in der Muskulatur verbessert, sondern auch die Angiogenese im Gehirn anregt (Swain et al. 2003),
> - die Bildung neuroprotektiver Signalstoffe (BDNF) im Gehirn und in der Muskulatur veranlasst,
> - die mitochondriale Funktion und Biogenese sichert bzw. ausbaut und
> - simultan die antioxidative Kapazität anpasst
>
> ist es sowohl das präventive als auch das therapeutische anti-degenerative Instrument der ersten Wahl.

Der Mb. Alzheimer ist die häufigste Form der Demenz, infolge der Neurodegeneration, dessen Charakteristika Amyloidplaques und die Ansammlung von Tauproteinen sind. Sie führen zu mitochondralen Dysfunktionen, Schädigungen und einer defektiven Dynamik. Die direkte Ursache der mitochondrialen Dysfunktionen sind pro-entzündliche Zytokine des Inflammasoms, die als Reaktion auf die pathologischen Proteinablagerungen und Plaquebildungen produziert werden. Der oxidative Stress wird als grundlegender Mechanismus der pathogenetischen Kette angesehen, dem die Neuroinflammation, neuronale Apoptosen und der Abbau der Vernetzung zugrunde liegt. Die gesteigerte mtROS-Bildung wird als die Schnittstelle zu den pathologischen Entwicklungen des Gehirns angesehen (Shi et al. 2011). Klinisch sind diese Prozesse an einer fortschreitenden Entwicklung kognitiver Defizite zu erkennen. Bisher sind aber die konkreten Relationen und Beziehungen zwischen dem oxidativen Stress, den Mitochondrienstörungen (Bhatia und Sharma 2020), der durch energetischen Mangel vorhandenen Dysregulation der Autophagie, der Mitophagie (Autophagozytose der Mitochondrien) und den Apoptosen der Nervenzellen noch sehr unvollständig aufgeklärt. Die mitochondralen Dysfunktionen und Defizite treiben im cerebralen Gewebe einen circulus vitiosus an. Schädigungen, ein reduziertes Ablesen und Mutationen der mtDNA werden induziert, die oxidativen Schädigungen schreiten fort, die mitochondriale Biogenese wird gestört und der Transport von Mitochondrien in den Axonen von Nervenzellen eingeschränkt (Reddy und Oliver 2019).

An der Pathogenese der **chronischen obstruktiven Lungenerkrankung** (COPD) nehmen die mtROS durch die Aktivierung eines oxidativ sensitiven Signalweges (NF-kB: Regulation der Immunantwort, der Zellproliferation, der Apoptose) einen signifikanten Anteil. Proentzündliche Zytokine werden verstärkt gebildet und chemotaktisch erfolgt die Migration von Immunzellen zu den Entzündungsherden. Gleichfalls verursachen sie die Entwicklung der gravierenden Komorbiditäten (Bialas et al. 2016). Das Rauchen ist ein ausgeprägter Stimulator des mitochondrialen oxidativen Stresses im Lungengewebe, wodurch eine chronische Entzündung, die alveoläre Destruktion und die Obstruktion des Bronchialsystems entsteht und aufrechterhalten wird (Wiegman et al. 2020).

Der oxidative Stress ist führend an der Entwicklung der chronischen Strukturschädigungen des **kardiovaskulären Systems** beteiligt. Er ist ein wesentlicher Mechanismus des Krankheitsprozesses des **Gefäßsystems,** wodurch sich die **Arteriosklerose** als Ergebnis einer chronischen Entzündung der Gefäßwand entwickelt (Kattor et al. 2017). Am Beginn stehen die endothelialen Dysfunktionen. Charakteristische Merkmale sind der erhöhte Spiegel der ROS und der RNS und die reduzierte Bioverfügbarkeit von NO. Eingeschlossen ist die Störung des Glutathion-Enzymsystems, welches für die intrazelluläre Homöostase eine Schlüsselfunktion hat. Bei korrekter Funktion eliminiert es die reaktiven Substanzen und ist ein wichtiges Element der anti-oxidativen Kapazität (Panday et al. 2020). Die wesentlichen ROS-Quellen in den Endothelzellen sind die NADPH (nicotinamide-adenine dinucleotide phosphate oxidase)- und die Xanthine oxidase, die Atmungskette der Mitochondrien und die nitric oxide (NO) synthase. Die reaktiven oxidativen Substanzen konvertieren das LDL zum pathogenen und atherogenen ox-LDL. Es regt das immunologisch relevante Makrophagen-System in der Gefäßwand zu atherosklerotischen Prozessen an. Die Adhäsion von Monozyten an das Endothel, die Migration und Proliferation glatter Muskel- und von Endothelzellen, Entzündungsprozesse unter Einbindung zytoplasmatischer Enzyme der angeborenen Immunität (NLRP3-Muster-Erkennungs-Rezeptor, Teil des Inflammasoms) werden gefördert.

Wie auch in der Muskulatur haben die Substanzen bei geringen bis moderaten Bildungsraten und einer ausgeglichenen Bilanz zwischen Bildung und Elimination eine physiologische Funktion und erst bei aufrechterhaltener Bilanzverschiebung und dem Überschreiten der Kapazität des anti-oxidativen Abwehrsystems entsteht chronischer oxidativer Stress. Dieser wird angetrieben durch die konstante Erhöhung des intravasalen Druckes, die chronische low grade inflammation, die Dyslipidämie, Störungen des Glucosestoffwechsels aber auch gravierend durch die toxischen Substanzen des Tabakrauchens. Die langfristige Entwicklung der Atherosklerose ist das Ergebnis, indem es zu oxidativen Veränderungen der Lipide und Phospholipide in den Zellmembranen, Dysfunktionen der Endothelzellen, zur Infiltration aktivierter Makrophagen und der Inaktivierung des antioxidativen

Systems kommt. Der oxidative Stress stimuliert Signalwege für zelluläre Proliferationen, die zu atherogenen Plagues führen und es findet ein Umbau der extrazellulären Matrix statt (Khosravi et al. 2019). Diesen Vorgängen steht das NO entgegen, dessen Bildung aber durch die Entkopplung der endothelialen NO-Synthase durch den oxidativen Stress eingeschränkt ist. ROS und NO sind funktionelle Antagonisten (Higashi et al. 2014; Förstermann et al. 2017) und die endotheliale Funktion, inklusive die Bildung von NO wird durch moderate physische Aktivitäten, insbesondere Ausdauerbelastungen im Skelett- und Herzmuskel erhalten oder verbessert (Hambrecht et al. 2000; Goto et al. 2007). Trainieren Patienten mit einer coronaren Dysfunktion, diagnostiziert mittels einer überproportionalen ACh-induzierten Vasokonstriktion, nur 4 Wochen, sind die Vasokonstriktion bereits gravierend reduziert und die mittlere maximale Geschwindigkeit des Blutflusses und die koronare Reserve erheblich vergrößert.

> **Wichtig** Die Supplementierung mit sogenannten anti-oxidativen Produkten beeinflusst die Atherosklerose nicht! Die einzige Wirkung zwecks Prävention bzw. Therapie der Arteriosklerose ist die adaptive Qualifikation der endogenen anti-oxidativen Mechanismen durch physische Aktivität!

Bei **gastrointestinalen Erkrankungen** liegen erhöhte intrazelluläre ROS-Spiegel vor, die Entzündungen nach sich ziehen, die Schleimhautbarriere stören, die Permeabilität verändern und nachteilig auf die Biodiversität des Mikrobioms einwirken (Ballard und Towarniki 2020). Reziprok hat auch das Mikrobiom einen Einfluss auf den oxidativen Status der Mitochondrien der Zellen in der Darmschleimhaut. So bestehen Wechselwirkungen zwischen dem Fitnesszustand, der Ernährung und der gastrointestinalen mitochondrialen Homöostase. Faktoren zugunsten des oxidativen Stresses kann die Ernährung sein, ist der mentale Stress, das Rauchen und hoher Alkoholkonsum. Körperliche Aktivität gemeinsam mit der Ernährung sorgen auch für die Gesundheit im Magen-Darm-Trakt.

> **Wichtig** Der physische Aktivitätsstatus, die Ernährung und Genussgifte (Rauchen, Alkohol) bestimmen den Status des oxidativen Stresses im Gastrointestinaltrakt.

Die Entwicklung vieler Entitäten **onkologischer Erkrankungen** und deren Progression ist mit zellulären Stresssituationen verbunden. Chronischer Stress der Mitochondrien und des endoplasmatischen Retikulums bedeutet

- DNA-Schädigungen
- Schäden der Funktionen der Zellstrukturen und
- Aktivierung der UPR, die wiederum den oxidativen Stress antreibt.

Die UPR erkennt nicht mehr ungefaltete funktionstüchtige Proteine, ist nicht mehr in der Lage gefaltete Proteine in funktionstüchtige zurückzubringen und regt Immunantworten an. Die Autophagie, dass „biologische Recycling“ wird intensiviert was u. a. die Expansion des endoplasmatischen Retikulums begrenzt. Sind die Zellschädigungen nicht mehr reparabel startet die UPR die Apoptose der Zelle. Die bei intensivem und dauerhaftem Stress getriggerten UPR-Signalwege der Entzündung können auch mit der Entwicklung von Tumoren assoziiert werden. Die potenziell auch medikamentöse Förderung der zytoprotektiven Funktion der UPR als anti-onkologische Intervention steht diesen pathologischen Entwicklungen entgegen (Lin et al. 2019).

> **Wichtig** Die nachweislich ohne jegliche Nebenwirkungen gut funktionierende anti-onkologische nicht-medikamentöse Intervention ist die regelmäßige moderate physische Ausdauerbelastung, denn sie mindert bzw. „reguliert“ den oxidativen Stress, schafft anti-oxidative Kapazität, stimuliert das Erkennen und Beseitigen

geschädigter und „entgleister" Zellen durch das Immunsystem und sorgt für die Sicherung der Homöostase der Zell-, Gewebe- und Organfunktionen. Da es in der Biologie „keine 100 % gibt", ist die Suche nach einer pharmakologischen Beeinflussung der UPR sinnvoll.

Die Hypoxie ist ein zwar heterogenes aber typisches Merkmal solider Tumoren. Das Überleben und die Therapieresistenz von Tumorzellen, die dem hypoxischen Stress ausgesetzt sind, gelingt u. a. mit der Hilfe von Transkriptionen, die vom hypoxie-induzierbaren Faktors (HIF) und einem Arm der UPR (PERK/eIF2α signaling) abhängig sind. Beide Mechanismen stehen üblicherweise für die Adaptationen und das Überleben bei Hypoxie im Experiment wie in vivo. Der UPR-Arm induziert die anti-oxidative Glutathionsynthese (s. vorn) und den Schutz vor ROS bei wiederkehrenden Hypoxiezuständen. Beide Mechanismen, HIF und eIF2α-vermittelt, bestimmen auch die Toleranz der therapieresistenten hypoxischen Zellen solider Tumoren bei mäßiger bis hin zur schweren Hypoxie. Hierbei handelt es sich insbesondere um strahlenresistente Zellen die auch die Rezidive verantworten und ebenfalls muss die Hemmung des UPR-Arms im Rahmen der Chemotherapie geprüft werden (Rouschop et al. 2013).

> **Wichtig** Die präventiv anti-onkologische Wirkung des Ausdauertrainings ist benannt worden. Eine solche Trainingsintervention muss aber auch ein Bestandteil des Therapieprozesse onkologischer Erkrankungen sein und sie ist als dauerhafte physische Aktivität ein wertvoller Faktor zur Reduzierung von Rezidiven.

Beim **Diabetes** wird der oxidative Stress sogar als eine primäre Ursache bzw. als Schlüsselkomponente angesehen. Die Hyperglykämie veranlasst ihn sowohl durch die ROS-Produktion als auch durch funktionelle Einschränkungen des anti-oxidativen Systems (Ahmed et al. 2006; Burgos-Moròn et al. 2019). Die Glucoseüberlastung lässt die Mitochondrien vermehrt ROS produzieren und die sehr enge strukturelle Verknüpfung zum endoplasmatischen Retikulum sorgt auch dort für eine intensivere ROS-Produktion. Die Beteiligung des endoplasmatischen Retikulums geht mit fehlerhaften Proteinfaltungen und Funktionsstörungen einher. Letztendlich wird der oxidative Stress zur Basis der Dysfunktionen beider Zellstrukturen, der Entzündung, der Lipotoxizität und der Schädigung des Endothels. Der chronisch oxidative Stress mit allen pathologischen Konsequenzen schädigt und reorganisiert auch den Herzmuskel und verantwortet die diabetische Kardiomyopathie. Die Schädigung des Herzens beim Diabetiker unterliegt grundsätzlich zwei Mechanismen. Zum einen entwickelt sich eine ischämisch bedingte Funktions- und Strukturstörung infolge der Makro- und Mikroangiopathie und zum anderen eine diabetische Kardiomyopathie, die sich lt. Definition auch ohne ischämische koronare Herzerkrankung und Hypertension ausbildet. Die endotheliale Dysfunktion spielt gleichfalls eine Hauptrolle. Die Hyperglykämie, die Hyperinsulinämie und die Insulinresistenz schädigen die Endothelzellen. Nachfolgend wird der Stoffwechsel der Kardiomyozyten einbezogen und die fibröse Reorganisation des Gewebes findet statt (Wang et al. 2022a, b; Peng et al. 2022; Tang et al. 2022).

> **Wichtig** Der oxidative Stress als gravierende Folge einer chronischen physischen Inaktivität ist eine hauptsächliche Ursache der Entwicklung des Diabetes mellitus Typ II mit allen Komorbiditäten.

Mitochondriale Dysfunktionen gehören zu den sehr frühen, wenn nicht sogar zu den auslösenden Veränderungen auch im **Alterungsprozess** des Gehirns und aller Gewebe. Es ist bekannt, dass inaktivitätsbedingte chronisch degenerative Vorgänge und die des Alterungsprozesses grundsätzlich zu vergleichbaren Ergebnissen führen. In beiden Prozessen ist die Mitophagie, die Entfernung funktionell gestörter

Mitochondrien beeinträchtigt, was zu ihrer fortschreitenden Akkumulation führt. Bei der Neurodegeneration lässt das energetische Defizit Synapsen untergehen, das neuronale Netzwerk wird eingeschränkt und klinisch werden kognitive Einbußen bemerkbar. Steigen die Konzentrationen von beta Amyloid, dann steigen in der Folge auch die oxidativen Spezies in den Mitochondrien und dessen Schädigungen werden ausgeprägter und die defizitäre Mitophagie wird zusätzlich gefördert (Pradeepkiran und Reddy 2020).

Fazit

Die größte **ROS**-Menge entsteht in den **Mitochondrien.** Die Zellen besitzen eine **antioxidative Kapazität,** einen „oxidativen Schutzschild", der wie alle Systeme adaptiert oder de-adaptiert! In physiologischen Mengen sind ROS wichtige Signalsubstanzen und eine dauerhaft überproportionale Bildung wirkt schädigend. Bevorzugt Ausdauertraining qualifiziert die antioxidative Kapazität.

Die Mitochondrien haben viele essentielle Funktionen für den gesunden Zustand und für krankhafte Entwicklungen

Aerobes Training vertritt gegenüber dem Ruhezustand eine geringere ROS-Produktion und die anti-oxidative Kapazität wird stimuliert. Die ROS sind bei einem guten Trainingszustandes der aeroben Kapazität notwendige Substanzen und dürfen nicht neutralisiert werden. Ein „positiver" mitochondrialer Stress durch moderate physische Aktivität aber auch durch eine kalorische Restriktion produziert mitochondriale ROS, die zugleich eine Abwehrreaktion gegen den Stress veranlassen. Die positive Wirkung des moderaten Stresses macht die Zellen/Muskelfasern weniger anfällig für Störungen. Dennoch verursachen physische Aktivitäten oxidativen Stress, dem die Verbesserung der antioxidativen Kapazität und der Reparaturkapazität entgegengestellt wird. Damit wird u. a. der Schutz vor Veränderungen des Erbmaterials erweitert und die antionkologische Wirkung des Trainings mitbegründet. Die ROS und der Redoxzustand sind Faktoren der kontraktilen Funktionsfähigkeit sowie der Regulation der Aktivität der angeborenen und adaptiven Immunität. Die Myokinproduktion wird durch ROS angetrieben und steht „rückgekoppelt" im Dienst des antioxidativen Systems. Die Mitochondrien haben einen wesentlichen Anteil an der Struktur der Mikrozirkulation.

Dem **„intermittierenden oxidativen Stress der physischen Aktivität",** steht der **„chronische oxidative Stress der physischen Inaktivität"** nicht nur gegenüber, sondern entgegen. Bei chronischer physischer Inaktivität werden die ROS zu schädigenden Substanzen, indem einerseits die low grade inflammation die Bildungsrate ansteigen lässt und andererseits die antioxidative Kapazität gering ist und bleibt. Der „chronische oxidativer Stress" wird zum Ursprung pathophysiologischer Reaktionsketten. Die Mitochondrien sind zu einem Zentrum von Entzündungsreaktionen geworden. Die „Mito-Entzündung" geht mit Eingriffen in Signalwege, in schadenassoziierte Reaktionen und die Produktion pro-inflammatorischer Zytokine einher. Die dysfunktionelle Mitochondrien spielen eine zentrale Rolle für pathologische Auswirkungen über die Gewebegrenzen hinaus. Die phasenhaften trainingsbedingten ROS-Bildungen fördern die Insulinsensitivität und den Glucoseverbrauch und das Gegenteil veranlassen chronische Erhöhungen der ROS-Spiegel. Sie sind ein wesentlicher Faktor der Insulinresistenz, des diabetischen Stoffwechsels und der Entwicklung des Diabetes. Im Gehirn ist ein positiver ROS-Stress mit ausreichend Erholungszeiträumen ein notwendiger Modulator von Adaptationen kognitiv relevanter Funktionen und auch der Effekt dreht sich bei hohen Konzentrationen in das Gegenteil und fördert neurodegenerative

Prozesse. Dies gilt gleichermaßen für metabolische, kardiovaskuläre, gastrointestinale und onkologische Erkrankungen und der Alterungsprozess wird angetrieben.

Über die aerobe Kapazität ist es möglich, die „Gesamtfunktion" der Mitochondrien abzuschätzen. Die Aufrechterhaltung einer geringen „physiologischen" Bildungsrate sowie einer ausgeglichenen Bilanz zwischen ROS-Produktion und ROS-Elimination durch körperliche Aktivitäten ist ein notwendiger Gesundheitsfaktor und verzögert die Alterungsprozess!

7.2 Insulin und Insulinresistenz: Gesundheits- oder Krankheitsfaktor

Trailer

Muskeln, Fett und Leber bestimmen die Glucosehomöostase. Insulin reguliert den Stoffwechsel und über das Gehirn die endogene Glucoseproduktion. Die Effektivität beruht auf der Insulinsensitivität.

Die **Insulinresistenz** der **Muskeln** ist die „Startreaktion"! **Mitochondrien** bilden Dysfunktionen und oxidativen Stress aus. Die **Leber** wird geschädigt. Das Fettgewebe liefert Fettsäuren, die Leber, Muskulatur und Pankreas infiltrieren, die **nicht alkoholische Fettleber,** die **Sarkopenie,** die **Lipotoxizität** und **Entzündungsprozesse** begründen. Das **Immunsystem** ist intensiv beteiligt. Die **zentrale und periphere Insulinresistenz** lässt den Insulinspiegel steigen. Der „gesamte" Mensch ist stoffwechselkrank. Die Gewebe maladaptieren gegenseitig pathologisch. Mit dem **Alterungsprozess** entwickelt sich eine Insulinresistenz. **Das Gehirn ist primär in alle Prozesse eingeschlossen und nicht ein „später mitreagierendes Organ".** Die **Compliance** und **Resilience** nehmen ab. Die **Ausdauer** verhindert weitestgehend die Insulinresistenz.

7.2.1 Glucosehomöostase bestimmt die Stoffwechselgesundheit

Das Gehirn benötigt in physischer Ruhe und unter allen Belastungsbedingungen ständig ca. 20 % der Sauerstoffaufnahme für die energetische Absicherung seiner Funktionen und als Substrat der ATP-Resynthese wird fast ausschließlich Glucose verwendet. Das bedeutet, für das Gehirn muss unter physischen, psychischen und kognitiv-mentalen Belastungsbedingungen aber auch während jedes erkrankungsbedingten Zustandes immer ausreichend Glucose zur Verfügung stehen und in der Muskulatur muss der Substratverbrauch für den Energiestoffwechsel der Intensität und der Verfügbarkeit angepasst werden. Für die Muskulatur ist die „metabolische Flexibilität" eine wichtige physiologische Eigenschaft des Energiestoffwechsels. Darunter wird die Fähigkeit der Stoffwechselregulation verstanden, sich an die Verfügbarkeit der Substrate für die ATP-Resynthese anpassen zu können (Goodpaster und Sparks 2017). Die primären Zielgewebe des Insulins, das Muskel-, Fett- und Lebergewebe sind Synergisten für die Regulation und Koordination der Glucosehomöostase und die energetische Verstoffwechslung und der Stoffwechsel der Fette ist eingebunden.

Bei Belastungen bis zu einem Laktatbilanzwert von ca. 2,0 mmol/L beträgt der Anteil der β-Oxidation an der aeroben ATP-Resynthese der Muskulatur noch ca. 40–55 % (beachte [Langzeit]Ausdauertrainingszustand!). Dieser Anteil fällt selbst bei nur wenig intensiveren Intensitäten und einem Laktatbilanzwert von 3,0 mmol/L auf ca. 25–30 %, bei einem Laktatwert von 4,0 mmol/L auf 15–20 % weiter ab und wird bei hohen Intensitäten minimal.

Bei Belastungen ab einem Bilanzwert des Blutlaktats von 2,0 mmol/L wird demzufolge mit dem Intensitätsanstieg der Belastung vom FT-Muskelfaserpools Laktat produziert und ab der Belastungsintensität, die die sogenannte fixe oder die individuelle anaerobe Schwelle darstellt (4,0 mmol/L bzw. wenig um diesen Wert), übersteigt die Laktatproduktion fortschreitend die Kapazitäten der Elimination. Die Laktatkonzentration im Serum steigt stetig bis der resultierende pH-Wertabfall die Funktionsfähigkeit der Enzymsysteme so einschränkt, dass der Belastungsabbruch das Ergebnis ist. Die Muskulatur selbst besitzt nicht die enzymatischen Ressourcen für die erneute Verstoffwechselung des Laktats zur Glucose. Diese Ressourcen, die Enzyme der Gluconeogenese, besitzt nur die Leber mit dem

- Cori-Zyklus (Muskel: Laktat – in die Leber – dort Pyrovat – Glucose und Abgabe in das Blut; sehr energieaufwendig! 6 ATP!; Sharma et al. 2019),
- Glucose – Alanin – Zyklus (Muskel: Proteine – Aminosäuren – Desaminierung und C-Gerüst in den Zitratzyklus – Aminogruppe auf das Pyrovat [Alanin-Aminotransferase] – es entsteht Alanin – Alanin zur Leber und Gluconeogenese – Glucose Abgabe in das Blut; Fehlig 1973) und
- der Gluconeogenese aus Glycerol und Glutamin.

Damit sichert die Leber auch bei intensiven physischen Belastungen und dem absolut bevorzugten Glucoseverbrauch durch die Muskulatur den immer ausreichenden Glucosespiegel für das Gehirn.

Für die Versorgung der Gewebe und Organe mit ausreichend Glucose und den Glucosestoffwechsel sind

- -das Insulin (Aufnahme von Glucose [Gluc4-Transporter] und Aminosäuren in Muskelfasern und Adipozyten, Glykogensynthese [Leber], Synthese Triglyceride [Muskel, weißes Fettgewebe], Hemmung Proteolyse, Gluconeogenese, K^+-Aufnahme in Muskelfasern und Adipozyten, Regulation Zellwachstum; vgl. insulin signaling [Muskel, Leber, weißes Fettgewebe]: Effektoren und Effekte Petersen und Shulman 2018) und
- -das Glucagon (Glykogenolyse, Gluconeogenese, Glucoseabgabe [Leber]) die regulierenden Hormone.

Beide Hormone sorgen für den notwendigen cross talk zwischen der Muskulatur, dem weißen Fettgewebe und der Leber zugunsten der Bereitstellung von Glucose und deren Verwertung.

Das Insulin hat einen dualen Wirkungsmechanismus, indem es **erstens** direkt den Stoffwechsel der empfindlichen Gewebe Muskulatur, Fett und Leber reguliert und **zweitens** indirekt über die Beeinflussung des Hypothalamus und den dorsalen Parasympathikuskomplex die endogene Glucoseproduktion wesentlich mitbestimmt. Offensichtlich ist die Leber sogar auf die zentral vermittelten Insulinwirkungen angewiesen, um ihre Glucoseproduktion dem Bedarf anzupassen und dies gilt sehr wahrscheinlich auch für die insulinstimulierte Glucoseaufnahme durch das Muskelgewebe. Im Experiment (Mäuse) ist die zentrale Insulinresistenz sogar der Hauptfaktor der muskulären Insulinresistenz infolge eines überproportionalen Fettanteils in der Ernährung (Parleviet et al. 2014). Zentral vermittelt mindert Insulin auch den Appetid. Im Experiment reguliert das ZNS die Insulinwirkung in der Leber, mindert, vermittelt über den Hypothalamus die Gluconeogense, fördert die muskuläre Glucoseaufnahme, mindert die Lipolyse im Fettgewebe und die Glukagonabgabe. Diese Reaktionen sind indirekte Insulinwirkungen und müssen weiter aufgeklärt werden. Sie werden offensichtlich über das neurovegetative System und die HPA-Achse vermittelt (vgl. Petersen und Shulman 2018). Die Effektivität der Insulinwirkung ist von der **Insulinresistenz** (s. hinten) abhängig, die stets sowohl die reduzierte direkte und die indirekte Insulinwirkung einschließt.

▶ **Wichtig** Die Insulinwirkung im Gehirn sorgt dafür, dass die adäquaten cerebralen Kontrollfunktionen des Stoffwechsels zur Regulation der Energiehomöostase im Organismus und die Koordination der cross talks zwischen den Geweben ausgeübt werden (Scherer et al. 2021). Entsprechend ist die Insulinresistenz auch des Organs Gehirn sowohl eine Folge ungenügender sensomotorischer Aktivitäten als auch eine unmittelbare Ursache der daraus entstehenden metabolischen Störungen und Erkrankungen. **Das Gehirn ist somit primär in die Krankheitsprozesse eingeschlossen und nicht ein „später mitreagierendes Organ“.** Die kognitiven und regulatorischen Leistungen zur notwendigen Prävention und für „den aktiven therapeutischen Bedarf“ werden bereits mit dem „Beginn der physischen Inaktivität“ eingeschränkt (vgl. Abb. 5.2, 8.6 und 8.7) und Compliance, Adhärenz und Resilience nehmen ab.

Hervorzuheben ist, dass eine sehr hohe Übereinstimmung zwischen den Insulin- und IGF-1 Rezeptoren besteht. Sie bilden in den Geweben sehr vieler Zelltypen hybride Heterodimere, weshalb beide Signalsubstanzen gleichartige Signalketten und Effektoren aktivieren und somit sehr übereinstimmende Wirkungen hervorrufen (Siddle 2011; Bedinger und Adams 2015). Bei noch nicht insulinpflichtigen Diabetikern besteht eine Hyperinsulinämie. Die sehr stark übereinstimmenden Signalwirkungen von Insulin und IGF-1 sind sehr wahrscheinlich auch eine Ursache, dass zwischen hohen bis pathologisch gesteigerten Insulinspiegeln als auch der Insulinresistenz und einigen onkologischen Entitäten eine Wechselbeziehung nachgewiesen werden kann (Perseghin et al. 2012). So ergab eine 15-jährige Beobachtungsperiode (Cremona Studie: Bevölkerungsstudie zur Prävalenz des Diabetes in Italien), dass alters- und geschlechtsadjustiert die Hyperinsulinämie und die Insulinresistenz unabhängig vom Diabetes, der Adipositas bzw. viszeralen Adipositas und dem metabolischen Syndrom mit der onkologisch bedingten Mortalität verbunden sind. Personen der obersten Quantile des Seruminsulins haben ein um 62 % höheres Risiko an onkologischen Erkrankungen zu versterben, wobei insbesondere gastrointestinale Tumoren mit einem gesteigerten Risiko von 161 % herausragen.

Auf der anderen Seite der Regulation stehen

- die Glukokortikoide (Stimulation Glucagon, Hemmung Insulinsekretion und Glucoseaufnahme, Stimulation Gluconeogenese [Leber], Lipolyse [Fettgewebe], Proteolyse [Muskelgewebe]),
- das Adrenalin (Hemmung Insulinproduktion und Steigerung Glukagon, Glykogenolyse, Gluconeogenese, Stimulation Glucoseaufnahme und -verwertung [Muskulatur], Lipolyse) und
- das Wachstumshormon (direkt: Glykogenolyse [Steigerung Blutzucker], Lipolyse, Retention Wasser und Elektrolyte, indirekt über IGF-1: Senkung Blutzucker, Wachstum/Eiweißsynthese [Muskulatur, Knochen], Zellvermehrung).

> **Wichtig**
> Durch stets ausreichende körperliche Aktivitäten gilt es lebenslang,
>
> - im „Organ Muskulatur“ die biologischen Voraussetzungen für den Glucoseverbrauch zu erhalten und keine Glucoseintoleranz und Insulinresistenz entstehen zu lassen und somit
> - die hormonellen Regulationen für die Glucosehomöostase zu fordern und im Ergebnis
> - das gesunde Zusammenspiel von Muskel-, Leber- und weißem Fettgewebe zu sichern.

Da die Leber ein hauptsächliches Kettenglied der Homöostase des Glucosestoffwechsels ist, gilt es mittels körperlicher Belastungen und einer angepassten Ernährung die Entwicklung einer nicht-alkoholischen Fettleber (Adipositas! metabolisches Syndrom!), die immer auch mit einer Insulinresistenz gekoppelt ist, zu verhindern. Bereits bei der Adipositas bestehen Dysfunktionen und Dysregulationen in der Abstimmung und den metabolischen Wechselbeziehungen des Stoffwechsels zwischen dem Muskel-, Leber- und weißem Fettgewebe und der Beteiligung des Glucose-Alanin- und des Glucose-Laktat-Zyklus. Die Aktivierung der Gluconeogenese aus Alanin und Laktat in der Leber ist gesteigert und es besteht eine beeinträchtigte Glykolyse im Skelettmuskel (Egami et al. 2021). Die Leber steigert die Blutglucose und die Glucose in den Muskelfasern wird vermindert verwertet.

> **Wichtig**
> Intensive physische Belastungen steigern die Insulinclearance in der Leber und im Skelettmuskel, was als eine Reaktion zugunsten der Sicherung eines physiologischen Glucosespiegels gewertet werden muss und die Effektivität der Wirkungen physischer Aktivitäten mit ausmacht (Kurauti et al. 2016).
>
> Körperliches Training bedeutet nicht nur „Stoffwechselgesundheit der Muskulatur", sondern gleichfalls aller an der Glucosehomöostase über die cross talks beteiligten Gewebe und Organe, wie der Leber mit allen ihren weiteren lebenswichtigen und hoch gesundheitsrelevanten Funktionen (Speicherung, Stoffwechseldepot [fettlösliche Vitamine, Eisen], Entgiftung, Ausscheidung, Zusammensetzung des Blutes [Gehirn!], Fettverdauung [Galle]).

Es besteht zugleich eine sehr enge Beziehung zwischen der Leber und dem Fettgewebe. Die funktionellen Veränderungen des Fettgewebes bei der Adipositas führen zur nicht alkoholischen Fettleber, wie es beim metabolischen Syndrom, dem Diabetes Typ II und kardiovaskulären Erkrankungen charakteristisch ist. Das insulinresistente und funktionell veränderte Fettgewebe setzt verstärkt Fettsäuren frei. Sie werden in der Leber, der Muskulatur und im Pankreas angesammelt und toxische Metabolite schädigen die Gewebe lipotoxisch. Dies wiederum startet und unterhält Entzündungsprozesse, bedeutet oxidativen Stress, stimuliert die Apoptose und sorgt für Dysfunktionen dieser Gewebe. In den cross talk zwischen dem Fettgewebe und der Leber ist auch intensiv das Immunsystems eingebunden, was die lipotoxische Entwicklung der Leberstruktur und -funktion unterstützt (Cusi 2012).

> **Wichtig** Die ausschließlich einzige ursächliche Therapie ist, durch physische Aktivitäten und Gewichtsreduktion die miteinander zusammen- und voneinander abhängenden Hauptfaktoren der Krankheitsentwicklung die Insulinresistenz, die chronische Entzündung und den oxidativen Stress einzudämmen und zu beseitigen.

7.2.2 Insulinresistenz pathogenetisches Schlüsselmerkmal

Werden die fein abgestimmten hormonellen Regulationen der Glucosehomöostase in der Regel allein bereits infolge chronisch ungenügender muskulärer Aktivitäten und zusätzlich durch eine überkalorische Ernährung beeinträchtigt, entsteht die **Insulinresistenz** (Petersen und Shulman 2018; da Silva Rosa 2020) **als ein bestimmendes pathogenetisches Schlüsselmerkmal der metabolischen Störungen und der Entwicklung eines Diabetes mellitus Typ II und führt letztendlich zur Dekompensation der β-Zellfunktion mit dem „Endergebnis der Insulinpflichtigkeit".** Die Adipositas mit der inadäquat hohen Zucker- und Fettaufnahme induziert gleichfalls eine Insulinresistenz des weit verbreitet mit Insulinrezeptoren ausgestatteten Gehirngewebes (Havrankova et al. 1978) und diese wiederum liefert einen Betrag zur peripheren Insulinresistenz der Leber (Parleviet et al. 2014). Sie ist der absolut bedeutendste Risikofaktor und Realisator des Diabetes und das Gehirn ist direkt an allen pathogenetischen Entwicklungsstadien und der diagnostizierten Erkrankung intensiv beteiligt. Damit werden bereits in den Vorstadien die Resilience, die Adhärenz und die Compliance negativ verändert. Die Prävalenz der Adipositas und die des Diabetes gehen parallel (Kahn et al. 2006) und die Hyperglykämie ist das Ergebnis der Insulinresistenz.

> **Wichtig** Die **zentrale und die periphere Insulinresistenz** bedeuten, die peripheren Gewebe und das Gehirn reagieren nur noch ungenügend auf physiologische Insulinspiegel. Eine physiologische Insulinmenge ist nicht ausreichend, die Glucoseaufnahme und -verwertung ausreichend zu steigern, die endogene Glucoseproduktion und die Lipolyse zu mindern. Für die Sicherung der Glucosehomöostase bzw. für die Senkung des Blutglucosespiegels muss der Insulinspiegel erhöht sein, indem kompensatorisch die Insulinfreisetzung des Pankreas ansteigt.

Die Insulinresistenz hat nicht nur energetische Konsequenzen für die Muskulatur. Sie sorgt u. a. für die Ablagerung von Fett in der Leber und im Skelettmuskel (Tsuzuki et al. 2017). Daraus resultieren zum einen die Entwicklung der nicht alkoholischen Fettleber und zum anderen die der Sarkopenie. Die inadäquate Fettinfiltration in die Muskulatur ist ein Hauptmerkmal der Sarkopenie als chronisch degenerative neuromuskuläre Erkrankung vergleichbar einer Kardiomyopathie oder chronischen Herzinsuffizienz (Barbalho et al. 2020). Kardiovaskuläre Komplikationen sind beim Diabetes die Regel.

> **Wichtig** **Insulinresistenz** bedeutet, die insulinempfindlichen Gewebe reagieren nur noch ungenügend auf das Insulin bzw. es liegt eine Rechtsverschiebung der Insulindosis-Wirkungsbeziehung ohne oder auch mit verminderter maximaler Wirkung vor (Petersen und Shulman 2018). Die Entnahme von Glucose aus dem Blut sinkt, die Lipolyse wird gravierend gemindert, Glykogen produziert, die Leber gibt weniger Glucose ab und die anabolen Insulinwirkungen sind deutlich geschwächt. Zunächst werden die Funktionen aller insulinempfindlichen Gewebe, also das Muskel-, das Fett- und das Lebergewebe beeinträchtigt, aber in der Realität sind alle Gewebe und Organe davon betroffen. Der „gesamte" Mensch ist stoffwechselkrank und die Strukturen und Leistungen aller Funktionssysteme und Organe einschließlich dem Gehirn werden beeinträchtigt. Die Hyperinsulinämie ist ein Kompensationsmechanismus, der mit der Zeit dekompensiert.

Die chronische, nicht schmerzhafte, systemische Entzündung (s. diseasome of physical inactivity) mit ihren sehr vernetzten Signalwegen in den Geweben hat eine Schlüsselfunktion bei der Entwicklung, Aufrechterhaltung und Fortentwicklung der Insulinresistenz als Basis der metabolischen Erkrankungen (Hotamisligil et al. 2010; Olefsky und Glass 2010; Lackey und Olefsky 2016) aber auch der nachteiligen bis pathophysiologischen Entwicklungen der Gehirnfunktionen auf den unbewussten (Scherer et al. 2021) wie den bewussten Ebenen.

Die Insulinresistenz ist ein wesentlicher pathogenetischer Baustein aller metabolischen Erkrankungen beginnend bereits beim Übergewicht, intensiver werdend bei der Adipositas, weiter bei der Fortentwicklung zum metabolischen Syndrom und extrem ausgeprägt beim „Endstadium" der pathogenetischen Kette, dem Diabetes mellitus Typ II. Gleichfalls verursachen die chronische physische Inaktivität in jedem Alter der Lebensspanne und der Alterungsprozess selbst eine Insulinresistenz. Sie wird durch die bei den genannten Krankheitsentwicklungen, der physischen Inaktivität und im fortgeschrittenen Alter immer vorhandenen low grade inflammation, den vergesellschafteten Fettstoffwechselstörungen, der Lipotoxizität, dem endoplasmatischen oxidativen Stress und mitochondrialen Dysfunktionen vermittelt und ist das prägende Merkmal der metabolischen Erkrankungen mit pathologischen Konsequenzen für alle Gewebe und Organe.

> **Wichtig** Training zum Abbau der Insulinresistenz ist eine vorrangige Zielstellung jedes Therapieprogramms. Hierfür sind Ausdauerbelastungen „das Medikament der ersten Wahl".

Die **Insulinresistenz** unterliegt den folgenden Faktoren und pathophysiologischen Mechanismen (vgl. Überblick Petersen und Shulman 2018; Yaribeygi et al. 2019a; da Silva Rosa et al. 2020; Sangwung et al. 2020; Li et al. 2020; Mastrototaro und Roden 2021; Lee et al. 2022):

> **Wichtig**
> Sehr verallgemeinert ausgedrückt, die Insulinresistenz der Körpergewebe mit allen sehr komplexen pathologischen metabolischen und resultierenden strukturellen Folgen und letztendlich dem Diabetes Typ II ist das Ergebnis einer chronischen Dysbalance zwischen einer nahrungsbedingten Energieaufnahme und dem Energieverbrauch (Roden und Shulman 2019). Es entstehen Störungen der Insulinsignalkaskade, mitochondriale Dysfunktionen, Anomalien des Fettstoffwechsels und Entzündungsnetzwerke, welche Folgen und Merkmale der Insulinresistenz sind und die Stoffwechselstörungen verursachen, aufrechterhalten und verstärken.
> **Daraus resultiert die „globale präventive und therapeutische Konsequenz": Energieverbrauch durch physische Aktivität gemeinsam mit einer ausgeglichenen Bilanzierung der Energieaufnahme und des Energieverbrauchs!**

- Veränderungen in den insulinempfindlichen Geweben und den β-Zellen des **Pankreas**. Nach dem Erkennen einer hyperbolen Verknüpfung zwischen der Insulinsensitivität und der Insulinsekretion ist bei Personen mit hohem Diabetesrisiko die β-Zelldysfunktion als ein Faktor der Entwicklung des Diabetes ermittelt worden. Gemessen an der Glucosetoleranz entspricht die Entwicklung und die Progression der Stoffwechselerkrankung bis zum Diabetes einer fortschreitend abfallenden Insulinsensitivität und gleichzeitig einer Steigerung der Dysfunktion der β-Zellen, wobei das viszerale Fett der wesentliche Faktor der Insulinresistenz und die Abnahme der β-Zellen für ihre Dysfunktion verantwortlich zu sein scheinen (Kahn 2003).
- Der **Glukagonstoffwechsel** (α-Zellen: Regulation Aminosäuren-, Kohlenhydrat- und Lipidstoffwechsel; Glykogenolyse, Gluconeogenese, Lipolyse) ist eingeschränkt, was u. a. sowohl einerseits die Lipolyse bei Nährstoffmangel und auch andererseits die Lipogenese bei Nährstoffangebot reduziert.

> **Wichtig** Die Veränderungen und Minderungen der Insulinwirkungen sind durch physische Aktivitäten, hypokalorische Ernährung und Gewichtsreduktion in Abhängigkeit vom Stand der Pathogenese selbst bei Diabetikern zumindest noch teilweise reversibel! Schon moderater Gewichtsverlust kann bei Diabetikern des Typs II die Nüchternblutzuckerspiegel in die physiologische Richtung verschieben, indem das intrahepatische Fett reduziert und die hepatische Insulinresistenz zurückgebildet werden. Die basale Glucoseproduktion der Leber fällt unabhängig von den insulinabhängigen Beeinflussungen des peripheren Glucosestoffwechsels (Petersen et al. 2005). Die Reduktion des viszeralen Fetts reduziert die Intensität der low grade inflammation als Stimulator der Insulinresistenz des Muskel-, Leber- und Fettgewebes.

- Bei Adipösen und Diabetikern (Mensch, Tierexperiment) sind die Anzahl der **Insulinrezeptoren reduziert und Rezeptordefekte** nachweisbar, die möglicherweise eine Folge der Hyperinsulinämie sind. Die Dosis-Wirkungs-Relation wird nach rechts verschoben. Mehr Insulin ist für die gleich Wirkung erforderlich.
- Die Rezeptordefekte verursachen zugleich Veränderungen und Störungen der Signaltransduktion und die nachteilige Rechtsverschiebung wird pathophysiologisch durch eine geminderte Wirksamkeit erweitert.
- Die **Muskulatur** als das absolut größte Körperorgan verstoffwechselt die größte Glucosemenge und die Insulinresistenz dieses Gewebes wirkt sich nachfolgend auch nachteilig für die Leber und das Fettgewebe aus.

So bedeutet Insulinresistenz:

- Reduktion der Glucoseaufnahme in die Muskelfasern und der Glykogensynthese,
- eine reduzierte Anzahl und dysfunktionale Mitochondrien sorgen für Defizite und Störungen der ATP-Resynthese,
- Reduktion der Glucoseaufnahme in das **weiße Fettgewebe** und Steigerung der Lipolyse mit Anstieg der freien Fettsäuren im Plasma und
- Steigerung der **hepatischen Gluconeogenese** und Minderung der Glykogensynthese

Die Auswirkungen der Insulinresistenz in den Geweben verstärken sich gegenseitig. So mindern z. B. die höheren Spiegel der freien Fettsäuren die insulin-stimulierte Glucoseaufnahme und dessen energetische Verwertung in den Muskelfasern, weil Metaboliten der Fettsäuren (sn-1,2 diacylglycerols [DAGs], Ceramide) die Insulinwirkung hemmen und die lipidinduzierte Insulinresistenz im Muskel- aber auch im Lebergewebe ausbilden und verstärken. Der Blutglucosespiegel steigt und trotzdem wird die Leber noch zusätzlich zur Glucoseproduktion angeregt. Eine weitere Stoffwechselkonsequenz ist die inadäquate Verteilung des Fetts. Die Gewichtszunahme und die Ablagerungen von Fett in der Leber und der Muskulatur werden gesteigert, indem bei geringem ausgebildetem weißem Fettgewebe eine inadäquate Fettinfiltration in das Muskel- (siehe Sarkopenieentwicklung) und Lebergewebe erfolgt.

- Der insulin-stimulierte Einbau der **GLUC4-Transporter in die Muskelfasermembranen** und in der Folge die Glucoseaufnahme nehmen als Hauptmerkmale der Adipositas und des Diabetes ab. Hierbei weist aber wahrscheinlich weniger der Glucosetransportmechanismus selbst als vielmehr der Insulinsignalweg dafür eine Funktionsstörung auf (u. a. Rezeptordefekte), denn beim Diabetiker stimulieren auch die Hypoxie und die Muskeltätigkeit die Translokation der GLUC4 (Lee et al. 2022).
- Da die Glucoseaufnahme mit der Stimulation der Glykolyse, dem ersten Abbauweg der Glucose zum Pyrovat vor dem Zitratzyklus und der Atmungskette, und der Glykogensynthese gekoppelt sind, beeinträchtigt die Insulinresistenz auch diese Stoffwechselvorgänge und mit der eingeschränkten ATP-Resynthese wird der Energiestatus der Muskelfasern defizitär.

> **Wichtig** Die Insulinresistenz der Muskelfasern reduziert primär die Glucoseaufnahme und in direkter Folge werden die Glucoseverwertung im Energiestoffwechsel bzw. die Glykogenspeicherung beeinträchtigt. Die energetische Basis der Muskelfasern verschlechtert sich und degenerative Prozesse resultieren.

- Die Entwicklung der Insulinresistenz des „Kettengliedes **Leber**" in der Glucosehomöostase hat einen wesentlichen Einfluss auf die Glykämie des nüchternen Zustandes.
- Üblicherweise reduziert die Leber die Glucoseproduktion und steigert die Glykogenbildung infolge von nahrungsbedingter Glucosezufuhr. Die insulinresistente Leber reguliert diese Prozesse

nicht mehr adäquat und steigert sogar die **hepatische Gluconeogenese** mit dem Resultat Hyperglykämie. Damit verbunden ist eine dysfunktionelle Lipolyse im Fettgewebe (Basu et al. 2005; Lewis et al. 2021).

- Der hepatische **Glykogenstoffwechsel** ist durch eine reduzierte Kontrolle durch das Insulin beeinträchtigt. Die Glykogenspiegel, die Syntheseleistungen und die Glykogenolyse sind geringer.
- Die **hepatische Lipogenese** ist gesteigert und es entwickelt sich bzw. resultiert eine nicht alkoholische Fettleber (Steatosis). Aufgrund dieser Tatsache ist die „selektive hepatische Insulinresistenz" bzw. die „Signalweg-selektive Insulinresistenz und Reaktionsfähigkeit" geschlussfolgert worden, weil die Resistenz der Leber zwar den insulin-stimulierten Glucose- aber nicht den Fettstoffwechsel betreffen soll. Auch differente Insulin-Sensitivitäten der verschiedenen Stoffwechselwege sind angenommen worden. Bei der „selektiven hepatischen Insulinresistenz" (Brown und Goldstein 2008) kann das Insulin die Gluconeogenese nicht mehr unterdrücken aber es bleibt bei der Stimulation der Lipogenese, weshalb die Hyperglykämie von einer Hypertriglyceridämie begleitet wird. Die „Signalweg-selektive Insulinresistenz und Reaktionsfähigkeit (bzw. Ansprechbarkeit)" (Wu et al. 2012) liefert eine einheitliche molekulare Erklärung für die Fettleber, die Hyperglykämie, die Dyslipoproteinämie mit ihren arteriosklerotischen und mikrovaskulären Konsequenzen und die Adipositas infolge einer Dysbalance zwischen Energieaufnahme und -verbrauch. Die Leber hat in vivo einen spezifischen Defekt ausgebildet (die Mitglieder der Protein-Tyrosin-Phosphatase-Genfamilie werden durch Insulin nicht mehr inaktiviert).
- Insulinunabhängige Stoffwechselprozesse können das Paradoxon auch auflösen, die Lipogenese verantworten (Veresterung zirkulierender Fettsäuren, ernährungsbedingte de novo Lipogenese) und zur Fettleber mit den entsprechenden Konsequenzen führen.

> **Wichtig** In der Zusammenfassung bezieht die hepatische Insulinresistenz alle Wege der Insulinwirkung mit einem unterschiedlichen Ausmaß der funktionellen Beeinträchtigung ein und schädigt insgesamt das lebenswichtige Organ.

- Die Insulinresistenz des **Fettgewebes** geht gleichfalls mit einer geminderten Anzahl und Aktivität des Insulinrezeptoren einher. Die Glucoseaufnahme der Adipozyten wird eingeschränkt.
- Obwohl die Glucoseentnahme durch das Fettgewebe auch physiologisch sehr wenig zur Senkung der Glucosespiegel beiträgt, unterstützt die Insulinresistenz des Fettgewebes aber die des Muskel- und Lebergewebes.
- Insulin unterdrückt üblicherweise die Lipolyse. Der antilipolytische Effekt des Insulins ist bei der Adipositas und dem Diabetes beeinträchtigt.
- Die Resistenz erhöht die **Fettsäuren** im Blut und diese sind wieder die Stimulatoren der Gluconeogenese in der Leber. So ist die Insulinresistenz des weißen Fettgewebes ein Faktor des Glucosespiegels und der Entwicklung des Diabetes.
- -Auch wenn sich die Nettolipolyse bei Normalgewichtigen und adipösen Diabetikern nicht unterscheidet, liegt dennoch bei Diabetikern ein Defekt der insulinbedingten Senkung der Spiegel freier, nicht veresterter Fettsäuren vor (Riemens et al. 2000) und die Transporter der Fettsäuren sind weniger. Im Gesamtergebnis unterstützt die Insulinresistenz die Lipidspeicherung (Pereira et al. 2016) und dies besonders ektopisch in der Muskulatur (siehe adipositasbedingte Sarkopenie) und weiteren Geweben außerhalb des Fettgewebes (McQuaid et al. 2011). Die Grundlage der ektopischen Fettab- und -einlagerungen und der Lipotoxizität wird in einem Defekt des Fettgewebes bei der Adipositas gesehen. Die deutlich gesteigerte viszerale Fettmasse des Adipösen gibt weniger freie Fettsäuren ab, sodass aus dieser Sicht

die 24-Stunden-Spiegel im Blut normal bleiben können aber gleichzeitig ist die Speicherung des Fetts in den Chylomikronen bei entsprechendem Angebot nach der Nahrungsaufnahme unterdrückt. Das Fett nutzt andere Speichergewebe.

- -Als ein Mechanismus zur Verhinderung der Lipogenese im viszeralen Fettgewebe kann auch die Resistenz der Glucoseaufnahme selbst sein, denn der Glucoseabbau wird dadurch gemindert und Substrate für die Veresterung von Fettsäuren (Glycerol-3-phosphate) und somit die Lipidspeicherung stehen nur eingeschränkt zur Verfügung. So sind Verlagerungen freier Fettsäuren aus dem abnormal reagierenden Fettgewebe in das Nicht-Fettgewebe charakteristisch für die Insulinresistenz und bestimmten die fundamentalen Stoffwechselstörungen später beim Diabetes (Lewis et al. 2002).
- Die Insulinresistenz ist auch eine adipositas-assoziierte lipidinduzierte Resistenz (vgl. Petersen und Shulman 2018), was wiederum mit der ektopischen Fettablagerung in der Muskulatur (siehe Sarkopenie) und der Leber in Verbindung steht.

> **Wichtig** Die Insulinresistenz des Fettgewebes hat globale Auswirkungen und unterstützt die ektopischen Fettablagerungen, die zur nicht alkoholischen Fettleber und der Fettinfiltration in die Skelettmuskulatur führen.

- Die **ektopischen Fettablagerungen bzw. Fettinfiltrationen** bei der Adipositas und zum Diabetes gehörend, die aber auch selbst ohne viszerale Adipositas entstehen können (Mann und Savage 2019), sind ein wesentlicher verstärkender Faktor der muskulären und hepatischen Insulinresistenz.
- Die Fettinfiltrationen in beiden Geweben werden von Krssak et al. (1999) und von Fabbrini et al. (2009) sogar als aussagefähigere Merkmale für eine Insulinresistenz angesehen als die viszerale Adipositas selbst, weil der inadäquat hohe Fettanteil Störungen der Signalwege des Insulins verantwortet.

Die Hintergründe sind erstens (Krssak et al. 1999), dass bei normalgewichtigen Erwachsenen ohne Diabetes (n=23, 29 ± 2 Jahre, BMI 24,1 ± 0,5 kg/m^2) eine inverse Beziehung zwischen

- dem intramyozellulären Lipidspiegel im M. soleus (lt. MRI) und dem Ergebnis des hyperinsulinaemic-euglycaemic glucose clamp Test (M-Wert zur 100–120. min.; r=−0,58, p=0,004) errechnet werden kann und gleichfalls
- der Wert des clamp-Tests auch mit dem Spiegel der nicht veresterten, freien Fettsäuren im Blut (r=-054, p=0,003) in einem inversen Verhältnis steht.

Dabei ist der intramyozelluläre Fettgehalt unabhängig vom BMI, dem Alter, den Spiegeln der Triglyceride und der freien Fettsäuren, der Glucose und dem Insulin. Daraus leiten die Autoren ab, die muskuläre Fettinfiltration kann bei nicht adipösen Personen ohne Diabetes als ein Indikator der Insulinsensitivität des Organismus eingeschätzt werden.

> **Wichtig** Unabhängig von der Indikation einer MRI-Diagnostik sollte es zum Standard werden, dass als wesentlicher und therapeutisch hoch relevanter „Nebenbefund" die muskuläre Struktur und die Fettinfiltration beurteilt werden. Leider ist aktuell der muskuläre Status nicht einmal bei myo-faszial-skelettalen Schmerzen einen Befund wert!!, obwohl doch die muskuläre Situation mit dem allgemein anerkannten Trainingsbedarf der einzige direkt beeinflussbare therapeutische Zugangsweg ist (Ausnahme: Verdacht auf Bandscheibenvorfall mit neuronaler segmentaler Klinik).

Der zweite Hintergrund ergibt sich (Fabbrini et al. 2009), indem mit der gleichen clamp-Technik und der VLDL-(very-low-density lipoprotein-triglyceride)-Sekretionsrate die metabolische Funktion bei Adipösen mit

- hohen bzw. geringen intrahepatischen Triglyceridspiegeln bei vergleichbarem viszeralem Fettvolumen und
- hohem und geringem viszeralem Fett und vergleichbaren intrahepatischen Triglyceridspiegeln analysierten worden ist.

Mittels Biopsie sind die an der ektopischen Triglycerindakkumulation beteiligten Veränderungen ermittelt worden. Bei vergleichbarem viszeralem Fettvolumen aber hohem intrahepatischem Fettanteil haben das Leber-, das Fett- und das Muskelgewebe eine um 41 %, 13 % bzw. 36 % geringere Insulinsensitivität und eine etwa verdoppelte VLDL-Sekretion. Zugleich ist anhand der CD36-Expression (steigert die Aufnahme von Fettsäuren für den Energiemetabolismus; wenn dysreguliert zentrale Funktion zugunsten der Adipositas, Risiko der Arteriosklerose; Xu et al. 2013) die Fettaufnahme durch das Fettgewebe vermindert und die des Muskelgewebes sogar gesteigert (siehe Entwicklung Sarkopenie). Ist das intrahepatische Fett vergleichbar aber das viszerale different bestehen dagegen diese Unterschiede bei der Insulinsensitivität und der VLDL-Sekretion nicht.

> **Wichtig** So zeigt das viszerale Fett vielmehr die intrahepatische und intramuskuläre Fetteinlagerung an und spiegelt die Insulinresistenz als das Charakteristikum der metabolischen Erkrankungen wider. Die Insulinresistenz zeigt gleichfalls die Entwicklung der degenerativen neuromuskulären Erkrankung Sarkopenie an.

- Der am Glucose- und Lipidstoffwechsel beteiligte **endoplasmatische Stress** (ER-Stressreaktion; Unfolded Protein Response) auf abgelagerte fehlerhaft gefaltete Proteine ist bei der Adipositas immer vorhanden und kann zur Insulinresistenz beitragen. Die Hyperglykämie veranlasst eine kompensatorisch gesteigerte Insulinfreisetzung und das Insulin induziert in der Leber und den β-Zellen ER-Stress, der wiederum das Versagen und die β-Zell-Apoptose fördert (Laybutt et al. 2007).
- Die **low grade inflammation** scheint nicht direkt aber indirekt an der Insulinresistenz mitzuwirken. Der TNF-α spielt eine mögliche Rolle. TNF-α aktiviert den zentralen Koordinator der Entzündungsantworten (nuclear factor of kappa light polypeptide gene enhancer in B-cells inhibitor alpha; Teil der NF-κB-Signaltransduktionskaskade; in Leberzellen und systemisch in Myeloidzellen [Erytrozyten, Thrombozyten, angeborene Immunabwehr: Granulozyten, Monozyten]) und in der Folge werden Entzündungsmediatoren stimuliert, welche systemisch die Insulinresistenz ausbilden (Arkan et al. 2005).

> **Wichtig**
> Die systematische, langfristige Dysbalance zwischen Nahrungsaufnahme und der energetischen Verwertung durch physische Aktivitäten ist die globale zentrale Ursache aller degenerativen metabolischen Erkrankungen.
>
> **Beim Menschen ist offensichtlich die Insulinresistenz des Muskelgewebes die erste und somit die „Startreaktion" der letztendlich komplexen und alle Gewebe und Organe des Organismus einbeziehenden metabolischen Anomalien! Die physische Inaktivität ist die pathogenetische Basis!**
>
> Somit sind die kalorische Restriktion und die körperliche Aktivität zur Verwertung der Nahrungsenergie die therapeutischen Optionen der absolut ersten, wenn nicht der einzigen nachhaltig wirkenden Wahl. Die Reduzierung des Fettgewebes ist bisher wenig erklärbar mit der Reversibilität der Insulinresistenz verbunden. Die Resistenz des Fettgewebes hat die Lipolyse gemindert, die Gluconeogenese der Leber gesteigert und sie hat eine generalisierte Auswirkung auf das Muskel-, Leber- und

das Fettgewebe selbst. Nur metabolische Anforderungen können die fundamentalen hoch komplexen Stoffwechseldefizite und -störungen verhindern oder therapieren.

- Die energetische Basis wird mit der Insulinresistenz defizitär, indem die **Mitochondrien** Dysfunktionen ausbilden, ihre Anzahl vermindert und die Dynamik der Biogenese beeinträchtigt wird (Koliaki und Roden 2016).
- Mit der β-Oxidation in den **Mitochondrien** werden die Fettsäuren zur ATP-Resynthese genutzt. Sinkt die Verwertung der Fettsäuren und haben die Mitochondrien Funktionsdefizite sind das wichtige zusätzliche Faktoren für den Anstieg der Plasmaspiegel und intrazellulär der Fettsäure- und Metabolitenspiegel, wodurch die Insulinwirkung gemindert und damit sowohl die Entwicklung der Insulinresistenz als auch die ektopische Fettablagerung unterstützt werden. Ob diese mitochondrialen Dysfunktionen die Ursache oder die Folge der komplexen Glucosestoffwechselstörungen sind, wird diskutiert. Werden normalgewichtige klinisch gesunde, nicht sportlich aktive und nicht medikamentös behandelte junge (27±2 Jahre) und alte (70±2 Jahre) Menschen mit einem gleichen prozentualen Fettanteil und BMI verglichen, so sind die älteren deutlich insulinresistenter. Die NMR-Spektroskopiebefunde weisen bei den Älteren einen höheren Grad der Fettinfiltration in der Skelettmuskulatur sowie in der Leber und eine um 40 % geringere Mitochondrienfunktion aus. Die altersbedingte Minderung der Mitochondrienfunktion geht offensichtlich mit der Insulinresistenz einher (Petersen et al. 2003) und sie bedingen einander. Gonzalez-Franquesa und Patti (2017) haben Beweise für die direkte Verknüpfung von Dysfunktion und Resistenz vorgelegt. Die altersbedingte Funktionsabnahme der Mitochondrien, u. a. verursacht durch mtDNA-Schädigungen, lässt die intrazellulären Fettsäurespiegel und deren Stoffwechselprodukte und damit die Insulinresistenz ansteigen.

> **Wichtig** Mit dem Alterungsprozess entwickeln sich parallel und gegenseitig beeinflussend eine abfallende energetische Absicherung der Gewebefunktionen, was gleichbedeutend eine geminderte Erholungs- und Regenerationsfähigkeit darstellt, und die Insulinresistenz. Die praktische Konsequenz ist der mit dem Alter „eigentlich" steigende Bedarf an ausdauerorientierten moderaten Belastungen zur Verzögerung des physiologischen Abfalls der aeroben Kapazität und den offensichtlich direkt damit einhergehenden nachteiligen Entwicklungen des Glucosestoffwechsels und den daraus mitbegründeten des Fettstoffwechsels.

- Aus pathophysiologischer Sicht ist es eine Tatsache, dass die Insulinresistenz in den Stadien des Entwicklungsweges zum und beim Diabetes übereinstimmend mit vielfältigen Funktionsstörungen der Mitochondrien gekoppelt ist. Bei Diabetikern liegen vielfach nachgewiesene mitochondriale Insuffizienzen und Störungen vor (Anzahl, Enzymausstattung, Funktionsstörungen, fehlende Insulinaktivierung der Funktion). Kombinieren sich die physische Inaktivität als der absolute Hauptrisikofaktor des Diabetes und der Alterungsprozess, dann steigt die Prävalenz des Diabetes bei über 65-Jährigen Frauen auf 17,6 % (KI: 15,9–19,6 %) und den Männern auf 21,1 % (KI: 19,1–23,2 %). Bei den 45–64-Jährigen liegt die Prävalenz noch bei 5,2 % (KI: 4,5–6,1 %) bzw. 9,3 % (KI: 8,2–10,6 %; Heidemann et al. 2017).

> **Wichtig** Physische Inaktivität und der Alterungsprozess bewirken gleichgerichtet eine Insulinresistenz und bzw. mit einer defizitären Energieabsicherung mit all den damit verbundenen pathophysiologischen Stoffwechselkonsequenzen und die Prävalenz des Diabetes steigt stark an.

- Ein Element der mitochondrialen Funktionsstörungen ist der **oxidative Stress**, gegeben durch eine Überproduktion von reaktiven oxidativen Substanzen (ROS: H_2O_2, O_2^-; Murphy 2009) in den Kompartimenten I und III der Atmungskette. Physische Inaktivität und Adipositas mit erhöhten Fettsäurespiegeln und einer Hyperglykämie fördern eine überproportionale ROS-Bildung, die wiederum die Insulinwirkung und die Mitochondrienfunktion einschränkt. Die mitochondriale H_2O_2-Bildung spiegelt die Energiebilanz wider und fungiert als Regulator des zellulären Redoxzustandes. Mit dem metabolischen Zustand wird die Kontrolle der Insulinsensitivität ausgeübt (Anderson et al. 2009). Das mitochondrale Superoxid kann als eine Schnittstellensubstanz zwischen dem Energiemetabolismus und der Insulinwirksamkeit angesehen werden und mit dieser Funktion sehen es Hoehn et al. (2009) sogar als „Sensor für den nahrungsbedingten Energieüberschuss" an.

> **Wichtig** Die **physische Inaktivität,** welche die Insulinresistenz mit all den kombinierten Stoffwechseldefiziten und -störungen verursacht, steht gleichfalls für eine ungenügende antioxidative Kapazität. **Ausdauertrainierende** produzieren für die energetische Absicherung der Trainingsleistung adäquat hohe Mengen von ROS, die sogar für die Stimulation der Myokinproduktion und somit an den positiven Wirkungen des Trainings notwendigen Anteil nehmen (Scheele et al. 2009). Zum Trainingseffekt gehört eben auch eine gesteigerte antioxidative Kapazität und der Schutz vor den reaktiven oxidativen Substanzen und dessen Folgen. Mit regelmäßigem Ausdauertraining aber auch ausdauerorientierten Kraftbelastungen können die Insulinresistenz weitgehend verhindert bzw. vorliegende Stoffwechselstörungen positiv reorganisiert werden. Diese Aussage ist mit umfangreichen konsistenten Ergebnissen abgesichert!

- Die Dysbalance zwischen Energieaufnahme und -verwertung löst eine Stressreaktion des **endoplasmatischen Retikulums** u. a. der Fettzellen aus, die auch die Insulinwirkung reduziert. Marker des endoplasmatischen Stresses (Biopsie) steigen auch bei Personen ohne Diabetes (n=78, 42,3±8,8 Jahre, BMI 28,7 ± 5,6 19 kg/m^2, min. 19 kg/m^2 Max. 42,5 kg/m^2;) mit dem BMI und der Fettmasse (r>0,5, P<0,00001; Sharma et al. 2008). Reduzieren Personen die Fettmasse (Magenbypass, n=10, 40,3 ± 2,3 Jahre, BMI 51,3 ± 3,0 kg/m^2;) radikal um 39 ± 9 %, nimmt die Insulinresistenz im Muskel-, Leber- und Fettgewebe ausgeprägt ab und gleichlaufend vermindern sich auch die Marker des endoplasmatischen Stresses. In den Fett- und Leberzellen fällt das Glucose-regulierte Protein (erhöhte Synthese-Rate unter Stress; bindet Polypeptidketten während der Translokation in das ER, sorgt für die korrekte Faltung und Assemblierung) deutlich (Gregor et al. 2009).

> **Wichtig** Es besteht offensichtlich eine Abhängigkeit zwischen einem chronischen nahrungsbedingen Energieüberschuss, der zum adipositasbedingten Stress des Fett-, Leber- und Muskelgewebes wird und den metabolischen Dysfunktionen.

- Die insulinempfindlichen Gewebe Skelettmuskulatur, Fettgewebe und Leber stehen über die Metabolite und insbesondere ihre Signalsubstanzen (Myo-, Adipo-, Hepatokine) in einem intensiven cross talk. Dieser **signalstoffvermittelte cross talk** muss um den **genetischen cross talk** (mRNA, miRNA, lcRNA, DNA) erweitert werden (Safdar und Tarnopolsky 2018; Darragh et al. 2021). Die Gewebe informieren sich gegenseitig über ihren Funktionszustand und es werden sowohl vorteilhaft die physiologischen aber auch nachteilig die pathophysiologischen

Zustände aufeinander angepasst. Dies trifft gleichfalls für die Insulinresistenz zu (Mastrototaro und Roden 2021).

> **Wichtig** Die durch physische Aktivität oder Inaktivität geprägte Funktion oder Fehlfunktion des Stoffwechsels tauschen die Gewebe mittels eines genetischen Informationsaustausches untereinander aus und bestimmen damit den gemeinsamen Gesundheits- oder Krankheitszustand.

- Das viszerale Fettgewebe bildet **extrazelluläre Vesikel (Exosomen),** mit denen es in Abhängigkeit von und geregelt durch eine Adipositas genetische Informationen (miRNA: nichtcodierende RNA mit wichtiger Funktion bei der Genregulation) mit anderen Geweben und Organen austauscht. Besteht eine Adipositas werden damit die Glucoseintoleranz, die Insulinresistenz und Entzündungsprozesse gefördert. Mittels den Exosomen kommunizieren die viszeralen Adipozyten mit den Makrophagen, welche daraufhin TNF-α und IL-6 produzieren und entzündliche Reaktionen stimulieren (Deng et al. 2009). Mit den entzündlichen werden gleichfalls fibrotische Signalwege aktiviert (Ferrante et al. 2015). Im Experiment entwickeln normalgewichtige Tiere durch die genetischen Informationen des viszeralen Fettgewebes adipöser Tiere eine Glucoseintoleranz und Insulinresistenz und mit denen aus den Exosomen normalgewichtiger Tiere kann bei adipösen Tieren das Gegenteil hervorgerufen werden (Ying et al. 2017).
- Über die Exosomen kommuniziert das Fettgewebe auch mit der Leber und in Abhängigkeit vom Substanzprofil werden die Fettablagerung, die Insulinwirkung und die Entzündung beeinflusst. So vermittelt eine überkalorische Ernährung die Hemmung eines Signalweges in den Adipozyten, der eine Schutzfunktion vor ATP-Mangel hat (AMPKα1). In der Konsequenz erfolgt der Austausch von Exosomen mit der Leber, dessen Informationen die Entwicklung der nicht alkoholischen Fettleber bewirken (Yan et al. 2021).
- Das Proteinprofil der Exosomen des viszeralen Fetts adipöser Menschen ist sehr reich an Substanzen zugunsten der Insulinresistenz und der Fettgewebeentzündung (z. B. Transforming growth factor, beta-induced, TGFBI). Hierbei enthalten die Exosomen stark adipöser Personen mit Diabetes besonders viel TGFBI gegenüber Nichtdiabetikern, sodass diese Substanz für das Diabetesmonitoring favorisiert wird (Camino et al. 2022).
- Des Weiteren beeinträchtigen die Substanzen der Exosomen in der Leber den Insulinsignalweg, steigern den intrazellulären Triglyceridspiegel, reduzieren die Glykogenspiegel und die FGF21-Sekretion (Afrisham et al. 2020).

> **Wichtig** Die Gewebe prägen über den Austausch von genetischen und Signalsubstanzen in Exosomen gegenseitig den physiologischen und pathophysiologischen Funktionsstatus, sodass sich diabetische Stoffwechselstörungen in allen Geweben ausbilden und unterhalten werden.

- Proteome, die Gesamtheit aller Proteine und das Proteinprofil in den Fasern bzw. Zellen des Muskel-, Fett- und Lebergewebes (und jedem anderen Gewebe auch), charakterisieren den jeweiligen physiologischen oder pathophysiologischen Funktionszustand. Entsprechend spiegelt sich die Insulinresistenz anhand spezifischer Protein profile wider (Li et al. 2020). Sind die Gewebe insulinresistent, sind deutlich veränderte Proteinprofile nachweisbar. Im Fettgewebe können Proteine des Kohlenhydrat-, Fett- und Eiweißstoffwechsels, der Apoptose, der Zellteilung, des oxidativen Stresses, der mitochondrialen Dysfunktionen, der Remodulierung der extrazellulären Matrix, der Entzündung, der Angiogenese, der Funktion des Zytoskeletts und von immunrelevanten Reaktionen hoch- oder herunterreguliert gefunden werden, die den diabetischen Stoffwechselstörungen entsprechen. In der Leber spricht das Proteinprofil für die Kohlenhydrat-, Fett-, Eiweiß-, Energie- und Vitaminstoffwechselstörungen sowie den oxidativen Stress. Die Veränderungen schreiten mit der Entwicklung der metabolischen Erkrankung fort. Im Skelettmuskel sind die der Mitochondrien und der Eiweißsynthese reduziert und die der Glykolyse, des Glykogenabbaus und des oxidativen Stresses erhöht vorhanden. Die Proteine der Muskelfaserreparatur, der Wachstumsregulation und der extrazellulären Matrix sind weniger und die der Entzündung sind mehr vertreten. Die Insulinresistenz steht für die Störung des Glucose-, Fett- und Energiestoffwechsels in allen Geweben. Besonders im Muskelgewebe sind die Funktionsstörungen der Mitochondrien und somit die energetische Absicherung ein wesentlicher Faktor der Entwicklung der Insulinresistenz.

Zusammengefasst sind als Hauptmechanismen an der Insulinresistenz beteiligt:

- gestörte Signalwege des Insulins
- Glucotoxizität
- Lipotoxizität
- mitochondrale Funktionsstörungen
- endoplasmatischer und mitochondrialer Stress
- dysfunktionales Fettgewebe
- ektopische Fettablagerungen
- chronisch schwelende systemische gering gradige nicht schmerzhafte Entzündung (smoldering systemic low grade non nociceptive inflammation)
- genetischer und Signalstoffaustausch mit gegenseitiger pathophysiologischer Anpassung
- charakteristische Veränderungen des Proteinprofils des Stoffwechsels der Kohlenhydrate, Fette und Eiweiße, des Entzündungsstatus, der Immunreaktionen, der Reparaturleistungen, usw.

7.2.3 Ein wichtiger, einfach zu kontrollierender Trainingsaspekt

Das Training in thermoneutraler gegenüber in einer kalten Umgebung (5 Tage/Wo., 10 Wochen, Laufband, Belastungsaufbau; Dauer 60 min., Intensität 20 m/min) lässt die Körpertemperaturen und die Spiegel des Hitzeshockproteins, welches eine bedeutende Rolle für die Insulinresistenz spielt, in der Muskulatur (M. gasroc.) und der Leber diabetischer Tiere signifikant ansteigen. Die Glucosetoleranz wird mit beiden Trainingsbedingungen verbessert. Aber die Insulinwerte im Toleranztest bleiben geringer, wenn das Training zu höheren Körpertemperaturen geführt hat. Die Spiegel der Triglyceride und die freien Fettsäuren fallen wie zu erwarten gegenüber nicht Trainierenden ab (Tsuzuki et al. 2017).

> **Wichtig**
> Dieser Befund besagt, dass effektives Training immer mit einer Steigerung der Körpertemperatur verbunden sein muss, um effektiv die physiologische Insulinresistenz zu erhalten oder bei Patienten mit metabolischen Störungen, die Insulinresistenz zu verbessern.
>
> **Daraus ergibt sich ein sehr einfach zu kontrollierendes Merkmal eines wahrscheinlich effektiv wirkenden Trainings zur Beeinflussung der Insulinresistanz, die Kontrolle der Körpertemperatur. Sie muss deutlich über dem Ruheniveau liegen und entsprechend der beanspruchten Temperaturregulation sollten die Patienten schwitzen! Bei vielen Patienten muss aber selbst die Anstrengung mit einer solchen Intensität trainiert werden (s. Anstrengungstoleranz, Schmerztoleranz, vgl. Abb. 8.6 und 8.7).**

Physische Aktivität hat gegenüber der Insulinmedikation einen vergleichbaren Effekt für die Glucoseaufnahme der Muskelfasern. Es erfolgt für die Glucoseaufnahme eine Translokation des Glucosetransporters GLUT4 in die Membran. Beim adipösen und nicht insulinpflichtigen Diabetiker ist offensichtlich zwar die Expression von GLUT4 noch normal aber die Glucoseaufnahme leidet unter der veränderten Translokation des Transporters, Störungen des Transportprozesses und der Wirksamkeit des Insulins. Training hat wichtige zusätzliche Wirkungen. Es erhöht die Anzahl der Transporter und fördert die Insulinwirkung. Die Muskelkontraktionen und das Insulin nutzen differente Signalwege für die Steigerung des Glucosetransports (Goodyear und Kahn 1998), weshalb auch insulinresistente Personen die Glucoseaufnahme infolge Muskelaktivität normal steigern können. Ist der Diabetes insulinpflichtig, ist dann auch die belastungsbedingt Glucoseaufnahme gemindert und Training reduziert zwar den medikamentösen Bedarf und beeinflusst positiv die Entwicklungen von diabetestypischen Komorbiditäten und Stoffwechselkomplikationen aber weniger bis nicht die Kontrolle der Glucosehomöostase.

Aerobe Belastungen erhalten bzw. steigern über ein „Orchester" von Wirkfaktoren die Insulinsensitivität. Daran beteiligt sind die entzündungshemmenden Myokine selbst, die geminderte Produktion und das veränderte Profil der Adipokine, die Erhöhung der Anzahl der Glucosetransporter, die „Sensibilisierung" des Insulinsignalweges, der Abbau des oxidativen Stresses bzw. der Aufbau einer gesteigerten antioxidativen Kapazität, eine geförderte β-Zellfunktion, der Ausbau des Kapillarnetzes und der gesteigerten zur Verfügungstellung eines Signaladapterproteins (IRS1) zur Vermittlung der Wirkung von Insulin und IGF-1 auf die intrazellulären Signalwege (Yaribeygi et al. 2019b).

Fazit

Die Glucosehomöostase wird durch die Muskeln, das Fett- und Lebergewebe vertreten. Sie sind dafür Synergisten und binden den Fettstoffwechsel ein. Insulin und Glucagon sind die zuständigen Hormone. Insulin reguliert den Stoffwechsel und über das Gehirn die endogene Glucoseproduktion. Die Effektivität ist von der Insulinsensitivität abhängig.

Über das Gehirn sorgt das Insulin für die Energiehomöostase und die Koordination der cross talks zwischen den Geweben. Auch die Insulinresistenz des Gehirns ist eine Folge der physischen Inaktivität. **Das Gehirn ist primär in die Krankheitsprozesse eingeschlossen und nicht ein „später mitreagierendes Organ".** Die kognitiven Leistungen für „den aktiven therapeutischen Bedarf" werden mit dem „Beginn der physischen Inaktivität" eingeschränkt und Compliance und Resilience nehmen ab. Hyperinsulinämie und Insulinresistenz sind mit der onkologischen Mortalität verbunden. Körperliche Aktivitäten müssen die **Insulinresistenz** verhindern und das gesunde Zusammenspiel von Muskel-, Leber- und weißem Fettgewebe und die Funktionen aller weiteren Organe inklusive des Gehirns sichern.

Die Insulinresistenz des Muskelgewebes ist die „Startreaktion" der letztendlich alle Gewebe und Organe einbeziehenden metabolischen Anomalien! Die energetische Basis der Muskulatur wird defizitär, denn die **Mitochondrien** bilden Dysfunktionen aus, die Anzahl wird vermindert und die Biogenese beeinträchtigt. Die **hepatische Insulinresistenz** schädigt das Organ und gemeinsame mit der des **Fettgewebes** entstehen globale Auswirkungen. Insulinresistentes Fettgewebe setzt verstärkt Fettsäuren frei, die Leber, Muskulatur und Pankreas infiltrieren. Es entstehen die **nicht alkoholische Fettleber** und die **Sarkopenie.** Lipotoxische Metabolite schädigen, **Entzündungsprozesse** und **Dysfunktionen der Gewebe** entstehen. So ist auch das **Immunsystem** intensive in die cross talks eingebunden. Die **Insulinresistenz ist das bestimmende patho-**

genetische Schlüsselmerkmal der metabolischen Störungen und des Diabetes mellitus Typ II und führt zur Dekompensation der Pankreasfunktion.

Die Adipositas induziert eine Insulinresistenz des Gehirns, was die Insulinresistenz der Leber noch verstärkt. Aufgrund der **zentralen und peripheren Insulinresistenz** muss der Insulinspiegel für die Homöostase steigen. Hyperinsulinämie und Insulinresistenz steigern das onkologische Risiko. Die Lipolyse wird gravierend gemindert und die anabolen Insulinwirkungen geschwächt. In der Realität sind alle Gewebe und Organe betroffen. Der „gesamte" Mensch ist stoffwechselkrank.

Die chronische, nicht schmerzhafte, systemische Entzündung nimmt eine Schlüsselfunktion bei der Entwicklung, Aufrechterhaltung und Fortentwicklung der Insulinresistenz und den pathophysiologischen Entwicklungen der Gehirnfunktionen ein. Insgesamt gehen die Fehlfunktionen des Stoffwechsels mit dem Austausch des die Pathologien prägenden Myokinprofils und der genetischen Informationen einher und fördern die Krankheitsstatus der Gewebe.

Mit dem **Alterungsprozess** entwickeln sich parallel und gegenseitig beeinflussend eine abfallende energetische Absicherung der Gewebefunktionen, was gleichbedeutend eine geminderte Erholungs- und Regenerationsfähigkeit darstellt, und die Insulinresistenz. Die praktische Konsequenz ist der steigende Bedarf ausdauerorientierter moderater Belastungen zur Verzögerung des physiologischen Abfalls der aeroben Kapazität und den direkt damit einhergehenden nachteiligen Entwicklungen des Glucosestoffwechsels und des Fettstoffwechsels. Mit regelmäßigem Ausdauertraining aber auch ausdauerorientierten Kraftbelastungen können über ein „Orchester" von Wirkfaktoren die Insulinresistenz weitgehend verhindert bzw. vorliegende Stoffwechselstörungen positiv reorganisiert werden. Diese Aussage ist umfangreich und konsistent abgesichert!

7.3 Mikrozirkulation und Interstitium: Kontra oder Pro Schmerzen

Trailer

Die **aerobe Kapazität** sichert die psycho-physische und kognitive Leistung und stabilisiert die psychische Situation. Die **kognitive Entwicklung** wird stimuliert und mit der Kognition besteht eine „funktionelle Einheit". Auf ihr basiert die **Erholungsfähigkeit.** Bei der Dekonditionierung wird sie zur Quelle der verzögerten Erholung, Degeneration und von Schmerzen. Das **periphere Stoffwechselmilieu** generiert Schmerzen und cerebrale Maladaptionen. Ein ständig hoher **Sympathikotonus** stimuliert die Entzündung, Schmerzafferenzen und die spinale Neuroinflammation. **Mitochondropathien** stehen für die Dekonditionierung und die Gewebedegeneration. **Triggerpunkte** haben metabolische, vaskuläre und immunologische Ursachen und bedingen sensomotorische Störungen. Das **Älterwerden** geht mit einer geringen Entzündung und einer Disposition für ein nozizeptives interstitielles Milieu einher.

Training „behandelt" die pro-inflammatorischen immunologischen Reaktionen, stützt die Stressabwehr und mindert die biochemische Basis der Nozizeption.

Die Diagnostik myo-faszial-skelettaler Schmerzen, die

- bei den primären Syndromen aber auch
- defakto bei allen weiteren chronisch-degenerativen und
- primär entzündlichen Erkrankungen
- einschließlich ihrer Komplikationen aber auch
- nach umfänglichen Verletzungen infolge sekundärer oder sekundär erzwungener Inaktivität

durch die dadurch herausgeforderten Veränderungen des Metabolismus, der kardiovaskulären Struktur und Regulation, der cerebralen Folgen und den immunologischen Abläufen zustande kommen und aufrechterhalten werden,

- ist eine riesige Herausforderung.

Es ist eine Batterie sehr verschiedener diagnostischer Zugänge erforderlich, um erst einmal die Pathophysiologie ausreichend detailliert aufzudecken, zu erklären und die Entwicklung darstellen zu können als auch daraus ursächliche therapeutisch Konsequenzen ableiten zu können. Sehr umfängliche diagnostische Puzzlesteine sind „nach dem des Blutplasmas" die Analyse der interstitiellen Flüssigkeit in physischer Ruhe und während Belastung (Duarte et al. 2021; Ghafouri et al. 2023) und bildgebende Verfahren (Mazza et al. 2021; Ball et al. 2022a). Die Wiederspiegelung des interstitiellen Milieus erlaubt es die umfänglichen und miteinander interagierenden Stoffwechselprozesse mit ihren klinischen Konsequenzen zu objektivieren und die Bildgebung strukturelle Gewebeveränderungen darzustellen und Ursachen zu diskutieren. Beide Methodiken entwickeln sich rasant und an der Auflösung, der Genauigkeit und der Reproduzierbarkeit insbesondere der Bildgebung wird gearbeitet.

7.3.1 Aerobe Kapazität: energetische Absicherung, Kognition, Erholung

Die Muskeltätigkeit verbraucht mit ansteigender Intensität auch einen systematisch ansteigenden Betrag biologischer Energie für den kontraktilen Kreuzbrückenzyklus. Diese Energie wird durch die aerobe ATP-Resynthese in den Mitochondrien zur Verfügung gestellt. Für die adäquate intensitätsabhängige Energieproduktion ist eine jeweils angepasste Versorgung mit den Ausgangssubstraten O_2, Glucose und Fetten die Voraussetzung und ebenso die Entsorgung der Stoffwechselendprodukte. An den Bedarf der Ver- und Entsorgung wird die Durchblutung der Mikrozirkulation, des Gefäßgebietes zwischen den Arteriolen und Venolen, indem die ver- und entsorgenden Austauschprozesse stattfinden, angepasst.

Das **Logistiksystem Respirationstrakt – Herz-Kreislauf-System – Blut – Mitochondrien** ist für die ständige Versorgung aller Gewebe verantwortlich. Der O_2-Verbrauch, gleichbedeutend die Menge an O_2, die für die Energieproduktion verwertet werden muss oder anhand der strukturellen Kapazität maximal verwertet werden kann, steigt bis ca. 80–85 % des Maximalwertes linear und strebt danach asymptotisch dem höchst möglichen Wert zu (levelling off). Die **aerobe Kapazität**, gegeben durch das Bruttokriterium maximale O_2-Aufnahme, ist somit die maximale Menge an O_2, die durch die aktuelle Kapazität der Enzymsysteme in den Mitochondrien und eine gegebene Anzahl von Mitochondrien für die ATP-Produktion verwertet werden kann. Da es keine ATP-Speicher gibt und der Ultrakurzzeitspeicher Kreatinphosphat nur einen Puffer für ca. 10–12 s zur Verfügung stellt, muss die ATP-Resynthese

- zwingend für die Funktionen und die Lebensfähigkeit aller Gewebe ständig stattfinden (Körperruhe, 70 kg, 40 Jahre, Männer 3,5 mL/kg/min, Frauen 3,15 mL/kg/min, jeweils ein MET) und
- bei Beanspruchungen in Abhängigkeit von der strukturellen und funktionellen Kapazität des Logistiksystems und letztendlich der mitochondrialen ATP-Resynthesekapazität ansteigen, um die Leistung realisieren zu können.

Eine gute **aerobe Kapazität** in jedem Alter ist jeweils der absolut essentielle Faktor des Funktions- und Gesundheitszustandes des Organismus und sichert die Leistungsfähigkeit der psycho-physischen Tätigkeiten im täglichen Leben. Diese Aussage trifft vielleicht auf den „ersten Blick" nicht für den PC- oder PC-gestützten Arbeitsplatz der „modernen Welt" zu. Aber die aerobe Kapazität prägt auch die psychischen und kognitiven An- und Herausforderungen dieser Tätigkeiten. Nur wird dies für den einzelnen

Menschen nicht direkt bemerkt und in der ärztlichen Betreuung und überhäufig im Freizeitverhalten vernachlässigt.

7.3.2 Kinder: aerobe Kapazität und Ermüdungsresistenz – Modell eines gesunden Lebens

Im **Kindes- und Jugendalter** ist die aerobe Kapazität für die **kognitive Entwicklung und Leistungsfähigkeit** erforderlich und positive Wechselbeziehungen zwischen aerober Kapazität und kognitiven Leistungen sind für Menschen in der Lebensspanne vielfach beschrieben worden. Die energetische Kapazität ist hierbei nicht direkt der Faktor für die Leistungen, sondern begünstigt bei entsprechenden Lernanforderungen die Ergebnisse.

> **Wichtig** Die **aerobe Kapazität bzw. aerobes Training und die Kognition bilden eine „funktionelle Einheit“.** Daran sind drei Faktoren ursächlich beteiligt. Erstens ist es die Durchblutung und die adäquate Energieversorgung, zweitens die Unterbindung der Neuroinflammation und die Entwicklung der Immunoseneszenz und drittens der muscle – brain cross talk, der die Neurogenese und die Neuroprotektion sichert.

Im **Kindes- und Jugendalter** bestehen enge Beziehungen zwischen der physischen Aktivität, der Fitness, der Kognition und den schulischen Leistungen (Donnelly et al. 2016). Bei **Studenten** profitieren Bereiche kognitiver Leistungen von der positiven Relation zur aeroben Kapazität. Hierzu gehört insbesondere u. a. das Lösen von Problemen ($p<0,05$; Bayramlar et al. 2022), eine sehr wichtige cerebrale Leistung für die Kompetenzen. Führen Menschen zwischen dem **20. und 67. Lebensjahr** mit unterdurchschnittlicher Fitness, definiert anhand der VO_2rel. (s. American College of Sports Medicine Standards), ein 6-monatiges aerobes Training durch, steigt erwartungsgemäß die aerobe Kapazität und der BMI nimmt ab. Die exekutiven Funktionen verbessern sich, wobei die positiven Auswirkungen mit dem Alter ausgeprägter werden. Bei über 40-Jährigen ist der Effekt höher als bei jüngeren und bei über 60-Jährigen ist er weiter angestiegen. Das aerobe Training vergrößert unabhängig vom Alter signifikant die kortikale Dicke des linken frontalen Kortex (Stern et al. 2019). Aerobes Training fördert somit grundsätzlich die kognitiven Funktionen. Dieser Effekt steigt sogar noch mit dem Alter, sodass den altersbedingten Entwicklungen zugunsten der mentalen Funktionsfähigkeit und somit der Gesundheit entgegengewirkt werden kann. Aerobes moderates bis intensives Training über 1 Jahr erhöht bei **klinisch gesunden älteren Menschen** (69 ± 6 Jahre) die VO_2max. um ca. 10 % und diesem Anstieg folgt signifikant auch der kognitive Status, entsprechend eines Summenscores aus acht neuropsychologischen Teiltests (induktives Denken, Langzeit-, Arbeitsgedächtnis, exekutive Funktionen, Verarbeitungsgeschwindigkeit; Tarumi et al. 2022). Die verbesserte Kognition ist aber bei diesen Autoren nicht mit der Kompensation des altersbedingten Abbaus des gesamten Gehirnvolumens und der kortikalen Dicke verbunden. Junge ($n = 44$, $28,9 \pm 0,5$ Jahre) und ältere Menschen ($n = 142$, $67,8 \pm 5,4$ Jahre) unterscheiden sich in den kognitiven Leistungen beim Stroop Test (Reaktionszeit, Fehler), dem Task switching Test (2 verschiedene Aufgaben, univalente Aufgaben) und im Keep Track Test (Arbeitsgedächtnis durch Erinnern, Vergessen und Aktualisieren des Zielworts aktualisieren). Kontrolliertes und systematisch aufgebautes gering intensives ($n = 64$, $68,1 \pm 0,7$ Jahre) als auch moderat intensives Training kombiniert mit Intervallbelastungen ($n = 78$, $67,5 \pm 0,6$ Jahre) über 16 Wochen und 3mal/Woche steigert die kognitiven Leistungen der alten Menschen. Die Fehler im Stroop Test und die Reaktionszeiten im Category Switch Test werden weniger bzw. kürzer (Martin-Willett et al. 2021).

Die **aerobe Kapazität** steht aber nicht nur direkt für die körperliche und kognitiv-mentale

Leistung. Sie ist die **Basis der Erholungsfähigkeit** mit den Komponenten Restitution, Reparatur und Adaptation. Erholung kostet Energie, also ATP. Deshalb haben sportlich aktive Menschen auch einen gesteigerten Grundumsatz. Durch chronische Inaktivität dekonditionierte Menschen haben im jungen Alter noch nicht bis kaum bemerkbar aber mit fortschreitendem Alter dann auch bei Aufmerksamkeit erlebbar eine verzögerte Erholung und starten den nächsten Tag mit einem Ermüdungsrückstand. Sie müssen aber erneut die gleiche Leistung erbringen, was die psychophysischen und kognitiven Funktionen als auch die Belastbarkeit benachteiligt! Das Erleben einer unvollständigen Erholung trifft für körperlich fordernde wahrscheinlich früher als für kognitiv-mental beanspruchende Berufe zu. Personen in körperlich anstrengenden Berufen bemerken aber die ungenügende Erholungsfähigkeit in der Regel weniger direkt bis nicht am Ermüdungszustand, sondern an den sich einstellenden muskulo-skelettalen Erkrankungen und Schmerzsyndromen. Die Ermüdung reduziert die sensomotorischen Leistungen und chronische Fehlbelastungen des myo-faszial-skelettalen Systems werden nicht bis kaum direkt bewusst, sondern „erst die Schmerzen". Bei den PC-Arbeitsplätzen bleibt die Wechselbeziehung aerobe Kapazität und Erholungsfähigkeit deutlich länger im Verborgenen und äußert sich gleichfalls im klinischen Bild des Schmerzsyndroms der Schulter-HWS-Armregion durch die Fehlbelastung und die dortige Dekonditionierung.

> **Wichtig** Die **aerobe Kapazität ist ein grundlegender Gesundheitsfaktor,** denn sie wird durch umfängliche strukturelle und funktionelle Adaptationen vertreten. Die Gewebe haben unter allen Beanspruchungen die notwendige energetische Absicherung aller ihrer Funktionen und sie sind nicht existenzgefährdet. Im Falle der Dekonditionierung, der ungenügenden und zeitabhängig dann auch fortschreitend dysfunktionalen Ausbildung der Strukturen und Funktionen der aeroben Kapazität, wird sie Quelle der Degeneration, des Zelluntergangs und von Schmerzen.

Das **Kindes- und Jugendzeitalter** ist durch ausgeprägte Wachstums-, Reifungs-, Differenzierungs- und relativ schnell ablaufende Reorganisationsprozesse in der Pubertät geprägt, die einen sehr hohen energetischen Bedarf haben und woran das „Organ Muskulatur" als Signalstoffzentrum für alle Gewebe einen essentiellen Anteil hat. Dem entsprechend hat die Phylogenese insbesondere dem präpubertären Alter eine exzellente aerobe Ausstattung zur Verfügung gestellt. Diese für die Entwicklung notwendigen „biologischen Voraussetzungen" sind aber kein „entwicklungsbedingter Selbstläufer". Sie sind in voller Ausprägung für gesunde somatische und kognitive Funktionen und Leistungsfähigkeiten nur vorhanden, wenn die Kinder zu hohen physischen Aktivitäten angeleitet und darin unterstützt werden und die sozialen Bedingungen (Elternhaus, Kindergarten, Schule, Spiel- und Sportstätten) dafür vorhanden sind. Die **Kinder und Jugendlichen** benötigen täglich mindestens eine Stunde intensive Belastungen (American College of Sports Medicine 2018; WHO 2020a, b) zur biologischen Realisierung ihrer genetischen Potenzen, für die eventuelle Beseitigung der vererbten epigenetischen Nachteile von inaktiven Eltern aber auch zum physischen Ausgleich relativ langer Zeitperioden des Sitzens in der Schule sowie der Bewältigung des notwendigen Lernens, was wiederum im Sitzen stattfindet.

Präpuberale Kinder haben zwar eine geringere Bewegungseffizienz und absolute Leistungskapazität aber der aerobe Stoffwechsel arbeitet mit einem höheren Nettobeitrag, die muskuläre Ermüdbarkeit ist relativ gering und die Erholungsfähigkeit exzellent. Der allgemein bekannte Ausspruch „Kinder sind nicht Tod zu kriegen" beschreibt diese „praktische Tatsache". Sie drückt aus, dass der Energiestoffwechsel stets ausreichend aktiver Kinder mit gut trainierten erwachsenen Ausdauersportlern verglichen werden kann. Während die Kinder die empfohlenen moderaten bis zu intensiven Belastungen realisieren ist

- der relative Beitrag des oxidativen und anaeroben Stoffwechsels,
- die physische Leistung bei gegebener anaerober ATP-Resynthese,
- die Geschwindigkeit des Anstiegs der aeroben Energiebildung bei submaximalen Belastungen,
- die Muskelfaserzusammensetzung,
- die Enzymaktivität des aeroben Stoffwechsels,
- die mitochondriale Dichte,
- die Resyntheserate des Kreatinphosphats nach den intensiven Belastungen und
- die Entsorgung von Stoffwechselendprodukten

denen von Ausdauertrainierten ausgesprochen ähnlich (Ratel und Blazevich 2017).

> **Wichtig** Ohne weiteres Training gehen aber die physiologischen Vorteile der aeroben Funktionsfähigkeit ab ca. dem 13. Lebensjahr bei Jungen wie Mädchen (Pahlke et al. 1979) und weiter im frühen Erwachsenenalter verloren. Die phylogenetisch determinierte sehr gute aerobe Kapazität der präpuberalen Zeit muss im weiteren Leben durch Ausdauertraining aufrechterhalten werden.

Birat et al. (2018) haben bei präpuberalen Kindern (n = 12, 10,5 ± 1,1 Jahre), jungen erwachsenen Ausdauersportlern (n = 13, 21,5 ± 2,7 Jahre) und gleichaltrigen Untrainierten (n = 12, 21,2 ± 1,5 Jahre) die VO_2max, die maximale anaerobe Leistung (Wingate Test) und den Ermüdungsindex diagnostiziert. Kinder und trainierte Erwachsene haben ein sehr ähnliches Verhältnis zwischen der maximalen anaeroben Leistung und der VO_2max, eine vergleichbare relative Beteiligung des aeroben Stoffwechsels im zweiten Teil des Wingate Tests, einen gut übereinstimmenden Ermüdungsindex und gleichfalls sind die Kinetik der Erholung der VO_2, der Hf und des Abbaus des Laktats ohne nennenswerte Unterschiede. Eine spezielle Analyse des Erholungsverhaltens (Dupuy et al. 2022) der HF und der Hf-Variabilität über 5 min bei präpuberalen Kindern (n = 12, 12,3 ± 1,7 Jahre), Ausdauerathleten (n = 16, 24,5 ± 4,8 Jahre) und Untrainierten (n = 14, 21,8 ± 2,2 Jahre) nach einer maximalen Laufbelastung ergibt für die Kinder und die Trainierten keine signifikanten Unterschiede im Abfall der Hf und den Werten der Herzschlagvariabilität ab der 60. Erholungssekunde. Beide Gruppen grenzen sich von den untrainierten Erwachsenen ab.

> **Wichtig** Mit diesen physiologischen Funktionsmerkmalen benötigen Kinder zwingend **erstens** häufige und intensive Belastungen, denn die Grenze der Mindestbeanspruchung liegt sehr hoch. **Zweitens** vertragen sie diese Belastungen problemlos, denn die Erholungsfähigkeit ist ausgezeichnet und somit können und sind auch die Erholungsintervalle während des Tages kurz. Dies setzt aber einen ausreichend langen Nachtschlaf voraus, der die Beanspruchungen des Tages cerebral aufarbeitet und realisiert. **Die aerobe Kapazität der Logistiksysteme, der Status des neurovegetativen Systems und die Erholungsfähigkeit sind die notwendigen biologischen Voraussetzungen, um präventiv chronisch degenerative Erkrankungen in der weiteren Lebensspanne absolut zu minimieren.** Dieses Ergebnis wird aber auch nur sehr wahrscheinlich, wenn die physischen Aktivitäten weitergeführt werden.

Auch das sensomotorische Ermüdungsprofil der Kinder (n = 18, 10,4 ± 0,8 Jahre) ist mit bereits „älteren gut Ausdauertrainierten (n = 13, 32,7 ± 8,1 Jahre)“ vergleichbar. Die Kinder sind ohne statistischen Unterschied (p = 0,13) in der Lage, ebenso viele isometrische Kontraktionen des M. quadr. fem. bis zum ermüdungsbedingten Kraftabfall auf 60 % des Ausgangswertes auszuführen wie die Sportler (Kinder: 40,1 ± 19,7,

Sportler: 51,7 ± 19,6). Die Merkmale der peripheren muskulären Ermüdung (Potenzierungsreaktion, evozierte Kraft mit Stimulation 10 Hz und 100 Hz) sind geringer als bei den jungen untrainierten Erwachsenen und den Sportlern ausgeprägt. Die zentrale Ermüdung gleicht den Sportlern und ist größer als bei den Untrainierten. Vorpubertäre Kinder ermüden langsamer als untrainierte Erwachsene und etwa vergleichbar wie sehr gut aerob Trainierte (Bontemps et al. 2019).

Eine Meta-Analyse zur Ermüdbarkeit (Souron et al. 2022) weist eine geringere Ermüdungsentwicklung bei Kindern ($p < 0{,}001$) und Adoleszenten ($p = 0{,}022$) gegenüber Erwachsenen aus. Die geringere Ermüdbarkeit ist aber vom Kontraktionsmodus abhängig. Während dynamischer Muskelarbeit ermüden die Kinder deutlich weniger schnell ($p < 0{,}001$) während sich ermüdungsbedingte Defizite während isometrischer Kontraktionen gleich schnell einstellen ($p = 0{,}22$). Kinder ($p = 0{,}018$) aber nicht mehr Adoleszenten ($p = 0{,}09$) können bis zum Belastungsabbruch länger als Erwachsene arbeiten.

> **Wichtig** Kinder haben je nach Belastungsmodus eine höhere sensomotorische Ausdauer und eine höhere Ermüdungsresistenz. Gemeinsam mit den phylogenetisch gegebenen Vorteilen der Funktion des Logistiksystems und der neurovegetativen Regulationen haben präpuberale Kinder die besten Voraussetzungen für die Wandlungsprozesse während der Pubertät und, wenn erhaltende körperliche Aktivitäten weitergeführt werden, für die Gesundheit im Lebensverlauf.

7.3.3 Inaktive Kinder werden chronisch krank – Konsequenz

Auf der anderen Seite entwickeln auch Kinder die Konsequenzen der physischen Inaktivität wie es bei den Erwachsenen bekannt ist. Es bestehen gleichfalls Korrelationen zwischen den Risikofaktoren (LDH, Triglyceride, RR, BMI, …) und atherosklerotischen Veränderungen. Die Adipositas disponiert und realisiert die Hypertonie, das metabolische Syndrom und den Diabetes Typ II (Kavey et al. 2003) und die systemic low grade inflammation als „klarstes Merkmal" der muskulären, besser sensomotorischen Inaktivität liegt auch im Kindesalter vor (Petersen und Pedersen 2005; Handschin und Spiegelman 2008).

> **Wichtig** Kinder und Jugendliche werden durch physische Inaktivität ebenso krank wie Erwachsene und verschlechtern erheblich die Anzahl der „gesunden Lebensjahre" durch vorzeitig eintretende krankheitsbedingte Einschränkungen und Behinderungen einschließlich der Disposition für die Entwicklung einer chronischen Schmerzerkrankung bereits im mittleren Lebensalter. Die Menschen werden immer früher in der Lebensspanne chronisch krank!

> **Wichtig** Die Ausdauer ist aufgrund der erforderlichen energetischen Absicherung aller Lebensvorgänge eine essentielle Trainingsform und liefert die Basis für alle Körperfunktionen, gegen den Abbau und das Auftreten von Schmerzen, die keine Alarmfunktion mehr haben.

Ausdauertraining ist in jeder Phase der Lebensspanne vorteilhaft für

- die aerobe Leistungsfähigkeit,
- die aerobe Kapazität für die Regeneration und Reparatur,
- die Struktur und Funktion der Mikrozirkulation mit präventiven Konsequenzen gegen die Schmerzen aber auch
- für die Erhaltung der Muskelmasse (vgl. Abschn. 7.4).

Trainieren alte Menschen ($n = 12$, 74 ± 4 Jahre, 14 Wo., 3x/Wo.) steigen die Kontaktflächen der Kapillaren mit den Muskelfasern und es verdoppelt sich knapp die mikrovaskuläre Filtrationskapazität (Charles et al. 2006). Solche und vergleichbare Ergebnisse sind wiederholt dargestellt worden und belegen, dass Training in jedem Alter zur Erhaltung der Blutversorgung der Muskulatur die nachhaltige Intervention ist.

7.3.4 Mikrozirkulation, Stoffaustausch, Stoffwechsel

Im Folgenden soll der Hauptaspekt auf der Mikrozirkulation liegen. Aerobes Training sorgt für eine gut ausgebaute Infrastruktur des Gefäßnetzes und der mitochondrialen Kapazität. Die Kapillarisierung stellt eine hohe Dichte, insgesamt eine große Fläche für die Austauschprozesse, große Berührungsflächen zwischen Kapillaren und Muskelfasern und ein effektives Verhältnis Kapillaren – Muskelfasern zur Verfügung.

> **Wichtig** Eine „trainierte Mikrozirkulation“ gibt es nur in der Muskulatur der Regionen, welche im Training die Leistung erbringen. „Die Muskulatur, welche präventiv wie therapeutisch die Adaptationen ausprägen soll, muss auch trainiert werden, ansonsten bleibt sie untrainiert! Die Körperregion ist bleibt physisch inaktiv!“

Die vaskulären Adaptationen in der Muskulatur trainierter Körperregionen sind absolut prominent und unterscheiden sich stark von den untrainierten. So verläuft nach einem Okklusionstest die Re-Oxygenierung in der unteren Extremität gut Ausdauertrainierter (n = 12, 27,5 ± 5,5 Jahre, Fahrrad und/oder Laufen, HIT, 4x/Wo., seit mindestens 4 Jahren, VO_2max. 57,0 ± 4,0 mL/kg/min, Max. 417 ± 34 W) deutlich steiler als bei untrainierten Personen (n = 13, 25,8 ± 4,6 Jahre, „sedentary“, VO_2max. 40,1 ± 7,2 mL/kg/min, Wmax. 258 ± 41 W). Der gleiche Test an den Armen weist keine Unterschiede zwischen den Trainierten und Untrainierten auf.

> **Wichtig** Fahrradfahren und/oder Laufen rufen keine mikrovaskulären Adaptationen in der Muskulatur der oberen Extremität hervor! (Soares et al. 2018).

Auch wenn die muskuläre Mikrozirkulation der oberen Extremität durch das Fahrradfahren weitestgehend unbeeinflusst bleibt, die kutane Durchblutung und Temperatur im Unterarm steigen unter der Belastung an. Daraus resultiert nach einem 8-wöchigen Training (n = 14, 25 ± 2 Jahre, 3 × 30 min/Wo., bisher inaktiv: nur die Interventionsbelastung, bisher aktiv: Intervention zusätzlich zum üblichen Training) eine geringere kutane Gefäßleitfähigkeit (Quotient: Hautdurchblutung/Blutdruck) auf höhere Wärmereize mit 42 und 44 °C (Atkinson et al. 2018). Nicht die Muskulatur aber die Haut der oberen Extremitäten unterliegt im Dienst der Wärmeregulation beim Fahrradfahren einer verstärkten Durchblutung und es bilden sich Adaptationen dafür aus. Die Thermoregulation ist eine generalisierte Aufgabe zur Begrenzung der Körperkerntemperatur, die zum Abbruchkriterium werden kann.

> **Wichtig** Zur spezifischen Prävention und Therapie z. B. eines Schulter-HWS-Arm-Syndroms bei PC-Arbeitsplätzen ist demnach nicht das Laufen oder Fahrradfahren geeignet, sondern die Handkurbel, das Schwimmen, der Crosstrainer (wenn der Schultergürtel aktiv mitarbeitet!) und das Rudern, denn nur hier ist die Schultergürtelmuskulatur ausdauernd gefordert und wird „gegen die Triggerpunkte als die vorrangigen Schmerzquellen“ adaptieren.

Der physiologische Alterungsprozess und in jedem Alter die physische Inaktivität reduziert die **Kapillarisierung** und **Ausdauertraining** generiert in der Skelett- und der Herzmuskulatur sehr komplexe strukturelle und funktionelle Adaptationen (Landers-Ramos und Prior 2018; Koller et al. 2022), die

- die bedarfsgerechte Funktion sichern,
- vorhandene Defizite ausgleichen können,
- generell gegen degenerative Erkrankungen und myo-fasziale Schmerzsyndrome gerichtet sind,
- den Alterungsprozess verzögern und
- mit der mikrozirkulatorischen Infrastruktur werden parallel auch die neuro- und endothelialen Regulationsmechanismen effektiver.

Die durch den intravasalen Druck induzierte Konstriktion der Gefäße einerseits und die endothelabhängige Dilatation andererseits (jeweils durch Adaptationen der Ca^{++}-Kanäle) werden effektiver, sodass das Gefäßlumen einen größeren Regulationsumfang erhält. Des Weiteren verändern sich die rheologischen Eigenschaften des Blutes. Hierbei spielt der Hämatokrit unter der Belastung eine Rolle. Sein leichter Anstieg bei z. B. intensivem Training unterstützt wahrscheinlich die Vasodilatation (Brun et al. 2013). Die rheologischen Veränderungen unter Belastungen sind bei trainierten geringer als bei untrainierten Personen und unterschieden sich auch in Abhängigkeit vom Trainingsmodus. So ist z. B. nach einer Laufbandbelastung der Anstieg der Viskosität des Blutes bei Sportlern (Fußball, Eishockey) geringer als bei Untrainierten (Szanto et al. 2021). Die gesteigerte Rigidität der Erythrozyten während der Belastung entsteht bei Gesunden als ein physiologischer reversibler Anpassungsmechanismus. An der Modifikation der Verformbarkeit, zwecks der bedarfsgerechten Anpassung der Versorgung an die verschiedenen physiologischen Bedingungen, sind eine sehr große Anzahl von Regelkreisen und Faktoren beteiligt (NO, Elektrolyte, Laktat, Hormone, Lipides, …; Brun et al. 2021). Training ist immer systemisch wirksam!

Da das Training generalisierte und je nach Art aufeinander abgestimmte Adaptationen bewirkt und die Dekonditionierung genau gegenteilige Auswirkungen hat, ist es inzwischen für jedes Alter gut bekannt, dass die Infrastruktur der Mikrozirkulation mit den Merkmalen des Stoffwechsels und umgedreht im Zusammenhang steht. Entsprechend spiegelt die Kapillarisierung den Nüchtern-Insulinspiegel, die Insulinsensitivität, die Glucosespiegel, die insulin-stimulierte Glucoseaufnahme, den insulin-vermittelten Blutfluss und die Glucose-Toleranz wider (Snijders et al. 2017; Landers-Ramos und Prior 2018).

Die **endotheliale Funktion der Gefäße** nimmt auch bei Gesunden ohne kardiovaskuläre Risikofaktoren zwischen dem 20. und 91. Lebensjahr systematisch ab. Die brachiale Konstriktion bei geringen Fließgeschwindigkeiten steigt bei Männern bzw. Frauen um 86 % und 105 %, die NO-vermittelte Vasodilatation fällt um 64 % und 47 % und der gemeinsame vasoaktive Endpunktbereich (composite endpoint vasoactive range) verändert sich um 58 % und 55 % (Königstein et al. 2021). Die mikrovaskuläre Funktion wird durch Training verbessert, wobei offensichtlich die noch gesunde Funktion „nur" erhalten bleibt und eine eingeschränkte profitiert. Die durch den Blutfluss vermittelte endothelabhängige Dilatation, ein Index der NO-vermittelten Vasodilatation, objektiviert mittels Ultraschall anhand der Dilatation der A. brachialis nach Ischämie des Unterarms (Celermajer et al. 1992), ist bei sportlich aktiven vergrößert. Dieser Effekt ist offensichtlich aber von der Dauer des Trainings und insbesondere dem Alter abhängig, denn entsprechend der altersabhängigen Analyse haben nur gut Trainierte über 40 Jahre die höhere Dilatation und somit die verbesserte Funktion der glatten Muskulatur gegenüber gleichaltrigen Kontrollpersonen. Die nitrat-vermittelte Dilatation liefert vergleichbare Ergebnisse. Die jüngeren weisen aber bei ähnlicher Dilatation bereits einen deutlich größeren Durchmesser der A. brachialis auf, der wahrscheinlich die Scherkräfte durch den Blutfluss mindert.

> **Wichtig** Die altersbedingte Minderung der Gefäßfunktionen kann durch systematisches Ausdauertraining aufgehalten werden (Montero et al. 2014).

Die fehlende klare Differenz für die Dilatation zwischen den jüngeren Sportlern und ihren Vergleichspersonen wird mit der nahezu noch physiologischen Funktion des Gefäßsystems begründet, die durch das Training nicht ausgebaut wird, es sei denn, es liegen Störungen vor. Die mikrovaskuläre Funktion wird im Verbund mit dem Stoffwechsel verbessert. Lt. einem weiteren review mit Meta-Analyse (Montero et al. 2015) belegt der Vergleich langfristig Trainierter mit jeweils gleichaltrigen gesunden Untrainierten, dass sowohl die Indices der endothel-abhängigen als auch der endothel-unabhängigen Vasodilatation positiv verändert werden. Die Adaptation weisen gleichermaßen aktive junge (<40 Jahre) als auch sehr gut Trainierte über 55-Jahre aus. Die Blutfluss-vermittelte Vasodilatation wird bei Gesunden unabhängig von vorliegenden kardiovaskulären Risikofaktoren und bei kardiovaskulär Erkrankten mit dem Alter klar geringer. Dies trifft nicht für die Vasokonstriktion infolge geringer Geschwindigkeiten des Blutfußes zu. Die Funktion der Dilatation ist dabei nur sehr wenig von der aeroben Kapazität abhängig. Die VO_2max verringert bei gesunden Menschen mit geringem VO_2max nur 7–9 % und bei solchen mit kardiovaskulären Erkrankungen nur 11–12 % (jeweils Männer – Frauen) die Dilatation, was bei Frauen ab dem 30. und bei Männern ab dem 50. Lebensjahr relevant werden kann (Königstein et al. 2022). Bereits früher haben Back et al. (2009) gezeigt, dass die flussbedingte Vasodilatation bei jungen (n = 9, 26 ± 2 Jahre) und älteren trainierten (57 ± 3 Jahre) Personen noch gut übereinstimmt und die älteren Inaktiven (59 ± 3 Jahre) Verluste aufweisen. Die geringeren Werte bei den älteren Untrainierten werden aber absolut vorrangig durch die Ergebnisse der Frauen hervorgerufen. Dagegen verbessert Training über 24 Wochen das Verhältnis zwischen der endothelabhängigen NO-Dilatation und der endothelunabhängigen Dilatation auch nur bei den untrainierten Frauen.

7.3.5 Interstitielles Milieu anti- oder pro-inflammatorisch

Die Die Konzentrationen der Metaboliten in der Muskulatur werden von einem Sensorkomplex (ASIC-, P2X-, TRPV1-) detektiert und dem Gehirn mitgeteilt. Dafür gibt es zwei Typen von Neuronen

- Die einen erkennen geringe Metabolitenkonzentrationen und die Afferenzen führen zur Empfindung Ermüdung und
- die anderen hohe Konzentrationen und generieren Schmerzen und Hitze.

Ruft eine physische Belastung eine bestimmte Kombination der Metaboliten hervor, empfinden die Personen entsprechend Ermüdung und/oder Schmerzen (Pollak et al. 2014). Viele Krankheiten gehen mit einem chronischen fatigue Syndrom und Schmerzen einher. Das periphere Stoffwechselmilieu generiert nozizeptive Afferenzen, die dafür verantwortlich sind und über die Zeit zu cerebralen Maladaptionen führen, die wieder negativ auf die muskulären Aktivitäten zurückwirken.

Chronischer Schmerz ist letztendlich eine Struktur- und Funktionsstörung des Gehirns. Die cerebrale Verarbeitung der nozizeptiver Afferenzen entspricht

- erstens nicht mehr dem Schädigungsgrad in der Peripherie und
- zweitens der Intensität des nozizeptiven Inputs.

Die cerebralen Strukturen verarbeiten die Afferenzen in der Schmerzmatrix unter Beteiligung der höchsten bewussten Instanzen überempfindlich und gestört, die Schmerzhemmung ist dysbalanciert und im Gesamtergebnis ist der Schmerz kein Warnsignal mehr. Während der Entwicklungsgeschichte startet aber der Prozess mit verstärkten nozizeptiven Afferenzen aus der Peripherie und trifft wahrscheinlich aus biologischen und/oder sozialen Gründen ein „disponiertes Gehirn". Auch nach der Ausbildung der zentralen Störung dürften nozizeptive Informationen die cerebrale Maladaptation unterhalten und fortentwickeln. Trotz einer möglichen Disposition für eine Schmerzerkrankung muss der Startmechanismus in den Informationen der Peripherie für das Gehirn gesucht werden. Hinter den intensivierten nozizeptiven Afferenzen stehen auch maladaptive sensibilisierende Vorgänge in der Peripherie.

Die nozizeptiven freien Nervenendigungen und die Sensoren mit A-δ-Fasern in den Bindegewebestrukturen der Muskulatur in direkter Nachbarschaft zu den Muskelfasern, den Viscera und der Haut reagieren auf biochemische Veränderungen und nozizeptiv relevante Substanzen in der extrazellulären Matrix, dem Interstitium. Mittels der Mikrodialyse kann die interstitielle Flüssigkeit analysiert und die Konzentrationsänderungen der für die Reizung der Nozizeptoren verantwortlichen Substanzen erkannt werden. Insgesamt handelt es sich gleichzeitig sowohl um das Erkennen einzelner relevanter Substanzen als auch um die Kennzeichnung der Zusammensetzung der Flüssigkeit, das biochemische Milieu. Damit kann gezeigt werden, dass das periphere interstitielle Milieu ein wesentlicher Teilaspekt für die Aktivierung der Schmerzmechanismen ist.

Bereits im sehr frühen Stadium myo-faszialer Schmerzen des M. trap. bzw. von HWS-Schulterschmerzen kann bei Personen mit monotonen, sich sehr häufig wiederholenden wenig intensiven Arbeitstätigkeiten, die periphere Verursachung aufgezeigt werden. Rosendal et al. (2004) fanden bei Frauen mit einer chronischen arbeitsbedingten Trapeziusmyalgie gegenüber gematschten klinisch Gesunden (Mittel 36 Jahre, Min. 26, Max. 56 Jahre) bereits in physischer Ruhe geringere Druckschmerzschwellen (143 ± 18 kPa vs. 269 ± 17 kPa), erheblich höhere interstitielle Serotonin- ($22{,}9 \pm 6{,}7$ vs. $3{,}8 \pm 1{,}3$ nmol/L), Llutamat- (47 ± 3 vs. 36 ± 4 micromol/L), Pyrovat- (180 ± 15 vs. 135 ± 12 micromol/L) und Laktatkonzentrationen ($4{,}4 \pm 0{,}3$ vs. $3{,}1 \pm 0{,}3$ mmol/l). Der lokale Blutfluss, gemessen mit der Mikrodialyse Ethanol-Technik, war vergleichbar. Nur bei den Personen mit der Myalgie korreliert das Glutamat negativ mit den Druckschmerzschwellen ($r = -0{,}47$, $P < 0{,}001$) und das Serotonin positiv mit den Schmerzintensität ($r = 0{,}55$, $p < 0{,}001$). Eine sehr gering intensive Belastung (repetitive Armbewegungen, dominanter Arm, Holzstäbe [23 g] zwischen 30 cm entfernten Orten 1x/Sekunde hin und her bewegen) veranlasst bei wieder vergleichbarem lokalem Blutfluss nur bei den Schmerzpatienten einen Anstieg von Laktat und Pyrovat und während der 20-minütigen Erholungsphase bleibt der Blutfluss erhöht aber kehrte bei den schmerzfreien Personen zum Ausgangswert zurück.

> **Wichtig** Die Ursache der Schmerzen muss offensichtlich dem intensiveren anaeroben Stoffwechsel zugeordnet werden, obwohl der Blutfluss keine Hinweise für dessen Bedarf liefert. Trotz des Blutflusses besteht offensichtlich dennoch eine Situation, die einer relativen Ischämie mit den dazugehörigen Stoffwechselkonsequenzen entspricht.

Bei einem noch relativ geringen Schweregrad der Beschwerden ist (zunächst!?) nur der Spiegel der Substanz P signifikant erhöht. Dennoch können mit einer multivariaten Analyse die Parameter der Durchblutung, die interstitielle Konzentration des Pyrovats, des Bradykinins und der $[K^+]$ die schmerzhaften ($44 \pm 9{,}8$ Jahre) von den schmerzfreien ($44 \pm 9{,}1$ Jahre) Personen trennen. Unter den Schmerzpersonen sind das Serotonin, das Bradykinin, das IL-6 und die $[K^+]$ relevant für die Schmerzintensität und die mechanische Schmerzsensitivität. Die Schmerzintensität steigt mit dem Serotonin und der $[K^+]$ und fällt mit der Oxygenierung und dem IL-6. (Gerdle et al. 2014a). Es darf sicher davon ausgegangen werden, dass die relative Ischämie und die dadurch veranlassten Beeinträchtigungen des Energiestoffwechsels die Basis der nozizeptiven Aktivitäten aus dem Gewebe sind.

> **Wichtig** Ein sehr wesentlicher und nachhaltig direkt durch ein Ausdauertraining der Körperregion beeinflussbarer Faktor ist die Oxygenierung, die Versorgung mit O_2. Am PC-Arbeitsplatz muss sie durch die Ergonomie und die Gestaltung der Arbeitstätigkeit mit Bewegungspausen unterstützt werden. Diese Unterstützung kann aber wieder nur in Abhängigkeit vom Ausbauzustand des Ge-

fäßnetzes effektiv werden. Eine dekonditionierungsbedingte meist regionalisiert vorhandene chronisch zu geringe O_2-Versorgung ist die Ursache von Triggerpunkten an charakteristischen anatomischen Orten im Muskel und diese prägen das Schmerzbild. Die sehr gering intensiven Muskelkontraktionen am Arbeitsplatz im Bereich zwischen 5–10 % des maximalen Kraftwertes, die ohne Aufmerksamkeit subjektiv kaum bis nicht wahrgenommen werden, verstärken den O_2-Mangel und fördern die Nozizeption. Das inadäquat ausgebildete Gefäßnetz sorgt zusätzlich für eine nicht ausreichende „kompensatorische" Hyperämie in den Pausen, sodass kurze bewusste muskuläre Entspannungen und Bewegungen weniger effektiv werden.

Gerdle et al. (2014b) finden im Review dass sich chronische myo-fasziale Schmerzen allgemein durch einen Anstieg von Serotonin, Glutamat, Laktat und Pyrovat auszeichnen. Bei generalisierten Schmerzen wie der Fibromyalgie sind ebenfalls vermehrt Serotonin und Laktat vor zu finden und mit dem Laktatanstieg ist der reduzierte pH mit seinen direkt verbundenen Konsequenzen reizwirksam. Weitere Substanzen bzw. Elektrolyte werden in wenigen Studien als Verursacher von Schmerzen beschrieben. Dazu gehören die Substanz P, das Calcitonin Gene-Related Peptid (CGRP), die Kaliumionen, Zytokine in den aktiven Triggerpunkten, N-acylethanolamines (NAEs; Mitglieder des Endocannabinoidoms, Lipid-Signalsystem, Energiestoffwechsel, Immunsystem, Modulation u. a. Schmerzen, Entzündungen, Emotionen, …), Prostaglandine und Kinine (Bradykinin, Kallidin). Die gleiche Autorengruppe (Gerdle et al. 2014c) weist im Interstitium des M. trapezius und im Plasma von Fibromyalgiepatienten gegenüber gesunden Personen, ohne dass die Durchblutung different wäre, wesentlich mehr Glutamat und Laktat nach. Die interstitiellen aber nicht die Plasmakonzentrationen bestimmen nur bei den Patienten die Druckschmerzschwellen über dem Muskel und dem M. tib. ant. und die mittlere Schmerzintensität.

Es gibt hinsichtlich der anti-nozizeptiven Wirksamkeit der NAE's (N-palmitoylethanolamine [PEA], N-stearoylethanolamine [SEA]; s. oben) deutliche Unterschiede zwischen einem weit ausgebreiteten, generalisierten Schmerzsyndrom mit dem Vertreter Fibromyalgie und den regional eingegrenzten chronischen HWS-Schulterschmerzen. Leichte 20-minütige Belastungen verstärken die Schmerzen, wobei die Fibromyalgie die größere Zunahme zu verzeichnen hat. Dies spiegelt sich auch bei diesen Personen im Abfall der NAE's wider, die u. a. Modifikatoren der Schmerzen sind. Die Schulter- und die schmerzfreien Personen zeigen diese Reaktion nicht. Bei Schulterschmerzen sind in Ruhe und infolge der Belastung die Werte höher als bei den schmerzfreien Personen und nach der Belastung auch gegenüber der Fibromyalgie.

Bisher ist von einem grundsätzlichen Defizit der Endocannabinoide und ähnlicher Substanzen bei chronischen Schmerzsyndromen (endocannabinoid deficiency theory) ausgegangen worden. Dies widerlegt das review und die Meta-Analyse von Kurlyandchik et al. (2022). Das endocannbinoide System ist bei sehr schneller Verstoffwechselung und somit sehr kurzer Existenz der Substanzen und unter der Wirkung sehr vielfältiger Einflussfaktoren (HPA-Achse, Mikrobiom, Metabolismus, BMI [Adipositas], …) in sehr viele Prozesse wie u. a. die Regulation des Schmerzgeschehens, von Entzündungen und des Energiestoffwechsels eingebunden. Es ist im Gehirn und den Geweben einschließlich dem Immunsystem präsent. Die endocannabinoid-ähnlichen Substanzen (NEA's) wirken auch über Rezeptorstrukturen außerhalb des Systems und sind über verschiedene Signalwege an analgetischen, anti-inflammatorischen, antiallergischen aber auch neuroprotektiven Vorgängen beteiligt. So sind bei vielen Krankheiten Dysfunktionen mit gesteigerten Konzentrationen der Cannabinoide und der ihnen ähnlichen Substanzen erkannt worden. Ob die erhöhten Plasma- und interstitiellen Level einiger NEA's, die eigentlich eine schmerzhemmende Funktion haben, bei Personen mit einer Fibromyalgie und einem ausgeweiteten Schmerzsyndrom (chronic widespread pain) klinisch relevant sind, kann das z.Z. nicht geklärt werden.

> **Wichtig** Die Konzentrationen der Cannabinoide und funktionell ähnlicher Substanzen mit einem zusätzlich ausgeweiteten Wirkungsspektrum sind, obwohl u. a. schmerzhemmend, nicht konsistent bei den verschiedenen Schmerzsyndromen verändert. In verschiedenen Stadien chronischer Schmerzen liegen peripher (noch?!) unterschiedlich wirksame anti-nozizeptive Mechanismen vor und „begrenzen" den nozizeptiven Input zum Gehirn.

Die Dekonditionierung und chronisch degenerative Erkrankungen ohne und noch ausgeprägter mit intermittierenden und chronischen Schmerzen gehen generell mit einer Bilanzverschiebung zum sympathischen Nervensystem einher. Der Katecholaminspiegel ist durch die höhere sympathische Aktivität und zusätzlich durch die Verminderung der Verstoffwechselung der Katecholamine erhöht, weil der Spiegel und die Aktivität des metabolisierenden Enzyms (catechol-O-methyltransferase [COMT]) geringer ist. Die Katecholamine stimulieren die Bildung von TNF-α, IL-1β, IL-6, Chemokine (C–C-motif Ligand 2) und von NO. Die unter diesen pathophysiologischen Bedingungen ständig erhöhte Aktivierung der β_2- (häufigsten Rezeptoren, alle sympathisch innervierten Gewebe, bes. Gefäße, Fettgewebe) und β_3- (braunes Fettgewebe) Adrenorezeptoren bzw. eine experimentelle Hemmung des Abbaus der Katecholamine (Hartung et al. 2014; Zhang et al. 2018) sorgt für einen COMT-abhängigen permanenten Schmerz, indem spinal Immunzellen und die Produktion von pro-inflammatorischen Zytokinen angeregt werden. Spinal entsteht eine Neuroinflammation und peripher werden die Nozizeptoren stimuliert. Das Ergebnis ist eine Hypersensitivität.

> **Wichtig** Ein permanent gesteigerter Sympathikotonus ist am Entstehen und Unterhalten chronischer Schmerzen beteiligt. Das therapeutische „Gegenmittel" ist Ausdauertraining als das Mittel der Wahl, das neurovegetative Gleichgewicht zum Parasympathikus zu verschieben.

Die nozizeptiven Nervenendigungen liegen im interstitiellen Raum und dort müssen sich die verschiedenen Substanzen und Elektrolyte anreichern, um Afferenzen auslösen zu können. Das interstitielle Stoffwechselmilieu entscheidet somit über Schmerzen oder Schmerzfreiheit. Die Sicherung und die Aufrechterhaltung des interstitiellen Stoffwechselmilieus erfolgen über die nacheinander stattfindenden und miteinander verbundenen Vorgänge

- Regelung der Durchblutung und Versorgung mit O_2 und Substraten,
- Regulation des Stoffwechsels und der Homöostase in den Muskelfasern,
- Austausch zwischen den Muskelfasern und dem Interstitium,
- Austausch zwischen dem Interstitium und den Gefäßen der Mikrozirkulation und
- Abfluss sowohl über die Blut- als auch die Lymphgefäße.

Die Infrastruktur der Mikrozirkulation und die Regulation des Blut- und Lymphflusses sind somit wesentliche Teilfaktoren, welche entweder für ein anti- oder ein pro-nozizeptives interstitielles Milieu sorgen. Ein inadäquater Austausch und Abfluss akkumuliert relevante Stoffwechselprodukte und Signalstoffe für den nozizeptiven Input zum Rückenmark und bei überhoher und dauerhafter Intensität und/oder eingeschränkter absteigender Schmerzhemmung dann auch zum Gehirn. Tuckey et al. (2021) sprechen von einer **„interstitiellen Inflammatorischen Stase"** als einen pathophysiologischen Zustand, indem die pro-entzündlichen Zytokine angereichert sind. Die resultierende Entzündung verstärkt den defizitären Lymphabfluss und verringert die Perfusion weiter. Werden fibröse Vorgänge angeregt und das Muskelgewebe wird degenerativ umgebaut, entstehen fortschreitend weitere Einschränkungen des Gefäßbettes und zusätzlich Gefäßkomprimierungen und die Stase wird unterhalten und ausgebaut. Chronisch werden nozizeptive Afferenzen generiert und sind letztendlich für eine chronische Schmerzerkrankung ausschlaggebend.

> **Wichtig** Das Vorhandensein einer guten aeroben Kapazität in allen Körperregionen und ein Training zu dessen Erhaltung schließt einen adäquaten Ausbau und das Aufrechterhalten einer funktionstüchtigen antiinflammatorischen Infrastruktur der Mikrozirkulation ein und verhindert eine „interstitielle inflammatorische Stase".

Die Mikrodialyse des M. vast lat. bei Patienten mit ererbten mitochondrialen Myopathien weist in physischer Ruhe höhere pro-inflammatorische Zytokine als bei Gesunden aus und die Konzentrationen steigen infolge Muskeltätigkeit (Extension Kniegelenk, 30 min) etwa übereinstimmend an.

> **Wichtig** Eine Mitochondropathie mindert generalisiert die Insulinsensitivität und das biochemische Milieu in der Muskulatur spiegelt die low grade inflammation (Rue et al. 2014) aber zugleich das nozizeptive interstitielle Milieu wider.

Die Mitochondropathie kann deshalb „als Modell" für die Veränderungen durch Dekonditionierung, den Übergang zur Gewebedegeneration und der Generierung chronisch gesteigerter nozizeptiver Afferenzen sein. Ausdruck dieser Entwicklungen sind u. a. die Triggerpunkte.

Es gibt keinen Goldstandard für die Diagnose eines myo-faszial-skelettalen Schmerzsyndroms. Die Triggerpunkte sind zwar „klinisch charakteristisch" aber für ihre Diagnostik ist z.Z. die Subjektivität führend und bildgebende Befunde und biochemische Marker sind ungenügend valide und/oder nicht vorhanden. TrP's haben sehr komplexe pathophysiologische Ursachen und Auswirkungen. Diese Komplexität der Triggerpunkte als Ergebnis

- metabolischer, vaskulärer und immunologischer (Entzündung, Stressreaktion) Ursachen,
- des resultierenden interstitiellen Milieus und
- der sensorischen und motorischen Störungen, die wiederum einen circulus vitiosus antreiben,

benötigen auch ein „Puzzlebild" aus „hochauflösenden" diagnostischen Verfahren, welche die TrP's darstellen und die Pathophysiologie zur Auswahl der ursächlichen Therapie widerspiegeln.

Hong und Simons (1998) haben bereits von sensibilisierten afferenten Nervenendigungen als auch von gestörten motorischen Endplatten im Bereich der TrP's berichtet. Die TrP's basieren auf pathophysiologischen Prozessen im Rückenmark, die durch stoffwechselbedingte nozizeptive Afferenzen aus der Peripherie angeregt werden. Mittels histologischer Verfahren (Pyridin-Silber-Färbung) kann dies gezeigt werden, indem TrP's mit einer größeren Anzahl afferenter und vor allem auch myelinisierter Nervenendigungen versorgt sind. Wird ihre Aktivität blockiert, nimmt ihre spontane Endplattenaktivität ab. Die mechanische Schmerzschwelle steigt an und die Schmerzempfindlichkeit wird geringer. Die aufgrund der Neuroplastizität proliferierten myelinisierten Nervenfasern in der direkten Nachbarschaft von TrP's interagieren offensichtlich mit den spontanen elektrischen Aktivitäten der motorischen Endplatten und sind an der Hyperalgesie beteiligt (Meng et al. 2015). Bei experimentell erzeugten Triggerpunkten (Ratten, Messung ACh, Histologie ACh-Esterasefärbung, Abbau des ACh), die sehr nahe derjenigen beim Menschen sind, wird eine Störung der motorischen Endplatten offensichtlich bevorzugt von Muskelfasern mit höherem Durchmesser ausgebildet. Der Transmitter ACh wird überproportional freigesetzt. Gleichzeitig ist dessen Abbau verringert. Im Ergebnis treten zusätzlich zum physiologischen Rauschen der Endplatten wesentlich häufiger spontane elektrische Endplattenendladungen (positive scharfe Wellen, Fibrillationen, Faszikulationen) auf und im Endplattenbereich oder auch anderenorts in der Muskelfaser bilden die Sarkomere Kontraktionsknoten (Liu et al. 2019).

Ein Puzzlestein zum Verständnis der TrP's ist die Diagnostik des Interstitiums mittels Mikrodialyse. Das biochemische Milieu um die Triggerpunkte stimuliert die Nozizeptoren. Es veranlasst eine periphere Sensibilisierung und u. a. die neuroplastische Reaktion auf die Afferenzen ist die Basis sensomotorischer Störungen. Experimentelle TrP's (Ratten) stimulieren umfängliche Veränderungen im Muskelgewebe. Das Gewebe wird fibrotisch. Das Kollagen I und III wird häufiger und Kollagenfasern nehmen eine größere Fläche ein. Die Substanz P, Serotonin, die Bildung von Mikrofilamenten (α- smooth muscle actin), Fibronectin (Glykoprotein der extrazellulären Matrix, Gewebsreparatur, Hämostase, Zellmigration, -adhäsion), Prostaglandin E2 und COX-2, das Ergebnis von Verletzung und Entzündung, steigen an und die schweren Myosinketten werden weniger. Komprimierender Druck auf die TrP's über 2 Wochen mindert den chronischen Entzündungsprozess, hemmt die Entwicklung der Fibrose, unterstützt die Reparaturmechanismen der Muskelfasern und unterdrückt die Schmerzen (Jiang et al. 2021).

Triggerpunkte entstehen lt. Annahme (Simons et al. 1999) aufgrund ischämischer Verhältnisse. In ihnen und in der Umgebung ist der Blutfluss gegenüber dem nicht betroffenen Muskelgewebe geringer bzw. verändert. Frühe Ultraschallbilder weisen die TrP als hypoechotische Strukturen mit einer geringeren Vibrationsamplitude aus. In der direkten Nähe aktiver TrP's können aufgrund eines wahrscheinlich inadäquat hohen Gefäßwiderstandes Arterien oder erweiterte Arteriolen mit einem diastolischen Rückfluss angenommen werden (Sikdar et al. 2009, 2010). In den Gefäßen der aktiven TrP's sind die maximale systolische und die maximale negative diastolische Flussgeschwindigkeit signifikant höher als in denen der latenten TrP's und den nicht betroffenen Muskelbereichen. Eine Betrachtung der Gefäßkompartimente zeigt ein verengtes Gefäßbett und ein größeres Volumen zugunsten des retrograden Blutflusses.

Die strukturellen und funktionellen Veränderungen bedingen im TrP eine zumindest erhebliche relative Ischämie (Brückle et al. 1990). Diese begründet ein nozizeptives biochemisches Interstitium (Mense und Stahnke 1983; Shah und Gilliams 2008; Sikdar et al. 2010), welches auch noch zwischen latenten und aktiven TrP's different ist und letztere die höheren Konzentrationen von Protonen, Bradykinin, calcitonin gene-related peptide, Substanz P, TNF-α, IL-1β, Serotonin und Noradrenalin aufweisen (Shah 2005; Shah und Gilliams 2008). Die Triggerpunkte verantworten die Hypersensitivität und die generalisierten Schmerzen bei der Fibromyalgie (Alonso-Blanco et al. 2011). Die Mikrodialyse von TrP's vor, während und bis zur 60. Minute nach einer kompressionsbedingten ischämischen Triggerpunktmassage konnte unter der möglichen „störenden" Beeinflussung der Durchblutung bereits durch die Installation des Mikrokatheders keine Veränderungen des Blutflusses und der Glucosekonzentration im Dialysat finden, obwohl klinisch nach einer langen Interventionszeit von 10–12 min ein Therapieerfolg ertastet und von der Person angegeben werden kann. Dagegen steigt das Laktat danach langsam systematisch an und wird nach 60 min signifikant höher als vor der Intervention. Zu beachten ist auch, dass der gemessene Blutfluss keine Ischämie wiedergibt. Die Massage hat den anaeroben Stoffwechsel aktiviert. Sie hat auf alle Fälle den Energiebedarf der Muskelfaser gesteigert und die dafür genutzte Substratquelle muss intrafusal liegen. Diese Befunde gilt es zu bestätigen (Moraska et al. 2018). Das mit sehr geringem Wirkungsgrad gebildete ATP kann

- einmal als Weichmacher gedient und zur klinisch diagnostizierbaren Auflösung der Kontraktur geführt haben und
- kann auch zur energetischen Absicherung der wahrscheinlichen Stressreaktion der Muskelfaser herangezogen worden sein.

Die nahezu punktförmig diagnostizierte unbeeinflusste Durchblutung könnte aber auch ein Zeichen eines sehr regionalisierten defizitären Mikrozirkulationsnetzes und von Störungen der Regulation der Blutverteilung sein.

> **Wichtig** Zu bedenken ist, das ischämieauslösende Massagen beim muskuloskelettalen Schmerzsyndrom lt. einer Meta-Analyse nur die Druckschmerzschwellen als Merkmale der Schmerztoleranz (Ylinen et al. 2007) absenken. Die subjektive Schmerzbewertung lt. VAS bleibt nach der Intervention gegenüber einer inaktiven und aktiven Kontrollgruppe unbeeinflusst.

Die Arbeit von Ylinen et al. schloss keine Analyse von Substanzen im Blut oder dem Interstitium ein (Lu et al. 2022). Zwei 45-minütige TrP-Massagen pro Woche über insgesamt 12 Wochen lassen sowohl unmittelbar und systematisch kumulativ über den Zeitraum und auch noch einmal nach der letzten Einheit die Druckschmerzschwellen beidseits über dem M. trap. und den subokzipitalen Muskeln ansteigen (Moraska et al. 2017).

> **Wichtig** Da eine relative Ischämie die Ursache der TrP's und der Schmerzen ist muss der „schnelle" therapeutische Effekt einer entsprechenden Massage der Durchblutung mit allen ihren Konsequenzen zugeschrieben werden und nachhaltige Interventionen sind erforderlich, um die Symptomatik durch strukturelle und funktionelle Adaptationen abzubauen und zu beenden.

Eine hochauflösende US-Bildgebung (Ball et al. 2022a) führt zu der Schlussfolgerung, dass

- der „klinisch palpable TrP(-Bereich)" ein überperfundierter, zumindest anhand des hypoechogenen (im US dunkel-schwarz) Bildes, ein flüssigkeitsreicher Bereich ist,
- indem sich kleine „ischämische hyperechogene (helle-weiße) TrP's" (müssen die Kontrakturknoten der Muskelfasen sein) befinden.

Die Autoren schließen aber auch einen Artefakt (Anisotropie: Richtungsabhängigkeit einer Eigenschaft oder eines Vorganges; Doppelbrechung) nicht aus, obwohl eine Anisotropie nicht mit den bisherigen Meinungen zum biochemischen Milieu und der muliple loci Hypothese der TrP's übereinstimmen würde.

Die mit der Nadelung auslösbare local twitch reaction wäre somit

- nicht durch eine reaktive Hyperämie mit Lösung der Kontrakturen hervorgerufen, sondern wäre dann das Ergebnis
- einer Um- oder Neuverteilung der „Durchblutung (der Flüssigkeit)" im stark lokalisierten, dysregulierten und weiter zu unterteilenden Mikrozirkulationsgebiet des „überperfundierten klinischen Triggerpunktbereiches" in die vorher ischämischen Bereiche um die motorischen Endplatten der Muskelfasern, die die kleinen Kontrakturknoten im „klinischen TrP-Bereich" bilden.

So nehmen die Autoren an, dass die den TrP's zugrunde liegenden Mechanismen deutlich komplexer sind als eine „streng lokalisierte und in einem sehr begrenzten Gebiet «global ausgebildete» Perfusionsstörung mit hochgradiger Ischämie im palpierbaren TrP". Die lokale Zuckung wäre dann die Lösung der TrP's „im klinisch palpierbaren Triggerpunkt", also den „ischämisch betroffenen motorischen Endplatten der Muskelfasern". Diese Befunde und deren Bewertungen sind in intensiver Diskussion (Dommerholt und Gerwin 2022; Ball et al. 2022b).

Aber die „Hyperperfusion“ könnte auch das Ergebnis einer regionalen Stauung sein, was dem Sauerstoffmangel infolge Ischämie besser entsprechen würde. Auf alle Fälle bestehen in einer sehr kleinen Region des Mikrozirkulationsbettes Durchblutungsmangel und der ist kombiniert mit Verteilungsstörungen.

> **Wichtig** Die Kontrakturen können nur in den einzelnen Muskelfasern bzw. sehr kleinen Muskelfaserbündeln des betroffenen, sehr begrenzten Gebietes, vorhanden sein. So ist es nachvollziehbar, ob z.Z. mit immer höher auflösender Bildgebung bereits darstellbar oder noch nicht, dass der klinisch palpiebare TrP aus einer Anzahl kontrakter Muskelfasern besteht. Wichtig ist, es liegt eine regionale, möglicherweise weiter in Kompartimente unterteilbare, Störung der Mikrozirkulation vor und diese sorgt für die von dort ausgehenden Schmerzen lokal und übertragen. Die therapeutische Konsequenz bleibt, aerobes oder auch Intervalltraining zur strukturellen und funktionellen Reorganisation der Mikrozirkulation.

7.3.6 Interstitielles Milieu proinflammatorisch und Training

Zu den Trainingsadaptationen der aeroben Kapazität gehört als wesentlicher Faktor die Infrastruktur der Mikrozirkulation und direkt damit verbunden werden die anti-inflammatorischen und anti-nozizeptiven biochemischen Verhältnisse im interstitiellen Raum erhalten oder pro-nozizeptive abgebaut und bei Patienten behandelt.

Physische Belastungen modulieren bei Personen mit **myo-faszial-skelettalen Erkrankungen** die Signalwege der immunologischen, metabolischen und inflammatorischen Vorgänge und sind das Mittel der Wahl, die Symptomatik nachhaltig zu lindern (Cento et al. 2022). Damit werden die peripheren Faktoren der Schmerzsituation behandelt.

> **Wichtig** Die zukünftige Entwicklung von Medikamenten mit dem Effekt, körperliche Belastungen zu simulieren, ist zwar in Anbetracht der Morbiditätsentwicklung grundsätzlich zu verstehen aber die sozialen Bedingungen (Kindergarten, Bildung, Schule mit täglichem Sport, usw.) zu schaffen, um körperliche Belastungen zu „präventiven Medikamenten zu machen“, wäre noch wichtiger.

Die **Fibromyalgie** als ein generalisiertes chronisches Schmerzsyndrom mit Hyperalgesie und Allodynie und den teilweise zusätzlich cerebral vertretenen Sensibilisierungen gegenüber weiteren Umweltreizen und den regulär vorliegenden Symptomen überproportionale Ermüdbarkeit und Schwächen im Konzentrationsvermögen, wird durch die periphere nozizeptive Gewebesituation unterhalten. Als ausgeprägtes Schmerzsyndrom ist es Gegenstand auch der Diagnostik der interstitiellen Verhältnisse und der Wirkungen des physischen Trainings.

Personen mit Fibromyalgie (n = 32, 53,4 ± 8,6 Jahre; Dauer der Schmerzen 13,4 ± 8,4 Jahre) und Gesunde (n = 32, 53,7 ± 9,4 Jahre) unterscheiden sich im Dialysat des Interstitiums des M. vast. lat. nach dem Trauma der Insertion der Dialysatsonde und den dadurch provozierten Beschwerden in einem Kontrollzeitraum von 120 min in 26 Proteinen (Muskel, Immunität, Koagulation, Transport) und die Spiegel nahezu aller Proteine sind geringer. Das Proteinprofil spricht für die periphere Dysregulation des Metabolismus und der Entzündungsregulation mit entsprechend veränderter und beeinträchtigter Kontraktilität, Stressverträglichkeit und Immunreaktion. Auf eine einzelne Belastung mit dynamischen Kniegelenkextensionen über 20 min reagieren die Gesunden und die Kranken mit den zu erwartenden Differenzen in der Provokation von Schmerzen, der Anstrengungsempfindung lt. Borg RPE-Skala und der jeweiligen Ermüdbarkeit. Im Dialysat des M. vast. lat. ergeben sich dagegen keine Unterschiede in den Änderungen der Proteinspiegel (IL-1β, IL-6, IL-8). Zielanalysen weisen aus, dass die vor der Belastung abgesenkten Spiegel nahezu aller 26 auf die Werte der Gesunden ansteigen. Die Muskelkontraktionen, physisches Training verschiebt das Proteinprofil in Richtung Normalisierung (Christides et al. 2015) und es gilt das Training zum Standardelement der Behandlung zu machen.

Eine Analyse der interstitiellen und der systemischen Spiegel der Zytokine legen Ernberg et al. (2016) nach einem 15-wöchigen Krafttraining vor. Das Training mindert klinisch die Intensität der generalisierten Schmerzen aber die Ergebnisse der Mikrodialyse des M. vast. lat. (Fibromyalgie, n = 24, 54 ± 8 Jahre, Gesund, n = 27, 54 ± 9 Jahre) konnten keine Veränderungen für IL-1β, IL-6, IL-8 und TNF-α anzeigen. Auch die isometrische Kraft des trainierten M. quadr. fem., die Druckschmerzschellen über dem Muskel und die Ermüdbarkeit lt. 6-min Walk Test blieben unverändert. Gegenüber den Gesunden blieben die funktionellen Unterschiede bestehen.

Zwei spätere Analysen zum Einfluss eines gleich langen Krafttrainingsprogramms haben sehr komplexe positive Auswirkungen im Plasma und im Interstitium festgestellt. Vor dem Training war es möglich anhand von 19 Proteinen, die mitverantwortlich für die zelluläre Stressreaktion, die Stabilität des mRNA-Pools und die Immunität sind, Personen mit Fibromyalgie von den Gesunden zu unterscheiden. Bei einem Anteil der Fibromyalgiegruppe weisen einige Proteine des Proteoms die bisherige Dauer der Erkrankung und die Kraft des M. quadr. fem. aus. Nach dem Training können Kranke und Gesunde gleichfalls nun anhand von 28 Proteinen (Immunreaktionen, Muskelstruktur, zellulärer Stress) voneinander getrennt werden. Die klinischen Symptome sind deutlich gelindert, die Kraft der Muskulatur ist angestiegen und das Proteom im Blutplasma hat sich insgesamt in Richtung günstigerer immunologischer Reaktionen, zugunsten der Bewältigung des zellulären Stresses, für die Stabilisierung der mRNA's und einen trainingsbedingten „positiven" Metabolismus gewandelt. Die Proteinprofile des Stoffwechsels und der Immunität geben auch die Druckschmerzschwellen wieder (Wåhlén et al. 2022). Krafttraining über den gleichen Zeitraum verändert erwartungsgemäß auch das Proteom im Interstitium des M. vast. lateralis. Fibromyalgiepatientinnen (n = 26, 54.0 ± 8,1 Jahre, Diagnose seit: 14,1 ± 7,8 Jahre) reagieren mit gleichartigen Veränderungen wie gesunde Personen hinsichtlich der Expression von Proteinen zugunsten der kontraktilen Muskeleigenschaften, des Stresses und des Immunsystems (Ghafouri et al. 2023).

> **Wichtig** Training hat profunde Auswirkungen auf das Gewebemilieu bei chronischen Schmerzpatienten und „behandelt" die pro-inflammatorischen immunologischen Reaktionen, stützt die Stressabwehr der Muskelfasern (und Zellen) und mindern im Interstitium die biochemische Basis des nozizeptiven Aktivitäten.

Da das **Älterwerden** mit gering intensiven Entzündungsprozess einhergeht, können die struktur- und gesundheitsrelevanten Ergebnisse zum interstitiellen Milieu sicher auch auf gesunde ältere Menschen übertragen werden. Ein review zu den Veränderungen der Spiegel der Immunglobuline und der Zytokine mit dem Alter liefert auch die Aussage, dass akute Ausdauerbelastungen und systematisches Training über 10–24 Wochen (short-term) die Immunabwehr der Schleimhäute (IgA) stärken und zum einen die systemische Entzündung abklingen lassen und zum anderen die anti-inflammatorischen Signalwege stimulieren (Sellami et al. 2021).

> **Wichtig** Training ist ein „universelles" Medikament gegen die biochemischen Grundlagen von nicht infektiösen chronischen Entzündungen, einem nozizeptiven Gewebemilieu

und den pathophysiologischen und ebenso den physiologischen altersbedingten Vorgängen des Gewebeab- und -umbaus in allen Organen.

Fazit

Das „Logistiksystem“ Respiration – Herz-Kreislauf – Blut – Mitochondrien steht für die **aerobe Kapazität**, die maximale O_2-Menge, die für die ständig erforderliche ATP-Produktion verwertet werden kann. Sie sichert die psycho-physische, die psychische und kognitive Leistungsfähigkeit und ist somit in jedem Alter für den Funktions- und Gesundheitszustand verantwortlich. Im **Kindes- und Jugendalter** bestimmt sie die **kognitive Entwicklung** und positive Relationen bestehen in der gesamten Lebensspanne. Aerobes Training und Kognition bilden auf der Basis der Durchblutung, der Unterbindung der Neuroinflammation und Immunoseneszenz sowie des neuroprotektiven muscle-brain cross talks eine „funktionelle Einheit“.

Im **Kindes- und Jugendalter** bestehen enge Beziehungen zwischen der physischen Aktivität, der Fitness, der Kognition und den schulischen Leistungen. Sofern ausreichend physisch aktiv, stellt die Phylogenese präpubertären Kindern eine aerobe Kapazität zur Verfügung, die Ausdauersportlern entspricht. Bei **jungen Erwachsenen** profitiert der kognitive Bereich der Kompetenzen. **20- bis 67-Jährige** verbessern die exekutiven Funktionen.

Die **aerobe Kapazität** ist die **Basis der Erholungsfähigkeit** mit den Komponenten Restitution, Reparatur und Adaptation. Die Gewebe sind unter allen Beanspruchungen energetisch abgesichert. Bei der Dekonditionierung wird sie zur Quelle der verzögerten Erholung, der Degeneration, des Zellunterganges und von Schmerzen. Auch Kinder und Jugendliche werden durch physische Inaktivität ebenso krank wie Erwachsene und es entsteht die Disposition für eine chronische Schmerzerkrankung.

Die **endotheliale Funktion der Gefäße** nimmt auch ohne kardiovaskuläre Risikofaktoren zwischen dem 20. und 91. Lebensjahr systematisch ab. Sensoren liefern dem Gehirn Informationen zu den Metabolitenkonzentrationen, für die Empfindung der Ermüdung und von Schmerzen. Bei Krankheiten mit einem chronischen fatigue Syndrom und Schmerzen ist das periphere Stoffwechselmilieu der Generator und es entstehe cerebrale Maladaptionen. Die Mikrodialyse der interstitiellen Flüssigkeit zeigt, dass das periphere Milieu ein wesentlicher Teilaspekt für die Aktivierung der Schmerzmechanismen ist.

Die Dekonditionierung und chronisch degenerative Erkrankungen ohne und ausgeprägter mit Schmerzen gehen generell mit einer gesteigerten sympathischen Aktivität einher. Die Katecholamine stimulieren u. a. proinflammatorische Zytokine und die ständige Aktivierung der β_2-Rezeptoren sorgt für Schmerzen. Spinal entsteht eine Neuroinflammation. Eine defizitäre Mikrozirkulation entspricht einer **„interstitiellen inflammatorischen Stase“.**

Mitochondropathien mindern generalisiert die Insulinsensitivität, spiegeln die low grade inflammation wider und ein nozizeptives interstitielles Milieu liegt sicher vor. Sie sind ein „Modell“ für den Übergang von der Dekonditionierung zur Gewebedegeneration und der Generierung chronisch nozizeptiver Afferenzen. Klinischer Ausdruck sind Triggerpunkte. Sie haben metabolische, vaskuläre und immunologische Ursachen und bedingen sensorische und motorische Störungen. Die Triggerpunkte verantworten die Hypersensitivität und generalisierte Schmerzen.

Physische Belastungen modulieren bei Personen mit **myo-faszial-skelettalen Erkrankungen** die Signalwege der immunologischen, metabolischen und inflammatorischen Vorgänge und sind das Mittel der Wahl, die Symptomatik nachhaltig zu lindern. Die **Fibromyalgie** wird durch die periphere nozizeptive Gewebesituation unterhalten.

Training hat bei chronischen Schmerzpatienten profunde Auswirkungen auf das Gewebemilieu und „behandelt" die pro-inflammatorischen immunologischen Reaktionen, stützt die Stressabwehr der Muskelfasern (und Zellen) und mindert im Interstitium die biochemische Basis des nozizeptiven Aktivitäten.

Das **Älterwerden** geht mit gering intensiven Entzündungsprozessen einher und es entsteht eine Disposition für ein nozizeptives interstitielles Milieu.

Aerobes Training sorgt für den Ausbau und die Erhaltung der Infrastruktur des Gefäßnetzes und die mitochondriale Kapazität. Mit den vaskulären Adaptationen werden die neuro- und endothelialen Regulationsmechanismen effektiver und sie stehen direkt mit dem antidiabetischen Energiestoffwechsel und den cross talks im Zusammenhang.

7.4 Aerobe Kapazität, Mikrozirkulation, sarkoosteoporotisches Syndrom

Trailer

Die aerobe Kapazität steht für die muskuläre Infrastruktur der Mikrozirkulation und bestimmt die anti- oder pro-nozizeptiven Gewebeverhältnisse. Triggerpunkte sind energetisch bedingte Funktionsstörungen. Sie prägen die Schmerzsituation und begründen die Muskelatrophie bis zur Sarkopenie. Alle chronischen Stoffwechselerkrankungen sind **„generalisierte mitochondriale Erkrankungen", „Erkrankungen des Energiemangels".** Im **Gehirn** werden kognitive Einbußen und die **Neurodegeneration** veranlasst. Der diabetische Stoffwechsel entwickelt Mitochondropathien in allen Geweben. Es entsteht die nicht alkoholische Fettleber. Die Skelettmuskulatur erkrankt an Sarkopenie, die nicht mehr allein zum Alter, sondern auch zur Inaktivität gehört. Die funktionelle Einheit Muskel-Skelett entwickelt im Alter das **sarkoosteoporotisches Syndrom.** „Das komplexe Konzert" aus inaktivitäts- und altersbedingter Reduzierung der Energieproduktion ist die Grundlage der Sarkopenie, der durch Ausdauertraining entgegengewirkt werden kann.

7.4.1 Aerobe Kapazität und Mikrozirkulation

Das „Logistiksystem" Respirationstrakt – Herz-Kreislauf-System – Blut – Mitochondrien in den Muskelfasern und Zellen versorgt alle Gewebe mit O_2 und Substraten und entsorgt die Stoffwechselprodukte. Die Funktionskapazität ist absolut essentiell für einen guten gesundheitlichen Status des Organismus, denn die **aerobe Kapazität**, gemessen am Bruttokriterium maximal O_2-Aufnahme, steht für die **energetische Absicherung aller Lebensvorgänge.** Die Kapazität zur Bildung der biologisch zwingend erforderlichen Energie, dem ATP als Endergebnis der vorhandenen Struktur und Funktion des gesamten Logistiksystems, darf nicht nur unter dem Aspekt „Leistung" gesehen werden, obwohl natürlich der Aufbau, die Verbesserung und die Erhaltung nur durch Trainingsleistungen möglich ist. Die aerobe Kapazität entscheidet und bestimmt aus gesundheitlicher Sicht über alle Komponenten

- der kurzfristigen Erholungsfähigkeit im täglichen Arbeits- bzw. Belastungsprozess,
- der längerfristigen Erholungsfähigkeit zum nächsten Tag und zeitlich darüber hinaus und
- der strukturellen und funktionellen Anpassungen

  denn Erholung und Adaptation kostet Energie für

- die kurzfristige Restitution, die Wiederauffüllung der energetischen Speicher nach den Belastungen,
- die mittelfristige Reparaturfunktion, die Wiederherstellung der Struktur des Gewebes nach den belastungs- bzw. trainingsbedingten Mikrotraumata und den daraus resultierenden Mikroverletzungen und

- die längerfristigen Adaptationen, den belastungs- bzw. trainingsspezifischen Ausbau der strukturellen und funktionellen Kapazitäten.

Der gesteigerte Energiebedarf für diese biologischen Vorgänge ist anhand des gesteigerten Grundumsatzes bei körperlich bzw. sportlich aktiven Menschen objektiv messbar.

Da die aerobe Kapazität auch direkt die Infrastruktur der Mikrozirkulation in der Skelettmuskulatur der trainierten Körperregionen wiedergibt, ist sie auch ein Merkmal

- der anti- oder pro-nozizeptiven Gewebeverhältnisse (s. hinten).

Ist die Mikrozirkulation

- gut oder defizitär und
- ohne oder mit deutlichen regionalen Unterschieden ausgebaut,

ist auch die O_2-Versorgung der Muskulatur entsprechend und der biochemische Status des Interstitiums ist entweder anti- oder pro-nozizeptiv. Dies entscheidet über z. B. das Vorhandensein von Triggerpunkten als energetisch-basierte Funktionsstörungen mit „führenden Auswirkungen" für zumindest die lokale aber bei Patienten auch für die generalisierte Schmerzsituation, wie z. B. bei der Fibromyalgie und myo-faszial-skelettalen Schmerzerkrankungen mit multiplen Arthrosen.

Des Weiteren ist die aerobe Kapazität und damit die Infrastruktur der Mikrozirkulation ein Merkmal

- für die Erhaltung oder die Atrophie des Muskelgewebes bis hin zur degenerativen neuromuskulären Erkrankung der Sarkopenie (s. hinten).

> **Wichtig** Die aerobe Kapazität, die Funktionsfähigkeit des Logistiksystems, hat einen ausgeprägten gesundheitlichen Wert, indem sie die Ermüdungsresistenz und insbesondere die Erholungsfähigkeit widerspiegelt. Die Erholungsfähigkeit entscheidet über die sensomotorische Funktions- und Leistungsfähigkeit beim nächsten Belastungstermin, am nächsten Arbeitstag. Da trotz defizitärer Erholung die gleiche Arbeitsleitung erbracht werden muss, resultieren latente und zeitabhängig wahrnehmbare Fehl- und Überbelastungen des myo-faszial-skelettalen Systems. Auch am PC werden über die Ergonomie bei geminderter Belastbarkeit sensomotorisch bedingte Fehlbelastungen generiert und das Schulter-Nacken-Arm Syndrom, das PC-Syndrom, ist das Ergebnis.

Es muss hier unbedingt darauf hingewiesen werden, dass Sport nicht gleich Sport ist. Eine Person mit PC-Arbeitsplatz treibt keinen adäquat ausgleichenden Sport, wenn sie nur klassisch Fahrrad fährt oder läuft. Hierbei ist die Schultergürtelmuskulatur nicht mit der Mindestbeanspruchung aktiviert und wird insbesondere ihre Infrastruktur der Mikrozirkulation nicht nennenswert ausbauen und die Durchblutungssituation gegen das Vorhandensein von Triggerpunkten verbessern. Die Voraussetzungen für die Triggerpunkte bleiben „trotz Sport" erhalten und der „sporttreibende PC-Mensch" kann dennoch am Arbeitsplatz Beschwerden ausbilden und kann an einem Schulter-Nacken-Schmerzsyndrom erkranken. Die Muskulatur, die einen Trainingseffekt ausbilden soll, muss auch die Trainingsleistung erbringen, sodass für Menschen mit einem solchen Arbeitsplatz das Fahrradfahren oder Laufen einen inadäquaten Ausgleich darstellt bzw. nicht als eine ausreichende Kompensation für diese Körperregion angesehen werden kann. Notwendig sind die Bewegungsformen Handkurbel, Cross Trainer mit gutem Schultergürteleinsatz, Schwimmen und das Rudern nach dem korrekten Erlernen des Bewegungsablaufes.

Die gesunde Person steigert die Durchblutung und somit die erforderliche O_2-Versorgung in der Muskulatur trotz der Verschiebung des neurovegetativen Tonus zugunsten des Sympathikotonus für den Stoffwechselantrieb durch die vom Stoffwechsel initiierte lokale Vasodilation, durch die Sympatholyse. (Remensnyder et al. 1962; Dinneno und Joyner 2003; Rosenmeier et al. 2004, 2008; Saltin und Mortensen 2012; Gliemann und Carter 2018). Dafür werden die Vasodilatatoren Stickstoffmonoxid (NO) und Prostacyclin von den Endothelzellen (eNOS) zur Verfügung gestellt. Aber auch

- NO der aktiven Axone (nNOS),
- NO aus den Erythrozyten, in Kopplung mit der Desoxygenierung abgegeben,
- NO des Endothels der Arteriolen, gebildet infolge der Scherkräfte des verstärkten Blutflusses und
- ATP beteiligen sich an der Vasodilatation.

Diese gesunde Regulation der Durchblutungssteigerung, die Sympatholyse wird mit fortschreitendem Dekonditionierungsprozess nachteilig verändert. Die Veränderung wird bei der Herausbildung der arteriellen Hypertonie und dem metabolischen Syndrom zur Funktionsstörung, die sich mit den Entwicklungsstufen zum Diabetes verstärkt und natürlich beim Diabetes selbst am ausgeprägtesten ist. Die Funktionen der Endothelzellen werden fortschreibend eingeschränkt und verändert und daraus folgend die Regulation des Gefäßtonus gestört. Der Gefäßtonus und damit der periphere Widerstand werden gesteigert. Zusätzlich trägt das dekonditionierungsbedingt geminderte Bett der Mikrozirkulation dazu bei. Unter Belastung funktioniert die sympatholytische Dilatation nur noch defizitär. Die Gewebeversorgung wird inadäquat und schlecht bis beim Diabetes die Nekrosen den diabetischen Fuß begründen. Der symptomlose Nichtdiabetiker und teilweise deutlich Übergewichtige (n = 16, 57,9 ± 6.5 Jahre, BMI 32,2 ± 9,8) weist während einer submaximalen isometrischen Plantarflexion mit einer Intensität, die auch von den Patienten mit Diabetes über 5 min sicher aufrechterhalten werden kann, lt. MRI-Befund (arterial spin labeling perfusion) eine Durchblutung im mittleren Bereich des Wadenmuskels von 64 ± 19 mL/min/100 g auf. Der Muskel von Diabetikern noch ohne die Komplikation Ulcus (n = 16, 67,1 ± 10,7 Jahre, BMI 29,6 ± 6,0) wird mit 43 ± 7 ml/min/100 g und derjenige mit einem Ulcus (n = 16, 58,5 ± 11,1 Jahre, BMI 32,4 ± 6,5) nur noch mit 36 ± 6,2 mL/min/100 g durchblutet und die Extraktion von O_2 weist die gleiche Reihenfolge auf (Zheng et al. 2021). Die Entnahme von O_2 durch den M. soleus korreliert moderat ($r = 0,39$, $p < 0,01$) mit den Ergebnissen des Yale physical activity survey (2-teiliges Interview zum Umfang, der Intensität und Art der Belastung bei alten Menschen).

> **Wichtig** Die Gewebeversorgung nimmt mit dem Fortschreiten der diabetischen Stoffwechselstörung systematisch ab und verursacht schleichend strukturelle und funktionelle Gewebeschädigungen. Es gibt nur die drei wirksamen Gegenmittel adäquate physische Belastungen, Gewichtsreduktion und die Anpassung der Ernährung mit einer ausgeglichenen Bilanz zwischen Kalorienaufnahme und -verbrauch.

Bei sehr hoher Reproduzierbarkeit der Messung der muskulären Perfusion (M. gastroc.) mittels kontrast-verstärktem Ultraschall weisen gesunde junge (n = 12, 26 ± 3 Jahre) und alte Menschen (n = 12, 68 ± 7 Jahre) keine Unterschiede in der reaktiven Durchblutung im Makro- und mikrovaskulären Bereich nach Occlusion als auch während und nach submaximalen intermittierenden isometrischen Plantarflexionen (400 N) auf (Meneses et al. 2020).

Die Gefäßschädigungen und die funktionellen Veränderungen der Durchblutungsregulation bei einer arteriellen Hypertonie, veranlasst durch

- die sich der Diagnostik weitestgehend entziehenden chronischen Entzündungsprozesse (eventl. CRP bzw. sensibles CRP) und den oxidativen Stress in den Gefäßwänden,
- die sich entwickelnde allgemeine Arteriosklerose und/oder die schwerpunktmäßige Ausbildung in den Gefäßen der unteren

Extremität, der peripheren arteriellen Verschlusskrankheit (pAVK),

einen überproportionalen Anstieg des mittleren arteriellen Blutdruckes unter physischen Belastungen. Der gesteigerte periphere Widerstand muss überwunden werden, um noch eine auseichende Gewebeversorgung zu gewährleisten. Entsprechend ist bei pAVK-Patienten gegenüber Gesunden infolge einer 3-minütigen Plantarflexion der poplitäre Blutfluss

- bei gleicher absoluter Belastung (2,7 W) halbiert,
- die Gefäßleitfähigkeit ist bei absolut gleicher und relativer Belastung (40 % des Max.) verringert und
- der arterielle Mitteldruck bei der relativen Belastung erhöht.

Die Marker der low grade inflammation und des oxidativen Stresses zeigen eine deutlich gesteigerte Aktivität und spiegeln signifikant die hämodynamischen Veränderungen wider ($r = -0{,}57$ bis $-0{,}78$, $p = <0{,}05$; Craig et al. 2022).

> **Wichtig** Es gibt eigentlich keine essentielle arterielle Hypertonie, ein Hochdruck ohne erkennbare Ursache. In der Majorität der Fälle ist es das Ergebnis eines unbekannt lange schwellenden Entzündungsprozesses, der mit den „routinemäßigen" diagnostischen Instrumenten nicht nachgewiesen werden kann.

Liegt bei nicht Diabetikern eine periphere arterielle Verschlusskrankheit vor ($n = 12$, 69 ± 9 Jahre), kann mit der reaktiven Durchblutungsreaktion nach einer Occlusion die Schwere der Arteriosklerose aufgedeckt werden. Der Blutfluss im befallenen Bein und die mikrovaskuläre Perfusion sind deutlich gegenüber nicht Betroffenen ($n = 12$, 68 ± 7 Jahre) reduziert und hoch miteinander korreliert ($r = 0{,}84$, $p < 0{,}01$). Dagegen sorgen submaximale Belastungen (intermittierende isometrische Plantarflexionen über 5 min) für vergleichbare Werte des Blutflusses und der mikrovaskulären Perfusion. Das mikrovaskuläre Volumen ist sogar etwa verdoppelt. Diese Reaktion wird als ein Kompensationsmechanismus auf submaximale Beanspruchungen angesehen, um die Versorgung abzusichern, was nach maximalen Anstrengungen nicht vorliegt (Meneses et al. 2018). Ob es sich hierbei aber wirklich um einen Kompensationsmechanismus handelt oder eine Funktionsstörung wurde von Meneses et al. (2022) durch die Messung der Durchblutung des Makro- und Mikrozirkulationsbereiches vor und nach einer Revaskularisation einer pAVK geprüft. Die Intervention führt zum Anstieg des Blutflusses im Makrobereich aber die belastungsinduzierte mikrovaskuläre Perfusion blieb unberührt, wobei in diesem Gefäßbereich die Volumenantwort geringer und dagegen die mikrovaskuläre Flussgeschwindigkeit höher geworden sind. So wird der pathologisch eingeschränkte Blutzufluss kompensatorisch durch ein potenziell reversibel gesteigertes mikrovaskuläres Volumen und eine geringere Geschwindigkeit des Blutflusses (teilweise) ausgeglichen.

> **Wichtig** Eine **konditionierte Mikrozirkulation** geht direkt mit einer physiologischen Funktion und einer gesteigerten Kapazität der Mitochondrien einher. Relative Ischämien, wie sie sich regional bis systemisch in Abhängigkeit vom Grad einer **dekonditionierten Mikrozirkulation** und mit der Entwicklung der Arteriosklerose ausbilden, schädigen die Mitochondrien und es entstehen **Mitochondropathien**.

So gehören zur chronischen relativen Ischämie bei der Dekonditionierung, Arteriosklerose und regional besonders ausgeprägt bei der pAVK funktionell beeinträchtigte Mitochondrien. Direkt damit im Zusammenhang stehen erhöhte Konzentrationen der ROS. Bei der pAVK kann anhand einer Fibrose der Umbau des Muskelgewebes belegt werden, dessen Entwicklung infolge der mikrovaskulären und energetischen Defizite sicher frühzeitig startet und nicht allein dem klinischen „Vollbild“ der pAVK vorbehalten bleibt. Systematisches Gehtraining über größere Zeiträume ist eine anerkannte Therapieform zur Verlängerung der Gehstrecke. Bei biologisch wirksamer Dosierung (Bedarf der Mindestanstrengung) adaptieren Gefäßgesunde mit der Verbesserung der aeroben Kapazität, gegeben u. a. durch die Kapillarisierung, die Ausstattung der Mitochondrien mit aeroben Enzymsystemen sowie den Anstieg ihrer Anzahl und die Normalisierung bzw. die Erhaltung der Insulinsensibilität. Im Gegensatz dazu reagieren pAVK-Patienten bei Verlängerung der Gehstrecke mit dem Adaptationsmodus, der bei alten Menschen ohne arteriosklerotische Einschränkungen der Gefäßfunktion beobachtet werden kann. Im Ergebnis eines 12-wöchigen Laufbandtrainings kann im M. gastroc. von pAVK-Patienten ein erheblicher Anstieg von Muskelfaserdenervierungen nachgewiesen werden. Der Anteil wächst von 7.6 % auf 15.6 % an. Hinweise für eine verbesserte Durchblutung können gefunden werden. Bei den Gefäßgesunden bleibt die Denervierung mit einem Anteil von 9,1 % konstant (McDermott et al. 2021). Der altersbedingte Abbau schneller motorischer Einheiten und der partielle Untergang schnell kontrahierender Muskelfasern gehört zum Alterungsprozess. Partiell ist der Untergang, weil langsame Motoneurone schnelle Muskelfasern aufnehmen und durch ihren Einfluss zu langsamen umstrukturieren.

> **Wichtig** Eine chronische Unterversorgung des Muskelgewebes mit O_2 verantwortet nicht „nur schlechthin“ eine reduzierte aerobe Kapazität, sondern Mitochondropathien, oxidativen Stress, Muskelumbau und einen üblicherweise im Alter ablaufenden Adaptationsprozess an physische Belastungen, der wiederum durch gesteigerte De- und Reinnervationen einen Strukturumbau wiedergibt.

Der absolut größte Anteil der Diabetiker (ca. 75 %) verstirbt an Komplikationen des Herz-Kreislauf-Systems und hierbei ist der Myocardinfarkt führend. Die gleichzeitigen Schädigungen des autonomen Nervensystems (cardiac autonomic neuropathy) verhindern umfänglich die Klinik des Angina-pectoris-Syndroms als den Vorboten des dramatischen Ereignisses. Selbst wenn danach die Risikofaktoren der Lebensführung gesenkt werden bleibt die Prognose sehr ungünstig (Tschöpe et al. 2017), weil die Gefäßschädigungen nicht rückgängig zu machen sind. Die nachhaltige Beeinflussung der Endotheldysfunktionen im frühen Stadium benötigen bereits viel Trainingswochen, der erneute Ausbau der Infrastruktur des Mikrozirkulationsnetzes viele Monate und die Ausbildung von Kollateralen benötigt Jahre (Gielen et al. 2001). Diesen langfristigen aktiven Interventionen stehen die Compliance, die Adhärenz und die Resilience der Patienten entgegen. Da es sich um das gleiche Organsystem handelt, tragen die Diabetiker auch ein 3 bis 4-malig gesteigertes Risiko, eine periphere arterielle Verschlusskrankheit (pAVK) zu entwickeln und 29 % der über 65-jährige Patienten leiden auch an dieser Komplikation des Gefäßsystems (https://www.diabetologie-online.de/a/diabetes-und-pavk-aus-sicht-des-angiologen-1797543#: 23.02.23).

> **Wichtig** Die Funktionsveränderungen im Herz-Kreislauf-System bei der Dekonditionierung, den damit verbundenen Stoffwechselerkrankungen und den Komplikationen der späten pathophysiologischen Kettenglieder bedeuten fortschreitende funktionelle Defizite und Krankheitsentwicklungen der Mitochondrien, gesteigerten oxidativen Stress, Muskelatrophie und -degeneration, die signalstoff- und epigenetisch vermittelte Weitergabe dieser pathologischen Gewebeverhältnisse (Kap. **8** und **10**) und einen dem Alterungsprozess sehr ähnlichen bis gleichen Anpassungsmodus auf physische Belastungen.

Die Veränderungen der mikrozirkulären Funktion und des mikrozirkulatorischen Netzes sind bei den metabolischen Erkrankungen generalisiert (Karaca et al. 2014), sodass die kutane Mikrozirkulation repräsentativ für die Ermittlung der funktionellen Eigenschaften des Gefäßendothels angesehen werden kann (Holowatz et al. 2008; Rousit und Cracowski 2013). So ist im Verglich mit Gesunden die Vasodilatation in der Haut bereits in der frühen Phase der koronaren Herzerkrankung und bei der arteriosklerotisch bedingten Verdickung der Media der A. carotis eingeschränkt (Souza et al. 2014) und gibt die Entwicklungen aber auch das Risiko wieder.

▶ **Wichtig** Das besagt vor allem, bei der Dekonditionierung und den metabolischen Erkrankungen sind alle Gewebe des Organismus energetisch beeinträchtigt und reagieren mittel- bis langfristig auf die eingeschränkte und veränderte Ver- und Entsorgungssituation mit atrophischen und degenerativen Prozessen. Es ist immer der gesamte Organismus krank und die einzige generalisiert wirkende Medizin ohne Nebenwirkungen ist die physische Aktivität.

7.4.2 Mitochondrien und Mitochondropathien

Die Mitochondrien kommen als bohnenförmige Zellorganellen oder als Netzwerke vor. Es sind partiell autonome Zellorganellen, die fusionieren und sich teilen können. Sie haben eine eigene mitochondriale DNA (mtDNA) für eine kleine Anzahl ihrer Proteine und für den Mammutanteil der Proteine kommt die genetische Information aus dem Zellkern. So sind an der mitochondrialen Biogenese und der Teilung eine große Anzahl von Transkriptionsfaktoren beteiligt. Die Teilung erfolgt unabhängig vom Zellzyklus. Der Modus der Teilung, mittig oder peripher, ist davon abhängig, ob Mitochondrien vermehrt oder Material abgebaut werden soll. Bei der mittigen Querteilung wird die mtDNA gleich verteilt. Diese Zellorganellen sind nicht „nur einfach" die Energie(ATP)-Produzenten der Zellen bzw. Muskelfasern, sondern sie bestimmen für sich selbst und die gesamte Zelle die Energiehomöostase und sie sind in die Regulation des Zellzyklus, des Zellstoffwechsels, der Insulinresistenz, der Gefäßfunktion, der Apoptose und in die oxidative Abwehr eingebunden.

Selbst nach einer experimentellen ACL-Verletzung (Ratten) bildet sich schnell eine Störung der Mitochondrienfunktionen aus. Die ROS-Bildung steigt vom 7. bis zum 56. Tag nach der Verletzung erheblich an und die mitochondriale respiratorische Kontroll-Ratio (mitochondrial respiratory control ratio [RCR]: Index für die Kopplung der Zellatmung an die Phophorylierung von ADP; s. Gilmer et al. 2009) fällt um den Faktor 2. Hier zeigen allerdings nur die männlichen Tiere eine Atrophie und eine Veränderung des muskulären Phänotyps, gegeben durch die Reduzierung von IIa-Fasern und den Anstieg von IIb-Fasern (Davi et al. 2022).

Die **Familie der SIRT** (Sirtuine, 7 Mitglieder, Protein-Deacylasen und ADP-Ribosyl-Transfersen, verschiedene Zelllokalisationen, u. a. Mitochondrien, vielfältige regulatorische Funktionen, Verlängerung Lebensspanne, Entzündungen) ist in den Mitochondrien (SIRT3-5), den Zellkernen und dem Zytoplasma (SIRT1, -2) bzw. nur im Zellkern vertreten (SIRT6, -7) und kann deshalb insgesamt sehr multiple Funktionen ausüben.

SIRT3, ein lösliches Protein der mitochondrialen Matrix und Aktivator der Koenzym-A-Synthetase (ortholog auch im Zytoplasma vorhanden), reguliert die Enzyme der Energieproduktion. Zu den Funktionen des SIRT3 gehören des Weiteren die metabolische Kopplung zwischen substratproduzierenden und -verbrauchenden Geweben, die Vermittlung der positiven systemischen Wirkungen physischer Aktivitäten wie z. B. die Intensivierung der β-Oxidation in der Leber, die Steigerung der Insulinsensitivität und Glucoseutilisation in der Muskulatur, die Eindämmung des oxidativen Stresses im Myocard sowie die Stimulation der Biogenese von Mitochondrien und cerebral die Minderung der pro-inflammatorischen Aktivität der Mikroglia und die Protektion der Neurone (Tyagi und Pugazhenthi 2023). Dieses Protein ist auch an den Vorteilen der restriktiven Kalorienzufuhr beteiligt. Eine Restriktion der Kalorienaufnahme kann die Lebensspanne verlängern, weil u. a. die Mitochondrien eine wesentliche Rolle bei der Anpassung des Stoffwechsels spielen (Hebert et al. 2013). Die **SIRT-Familie** ist umfänglich im sich entwickelnden, erwachsenen und alternden Gehirn mit jeweils differenten Expressionsmustern vorhanden (Sidorova-Darmos et al. 2014). Dort vermittelt die **mitochondriale SIRT3 Adaptationen der Energetik und stärkt die Resilience** gegenüber oxidativen und erregungsbedingten Anforderungen. Liegt es vermindert vor, sind kortikale Neurone weniger stressresistent und im Modell degenerativer Erkrankungen weisen die Neurone des Striatum und des Hippocampus eine erhöhte Vulnerabilität auf. Laufbelastungen steigern die Expression im Hippocampus als Teil der protektiven Wirkungen physischer Belastungen gegen die Neurodegeneration (Cheng et al. 2016).

> **Wichtig**
> Mit diesen peripheren und zentralen Wirkungen ist es sehr gut verständlich, dass die SIRT-Familie, u. a. mitverantwortlich für die energetische Kapazität des Organismus, im Verbund mit den Faktoren der aeroben Kapazität eine wesentliche Teilkomponente
>
> - der generalisierten gesundheitsfördernden Konsequenzen körperlichen Trainings auf der einen Seite und
> - der generalisierten degenerativen Veränderungen und Erkrankungen infolge Inaktivität auf der anderen Seite sind und entsprechend
> - den M. Alzheimer, die Adipositas, das metabolische Syndrom und den Diabetes vertreten
> - aber auch sehr häufig das cerebrale klinische Bild des sehr alten Menschen prägen.
> - Daraus leiten sich logisch
> - das Auftreten und die gegenseitigen negativen Beeinflussungen **peripherer und zentraler Komorbiditäten** ab und
> - dass den kognitiven Beeinträchtigungen und der Demenz (allgemeine Demenz, M. Alzheimer, vaskuläre Demenz) im Rahmen der Altersentwicklungen mehrere Pathologien gleichzeitig zugrunde liegen (Gelber et al. 2012a; Kawas et al. 2015; White et al. 2016), **denn es ist immer der gesamte Organismus erkrankt bzw. er altert „als Ganzes" bis zur biologischen Existenzgrenze**

Das **Gehirn** hat nur einen Gewichtsanteil von ca. 2 %. Es beansprucht aber durchgehend das 10-fache, also 20 % des gesamten Energieverbrauchs. Allein daraus resultiert, dass es hochgradig anfällig auf Energiemangel ist und eine chronische Unterversorgung zu kognitiven Einbußen, Dysfunktionen und **neurodegenerativen Erkrankungen** führen muss. So liegt bei disponierten Personen für einen M. Alzheimer (Träger Apolipoprotein E4, Familienanamnese mütterlicherseits) ein reduzierter Glucosestoffwechsel bereits vor klinisch relevanten Einbußen der kognitiven Fähigkeiten vor. Der Energiemangel ist der präklinische Startmechanismus der Neurodegeneration (Cunnane et al. 2011). Veränderungen des Glucosestoffwechsels und der mitochondrialen Dysfunktionen müssen zu den Ursachen gezählt werden. Das SITR3 wird auch im Rahmen der Entwicklung neurodegenerativer Erkrankungen sehr wirksam herunterreguliert, wodurch der Energiestoffwechsel der Neurone und die Flexibilität gegenüber Substraten leidet (Tyagi und Pugazhenthi 2023). Es entstehen die **Neuroinflammation** (Kap. 4, Abschn. 8.2.1), der Energiemangel und der oxidative Stress infolge mitochondrialer

Dysfunktionen, womit die Neurodegeneration gestartet und angetrieben wird.

Die langen Entwicklungszeiten der Degenerationen im Gehirn bis zur klinischen Relevanz werden erneut dadurch belegt, dass Männer (n = 3468, 52 Jahre und kontrolliert 25 Jahre später) mit einem gesunden Lebensstil (Merkmale: physische Aktivität, BMI, Rauchen, Kalorienaufnahme), einem geringeren BMI (OR = 1,87, 95 % CI = 1,26–2,77, BMI > 25,0 vs. <22,6 kg/m^2) im mittleren Lebensabschnitt ein geringeres Risiko aufweisen, eine Demenz zu entwickeln (Gelber et al. 2012b). Die arterielle Hypertonie hat eine sehr hohe Prävalenz bei alten Menschen. Sind die alten Menschen noch ohne dementielle Entwicklung senkt die Einnahme von β-Blockern das Risiko für spätere kognitive Beeinträchtigungen um bis zu 30 % und jene mit einem Diabetes profitierten auffällig mit einer Risikominderung (Gelber et al. 2013).

> **Wichtig** Der Lebensstil steht für das Risiko an einer Demenz zu erkranken. Die Grundlage ist Energiemangel, der nur durch die allgemeinen Wirkungen eines Trainings bzw. „ausreichend" Bewegung bis in das hohe Alter verhindert werden kann.

Die **Mitochondrien** der **Cardiomyozyten** beteiligen sich am Stoffwechsel des Endothels, der Angiogenese, der kontraktilen Funktion und der Verhinderung der Fibrose (He et al. 2019). Die Herzinsuffizienz mit noch erhaltener Ejektionsfraktion ist typisch für die fortgeschrittene arterielle Hypertension und den Diabetes. Führende Merkmale sind das rarifizierte Mikrozirkulationsnetz und die geringe Coronarreserve. Das SIRT3 der Mitochondrien der Endothelzellen, die vorrangig mittels Glykolyse ihre Energie für sich und zugunsten der Gefäßregulation produzieren, regelt den glykolytischen Metabolismus und hat deshalb auch für die Angiogenese eine entscheidende Funktion. Das Altern und insbesondere die physische Inaktivität, die ja den benannten Erkrankungen zugrunde liegt, reduzieren SIRT3 bis zu 40 % (Lanza et al. 2008), womit ein wesentlicher Faktor für die deutlichen Nachteile der Durchblutung benannt ist. Am Herzen sorgt die pathophysiologische Beeinflussung des SIRT-3-gestützten Stoffwechsels der Endothelzellen für hypoxische Gewebeverhältnisse, die Stimulation der Fibrose und die diastolische Dysfunktion (Zeng und Chen 2019).

Während der Entwicklung der **Adipositas** und während des Bestehens bilden sich schleichend die Hauptmerkmale der finalen Erkrankung **Diabetes** heraus, wenn auch nicht jede Adipositas zwingend im Diabetes mündet. Die Stoffwechselstörungen Insulinresistenz (vgl. Abschn. 7.2), Hyperlipidämie und die langsam steigenden Blutglucosewerte bis letztendlich eine stabile Hyperglykämie vorliegt führen schleichend zu systemischen Auswirkungen und u. a. zur Entwicklung von Mitochondropathien in allen Geweben. Aber es ist immer noch in der Diskussion, ob die mitochondrialen Dysfunktionen Ursache oder Folge der Insulinresistenz sind (Montgomery und Turner 2015). Wahrscheinlich gehen lt. tierexperimentellen Ergebnissen (Bonnard et al. 2008) die Glucoseintoleranz als Resultat des oxidativen Stresses durch eine überproportionale Kalorienzufuhr den mitochondrialen Störungen voraus. Nach einem Monat sehr fett- und zuckerreicher Ernährung ist die Glucoseintoleranz ausgebildet aber noch keine mitochondrialen Dysfunktionen. Erst mit der Weiterführung dieser Fehlernährung entsteht der Diabetes mit dann auch gestörter mitochondrialer Biogenese, Struktur und Funktion.

> **Wichtig** Die primäre Provokation der Mitochondropathie besteht demnach in der Fehl- und Überernährung in Kombination mit einem viel zu geringen Energiesubstratverbrauch bei chronischer physischer Inaktivität.

Eines kann sicher konstatiert werden, mit der Diagnosestellung Diabetes sind bereits wesentliche pathologische Schritte vollzogen und entwickeln sich nun „nur noch weiter!" und dazu gehört die „lebenswichtige Funktion des Energiestoffwechsels".

> **Wichtig** Die Mitochondrien vertreten die Schnittstelle zwischen der Substratutilisation, der Energiegewinnung, dem oxidativen Stress mit dadurch u. a. stimulierter Entzündung und der Apoptose und somit zwischen der Gewebeprotektion und Gewebedegeneration.

Beim Diabetiker lassen sich typischerweise häufig Mutationen der mitochondrialen DNA nachweisen. Sehr viele sind einzigartig und auf eine Population begrenzt aber eine Reihe ist auch verbreitet und prävalent. Die Mutationen betreffen bevorzugt die mtDNA und hier die Chromosomenreplikation und Gene für Proteine der ATP-Resynthese. Insgesamt wird dadurch sowohl die Anzahl der Mitochondrien als auch deren Funktion begrenzt (Dabravolski et al. 2021). Die energetische Sicherung wird defizitär und die Bildung der ROS steigt. Bei der Adipositas „im Entwicklungsstadium" und dem Diabetes „voll entwickelt" sind die biologischen Vorgänge der Biogenese der Mitochondrien in den Zellen aller Gewebe und ihre Funktionen gestört (Wada und Nakatsuka 2016). Die Akkumulation der mtDNA-Mutationen, die epigenetische Modifizierung des Genoms, die veränderten Transkriptionen (RNA-Synthese aus der DNA-Vorlage) und die Reduzierung der Vervielfältigung von Mitochondrien machen den Diabetes aber auch bereits die Vorstufen zu **generalisierten mitochondrialen Erkrankungen**.

> **Wichtig** Entsprechend der Generalisierung der mitochondrialen Dysfunktionen sind das periphere und zentrale Nervensystem, das Verdauungssystem inklusive der Leber, das Herz-Kreislauf-, das endokrine Pankreas und das muskuloskelettale System sowie das Fettgewebe immer einbezogen (Pinti et al. 2019).

Die **β-Zellen des Pankreas** sind Sensoren des Blutzuckerspiegels und sie reagieren mit dem regulierenden Hormon, dem Insulin. Jedoch ein chronisch gesteigerter Glucosespiegel und Fettstoffwechselstörungen beeinträchtigen die Funktion, woran die Mitochondrien wesentlichen Anteil haben. Es akkumulieren bei chronischer Überernährung und physischen Unterforderungen geschädigte und oxidativen Stress verursachende Mitochondrien, was die glucosestimulierte Insulinproduktion und -freisetzung einschränkt.

Die **Leber** reagiert mit Veränderungen und Störungen des Energiesubstratstoffwechsels und u. a. mit einer verstärkten Fetteinlagerung, der nicht alkoholischen Fettleber. Die Insulinresistenz, die Vermehrung des Fetts und die zu geringe ATP-Resynthese gehören zusammen. Diabetiker haben eine um 29 % bzw. 28 % gesenkte periphere und hepatische Insulinresistenz und einen um 42 % geminderten hepatischen ATP-Umsatz (Schmid et al. 2011). Im **Fettgewebe** wirkt gleichfalls der oxidative Stress und er führt zu Mitochondropathien, der Abnahme der Anzahl und dem circulus vitiosus des Herunterfahrens der antioxidativen Funktionen (Chattopadhyay et al. 2015). Auf der gleichen Basis wird auch die Funktion des **Myocards** und des **Endothels der Gefäße** geschädigt.

Die Insulinresistenz der **Skelettmuskulatur** als das „zentrale Organ des systemischen Stoffwechsels" ist ein Hauptfaktor des Diabetes. Mitochondropathien sind ein Charakteristikum, wobei die Verknüpfung zwischen den Mitochondrien und der Insulinwirkung sehr komplex ist und weiter geklärt werden muss (Montgomery und Turner 2015). In den Muskelfasern befinden sich deutlich weniger Mitochondrien und die Enzymaktivitäten für die aerobe ATP-Resynthese sind geringer. So verfügen die Diabetiker über eine inadäquate Energieproduktion (Morgensen et al. 2007; Phielix et al. 2008). Diabetische Patienten weisen eine gravierend geringere insulin-stimulierte Glucoseverwertung als Gesunde ($11{,}2 \pm 2{,}8$ gegen $28{,}9 \pm 3{,}7$ micromol/kg fettfreier Masse/min, $p = 0{,}003$) und Verwandte ersten Grades ($22{,}1 \pm 3{,}4$ micromol/kg fettfreie Masse/min) auf. Die mitochondriale Funktion in vivo ist um 25 % geringer, wobei unabhängig vom mitochondrialen Besatz die basale ADP-stimulierte Energiebildung 35 % ($p = 0{,}031$) und die maximale respiratorische

Kapazität 31 % kleiner sind. Der zu jeder Dysfunktion der Mitochondrien gehörende oxidative Stress sorgt für einen circulus vitiosus in der Energiebildung und schränkt die Belastungsfähigkeit und -kapazität des Diabetikers fortschreitend ein. Übergewichtige, insulinresistente und diabetische Tiere nach einer 8-wöchigen Mast reduzieren ihre Arbeitsfähigkeit auf dem Laufband um 36 % und die VO_2max um 16 %. Die Anzahl der Mitochondrien und die ADP-stimulierte ATP-Resynthese sind deutlich abgefallen (Yokota et al. 2009). Genetische Analysen des M. vast. lat. bestätigen, dass die mit dem oxidativen Stoffwechsel verbundenen Gene am ausgeprägtesten herunterreguliert werden. Mit Hilfe der „Gene Set Enrichment Analyse", geeignet geringfügige aber dennoch koordinierte Veränderungen der Expression von Gruppen funktionell verwandter Gene zu erkennen, weisen Mootha et al. (2003) nach, dass im diabetischen Muskel das Set der Gene für die oxidative Phosphorylierung, welches bei einer hohen aeroben Kapazität besonders exprimiert wird, deutlich an Wirksamkeit verloren hat. Alle Vorgänge im Zusammenhang mit der Ausbildung und Aufrechterhaltung der Mitochondropathie gehen zugleich mit der Unterdrückung von Genen gegen den oxidativen Stress einher. Die adipositas-assoziierten Gene sind beim Diabetes in der Muskulatur aktiviert. Sie beeinflussen wahrscheinlich über den oxidativen Stoffwechsel, die Lipogenese und den oxidativen Stress die muskulären Defizite des Kranken (Bravard et al. 2011). **Die Erkrankung unterhält sich selbst, solange die Risikofaktoren wirksam sind.**

> **Wichtig** Alle „primären" chronischen Erkrankungen des Stoffwechsels (Adipositas, metabolisches Syndrom, Diabetes), eigentlich sind alle chronische Erkrankungen Störungen des Stoffwechsels, infolge Inaktivität und Fehlernährung können in die Rubrik **„generalisierte mitochondriale Erkrankungen"** eingeordnet werden. Sie sind immer Erkrankungen des oxidativen Stresses und des Energiemangels mit jeweils gewebespezifischen pathologischen Entwicklungen. Es sind vor allen Dingen immer Erkrankungen des gesamten Organismus. Der „extern (Nahrung) und intern (Inaktivität) provozierte Energiemangel" sind das „non plus ultra"! Die Beteiligung des Gehirns gemeinsam mit den sozialen Verhältnissen macht die erforderlichen Veränderungen der beiden Lebensstilfaktoren ausgesprochen schwierig (Abb. 1.2 und 1.3).

7.4.3 Sarkopenie degenerative neuromuskuläre Erkrankung

Die generalisierten Stoffwechselstörungen auf der Basis der physischen Inaktivität und der Fehlernährung mit dem wahrscheinlichen Startmechanismus oxidativer Stress, Entwicklung der Lipotoxizität, Entzündungsreaktionen, Störungen der Funktion der Mitochondrien und chronischer Energiemangel mit Konsequenzen für die Funktionsfähigkeit der Zellen und Muskelfasern stimulieren sowohl aufgrund der Mitochondropathien und des Energiemangels die Apoptose und die pathologischen Strukturanpassungen der Fettinfiltrationen und Bindegewebeproliferationen. Die Leber erkrankt an der nicht alkoholischen Fettleber und die Skelettmuskulatur beteiligt sich an diesen Prozessen mit der degenerativen neuromuskulären Erkrankung Sarkopenie, die der Kardiomyopathie und der chronischen Myokardinsuffizienz gleichzusetzen ist (Barbalho et al. 2020). Eine Myokardinsuffizienz entwickeln auch die Diabetiker (Zeng und Chen 2019), bei denen die Herz-Kreislauf-Komplikationen die absolut häufigste Todesursache sind (Tschöpe et al. 2017). Eine Komplikation, die viel zu wenig Beachtung findet, ist die Degeneration der Skelettmuskulatur, die Sarkopenie, denn sie ist „ohne Nebenwirkungen" mit Training therapierbar und darin sind auch die Stoffwechselstörungen inbegriffen! Mit Interventionen, die einen übermäßigen oxidativen Stress vermeiden, können eine

Muskelatrophie aber auch noch eine Sarkopenie vorteilhaft beeinflusst werden (Alrushaid et al. 2018). Hieran dürfte auch die erweiterte Funktion der Satellitenzellen beteiligt sein. Sie haben nicht nur die Funktion, mit Muskelfasern zu fusionieren und ihnen Zellkerne zur Verfügung zu stellen, sondern wahrscheinlich über ihre extrazellulären Vesikel (Kap. 10) können sie auch die Expression von Myonuklei in den Muskelfasern veranlassen (Hawke 2020) und die Adaptation auf ausreichend anstrengende Muskeltätigkeit unterstützen. Diese Funktion wird aber wiederum sicher durch den Alterungsprozess, das Ausmaß der vorliegenden Sarkopenie und die anabole Ansprechbarkeit der Muskelfasern beeinflusst.

> **Wichtig** Die Vernachlässigung der Sarkopenie ist nahezu eine „medizinische Unterlassung", denn die Muskulatur ist das „führende Stoffwechselorgan" und die Kraftfähigkeit ist mit der Mortalität verbunden.

Der National Health and Nutrition Examination Survey 1999–2001 (n = 4449, älter als 50 Jahre) und die Daten der Mortalitätsstatistik 2011 (Li et al. 2018) zeigen, dass eine geringe **Muskelmasse** (Muskelmasse gering: 68.7 ± 0.5 Jahre, normal: 62,4 ± 0,2 Jahre; Kriterium: Foundation for the National Institutes of Health Sarcopenia Project [FNIH]) und geringe **Kraftfähigkeiten** eine Prävalenz bei den Männern und Frauen von absolut 23 % und relativiert mit dem BMI von 17 % haben. Ein Kraftdefizit liegt bei 19 % der Menschen vor. Die Frauen tragen dazu durchweg deutlich mehr bei. Die allgemeine Mortalität und die Prävalenz der Gelenkstörungen sind unabhängig von der Muskelmasse signifikant bei geringen Kraftwerten um das 2,0 bis 2,5-fache höher. Die Enge der Abhängigkeiten sind des Weiteren unabhängig vom Stadium des metabolischen Syndroms, der Zeit der Inaktivität und den Aktivitäten in der Freizeit.

> **Wichtig**
> Die Unabhängigkeit der Mortalität vom Krankheitsstadium und den physischen Aktivitäten bei geringer Kraftfähigkeit belegt
>
> - einmal die Aktivitäten benötigen einen Mindestumfang und jeweils eine Mindestintensität, um gesundheitlich wirksam zu sein, und
> - ein anderes Mal, die Kraftfähigkeit ist ein Merkmal des Gesundheitsstatus und spiegelt das Erkrankungs- und Mortalitätsrisiko wider.
>
> Die Kraftfähigkeit ist problemlos zu erhalten oder zu verbessern. Es ist „nur" Training erforderlich!

Die Diagnostik der **Kraft des Faustschlusses** ist ein sehr einfaches, schnell durchzuführendes Instrument mit hoher Aussage- und Prognosequalität. Bei ca. einer halben Million Menschen (UK Biobank, 54 % Frauen; Celis-Morales et al. 2018) steigt die Hazard Ratio (Verhältnis der Gefährdung zwischen zwei Gruppen) pro 5 kg abfallender Griffstärke für die Gesamtmortalität, die ursachenspezifische Mortalität von Herz-Kreislauf- und respiratorischen Erkrankungen und für onkologische Erkrankungen (kolorektal, Lunge, Brust; Ausnahme: Prostata) signifikant deutlich an. Wird der „office based risk score" um die Griffkraft erweitert, erhöht sich die Vorhersagekraft für die Inzidenz kardiovaskulärer Erkrankungen sowie der dadurch verursachten Sterblichkeit (Celes-Moralis et al. 2018).

> **Wichtig** Die Sarkopenie bedeutet Verlust von Muskelmasse und Ersatz durch Fettinfiltrationen und durch die Proliferation von Bindegewebe und bestimmt die Mortalität wesentlich mit.

Die European Working Group on Sarcopenia in Older People (EWGSOP; Cruz-Jentoft et al. 2010, 2019) definiert unter Mitarbeit großer sehr relevanter Gesellschaften (European Geriatric Medicine Society, European Society for Clinical Nutrition and Metabolism, International Association of Gerontology and Geriatrics-European Region, International Association of Nutrition and Aging) die **Sarkopenie** einschließlich die Prä- und die schwere Sarkopenie. Die Sarkopenie der alten Menschen ist ein „Syndrome des progressiven und generalisierten Verlustes von Skelettmuskelmasse und der Kraft mit dem Risiko adverser Auswirkungen wie physischer Behinderungen, schlechter Lebensqualität und dem Tod."

Als Kategorien bzw. Ursachen der Sarkopenie fungieren primär

- der Alterungsprozess
  und sekundär
- der Lebensstil mit physischer Inaktivität und Dekonditionierung (Immobilisierungen verschiedener Ursachen)
- Erkrankungen mit sekundärer Inaktivität,
- die Adipositas und
- die Ernährung.

> **Wichtig** Die sekundären Ursachen weisen darauf hin, dass die Sarkopenie nicht dem Alterungsprozess vorbehalten ist, sondern in Abhängigkeit von den Lebensstilmerkmalen Aktivität und Ernährung sowie einer krankheitsbedingten Inaktivität in allen Altersklassen auftritt. Die krankheitsbedingte ist aber „doppelt kontraproduktiv" wie z. B. bei der Hypertonie und den Stoffwechselerkrankungen oder der sekundären physischen Aktivität. Wenn auch je nach dem Stand der Erkrankung nicht optimal durchführbar muss die Verhinderung der Sarkopenie durch Krafttraining ein Bestandteil des Therapieregimes sein. Leider!! ist die pharmakologische Therapie „allein absolut führend und die Verhindert die Sarkopenie nicht".

Die Diagnose der Sarkopenie basiert auf den Parametern:

1. geringe **Muskelmasse** (MRI, CT, Bioimpedanz, Knochendichte, Ultraschall)
2. geringe **Kraft** (Handgriff, Kniegelenkextension, -flexion, maximale Ausatmung) und
3. geringe **physische Leistungsfähigkeit** (Gehgeschwindigkeit, time up and go, 10-stufige Treppe so schnelle wie möglich [stair climb power test], Short Physical Performance Battery),

wobei auch die cut-off points angegeben werden (Cruz-Jentoft et al. 2010, 2019).

Als Ursachen werden kalorische Fehlernährung, Insulinresistenz, mitochondriale Dysfunktionen, physische Inaktivität, Entzündungen, neurodegenerative Erkrankungen und endokrine Veränderungen als Ergebnis des Alterungsprozesses oder krankhafter Störungen angegeben. Der größte Teil dieser Faktoren ist bei der Entwicklung der chronisch degenerativen Erkrankungen wirksam (Kap. **1–4** und Abschn. 7.2–7.3) und deshalb gehört auch die Sarkopenie zu ihnen.

> **Wichtig** Insbesondere u. a. die Stoffwechselerkrankungen sind **„muskelabbauende Erkrankungen"**, wodurch der Krankheitsfortschritt auch letztendlich bestimmt wird. Nur die Muskulatur entscheidet über den Stoffwechsel-, Entzündungs- und Gewebestressstatus des Organismus.

Der kontraktile Muskelstatus ist bei alten Menschen mit den kognitiven Leistungen und dem Abbau der Knochendichte in den Wirbelkörpern und somit dem Risiko für osteoporotische Frakturen im Zusammenhang. Für einen guten Überblick ist die Diagnostik der Kraft des Handgriffes sehr geeignet. Die fettfreie Muskelmasse der Extremitäten bei über 65-Jährigen (Canadian Longitudinal Study on Aging) bedeutet, dass auch nach Adjustierung wichtiger Kofaktoren wie u. a. Alter, Körperfett, Bildungsgrad und Kraft des Handgriffs innerhalb der nächsten 3 Jahre mit einem stärkeren Abbau kognitiver exekutiver Fähigkeiten (lt. mental alternation test, stroop high interference [words/dot] test, animal fluency test [psychiatrischer Test: max. Anzahl von Tiernamen in 60 Sek.], controlled oral word association test) und der psychomotorischen Geschwindigkeit (lt. computer-administered choice reaction time) gerechnet werden muss (Tessier et al. 2022). Die Handgriffkraft gibt eng die Knochenmineraldichte der lumbalen Region wieder, wo osteoporotische Frakturen häufig auftreten (Song et al. 2022). Die BWS und LWS ist zu 40 % die Lokalisation aller solcher Frakturen. In Deutschland betrifft es bei über 50-Jährigen ca. 30 % der Frauen und 20 % der Männer und die Prävalenz in Europa liegt zwischen 18–26 %. Der Handgriff ist dagegen nicht repräsentativ für die Knochendichte der Ferse, der Unterarmknochen und des Schenkelhalses.

▶ **Wichtig** Die Erhaltung eines guten kontraktilen Status ist für die cerebralen Funktionen und Gesundheit (muscle-brain cross talk!, Abschn. 8.2.1) und die Verhinderung einer Osteoporose (musle-bone cross talk!, Abschn. **8.2.4**) mit den sehr nachteiligen Folgen einer Fraktur essentiell.

Aktuell sind in der Altersklasse 3–17 Jahre ohne Unterschied zwischen Jungen und Mädchen und bei steigender Prävalenz mit dem Alter 15 % übergewichtig und 6 % adipös (KiGGS Welle2, 2014–2017; Schienkiewitz et al. 2018). Das metabolische Syndrom, inzwischen bereits im Kindes- und Jugendalter mit all den Störungen des Erwachsenenalters hoch relevant (Chiarelli und Mohn 2017; DeBoer 2019), bestimmt das frühzeitige Auftreten der Herz-Kreislauf-Erkrankungen und des Diabetes Typ II in der weiteren Lebensspanne. Der Konditionierungszustand ausgehend des zweiten Lebensjahrzehnts entscheidet 20–40 Jahre später über die Morbidität (Crump et al. 2016a–c, 2017a–c). Die Entwicklungszeiten von der Dekonditionierung bis zur klinisch relevanten Erkrankung sind eben sehr lang. Das wird heute relativiert, indem die Basis der Erkrankungen im Kindesalter gelegt wird bzw. bereits Behandlungsbedürftigkeit besteht. Letzteres ist eigentlich immer der Fall, denn Übergewicht und Dekonditionierung müssen unmittelbar auch therapeutische Konsequenzen haben.

▶ **Wichtig** Es kann davon ausgegangen werden, dass auch die chronisch degenerative neuromuskuläre Erkrankung Sarkopenie im Kindes- und Jugendalter im Fokus von Diagnostik und Therapie stehen muss. Die defizitären Kraftfähigkeiten adipöser Kinder sind aber wahrscheinlich das Ergebnis der Kombination aus inadäquater Entwicklung der Muskulatur und der Dekonditionierung mit der darunter liegenden low grade inflammation, sodass Entwicklungsverzögerungen und -rückstände mit der Sarkopenie in der frühen Lebensspanne interagieren.

Die Sarkopenie gehört zu den chronischen Erkrankungen, denn die ihnen üblicherweise gemeinsamen grundlegenden komplexen generalisierten pathophysiologischen Funktionszustände, zu denen u. a. die allgemeine systemische und lokale Entzündung, der oxidative Stress und Mitochondropathien zählen, sind eben übereinstimmende pathogenetische Faktoren. Dies gilt entsprechend auch für die COPD bei der die Hypoxämie und Hyperkapnie hinzukommen (Ma et al. 2022).

Alte Menschen, selbst wenn sie versuchen, ihre Mobilität und die physischen Aktivitäten aufrechtzuerhalten, werden sowohl hinsichtlich des Umfanges als auch der Intensität inaktiver. Die „aktiven" können es aber schaffen, sich noch sehr lange „altersgerecht ausreichend" sensomotorisch zu fordern. Dann kann bei einem physiologischen Alterungsprozess und ohne krankheitsbedingte Komplikationen die Zeitspanne der Gebrechlichkeit relativ gering ausfallen. Unabhängig davon ist es aber dennoch eine Tatsache, dass die Intensität des Metabolismus der Skelettmuskulatur mit dem Alter abnimmt und sich eine low grade inflammation, das inflam-aging, ausbildet. Dazu gehören auch hormonelle und epigenetische Veränderungen und mitochondriale Dysfunktionen (Rezus et al. 2020). Während des Alterns ändern sich die Sekretionsmuster der von der Hypothalamus-Hypophysen-Achse produzierten Hormone und ebenso fällt die Empfindlichkeit der negativen Rückkopplung ab (van den Beld et al. 2018). Die Signalstoffproduktion der Muskulatur wird geringer und mit dem Austausch genetischer Informationen werden „die benannten altersbedingten Veränderungen“ kommuniziert. Alle Gewebe altern und letztendlich entwickelt die Muskulatur die altersbedingte Sarkopenie.

Da die inaktivitäts- und adipositasbedingte Sarkopenie jedes Alter einbezieht (Cruz-Jentoft et al. 2019), ist sie abhängig von den wirksamen Ursachen und eben nicht allein vom Alterungsprozess. Dennoch wird die Sarkopenie bisher absolut vorrangig aus der Sicht des Alterungsprozesses betrachtet. Patienten jeden Alters mit chronischen Rückenbeschwerden kommen in aller Regel teils mit einer großen Anzahl von MRI-Aufnahmen in die Rehabilitation. Der „Bedarf an Diagnostik ist «überwuchernd»“ groß. Diese Aktivitäten sollten „eigentlich dem großen psycho-physischen Behandlungsbedarf“ zugutekommen. Auch wenn bei vielen Patienten die Schmerzen nach einer bestimmten Zeit abflauen und wieder Schmerzfreiheit eintritt, bleiben dennoch zu viele ohne eine nachhaltige Verbesserung.

> **Wichtig** Es ist aber eben auch eine Tatsache, dass in den radiologischen Befunden bei Rückenschmerzpatienten extrem selten bis nie ein Muskelbefund zu finden ist, obwohl bereits beim ersten Blick auf die MRI's in der paravertebralen Muskulatur „vermehrt Helligkeit“ zu finden ist, wo Muskulatur sein sollte und auch einmal war! Die „Helligkeit“ ist die Fettinfiltration und der bindegewebige Umbau, also die Sarkopenie!

Die Beispiele von 3 Patienten mit chronischen Rückenschmerzen belegen die Aussage. Zunächst werden die paravertebralen lumbalen Muskelbefunde „der möglichen Extreme“

1. gesund und sehr gut funktionsfähig und.
2. bei erzwungener absoluter Inaktivität infolge eines M. Bechterew gegenübergestellt. Sie sollen die Vergleichsbefunde für die der chronischen Rückenschmerzpatienten sein.

Die paravertebrale Muskulatur des Sportlers (Abb. 7.1) ist hypertroph und ohne jegliche Zeichen einer Fettinfiltration. Es ist der Befund eines jungen schmerzfreien und leistungsfähigen 19-Jährigen. Die Muskulatur des 59-jährigen Patienten mit einem seit 15 Jahren gesicherten M. Bechterew (Abb. 7.2) ist kaum noch vorhanden. Es überwiegen absolut die Fettinfiltration und die Bindegewebeproliferation und das sich „dunkel“ darstellende Muskelgewebe ist nur noch rudimentär vorhanden. Dieser Befund ist der inzwischen seit ca. 5 Jahren bestehenden völligen Versteifung der Wirbelsäule geschuldet und nicht dem Alter. Die Diagnose lautet: ausgeprägte sekundäre Sarkopenie.

Patienten mit chronischem low back pain zeichnen sich sehr häufig durch Bewegungsangst aus, welche primär Dekonditionierte dazu veranlassen sekundär inaktiv zu sein. Dies sind die Voraussetzungen für die sekundäre Sarkopenieentwicklung. Bei dem 22-jährigen Reha-Patienten, der lt. Anamnese seit mindestens 6–7 Jahren chronische Rückenschmerzen hat und seit ca. 2 Jahren intermittierend und aktuell stabile pseudoradikuläre Symptome aufweist (Abb. 7.3), stellt das MRI in den rot umrandeten Bereichen den beginnenden Muskelumbau dar. Anamnestisch können vor Beginn der Symptomatik und seit ihrem Bestehen keine ausreichenden körperlichen Aktivitäten eruiert werden. Therapeutische Trainingsaktivitäten waren verordnet worden. Aber die Compliance hat die Ausführungen über die viel zu kurzen Behandlungszeiträume mit „viel zu vielen Massagen“ hinaus verhindert. Die inaktivitätsbedingte Sarkopenie beginnt früh in der Lebensspanne und ist ein Merkmal der Segmentinstabilität und der Schmerzen. Der kleine Bandscheibenprolaps $L_{4/5}$ ist bereits das Ergebnis der Instabilität aber z.Z. nicht die vorrangig schmerzauslösende Ursache. Das, besser die Bewegungssegmente der LWS und die segmentalen sensomotorischen Verknüpfungen für die funktionelle Einheit Wirbelsäule (Solomonow et al. 1998, 1999; Gedalia et al. 1999) sind

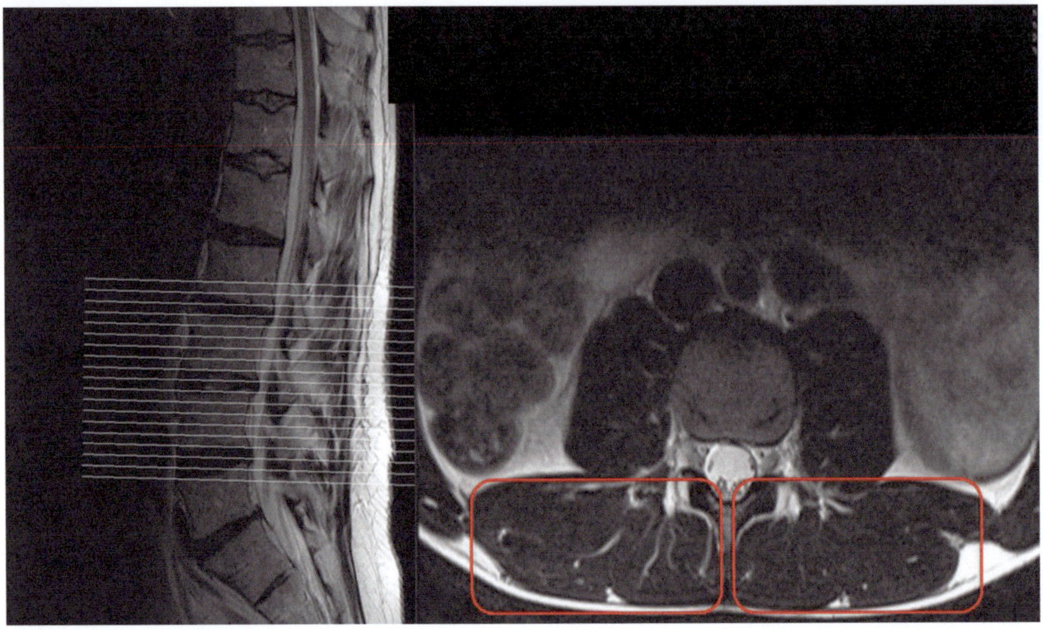

Abb. 7.1 MRI der paravertebralen Muskulatur eines jungen Sportlers (19 Jahre). Die Muskulatur ist hypertroph und ohne jegliche Fettinfiltration

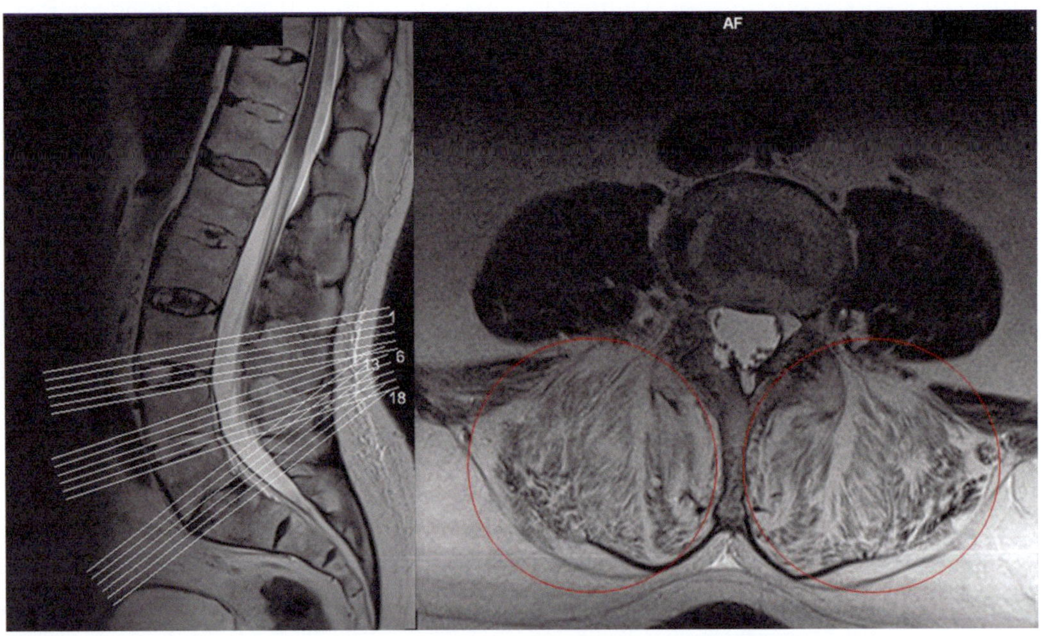

Abb. 7.2 MRI der paravertebralen Muskulatur eines Patienten mit M. Bechterew (59 Jahre) in Höhe Deckplatte L_4. Die autochtone Muskulatur ist ausgeprägt sarkopenisch. Die Fettinfiltration und die Bindegewebeproliferation haben fast die gesamte Muskulatur ersetzt. Des Weiteren ist das Fettgewebe auch außerhalb der Muskulatur erheblich angereichert

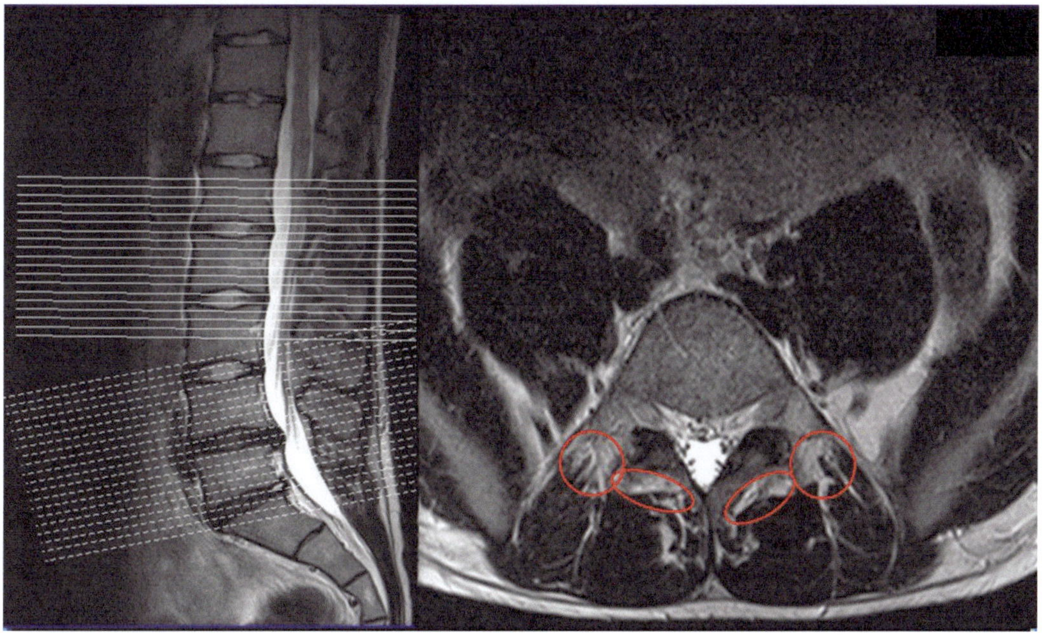

Abb. 7.3 MRI der paravertebalen Muskulatur eines 22-jährigen Patienten mit einem chronischen pseudoradikulären Syndrom seit Jahren. Bei einer klinischen Segmentinstabilität liegt in den rot umrandeten Bereichen ein beginnender sarkopenischer Umbau vor. In den übrigen Bereichen der autochtonen Muskulatur sind erste kleine Inseln mit vermehrtem Fett vorhanden

im Sinn einer Funktionserkrankung gestört und sie sind trainingstherapeutisch und bei diesem Patienten in direkter Kombination mit psychologischen Interventionen zu behandeln.

Bestehen über sehr lange Zeiträume chronische Rückenschmerzen, die primäre Inaktivität wird über Jahrzehnte durch die sekundäre ergänzt und es liegt eine Adipositas vor, wird die autochtone Muskulatur der LWS sarkopenisch um- und abgebaut. Bei der 49-jährigen Patientin (Abb. 7.4) mit chronischen Schmerzen nicht nur im Bereich der Wirbelsäule und einer Adipositas (s. Dicke der subkutanen Fettschicht) besteht eine ausgeprägte Fettinfiltration als ein Merkmal einer inaktivitäts- und kombiniert mit einer adipositasbedingten Sarkopenie, die zeitlich weit vor der altersbedingten ausgebildet ist. Die Fettinfiltration in den M. multifidus bei Übergewichtigen (BMI: $27{,}0 \pm 3{,}8$) mit einer nicht alkoholischen Fettleber, gemessen am MRI-gestützt diagnostizierten Muskel-subkutanen Fettverhältnis, ist geschlechtsabhängig, steigt mit dem Alter, ist signifikant positiv mit dem viszeralen Fett korreliert und das Ausmaß der Fettinfiltration in die Skelettmuskulatur kann mit der Schwere der Lebererkrankung in Verbindung gebracht werden (Kitajima et al. 2010, 2013). Man kann sicher davon ausgehen, dass die Fettinfiltration in die Skelettmuskulatur zugleich ein Marker der Atrophie und des Kraftverlustes ist. Der Verlust von Muskelmasse ist ein Faktor pathologischer metabolischer Veränderungen (Kim und Kim 2020).

▶ **Wichtig** Der Muskelstatus und manualtherapeutisch der funktionelle Zustand der Bewegungssegmente und nicht „nur" die Bindegewebestrukturen im MRI, wie Arthrosen und Schädigungen der Bandscheiben, müssen bei Rückenschmerzen beurteilt werden. Vor allem auch deshalb, weil nur der Muskelstatus therapeutisch verbessert werden kann. Die Schädigungen des passiven Bewegungsapparates können nur mus-

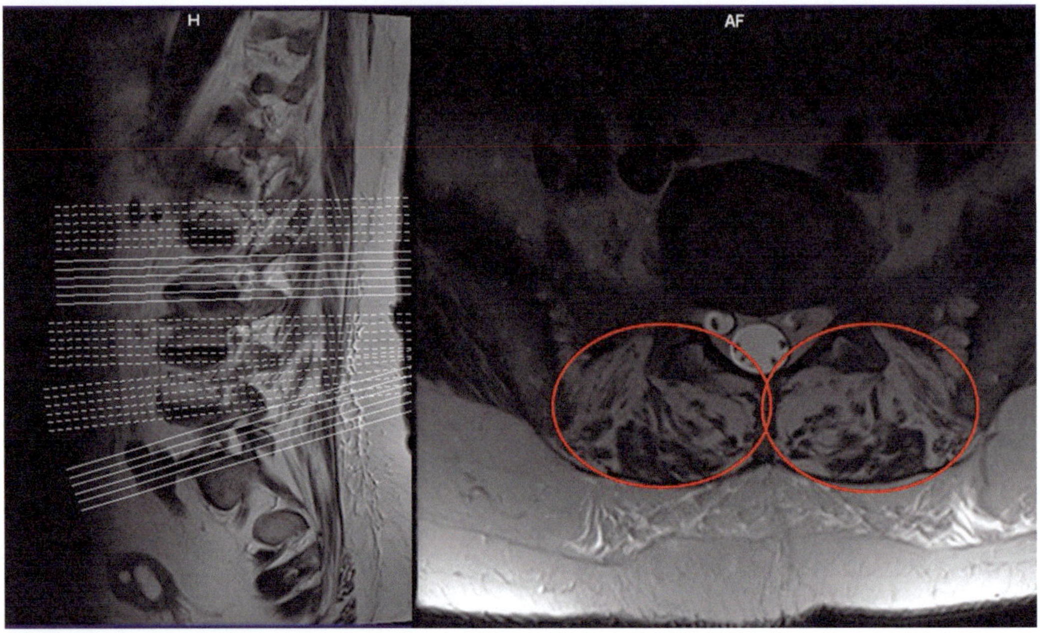

Abb. 7.4 MRI der paravertebalen Muskulatur einer 49-jährigen adipösen Patientin mit einem anamnestisch nicht mehr sicher anzugebenen Zeitraum chronischer Rückenschmerzen mit pseudoradikulären Symptomen. Es liegt eine schon erhebliche Sarkopenie vor

kulär kompensiert aber nie mehr beseitigt werden. Liegt eine radikuläre Symptomatik vor, sind operative Konsequenzen zu prüfen aber auch danach ist die Muskulatur wieder der Hauptfokus der Behandlung.

Es steht außer Frage, an der Entwicklung der mitgeteilten Beispiele der Sarkopenie im paravertebralen Bereich aber grundsätzlich bei allen Skelettmuskeln spielt unabhängig vom Alter die verfügbare biologische Energie für die Verhinderung der degenerativen Veränderungen eine wesentliche Rolle. Die Funktionen der Mitochondrien müssen als die Quelle der Sarkopenie angesehen werden und dazu gehört essentiell die vorgeschaltete Infrastruktur der Mikrozirkulation, letztendlich der Ausdauertrainingszustand als die gut diagnostisch zugängliche „klinische" Grundlage. Das Training steht auch der Bildung und Wirkung der proinflammatorischen Zytokine, der Entzündung entgegen, die wesentlich an der Entwicklung der Sarkopenie beteiligt ist. Für die korrekte Beschreibung der ursächlichen Beteiligungen der verschiedenen Zytokine an der Pathogenese der Sarkopenie sind aber Längsschnittstudien erforderlich. Sie müssen ein Set an Signalstoffen und entzündungsrelevante miRNA's analysieren. Z.Z. ist das IL-6 ein akzeptabler Indikator der Prognose (Pan et al. 2021), wobei die myo-miRNA's (c-miRNA-486, miRNA-c-146a) offensichtlich den Zytokinen als Biomarker der altersbedingten Sarkopenie überlegen sind (Liu et al. 2021).

Der Alterungsprozess aber gleichartig die physische Inaktivität lassen die aerobe Kapazität abfallen und dies selbst, wenn der Verlust der fettfreien Körpermasse berücksichtigt wird. Ebenso weisen Ältere und Dekonditionierte einen geringen Grundumsatz auf. In der Muskulatur sind die Anzahl der Mitochondrien und die Bildungsrate des ATP vermindert. Mit der geringeren ATP-Resynthese wird nicht nur die muskuläre Leistungsfähigkeit, sondern auch die energetische Basis für die „regenerative und die zur Gewebeerhaltung" erforderliche Proteinsynthese eingeschränkt.

> **Wichtig** „Das komplexe Konzert" aus inaktivitäts- und altersbedingter Reduzierung der Energieproduktion, immer eingeschlossen die Merkmale Insulinresistenz, die Entwicklung mitochondrialer Funktionsstörungen, oxidativer Stress, die low grade inflammation und auch die Lipotoxizität, ist die Grundlage der Sarkopenie. Allen diesen Merkmalen kann durch Ausdauertraining entgegengewirkt werden. Die aerobe Kapazität, gegeben durch den Anstieg der Enzymsysteme der ATP-Resynthese, die Anzahl der Mitochondrien, die ATP-Bildungsrate, die mitochondriale DNA und der Grundumsatz als Zeichen der regenerativen und adaptiven Proteinsynthese steigen.

Hervorzuheben ist, dass die „altersbedingte" und sicher auch die inaktivitätsbedingte Minderung der aeroben Enzymaktivitäten bevorzugt die STF-Population und die Atrophie bei relativ unbeeinflusstem Energiestoffwechsel bevorzugt die FTF-Population betrifft. Im Tierexperiment (Ratte; Picard et al. 2011) kann belegt werden, dass die Muskeln in Abhängigkeit von der Muskelfaserzusammensetzung atrophieren bzw. die Systeme der oxidativen Phosphorylierung einschränken. Im Alter ist die Atrophie des FTF-Muskels M. gastroc. am stärksten, gefolgt vom akzentuiert schnellen M. ext. digit. longus (EDL) und dem langsamen M. soleus und der langsame M. add. longus ist ohne geblieben. Die Indizes der mitochondrialen Funktion korrespondieren nicht mit diesen Ergebnissen. Die Kapazität der ADP-stimulierten ATP-Synthese der schnellen Muskeln (M. gastroc., EDL) bleibt weitestgehend unverändert wogegen der M. soleus mit einer deutlichen Abnahme reagiert. Auch die Freisetzung oxidativer Radikale ist different, wobei die schnellen Muskeln bei der ADP-stimulierten Respiration die größeren Mengen ROS freisetzen. Die mitochondrialen Einschränkungen sind vom Fasertyp und nicht von der Atrophie abhängig, wobei bei dieser Untersuchung die Mitochondrien nicht kausal die Atrophie begründen. Die Immobilisation reduziert atrophiebedingt das Verhältnis zwischen dem Gewicht des M. gastroc. und dem Körpergewicht. Die Querschnitte und die maximale Kraft der STF fallen, eine Reaktion, die durch zwischenzeitliche Belastungen während der Immobilisation eingeschränkt werden kann. Die maximale Kraft der Typ IIa-Fasern (fast twitch resistent, oxid. und glykolytischen Stoffwechsel) und der intermediären Typ I-II-Fasern fallen ab aber diese Reaktion bleibt durch kurze Unterbrechungen der Inaktivität unbeeinflusst (Sandmann et al. 1998). Hier atrophieren beide Fasertypen mit dem Alter aber die schnellen benötigen offensichtlich einen deutlich höheren „Trainingsaufwand", um die Folgen der Inaktivität ausgleichen zu können.

Die maximale ATP-Resyntheserate wird besonders in den Muskeln abgebaut, welche bei moderaten bis zu hoch intensiven Belastungen rekrutiert werden müssen. Das sind die FTF-Muskeln, in denen vorrangig die Synthese kontraktiler Proteine abnimmt.

> **Wichtig** Die mit dem Alter abfallende Syntheserate schwerer Myosinketten (benötigen viel ATP) von der jungen über die mittlere und weiterführend bis in die hohe Altersspanne muss der sich gleichgerichtet entwickelnden Regenerationsfähigkeit der FTF-Muskeln zugeordnet werden und trägt zum Abbau der Muskelmasse und den Veränderungen der kontraktilen intrinsic Fähigkeiten bei (Balagopal et al. 1997).

Der Abfall der Myosinkettensynthese geht signifikant mit dem der Kraft ($p < 0{,}05$), dem endokrinen IGF-1-Spiegel ($p < 0{,}01$) und dem sulfatierten Dehydroepiandrosteron ($p < 0{,}05$; Prohormon der Steroidhormone; Nebennierenrinde, Ovarien; nach Abspaltung der Sulfatgruppe Quelle für Testosteron) bei Männern wie Frauen und dem des freien Testosterons bei Männern einher ($p < 0{,}01$).

Jedoch ohne zwischen mitochondrialen und kontraktilen Proteinen zu trennen, kann moderates

Ausdauer- und Krafttraining über 3–4 Monate die Verluste der Proteinsynthese im M. vast. lat. kompensieren und langfristiges intensives Training über Jahre ist in der Lage, den Gehalt an Mitochondrien zu stabilisieren. Die abnehmenden Raten des Muskelstoffwechsels bei Männern und Frauen verantworten den altersbedingen Ab- und Umbauprozess. Ausdauerbelastungen sind unabhängig vom Alter ein „verzögerndes" Gegenmittel (Short et al. 2004). Ein 3-monatiges Krafttraining (n = 39, 46–79 Jahre) steigert die fraktionelle Syntheserate der MHC-Isoformen und die gemischte Proteinsynthese um ca. 50 %. Die Spiegel der mRNA für die MHC der STF werden um 85 % erhöht aber für die der Typ-IIa- und Typ-IIx-Fasern sogar reduziert (Balagopal et al. 2001). Reguläres Ausdauertraining kann mitochondriale Dysbalancen teilweise zurückführen. Es verbleiben Altersentwicklungen hinsichtlich der Menge der mtDNA, der Expression von Transkriptionsfaktoren für kontraktile und der mitochondrialen Proteine (Lanza et al. 2008).

Wichtig

Der Alterungsprozess kann durch Ausdauer- und Krafttraining mit ihren sich ergänzenden Wirkungen verzögert werden. Da die Resultate der Dekonditionierung dem des Alterungsprozesse vergleichbar sind, können sie

- in Abhängigkeit vom kalendarischen und insbesondere biologischen Alter und somit dem Stand der Alterungsprozesse rückgängig gemacht werden bzw.
- sie wirken verzögernd und
- diese Trainingsformen sind in allen Altersgruppen die Therapieinterventionen der ersten Wahl bei chronisch degenerativen Erkrankungen, die ohne ausreichende physische Aktivitäten den Alterungsprozess zusätzlich unterstützen.

So wie einerseits das Training generalisierte struktur- und funktionsfördernde gesundheitliche Effekte hat, so besteht andererseits die Entwicklung der Sarkopenie infolge Muskelinaktivität und Alterungsprozess aus einem Puzzle von miteinander teils abhängigen und interagierenden Ursachen. Dazu gehört

- global die Reduzierung der aeroben Kapazität, einem Funktionsverlust jedes Gliedes des Logistiksystems mit abfallenden Ver- und Entsorgungsleistungen und am Ende der Funktionskette der ATP-Resynthese,
- die defizitäre Infrastruktur der Mikrozirkulation und die funktionelle Veränderung der Sympatholyse,
- die reduzierte Proteinsynthese in den Muskelfasern mit der Folge Atrophie und uneffektive und geminderte Regenerationsfähigkeit, unterstützt durch die Abnahme der Anzahl der Satellitenzellen und ihren nachteiligen funktionellen Eigenschaften,
- die lokalen Mitochondropathien mit energetisch bedingten negativen Konsequenzen für den Energie und Baustoffwechsel und folglich den regenerativen Prozessen,
- die ineffektiven Qualitäts-Kontrollmechanismen (s. unfolded protein response: Aufrechterhaltung der Proteinfaltung im endoplasmatischen Retikulum),
- die generalisierten Mitochondropathien mit dysfunktionaler Energiehomöostase in den Geweben,
- die Mitochondropathien gekoppelt mit dem oxidativen Stress, den lokalen Entzündungsreaktionen und der Förderung der Apoptose bevorzugt der FTF-Fasern, was gemeinsam mit der Apoptose der spinalen FTF-Motoneurone zum Strukturwandel der Muskeln führt,
- den Dysfunktionen der neuromuskulären Endplatten mit Konsequenzen für die Muskelfaseraktivierungen inklusive der Reduzierung des zentralen Antriebs,
- die Fettinfiltration in das Muskelgewebe und
- die generalisierte low grade inflammation, der oxidative Stress und die Insulinresistenz.

In der Summe hängen alle diese der Sarkopenie zugrunde liegenden Veränderungen mit der Bildung der biologischen Energie, dem ATP, in der Skelettmuskulatur zusammen und sind entweder das Ergebnis der muskulären Inaktivität oder des Alterungsprozesses (Harper et al. 2021) und beim physiologischen Altern im sehr späten Lebensabschnitt wind beide Faktoren wirksam.

> **Wichtig** Alle diese Merkmale der Sarkopenieentwicklung sind durchweg in jedem Alter durch bevorzugt Ausdauer- aber auch besonders altersabhängig Krafttraining positiv zu beeinflussen.

Es besteht Konsens, dass in diesem eng vermaschten Netzwerk vieler Funktionen die Mitochondrien eine zentrale Rolle bei der Regulation der Muskelmasse, der Entstehung der Seneszenz und der Sarkopenieentwicklung spielen (Picca et al. 2018; Ferri et al. 2020; Romanello und Sandri 2021; Harper et al. 2021) auch wenn es Ergebnisse gibt, die die mitochondrialen Dysfunktionen nicht kausal mit der Atrophie verbinden (s. o. Picard et al. 2011). Die zentrale Stellung der Mitochondrien ergibt sich ebenfalls aus ihren Verknüpfungen mit dem endoplasmatischen Retikulum (Synthese, Kontrolle, Speicherung, Entsorgung), den Peroxisomen (Abbau Stoffwechselprodukte) und Lysosomen (Abbau von Zellbestandteilen, Autophagie) und der Fasermatrix durch die Freisetzung von Signalstoffen und extrazellulären Vesikeln. Bei alten und jungen Menschen (je $n=6$, 25 ± 3 Jahre, 58 ± 3 Jahre) mit einem „normalen" Fitnesszustand ($VO_2max.$ $47{,}0 \pm 2{,}9$ mL/kg/min bzw. $32{,}3 \pm 4{,}1$ mL/kg/min) und solchen mit einem sehr guten Ausdauertrainingszustand ($VO_2max.$ $66{,}3 \pm 2{,}5$ mL/kg/min bzw. $52{,}7 \pm 3{,}3$ mL/kg/min) sind Biopsien des M. vast. lat. durchgeführt worden. Die Faserflächen der Typ IIa und IIb-Fasern der „normal" konditionierten alten Personen waren um 31 % bzw. 40 % kleiner als bei den entsprechenden jungen und die Kapillardichte um diese Fasern deutlich geringer. Die kleineren Flächen und Kapillarkontakte weisen auch die trainierten alten Personen auf aber die Kapillarversorgung pro Faserfläche hatte das Training verbessert. Der Marker der oxidativen ATP-Resynthese (Succinat-Dehydrogenase) in den IIa-Fasern bei den trainierten Alten war ohne Unterschied gegenüber den jungen Trainierten und doppelt so hoch wie bei den Alten mit „normaler" Fitness. Die Typ I-Fasern sind durch das Training in beiden Altersklassen hypertroph, haben höhere Aktivitäten des aeroben Markers und sind besser kapillarisiert (Proctor et al. 1995).

> **Wichtig** Ausdauertraining verzögert erheblich den Abbau der mitochondrialen Funktion und sicher auch die Entwicklung mitochondrialer Dysfunktionen, sorgt für eine adäquate Kapillarisierung des Muskelgewebes und trainiert die kontraktilen Funktionen des langsamen Muskelfaserpools.

Als postmitotische Strukturelemente sind die Muskelfasern besonders auf die Sicherung ihrer Homöostase angewiesen, wozu es die Qualitäts-Kontrollmechanismen gibt, welche die Bildung defekter (entfalteter) Proteine in den physiologischen Grenzen halten. Diese Prozesse sind an die physiologische Funktion der Mitochondrien gebunden. Das miteinander verbundene mitochondriale Qualititätskontrollsystem (Aktivierung proteolytischer Kaskaden, Fusionen, Spaltungsmitophagie) erkennt und behebt Dysfunktionen und sorgt für die Aufrechterhaltung der Muskelmasse. Werden die Kontrollmechanismen der Proteinqualität von überproportional gebildeten ROS der Mitochondrien beeinflusst sind sie ein wesentlicher Faktor der Atrophie und Sarkopenie (Calvani et al. 2013).

An der Sarkopenie sind auch die Motoneurone beteiligt, wenn sie dysfunktionale Mitochondrien ausbilden. Steigt ihre Anzahl in den motorischen Endplatten entsteht eine Signalkaskade, infolge dessen es zur Apoptose von spinalen Motoneuronen aber auch von dazugehörenden Muskelfasern kommt (Rygiel et al. 2016; Always et al. 2017), dem Merkmal des altersbedingten Muskelumbaus. Bevorzugt werden Typ II-Fasern denerviert und von Typ I-Motoneuronen reinnerviert. Im Ergebnis steigt das Innervationsverhältnis der STF-Motoneurone und die zugehörigen Muskelfasern liegen gruppiert im Gewebe. Die Reinnervation ist bei systematisch trainierenden Menschen als eine wertvolle Komponente der längeren Erhaltung der dennoch altersbedingten Struktur und der Funktion der Muskulatur gesteigert und steht der Sarkopenie entgegen (Coletti et al. 2022).

> **Wichtig** Die Ausdauer ist eine nachhaltige Intervention für den energetischen Status der Muskulatur auch alter Menschen. Sie steigert komplex die aerobe Ausstattung, die intrinsic-Eigenschaften der Mitochondrien, mindert die oxidativen Schädigungen und qualifiziert die Autophagie. Die Kraft, die mit dem Alter durch Veränderungen der kontraktilen intrinsic-Eigenschaften schneller als die Muskelmasse reduziert wird, erhält länger den Pool von FTF-Muskelfasern und hat gleichfalls einen positiven Einfluss auf die mitochondriale Funktion.

Wie die Lebensbedingungen (Lebensstrategien, -praktiken, Mentalität, Demographie, Kulturraum) den Alterungsprozess prägen zeigt sich daran, dass alte Menschen (n = 2354, ländlich: 2030, Stadt: 324, ≥ 69 Jahre) des ländlichen Bereiches gegenüber denen, die in der Stadt leben, eine deutlich höhere Prävalenz der zu geringen Muskelfunktion (Frauen: ab <5,7 kg/m^2, Männer: ab <7,0 kg/m^2) von 73 % gegen 54 % und der Muskelmasse (Frauen: ab < 18 kg, Männer: ab <28 kg Griffkraft bzw. 5 × Aufstehen: ≥ 12 s) von 28 % gegen 24 % aufzuweisen. Die Prävalenz der Sarkopenie (geringe Muskelmasse und -kraft) beträgt 24 % gegenüber 16 % (Moon et al. 2022). Das Auseinanderfallen von Muskelfunktion und -masse ist gut bekannt. Die ländlichen Einwohner zeichnen sich somit durch eine geringe Muskelfunktion ohne Differenzen in der Muskelmasse und der Sarkopenie aus. Somit altert die Muskelfunktion bei der Landbevölkerung schneller, was anhand der Sarkopenie nicht erkennbar wird.

7.4.4 Das sarko-osteopenische Syndrom

> **Wichtig** Den Mammutanteil, ca. 80 % der Knochenmasse trägt der kortikale Anteil der Knochen und dieser Anteil geht mit dem Alter zu 70 % verloren (Seeman 2013[7148]), wenn eine ausreichende mechanische Belastung durch die Muskulatur ausbleibt. Von sehr hoher Bedeutung auch für das Alter ist die Entwicklung einer hohen Knochenfestigkeit im Kindes- und Jugendalter (Warden et al. 2014[7149]) durch altersgerechtes intensives Sporttreiben.

Entsprechend spricht die Muskelkraft, gemessen direkt oder anhand seiner Querschnittsfläche, für den Umfang der Knochen bei jungen Menschen (Pollock et al. 2007; Edwards et al. 2013) und Krafttraining von Senioren steigert nicht nur die Muskelkraft, sondern auch die Mineraldichte der Knochen des Beckens und des Femurs aber nicht der lumbalen Wirbelkörper (O'Bryan et al. 2022). Welche Trainingsmodalitäten wirksamer für die Kraft bzw. die Knochenqualität sind, kann z.Z. nicht korrekt angegeben werden. Für eine gemeinsame Steigerung von Kraft und der Knochendichte sorgen wahrscheinlich hohe Häufigkeiten des Krafttrainings. Die Kraft benötigt ausschließlich umfängliches Krafttraining und die Knochendichte wird durch eine Kombination aus Krafttraining und Belastungen wie Gehen, Laufen, Tanzen, Treppensteigen und Ähnliches (weight-bearing exercises) besonders gefördert. Die gleichlaufenden inaktivitäts- und altersbedingten Maladaptionen betreffen die Muskulatur und das Skelett.

> **Wichtig** Das präventive wie therapeutische Gesundheitstraining (Laube 2020, 2022) muss immer alle sensomotorischen Beanspruchungsformen, alle Trainingsformen, beinhalten, um Vorteile für alle Gewebe, Körperregionen und das Gehirn zu gewährleisten.

Die Knochen adaptieren oder deadaptieren

- zum einen aufgrund ihrer Eigenschaft als „Mechanosensoren" (Mechanostat-Theorie) direkt auf die mechanischen Beanspruchungen durch die Gravidität
  - zur Entwicklung der Basisbelastbarkeit mit noch unzureichender Belastungsverträglichkeit (deutlich gesteigerte Frakturgefährdung; s. z. B. hohes Frakturrisiko von CP-Kindern, die nicht Stehen und Gehen können) und
  - zur Sicherung einer hohen und stabilen, der jeweiligen Lebenspraxis entsprechenden Belastbarkeit durch die weit höheren Belastungen infolge muskulärer Aktivitäten und
- zum anderen aufgrund der Kommunikation, dem muscle-bone cross talk, mit Signalstoffen der Muskulatur (Myokine), die durch das Knochengewebe (Osteokine) zur gegenseitigen Abstimmung in Richtung Muskulatur erwidert wird (Kap. **9** und **10**), was die **Muskulatur und das Skelett zu einer funktionellen Einheit** macht!

Die Wechselbeziehungen zwischen beiden Geweben unterliegen mit dem Alter systematische Veränderungen (Novotny et al. 2015; Herrmann et al. 2020; Lu et al. 2021).

> **Wichtig** Die Hauptquelle der mechanischen Belastbarkeit ist die Muskelaktivität. Dies wird mit dem Utah Paradigma und der Mechanostat-Theorie ausgedrückt und belegt (Frost 1988, 1999, 2003a, b). Die mechanische Belastung muss aber ausreichend häufig eine Mindestgrenze überschreiten, um wirksam die Knochenarchitektur, die Knochenmasse und -festigkeit zu gewährleisten. Das erfordert „belastende" körperliche Aktivitäten durch das tägliche berufliche Leben und den Sport in der Freizeit.

Die Relationen zwischen der Muskulatur und den Knochen verändern sich durch die altersbedingten Gewebeveränderungen des Alterungsprozesses. Die systematische Reduzierung der Kapazitäten der Stammzellen in der Muskulatur und im Knochen mindern die Reaktions- und Anpassungsfähigkeit beider Gewebe und darüber auch die Interaktionen zwischen ihnen. Die Effektivität des Trainings für beide Gewebe fällt. Die muskulären Aktivitäten haben geringere Auswirkungen auf die Knochenstruktur und -festigkeit. Des Weiteren baut die Muskulatur die schnellen Muskelfasern ab und es findet eine Fettinfiltration statt, was strukturell und funktionell die Kraftfähigkeiten (Maximalkraft) aber auch die Kontraktionsgeschwindigkeiten (Schnellkraft, Schnelligkeit aus muskulärer und cerebraler Sicht) und somit die mechanischen Beanspruchungen des Skeletts zusätzlich zu den geringeren physischen Aktivitäten im Altersverlauf absenkt.

Die muskulären und skelettalen Konsequenzen von Inaktivität und Alter verändern die Myokin – Osteokin cross talks. Die funktionelle Einheit Muskel-Skelett entwickelt im Alter gemeinsam die degenerative Erkrankung **sarko-osteoporotisches Syndrom**, wobei klinisch mit der Diagnose Osteoporose der skelettale Abbau dem muskulären gefolgt ist. Es darf ohne weiteres davon ausgegangen werden, dass die Stoffwechselprozesse der Osteoporoseentwicklung aber über eine lange Zeit parallel ablaufen und durch die Muskelschwäche getriggert wird. Da die klinisch relevante Degeneration des Knochengewebes bis zur Spontanfraktur eine deutlich längere Entwicklungszeit in Anspruch nimmt, ist die Osteoporose „eine Erkrankung des höheren Alters".

> **Wichtig** Um eine Osteoporose zu verhindern gilt es, weil sehr gut bekannt!, an die Disposition „zu geringe Kraftfähigkeiten" zu denken und sie auch zu kontrollieren und ein entsprechendes Training zum Bestandteil der langfristigen Therapie zu ma-

chen. Es geht absolut vorrangig um die Verhinderung der späteren Einschränkungen der Mobilität und Lebensqualität der Menschen!

Der Verlust an Muskelmasse und -funktion hat mit den Prävalenzen der chronisch degenerativen Erkrankungen inzwischen pandemische Ausmaße angenommen. Da der Metabolismus des Skelettmuskels mit seinen Auswirkungen auf die interstitielle Mikroumgebung für die Regulation der Funktion der Satellitenzellen verantwortlich ist, werden direkt die Regeneration und die Muskelmasse bestimmt. Damit steht die Qualität des Muskelstoffwechsels auch für das Risiko an einer Sarkopenie zu erkranken (Yang und Chan 2022) und somit zum Merkmal der chronischen Erkrankung zu werden. Die Menge der Skelettmuskelmasse ist systematisch mit dem metabolischen Syndrom verknüpft (Kim et al. 2021). Aus der Degeneration des Muskelgewebes ergeben sich automatisch periphere Gefäßschädigungen und ein strukturelles Defizit der Mikrozirkulation, was mittels der arteriellen Pulsqualität nicht invasiv diagnostiziert werden kann (Wu et al. 2022). So ist der Stoffwechsel, die Sarkopenie und Erkrankungen des Gefäßsystems interaktiv miteinander gekoppelt.

Die Sarkopenie ist vor allem ein Untersuchungsgegenstand bei alten Menschen, deren Mobilität und Lebensqualität direkt damit zusammenhängt. Im Alterungsprozess spielt die Pyroptsis (Jin et al. 2022), eine Variante des entzündungsbedingten regulierten Zelltods mit der Freisetzung von Immunstimulatoren eine wesentliche Rolle, wogegen die Apoptose immunologisch neutral bleibt. Die Entzündungsreaktionen, verbunden mit den Mechanismen der Entwicklung der zellulären Seneszenz und des regulierten Zelltods, sind sowohl Ursache als auch Antrieb der Weiterentwicklung der Sarkopenie (Jimenez-Gutierrez et al. 2022).

▶ **Wichtig** Die chronische Entzündung ist in allen Lebensabschnitten das Hauptmerkmal einer inaktiven und überkalorischen Lebensweise. So sind auch in der Altersgruppe ab 65 Jahre die Lebensstilfaktoren nicht ausbalancierte Ernährung, unzureichende physische Aktivität (<150 min/Woche) und tägliches Sitzen über 7 h Risikofaktoren für eine Sarkopenie (Tzeng et al. 2020).

Aber die Sarkopenie ist eben kein „Privileg" des Alters. Sie ist ein strukturelles Krankheitsmerkmal vieler, die Morbidität bestimmender Erkrankungen. Das sind:

- das metabolische Syndrom mit der adipositasbedingten Sarkopenie und wenn beide Pathologien vorliegen entstehen ausgeprägtere Komplikationen (Nishikawa et al. 2021)
- die Adipositas (Li et al. 2022)
- -der Diabetes mit allen kardiovaskulären Komplikationen (Sanz-Cànovas et al. 2022; Wang et al. 2022a, b)
- die chronischen Lebererkrankungen wie z. B. die inzwischen pandemisch gewordene nicht alkoholische Fettleber (Van Dongen et al. 2022; Kuchey et al. 2022), die sich beim metabolischen Syndrom und dem Diabetes entwickelt
- die chronisch obstruktive Lungenerkrankung (Ito et al. 2022; Martìnez-Luna et al. 2022)
- die kardiovaskulären Erkrankungen (Barbalho et al. 2020; Zhang et al. 2021a, b)
- das Asthma bronchiale, wobei die Sarkopenie die Symptome verstärkt (Hu et al. 2002)
- -neurodegenerative Erkrankungen (Cai et al. 2021; Waite et al 2021)
- die chronischen Nierenerkrankungen (Ribeiro et al. 2022)
- -die Osteoarthrose (Wang et al. 2022a) und die Sarkopenie als Faktor für Komplikationen nach einer Totalendoprothese (Chang et al. 2022)
- die chronischen Schmerzsyndrome (Lin et al. 2022), indem dadurch das Risiko für die Sarkopenie steigt (odds ratio: 1.35; 95% CI 1.17-1.56; p=0,025). Dies gilt auch für Menschen mit sekundären muskuloskelettalen Schmerzen und mit einem LBP.
- die Osteoporose (Lee und Shin 2021).

Die Sarkopenie ist die Disposition und der Realisationsfaktor der Osteoporose. Über 65-Jährige (n = 3077, 71,8 ± 0,12 Jahre, Männer: 45 %, 71,4 ± 0,15 Jahre, Frauen: 72,1 ± 0,15 Jahre) haben geschlechtsunabhängig eine Prävalenz der Sarkopenie von 41,8 % bzw. 38,4 %. Eine Osteopenie kann bei 37 % der Männer und 53 % der Frauen und eine Osteoporose bei „nur" 13 % der Männer aber bei 60 % der Frauen nachgewiesen werden. Sarkopenie und Osteoporose sind sehr häufig gemeinsam vorhanden. Das Quotenverhältnis (odds ratio) nach Adjustierung aller kovariaten Daten (Ernährung, physische Aktivität, Stoffwechselparameter, BMI, …) weist für die gesamte Gruppe aus, dass die Sarkopenie ein hoch signifikanter Risikofaktor für die Osteopenie (2051, 95 % CI: 1498–2808) und die Osteoporose (2258, 95 % CI: 1584–3218) ist. Die Sarkopenie ist unabhängig mit der Degeneration des Skeletts verknüpft. Mit steigendem Alter schreitet die Muskeldegeneration bei den Männern schneller voran als bei den Frauen und Krafttraining ist wesentlich wirksamer als aerobe Belastungen, um die Sarkopenie aufzuhalten (Lee und Shin 2021). Darüber werden Daten angegeben, dass die Prävalenz der Sarkopenie bei über 20-Jährigen bei 8,7 % bzw. 11,2 % und bei über 40-Jährigen bei 18,5 % und 14,6 % liegt.

> **Wichtig**
>
> Alle diese Entwicklungen sind global einer systematischen physischen Inaktivität und einer regelmäßigen kalorisch überproportionalen und inhaltlichen Fehlernährung zuzuordnen.
>
> Die pathophysiologische Folgen sind die rarifizierte und funktionsgestörte Mikrozirkulation, der katabole Proteinstoffwechsel, die Störung des Glucose- und Fettstoffwechsels, die Hyperlipidämie, die Lipotoxizität, die Insulinresistenz, die Glykolysierung (advanced glycation end products) des Hb und von Proteinen und Lipiden (in Gefäßen Basis der Arterioskleoseentwicklung), der oxidative Stress, die systemic low grade inflammation (inflam-aging, neuroinflammation), die mitochondrialen Dysfunktionen, die insuffiziente Mitophagie und mitochondriale selektive Autophagie, die intramuskuläre Fettinfiltration, die defizitäre Myokinproduktion, eingeschränkte und qualitativ veränderte Gewebekommunikationen, die Verschiebung des anti- zum proinflammatorischen Status der Gewebe, der veränderte Hormonstatus, die ernährungsbedingte Veränderung des Darm-Mikrobioms.
>
> Letztendlich bestimmen diese pathologischen Funktionszustände und Maladaptionen die Morbidität, die gesundheitlichen Behinderungen, im Alter die Gebrechlichkeit und die Mortalität.

Fazit

Die aerobe Kapazität gibt direkt die muskuläre Infrastruktur der Mikrozirkulation wieder und ist ein Merkmal der anti- oder pronozizeptiven Gewebeverhältnisse. Ist sie defizitär, entstehen Triggerpunkte als Ergebnis energetisch bedingter Funktionsstörungen, die die lokale aber auch generalisierte Schmerzsituation prägen, und die Atrophie des Muskelgewebes bis hin zur Sarkopenie begründen. Mit fortschreitender Dekonditionierung wird die Durchblutung immer nachteiliger. Das Gefäßbett wird rarifiziert. Die Gewebeversorgung nimmt systematisch ab und verursacht schleichend Gewebeschäden. Die Marker der Entzündung und des oxidativen Stresses steigen und spiegeln die hämodynamischen Veränderungen wider. Bei der Dekonditionierung und den metabolischen Erkrankungen sind immer alle Gewebe energetisch beeinträchtigt und reagieren mittel- bis langfristig mit atrophischen und degenerativen Prozessen. Es ist immer der gesamte Organismus krank.

Die konditionierte Mikrozirkulation geht mit einer guten Kapazität der Mitochondrien einher und eine dekonditionierte spricht für Mitochondropathien, die einen oxidativen Stress bedeuten und den fibrotischen Umbau des Muskelgewebes anregen. Trainingstherapeutisch benötigen frühe Endotheldysfunktionen bereits viel Trainingswochen, der erneute Ausbau der Infrastruktur der Mikrozirkulation viele Monate und die Ausbildung von Kollateralen Jahre.

Die Mitochondrien vertreten die Schnittstelle zwischen der Energiegewinnung, dem oxidativen Stress und der dadurch stimulierten Entzündung und Apoptose, also zwischen der Gewebeprotektion und Gewebedegeneration. Alle chronischen Erkrankungen des Stoffwechsels infolge Inaktivität und Fehlernährung können in die Rubrik **„generalisierte mitochondriale Erkrankungen"** eingeordnet werden. Das **Gehirn** ist hochgradig anfällig auf Energiemangel. Eine chronische Unterversorgung führt zu kognitiven Einbußen, Dysfunktionen und **neurodegenerativen Erkrankungen** auf der Basis der mitochondrialen Dysfunktionen und der **Neuroinflammation.** Die gesunden Mitochondrien der **Cardiomyozyten** beteiligen sich am Stoffwechsel des Endothels, der Angiogenese, der kontraktilen Funktion und der Verhinderung der Fibrose. Führende Merkmale der **Herzinsuffizienz** sind das rarifizierte Mikrozirkulationsnetz und die geringe Coronarreserve. Die Insulinresistenz der **Skelettmuskulatur,** dem „zentralen Organ des systemischen Stoffwechsels", ist ein Hauptfaktor des Diabetes. Mitochondropathien sind ein Charakteristikum. Während der **Adipositas** bilden sich schleichend die finalen Merkmale des **Diabetes** heraus. Der diabetische Stoffwechsel entwickelt Mitochondropathien in allen Geweben. Die Generalisierung bezieht das periphere und zentrale Nervensystem, das Verdauungssystem inklusive die Leber, das Herz-Kreislauf-, das endokrine Pankreas und das muskuloskelettale System sowie das Fettgewebe mit ein. Die Mitochondropathien stimulieren die Apoptose, die Fettinfiltration und die Bindegewebeproliferation. Die Leber wird zur nicht alkoholischen Fettleber und die Skelettmuskulatur erkrankt an der Sarkopenie. Die geringe **Muskelmasse** und geringe **Kraftfähigkeiten** haben eine hohe Prävalenz. Die **Kraft des Faustschlusses** ist ein sehr einfaches, schnell durchzuführendes Instrument mit hoher Aussage- und Prognosequalität. Die Sarkopenie ist nicht mehr dem Alterungsprozess vorbehalten, sondern ist unabhängig vom Alter auch eine Erkrankung infolge der chronischen primären und sekundären Inaktivität, des Übergewichts und der Adipositas. Die Stoffwechselerkrankungen sind **„muskelabbauende Erkrankungen".** Die inaktivitätsbedingte Sarkopenie ist ein Merkmal von Rückenschmerzpatienten. Daran sind auch die Motoneurone beteiligt. Sie entwickeln dysfunktionale Mitochondrien. Die **Muskulatur und das Skelett sind eine funktionelle Einheit!** Die funktionelle Einheit Muskel-Skelett entwickelt im Alter gemeinsam das **sarko-osteoporotisches Syndrom.** Die Osteoporose wird durch die Muskelschwäche getriggert. Der kontraktile Muskelstatus ist mit den kognitiven Leistungen und dem Abbau der Knochendichte in den Wirbelkörpern und dem Risiko für osteoporotische Frakturen kombiniert.

Die Menschen werden im Alter sowohl hinsichtlich des Umfanges als auch der Intensität inaktiver. Die Intensität des Metabolismus der Skelettmuskulatur nimmt ab und eine low grade inflammation, das inflamaging, bildet sich aus. Alle Gewebe altern und letztendlich entwickelt die Muskulatur die „physiologische" altersbedingte Sarkopenie.

„Das komplexe Konzert" aus inaktivitäts- und altersbedingter Reduzierung der Energieproduktion, immer eingeschlossen die Merkmale Insulinresistenz, Mitochondropathie, oxidativer Stress, die low grade inflammation und die Lipotoxizität, ist die Grundlage der Sarkopenie. Allen diesen Merkmalen kann durch Ausdauertraining entgegengewirkt werden.

Literatur

Warden SJ, Mantila Roosa SM, Kersh ME, Hurd AL, Fleisig GS, Pandy MG, Fuchs RK (2014) Physical activity when young provides lifelong benefits to cortical bone size and strength in men. Proc Natl Acad Sci USA 111:5337–5342

Afrisham R, Sadegh-Nejadi S, Meshkani R, Emamgholipour S, Paknejad M (2020) Effect of circulating exosomes derived from normal-weight and obese women on gluconeogenesis, glycogenesis, lipogenesis and secretion of FGF21 and fetuin A in HepG2 cells. Diabetol Metab Syndr 12:32. https://doi.org/10.1186/s13098-020-00540-4

Ağaşcıoğlu E, Çolak R, Çakatay U (2022) Redox status biomarkers in the fast-twitch extensor digitorum longus resulting from the hypoxic exercise. Nagoya J Med Sci 84(2):433–447. https://doi.org/10.18999/nagjms.84.2.433

Ahmed FN, Naqvi FN, Shafiq F (2006) Lipid peroxidation and serum antioxidant enzymes in patients with type 2 diabetes mellitus. Ann NY Acad Sci 1084:481–489

de Almeida AJPO, de Oliveira JCPL, da Silva Pontes LV, de Souza Júnior JF, Gonçalves TAF, Dantas SH, de Almeida Feitosa MS, Silva AO, de Medeiros IA (2022) ROS: Basic concepts, sources, cellular signaling, and its implications in aging pathways. Oxid Med Cell Longev 2022:1225578. https://doi.org/10.1155/2022/1225578

Alonso-Blanco C, Fernandez-de-Las-Penas C, Morales-Cabezas M, Zarco-Moreno P, Ge H, Florez-Garcia M (2011) Multiple active myofascial trigger points reproduce the overall spontaneous pain pattern in women with fibromyalgia and are related to widespread mechanical hypersensitivity. Clin J Pain 27:405–413

Alrushaid S, Davies NM, Anderson JE, Le T, Yáñez JA, Maayah ZH, El-Kadi AOS, Rachid O, Sayre CL, Löbenberg R, Burczynski FJ (2018) Pharmaceutical characterization of MyoNovin, a novel skeletal muscle regenerator: in silico, in vitro and in vivo studies. J Pharm Pharm Sci 21(1s):29683. https://doi.org/10.18433/J3MS8H

Alway SE, Mohamed JS, Myers MJ (2017) Mitochondria initiate and regulate Sarcopenia. Exerc Sport Sci Rev 45(2):58–69. https://doi.org/10.1249/JES.0000000000000101

American College of Sports Medicine, Sanders ME (2018) ACSM's Health/Fitness Facility Standards and Guidelines. Fifth Edition

Anderson EJ, Lustig ME, Boyle KE, Woodlief TL, Kane DA, Lin CT, Price JW 3rd, Kang L, Rabinovitch PS, Szeto HH, Houmard JA, Cortright RN, Wasserman DH, Neufer PD (2009) Mitochondrial H2O2 emission and cellular redox state link excess fat intake to insulin resistance in both rodents and humans. J Clin Invest 119(3):573–581. https://doi.org/10.1172/JCI37048. Epub 2009 Feb 2

Arkan MC, Hevener AL, Greten FR, Maeda S, Li ZW, Long JM, Wynshaw-Boris A, Poli G, Olefsky J, Karin M (2005) IKK-beta links inflammation to obesity-induced insulin resistance. Nat Med 11:191–198

Atkinson CL, Carter HH, Thijssen DHJ, Birk GK, Cable NT, Low DA, Kerstens F, Meeuwis I, Dawson EA, Green DJ (2018) Localised cutaneous microvascular adaptation to exercise training in humans. Eur J Appl Physiol 118(4):837–845. https://doi.org/10.1007/s00421-018-3813-3. Epub 2018 Feb 7

Balagopal P, Rooyackers OE, Adey DB, Ades PA, Nair KS (1997) Effects of aging on in vivo synthesis of skeletal muscle myosin heavy-chain and sarcoplasmic protein in humans. Am J Physiol 273(4):E790–E800. https://doi.org/10.1152/ajpendo.1997.273.4.E790

Balagopal P, Schimke JC, Ades P, Adey D, Nair KS (2001) Age effect on transcript levels and synthesis rate of muscle MHC and response to resistance exercise. Am J Physiol Endocrinol Metab 280(2):E203–E208. https://doi.org/10.1152/ajpendo.2001.280.2.E203

Ball A, Perreault T, Fernández-de-Las-Peñas C, Agnone M, Spennato J (2022a) Ultrasound confirmation of the multiple loci hypothesis of the myofascial trigger point and the diagnostic importance of specificity in the elicitation of the local twitch response. Diagnostics (Basel) 12(2):321. https://doi.org/10.3390/diagnostics12020321

Ball A, Perreault T, Fernández-de-Las-Peñas C, Agnone M, Spennato J (2022b) Trigger Points and Contracture/Contraction Knots: What's in a Name? Reply to Dommerholt, J.; Gerwin, R.D. Contracture Knots vs. Trigger points. Comment on „Ball et al. Ultrasound Confirmation of the Multiple Loci Hypothesis of the Myofascial Trigger Point and the Diagnostic Importance of Specificity in the Elicitation of the Local Twitch Response. Diagnostics 2022, 12,321". Diagnostics (Basel) 12(10):2366. https://doi.org/10.3390/diagnostics12102366

Ballard JWO, Towarnicki SG (2020) Mitochondria, the gut microbiome and ROS. Cell Signal 75:109737

Barbalho SM, Flato UAP, Tofano RJ, Goulart RA, Guiguer EL, Detregiachi CRP, Buchaim DV, Araújo AC, Buchaim RL, Reina FTR, Biteli P, Reina DOBR, Bechara MD (2020) Physical exercise and myokines: relationships with sarcopenia and cardiovascular complications. Int J Mol Sci 21(10):3607. https://doi.org/10.3390/ijms21103607

Basu R, Chandramouli V, Dicke B, Landau B, Rizza R (2005) Obesity and type 2 diabetes impair insulin-induced suppression of glycogenolysis as well as gluconeogenesis. Diabetes 54:1942–1948

Bayramlar Z, Ankarali S, Ankarali H (2022) The relationship between aerobic capacity and cognitive/academic performance in medical students. Gen Physiol Biophys 41(6):579–590. https://doi.org/10.4149/gpb_2022031

Bedinger DH, Adams SH (2015) Metabolic, anabolic, and mitogenic insulin responses: a tissue-specific perspective for insulin receptor activators. Mol Cell Endocrinol 415:143–156. https://doi.org/10.1016/j.mce.2015.08.013

Bhatia V, Sharma S (2020) Role of mitochondrial dysfunction, oxidative stress and autophagy in progression of Alzheimer's disease. J Neurol Sci 421:117253. https://doi.org/10.1016/j.jns.2020.117253. Epub 2020 Dec 5

Białas AJ, Sitarek P, Miłkowska-Dymanowska J, Piotrowski WJ, Górski P (2016) The role of mitochondria and oxidative/antioxidative imbalance in pathobiology of chronic obstructive pulmonary disease. Oxid Med Cell Longev 2016:7808576. https://doi.org/10.1155/2016/7808576. Epub 2016 Dec 26

Binet F, Sapieha P (2015) ER stress and angiogenesis. Cell Metab 22(4):560–575. https://doi.org/10.1016/j.cmet.2015.07.010. Epub 2015 Aug 13

Birat A, Bourdier P, Piponnier E, Blazevich AJ, Maciejewski H, Duché P, Ratel S (2018) Metabolic and fatigue profiles are comparable between prepubertal children and well-trained adult endurance athletes. Front Physiol 9:387. https://doi.org/10.3389/fphys.2018.00387

Black MA, Cable NT, Thijssen DH, Green DJ (2009) Impact of age, sex, and exercise on brachial artery flow-mediated dilatation. Circ Physiol 297(3):H1109–H1116. https://doi.org/10.1152/ajpheart.00226.2009. Epub 2009 Jul 24

Bonnard C, Durand A, Peyrol S, Chanseaume E, Chauvin MA, Morio B, Vidal H, Rieusset J (2008) Mitochondrial dysfunction results from oxidative stress in the skeletal muscle of diet-induced insulin-resistant mice. J Clin Invest 118(2):789–800. https://doi.org/10.1172/JCI32601

Bontemps B, Piponnier E, Chalchat E, Blazevich AJ, Julian V, Bocock O, Duclos M, Martin V, Ratel S (2019) Children exhibit a more comparable neuromuscular fatigue profile to endurance athletes than untrained adults. Front Physiol 10:119. https://doi.org/10.3389/fphys.2019.00119

Bouviere J, Fortunato RS, Dupuy C, Werneck-de-Castro JP, Carvalho DP, Louzada RA (2021) Exercise-stimulated ROS sensitive signaling pathways in skeletal muscle. Antioxidants (Basel) 10(4):537. https://doi.org/10.3390/antiox10040537

Brand MD (2016) Mitochondrial generation of superoxide and hydrogen peroxide as the source of mitochondrial redox signaling. Free Radic Biol Med 100:14–31. https://doi.org/10.1016/j.freeradbiomed.2016.04.001. Epub 2016 Apr 13

Bravard A, Lefai E, Meugnier E, Pesenti S, Disse E, Vouillarmet J, Peretti N, Rabasa-Lhoret R, Laville M, Vidal H, Rieusset J (2011) FTO is increased in muscle during type 2 diabetes, and its overexpression in myotubes alters insulin signaling, enhances lipogenesis and ROS production, and induces mitochondrial dysfunction. Diabetes 60(1):258–268. https://doi.org/10.2337/db10-0281. Epub 2010 Oct 13

Brown MS, Goldstein JL (2008) Selective versus total insulin resistance: a pathogenic paradox. Cell Metab 7(2):95–96. https://doi.org/10.1016/j.cmet.2007.12.009

Brückle W, Suckfüll M, Fleckenstein W, Weiss, C, Müller W (1990) Gewebe-pO_2-Messung in der verspannten Rückenmuskulatur (M. errector spinae). Z Rheumatol 49:208–216

Brun JF, Varlet-Marie E, Romain AJ, Guiraudou M (2013) Raynaud de Mauverger E: Exercise hemorheology: moving from old simplistic paradigms to a more complex picture. Clin Hemorheol Microcirc 55(1):15–27. https://doi.org/10.3233/CH-131686

Brun JF, Varlet-Marie E, Myzia J (2021) Raynaud de Mauverger E, Pretorius E: Metabolic Influences Modulating Erythrocyte Deformability and Eryptosis. Metabolites 12(1):4. https://doi.org/10.3390/metabo12010004

Burgos-Morón E, Abad-Jiménez Z, Marañón AM, Iannantuoni F, Escribano-López I, López-Domènech S, Salom C, Jover A, Mora V, Roldan I, Solá E, Rocha M, Víctor VM (2019) Relationship between oxidative stress, ER stress, and inflammation in type 2 diabetes: the battle continues. J Clin Med 8(9):1385. https://doi.org/10.3390/jcm8091385

Butow RA, Avadhani NG (2004) Mitochondrial signaling: the retrograde response. Mol Cell 14(1):1–15. https://doi.org/10.1016/s1097-2765(04)00179-0

Cai Y, Feng F, Wei Q, Jiang Z, Ou R, Shang H (2021) Sarcopenia in patients with parkinson's disease: a systematic review and meta-analysis. Front Neurol 12:598035. https://doi.org/10.3389/fneur.2021.598035

Calvani R, Joseph AM, Adhihetty PJ, Miccheli A, Bossola M, Leeuwenburgh C, Bernabei R, Marzetti E (2013) Mitochondrial pathways in sarcopenia of aging and disuse muscle atrophy. Biol Chem 394(3):393–414. https://doi.org/10.1515/hsz-2012-0247

Camino T, Lago-Baameiro N, Bravo SB, Molares-Vila A, Sueiro A, Couto I, Baltar J, Casanueva EF, Pardo M (2022) Human obese white adipose tissue sheds depot-specific extracellular vesicles and reveals candidate biomarkers for monitoring obesity and its comorbidities. Transl Res 239:85–102. https://doi.org/10.1016/j.trsl.2021.01.006. Epub 2021 Jan 17

Celermajer DS, Sorensen KE, Gooch VM, Spiegelhalter DJ, Miller OI, Sullivan ID, Lloyd JK, Deanfield JE (1992) Non-invasive detection of endothelial dysfunction in children and adults at risk of atherosclerosis. Lancet 340(8828):1111–1115. https://doi.org/10.1016/0140-6736(92)93147-f

Celis-Morales CA, Welsh P, Lyall DM, Steell L, Petermann F, Anderson J, Iliodromiti S, Sillars A, Graham N, Mackay DF, Pell JP, Gill JMR, Sattar N, Gray SR (2018) Associations of grip strength with cardiovascular, respiratory, and cancer outcomes and all cause mortality: prospective cohort study of half a million

UK Biobank participants. BMJ 8(361):k1651. https://doi.org/10.1136/bmj.k1651

Cento AS, Leigheb M, Caretti G, Penna F (2022) Exercise and exercise mimetics for the treatment of musculoskeletal disorders. Curr Osteoporos Rep 20(5):249–259. https://doi.org/10.1007/s11914-022-00739-6. Epub 2022 Jul 26

Chang K, Albright JA, Testa EJ, Balboni AB, Daniels AH, Cohen E (2023) Sarcopenia is associated with an increased risk of postoperative complications following total hip arthroplasty for osteoarthritis. Biology (Basel) 12(2):295. https://doi.org/10.3390/biology12020295

Charles M, Charifi N, Verney J, Pichot V, Feasson L, Costes F, Denis C (2006) Effect of endurance training on muscle microvascular filtration capacity and vascular bed morphometry in the elderly. Acta Physiol (Oxf) 187(3):399–406. https://doi.org/10.1111/j.1748-1716.2006.01585.x

Chattopadhyay M, Khemka VK, Chatterjee G, Ganguly A, Mukhopadhyay S, Chakrabarti S (2015) Enhanced ROS production and oxidative damage in subcutaneous white adipose tissue mitochondria in obese and type 2 diabetes subjects. Mol Cell Biochem 399(1–2):95–103. https://doi.org/10.1007/s11010-014-2236-7. Epub 2014 Oct 14

Chen Z, Zhong C (2014) Oxidative stress in Alzheimer's disease. Neurosci Bull 30(2):271–281. https://doi.org/10.1007/s12264-013-1423-y. Epub 2014 Mar 24

Cheng A, Yang Y, Zhou Y, Maharana C, Lu D, Peng W, Liu Y, Wan R, Marosi K, Misiak M, Bohr VA, Mattson MP (2016) Mitochondrial SIRT3 mediates adaptive responses of neurons to exercise and metabolic and excitatory challenges. Cell Metab 23(1):128–142. https://doi.org/10.1016/j.cmet.2015.10.013. Epub 2015 Nov 19

Chiarelli F, Mohn A (2017) Early diagnosis of metabolic syndrome in children. https://doi.org/10.1016/S2352–4642(17):30043–3

Christidis N, Ghafouri B, Larsson A, Palstam A, Mannerkorpi K, Bileviciute-Ljungar I, Löfgren M, Bjersing J, Kosek E, Gerdle B, Ernberg M (2015) Comparison of the levels of pro-inflammatory cytokines released in the vastus lateralis muscle of patients with fibromyalgia and healthy controls during contractions of the quadriceps muscle–a microdialysis study. PLoS One 10(12):e0143856. 0.1371/journal.pone.0143856.

Clanton TL, Zuo L (1999) Klawitter: oxidants and skeletal muscle function: physiologic and pathophysiologic implications. Proc Soc Exp Biol Med 222:253–262

Cobley JN, Fiorello ML, Bailey DM (2018) 13 reasons why the brain is susceptible to oxidative stress. Redox Biol 15:490–503

Coletti C, Acosta GF, Keslacy S, Coletti D (2022) Exercise-mediated reinnervation of skeletal muscle in elderly people: an update. Eur J Transl Myol 32(1):10416. https://doi.org/10.4081/ejtm.2022.10416

Craig JC, Hart CR, Layec G, Kwon OS, Richardson RS, Trinity JD (2022) Impaired hemodynamic response to exercise in patients with peripheral artery disease: evidence of a link to inflammation and oxidative stress. Am J Physiol Regul Integr Comp Physiol 323(5):R710–R719. https://doi.org/10.1152/ajpregu.00159.2022. Epub 2022 Sep 26

Crilly MJ, Tryon LD, Erlich AT, Hood DA (2016) The role of Nrf2 in skeletal muscle contractile and mitochondrial function. J Appl Physiol (1985) 121(3):730–740. https://doi.org/10.1152/japplphysiol.00042.2016. Epub 2016 Jul 28

Crump C, Sundquist J, Winkleby MA, Sundquist K (2016) Interactive effects of physical fitness and body mass index on risk of stroke: a national cohort study. Int J Stroke 11(6):683–694. https://doi.org/10.1177/1747493016641961. Epub 2016 Mar 25

Crump C, Sundquist J, Winkleby MA, Sundquist K (2016) Interactive effects of physical fitness and body mass index on the risk of hypertension. JAMA Intern Med 176(2):210–216. https://doi.org/10.1001/jamainternmed.2015.7444

Crump C, Sundquist J, Winkleby MA, Sieh W, Sundquist K (2016) Physical fitness among swedish military conscripts and long-term risk for type 2 diabetes mellitus: a cohort study. Ann Intern Med 164(9):577–584. https://doi.org/10.7326/M15-2002. Epub 2016 Mar 8

Crump C, Sundquist J, Winkleby MA, Sundquist K (2017) Interactive effects of obesity and physical fitness on risk of ischemic heart disease. Int J Obes (Lond) 41(2):255–261. https://doi.org/10.1038/ijo.2016.209. Epub 2016 Nov 21

Crump C, Sundquist J, Winkleby MA, Sundquist K (2017) Interactive effects of aerobic fitness, strength, and obesity on mortality in men. Am J Prev Med 52(3):353–361. https://doi.org/10.1016/j.amepre.2016.10.002. Epub 2016 Nov 14

Crump C, Sundquist J, Winkleby MA, Sundquist K (2017) Aerobic fitness, muscular strength and obesity in relation to risk of heart failure. Heart 103(22):1780–1787. https://doi.org/10.1136/heartjnl-2016-310716. Epub 2017 May 12

Cruz-Jentoft AJ, Baeyens JP, Bauer JM, Boirie Y, Cederholm T, Landi F, Martin FC, Michel JP, Rolland Y, Schneider SM, Topinkova E, Vandewoude M, Zamboni M (2010) Sarcopenia: European consensus on definition and diagnosis. Age Ageing 39:412–423

Cruz-Jentoft AJ, Bahat G, Bauer J, Boirie Y, Bruyère O, Cederholm T, Cooper C, Landi F, Rolland Y, Sayer AA, Schneider SM, Sieber CC, Topinkova E, Vandewoude M, Visser M, Zamboni M (2019) Writing group for the European working group on Sarcopenia in older people 2 (EWGSOP2), and the extended group for EWGSOP2: Sarcopenia: revised European consensus on definition and diagnosis. Age Ageing 48(1):16–31. https://doi.org/10.1093/ageing/afy169

Cunnane S, Nugent S, Roy M, Courchesne-Loyer A, Croteau E, Tremblay S, Castellano A, Pifferi F, Bocti C, Paquet N, Begdouri H, Bentourkia M, Turcotte E, Allard M, Barberger-Gateau P, Fulop T, Rapoport SI (2011) Brain fuel metabolism, aging, and Alzheimer's disease. Nutrition 27(1):3–20. https://doi.org/10.1016/j.nut.2010.07.021. Epub 2010 Oct 29

Cusi K (2012) Role of obesity and lipotoxicity in the development of nonalcoholic steatohepatitis: pathophysiology and clinical implications. Gastroenterology 142(4):711–725.e6. https://doi.org/10.1053/j.gastro.2012.02.003. Epub 2012 Feb 8

da Silva Rosa SC, Nayak N, Caymo AM, Gordon JW (2020) Mechanisms of muscle insulin resistance and the cross-talk with liver and adipose tissue. Physiol Rep 8(19):e14607. https://doi.org/10.14814/phy2.14607

Dabravolski SA, Orekhova VA, Baig MS, Bezsonov EE, Starodubova AV, Popkova TV, Orekhov AN (2021) The role of mitochondrial mutations and chronic inflammation in diabetes. Int J Mol Sci 22(13):6733. https://doi.org/10.3390/ijms22136733

Darragh IAJ, O'Driscoll L, Egan B: Exercise Training and Circulating Small Extracellular Vesicles: Appraisal ofMethodological Approaches and Current Knowledge. Front Physiol 2021 Oct 28;12:738333. https://doi.org/10.3389/fphys.2021.738333. eCollection 2021.

Davi SM, Ahn A, White MS, Butterfield TA, Kosmac K, Kwon OS, Lepley LK (2022) Long-lasting impairments in quadriceps mitochondrial health, muscle size, and phenotypic composition are present after non-invasive anterior cruciate ligament injury. Front Physiol 13:805213. https://doi.org/10.3389/fphys.2022.805213

De Bock K, Georgiadou M, Schoors S, Kuchnio A, Wong BW, Cantelmo AR, Quaegebeur A, Ghesquière B, Cauwenberghs S, Eelen G, Phng LK, Betz I, Tembuyser B, Brepoels K, Welti J, Geudens I, Segura I, Cruys B, Bifari F, Decimo I, Blanco R, Wyns S, Vangindertael J, Rocha S, Collins RT, Munck S, Daelemans D, Imamura H, Devlieger R, Rider M, Van Veldhoven PP, Schuit F, Bartrons R, Hofkens J, Fraisl P, Telang S, Deberardinis RJ, Schoonjans L, Vinckier S, Chesney J, Gerhardt H, Dewerchin M, Carmeliet P (2013) Role of PFKFB3-driven glycolysis in vessel sprouting. Cell 154(3):651–663. https://doi.org/10.1016/j.cell.2013.06.037

DeBoer MD (2019) Assessing and managing the metabolic syndrome in children and adolescents. Nutrients 11(8):1788. https://doi.org/10.3390/nu11081788

Deng ZB, Poliakov A, Hardy RW, Clements R, Liu C, Liu Y, Wang J, Xiang X, Zhang S, Zhuang X, Shah SV, Sun D, Michalek S, Grizzle WE, Garvey T, Mobley J, Zhang HG (2009) Adipose tissue exosome-like vesicles mediate activation of macrophage-induced insulin resistance. Diabetes 58(11):2498–2505. https://doi.org/10.2337/db09-0216. Epub 2009 Aug 12

Dinenno FA, Joyner MJ (2003) Blunted sympathetic vasoconstriction in contracting skeletal muscle of healthy humans: is nitric oxide obligatory? J Physiol 553(Pt 1):281–292

Ding H, Heng B, He W, Shi L, Lai C, Xiao L, Ren H, Mo S, Su Z (2016) Chronic reactive oxygen species exposure inhibits glucose uptake and causes insulin resistance in C2C12 myotubes. Biochem Biophys Res Commun 478(2):798–803. https://doi.org/10.1016/j.bbrc.2016.08.028. Epub 2016 Aug 5

Dommerholt J, Gerwin RD (2022) Contracture Knots vs. Trigger points. Comment on ball et al. ultrasound confirmation of the multiple loci hypothesis of the myofascial trigger point and the diagnostic importance of specificity in the elicitation of the local twitch response. Diagnostics 12:321. Diagnostics (Basel) 12(10):2365. https://doi.org/10.3390/diagnostics12102365

Donnelly JE, Hillman CH, Castelli D, Etnier JL, Lee S, Tomporowski P, Lambourne K, Szabo-Reed AN (2016) Physical activity, fitness, cognitive function, and academic achievement in children: a systematic review. Med Sci Sports Exerc 48(6):1197–1222. https://doi.org/10.1249/MSS.0000000000000901

Duarte FCK, West DWD, Linde LD, Hassan S, Kumbhare DA (2021) Re-Examining myofascial pain syndrome: toward biomarker development and mechanism-based diagnostic criteria. Curr Rheumatol Rep 23(8):69. https://doi.org/10.1007/s11926-021-01024-8

Dupuy A, Birat A, Maurelli O, Garnier YM, Blazevich AJ, Rance M, Ratel S (2022) Post-exercise heart rate recovery and parasympathetic reactivation are comparable between prepubertal boys and well-trained adult male endurance athletes. Eur J Appl Physiol 122(2):345–355. https://doi.org/10.1007/s00421-021-04823-0. Epub 2021 Oct 27

Eelen G, de Zeeuw P, Treps L, Harjes U, Wong B, Carmeliet P (2018) Endothelial cell metabolism. Physiol Rev 98:3–58

Egami R, Kokaji T, Hatano A, Yugi K, Eto M, Morita K, Ohno S, Fujii M, Hironaka KI, Uematsu S, Terakawa A, Bai Y, Pan Y, Tsuchiya T, Ozaki H, Inoue H, Uda S, Kubota H, Suzuki Y, Matsumoto M, Nakayama KI, Hirayama A, Soga T, Kuroda S (2021) Trans-omic analysis reveals obesity-associated dysregulation of inter-organ metabolic cycles between the liver and skeletal muscle. iScience 24(3):102217. https://doi.org/10.1016/j.isci.2021.102217.

Ernberg M, Christidis N, Ghafouri B, Bileviciute-Ljungar I, Löfgren M, Larsson A, Palstam A, Bjersing J, Mannerkorpi K, Kosek E, Gerdle B (2016) Effects of 15 weeks of resistance exercise on pro-inflammatory cytokine levels in the vastus lateralis muscle of patients with fibromyalgia. Arthritis Res Ther 18(1):137. https://doi.org/10.1186/s13075-016-1041-y

Fabbrini E, Magkos F, Mohammed BS, Pietka T, Abumrad NA, Patterson BW et al (2009) Intrahepatic fat, not visceral fat, is linked with metabolic complications of obesity. Proc Natl Acad Sci U S A 106:15430–15435

Federico A, Cardaioli E, Da Pozzo P, Formichi P, Gallus GN, Radi E (2012) Mitochondria, oxidative stress and neurodegeneration. J Neurol Sci 322:254–262

Felig P (1973) The glucose-alanine cycle. Metabolism 22(2):179–207. https://doi.org/10.1016/0026-0495(73)90269-2

Ferrante SC, Nadler EP, Pillai DK, Hubal MJ, Wang Z, Wang JM, Gordish-Dressman H, Koeck E, Sevilla S, Wiles AA, Freishtat RJ (2015) Adipocyte-derived exosomal miRNAs: a novel mechanism for obesity-related disease. Pediatr Res 77(3):447–454. https://doi.org/10.1038/pr.2014.202. Epub 2014 Dec 17

Ferri E, Marzetti E, Calvani R, Picca A, Cesari M, Arosio B (2020) Role of age-related mitochondrial dysfunction in sarcopenia. Int J Mol Sci 21(15):5236. https://doi.org/10.3390/ijms21155236

Filippini A, Tamagnone L, D'Alessio A (2022) Endothelial cell metabolism in vascular functions. Cancers (Basel) 14(8):1929. https://doi.org/10.3390/cancers14081929

Filomeni G, De Zio D, Cecconi F (2015) Oxidative stress and autophagy: the clash between damage and metabolic needs. Cell Death Differ 22(3):377–388. https://doi.org/10.1038/cdd.2014.150. Epub 2014 Sep 26

Forrester SJ, Kikuchi DS, Hernandes MS, Xu Q, Griendling KK (2018) Reactive oxygen species in metabolic and inflammatory signaling. Circ Res 122(6):877–902. https://doi.org/10.1161/CIRCRESAHA.117.311401

Förstermann U, Xia N, Li H (2017) Roles of vascular oxidative stress and nitric oxide in the pathogenesis of atherosclerosis. Circ Res 120(4):713–735. https://doi.org/10.1161/CIRCRESAHA.116.309326

Frost HM (1988) Vital biomechanics: proposed general concepts for skeletal adaptations to mechanical usage. Calcif Tissue Int 42(3):145–156

Frost HM (1999) Why do bone strength and "mass" in aging adults become unresponsive to vigorous exercise? Insights of the Utah paradigm. J Bone Mineral Metab 17:90–97

Frost HM (2003a) Perspective: genetic and hormonal roles in bone disorders: insights of an updated bone physiology. J Musculoskelet Neuronal Interact 3(2):118–135

Frost HM (2003b) Bone's mechanostat: a 2003 update. Anat Rec A 275:1081–1101

Gedalia U, Solomonow M, Zhou BH, Baratta RV, Lu Y, Harris M (1999) Biomechanics of increased exposure to lumbar injury caused by cyclic loading: part 2. Recovery of reflexive musculare stability with rest. Spine 24:2461–2467

Gelber RP, Petrovitch H, Masaki KH, Abbott RD, Ross GW, Launer LJ, White LR (2012a) Lifestyle and the risk of dementia in Japanese-american men. J Am Geriatr Soc 60(1):118–123. https://doi.org/10.1111/j.1532-5415.2011.03768.x. Epub 2011 Dec 28

Gelber RP, Launer LJ, White LR (2012b) The honolulu-Asia aging study: epidemiologic and neuropathologic research on cognitive impairment. Curr. Curr Alzheimer Res 9(6):664–672. https://doi.org/10.2174/156720512801322618

Gelber RP, Ross GW, Petrovitch H, Masaki KH, Launer LJ, White LR (2013) Antihypertensive medication use and risk of cognitive impairment: the honolulu-Asia aging study. Neurology 81(10):888–895. https://doi.org/10.1212/WNL.0b013e3182a351d4. Epub 2013 Aug 2

Gerdle B, Larsson B, Forsberg F, Ghafouri N, Karlsson L, Stensson N, Ghafouri B (2014a) Chronic widespread pain: increased glutamate and lactate concentrations in the trapezius muscle and plasma. Clin J Pain 30(5):409–420. https://doi.org/10.1097/AJP.0b013e31829e9d2a

Gerdle B, Kristiansen J, Larsson B, Saltin B, Søgaard K, Sjøgaard G (2014b) Algogenic substances and metabolic status in work-related Trapezius Myalgia: a multivariate explorative study. BMC Musculoskelet Disord 28(15):357. https://doi.org/10.1186/1471-2474-15-357

Gerdle B, Ghafouri B, Ernberg M, Larsson B (2014c) Chronic musculoskeletal pain: review of mechanisms and biochemical biomarkers as assessed by the microdialysis technique. J Pain Res 7:313–26. doi: https://doi.org/10.2147/JPR.S59144.

Ghafouri B, Matikhan D, Christidis N, Ernberg M, Kosek E, Mannerkorpi K, Gerdle B, Wåhlén K (2023) The vastus lateralis muscle interstitium proteome changes after an acute nociception in patients with fibromyalgia compared to healthy subjects-a microdialysis study. Biomedicines 11(1):206. https://doi.org/10.3390/biomedicines11010206

Gielen S, Schuler G, Hambrecht R (2001) Exercise training in coronary artery disease and coronary vasomotion. Circulation 103(1):E1–E6

Gilmer LK, Roberts KN, Joy K, Sullivan PG, Scheff SW (2009) Early mitochondrial dysfunction after cortical contusion injury. J Neurotrauma 26(8):1271–1280. https://doi.org/10.1089/neu.2008.0857

Gliemann L, Carter H (2018) Sympatholysis: The more we learn, the less we know. J Physiol 596(6):963–964. https://doi.org/10.1113/JP275513. Epub 2018 Feb 12

Goncalves RL, Quinlan CL, Perevoshchikova IV, Hey-Mogensen M, Brand MD (2015) Sites of superoxide and hydrogen peroxide production by muscle mitochondria assessed ex vivo under conditions mimicking rest and exercise. J Biol Chem 290(1):209–227. https://doi.org/10.1074/jbc.M114.619072. Epub 2014 Nov 11

Gonzalez-Franquesa A, Patti ME (2017) Insulin resistance and mitochondrial dysfunction. Adv Exp Med Biol 982:465–520. https://doi.org/10.1007/978-3-319-55330-6_25

Goodpaster BH, Sparks LM (2017) Metabolic flexibility in health and disease. Cell Metabolism 25:1027–1036. https://doi.org/10.1016/j.cmet.2017.04.015

Goodyear LJ, Kahn BB (1998) Exercise, glucose transport, and insulin sensitivity. Annu Rev Med 49:235–261. https://doi.org/10.1146/annurev.med.49.1.235

Goto C, Nishioka K, Umemura T, Jitsuiki D, Sakaguchi A, Kawamura M, Chayama K, Yoshizumi M, Higashi Y (2007) Acute moderate-intensity exercise induces vasodilation through an increase in nitric oxide bioavailability in humans. Am J Hypertens 20(8):825–830. https://doi.org/10.1016/j.amjhyper.2007.02.014

Gregersen N, Bross P (2010) Protein misfolding and cellular stress: an overview. Methods Mol Biol 648:3–23. https://doi.org/10.1007/978-1-60761-756-3_1

Gregor MF, Yang L, Fabbrini E, Mohammed BS, Eagon JC, Hotamisligil GS, Klein S (2009) Endoplasmic reticulum stress is reduced in tissues of obese subjects after weight loss. Diabetes 58(3):693–700. https://doi.org/10.2337/db08-1220. Epub 2008 Dec 9

Hambrecht R, Wolf A, Gielen S, Linke A, Hofer J, Erbs S, Schoene N, Schuler G (2000) Effect of exercise on coronary endothelial function in patients with coronary artery disease. N Engl J Med 342(7):454–460. https://doi.org/10.1056/NEJM200002173420702

Handschin C, Spiegelman BM (2008) The role of exercise in PGC1alpha in inflammation and chronic disease. Nature 454(7203):463–469

Harper C, Gopalan V, Goh J (2021) Exercise rescues mitochondrial coupling in aged skeletal muscle: a comparison of different modalities in preventing sarcopenia. J Transl Med 19(1):71. https://doi.org/10.1186/s12967-021-02737-1

Hartung JE, Ciszek BP, Nackley AG (2014) β2- and β3-adrenergic receptors drive COMT-dependent pain by increasing production of nitric oxide and cytokines. Pain 155(7):1346–1355. https://doi.org/10.1016/j.pain.2014.04.011. Epub 2014 Apr 13

Havrankova J, Roth J, Brownstein M (1978) Insulin receptors are widely distributed in the central nervous system of the rat. Nature 272:827–829

Hawke TJ (2021) Expanding roles for muscle satellite cells in exerciseinduced hypertrophy. Function (Oxf) 2(1):zqaa040. https://doi.org/10.1093/function/zqaa040

Hayes JD, Dinkova-Kostova AT, Tew KD (2020) Oxidative stress in cancer. Cancer Cell 38:167–197

He X, Zeng H, Chen JX (2019) Emerging role of SIRT3 in endothelial metabolism, angiogenesis, and cardiovascular disease. J Cell Physiol 234(3):2252–2265. https://doi.org/10.1002/jcp.27200. Epub 2018 Aug 21

He Z, Xu Q, Newland B, Foley R, Lara-Sáez I, Curtin JF, Wang W (2021) Reactive oxygen species (ROS): utilizing injectable antioxidative hydrogels and ROS-producing therapies to manage the double-edged sword. J Mater Chem B 9(32):6326–6346. https://doi.org/10.1039/d1tb00728a. Epub 2021 Jul 25

Hebert AS, Dittenhafer-Reed KE, Yu W, Bailey DJ, Selen ES, Boersma MD, Carson JJ, Tonelli M, Balloon AJ, Higbee AJ, Westphall MS, Pagliarini DJ, Prolla TA, Assadi-Porter F, Roy S, Denu JM, Coon JJ (2013) Calorie restriction and SIRT3 trigger global reprogramming of the mitochondrial protein acetylome. Mol Cell 49(1):186–199. https://doi.org/10.1016/j.molcel.2012.10.024. Epub 2012 Nov 29

Heidemann Ch, Kuhnert R, Born S, Scheidt-Nave Ch (2017) 12-Monats-Prävalenz des bekannten Diabetes mellitus in Deutschland. Journal of Health Monitoring. 2(1):2017. Robert-Koch-Institut Berlin. https://doi.org/10.17886/RKI-GBE-2017-008

Herb M, Gluschko A, Wiegmann K, Farid A, Wolf A, Utermöhlen O, Krut O, Krönke M, Schramm M (2019) Mitochondrial reactive oxygen species enable proinflammatory signaling through disulfide linkage of NEMO. Sci Signal 12(568):eaar5926. https://doi.org/10.1126/scisignal.aar5926

Herrmann M, Engelke K, Ebert R, Müller-Deubert S, Rudert M, Ziouti F, Jundt F, Felsenberg D, Jakob F (2020) Interactions between muscle and bone-where physics meets biology. Biomolecules 10(3):432. https://doi.org/10.3390/biom10030432

Higashi Y, Maruhashi T, Noma K, Kihara Y (2014) Oxidative stress and endothelial dysfunction: clinical evidence and therapeutic implications. Trends Cardiovasc Med 24(4):165–169. https://doi.org/10.1016/j.tcm.2013.12.001. Epub 2013 Dec 4

Hirschberger S (2019) Die Bedeutung der Mitochondrien in der angeborenen intrazellulären anti-viralen Immunität: Charakterisierung des mitochondrialen Proteins CRIF1. Dissertation. Medizinischen Fakultät der Ludwig-Maximilians-Universität zu München

Hoehn KL, Salmon AB, Hohnen-Behrens C, Turner N, Hoy AJ, Maghzal GJ, Stocker R, Van Remmen H, Kraegen EW, Cooney GJ, Richardson AR, James DE (2009) Insulin resistance is a cellular antioxidant defense mechanism. Proc Natl Acad Sci U S A 106(42):17787–17792. https://doi.org/10.1073/pnas.0902380106. Epub 2009 Sep 30

Holowatz LA, Thompson-Torgerson CS , Kenney WL (2008) The human cutaneous circulation as a model of generalized microvascular function. J Appl Physiol (1985) 105(1):370–372

Hong CZ, Simons DG (1998) Pathophysiologic and electrophysiologic mechanisms of myofascial trigger points. Arch Phys Med Rehabil 79(7):863–872. https://doi.org/10.1016/s0003-9993(98)90371-9

Hong YH, Betik AC, McConell GK (2014) Role of nitric oxide in skeletal muscle glucose uptake during exercise. Exp Physiol 99(12):1569–1573. https://doi.org/10.1113/expphysiol.2014.079202. Epub 2014 Sep 5

Hotamisligil GS (2010) Endoplasmic reticulum stress and the inflammatory basis of metabolic disease. Cell 140:900–917. https://doi.org/10.1016/j.cell.2010.02.034

Hu Z, Tian Y, Song X, Zeng F, Yang A (2022) Associations between sarcopenia with asthmatic prevalence, lung function and comorbidity. BMC Geriatr 22(1):703. https://doi.org/10.1186/s12877-022-03394-9

Ito A, Hashimoto M, Tanihata J, Matsubayashi S, Sasaki R, Fujimoto S, Kawamoto H, Hosaka Y, Ichikawa A, Kadota T, Fujita Y, Takekoshi D, Ito S, Minagawa S, Numata T, Hara H, Matsuoka T, Udaka J, Araya J, Saito M, Kuwano K (2022) Involvement of Parkin-mediated mitophagy in the pathogenesis of chronic obstructive pulmonary disease-related sarcopenia. J Cachexia Sarcopenia Muscle 13(3):1864–1882. https://doi.org/10.1002/jcsm.12988. Epub 2022 Apr 3

Jensen MB, Jasper H (2014) Mitochondrial proteostasis in the control of aging and longevity. Cell Metab 20(2):214–225. https://doi.org/10.1016/j.cmet.2014.05.006. Epub 2014 Jun 12

Jiang Q, Feng X, Liu D, Li T, Kuang X, Liu X, Li W, Li J (2021) Pressing intervention promotes the skeletal muscle repair of traumatic myofascial trigger points in rats. J Pain Res 14:3267–3278. https://doi.org/10.2147/JPR.S333705

Jimenez-Gutierrez GE, Martínez-Gómez LE, Martínez-Armenta C, Pineda C, Martínez-Nava GA, Lopez-Reyes A (2022) Molecular mechanisms of inflammation in sarcopenia: diagnosis and therapeutic update. Cells 11(15):2359. https://doi.org/10.3390/cells11152359

Kahn SE (2003) The relative contributions of insulin resistance and beta-cell dysfunction to the pathophysiology of Type 2 diabetes. Diabetologia 46:3–19. https://doi.org/10.1007/s00125-002-1009-0

Kahn SE, Hull RL, Utzschneider KM (2006) Mechanisms linking obesity to insulin resistance and type 2 diabetes. Nature 444:840–846. https://doi.org/10.1038/nature05482

Karaca U, Schram MT, Houben AJ, Muris DM, Stehouwer CD (2014) Microvascular dysfunction as a link between obesity, insulin resistance and hypertension. Diabetes Res Clin Pract 103(3):382–387

Kattoor AJ, Pothineni NVK, Palagiri D, Mehta JL (2017) Oxidative stress in atherosclerosis. Curr Atheroscler Rep 19(11):42. https://doi.org/10.1007/s11883-017-0678-6

Kavey RE, Daniels SR, Lauer RM, Atkins DL, Hayman LL, Taubert, K (2003) American Heart Association guidelines for primary prevention of artherosclerotic cardiovascular disease beginning in childhood. Circulation 107, 1562–1566. J Pediatrics 142:368–372

Kawas CH, Kim RC, Sonnen JA, Bullain SS, Trieu T, Corrada MM (2015) Multiple pathologies are common and related to dementia in the oldest-old: the 90+ Study. Neurology 85(6):535–542. https://doi.org/10.1212/WNL.0000000000001831. Epub 2015 Jul 15

Kellogg DL 3rd, McCammon KM, Hinchee-Rodriguez KS, Adamo ML, Roman LJ (2017) Neuronal nitric oxide synthase mediates insulin- and oxidative stress-induced glucose uptake in skeletal muscle myotubes. Free Radic Biol Med 110:261–269. https://doi.org/10.1016/j.freeradbiomed.2017.06.018. Epub 2017 Jun 27

Khosravi M, Poursaleh A, Ghasempour G, Farhad S, Najafi M (2019) The effects of oxidative stress on the development of atherosclerosis. Biol Chem 400(6):711–732. https://doi.org/10.1515/hsz-2018-0397

Kim SH, Jeong JB, Kang J, Ahn DW, Kim JW, Kim BG, Lee KL, Oh S, Yoon SH, Park SJ, Lee DH (2021) Association between sarcopenia level and metabolic syndrome. PLoS One 16(3):e0248856. https://doi.org/10.1371/journal.pone.0248856

Kim G, Kim JH (2020) Impact of skeletal muscle mass on metabolic health. Endocrinol Metab (Seoul) 35(1):1–6. https://doi.org/10.3803/EnM.2020.35.1.1

Kishida KT, Klann E (2007) Sources and targets of reactive oxygen species in synaptic plasticity and memory. Antioxid Redox Signal 9(2):233–244. https://doi.org/10.1089/ars.2007.9.ft-8

Kitajima Y, Eguchi Y, Ishibashi F, Nakashita S, Aoki S, Toda S, Mizuta T, Ozaki I, Ono N, Eguchi T, Arai K, Iwakiri R, Fujimoto K (2010) Age-related fat deposition in multifidus muscle could be a marker for nonalcoholic fatty liver disease. J Gastroenterol 45(2):218–224. https://doi.org/10.1007/s00535-009-0147-2. Epub 2009 Nov 3

Kitajima Y, Hyogo H, Sumida Y, Eguchi Y, Ono N, Kuwashiro T, Tanaka K, Takahashi H, Mizuta T, Ozaki I, Eguchi T, Kimura Y, Fujimoto K, Anzai K (2013) Japan nonalcoholic fatty liver disease study group (JSG-NAFLD): severity of non-alcoholic steatohepatitis is associated with substitution of adipose tissue in skeletal muscle. J Gastroenterol Hepatol 28(9):1507–1514. https://doi.org/10.1111/jgh.12227

Koliaki C, Roden M (2016) Alterations of mitochondrial function and insulin sensitivity in human obesity and diabetes mellitus. Annu Rev Nutr 36:337–367

Koller A, Laughlin MH, Cenko E, de Wit C, Tóth K, Bugiardini R, Trifunovits D, Vavlukis M, Manfrini O, Lelbach A, Dornyei G, Padro T, Badimon L, Tousoulis D, Gielen S, Duncker DJ (2022) Functional and structural adaptations of the coronary macro- and microvasculature to regular aerobic exercise by activation of physiological, cellular, and molecular mechanisms: ESC Working Group on Coronary Pathophysiology and Microcirculation position paper. Cardiovasc Res 118(2):357–371. https://doi.org/10.1093/cvr/cvab246

Königstein K, Wagner J, Frei M, Knaier R, Klenk C, Carrard J, Schwarz A, Hinrichs T, Schmidt-Trucksäss A (2021) Endothelial function of healthy adults from 20 to 91 years of age: prediction of cardiovascular risk by vasoactive range. J Hypertens 39(7):1361–1369. https://doi.org/10.1097/HJH.0000000000002798

Königstein K, Wagner J, Infanger D, Knaier R, Nève G, Klenk C, Carrard J, Hinrichs T, Schmidt-Trucksäss A (2022) Cardiorespiratory fitness and endothelial function in aging healthy subjects and patients with cardiovascular disease. Front Cardiovasc Med 9:870847. https://doi.org/10.3389/fcvm.2022.870847.

Krssak M, Falk Petersen K, Dresner A, DiPietro L, Vogel SM, Rothman DL et al (1999) Intramyocellular lipid concentrations are correlated with insulin sensitivity in humans: a 1H NMR spectroscopy study. Diabetologia 42:113–116

Kuchay MS, Martínez-Montoro JI, Kaur P, Fernández-García JC, Ramos-Molina B (2022) Non-alcoholic fatty liver disease-related fibrosis and sarcopenia: an altered liver-muscle crosstalk leading to increased mortality risk. Ageing Res Rev 80:101696. https://doi.org/10.1016/j.arr.2022.101696. Epub 2022 Jul 14

Kurauti MA, Freitas-Dias R, Ferreira SM, Vettorazzi JF, Nardelli TR, Araujo HN, Santos GJ, Carneiro EM, Boschero AC, Rezende LF, Costa-Júnior JM (2016) Acute exercise improves insulin clearance and increases the expression of insulin-degrading enzyme in the liver and skeletal muscle of swiss mice. PLoS One 11(7):e0160239. https://doi.org/10.1371/journal.pone.0160239.

Kurlyandchik I, Lauche R, Tiralongo E, Warne LN, Schloss J (2022) Plasma and interstitial levels of endocannabinoids and N-acylethanolamines in patients with chronic widespread pain and fibromyalgia: a systematic review and meta-analysis. Pain Rep 7(6):e1045. https://doi.org/10.1097/PR9.0000000000001045.eCollection2022Nov-Dec

Lackey DE, Olefsky JM (2016) Regulation of metabolism by the innate immune system. Nat Rev Endocrinol 12:15–28. https://doi.org/10.1038/nrendo.2015.189

Landers-Ramos RQ, Prior SJ (2018) The microvasculature and skeletal muscle health in aging. Exerc Sport Sci Rev 46(3):172–179. https://doi.org/10.1249/JES.0000000000000151

Lanza IR, Short DK, Short KR, Raghavakaimal S, Basu R, Joyner MJ, McConnell JP, Nair KS (2008) Endurance exercise as a countermeasure for aging. Diabetes 57(11):2933–2942. https://doi.org/10.2337/db08-0349. Epub 2008 Aug 20

Laube W (2020) Sensomotorik und Schmerz. Wechselwirkung von Bewegungsreizen und Schmerzempfinden. Springer

Laube W (2022) Schmerztherapie ohne Medikamente – Leitfaden zur endogenen Schmerzhemmung für Ärzte und Therapeuten. Springer

Laybutt DR, Preston AM, Akerfeldt MC, Kench JG, Busch AK, Biankin AV, Biden TJ (2007) Endoplasmic reticulum stress contributes to beta cell apoptosis in type 2 diabetes. Diabetologia 50(4):752–763. https://doi.org/10.1007/s00125-006-0590-z. Epub 2007 Feb 1

Lee DY, Shin S (2021) Association of Sarcopenia with osteopenia and osteoporosis in community-dwelling older Korean adults: a cross-sectional study. J Clin Med 11(1):129. https://doi.org/10.3390/jcm11010129

Lee SH, Park SY, Choi CS (2022) Insulin resistance: from mechanisms to therapeutic strategies. Diabetes Metab J 46(1):15–37. https://doi.org/10.4093/dmj.2021.0280. Epub 2021 Dec 30

Leung SWS, Shi Y (2021) The glycolytic process in endothelial cells and its implications. Acta Pharmacol Sin 43:251–259

Lewis GF, Carpentier A, Adeli K, Giacca A (2002) Disordered fat storage and mobilization in the pathogenesis of insulin resistance and type 2 diabetes. Endocr Rev 23:201–229. https://doi.org/10.1210/edrv.23.2.0461

Lewis GF, Carpentier AC, Pereira S, Hahn M, Giacca A (2021) Direct and indirect control of hepatic glucose production by insulin. Cell Metab 33:709–720

Li F, Li Y, Tang Y, Lin B, Kong X, Oladele OA, Yin Y (2014) Protective effect of myokine IL-15 against H2O2-mediated oxidative stress in skeletal muscle cells. Mol Biol Rep 41(11):7715–7722. https://doi.org/10.1007/s11033-014-3665-9. Epub 2014 Aug 8

Li R, Xia J, Zhang XI, Gathirua-Mwangi WG, Guo J, Li Y, McKenzie S, Song Y (2018) Associations of muscle mass and strength with all-cause mortality among us older adults. Med Sci Sports Exerc 50(3):458–467. https://doi.org/10.1249/MSS.0000000000001448.PDF

Li X, Kumar A, Carmeliet P (2019) Metabolic pathways fueling the endothelial cell drive. Annu Rev Physiol 81:483–503

Li Y, Ma Q, Li P, Wang J, Wang M, Fan Y, Wang T, Wang C, Wang T, Zhao B (2020) Proteomics reveals different pathological processes of adipose tissue, liver, and skeletal muscle under insulin resistance. J Cell Physiol 235(10):6441–6461. https://doi.org/10.1002/jcp.29658. Epub 2020 Mar 1

Li CW, Yu K, Shyh-Chang N, Jiang Z, Liu T, Ma S, Luo L, Guang L, Liang K, Ma W, Miao H, Cao W, Liu R, Jiang LJ, Yu SL, Li C, Liu HJ, Xu LY, Liu RJ, Zhang XY, Liu GS (2022) Pathogenesis of sarcopenia and the relationship with fat mass: descriptive review. J Cachexia Sarcopenia Muscle 13(2):781–794. https://doi.org/10.1002/jcsm.12901. Epub 2022 Feb 2

Lin Y, Jiang M, Chen W, Zhao T, Wei Y (2019) Cancer and ER stress: mutual crosstalk between autophagy, oxidative stress and inflammatory response. Biomed Pharmacother 118:109249. https://doi.org/10.1016/j.biopha.2019.109249. Epub 2019 Jul 24

Lin T, Dai M, Xu P, Sun L, Shu X, Xia X, Zhao Y, Song Q, Guo D, Deng C, Yue J (2022) Prevalence of sarcopenia in pain patients and correlation between the two conditions: a systematic review and meta-analysis. J Am Med Dir Assoc 23(5):902.e1–902.e20. https://doi.org/10.1016/j.jamda.2022.02.005. Epub 2022 Mar 23

Liu HC, Han DS, Hsu CC, Wang JS (2021) Circulating MicroRNA-486 and MicroRNA-146a serve as potential biomarkers of sarcopenia in the older adults. BMC Geriatr 21(1):86. https://doi.org/10.1186/s12877-021-02040-0

Liu QG, Huang QM, Liu L, Nguyen TT (2019) Structural and functional abnormalities of motor endplates in rat skeletal model of myofascial trigger spots. Neurosci Lett 711:134417. https://doi.org/10.1016/j.neulet.2019.134417.

Lu W, Li J, Tian Y, Lu X (2022) Effect of ischemic compression on myofascial pain syndrome: a systematic review and meta-analysis. Chiropr Man Therap 30(1):34. https://doi.org/10.1186/s12998-022-00441-5

Lu W, Xiao W, Xie W, Fu X, Pan L, Jin H, Yu Y, Zhang Y, Li Y (2021) The role of osteokines in sarcopenia: therapeutic directions and application prospects. Front Cell Dev Biol 9:735374. https://doi.org/10.3389/fcell.2021.735374

Ma K, Huang F, Qiao R, Miao L (2022) Pathogenesis of sarcopenia in chronic obstructive pulmonary disease. Front Physiol 19, 13:850964. https://doi.org/10.3389/fphys.2022.850964

Mann JP, Savage DB (2019) What lipodystrophies teach us about the metabolic syndrome. J Clin Invest 129:4009–4021

Martin-Willett R, Morris B, Wilcox R, Giordano G, Andrews-Hanna J, Banich M, Bryan AB (2021) The influence of a 16-week exercise program, APOE status, and age on executive function task performance: a randomized trial. Exp Gerontol 152:111431. https://doi.org/10.1016/j.exger.2021.111431. Epub 2021 May 29

Mastrototaro L, Roden M (2021) Insulin resistance and insulin sensitizing agents. Metabolism 125:154892. https://doi.org/10.1016/j.metabol.2021.154892. Epub 2021 Sep 23

Mazza DF, Boutin RD, Chaudhari AJ (2021) Assessment of myofascial trigger points via imaging: a systematic review. Am J Phys Med Rehabil 100(10):1003–1014. https://doi.org/10.1097/PHM.0000000000001789

McDermott MM, Dayanidhi S, Kosmac K, Saini S, Slysz J, Leeuwenburgh C, Hartnell L, Sufit R, Ferrucci L (2021) Walking exercise therapy effects on lower extremity skeletal muscle in peripheral artery disease. Circ Res 128(12):1851–1867. https://doi.org/10.1161/CIRCRESAHA.121.318242. Epub 2021 Jun 10

McQuaid SE, Hodson L, Neville MJ, Dennis AL, Cheeseman J, Humphreys SM, Ruge T, Gilbert M, Fielding BA, Frayn KN, Karpe F (2011) Downregulation of adipose tissue fatty acid trafficking in obesity: a driver for ectopic fat deposition? Diabetes 60:47–55. https://doi.org/10.2337/db10-0867

McTiernan A, Friedenreich CM, Katzmarzyk PT, Powell KE, Macko R, Buchner D, Pescatello LS, Bloodgood B, Tennant B, Vaux-Bjerke A, George SM, Troiano RP, Piercy KL (2019) 2018 2018 PHYSICAL activity guidelines advisory committee*: physical activity in cancer prevention and survival: a systematic review. Med Sci Sports Exerc 51(6):1252–1261. https://doi.org/10.1249/MSS.0000000000001937

Menêses AL, Nam MCY, Bailey TG, Magee R, Golledge J, Hellsten Y, Keske MA, Greaves K, Askew CD (2018) Leg blood flow and skeletal muscle microvascular perfusion responses to submaximal exercise in peripheral arterial disease. Am J Physiol Heart Circ Physiol 315(5):H1425–H1433. https://doi.org/10.1152/ajpheart.00232.2018. Epub 2018 Aug 10

Menêses AL, Nam MCY, Bailey TG, Anstey C, Golledge J, Keske MA, Greaves K, Askew CD (2020) Skeletal muscle microvascular perfusion responses to cuff occlusion and submaximal exercise assessed by contrast-enhanced ultrasound: The effect of age. Physiol Rep 8(19):e14580. https://doi.org/10.14814/phy2.14580

Menêses A, Krastins D, Nam M, Bailey T, Quah J, Sankhla V, Lam J, Jha P, Schulze K, O'Donnell J, Magee R, Golledge J, Greaves K, Askew CD (2022) Toward a better understanding of muscle microvascular perfusion during exercise in patients with peripheral artery disease: the effect of lower-limb revascularization. J Endovasc Ther 15266028221114722. https://doi.org/10.1177/15266028221114722.

Meng F, Ge HY, Wang YH, Yue SW (2015) Myelinated afferents are involved in pathology of the spontaneous electrical activity and mechanical hyperalgesia of myofascial trigger spots in rats. Evid Based Complement Alternat Med 2015:404971. https://doi.org/10.1155/2015/404971. Epub 2015 May 10

Mense S, Stahnke M (1983) Responses in muscle afferent fibres of slow conduction velocity to contractions and ischaemia in the cat. J Physiol 342:383–397

Merry TL, McConell GK (2009) Skeletal muscle glucose uptake during exercise: a focus on reactive oxygen species and nitric oxide signaling. IUBMB Life 61(5):479–484. https://doi.org/10.1002/iub.179

Merry TL, McConell GK (2012) Do reactive oxygen species regulate skeletal muscle glucose uptake during contraction? Exerc Sport Sci Rev 40(2):102–105. https://doi.org/10.1097/JES.0b013e318245837b

Merry TL, Steinberg GR, Lynch GS, McConell GK (2010) Skeletal muscle glucose uptake during contraction is regulated by nitric oxide and ROS independently of AMPK. Am J Physiol Endocrinol Metab 298(3):E577–E585. https://doi.org/10.1152/ajpendo.00239.2009. Epub 2009 Dec 15

Mogensen M, Sahlin K, Fernström M, Glintborg D, Vind BF, Beck-Nielsen H, Højlund K (2007) Mitochondrial respiration is decreased in skeletal muscle of patients with type 2 diabetes. Diabetes 56(6):1592–1599. https://doi.org/10.2337/db06-0981. Epub 2007 Mar 9

Montero D, Padilla J, Diaz-Cañestro C, Muris DM, Pyke KE, Obert P, Walther G (2014) Flow-mediated dilation in athletes: influence of aging. Med Sci Sports Exerc 46(11):2148–2158. https://doi.org/10.1249/MSS.0000000000000341

Montero D, Walther G, Diaz-Cañestro C, Pyke KE, Padilla J (2015) Microvascular dilator function in athletes: a systematic review and meta-analysis. Med Sci Sports Exerc 47(7):1485–1494. https://doi.org/10.1249/MSS.0000000000000567

Montgomery MK, Turner N (2015) Mitochondrial dysfunction and insulin resistance: an update. Endocr Connect 4(1):R1–R15. https://doi.org/10.1530/EC-14-0092. Epub 2014 Nov 10

Moon SW, Kim KJ, Lee HS, Yun YM, Kim JE, Chun YJ, Kim CO (2022) Low muscle mass, low muscle function, and sarcopenia in the urban and rural elderly. Sci Rep 12(1):14314. https://doi.org/10.1038/s41598-022-18167-y

Moore SC, Lee IM, Weiderpass E, Campbell PT, Sampson JN, Kitahara CM, Keadle SK, Arem H, Gonzalez AB, Hartge P, Adami HO, Blair C, Borch KB, Boyd E, Check DP, Fournier A, Freedman ND, Gunter M, Johannson M, Khaw KT, Linet MS, Orsini N, Park Y, Riboli E, Robien K, Schairer C, Sesso H,

Spriggs M, Dusen RV, Wolk A, Matthews CE, Patel AV (2016) Association of leisure-time physical activity with risk of 26 types of cancer in 1.44 million adults. JAMA Intern Med 176:816–25

Mootha VK, Lindgren CM, Eriksson KF, Subramanian A, Sihag S, Lehar J, Puigserver P, Carlsson E, Ridderstråle M, Laurila E, Houstis N, Daly MJ, Patterson N, Mesirov JP, Golub TR, Tamayo P, Spiegelman B, Lander ES, Hirschhorn JN, Altshuler D, Groop LC (2003) PGC-1alpha-responsive genes involved in oxidative phosphorylation are coordinately downregulated in human diabetes. Nat Genet 34(3):267–273. https://doi.org/10.1038/ng1180

Moraska AF, Schmiege SJ, Mann JD, Butryn N, Krutsch JP (2017) Responsiveness of myofascial trigger points to single and multiple trigger point release massages: a randomized, placebo controlled trial Am J Phys Med Rehabil 96(9):639–645. https://doi.org/10.1097/PHM.0000000000000728

Moraska AF, Hickner RC, Rzasa-Lynn R, Shah JP, Hebert JR, Kohrt WM (2018) Increase in lactate without change in nutritive blood flow or glucose at active trigger points following massage: a randomized clinical trial. Arch Phys Med Rehabil 99(11):2151–2159. https://doi.org/10.1016/j.apmr.2018.06.030. Epub 2018 Aug 6

Murphy MP (2009) How mitochondria produce reactive oxygen species. Biochem J 417(1):1–13

Nishikawa H, Asai A, Fukunishi S, Nishiguchi S, Higuchi K (2021) Metabolic syndrome and sarcopenia. Nutrients 13(10):3519. https://doi.org/10.3390/nu13103519

Novotny SA, Warren GL, Hamrick MW (2015) Aging and the muscle-bone relationship. Physiology (Bethesda) 30(1):8–16. https://doi.org/10.1152/physiol.00033.2014

O'Bryan SJ, Giuliano C, Woessner MN, Vogrin S, Smith C, Duque G, Levinger I (2022) Progressive resistance training for concomitant increases in muscle strength and bone mineral density in older adults: a systematic review and meta-analysis. Sports Med 52(8):1939–1960. https://doi.org/10.1007/s40279-022-01675-2. Epub 2022 May 24

Olefsky JM, Glass CK (2010) Macrophages, inflammation, and insulin resistance. Annu Rev Physiol 72:219–246. https://doi.org/10.1146/annurev-physiol-021909-135846

Pahlke U, Peters H (1979) Ausdauer und Kenngrößen der körperlichen Leistungsfähigkeit im Schulalter. Med u Sport 19:353–360

Pan L, Xie W, Fu X, Lu W, Jin H, Lai J, Zhang A, Yu Y, Li Y, Xiao W (2021) Inflammation and sarcopenia: a focus on circulating inflammatory cytokines. Exp Gerontol 154:111544. https://doi.org/10.1016/j.exger.2021.111544. Epub 2021 Sep 1

Panday S, Talreja R, Kavdia M (2020) The role of glutathione and glutathione peroxidase in regulating cellular level of reactive oxygen and nitrogen species. Microvasc Res 131:104010. https://doi.org/10.1016/j.mvr.2020.104010. Epub 2020 Apr 23

Panth N, Paudel KR, Parajuli K (2016) Reactive oxygen species: a key hallmark of cardiovascular disease. Adv Med 2016:9152732

Parlevliet ET, Coomans CP, Rensen PC, Romijn JA (2014) The brain modulates insulin sensitivity in multiple tissues. Front Horm Res 42:50–58. https://doi.org/10.1159/000358314. Epub 2014 Apr 7

Patergnani S, Bouhamida E, Leo S, Pinton P, Rimessi A (2021) Mitochondrial oxidative stress and „Mito-Inflammation“: actors in the diseases. Biomedicines 9(2):216. https://doi.org/10.3390/biomedicines9020216

Pedersen BK (2009) The Diseasome of Physical Inactivity and the role of myokines in muscle-fat cross talk. J Physiol 587:5559–5568

Peng ML, Fu Y, Wu CW, Zhang Y, Ren H, Zhou SS (2022) Signaling pathways related to oxidative stress in diabetic cardiomyopathy. Front Endocrinol (Lausanne) 13:907757. https://doi.org/10.3389/fendo.2022.907757

Pereira MJ, Skrtic S, Katsogiannos P, Abrahamsson N, Sidibeh CO, Dahgam S, Månsson M, Risérus U, Kullberg J, Eriksson JW (2016) Impaired adipose tissue lipid storage, but not altered lipolysis, contributes to elevated levels of NEFA in type 2 diabetes. Degree of hyperglycemia and adiposity are important factors. *Metabolism* 65:1768–1780. https://doi.org/10.1016/j.metabol.2016.09.008

Perevoshchikova IV, Quinlan CL, Orr AL, Gerencser AA, Brand MD (2013) Sites of superoxide and hydrogen peroxide production during fatty acid oxidation in rat skeletal muscle mitochondria. Free Radic Biol Med 61:298–309. https://doi.org/10.1016/j.freeradbiomed.2013.04.006. Epub 2013 Apr 11

Perseghin G, Calori G, Lattuada G, Ragogna F, Dugnani E, Garancini MP, Crosignani P, Villa M, Bosi E, Ruotolo G, Piemonti L (2012) Insulin resistance/hyperinsulinemia and cancer mortality: the Cremona study at the 15th year of follow-up. Acta Diabetol 49:421–428. https://doi.org/10.1007/s00592-011-0361-2

Petersen AM, Pedersen BK (2005) The anti-inflammatory effect of exercise. J Appl Physiol 98(4):1154–1162

Petersen MC, Shulman GI (2018) Mechanisms of insulin action and insulin resistance. Physiol Rev 98(4):2133–2223. https://doi.org/10.1152/physrev.00063.2017

Petersen KF, Befroy D, Dufour S, Dziura J, Ariyan C, Rothman DL, DiPietro L, Cline GW, Shulman GI (2003) Mitochondrial dysfunction in the elderly: possible role in insulin resistance. Science 300(5622):1140–1142. https://doi.org/10.1126/science.1082889

Petersen KF, Dufour S, Befroy D, Lehrke M, Hendler RE, Shulman GI (2005) Reversal of nonalcoholic hepatic steatosis, hepatic insulin resistance, and hyperglycemia by moderate weight reduction in patients with type 2 diabetes. Diabetes 54(3):603–608. https://doi.org/10.2337/diabetes.54.3.603

Phielix E, Schrauwen-Hinderling VB, Mensink M, Lenaers E, Meex R, Hoeks J, Kooi ME, Moonen-Kornips E, Sels JP, Hesselink MK, Schrauwen P (2008) Lower intrinsic ADP-stimulated mitochondrial respiration underlies in vivo mitochondrial dysfunction in muscle of male type 2 diabetic patients. Diabetes 57(11):2943–2949. https://doi.org/10.2337/db08-0391. Epub 2008 Aug 4

Picard M, Ritchie D, Thomas MM, Wright KJ, Hepple RT (2011) Alterations in intrinsic mitochondrial function with aging are fiber type-specific and do not explain differential atrophy between muscles. Aging Cell 10(6):1047–1055. https://doi.org/10.1111/j.1474-9726.2011.00745.x

Picca A, Calvani R, Bossola M, Allocca E, Menghi A, Pesce V, Lezza AMS, Bernabei R, Landi F, Marzetti E (2018) Update on mitochondria and muscle aging: all wrong roads lead to sarcopenia. Biol Chem 399(5):421–436. https://doi.org/10.1515/hsz-2017-0331

Pinti MV, Fink GK, Hathaway QA, Durr AJ, Kunovac A, Hollander JM (2019) Mitochondrial dysfunction in type 2 diabetes mellitus: an organ-based analysis. Am J Physiol Endocrinol Metab 316(2):E268–E285. https://doi.org/10.1152/ajpendo.00314.2018. Epub 2019 Jan 2

Pollak KA, Swenson JD, Vanhaitsma TA, Hughen RW, Jo D, White AT, Light KC, Schweinhardt P, Amann M, Light AR (2014) Exogenously applied muscle metabolites synergistically evoke sensations of muscle fatigue and pain in human subjects. Exp Physiol 99(2):368–380. https://doi.org/10.1113/expphysiol.2013.075812. Epub 2013 Oct 18

Pollock NK, Laing EM, Baile CA, Hamrick MW, Hall DB, Lewis RD (2007) Is adiposity advantageous for bone strength? A peripheral quantitative computed tomography study in late adolescent females. Am J Clin Nutr 86:1530–1538

Powers SK, Schrager M (2022) Redox signaling regulates skeletal muscle remodeling in response to exercise and prolonged inactivity. Redox Biol 54:102374. https://doi.org/10.1016/j.redox.2022.102374. Epub 2022 Jun 17

Powers SK, Duarte J, Kavazis AN, Talbert EE (2010) Reactive oxygen species are signalling molecules for skeletal muscle adaptation. Exp Physiol 95(1):1–9. https://doi.org/10.1113/expphysiol.2009.050526. Epub 2009 Oct 30

Powers SK, Ji LL, Kavazis AN, Jackson MJ (2011a) Reactive oxygen species: impact on skeletal muscle. Compr Physiol 1:941–969

Powers SK, Talbert EE, Adhihetty PJ (2011b) Reactive oxygen and nitrogen species as intracellular signals in skeletal muscle. J Physiol 589(Pt 9):2129–2138. https://doi.org/10.1113/jphysiol.2010.201327. Epub 2011 Jan 4

Powers SK, Deminice R, Ozdemir M, Yoshihara T, Bomkamp MP, Hyatt H (2020) Exercise-induced oxidative stress: friend or foe? J Sport Health Sci 9(5):415–425. https://doi.org/10.1016/j.jshs.2020.04.001. Epub 2020 May 4

Pradeepkiran JA, Reddy PH (2020) Defective mitophagy in Alzheimer's disease. Ageing Res Rev 64:101191. https://doi.org/10.1016/j.arr.2020.101191. Epub 2020 Oct 3

Proctor DN, Sinning WE, Walro JM, Sieck GC, Lemon PW (1985) Oxidative capacity of human muscle fiber types: effects of age and training status. J Appl Physiol 78(6):2033–2038. https://doi.org/10.1152/jappl.1995.78.6.2033

Proteomic Investigation in Plasma from Women with Fibromyalgia in Response to a 15-wk Resistance ExerciseIntervention.Wåhlén K, Yan H, Welinder C, Ernberg M, Kosek E, Mannerkorpi K, Gerdle B, Ghafouri B.Med SciSports Exerc. 2022 Feb 1;54(2):232–246. https://doi.org/10.1249/MSS.0000000000002790. PMID: 35029590DOI: https://doi.org/10.1249/MSS.0000000000002790 damit kann ich über Google den Artikel aufrufen – heute 09.09.23lt. Pubmed v. 09.09.23

Quinlan CL, Perevoshchikova IV, Hey-Mogensen M, Orr AL, Brand MD (2013) Sites of reactive oxygen species generation by mitochondria oxidizing different substrates. Redox Biol 1(1):304–312. https://doi.org/10.1016/j.redox.2013.04.005.

Ratel S, Blazevich AJ (2017) Are prepubertal children metabolically comparable to well-trained adult endurance athletes? Sports Med 47(8):1477–1485. https://doi.org/10.1007/s40279-016-0671-1

Reddy PH, Oliver DM (2019) Amyloid beta and phosphorylated tau-induced defective autophagy and mitophagy in alzheimer's disease. Cells 8(5):488. https://doi.org/10.3390/cells8050488

Reid MB (2001) Invited review: redox modulation of skeletal muscle contraction: what we know and what we don't. J Appl Physiol 90:724–731

Remensnyder JP, Mitchell JH, Sarnoff SJ (1962) Functional sympatholysis during muscular activity. Observations on influence of carotid sinus on oxygen uptake. Circ Res 11:370–380

Rezuş E, Burlui A, Cardoneanu A, Rezuş C, Codreanu C, Pârvu M, Rusu Zota G, Tamba BI (2020) Inactivity and skeletal muscle metabolism: a vicious cycle in old age. Int J Mol Sci 21(2):592. https://doi.org/10.3390/ijms21020592

Ribeiro HS, Neri SGR, Oliveira JS, Bennett PN, Viana JL, Lima RM (2022) Association between sarcopenia and clinical outcomes in chronic kidney disease patients: a systematic review and meta-analysis. Clin Nutr 41(5):1131–1140. https://doi.org/10.1016/j.clnu.2022.03.025. Epub 2022 Mar 31

Riemens SC, Sluiter WJ, Dullaart RPF (2000) Enhanced escape of non-esterified fatty acids from tissue uptake. its role in impaired insulin-induced lowering of total rate of appearance in obesity and Type II diabetes mellitus. Diabetologia 43:416–426. https://doi.org/10.1007/s001250051324

Rimessi A, Previati M, Nigro F, Wieckowski MR, Pinton P (2016) Mitochondrial reactive oxygen species and inflammation: molecular mechanisms, diseases and promising therapies. Int. J. Biochem. Cell Biol 81 Pt B, 281–293

Ristow M (2014) Unraveling the truth about antioxidants: mitohormesis explains ROS-induced health benefits. Nat Med 20:709–711

Roden M, Shulman GI (2019) The integrative biology of type 2 diabetes. Nature 576(7785):51–60

Romanello V, Sandri M (2021) The connection between the dynamic remodeling of the mitochondrial network and the regulation of muscle mass. Cell Mol Life Sci 78(4):1305–1328. https://doi.org/10.1007/s00018-020-03662-0. Epub 2020 Oct 19

Rosendal L, Larsson B, Kristiansen J, Peolsson M, Søgaard K, Kjær M, Sørensen J, Gerdle B (2004) Increase in muscle nociceptive substances and anaerobic metabolism in patients with trapezius myalgia: microdialysis in rest and during exercise. Pain 112(3):324–334. https://doi.org/10.1016/j.pain.2004.09.017

Rosenmeier JB, Hansen J, Gonzalez-Alonso J (2004) Circulating ATP-induced vasodilatation overrides sympathetic vasoconstrictor activity in human skeletal muscle. J Physiol 558(Pt 1):351–365

Rosenmeier JB, Yegutkin GG, Gonzalez-Alonso J (2008) Activation of ATP/UTP-selectivereceptors increases blood flow andblunts sympathetic vasoconstriction in human skeletal muscle. J Physiol 586(Pt 20):4993–5002

Rouschop KM, Dubois LJ, Keulers TG, van den Beucken T, Lambin P, Bussink J, van der Kogel AJ, Koritzinsky M, Wouters BG (2013) PERK/eIF2α signaling protects therapy resistant hypoxic cells through induction of glutathione synthesis and protection against ROS. Proc Natl Acad Sci U S A 110(12):4622–4627 https://doi.org/10.1073/pnas.1210633110. Epub 2013 Mar 7

Roustit M, Cracowski JL (2013) Assessment of endothelial and neurovascular function in human skin microcirculation. Trends Pharmacol Sci 34(7):373–384

Rue N, Vissing J, Galbo H (2014) Insulin resistance and increased muscle cytokine levels in patients with mitochondrial myopathy. J Clin Endocrinol Metab 99(10):3757–3765. https://doi.org/10.1210/jc.2014-1831. Epub 2014 Jul 24

Rygiel KA, Picard M, Turnbull DM (2016) The ageing neuromuscular system and sarcopenia: a mitochondrial perspective. J Physiol 594(16):4499–4512. https://doi.org/10.1113/JP271212. Epub 2016 May 7

Safdar A, Tarnopolsky MA (2018) Exosomes as mediators of the systemic adaptations to endurance exercise. Cold Spring Harb Perspect Med 8(3):a029827. https://doi.org/10.1101/cshperspect.a029827

Safdar A, Saleem A, Tarnopolsky MA (2016) The potential of endurance exercise-derived exosomes to treat metabolic diseases. Nat Rev Endocrinol 12(9):504–517. https://doi.org/10.1038/nrendo.2016.76. Epub 2016 May 27

Saltin B (2012) Mortensen SP:inefficient functional sympatholysis is an overlooked cause of malperfusion in contracting skeletal muscle. J Physiol 590(Pt 24):6269–6275

Sandmann ME, Shoeman JA, Thompson LV (1998) The fiber-type-specific effect of inactivity and intermittent weight-bearing on the gastrocnemius muscle of 30-month-old rats. Arch Phys Med Rehabil 79(6):658–662. https://doi.org/10.1016/s0003-9993(98)90040-5

Sangwung P, Petersen KF, Shulman GI, Knowles JW (2020) Mitochondrial dysfunction, insulin resistance, and potential genetic implications. Endocrinology 161(4):bqaa017. doi: https://doi.org/10.1210/endocr/bqaa017

Sanz-Cánovas J, López-Sampalo A, Cobos-Palacios L, Ricci M, Hernández-Negrín H, Mancebo-Sevilla JJ, Álvarez-Recio E, López-Carmona MD, Pérez-Belmonte LM, Gómez-Huelgas R, Bernal-López MR (2022) Management of Type 2 diabetes mellitus in elderly patients with frailty and/or sarcopenia. Int J Environ Res Public Health 19(14):8677. https://doi.org/10.3390/ijerph19148677

Scheele C, Nielsen S, Pedersen BK (2009) ROS and myokines promote muscle adaptation to exercise. Trends Endocrinol Metab 20(3):95–99 Epub 2009 Mar 9

Scherer T, Sakamoto K, Buettner C (2021) Brain insulin signalling in metabolic homeostasis and disease. Nat Rev Endocrinol 17(8):468–483. https://doi.org/10.1038/s41574-021-00498-x. Epub 2021 Jun 9

Schienkiewitz A, Brettschneider A-K, Damerow S, Schaffrath Rosario A (2018) Übergewicht und Adipositas im Kindes- und Jugendalter in Deutschland – Querschnittergebnisse aus KiGGS Welle 2 und Trends. J of Health Monitoring. 3(1) https://doi.org/10.17886/RKI-GBE-2018 005.2 Robert Koch Institut, Berlin

Schmid AI, Szendroedi J, Chmelik M, Krssák M, Moser E, Roden M (2011) Liver ATP synthesis is lower and relates to insulin sensitivity in patients with type 2 diabetes. Diabetes Care 34(2):448–453. https://doi.org/10.2337/dc10-1076. Epub 2011 Jan 7

Schoors S, De Bock K, Cantelmo AR, Georgiadou M, Ghesquière B, Cauwenberghs S, Kuchnio A, Wong BW, Quaegebeur A, Goveia J, Bifari F, Wang X, Blanco R, Tembuyser B, Cornelissen I, Bouché A, Vinckier S, Diaz-Moralli S, Gerhardt H, Telang S, Cascante M, Chesney J, Dewerchin M, Carmeliet P (2014) Partial and transient reduction of glycolysis by PFKFB3 blockade reduces pathological angiogenesis. Cell Metab 19(1):37–48. https://doi.org/10.1016/j.cmet.2013.11.008. Epub 2013 Dec 12

Schoors S, Bruning U, Missiaen R, Queiroz KC, Borgers G, Elia I, Zecchin A, Cantelmo AR, Christen S, Goveia J, Heggermont W, Goddé L, Vinckier S, Van Veldhoven PP, Eelen G, Schoonjans L, Gerhardt H, Dewerchin M, Baes M, De Bock K, Ghesquière B, Lunt SY, Fendt SM, Carmeliet P (2015) Fatty acid carbon is essential for dNTP synthesis in endothelial cells. Nature 520(7546):192–197. https://doi.org/10.1038/nature14362. Epub 2015 Apr 1

Sellami M, Bragazzi NL, Aboghaba B, Elrayess MA (2021) The impact of acute and chronic exercise on immunoglobulins and cytokines in elderly: insights from a critical review of the literature. Front Immunol 12:631873. https://doi.org/10.3389/fimmu.2021.631873.

Serrano F, Kolluri NS, Wientjes FB, Card JP, Klann E (2003) NADPH oxidase immunoreactivity in the mouse brain. Brain Res 988:193–198

Shadel GS, Horvath TL (2015) Mitochondrial ROS signaling in organismal homeostasis. Cell 163(3):560–569. https://doi.org/10.1016/j.cell.2015.10.001. Epub 2015 Oct 22

Shah JP, Gilliams EA (2008) Uncovering the biochemical milieu of myofascial trigger points using in vivo microdialysis: an application of muscle pain concepts to myofascial pain syndrome. J Bodyw Mov Ther 12(4):371–384. https://doi.org/10.1016/j.jbmt.2008.06.006. Epub 2008 Aug 13

Sharma NK, Das SK, Mondal AK, Hackney OG, Chu WS, Kern PA, Rasouli N, Spencer HJ, Yao-Borengasser A, Elbein SC (2008) Endoplasmic reticulum stress markers are associated with obesity in nondiabetic subjects. J Clin Endocrinol Metab 93(11):4532–4541. https://doi.org/10.1210/jc.2008-1001. Epub 2008 Aug 26

Sharma A, Oonthonpan L, Sheldon RD, Rauckhorst AJ, Zhu Z, Tompkins SC, Cho K, Grzesik WJ, Gray LR, Scerbo DA, Pewa AD, Cushing EM, Dyle MC, Cox JE, Adams C, Davies BS, Shields RK, Norris AW, Patti G, Zingman LV, Taylor EB (2019). Impaired skeletal muscle mitochondrial pyruvate uptake rewires glucose metabolism to drive whole-body leanness. Elife 8:e45873. https://doi.org/10.7554/eLife.45873

Shi Q, Xu H, Yu H, Zhang N, Ye Y, Estevez AG, Deng H, Gibson GE (2011) Inactivation and reactivation of the mitochondrial alpha-ketoglutarate dehydrogenase complex. J Biol Chem 286:17640–17648

Short KR, Vittone JL, Bigelow ML, Proctor DN, Nair KS (2004) Age and aerobic exercise training effects on whole body and muscle protein metabolism. Am J Physiol Endocrinol Metab 286(1):E92–E101. https://doi.org/10.1152/ajpendo.00366.2003. Epub 2003 Sep 23

Siddle K (2011) Signalling by insulin and IGF receptors: supporting acts and new players. J Mol Endocrinol 47:R1–R10. https://doi.org/10.1530/JME-11-0022

Sidorova-Darmos E, Wither RG, Shulyakova N, Fisher C, Ratnam M, Aarts M, Lilge L, Monnier PP, Eubanks JH (2014) Differential expression of sirtuin family members in the developing, adult, and aged rat brain. Front Aging Neurosci 6:333. https://doi.org/10.3389/fnagi.2014.00333. eCollection

Sies H (2015) Oxidative stress: a concept in redox biology and medicine. Redox Biol 4:180–183. https://doi.org/10.1016/j.redox.2015.01.002. Epub 2015 Jan 3

Sies H (Hrsg.) (1985) Oxidative Stress, Academic Press, London, S 1–507

Sikdar S, Shah JP, Gebreab T, Yen RH, Gilliams E, Danoff J, Gerber LH (2009) Novel applications of ultrasound technology to visualize and characterize myofascial trigger points and surrounding soft tissue. Arch Phys Med Rehabil 90(11):1829–1838. https://doi.org/10.1016/j.apmr.2009.04.015

Sikdar S, Ortiz R, Gebreab T, Gerber LH, Shah JP (2010) Understanding the vascular environment of myofascial trigger points using ultrasonic imaging and computational modeling. Conf Proc IEEE Eng Med Biol Soc 2010:5302–5305. https://doi.org/10.1109/IEMBS.2010.5626326

Silva M, Carvalho MDG (2018) Detoxification enzymes: cellular metabolism and susceptibility to various diseases. Rev Assoc Med Bras (1992) (4):307–310. https://doi.org/10.1590/1806-9282.64.04.307

Simons DG, Travell JG, Simons LS (1999) Travell & Simons' myofascial pain and dysfunction: the trigger point manual, 2. Aufl. Williams & Wilkins, Baltimore

Snijders T, Nederveen JP, Verdijk LB, Houben AJHM, Goossens GH, Parise G, van Loon LJC (2017) Muscle fiber capillarization as determining factor on indices of insulin sensitivity in humans. Physiol Rep 5(10):e13278. https://doi.org/10.14814/phy2.13278

Soares RN, George MA, Proctor DN, Murias JM (2018) Differences in vascular function between trained and untrained limbs assessed by near-infrared spectroscopy. Eur J Appl Physiol 118(10):2241–2248. https://doi.org/10.1007/s00421-018-3955-3. Epub 2018 Aug 2

Solomonow M, Zhou BH (1999) Baratta RV Lu Y, Harris M: biomechanics of increased exposure to lumbar injury caused by cyclic loading_ part 1. Loss of reflexive muscular stabilization. Spine 24:2426–2434

Solomonow M, Zhou B, Harris M, Lu R, Baratta V (1998) The ligamento-muscular stabilizing system of the spine. Spine 23:2552–2562

Song J, Liu T, Zhao J, Wang S, Dang X, Wang W (2022) Causal associations of hand grip strength with bone mineral density and fracture risk: a mendelian randomization study. Front Endocrinol (Lausanne) 13:1020750. https://doi.org/10.3389/fendo.2022.1020750. eCollection

Souron R, Carayol M, Martin V, Piponnier E, Duché P, Gruet M (2022) Differences in time to task failure and fatigability between children and young adults: a systematic review and meta-analysis. Front Physiol 13:1026012. https://doi.org/10.3389/fphys.2022.1026012

Souza EG, De Lorenzo A, Huguenin G, Oliveira GM, Tibirica E (2014) Impairment of systemic microvascular endothelial and smooth muscle function in individuals with early-onset coronary artery disease: studies with laser speckle contrast imaging. Coron Artery Dis 25(1):23–28

Starnes JW, Parry TL, O'Neal SK, Bain JR, Muehlbauer MJ, Honcoop A, Ilaiwy A, Christopher PM, Patterson C, Willis MS (2017) Exercise-induced alterations in skeletal muscle, heart, liver, and serum metabolome identified by non-targeted metabolomics analysis. Metabolites 7(3):40. https://doi.org/10.3390/metabo7030040

Stern Y, MacKay-Brandt A, Lee S, McKinley P, McIntyre K, Razlighi Q, Agarunov E, Bartels M, Sloan RP (2019) Effect of aerobic exercise on cognition in younger adults: a randomized clinical trial. Neurology 92(9):e905–e916. https://doi.org/10.1212/WNL.0000000000007003. Epub 2019 Jan 30

Sun L, Wang X, Saredy J, Yuan Z, Yang X, Wang H (2020) Innate-adaptive immunity interplay and redox regulation in immune response. Redox Biol 37:101759. https://doi.org/10.1016/j.redox.2020.101759. Epub 2020 Oct 10

Supruniuk E, Maciejczyk M, Zalewska A, Górski J, Chabowski A (2020) Blood profile of cytokines, chemokines, growth factors, and redox biomarkers in response to different protocols of treadmill running in rats. Int J Mol Sci 21(21):8071. https://doi.org/10.3390/ijms21218071

Swain RA, Harris AB, Wiener EC, Dutka MV, Morris HD, Theien BE, Konda S, Engberg K, Lauterbur PC (2003) Greenough WT: prolonged exercise induces angiogenesis and increases cerebral blood volume in primary motor cortex of the rat. Neuroscience 117:1037–1046

Szanto S, Mody T, Gyurcsik Z, Babjak LB, Somogyi V, Barath B, Varga A, Matrai AA, Nemeth N (2021) Alterations of selected hemorheological and metabolic parameters induced by physical activity in untrained men and sportsmen. Metabolites 11(12):870. https://doi.org/10.3390/metabo11120870

Tang Z, Wang P, Dong C, Zhang J, Wang X, Pei H (2022) Oxidative stress signaling mediated pathogenesis of diabetic cardiomyopathy. Oxid Med Cell Longev 2022:5913374. https://doi.org/10.1155/2022/5913374.

Tryfidou DV, McClean C, Nikolaidis MG, Davison GW (2020) DNA damage following acute aerobic exercise: a systematic review and meta-analysis. Sports Med 50(1):103–127. https://doi.org/10.1007/s40279-019-01181-y

Tschöpe D, Lee-Barkey YH, Hertrampf K (2017) Kardiovaskuläres Risiko trotz Symptomfreiheit. Dtsch Arztebl 2017; SUPPLEMENT: Perspektiven der Diabetologie. 114(20):[4]. https://doi.org/10.3238/PersDia.2017.05.19.01

Tsuzuki T, Kobayashi H, Yoshihara T, Kakigi R, Ichinoseki-Sekine N, Naito H (2017) Attenuation of exercise-induced heat shock protein 72 expression blunts improvements in whole-body insulin resistance in rats with type 2 diabetes. Cell Stress Chaperones 22(2):263–269. https://doi.org/10.1007/s12192-017-0767-z. Epub 2017 Feb 2

Tuckey B, Srbely J, Rigney G, Vythilingam M, Shah J (2021) Impaired lymphatic drainage and interstitial inflammatory stasis in chronic musculoskeletal and idiopathic pain syndromes: exploring a novel mechanism. Front Pain Res (Lausanne) 2:691740. https://doi.org/10.3389/fpain.2021.691740

Tyagi A, Pugazhenthi S (2023) A promising strategy to treat neurodegenerative diseases by sirt3 activation. Int J Mol Sci 24(2):1615. https://doi.org/10.3390/ijms24021615

Ulrich K, Jakob U (2019) The role of thiols in antioxidant systems. Free Radic Biol Med 20(140):14–27. https://doi.org/10.1016/j.freeradbiomed.2019.05.035. Epub 2019 Jun 13

Vincent HK, Powers SK, Demirel HA, Coombes JS, Naito H (1999) Exercise training protects against contraction-induced lipid peroxidation in the diaphragm. Eur J Appl Physiol Occup Physiol 79(3):268–273. https://doi.org/10.1007/s004210050505

Vincent HK, Powers SK, Stewart DJ, Demirel HA, Shanely RA, Naito H (2000) Short-term exercise training improves diaphragm antioxidant capacity and endurance. Eur J Appl Physiol 81(1–2):67–74. https://doi.org/10.1007/PL00013799

Waite SJ, Maitland S, Thomas A, Yarnall AJ (2021) Sarcopenia and frailty in individuals with dementia: a systematic review. Arch Gerontol Geriatr92:104268. https://doi.org/10.1016/j.archger.2020.104268. Epub 2020 Sep 28

Wang P, Li CG, Qi Z, Cui D, Ding S (2016) Acute exercise stress promotes Ref1/Nrf2 signalling and increases mitochondrial antioxidant activity in skeletal muscle. Exp Physiol 101(3):410–420. https://doi.org/10.1113/EP085493. Epub 2016 Jan 23

Wang F, Wang X, Liu Y, Zhang Z (2021) Effects of exercise-induced ros on the pathophysiological functions of skeletal muscle. Oxid Med Cell Longev 2021 Oct 1;2021:3846122. https://doi.org/10.1155/2021/3846122.

Wang M, Li Y, Li S, Lv J (2022a) Endothelial dysfunction and diabetic cardiomyopathy. Front Endocrinol (Lausanne) 13:851941. https://doi.org/10.3389/fendo.2022.851941.

Wang H, Wang N, Wang Y, Li H (2022b) Association between sarcopenia and osteoarthritis: a protocol for meta-analysis. PLoS One 17(8):e0272284. https://doi.org/10.1371/journal.pone.0272284. eCollection

White LR, Edland SD, Hemmy LS, Montine KS, Zarow C, Sonnen JA, Uyehara-Lock JH, Gelber RP, Ross GW, Petrovitch H, Masaki KH, Lim KO, Launer LJ, Montine TJ (2016) Neuropathologic comorbidity and cognitive impairment in the Nun and Honolulu-Asia Aging Studies. Neurology 86(11):1000–1008. https://doi.org/10.1212/WNL.0000000000002480. Epub 2016 Feb 17

Wiegman CH, Li F, Ryffel B, Togbe D, Chung KF (2020) Oxidative stress in ozone-induced chronic lung inflammation and emphysema: a facet of chronic obstructive pulmonary disease. Front Immunol 11:1957. https://doi.org/10.3389/fimmu.2020.01957

World Health Organization (2011) Global Recommendations on physical activity for health. 1.Exercise. 2.Life style. 3.Health promotion. 4.Chronic disease – prevention and control. 5.National health programs

World Health Organization (2020a) WHO Guidelines on physical activity and sedentary behaviour. Geneva:

World Health Organization. Licence: CC BY-NC-SA 3.0 IGO, ISBN 978-92-4-001512-8 (electronic version), ISBN 978-92-4-001513-5 (print edition)

World Health Organization: WHO Guidelines on physical activity and sedentary behaviour. Geneva: World Health Organization (2020b). Licence: CC BY-NC-SA 3.0 IGO, ISBN 978–92–4–001512–8 (electronic version), ISBN 978–92–4–001513–5 (print edition)

Wu X, Chen K, Williams KJ (2012) The role of pathway-selective insulin resistance and responsiveness in diabetic dyslipoproteinemia. Curr Opin Lipidol 23(4):334–344. https://doi.org/10.1097/MOL.0b013e3283544424

Xu S, Jay A, Brunaldi K, Huang N, Hamilton JA (2013) CD36 enhances fatty acid uptake by increasing the rate of intracellular esterification but not transport across the plasma membrane. Biochemistry 52(41):7254–7261. https://doi.org/10.1021/bi400914c. Epub 2013 Oct 3

Yan C, Tian X, Li J, Liu D, Ye D, Xie Z, Han Y, Zou MH (2021) A high-fat diet attenuates ampk α1 in adipocytes to induce exosome shedding and nonalcoholic fatty liver development in vivo. Diabetes 70(2):577–588. https://doi.org/10.2337/db20-0146. Epub 2020 Dec 1

Yang Q, Chan P (2022) Skeletal muscle metabolic alternation develops sarcopenia. Aging Dis 13(3):801–814. https://doi.org/10.14336/AD.2021.1107. eCollection

Yaribeygi H, Atkin SL, Simental-Mendía LE, Sahebkar A (2019a) Molecular mechanisms by which aerobic exercise induces insulin sensitivity. J Cell Physiol 234(8):12385–12392. https://doi.org/10.1002/jcp.28066. Epub 2019 Jan 3

Yaribeygi H, Farrokhi FR, Butler AE, Sahebkar A (2019b) Insulin resistance: review of the underlying molecular mechanisms. J Cell Physiol 234(6):8152–8161. https://doi.org/10.1002/jcp.27603. Epub 2018 Oct 14

Ying W, Riopel M, Bandyopadhyay G, Dong Y, Birmingham A, Seo JB, Ofrecio JM, Wollam J, Hernandez-Carretero A, Fu W, Li P, Olefsky JM (2017) Adipose tissue macrophage-derived exosomal mirnas can modulate in vivo and in vitro insulin sensitivity. Cell 171(2):372–384.e12. https://doi.org/10.1016/j.cell.2017.08.035. Epub 2017 Sep 21

Ylinen J, Nykänen M, Kautiainen H, Häkkinen A (2007) Evaluation of repeatability of pressure algometry on the neck muscles for clinical use. Man Ther 12(2):192–197. https://doi.org/10.1016/j.math.2006.06.010. Epub 2006 Sep 7

Yun J, Finkel T (2014) Mitohormesis. Cell Metab 19(5):757–766. https://doi.org/10.1016/j.cmet.2014.01.011. Epub 2014 Feb 20

Zeng H, Chen JX (2019) Microvascular rarefaction and heart failure with preserved ejection fraction. Front Cardiovasc Med 28(6):15. https://doi.org/10.3389/fcvm.2019.00015. eCollection

Zhang X, Hartung JE, Bortsov AV, Kim S, O'Buckley SC, Kozlowski J, Nackley AG (2018) Sustained stimulation of β_2- and β_3-adrenergic receptors leads to persistent functional pain and neuroinflammation. Brain Behav Immun 73:520–532. https://doi.org/10.1016/j.bbi.2018.06.017. Epub 2018 Jun 20

Zheng J, Sorensen C, Li R, An H, Hildebolt CF, Zayed MA, Mueller MJ, Hastings MK (2021b) Deteriorated regional calf microcirculation measured by contrast-free MRI in patients with diabetes mellitus and relation with physical activity. Diab Vasc Dis Res 18(4):14791641211029002. https://doi.org/10.1177/14791641211029002

Weiterführende Literatur

Seeman E (2013) Age- and menopause-related bone loss compromise cortical and trabecular microstructure. J Gerontol A Biol Sci Med Sci 68:1218–1225

Shah JP, Phillips TM, Danoff JV, Gerber LH (2005) An in vivo microanalytical technique for measuring the local biochemical milieu of human skeletal muscle. J Appl Physiol 99(5):1977–1984 Epub 2005 Jul 21

Shah JP, Danoff JV, Desai MJ, Parikh S, Nakamura LY, Phillips TM, Gerber LH (2008) Biochemicals associated with pain and inflammation are elevated in sites near to and remote from active myofascial trigger points. Arch Phys Med Rehabil 89(1):16–23

Shi CX, Zhao MX, Shu XD, Xiong XQ, Wang JJ, Gao XY, Chen Q, Li YH, Kang YM (2016) Zhu GQ (2016) beta-aminoisobutyric acid attenuates hepatic endoplasmic reticulum stress and glucose/lipid metabolic disturbance in mice with type 2 diabetes. Sci Rep 6:21924

Tarumi T, Patel NR, Tomoto T, Pasha E, Khan AM, Kostroske K, Riley J, Tinajero CD, Wang C, Hynan LS, Rodrigue KM, Kennedy KM, Park DC, Zhang R (2022) Aerobic exercise training and neurocognitive function in cognitively normal older adults: a one-year randomized controlled trial. J Intern Med 292(5):788–803. https://doi.org/10.1111/joim.13534. Epub 2022 Jul 3

Tessier AJ, Wing SS, Rahme E, Morais JA, Chevalier S (2022) Association of low muscle mass with cognitive function during a 3-year follow-up among adults aged 65 to 86 years in the canadian longitudinal study on aging. JAMA Netw Open 5(7):e2219926. https://doi.org/10.1001/jamanetworkopen.2022.19926

Tonra JR, Ono M, Liu X, Garcia K, Jackson C, Yancopoulos GD, Wiegand SJ, Wong V (1999) Brain-derived neurotrophic factor improves blood glucose control and alleviates fasting hyperglycemia in C57BLKS-Lepr(db)/lepr(db) mice. Diabetes 48(3):588–594. https://doi.org/10.2337/diabetes.48.3.588

Tzeng PL, Lin CY, Lai TF, Huang WC, Pien E, Hsueh MC, Lin KP, Park JH, Liao Y (2020) Daily lifestyle behaviors and risks of sarcopenia among older adults. Arch Public Health 78(1):113. https://doi.org/10.1186/s13690-020-00498-9

van den Beld AW, Kaufman JM, Zillikens MC, Lamberts SWJ, Egan JM, van der Lely AJ (2018) The physiology of endocrine systems with ageing. Lancet Diabetes Endocrinol 6(8):647–658. https://doi.org/10.1016/S2213-8587(18)30026-3. Epub 2018 Jul 17

Van Dongen C, Paik JM, Harring M, Younossi Y, Price JK, Kabbara K, Golabi P, Younossi ZM (2022) Sarcopenia, healthy living, and mortality in patients with chronic liver diseases. Hepatol Commun 6(11):3140–3153. https://doi.org/10.1002/hep4.2061. Epub 2022 Aug 10

Wada J, Nakatsuka A (2016) Mitochondrial dynamics and mitochondrial dysfunction in diabetes. Acta Med Okayama 70(3):151–158. https://doi.org/10.18926/AMO/54413

Wang T, Zhang Y, Taaffe DR, Kim JS, Luo H, Yang L, Fairman CM, Qiao Y, Newton RU, Galvão DA (2022) Protective effects of physical activity in colon cancer and underlying mechanisms: a review of epidemiological and biological evidence. Crit Rev Oncol Hematol 170:103578. https://doi.org/10.1016/j.critrevonc.2022.103578. Epub 2022 Jan 7

Wu LW, OuYoung T, Chiu YC, Hsieh HF, Hsiu H (2022) Discrimination between possible sarcopenia and metabolic syndrome using the arterial pulse spectrum and machine-learning analysis. Sci Rep 12(1):21452. https://doi.org/10.1038/s41598-022-26074-5

Yokota T, Kinugawa S, Hirabayashi K, Matsushima S, Inoue N, Ohta Y, Hamaguchi S, Sobirin MA, Ono T, Suga T, Kuroda S, Tanaka S, Terasaki F, Okita K, Tsutsui H (2009) Oxidative stress in skeletal muscle impairs mitochondrial respiration and limits exercise capacity in type 2 diabetic mice. Am J Physiol Heart Circ Physiol 297(3):H1069–H1077. https://doi.org/10.1152/ajpheart.00267.2009. Epub 2009 Jul 17

Zhang Y, Zhang J, Ni W, Yuan X, Zhang H, Li P, Xu J, Zhao Z (2021a) Sarcopenia in heart failure: a systematic review and meta-analysis. ESC Heart Fail 8(2):1007–1017. https://doi.org/10.1002/ehf2.13255. Epub 2021 Feb 11

8 Muskulatur: „peripheres mechanisch- und Signalstoff-gestütztes Zentrum der Gesundheit“

▶ **Trailer** Die aktive Muskulatur ist „Motor“ mit der verknüpften Schmerzhemmung und steht der Sarkopenie und Osteoporose entgegen. Die Sensoren für die Motorik, die neurovegetativen Regulationen und die Schmerzempfindung werden aktiviert. Die Bindegewebestrukturen, das Immunsystem werden beansprucht und die Signalstoffproduktionen stimuliert. **Die aktive Muskulatur ist, vermittelt durch die eigene und die kontraktionsbedingte Anregung der Signalstoffproduktion der durch sie beanspruchten Gewebe, das „signalstoff-basierte Gesundheitszentrum“ des Organismus. Bei Inaktivität und resultierender Atrophie und Degeneration (Sarkopenie) hat die Muskulatur aber auch die gegenteilige Wirkung.**

Das Organ „Muskulatur“ hat sehr viele Aufgaben zu erfüllen. Primär ist die Muskulatur der Spannungsgenerator für die Körperhaltungen und die Bewegungen, womit sehr wichtige Funktionen hinsichtlich der Schmerzhemmung, der Erhaltung des Muskelgewebes, der Anti-Sarkopenie-Osteoporose und der Myokinproduktion verbunden sind (Abb. 8.1).

Aber die Muskulatur ist nicht nur „Motor“ für die Mechanik der immer willkürlichen Körperhaltungen und Bewegungen mit ihren variabel hohen Anteilen posturaler Regulationen. Weitere, die Strukturen und Funktionen des Organismus essentiell prägende Funktionen sind (Abb. 8.2):

- Die Kontraktionen generieren Aktivierungen der Mechano-, Chemo- und der Nozizeptoren. Die Afferenzen
  - der Mechanosensoren dienen der Regulation der Ziel- und Stützsensomotorik (posturale Regulationen),
  - der Chemosensoren bzw. Metabosensoren dienen der bedarfsgerechten Einstellung der Atem-, Herz-Kreislauf- und Stoffwechselfunktion und
  - der Nozizeptoren dienen dem Anzeigen potenzieller oder eingetretener Gewebeschädigungen und melden ausgeprägte Veränderungen des interstitiellen Milieus bei hoch intensiven Belastungen.
- Die Kontraktionen beanspruchen
  - die Logistiksysteme (Atmung, HKS, Energiestoffwechsel) zwecks aktueller Versorgung mit Sauerstoff und energetischen Substraten sowie der Entsorgung von Stoffwechselprodukten und mittel- bis längerfristig zur Ausbildung der Adaptationen,
  - die Bindegewebestrukturen (Faszien, Sehnen, Skelett) zwecks Anpassung der mechanischen Belastbarkeit von Faszienschichten, Sehnen und dem Skelett und der Erhaltung oder Verbesserung der Funktion von Faszien als Verschiebeschichten.

W. Laube, *Bewegungsmangel*, https://doi.org/10.1007/978-3-662-67753-7_8

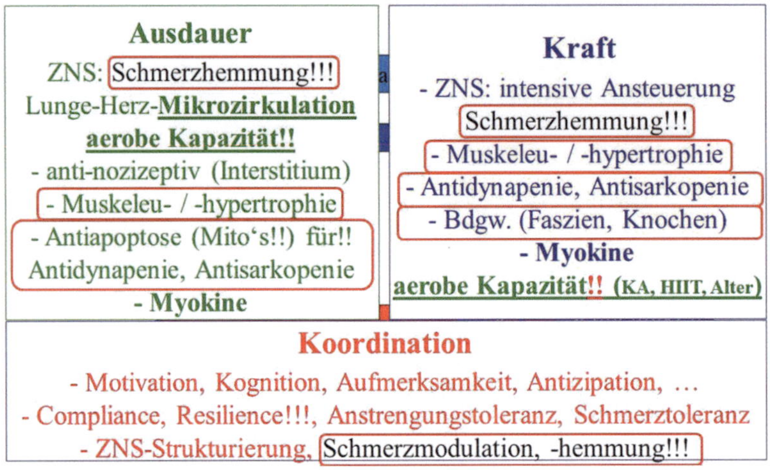
Ausdauer
ZNS: Schmerzhemmung!!!
Lunge-Herz-Mikrozirkulation
aerobe Kapazität!!
- anti-nozizeptiv (Interstitium)
- Muskeleu- / -hypertrophie
- Antiapoptose (Mito's!!) für!!
Antidynapenie, Antisarkopenie
- Myokine
Kraft
- ZNS: intensive Ansteuerung
Schmerzhemmung!!!
- Muskeleu- / -hypertrophie
- Antidynapenie, Antisarkopenie
- Bdgw. (Faszien, Knochen)
- Myokine
aerobe Kapazität!! (KA, HIIT, Alter)
Koordination
- Motivation, Kognition, Aufmerksamkeit, Antizipation, …
- Compliance, Resilience!!!, Anstrengungstoleranz, Schmerztoleranz
- ZNS-Strukturierung, Schmerzmodulation, -hemmung!!!

Abb. 8.1 Die Muskulatur generiert die Kontraktionen für die grundlegende Beanspruchungsform Sensomotorische Koordination, das Bewegungskönnen, die lang- bzw. längerdauernden zyklischen Aktivitäten der klassischen Ausdauer und Kraftbelastungen mit mittleren (Kraftausdauer) und hohen Intensitäten (Maximalkraft). Das Aneignen und das Erhalten des Bewegungskönnens ist mit höchsten Hirnleistungen verbunden und die Ausdauer und die Kraft qualifizieren die Schmerzhemmung und die Toleranz gegenüber der Anstrengung und von Schmerzen. Die Ausdauer ist die mikrozirkulationsbedingte und die energetische Basis für der Erhaltung des Muskelgewebes und die Kraft verantwortet Erhaltung und Ausbau und beide Beanspruchungsformen sind Stimulatoren der Myokinproduktion

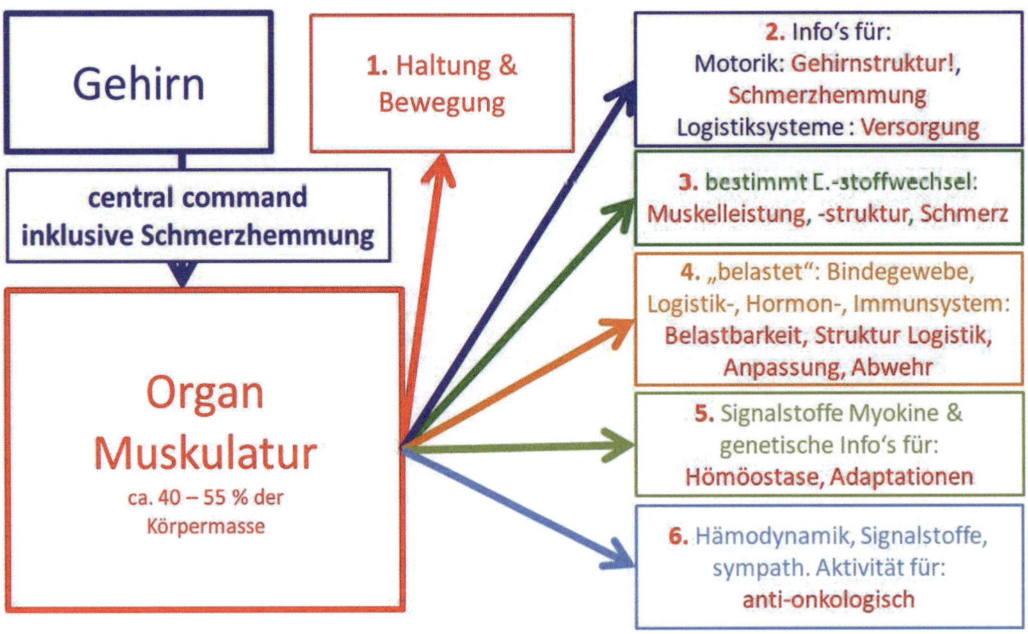

Abb. 8.2 Die Muskulatur hat wesentlich mehr Aufgaben als „nur der Motor der Haltung und Bewegung" zu sein. Deren Kontraktionen generieren das Afferenzmuster für die Verarbeitung durch das Gehirn und somit dessen Strukturierung, sorgen für die Feineinstellung der Logistiksysteme und die Infrastruktur der Mikrozirkulation. Die aktive Muskulatur passt den Stoffwechsel für die Muskelleistung an oder er wird infolge Inaktivität pro-diabetisch. Die Kontraktionen belasten die Bindegewebestrukturen, stimulieren die globalen und lokalen Hormonsysteme, das Immunsystem und machen das Muskelgewebe zum Signalstoffproduzenten. Die Hämodynamik, die sympathische der Aktivität für den Stoffwechsel und die Signalstoffe wirken anti-onkologisch

- Die tätige Muskulatur
  - bestimmt die Art des Energiestoffwechsels (anti- oder diabetogen),
  - ist das „Endglied" der „Funktionskette aerobe Kapazität",
  - bestimmt die Infrastruktur der Mikrozirkulation und das Milieu im interstitiellen Raum,
  - ist Speicher energiereicher Substanzen für die Bewegungsausführungen,
  - ist Organ der Wärmeproduktion,
  - ist Aminosäurereservoir während der Inaktivität und im Alter.

- **Das aktive und nur das aktive Organ „Muskulatur" ist das „führende signalstoff-basierte Gesundheitszentrum"** der Signalstoffproduktion (Myokine, extrazelluläre Vesikel; Abb. 8.3) für
  - die „eigene" strukturelle Entwicklung und Erhaltung (Abb. 8.4),
  - die generalisierte Hemmung einer systemischen, chronischen, nicht schmerzhaften, schwellenden Entzündung als Basis pathogenetischer chronisch degenerativer Entwicklungen (Abb. 8.5),
  - anti-onkologische Wirkungen und
  - eine ausgeprägte Kommunikation, die cross talks, mit fast allen Geweben und Organen für aufeinander abgestimmte konditionierende als auch de-konditionierende Anpassungen (Abb. 8.3 und 8.5).

Rezeptoren für die Myokine besitzen das Muskelgewebe selbst (auto-, parakrin) und für die endokrine Verknüpfung die Zellen des Fett-, Leber- und Knochengewebes, Zelltypen des Immunsystems, der Langerhans'schen Inseln, des Herz-Kreislauf-Systems, der Haut und des Gehirns.

Das Muskelgewebe ist sehr plastisch und adaptiert

- relativ schnell in wenigen Wochen auf dauerhafte Belastungen (Ausdauer; aerobe Kapazität),
- verzögert auf intensive Belastungen hinsichtlich der kontraktilen Struktur (Kraft; beachte, die frühen Anpassungen sind sensomotorischen Ursprungs) und
- auf eine ungenügende Aktivität unabhängig von der Ursache mit Atrophie.

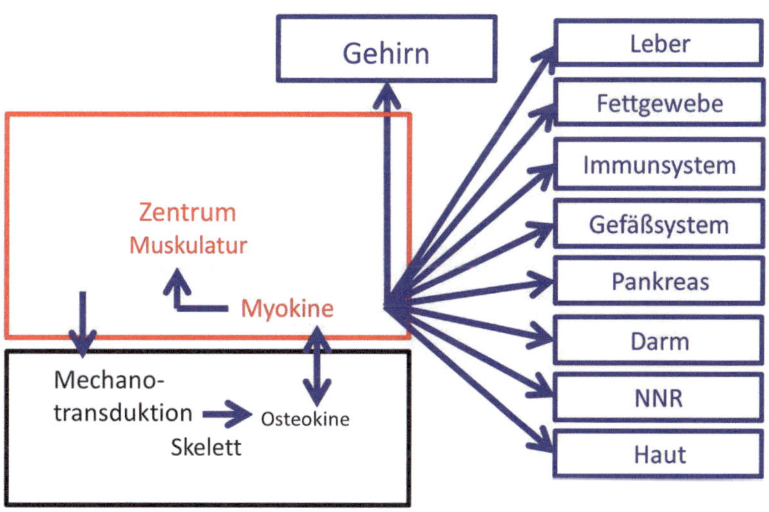

Abb. 8.3 Die Muskulatur ist das signalstoff-basierte Zentrum. Vom Gehirn aktiviert beansprucht die Muskulatur mechanisch das Skelett, was die Knochen (Osteozyten) detektieren (Mechanotransduktion) und daraufhin Osteokine für sich selbst und den cross talk produzieren. Mit den Myokinen und extrazellulären Vesikel, gefüllt mit genetischen Informationen und mit Myokinen, kommuniziert die Muskulatur mit dem Gehirn zugunsten seiner kognitiven Leistung und sehr vielen weiteren Geweben und Organen (rechts)

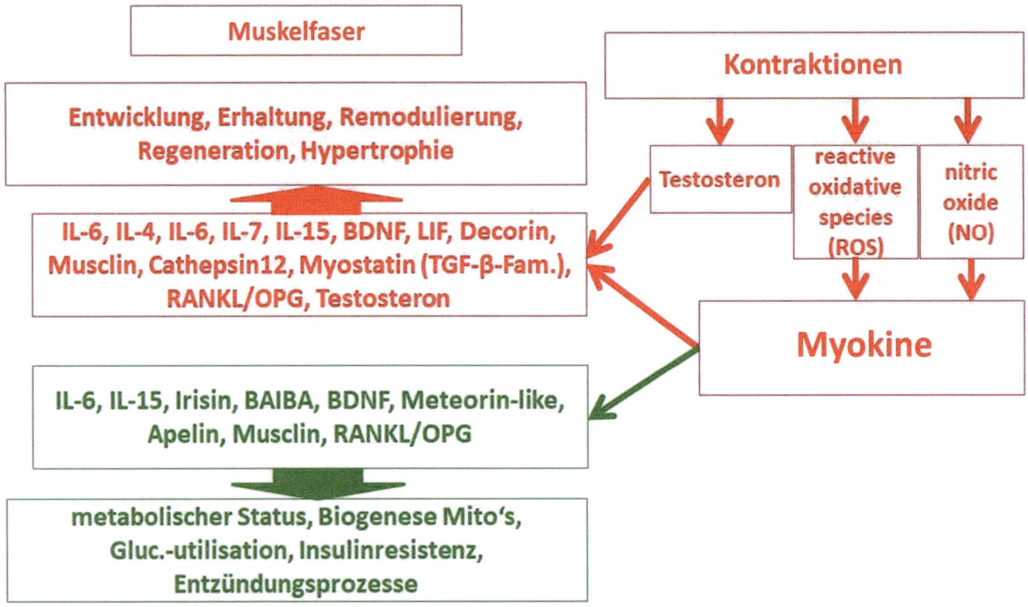

Abb. 8.4 Der auto- und parakrine muscle-muscle cross talk. Die Myokinproduktion wird durch das NO (nitric oxide) und reactive oxidative Substanzen als Vermittler zwischen nahezu unmittelbaren belastungsbedingten Reaktionen und der Myokinsynthese angeregt. Die Myokine stimulieren strukturelle und funktionelle Prozesse für zwei große auch interagierende Wirkungsgebiete. Dies sind 1. die „Entwicklung, Erhaltung, Remodellierung, Regeneration und Hypertrophie des Gewebes" und 2. der „Stoffwechselstatus der Muskelfasern"

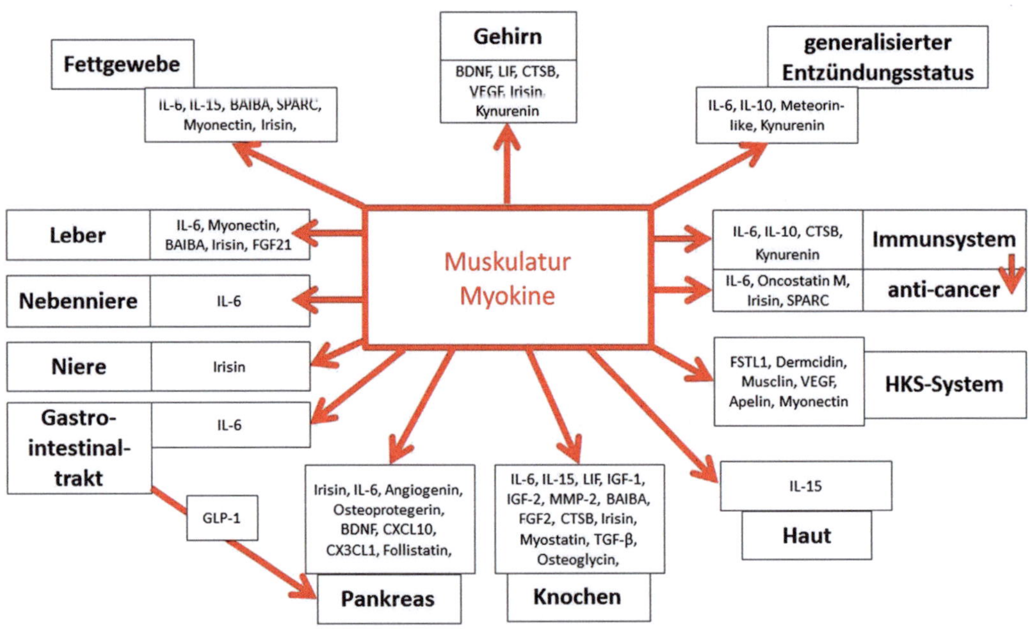

Abb. 8.5 Der endokrine muscle-tissue-organ cross talk. Mit diesen cross talks wird das Muskelgewebe zum peripheren-signalstoff-gestützten Zentrum des Organismus. Die Myokine sind Kommunikatoren mit fast allen Geweben und Organen, stimmen damit die Funktionen aufeinander ab und werden zu den Hauptdeterminanten des gesundheitlichen Zustandes infolge der physischen Aktivität

Die grundlegenden molekularen Grundlagen der Hypertrophie starten zwar schnell aber die klinische Ausbildung der Querschnittsvergrößerung benötigt nach dem Beginn eines Krafttrainings altersabhängig viele Wochen bis zu 3–4 Monaten. In dieser Zeit kann der Muskelquerschnitt zwischen 4–7–8 % ansteigen. Die frühen ohne Weiteres deutlichen Verbesserungen der Kraft basieren auf neurologischen Anpassungen. Für die Hypertrophientwicklung spielen die Stimulation und die Kapazität der lokalen und anabolen Systeme die prägende Rolle. Atrophie bedeutet, Reduktion der Muskelmasse, der intrinsischen kontraktilen Kraft und der Leistung aufgrund des Verlustes von Proteinen (u. a. der Sarkomere), von Organellen der Fasern (z. B. Mitochondrien) und von Satellitenzellen (Regenerationsfähigkeit).

> **Wichtig** Ist das Organ „Muskulatur“ atrophiert, stehen alle benannten Funktionen nur defizitär zur Verfügung. Die Defizite sind die Disposition und in Abhängigkeit von der Dauer des Bestehens der Realisationsfaktor chronisch degenerativer Erkrankungen (metabolisches Syndrom, Diabetes mell. II, myo-faszial-skelettalen Erkrankungen; diseasome of physical inactivity). Die Muskelatrophie als disponierender und realisierender Faktor hat eine wesentliche pathogenetische Bedeutung und bestimmt die Morbidität und die resultierende Mortalität.

Inzwischen werden seit ca. 60 Jahren Signalstoffe der kontrahierenden Muskulatur beschrieben und an der Aufklärung ihrer Strukturen und Funktionen gearbeitet. Dass die kontrahierende Muskulatur einen hypoglykämischen Faktor zugunsten der Regulation des Stoffwechsels synthetisiert, wurde bereits sehr früh von Goldstein (1961) erkannt. Mit der Erstbeschreibung der Zytokine (Dinarello und Mier 1986) sind Substanzen dargestellt worden, mit denen

- das globale neuroendokrine sehr eng mit dem Immunsystem kommuniziert und
- das Immunsystem intensiv regulatorisch beeinflusst wird (Spangelo und Gorospe 1995).

Da physische Belastungen eindeutig die Funktionen des Immunsystems stärken und die Zytokinspiegel deutlich ansteigen lassen, ist die Suche nach den Wechselbeziehungen zwischen der Muskelaktivität, den Zytokinen und den immunologischen Aktivitäten gestartet worden. Im Ergebnis hat sich gezeigt, dass die kontrahierende Muskulatur und „nur die kontrahierende Muskulatur“ Zytokine produziert und so u. a. die Serumspiegel des IL-6 erhöht (Pedersen und Hoffman-Goetz 2000; Steensberg et al. 2000; Pedersen et al. 2001). Seit 2007 werden die Zytokine und die Peptide der kontrahierenden Muskelfasern als Myokine bzw., weil ausschließlich nur durch die aktive Muskulatur produziert, auch als „Exerkine“ bezeichnet (Centre of Inflammation and Metabolism, Department of Infectious Diseases and Copenhagen Muscle Research Centre, Rigshospitalet, University of Copenhagen, Faculty of Health Sciences; Pedersen 2009, 2011). Aktuell sind bis zu 600 Myokine (Hartwig et al. 2014; Gorgens et al. 2015) im Sekretom der Skelettmuskelfasern erkannt werden. Von nur äußerst wenigen ist bisher die Funktion untersucht und schon gar nicht sind die sehr vielfältigen und komplexen Interaktionen ausreichend aufgeklärt. Sicher ist,

- die Muskulatur liefert mit den Myokinen die edokrinen Regulatoren für den Stoffwechsel des gesamten Organismus (Abb. 8.3, 8.4 und 8.5) und
- „ein gesunder Stoffwechsel“ ist auch immer „eine gesunde Funktion“ eines Gewebes und Organs und
- letztendlich des „Gesamtsystems menschlicher Organismus“.

> **Wichtig** Mit den endokrinen Regulationen und dem Abstimmungen des Stoffwechsels des gesamten Organismus und der Immunmodulation durch die tätige Muskulatur ist die Muskeltätigkeit, die physische Aktivität, die einzige essentiell wirksame Konsequenz, um Stoffwechselerkrankungen

wie dem metabolischen Syndrom und dem Diabetes mellitus Typ II und all ihren kardio-vaskulären und cerebralen Komplikationen und Defiziten im Immunsystem präventiv zu begegnen und therapeutisch zu beeinflussen!

Die Myokine vermitteln die bekannten positiven Effekte einer systematischen physisch Aktivität. Aber nicht nur die aktiven Skelettmuskelfasern produzieren für sich selbst (auto-, parakrin) bzw. sezernieren in das Blut endokrine Signalstoffe, sondern auch der Herzmuskel, die Neuronen, das weiße und braune Fettgewebe, die Leber und das Bindegewebe (Cardio-, Neuro-, Adipo-, Baptokine).

Unter den Myokinen ist das IL-6 (Interleukin-6) ein herausragender endo-, para- und autokrin wirkender Signalstoff. Es konnte gezeigt werden, dass unter Beanspruchung die Muskulatur neben anderen IL-6 Quellen (Fettgewebe, Gehirn, Peritendineum) der herausragende Lieferant des Signalstoffs ist (Moldoveanu et al. 2000; Starkie et al. 2001) und das dafür ein autokriner Mechanismus verantwortlich gemacht werden kann (Keller et al. 2003). Die Plasmakonzentration dieses Myokins steigt während und nach Muskeltätigkeit in Abhängigkeit von der Belastungsintensität, der Dauer, der tätigen Muskelmasse aber auch in Relation zur Ausdaueradaption der Muskulatur erheblich an (Febbraio und Pedersen 2002) und sinkt in der Erholung wieder ab. IL-6 wird vom Muskel selbst bei Belastungen mit nur relativ geringer Herz-Kreislaufaktivierung (Hf 113–122 S/Min) in erheblichen Mengen ausgeschüttet, wobei dieser Effekt bei gleicher relativer Belastung bei älteren untrainierten Personen noch größer als bei jungen Menschen gefunden wurde (Fischer et al. 2004; Pedersen et al. 2004). Mit diesem physiologischen Ergebnis wird zugleich die biologische Wichtigkeit des Ausdauertrainings hervorgehoben.

Die Sekretion der Myokine ist sehr eng mit den physischen Belastungsarten verbunden (Yuan et al. 2020). Wie ein belastungsbedingtes zentrales und peripheres Ermüdungsmuster entsteht, entsteht auch ein belastungsbedingtes Muster bzw. ein Profil der auto-, para- und endokrinen Myokine. Adäquat werden abgestimmte Signalstoffmuster der globalen Hormonsysteme und der lokalen aller weiteren Gewebe und Organe generiert, wodurch die spezifischen strukturellen und funktionellen Adaptationen in Gang gesetzt und unterhalten werden und der Funktionszustand des gesamten Organismus verantwortet wird (Abb. 8.5).

> **Wichtig** Mit diesen spezifischen Mustern ist die physiologische Basis benannt, auf der die trainingswissenschaftlichen Grundsätze „Jede Leistungsverbesserung ist trainingsspezifisch“ und „Jede Belastung benötigt eine Mindestintensität/Mindestdauer“ beruhen. Dies gilt natürlich zu 100 % auch für die Aneignung und Erhaltung der notwenigen Leistungsfähigkeiten des täglichen Lebens und den resultierenden Gesundheitsstatus. Der Gesundheitsstatus kann zwar mit der Leistungsfähigkeit nicht gleichgesetzt werden, sie ist aber eine wichtige Determinante. „Auch für den Alltag gilt, Gesundheit ist das Produkt der geregelten physischen Aktivität“, wobei der Büro-, PC- und Fließbandtätige sowie der Kraftfahrer defacto fast alle Aktivitäten kompensatorisch ausgleichen muss und der beruflich physisch geforderte akzentuiert die Ausdauer für seine Erholungsfähigkeit trainieren muss.

Natürlich haben auch sehr individuelle Eigenschaften des Organismus einen Einfluss auf die belastungsspezifischen Myokinmuster. Hierzu gehören die genetische Ausstattung, die u. a. auch wesentlich die Muskelfaserzusammensetzung bestimmt und natürlich der alle Körperfunktionen und Leistungen systematisch beeinflussende und einschränkende Alterungsprozess (Ruas et al. 2012a; Li et al. 2019c; Giorgetti et al. 2019). In diesen Kontext gehört zugleich der aktuelle Trainingszustand der Person, denn die Gewebeeigenschaften und die damit direkt verbundenen Kapazitäten für die Produktion und Sekretion der Myokine, aber auch der Signalstoffe aller weiteren Gewebe und Organe, sind

- vom Konditionierungs- oder Dekonditionierungszustand des Gesamtorganismus und
- von der Anstrengungstoleranz und häufig auch der Schmerztoleranz abhängig.

Das ist mit der Insulinresistenz vergleichbar. Physische Aktivität verhindert die strukturellen und funktionellen Veränderungen, die zur Resistenz führen oder sie wird abgebaut und physische Inaktivität hat genau den gegenteiligen Effekt. Eine Insulinresistenz abzubauen benötigt je nach Ausprägung des Dekonditionierungszustandes oder des pathogenetischen Standes eines metabolischen Syndroms und eines Diabetes mell. Typ II eine lange bis sehr lange Zeitspanne des Ausdauertrainings!

> **Wichtig** Die individuellen genetischen und trainings- oder inaktivitätsbedingten Eigenschaften einer Person und der Stand der Pathogenese bestimmen die Effektivität des Belastungsprogramms für die Prävention und ausgeprägter für die therapeutische Reorganisation. **Diese Individualität besagt aber auf keinen Fall, dass Therapietraining nicht zwingend erforderlich oder machbar wäre!** Es muss nach den trainingsmethodischen Kriterien und in Abhängigkeit vom Stand der Pathogenese langfristig aufgebaut werden und alle Beanspruchungsformen enthalten. Hierbei ist das Training, was ja immer ein Ergebnis einer Ganzkörperbelastung ist, sowohl Psycho- und Schmerztherapie als zwei Komponenten der peripheren und zentralen Reorganisation.

Die aktive Muskulatur adaptiert je nach Belastungstyp, -dauer, -intensität und -häufigkeit. Sie selbst reagiert sogar innerhalb von wenigen Wochen relativ schnell und für diese Vorgänge produziert sie die auto- und parakrinen Signalsubstanzen, die Myokine „als Schlüsselsubstanzen des Stoffwechsels und der Struktur für sich selbst“ und endokrine für den Muskel-Organ-cross talk (Huh 2018; Cornish et al. 2020; Das et al. 2020; Severinsen und Pedersen 2020; Domin et al. 2021; Chen et al. 2021b), indem diese Signalstoffe hoch komplexe regulatorische Netzwerke im ganzen Körper bedienen. Die Muskulatur reagiert auto- und parakrin zum „eigenen“ Bedarf und somit „eigenen“ Vorteil (Abb. 8.4), um nachfolgende Belastungen mit einer geringeren Auslenkung der Homöostase beantworten zu können. Das betrifft den Energiestoffwechsel einschließlich der Versorgung mit Glucose (Glykogen: Muskelfasern, Leber) und freien Fettsäuren (Fettgewebe). Nahezu logisch damit verbunden werden gleichlaufend integriert auch die Infrastruktur der Mikrozirkulation (Vasogenese) ausgebaut und bei Kraftbelastungen die kontraktile Ausstattung erhöht.

> **Wichtig** Hervorzuheben ist unbedingt, die Muskelfasern adaptieren aus energetischer Sicht nicht nur zugunsten gesteigerter Funktionsfähigkeiten bei Ausdauer- und Kraftbelastungen, sondern schützen sich gleichfalls durch eine Qualifizierung der Abwehr der reaktiven oxydativen Spezies und der Aktivierung redoxempfindlicher Signalwege (Scheele et al. 2009; Ji et al. 2016), die zu den metabolischen Konsequenzen aller dieser Beanspruchungen gehören. Physische Belastung steht durch die adaptive Bewältigung des oxidativen Stresses den unter physischer Inaktivität stattfindenden negativen Auswirkungen von ROS entgegen und damit zugleich den zellulären Alterungsprozessen.

Des Weiteren kommuniziert die aktive Muskulatur endokrin (Abb. 8.5) und mit genetischen Informationen in extrazellulären Vesikeln (Exosomen) mit vielen Geweben und Organen, um die strukturellen und funktionellen Konsequenzen der „eigenen Beanspruchung“ mit ihnen abzugleichen und aufeinander abzustimmen.

Somit haben die Myokine sehr vielfältige und sogar „essentiell führende“ Aufgaben für

- die Struktur und Funktion der Muskulatur selbst (auto-, endokrin),
- die aufeinander abgestimmten, sich ergänzenden strukturellen und funktionellen

Adaptationen der von den Muskelaktivitäten abhängigen Gewebe, Organe bzw. Funktionssysteme wie dem Bindegewebe und den Logistik-, Hormon-, Immun-, Schmerz- und Entzündungssystemen (Laube 2020) und
- sie wirken rückgekoppelt strukturierend und funktionsverbessernd auf das Gehirn zurück.

Die Myokine prägen wesentlich den adaptiven und de-adaptiven Knochenstoffwechsel und fügen die Muskulatur und die Knochen zu einer funktionellen Einheit zusammen. Gleichsinnig beeinflussen die Knochenzellen mit ihren Osteokinen die Muskulatur (Gomarasca et al. 2020). Die Muskeln beteiligen sich mit mehreren Faktoren (Irisin, IL-6, IL-7, IL-15, IGF-Familie, FGF-Familie, Myostatin, BAIBA [Beta-aminoisobutyric acid: boostert endokrin den Stoffwechsel]) und gleichfalls die Knochen (FGF23, FGF-9, TGF-β, RANKL, Osteocalcin, Sclerostin, PGE2. WNT1, Wnt3a) an der physiologischen als auch pathophysiologischen funktionellen Verknüpfung der Gewebe (Li et al. 2019b; Colaianni et al. 2020; Lara-Castillo und Johnson 2020).

Mit den inzwischen umfänglichen aber noch bei Weitem noch nicht vollständig vorliegenden Ergebnissen zu den Myokinen und ihren Wirkungen, wie

- der Bilanz Myokine –TNF-α (viszerales Fett) als Marker des Entzündungsstatus,
- den cross talks der Myokine mit dem Stoffwechsel, Fettgewebe, Gehirn, Skelett, Gefäßsystem, Pankreas, den Zellsystemen des Immunsystems (Hong und Lee 2020; Severinsen und Pedersen 2020; Bay und Pedersen 2020; Gonzalez-Gil und Elizondo-Montemayor 2020, u. v. a.) und
- den Arthrosen als Ergebnis des metabolischen Syndroms des Stütz- und Bewegungssystems („Arteriosklerose im Stütz- und Bewegungsapparat“; Frank 2003)

kann ein Entwurf der Pathogenese fast aller primär chronisch degenerativen Erkrankungen vorgeschlagen werden (Laube 2022, Abb. 1.2). Das Gehirn generiert natürlich die Muskelaktivitäten aber das kontrahierende „Organ Muskulatur“ mit einem Anteil von ca. 40–45 % der Körpermasse regelt mit seinen Signalstoffen den strukturellen und funktionellen Zustand des Organismus (Abb. 8.2, 8.3, 8.4 und 8.5). Die Dekonditionierung ist

- die Basis und in Abhängigkeit von der Dauer und der Ausprägung des Bestehens der Realisationsfaktor für die pathogenetischen Schritte der diseasome of physical inactivity und
- die Disposition vieler onkologischer Erkrankungen, denn das muskuläre Zentrum kooperiert auch intensiv mit dem Immunsystem (Abb. 8.3 und 8.5).

Die Myokine mit ihren cross talks und der gleichfalls kontraktionsabhängige genetische Informationsaustausch über RNA’s mittels der muskulären extrazellulären Vesikel spielen eine zentrale Rolle in der Pathophysiologie der metabolischen Erkrankungen mit ihren Multimorbiditäten und den Komplikationen. Hier ist insbesondere u. a. die Achse Muskulatur – Pankreas hervorzuheben (Barlow und Solomon 2018). An der Insulinsekretion sind gleichfalls das Incretin GLP-1 und das neurovegetative Nervensystem beteiligt (Mizgier et al. 2014). Die neurovegetative Regulation unterliegt gravierend dem Trainingsstatus der Muskulatur und ein erhöhter Sympthikotonus ist ein eindeutiges Merkmal der metabolischen Dekonditionierung.

> **Wichtig** Der Status der Skelettmuskulatur als das Ergebnis der physischen Aktivitäten oder Inaktivitäten bestimmt die Salutogenese, die Entwicklung und Erhaltung eines guten Gesundheitszustandes oder die Pathogenese, die Entstehung und Fortentwicklung der chronischen Erkrankungen!

Fazit

Das Organ „Muskulatur“ hat sehr viele Aufgaben. Primär ist sie der motorische Spannungsgenerator und das essentielle Merkmal der Aktivierung ist die Schmerzhemmung. Das

Muskelgewebe bleibt eutroph oder wird hypertroph und dies steht der Sarkopenie und Osteoporose entgegen. Weitere Funktionen sind die Aktivierung der Sensoren für die Motorik, die neurovegetativen Regulationen des Stoffwechsels und des HKS, die Schmerzempfindung, die Beanspruchung der Bindegewebestrukturen, des Immunsystems und die Stimulation der Signalstoffproduktionen. **Die aktive Muskulatur ist, vermittelt durch die eigene und die kontraktionsbedingte Anregung der Signalstoffproduktion der dadurch beanspruchten Gewebe, das „signalstoff-basierte Gesundheitszentrum" des Organismus. Bei Inaktivität und resultierender Atrophie und Degeneration (Sarkopenie) hat die Muskulatur aber auch die gegenteilige Wirkung.**

Das Muskelgewebe ist sehr plastisch und adaptiert relativ schnell auf Ausdauer-, verzögert auf Kraftbelastungen und ebenso auf ungenügende Aktivitäten mit Atrophie und Degeneration. Bei der Atrophie stehen alle Funktionen nur defizitär zur Verfügung und sie werden zur Disposition und zum Realisationsfaktor chronisch degenerativer Erkrankungen.

Die individuellen genetischen und trainings- oder inaktivitätsbedingten Eigenschaften und der Stand der Pathogenese bestimmen die Effektivität des Belastungsprogramms für die Prävention und gleichermaßen für die therapeutische periphere und zentrale Reorganisation. **Diese Individualität besagt, Therapietraining ist erforderlich und Training ist Training der Trainierbarkeit!** Es muss nach trainingsmethodischen Kriterien und in Abhängigkeit vom Stand der Pathogenese langfristig aufgebaut werden.

Hervorzuheben ist, die Muskelfasern adaptieren nicht nur zugunsten gesteigerter Funktionsfähigkeiten auf Ausdauer- und Kraftbelastungen, sondern schützen sich damit zugleich durch die Qualifizierung der Abwehr reaktiver oxydativer Spezies, sie stimulieren die Immunabwehr und verzögern die zellulären Alterungsprozesse.

Der Status der Skelettmuskulatur als das Ergebnis der physischen Aktivität oder Inaktivität bestimmt die Salutogenese, die Entwicklung und Erhaltung des Gesundheitszustandes oder die Pathogenese chronischer Erkrankungen!

8.1 Signalstoffe Muskulatur: Entzündungsstatus aller Körperstrukturen

Trailer

Nur die aktiven Muskeln produzieren Myokine gegen die generalisierte Entzündung. Sie stehen in der Bilanz mit dem proentzündlichen TNF-α (viszerales Fett, Immunzellen) und dem Nicht-Myokin IL-6 (subkutanes Fett), welche die Insulinresistenz und die **generalisierte low grade systemic inflammation,** zwei absolut führende Faktoren aller degenerativen Entwicklungen, vertreten.

Die Depression und die kognitiv-mentalen Funktionen basieren auf der **Neuroinflammation** bzw. dem **inflam-aging.** Auch **psychischer Stress** aktiviert mit psychologischen Konsequenzen die Entzündung. Depression und Angst steigen mit dem Entzündungsstatus und der Minderung der aeroben Kapazität. **Diabetes** basiert auf der Entzündung und das Mikrobiom unterstützen sie. Der Sympthikotonus ist ständig erhöht. Die Achse Gehirn – braunes Fettgewebe – Leber wird zur Stressachse. Inflam-aging und Immunoseneszenz treiben das Altern an und sind Disposition für Degenerationen. Training ist ohne Nebenwirkungen antientzündliche somatische uns psychologische Therapie!

Es ist inzwischen allgemein anerkannt, dass die aktive und nur die aktive Muskulatur Myokine produziert, die in allen Geweben die anti-entzündlichen Signalnetzwerke aktivieren. Diese Wirkung steht in der Bilanz insbesondere mit dem TNF-α (Adipozyten [viscerales Fett], Makrophagen, Lymphozyten, Mastzellen, Endothelzellen, Kardiomyozyten, Fibroblasten, Neurone), welches als pleiotrope

Signalsubstanz des Immunsystems lokal und systemisch pro-inflammatorische Aktivierungen verursacht. Zu den vielfältigen Wirkungen des TNF-α gehört u. a. auch die Insulinresistenz, sodass die Muskelaktivitäten der **nicht schmerzhaften generalisierten low grade systemic inflammation** und der Insulinresistenz entgegenstehen, zwei absolut führenden Faktoren chronisch degenerativer Entwicklungen im Stoffwechsel, dem Herz-Kreislauf-System aber auch dem Gehirn (Neuroinflammation; Abb. 1.2 und 1.3, Kap. 4).

> **Wichtig** Mit der generalisierten anti-entzündlichen Wirkung von Vertretern der Myokine sind sie eine sehr wichtige Komponente der allgemeinen gesundheitlich vorteilhaften Effekte systematischer körperlicher Aktivitäten und somit der Protektion aber auch der Therapie metabolischer Störungen.

8.1.1 Muskelaktivität, Myokine und Entzündungshemmung

Aus Sicht der Belastungsinhalte und der Intensitäten wird der **Entzündungsstatus** voraussichtlich besonders durch moderate bis akzentuiert intensivere Belastungen abgesenkt, wobei die Kombination aus aeroben und kraftorientierten Belastungsarten den Vorteil noch günstiger werden lässt. Daran ist das pleiotrope Myokin IL-6 (vgl. Abschn. 8.2.2) wesentlich beteiligt (Nimmo et al. 2013). Es startet zusätzlich weitere Prozesse eines anti-entzündlichen Netzwerkes.

Die physischen Belastungen sind von einer **immunologischen Stressregulation** begleitet. Dosisabhängig, getriggert durch die Aktivität des sympathischen Nervensystems, der Hypothalamus-Hypophysen-Nebennierenrinden-Achse (Cortisol) und den mechanischen Folgen der verstärkten Blutzirkulation, steigen biphasisch die Leukozyten im Blut an und infiltrieren in die Gewebe (Puta et al. 2021). Die entzündungshemmende Funktion muskulärer Aktivitäten basiert nun auf der Kommunikation der Myokine mit dem eigenen und allen weiteren Geweben einschließlich der im Blut zirkulierenden Zellen des angeborenen und adaptiven Immunsystems. Das Myokin IL-6 wird über einen TNF-α unabhängigen Weg gebildet und es grenzt sich gegenüber dem Nicht-Myokin-IL-6, welches pro-inflammatorisch ist (Hirano 1998), deutlich ab. Die Unterschiedlichkeit der Wirkungen ist aber noch nicht vollständig verstanden. Das Myokin IL-6 lässt den Plasmaspiegel von anti-inflammatorischen Myokinen (IL-1ra, IL-10) ansteigen. Der TNF-α-Spiegel wird gesenkt und seinen entzündlichen Reaktionen und der Insulinresistenz entgegengewirkt. Des Weiteren stimuliert das IL-6 den Fettstoffwechsel und schützt vor einem atherogenen Lipidprofil (Petersen und Pedersen 2005, 2006). IL-6 wird von der aktiven Muskulatur sehr reichlich freigesetzt und wirkt u. a. stark auf den Lipidstoffwechsel der Leber (Nara und Watanabe 2021), veranlasst die Glucosefreisetzung der Leber und sichert die Insulinsensitivität des aktiven Muskels, indem die Glucosetransporter GLUT4 ausgebildet werden. Gleichzeitig stimuliert es die Glukagon-like Peptid 1-Bildung (GLP1) im Darm und Pankreas, was zwecks Unterstützung der Verstoffwechselung der Glucose zur Sekretion von Insulin führt.

Intensives Training verursacht üblicherweise Mikrotaumata in den Muskelfasern und der IL-6-Spiegel im Blut aus der Quelle Muskulatur steigt (Febbraio und Pedersen 2002). Im Experiment produzieren kontrahierende Myoblasten (Maus C2C12 Zellen) mRNA für IL-6 und IL-10 und es erfolgt die Expression eines Transkriptionsfaktors für die Myoblastendifferenzierung (Zou et al. 2017) und in Myotuben ist die mRNA-Expression noch weit höher (Nara und Watanabe 2021). Hier steht das IL-6 im Dienst der Regeneration und Reparatur.

> **Wichtig** Das **Myokin IL-6** generiert im Muskel offensichtlich Signalwege der gesundheitsfördernden Wirkungen des Trainings. Der Glucose- und Fettstoffwechsel werden gefördert, die Entzündung gebremst und die Regeneration unterstützt. Endokrin werden zugehörige

Effekte im Fettstoffwechsel der Leber vermittelt. Die Kaskaden der Kontrastwirkungen zwischen dem offensichtlich anti-inflammatorischen Myokin-IL-6 (Nara und Watanabe 2021) und dem pro-inflammatorischen Nicht-Myokin-IL-6 (z. B. Monozyten, Makrophagen, Leber [akute Phasenreaktion]) sind aufzuklären.

Die systemic low grade inflammation ist ein Merkmal

- der „primären" Dekonditionierung,
- der „sekundären" physischen Inaktivität z. B. nach umfänglichen Verletzungen
- allen sich daraus entwickelnden chronisch degenerativen Erkrankungen,
- der primär entzündlichen Erkrankungen und
- sie ist die Disposition vieler onkologischer Entitäten.

Entsprechend gilt es, das Training als einzige nachhaltige nicht pharmakologische Therapie mit aufbauender Dosierung nach den sportwissenschaftlichen Kriterien und jeweils modifiziert durch den klinischen Zustand des Patienten einzusetzen.

> **Wichtig** Das Training ist somatische, psychologische und psychosoziale Therapie ohne Nebenwirkungen! Es muss zunächst krankheitsunabhängig durch die Aktivierung der jeweils größtmöglichen Muskelmasse und moderaten Belastungsintensitäten im Ausdauer- und Krafttraining den chronischen Entzündungszustand im gesamten Organismus bekämpfen.

Zu vielen chronischen Erkrankungen spätestens im mittleren und fast sicher im späteren Stadium gehört die Depressivität und Ängstlichkeit und das insbesondere, wenn intermittierende oder ständige Schmerzen zum klinischen Bild gehören und die soziale Situation ungünstig wird oder von vornherein ist. Die depressiven Entwicklungen wie die der Schmerzmatrix (siehe Schmerzkomponenten) und der kognitiv-mentalen cerebralen Funktionen (Compliance, Resilience, Kompetenzen; Abb. 1.2 und 1.4) stehen auf der Grundlage der klinisch stummen Entzündung im Gehirn, der **Neuroimflammation** bzw. **inflam-aging.**

Steht zunächst die Frage der Wirkung des Trainings auf die Depressivität (Beck Depression Inventory-II), die Ängstlichkeit (Beck Anxiety Inventory) und das Anstrengungsempfinden (Perceived Stress Scale) bei **jungen gesunden Menschen** ($n = 55$, 21 ± 2 Jahre, 71 % Frauen, BMI $21{,}7 \pm 0{,}5$ kg/m^2), die in drei Gruppen ein 6-wöchiges hoch-intensives Intervalltraining, ein hinsichtlich der Leistung gleiches kontinuierliches Training mit moderater Intensität oder als Kontrollgruppe kein Training ausführten. Geprüft wurden die Entzündungsmerkmale CRP, TNF-α, IL-6 und IL-1β. In der Kontrollgruppe stieg die Depressivität in den 6 Wochen sogar an, was für eine schnelle Beeinflussung der mentalen Gesundheit durch Inaktivität spricht. Das moderate kontinuierliche Training reduzierte die Depressivität und den TNF-α-Spiegel. Das intensive Training mindert zwar die Depressivität aber ließ in Relation zu den kontinuierlichen Trainingsbelastungen das Anstrengungsempfinden, das TNF-α und das IL-6 ansteigen. Es wird dem Trainingsstress zugeordnet. Die Schlussfolgerung ist, moderates kontinuierliches Training über ca. 30 min mit 40 % der maximalen Wattleistung (84 ± 9 W, Hf 142 ± 2 S/min, RPE $11 \pm 0{,}3$) kann als die optimale Trainingsart für die Absenkung der TNF-α vermittelten Entzündung und die Erhaltung oder auch Verbesserung des mentalen Befindens empfohlen werden (Paolucci et al. 2018).

Menschen in der gesamten Lebensspanne benötigen das „Puzzelbild" der komplexen Belastungswirkungen, die den Gesundheitszustand ausmachen. Dazu gehört eben u. a. die Verhinderung eines ungesunden Entzündungsstatus. Eine Meta-Analyse zeigt eindeutig, **gesunde Menschen auch im mittleren und älteren Lebensabschnitt** können mit aerobem Training und hohen mittleren Differenzen gegenüber Inaktiven die Entzündungsmarker (CRP: standardisierte mittlere Differenz [SMD]: 0,53, 95 % CI 0,26–0,11, $p = 0{,}0002$; TNF-α: SMD: 0,75,

95 % CI 0,31–1,19, p = 0,0007; IL-6: SMD: 0,75, 95 % CI 0,31–1,19, p = 0,0007) niedrig halten oder abfallen lassen (Zheng et al. 2019) und dies gilt für die gesamte Lebensspanne.

Die **low grade inflammation** läuft generalisiert ab und sie bildet mit der Insulinresistenz eine pathophysiologische Einheit. Somit ist auch das **Gehirn** mit allen Teilstrukturen einbezogen und wird z. B. durch eine Adipositas funktionell verändert. So ist auch das Gewebe des Hypothalamus insulinresistent und es besteht eine adipositas-bedingte hypothalamische Dysfunktion. Bei adipösen Tieren sorgen akute und wiederholte physische Belastungen für die Minderung der abnormalen Anzahl der Mikroglia und der Entzündung im Nc. arcuatus des Hypothalamus, der für den Appetit und das Wachstum verantwortlich ist. Die Sensitivität gegenüber dem Sättigungshormon Leptin des Fettgewebes wird verbessert bzw. wiederhergestellt und die Nahrungsaufnahme sinkt. An diesen Effekten sind die Myokine IL-6 und IL-10 beteiligt. Die geringeren Spiegel der pro-inflammatorischen Mediatoren (TNF-α, Resistin [Peptidhormon des Fettgewebes, soll teilhaben an der Insulinresistenz und der Adipositas], glykierte Stoffwechselprodukte [advanced glycation products]) und die positiv geförderte Darm-Gehirn-Achse beteiligen sich an der Linderung des Entzündungsstatus des Hypothalamus. Auch dem muscle – hypothalamus cross talk muss in der Zukunft mehr Aufmerksamkeit zukommen (Della Guardia und Codella 2021).

Ständiger **psychischer Stress** aktiviert die **Inflammasome,** ein intrazelluläres Netzwerk von Proteinen entzündlicher Signalwege und diese Reaktionen haben klinisch psychologische Konsequenzen. Das Immunsystem reguliert die Stimmung und Fehlregulationen verursachen eine Depression (Beurel et al. 2020), denn die Entzündung als Antwort des angeboren und adaptiven Immunsystems verändert die Funktion der neuronalen Netzwerke und ihre Kommunikation via ihren Neurotransmittern. Psychologisch wird eine Depression diagnostizierbar aber die entzündungsbedingten Folgen verursachen gleichfalls eine Minderung der Effektivität psychologischer Interventionen (Miller und Raison 2016). Bei einer Gruppe aus gesunden Personen (n = 13, 48,4 ± 6,7 Jahre) und solchen mit psychischen Störungen (Angst, posttraumatischer Stress, Depression; n = 13, 40,5 ± 9,8 Jahre) können die absolute und prozentuale Fettmasse mit dem Score der Depression, der Intensität des Entzündungsstatus gegeben durch das CRP und den psychologischen Dysstress in Relation gesetzt werden. Die Ausprägung der Depression und der Angst steigt signifikant mit dem Entzündungsstatus und alle diese Parameter sind von der maximalen relativen VO_2 abhängig. Die höhere aerober Kapazität steht für jeweils für eine geringere psychische Symptomatik und eine geringere Intensität der Entzündung. Mit der Steigerung der relativen VO_2 durch ein 6-wöchiges aerobes Training (kontrolliert, Fahrrad, 3 ×/Wo., 35–40 min mit 65–70 % Hf Reserve) werden die psychischen Symptome abgeschwächt, wobei aber die Relationen zwischen den psychischen Symptomen und der noch vorhandenen Intensität der Entzündung erhalten geblieben sind (Hartmann et al. 2021).

Generell unterdrückt reguläres Training bei Personen mit einer **Stoffwechselstörung** die Plasmaspiegel des TNF-α, des IL-1β und des monocyte chemotactic protein 1 (MCP1; am Entzündungsort durch viele Zellen [Monozyten, T-Gedächtniszellen, dendritische Zellen, Neuronen, Astrozyten, Mikroglia] gebildet). Die sezernierten anti-entzündlichen Signalstoffe (IL-6, IL-1ra, IL-10) reduzieren zusätzlich aktiv die Entzündung. Die Glykosylierung wird zurückgedrängt. Die physischen Aktivitäten verändern die Darmflora und reduzieren die Endotoxinbelastung des Blutes (Della Guardia und Codella 2021).

Selbst ohne den Diabetes zu betrachten, hat inzwischen etwa jeder Dritte eine inaktivitäts- und ernährungsbedinge **nicht alkoholische Fettleber**. Unter den Diabetikern ist sie bei 70 % vorhanden, denn die Leber macht aus der überschüssigen Glucose Fett. Eine Fettleber ist auch ein Faktor der Insulinresistenz. Lt. einem systematischen Review mit Meta-Analyse (34 RTC's, n = 2652) haben alle Personen mit einer Fettleber Übergewicht oder eine Adipositas.

Damit liegt eine generalisierte Entzündungsreaktion vor. Aerobes und Krafttraining verbessern signifikant die Parameter des Fett- und Glucosestoffwechsels, wobei hier das Krafttraining für die Senkung des Triglyceridspiegels und des Fettgehalts der Leber vorteilhafter ist (Chai et al. 2023). Damit wird auch der Entzündungsstatus reduziert.

Die Stoffwechselerkrankung **Diabetes** basiert auf sehr langfristig bestehenden und intensiven Entzündungsprozessen, die die Entwicklung immer weiter vorantreiben. U. a. sinkt dadurch fortschreitend die Insulinproduktion (IL-1β) und der TNF-α sorgt zusätzlich für die Insulinresistenz. Das review von Karstoft und Pedersen (2016) zum Link zwischen der Entzündung und dem Stoffwechsel findet, dass akute belastungsbedingte Anstiege des Myokins IL-6 direkte antiinflammatorische Wirkungen haben. Das TNF-α wird gehemmt. Bei Diabetikern bewirkt ein 8-wöchiges Training (20–40 Min., 60–75 % Hfmax., 3×/Wo.) kombiniert mit Vit. D (50.000 IU/Wo.) eine Abnahme der Genexpressionen für IL-6, IL-10, TGF-β1, IFN-γ, CD27 (Oberflächenprotein des TNF-α-Rezeptors) und CXCL13 (Chemokin, insbesondere für Immunzellen) in den mononuklearen Zellen des Blutes (Mischung verschiedener Zelltypen, u. a. Stammzellen, Zellen der myeloiden, lymphoiden, erythroiden Reihe). Die Kombination aus aerobem Training und der Substitution von Vit. D hemmt vorteilhafter als ausschließlich aerobes Training die Entzündung u. a. in der Leber und fördert ein günstiges Lipidprofil (Hoseini et al. 2022). Die Stoffwechselstörung Insulinresistenz des **metabolischen Syndroms** und des **Diabetes** schließt die Veränderung des intestinalen Stoffwechsels und des mikrobiotischen Profils ein. Das dysbiotische Mikrobiom ist durch die Bildung von Endotoxinen (Lipopolysacharide) ein zusätzlicher Antreiber der low grade inflammation. Sprinttraining und ein moderat-intensiver kontinuierlicher Trainingsmodus lassen die Marker der systemischen und der intestinalen Entzündung abfallen und die mikrobiotische Zusammensetzung ändert sich. Die Glucoseaufnahme bleibt unberührt. Die Resorption von Nährstoffen im Darm, das Mikrobiom und die Insulinsensitivität im Körperstoffwechsel sind voneinander abhängige und sich gegenseitig beeinflussende Vorgänge bzw. funktionelle Zustände. Körperliches Training passt das Mikrobiom daran an, wodurch die Bildung von entzündungsfördernden Endotoxinen gemindert wird (Motiani et al. 2020). Diabetiker haben einen absoluten therapeutischen Bedarf an aeroben Belastungen, um

- die Glucosehomöostase zu verbessern,
- die mitochondrialen Dysfunktionen und
- die Entzündung abzubauen und

sie benötigen Kraftbelastungen, um

- die Sarkopenie zu verhindern oder aufzuhalten bzw. die kontraktilen Eigenschaften der vorhandenen Muskulatur wieder zu verbessern und
- in Abhängigkeit vom Stand des Krankheitsverlaufes, der Belastbarkeit und der Belastungsverträglichkeit langfristig sogar Muskelmasse wieder aufzubauen.

Diese Zielstellungen sind mit systematischen Belastungen auch gut zu erreichen. Eine Meta-Analyse belegt, IL-6 und TNF-α fallen signifikant und dies vor allem, wenn beide Belastungsmodi das Therapieprogramm beinhalten und sie auch langfristig ausgeführt werden (Xing et al. 2022).

Bei der **chronisch obstruktiven Lungenerkrankung** ist die **Depression** eine sehr häufige Komorbidität, der wieder die Entzündung zugrunde liegt. Mit einem moderaten aeroben Training (aerob Laufband, 30 min, Hf lt. American College of Sport Medicine guidelines; Kontrollgruppe ohne Training) über 12 Wochen können bei moderater Obstruktion lt. GOLD (2006) die Depression (Beck Depression Inventory) und die Entzündungsmarker TNF-α, IL-4, IL-6 und CRP signifikant gesenkt werden, sodass diese Trainingsmodalität effektiv Entzündung und die Komorbidität behandelt (Abd El-Kader und Al-Jiffri 2016). Führen solche Patienten (Abd El-Kadar et al. 2016) über

12 Wochen entweder ein aerobes oder ein Krafttrainings durch, fallen die Entzündungsmarker infolge beider Trainingsmodi ab, wobei der Effekt durch das aerobe Training stärker ausfällt. Die Ausdauer ist die effektivere Intervention gegen die Entzündung.

Der TNF-α sorgt auch in den Gefäßwänden für Entzündungsprozesse, die zur **Arteriosklerose** führen, auch eine Komorbidität des Diabetes. Entsprechend spielen aerobe Belastungen über die Entzündungshemmung (Myokine IL-6, IL-10; Pedersen 2017) eine sehr wichtige Rolle bei der Prävention und Therapie von Herz-Kreislauf-Erkrankungen, die ja Stoffwechselerkrankungen des Gefäßgewebes sind. Die arteriosklerotischen Strukturstörungen der koronaren Gefäße entstehen als chronisch schwellende Reaktion auf die low grade inflammation und die Dyslipidämie bei dauerhafter Dekonditionierung. Trainieren Patienten mit einer Koronarsklerose 12 Wochen überwacht aerob mit 90 % der maximalen Hf (3×/Wo.) und weitere 40 Wochen 2×/Woche (n = 26, 62.3 ± 5.7 Jahre, BMI 31.5, Min. 29.6 – Max. 33.5, max. VO_2rel. 20.8 ± 4.9 ml/kg/min) oder beginnen das Programm mit einer kalorienreduzierten Diät (800–1000 kcal/d) für 8–10 Wochen und trainieren dann über 40 Wochen unter einer proteinreichen und zuckerarmen Diät (n = 29, 63,8 ± 6,7 Jahre, BMI 31,3, Min. 29,9–Max. 33,7, Max. VO_2rel. 20,6 ± 5,0 ml/kg/min), wird erwartungsgemäß durch den Modus Diät plus Training die Körperzusammensetzung (Körpermasse, Bauchumfang) deutlich stärker positiv verändert als nur durch das Training allein. Ähnlich sind die Wirkungen auf die Merkmale des Fettstoffwechsels und des pathophysiologischen Basisprozesses der Entzündung nach dem Abschluss der Intervention (Pedersen et al. 2019), wobei das Training allein für die Absenkung des TNF-α nicht ausreicht. Beide Trainingsmodi waren immer noch zu kurz, um die Atherogenität (Logarithmus Quotient Triglycerid und HDL) zu senken. Das alleinige Training über 13 Monate steigert die max. VO_2rel. um 1.5 ml/kg/min (Min.–Max. 0,2–2,9 ml/kg/min) und der kombinierte Modus durch die stärkere Verschiebung zugunsten der fettfreien Körpermasse um 3.1 ml/kg/min (Min.–Max. 2,9–4,2 ml/kg/min).

> **Wichtig** Die Kombination Gewichtsreduktion und Training ist effektiver als Training allein gleichzeitig aus der Sicht der Reduktion des viszeralen Fetts als Quelle des pro-inflammatorischen TNF-α.

Primär chronisch entzündliche Erkrankungen auf autoimmunologischer Basis betreffen bevorzugt den passiven Stütz- und Bewegungsapparat und die Muskulatur aber auch die Organsysteme. Patienten mit einer solchen Erkrankung weisen gegenüber Gesunden einen 5 bis zu 15-fach erhöhten Zytokinspiegel auf (Dessein et al. 2005). So ist auch bei den Erkrankungen des **rheumatischen Formenkreises** außerhalb akuter Exacerbationen physisches Training ein begründetes und notwendiges Therapieelement. Es gilt die Muskulatur zu erhalten und über die Muskeltätigkeit den Entzündungsstatus einzudämmen und der Verschlechterung der Gelenkfunktionen entgegen zu wirken. Systematisch aktive Patienten mit einer rheumatischen Arthritis weisen signifikant geringere Spiegel des TNF-α, des IL-6 (beachte immer Differenz IL-6 und Myokin IL-6!) und des CRP auf. Ausdauer- und Krafttraining sollten zum Standardtherapieprogramm gehören (Modarresi Chahardehi et al. 2022). Bei der rheumatischen Arthritis ist die Dysfunktion der Achse Hypothalamus-Hypophyse-Nebennierenrinde (HPA-Achse) ein wesentlicher ätiologischer Faktor (Walker et al. 1999). Das Cortisol ist reduziert und das IL-6 erhöht. Diese Störung wird u. a. auch mit der abnormen Ermüdbarkeit, den Schmerzen und dem Verhalten in Verbindung gebracht (Choy und Calabrese 2018). Das muskuläre IL-6 infolge physischer Aktivität wird zum wichtigen immunregulatorischen Faktor der Achse (Bernecker et al. 2013, vgl. Myokin IL-6, Abschn. 8.2.2) und hebt in Abhängigkeit der Faktoren des Trainings Umfang, Intensität und Häufigkeit den therapeutischen Bedarf zur Beeinflussung der HPA-Achse hervor (Duclos und Tabarin 2016). Die Patienten mit einer rheumatischen Arthritis profitieren von einer 8-wöchigen Trainingsphase mit gering intensiven Belastungen, indem u. a. das CRP und die Rheumafaktoren signifikant abfallen. Dies kann auch klinisch anhand der subjektiven Bewertung des Aktivitätsgrades der Erkrankung (Score DAS 28: Beurteilung des Krankheitsaktivität) ausgedrückt werden (Acar et al. 2016). Jede aktive Belastung sorgt für einen direkten myokin-vermittelten (IL-6, IL-10, IL-1ra) und durch weitere Myokine zusätzlich für einen indirekten antientzündlichen Effekt. Anabole Myokine erhalten die Muskelmasse oder können sogar einen Zuwachs hervorrufen (Benatti und Pedersen 2015). So wird über die Eindämmung der entzündlichen Symptome das klinische Bild verträglich gehalten und entzündungsbedingte Komorbiditäten beeinflusst. Als Bausteine der komplexen positiven Auswirkungen des Trainings erfolgt neben der Unterdrückung der Expression proinflammatorischer Substanzen eben auch eine Hemmung von Signalkaskaden, welche zu einer Fibrose der Muskulatur führen, wenn Patienten mit einer Dermatomyositis oder Polymyositis ein 7-wöchiges Krafttraining durchgeführt haben. Mit Krafttraining kann die Funktion der Skelettmuskulatur bei Autoimmunerkrankungen über die Entzündung und die antifibrotische Wirkung gesichert werden, was untrennbar auch mit der Stabilisierung der metabolischen Homöostase einhergeht (Nader et al. 2010).

> **Wichtig** Die systemische low grade inflammation ist die führende pathophysiologische Basis aller chronisch degenerativen Erkrankungen und der sekundären Inaktivität infolge von Verletzungen mit Einschränkungen der motorischen Möglichkeiten und primär entzündlicher Erkrankungen. Training reduziert bei all diesen Zuständen und Folgen den Entzündungsstatus und ist somit ein unabhängiger essentieller Bestandteil des Therapieregimes.

Die chronische Entzündung ist ein gravierender Dispositionsfaktor für **onkologische Erkrankungen** und die spezifischen Therapieinterventionen fördern in aller Regel die Entzündungen und schwächen die Immunabwehr. Somit ist entzündungshemmendes Training sowohl präventiv als auch als Element des langfristigen Therapieregimes absolut indiziert. Eine Meta-Analyse (Studien: 27, n/Studie: 12–123, Dauer: 2–104 Wochen, Median 12 Wochen) zeigt, dass onkologische Patienten nach der spezifischen Therapie durch Training die pro-inflammatorischen Marker vermindern und der Effekt am stärksten ist, wenn Ausdauer- und Krafttraining durchgeführt wird (Effektgrößen bei −0,2 bis −0,3 [gering]). Die Entzündungsparameter CRP und TNF-α reagieren auf die Veränderung der Intensität der Entzündung am sensitivsten (Effektgröße −0,5 bzw. −0,3 [gering bis moderat]). Die Beeinflussung des Entzündungsstatus erfolgt aber vorrangig über die Minderung der proentzündlichen und weniger über die antientzündlichen Reaktionen. In den zu kurzen Interventionszeiträumen bleiben die Population der natural Killerzellen und die zytotoxische Aktivität unverändert. Patienten in der Nachsorge von Prostata- und Mamma-Ca's profitieren von physischen Belastungen besonders (Khosravi et al. 2019). Eine Ursache ist, dass z. B. bei menopausalen Frauen ein überwachtes 3mal pro Woche ausgeführtes aerobes und kraftorientiertes Training über 16 Wochen den Entzündungszustand des Fettgewebes und somit den systemischen Status signifikant einschränkt (Dieli-Conwright et al. 2018).

Das Nicht-Myokin-IL-6 ist u. a. eine Schlüsselsubstanz in einem malignen Mikromilieu. Es fördert als Schnittstelle zwischen Entzündung und Tumorgewebe sein Wachstum, die Metastasierung und treibt den Proteinkatabolismus und darüber die Muskelatrophie an. Als Mitglied der Myokinfamilie aktiviert es gegenteilige Wirkkaskaden (Daou 2020), sodass Training der kachektischen Entwicklung entgegensteht.

> **Wichtig** Die Dekonditionierung ist in Abhängigkeit vom Ausprägungsgrad gleichbedeutend mit gesteigerten Entzündungsprozessen. Diese sind eine Disposition für onkologische Erkrankungen. Sowohl präventiv notwendig als auch zum

Therapieregime aller onkologische Entitäten gehört physisches Training zur Minimierung und Therapie des Entzündungsstatus mit positiven Auswirkungen auf die peripheren aber auch auf die cerebralen Funktionen.

Der **Alterungsprozess**,

- der grundsätzlich keine Krankheit ist, aber ohne Weiteres für chronisch degenerativer Entwicklungen disponiert,
- geht zumindest mit einer steigenden relativen **physischen Inaktivität** einher, denn „trotz Aktivität" wird dennoch „unbewusst" das Aktivitätsniveau gesenkt und wird zu einem nachteiligen Faktor in der späteren Altersspanne, und
- vorliegende **degenerative Erkrankungen** und
- eine **kalorische und inhaltliche Fehlernährung** beeinflussen die Struktur und Funktion der Skelettmuskulatur und lassen ihre Beitrag als ein „gesundheitlich relevantes positives peripheres signalstoff-gestützten Zentrum" abnehmen und wandeln die Leistung zum Nachteil des Organismus um.

Der **Alterungsprozess** entwickelt sich auf der Basis des Inflam-aging und der Immunoseneszenz (Kap. 4). Da neben den mit dem Alter stattfindenden Veränderungen des Genoms und der Epigenetik (Lopez-Otin et al. 2013), die höchst wahrscheinlich auch mit der chronischen low grade Entzündung interagieren, die Entzündung der treibende Kern ist (Safdar et al. 2011, 2016; Kolesar et al. 2014), gelten aerobe Belastungen als „verzögerndes" Gegenmittel. Aerobes und Krafttraining über 6 Monate lassen den IL-10-Spiegel und die Anzahl der Zellen der zellulären Immunabwehr ($CD3^+$-, $CD4^+$-, $CD8^+$-Zellen) ansteigen und Werte des CD4/CD8 Verhältnisses (Verhältnis von T-Helferlymphozyten [prüfen Zellen auf Gefährlichkeit] zu zytotoxischen T-Suppressorzellen [Prüfung auf z. B. Viren in Zellen]) und die Spiegel von TNF-α und IL-6 abfallen (Abd El-Kadar und Al-Shreef 2018).

▶ **Wichtig** Das aerobe Training zeigt sich dem Krafttraining hinsichtlich der Entzündungshemmung und der Förderung der Immunabwehr überlegen. Es verantwortet die größeren positiven Veränderungen.

Die low grade inflammation ist in allen Lebensabschnitten und somit eben auch im Alter ein gravierender Stimulator für die Entwicklung einer Sarkopenie. Dies stellen Li et al. (2019a) eindrucksvoll dar. Sie analysierten bei nichtsarkopenischen ($n = 56$, $65{,}2 \pm 4.1$ Jahre) und sarkopenischen ($n = 56$, $72{,}1 \pm 6{,}5$ Jahre; Diagnose lt. Asian Working Group for Sarcopenia [AWGS]) Menschen anhand einer Anzahl repräsentativer Parameter den Entzündungsstatus, um dessen Verbindung mit der Sarkopenie sowie deren Ausprägung zu ermitteln als auch den Einfluss einer Lebensstilintervention darzustellen. Die Menschen mit der Sarkopenie sind älter, inaktiver und die Frauen, die zu 57 % die Gruppe bilden, weisen eine höhere Prävalenz des Diabetes Typ II auf. Die Sarkopenie bedeutet signifikant höhere Entzündungsmarker (IL-6, TNF-α, TNF-ähnlicher Apoptoseinduktor) auf der einen und geringere Konzentrationen anaboler, den Stoffwechsel und die Insulinsensitivität stimulierender Signalstoffe (IGF-1, Insulin, Adiponectin) auf der anderen Seite. Die Spiegel des TNF-α und des Apoptoseinduktors erhöhen das Risiko für die Sarkopenie um das 7,6- bzw. 14,3-fache, was nach der Adjustierung für den Apoptoseinduktor mit einem Wert von 13,4 weiterhin der Fall ist. Wird der Lebensstil über 12 Wochen in einen aktiven (kontrolliertes Krafttraining, 20 min, 3×/Wo., Gehen) verwandelt und die Ernährung (Kalorien, Proteine) angepasst, drängen die sarkopenischen Personen die Entzündung zurück, der Stoffwechsel verbessert sich und die Muskelmasse steigt.

▶ **Wichtig** Der Alterungsprozess geht mit einem systematisch ansteigenden Entzündungsprozess einher, der durch körperliche Aktivitäten in Grenzen gehalten werden kann und ein „physiologisches Altern" ermöglicht. Der Ausspruch „Es ist nie zu spät mit der Aktivität zu beginnen!"

kann mittels der nachweisbaren Reduzierung der entzündlichen Basis der involutiven und degenerativen Vorgänge bestätigt werden.

8.1.2 Muskelinaktivität, Myokine und Entzündungsförderung

Bei der Suche nach den Beiträgen einzelner pro-inflammatorischen Signalstoffe zum Entzündungsstatus muss immer beachtet werden, sie stehen untereinander in sehr enger Relation und sie sind mit vielen Risikofaktoren wie u. a. dem BMI, dem Blutdruck und den Fettstoffwechselparametern korreliert. Es ist inzwischen aber länger bekannt, dass sie die low grade inflammation bedingen und es konnte übereinstimmend und unabhängig der Nachweis geführt werden, dass sie ein Prognosefaktor der allgemeinen Mortalität und der Herz-Kreislauf-Mortalität darstellen (Barzilay et al. 2001; Volpato et al. 2001; Freemen et al. 2002; Li und Fang 2004).

Bei den chronisch-degenerativen Stoffwechsel- und Herz-Kreislauf-Erkrankungen sind die Spiegel pro-inflammatorischer Zytokine deutlich erhöht. Die Arteriosklerose ist eine charakteristische und sehr häufige Erkrankung des Herz-Kreislauf-Systems und der pathophysiologische Hintergrund ist häufig untersucht. Tedgui und Mallat (2006) finden, dass an der schwelenden systemischen Entzündung der TNF-α, sein löslicher Rezeptor, das Nicht-Myokin IL-6, eine große Reihe weiterer proinflammatorischer Interleukine und akute Phasenproteine mit ständig erhöhten Werten beteiligt sind und insgesamt ein Netzwerk pathophysiologischer Reaktionen vertreten. Die physische Aktivität und eine bessere Konditionierung gehen, gemessen an den Entzündungsmarkern, mit geringeren Leveln der Entzündung einher. Aber die netzwerkartigen Interaktionen zwischen den einzelnen Markern und ihre Eigenschaft, als Einzelsubstanz ein Marker des Risikos zu sein, können nach der Adjustierung auch den Nachweis einer Verknüpfung verhindern.

Das **Nicht Myokin IL-6** erscheint bei Infektionen und infolge Verletzungen im Blut und aktiviert die immunologische Abwehr. Bei der rheumatischen Arthritis wird es dauerhaft und überproportional produziert und die Serumspiegel sind sehr stark erhöht (Narazaki und Kishimoto 2018; Ogata et al. 2019; Pandolfi et al. 2020).

> **Wichtig** Da das Myokin IL-6 antientzündliche Reaktionen auslöst, ist physische Aktivität eine wichtige Therapieform bei den primär chronisch entzündlichen Erkrankungen des rheumatischen Formenkreises.

Das **Nicht Myokin IL-6** (u. a. Fettgewebe) wird als Marker des metabolischen Syndroms angesehen. Die **chronische systemische low-level (grade) inflammation** ist gegeben, wenn im Blut die Spiegel der pro- und anti-inflammatorischen Zytokine, ihrer Antagonisten, der akuten Phasenproteine und von Neutrophilen und natural Killerzellen gering bis mäßig erhöht sind. Werden 12 Marker der Entzündung und des Fettstoffwechsels bei einer sehr großen Anzahl ($n = 28.263$) von klinisch gesunden postmenopausalen Frauen über im Mittel 3 Jahre verfolgt, um das Risiko für kardiovaskuläre Erkrankungen zu ermitteln, erweist sich das sensitive CRP (Leber) als der stärkste univariate Prädiktor (relatives Risiko höchste gegen geringste Quartile: 4,4, 95 % CI: 2,2–8,9). Ebenso spiegeln die Parameter IL-6, Homozystein, Amyloid A, Gesamtcholesterin, LDL, HDL und Apolipoprotein B-100 das Risiko signifikant wider. Bei multivariater Betrachtung sind nur die Plasmaspiegel des sensitiven CRP und des Verhältnisses zwischen Totalcholesterin und HDL unabhängige Prädiktoren. Die Genauigkeit der Prognose wird erheblich verbessert ($p < 0{,}001$), wenn die Entzündungsmarker und die des Fettstoffwechsels gemeinsam in die Bewertung einbezogen werden (Ridker et al. 2000). Letzteres spricht dafür, dass die low grade inflammation bzw. die Störungen des Fettstoffwechsels zusammengehören und die Entzündung gleichfalls die Insulinresistenz herausbildet und den Glucosestoffwechsel beeinträchtigt.

Es ist gut bekannt, dass bei vielen chronischen Erkrankungen und besonders auch bei chronischen Schmerzen ständig ein psychologischer Stress vorliegt. Die Menschen leben ständig „unbewusst" im „fight or flight" Modus. Der Sympthikotonus ist permanent erhöht und alle diese Erkrankungen haben die chronische systemische Entzündung als grundlegendes Basismerkmal. Defacto wie in einem circulus vitiosus wird die Entzündung ausgebildet und unterhalten. Einmal ist sie das Ergebnis der primären oder sekundären muskulären Inaktivität und zum anderen der cerebralen Stressreaktion, denn sie treibt die Entzündung zusätzlich an. Verantwortlich dafür ist die stressbedingte β-adrenerg induzierte Stimulation der Freisetzung großer Mengen des nicht Myokins IL-6 aus dem braunen Fettgewebe, wie im Modell gezeigt werden kann. Die Achse Gehirn – braunes Fettgewebe – Leber wird zu einer Stress-Achse (Qing et al. 2020). Unter physiologischen gesunden Bedingungen ist diese Reaktion sinnvoll und notwendig, denn das IL-6 sorgt für die Gluconeogenese in der Leber und stellt Glucose für den Energiestoffwechsel zur Verfügung. Besteht aber eine chronische Stresssituation sind der blutzuckersteigernde und der proinflammatorische Effekt konstant vorhanden und er wird zum chronisch wirksamen Faktor für die Unterstützung des Krankheitsprozess.

> **Wichtig** Körperliches Training verschiebt die neurovegetative Bilanz weg vom Sympathikus hin zum Parasympathikus, was bereits den Stresspegel senkt. Des Weiteren reduziert es die cerebralen Stressreaktionen und es ist generalisiert antientzündlich. Alle Wirkungen sprechen für das Training als das beste Medikament!

8.1.3 Der therapeutische Effekt ist lebensstilabhängig!

Zum Übergewicht und der Adipositas gehört die Entzündung. Das Nicht-Myokin IL-6 wie der TNF-α des Fettgewebes sind pro-inflammatorisch. Beide Signalsubstanzen kommen umfänglich aus dem viszeralen Fettgewebe, sodass dieses bei übermäßiger Menge auch als die vorrangige Quelle der Entzündung angesehen wird. Das subkutane Fett „scheint problemloser zu sein". Aus dem subkutanen Fett kommt zwar kein TNF-α aber ein großer Teil des IL-6. Bei adipösen Personen ($n = 39$, Median: 36 Jahre [26–48 Jahre], BMI 31,8 kg/m^2 [22,3–38,7 kg/m^2], Körperfett 28,7 % [17,6–50,7 %]) korreliert der arterielle IL-6 Plasmaspiegel positiv mit dem BMI ($r = 0{,}48$, $p < 0{,}01$) und dem Körperfett ($r = 0{,}49$, $p < 0{,}01$). Der arterio-venöse IL-6-Spiegel aus dem subkutanenec Fettgewebe des Unterarms steigt um mehr als das 2-fache an und die Freisetzung nimmt unabhängig von der Nahrungsaufnahme über den Tag systematisch zu (Mohamed-Ali et al. 1997).

> **Wichtig** Auch übermäßig vorhandenes subkutanes Fett liefert bei Übergewicht und Adipositas einen gravierenden Beitrag zur chronischen Entzündung.

Bei der Behandlung einer Adipositas als Stoffwechselerkrankung und aufgrund des direkt damit verbunden Entzündungsstatus, der zugleich Disposition für fast alle chronisch degenerativen Erkrankungen ist, sind immer 2 Interventionen indiziert, die physische Aktivität und die kalorische Restriktion. Eine Meta-Analyse weist aus, dass bei übergewichtigen und adipösen Personen der Vergleich zwischen dem Training und der Restriktion keinen Effekt des Trainings auf das Nicht Myokin IL-6 und den TNF-α nachweisbar macht und die Restriktion gegenüber dem Training das CRP stärker reduziert. Die Kombination beider Interventionen ist der alleinigen Nahrungsrestriktion überlegen und senkt IL-6, TNF-α und in der Tendenz auch das CRP ($p = 0{,}06$; Khalafi et al. 2022), sodass sie regelmäßig therapeutisch eingesetzt werden sollte.

Eine andere Meta-Analyse (Liu et al. 2021) findet für die Kombination aus Training und Nahrungsrestriktion einen Effekt auf das CRP ($p = 0{,}02$) und nicht auf das IL-6 ($p=0{,}62$) und den TNF-α ($p=0{,}11$). Aber die auslös baren Effekte sind lt. Meta- und Subgruppenanalyse eindeutig vom Lebensstil (inaktiv [sedentary: Energieverbrauch $\leq$ 1,5 MET; vgl. Tremblay et al. 2017; Thivel et al. 2018] oder normal) abhängig, wogegen für das Alter und den BMI kein Einfluss gefunden werden konnte. Personen mit bisher „normalen" physischen Aktivitäten im täglichen Leben reagieren entzündungshemmend auf die kombinierte Intervention und die mit „sitzendem Lebensstil" nicht. Dem entsprechend unterscheiden sich auch die Befunde des Entzündungsstatus signifikant zwischen den Personen beider Lebensstile.

Wichtig Der Entzündungsstatus, gegeben durch Übergewicht und/oder ungenügende physische Aktivitäten, entscheidet über den Gesundheitsstatus und die Entwicklung von Erkrankungen der Gruppe der diseasome of physical inactivity. Es gibt aber noch einen Unterschied zwischen einem Lebensstil mit „ungenügenden" physischen Belastungen und einem noch ausgeprägterem inaktiven (sedentary) Lebensstil, bei dem der „übliche" motorische Energieverbrauch über Zeiträume noch geringer war und ist. Sicher auch in Abhängigkeit von der Zeitspanne des jeweiligen Verhaltens ist der inaktivere gegenüber therapeutischen Interventionen deutlich weniger sensitiv. Die therapeutischen Interventionen benötigen wesentlich längere Zeiträume für die anzustrebenden „notwendigen" gesundheitlichen Wirkungen. Das bedeutet lt. Anamnese und anhand z. B. der aeroben Kapazität und der Kraftfähigkeiten kann eine grobe Prognose des zeitlichen Bedarfs für die Auslösung nachhaltiger Verbesserungen erstellt werden. Dabei können hinsichtlich der zu diagnostizierenden konditionellen Fähigkeiten z.Z. keine cut-off-Werte benannt werden. Diese gemeinsam mit dem Stand der pathogenetischen Entwicklung sollten eine Schätzung zulassen, in die auch psychologische Verhaltensmerkmale wie die Compliance, die Adhärenz und die Resilience Eingang finden müssen.

Fazit

Anerkannt ist, nur die aktive Muskulatur produziert Myokine gegen eine generalisierte Entzündung und dass die Myokine in der Bilanz mit dem die Entzündung stimulierenden TNF-α des visceralen Fetts und der Zellen des Immunsystems stehen. Das TNF-α verantwortet die Insulinresistenz und die **nicht schmerzhafte generalisierte low grade systemic inflammation,** zwei absolut führende Faktoren aller chronisch degenerativen Entwicklungen. Das subkutane Fett „scheint nur problemloser zu sein". Es liefert zwar kein TNF-α aber einen großen Teil des entzündungsfördernden Nicht-Myokins IL-6. Es trägt bei Übergewicht und Adipositas gravierend zur chronischen Entzündung bei.

Physische Belastungen bedeuten **immunologischen Stress** und der **Entzündungsstatus** wird durch moderate bis akzentuiert intensive Belastungen gesenkt. Das **Myokin IL-6** generiert antientzündliche Signalwege und die Regeneration. Der Kontrast zwischen dem anti-inflammatorischen Myokin-IL-6 und dem pro-inflammatorischen Nicht-Myokin-IL-6 ist zu klären.

Die systemic low grade inflammation ist ein Merkmal der Dekonditionierung und aller chronischen Erkrankungen und Disposition vieler onkologischer Entitäten. Depressivität und Angst, insbesondere bei Schmerzen gehören zum klinischen Bild. Die Depression, die Veränderungen der Schmerzmatrix und der kognitiv-mentalen cerebralen Funktionen stehen auf der Grundlage der klinisch stummen Entzündung im Gehirn, der **Neuroinflammation** bzw. dem **inflamaging.** Die Entzündung bildet mit der Insulinresistenz eine pathophysiologische Einheit. Das Immunsystem reguliert die Stimmung. Ständiger **psychischer Stress** aktiviert zusätzlich die entzündlichen Reaktionen. Sie lösen psychologische Konsequenzen aus und mindert zugleich die Effektivität psychologischer Interventionen. Die Depression und die Angst steigen mit dem Entzündungsstatus und der ist von der maximalen relativen VO_2 abhängig.

Auch ohne Diabetes haben ca. 30 % der Menschen eine inaktivitäts- und ernährungsbedinge nicht alkoholische Fettleber und die Diabetiker mindestens zu 70 %.

Der **Diabetes** basiert auf der Entzündung. Veränderung des intestinalen Stoffwechsels und des mikrobiotischen Profils unterstützen die low grade inflammation. Diese sorgt auch für die **Arteriosklerose,** liegt bei den Erkrankungen des **rheumatischen Formenkreises** vor und disponiert für **onkologische Erkrankungen.** Der Sympthikotonus ist permanent erhöht und die Achse Gehirn – braunes Fettgewebe – Leber wird zur pathologischen Stressachse. Die low grade inflammation ist in allen Lebensabschnitten ein Stimulator der Sarkopenie.

Der **Alterungsprozess,** grundsätzlich keine Krankheit, ist ohne Weiteres durch das Inflam-aging und die Immunoseneszenz eine Disposition für degenerative Entwicklungen. Mit den genetischen und epigenetischen Veränderungen, die auch mit der chronischen low grade Entzündung interagieren, ist die Entzündung der treibende Kern.

Training ist ohne Nebenwirkungen antientzündliche somatische, psychologische und psychosoziale Therapie!

8.2 Der muscle – muscle metabolism cross talk

Trailer Die aerobe schließt die antioxidative Kapazität ein und ist das Fundament des Funktionsstatus. Trainingsbedingte ROS sind essentielle Metabolite und inaktivitätsbedingte wirken nachteilig. Der Energiestoffwechsel und der Anabolismus sind die Zielfunktionen. **IGF-1** veranlasst Muskelreparatur und sorgt wie **IL-4** und **IL-7** für Hypertrophie. **IL-6** ist eine antidiabetische Schlüsselsubstanz, ist antientzündlich, vermittelt Immunreaktionen und wirkt antiarteriosklerotisch. **IL-15** wirkt für den Energiestoffwechsel und den Anabolismus. **IL-32** hat eine dem Myostatin vergleichbare Funktion. **Irisin** beteiligt sich an der Muskelreparatur, der Hypertrophie, dem Energiestoffwechsel und unterdrückt das TNF-α. Es hat positive Wirkungen bei Training und negative bei Inaktivität. **Musclin** unterstützt die mitochondriale Biogenese. **BDNF** ist essentiell für die Mitochondrien. Das **Myostatin** ist der Negativregulator der Muskelhypertrophie. ***Muskuläres Testosteron*** *agiert für den Energiestoffwechsel und den Anabolismus.*

Der Energiestoffwechsel ist die Grundlage jedweder Zellfunktionen für

- die Aufrechterhaltung der Homöostase „in funktioneller Ruhe“ zur Sicherung aller Lebensfunktionen (Grundumsatz, basale Stoffwechselrate) und als Basis der Möglichkeit, sehr kurzfristig auf einen Leistungs- bzw. Arbeitsumsatz umschalten zu können (beachte: Grundumsatz ist kein „stand by“ Stoffwechsel auf absolut geringstem Niveau!),
- die Realisierung des Funktionsaufwandes für die belastungsbedingten zellspezifischen Leistungen (Beanspruchungen, gleich Leistungsumsatz) und
- die Erholungsprozesse, welche energetische Anforderungen für die Restitution, die Reparatur und die Adaptation einschließen (beachte: Inaktivität Grundumsatz gemindert; Trainierte: Grundumsatz aufgrund der Erholungsprozesse höher).

Wichtig

Für jede Zelle bzw. Muskelfaser gilt, die strukturellen und funktionellen Voraussetzungen einer gesundheitsrelevant ausreichenden und den täglichen Belastungsanforderungen angepassten aeroben energetischen Absicherung der Leistungs- und Erholungsprozesse müssen durch Beanspruchungen, durch Training erhalten werden. Ansonsten entsteht Dekonditionierung, gleichbedeutend mit einem fortschreitend defizitären Energiestoffwechsels.

Der Energiestoffwechsel muss gesichert werden durch:

- zeitlich zusammenhängende und umfangreiche vielfältige Belastungen mit Intervallcharakter (Spiele),
- klassisches Ausdauertraining oder auch durch
- Kraftausdauertraining großer Muskelgruppen.

Im Alter auch durch das Krafttraining, da der Alterungsprozess fortschreitend den schnell-kontrahierenden Muskelfaseranteil abbaut und die Belastungen mit strukturell langsam kontrahierenden Muskeln realisiert werden und deshalb auch akzentuiert aerobe Adaptationen ausgebildet werden.

Es ist eine bereits sehr lange bekannte und allgemein ohne Einschränkungen anerkannte Tatsache, dass aerobes Training

- direkt vor den Stoffwechselerkrankungen Adipositas, metabolisches Syndrom und Diabetes mellitus Typ II schützt

und neuerdings im Weiteren auch

- indirekt gegen die inaktivitäts- und adipositasbedingte bzw. Die chronisch degenerative neuromuskuläre Erkrankung Sarkopenie (Cruz-Jentoft et al. 2010; 2019; Barbalho et al. 2020) wirkt und
- dass es im Krankheitsfall das aktive Therapieinstrument der ersten Wahl ist, weil es im Gegensatz zu den Medikamenten ursächlich wirkt.

Es geht um die physiologische Kette des „Logistiksystems", mit

- der Bereitstellung (respiratorisches System, Gastrointestinaltrakt),
- der Speicherung und Mobilisierung (Depots: Fettgewebe, Leber, Muskelfasern), des Transports (HKS),
- der Versorgung der Gewebe (Mikrozirkulation, Flüssigkeits- und Stoffaustausch) und
- die Membrantransporte (Glucose-, Fettsäuretransporter),

um die Zellen/Muskelfasern mit den energiereichen Substraten Glucose und Fett (sehr eingeschränkt energetisch relevant Eiweiß; max. ca. 15 % am Energieaufkommen) zu beliefern und

um am Ende der funktionellen Kette in den Mitochondrien die Verstoffwechselung der Ausgangsstoffe zum direkt biologisch nutzbaren Energielieferanten, dem ATP (Patientensprache: körpereigene Währung) zu realisieren.

> **Wichtig** Der „Kontostand des ATP" reicht für ca. 3 s und in Verbindung mit dem „Ultrakurzzeitspeicher" Kreatinphosphat für ca. 10–12 s. **Zwingend muss ständig ATP produziert werden!** Nach dieser Zeit beginnt die Toleranzzeit gegenüber Energiemangel. Die Toleranz der einzelnen Gewebe ist sehr different. Die Ischämietoleranz der Skelettmuskulatur ist temperaturabhängig und kann im Mittel ca. 4–5 h betragen. Die der Herzmuskulatur (siehe Herzinfarkt) mit ihrem ständig sehr hohen Sauerstoffbedarf ist wesentlich kürzer. Das Gehirn ist extremst auf eine kontinuierliche Sauerstoffversorgung angewiesen, was allein die Tatsache ausdrückt, dass es ca. 15 % des Herzminutenvolumens beansprucht, ca. 25 % des Sauerstoffs verbraucht und ca. 70 % der Glucose. Nach dem Ausbleiben der Durchblutung (HKS-Stillstand) tritt bereits nach ca. 3 s Bewusstlosigkeit ein und innerhalb von ca. 2 bis maximal Minuten wird der Cortex irreversibel geschädigt.

Die Funktionskette für die ATP-Produktion und deren funktionelle Leistungsfähigkeit, die aerobe Kapazität, bilden das Fundament des Funktions- und Gesundheitsstatus aller Gewebe und Organe.

Die muskelfasereigene, die intrinsische aerobe Kapazität wird durch die Wirksamkeit des Insulins, die Glucosetransporter in der Fasermembran (GLUT4), die erobe Enzymsysteme für den Glucose- und Fettabbau (β-Oxidation) in den Mitochondrien sowie ihre Anzahl und die dazu gehörende antioxidative Kapazität zur

Verfügung gestellt. Die allgemein leider als „generell nachteilig“ angesehenen reaktiven Sauerstoffspezies (ROS) entstehen in der Atmungskette. Während ausdauernder Belastungen sind sie somit in gravierendem Ausmaß unabdingbar entstehende physiologische Stoffwechselprodukte. Für die trainingsbedingten Adaptationen spielen sie sogar eine wichtige Rolle für die Stimulation der Myokinproduktion. Sie sind also notwendige Substanzen (vgl. Abschn. 7.1) für die Anpassungsprozesse.

> **Wichtig**
> Damit die ROS auch als notwendige Metabolite wirksam werden können, hat die Phylogenese die intrinsische Adaptation der aeroben Kapazität zugleich mit einer trainingsbedingt gesteigerten antioxidativen Kapazität ergänzt. Ausdauertraining ist somit auch ein Training zur Abwehr der reaktiven Sauerstoffradikale. Gesundheitlich Trainierende benötigen absolut keine anti-oxidativ wirkenden Nahrungsergänzungsmittel! Das Ausdauertraining ist das, „physiologische, nicht pharmakologische anti-oxidative Nahrungsergänzungsmittel“.
>
> Nachteilig sind die ROS bei chronischer physischer Inaktivität in Abhängigkeit vom Ausprägungsgrad des Dekonditionierungszustandes, der mit einer defizitären endogenen ROS-Abwehr gleichzusetzen ist.

Chronischer Energiemangel bzw. eine Dysbalance zwischen Energiebedarf und Energiedeckung sind die Grundlagen von gewebespezifischen Degenerationen, von Apoptosen, dessen regulatorischer Mittelpunkt die ATP-Produktionsstätten, die Mitochondrien sind, und wechselseitig interagierend auch von Schmerzen. Eindeutige Beispiele für diese Wechselbeziehungen sind die Angina pectoris, die Triggerpunkte als Symptome einer „Skelettmuskelangina“, die Sarkopenie und sehr ausgeprägt die Funktionseinbußen und Schmerzen bei der peripheren arteriellen Verschlusskrankheit (PAVK) und die ischämischen Nekrosen des diabetischen Fußes.

> **Wichtig** Die Energieversorgung ist die absolut essentielle Komponente jeder Körperfunktion. **„Bei chronischem Mangel bzw. ohne «biologischem Geld», also bei ständig zu wenig oder fehlendem ATP keine Erhaltung, kaum bis gar keine Leistung und eine defizitäre Regeneration und Reparatur. Das Ergebnis ist Degeneration, Krankheit und bei ausgeprägtem Mangel der Tod“.**

Der Energiestoffwechsel ist somit auch die vorrangige Zielfunktion der auto- und parakrinen Myokine und gleichfalls werden anabol strukturelle Wirkungen ausgelöst. Die Tab. 8.1 gibt eine Zusammenfassung.

8.2.1 Das Myokin IGF-1: Muskelreparatur, Hypertrophie

Neben dem IGF-1 der Hypothalamus (h*ypothalamic* growth hormone-releasing hormone GHRA) – Hypophysen (GH) – Leber (IGF-1)-Achse entstammt der Blutspiegel des IGF-1 auch aus der Leber, dem Fettgewebe und der Muskulatur. Der muskuläre IGF-1-Anteil ist während intensiver Belastungen führend. Die Muskelkontraktionen lösen lokal mRNA-Transkriptionen des IGF-1-Gens aus, die wiederum verschiedene Vorläufer-Isoformen des IGF-1 codieren (Philippou et al. 2007). Dazu gehört u. a. der mechano growth factor (MGF). Die IGF’s regulieren die Produktion kontraktiler Proteine, steigern die Proliferation von Satellitenzellen und Myoblasten, hemmen den Abbau von Proteinen und bestimmen so die erforderliche Muskelfaserregeneration auch bevorzugt nach belastungsbedingten Schädigungen (s. MGF). So steht IGF-1 hauptsächlich für die Proliferation der Satellitenzellen und deren Differenzierung (ras/raf/MEK/ERK Signalweg) und für die Proteinsynthese und Hemmung der Apoptose (PI3K/Akt/mTOR Signalweg; Kok und Barton 2021) zugunsten der Hypertrophie.

Tab. 8.1 Der muscle – muscle – metabolism cross talk. Eine Auswahl der Myokine

IGF-1 und MGF (Isoromr des IGF-1): Proliferation Satellitenzellen und Myotuben, Differenzierung von Satellitenzellen, Synthese kontraktiler Proteine, Hemmung des Protenkatabolismus, Regeneration der Muskelfasern, Hemmung Apoptose, Hypertrophie
IL-4: auch B cell growth factor (BCGF), B cell stimulating factor (BSF) Anti-inflammatorisch (Minderung Bildung IFN-γ, IL-12), immunologische Wirkung, Erhaltung Muskelmasse, Hypertrophie, Regeneration der Muskelfasern
IL-5: Wachstum und Differenzierung von eosinophilen Granulozyten, Stabilisierung des IL-9- und IL-10-Spiegels, sorgt für die IgE-Reaktion bei akuten Immunantworten
IL-6: pleiotrope Substanz (Stimulation kontextabhängiger Wirkungskaskaden, als Myokin TNF-α unabhängiger Bildungsweg) 1. Metabolische Schlüsselsubstanz, Substratverfügbarkeit („Energiesensor"), Insulinresistenz, Glucoseaufnahme, GUT4-Ausstattung, Glykogenabbau in der Muskelfaser, Glucosemobilisation in der Leber, Lipolyse im Fettgewebe, Bräunung weißes Fettgewebe 2. Vermittlung immunrelevanter zellulärer Reaktionen 3. Regulation der Satellitenzellen, Hypertrophie 4. Aktivierung anti-entzündlicher Signalkaskaden (beachte: im **Gegensatz zum Nicht-Myokin IL-6!**), Regulation (Hemmung) des TNF-α-Spiegels, Stimulation IL-10 und IL-1ra (Hemmung pro-entzündlicher Prozesse) Beachte: IL-6 des Fettgewebes: pro-inflammatorisch TNF-α, lösliche TNF-α-Rezeptoren, IL-6, IL-1 Rezeptor-antagonist, CRP
IL-7: Aktivierung von Satellitenzellen
IL-8: Lokaler *Entzündungsmediator,* aktiviert die Chemotaxis für die Mobilisation von basophilen und neutrophilen Granulozyten, von T-Lymphozyten, unter pathophysiologischen Bedingungen an der Tumorgenese (Proliferation, Immunreaktionen mit Aufhebung der Erkennbarkeit) beteiligt
IL-15: pleiotrope Substanz 1. Endogene Regulation der intrazellulären ROS-Bildung – Schutz vor oxidativem Stress, in Kombination mit Stimulation Energiestoffwechsel aus Glucose, Verlagerung GLUC4-Transporter in die Muskelfasermembran, Glucoseaufnahme, Steigerung der mitochondrialen Aktivität 2. Anabole Wirkung, Hypertrophie (Einbau kontraktiler Proteine in Muskelfasern) 3. Bräunung weißes Fettgewebe, Thermogenese und β-Oxydation im braunen Fettewebe 4. Senkt die Bildung von ROS, Faktor der endogenen Regulation der ROS-Produktion und des oxidativen Stresses 5. Schutz des mitochondrialen Netzwerks
IL-32: Myokin für die Regulation der Myogenese, der Insulinsensitivität und den ATP-Spiegel
IFNγ (interferon γ): Zytokin, sezerniert von T-Lymphozyten infolge Kontakts mit antigenpräsentierenden Makrophagen, Immunstimulation gegen Viren und onkologische Zellen
Irisin: ausgeprägt pleiotrope Substanz 1. Gekoppelt mit Bildung Masterregulator Biogenese der Mitochondrien, der Lebergluconeogenese, des Myogenin (Regeneration Muskelfasern), Genexpression für Mitochondrien, Regulation des oxidativen Status 2. Antidiabetische Wirkungen (u. a. Aufnahme Glucose, freie Fettsäuren), Aktivierung Signalwege des Insulins, Insulinsensitivität, Normalisierung Blutzucker (auch über cross talks) 3. Thermogenese, Bräunung weißes Fettgewebe 4. Stimulation IGF-1, intrinsic Eigenschaften der Muskelfasern (Muskelqualität), Muskelfaserreparatur, Hypertrophie (einschließlich energetische Absicherung) 5. Prädiktor Sarkopenie, Makroagiopathien
MIP-1β (Macrophage Inflammatory Protein; neu CCL): Zytokin (Chemokin), sezerniert von allen hämatopoetischen Zellen, von Fibroblasten, Epithelzellen, glatten Muskelzellen der Gefäße, Thrombozyten jeweils nach Aktivierung durch proinflammatorische Zytokine, induziert Bildung weiterer proinflammatorischer Zytokine, Immunantworten auf Infektionen und Entzündungen
Musclin: Mitochondriale Biogenese

(Fortsetzung)

Tab. 8.1 (Fortsetzung)

BDNF: 1. Regulator des metabolischen Status, antidiabetisch (Fettoxidation, Glucoseutilisation), Insulinsensitivität, Regulation der mitochondrialen Funktionen (Basis physiologischer Gewebefunktionen), 2. Muskelfaserreparatur, regenerative Prozesse
RANKL/OPG 1. Schlüsselregulator zugunsten der Muskelleistung, beeinflusst bevorzugt FT-Muskelfasern, Regulation Ca^{++}-Speicherung, Regulation myogene Differenzierung und der Muskelmasse 2. Eingebunden in die Regulation der Apoptose und von Entzündungsprozessen
BAIBA Steigerung β-Oxidation in den Mitochondrien, Insulinsensitivität, anti-inflammatorisch
MCP-1 (monocyte chemoattractant protein-1): Chemokin, Monozyten, T-Zellen und dendritische Zellen zu Entzündungs- und Infektionsherden
Myostatin: Regulation der Anzahl der Muskelfasern während der Embryogenese, Hemmung bzw. Verknüpfung der Muskelmasse mit der Knochenmasse, Hemmung der Proliferation und Differenzierung der Satellitenzellen, Herunterregulierung der muskulären Struktur und myogener Faktoren, Verhinderung überproportionaler Fetteinlagerungen, Minderung Insulinresistenz, Hemmung der Osteoblastendifferenzierung, Regulation der GH-IGF-1-Achse, Förderung ROS-Bildung
Decorin: Faktor der Hypertropieentwicklung (Gegenspieler des Myostatins), Stimulation Autophagie und Entzündung, Hemmung Angiogenese, Hemmung Tumorgenese, Modulation der Tumorsuppression (tumorsuppressiv)
Follistatin Hemmung von Myostatin, myostatin unabhängige Regulation der Hypertrophie, Hemmung der TGF-Familie, Hemmung des Matrixumsatzes, insulinabhängige Regulation der Glucoseaufnahme, Reduktion Fettmasse, Reduktion der ROS-Bildung, Bräunung des weißen Fettgewebes
Meteorin-like: Energiebildung, Glucosetoleranz, Insulinsensitivität, anti-inflammatorisch
FGF-21: fibroblast growth factor 21 (Muskel, Hauptproduzent Leber: Hepatokin) Zelldifferenzierung, Migration, Protektion, Regulation Glucose- und Lipidstoffwechsel, Insulinsensitivität, Bräunung des weißen Fettgewebes, Modulation des Metabolismus bei Stress, Anpassung an Hungerstoffwechsel
SPARC (secreted protein acidic and rich in cysteine) **/osteonectin (Fettgewebe)** Hemmung Bildung Fettgewebe, Steigerung Insulinsekretion und Optimierung der Glucoseaufnahme, Hemmung Tumorgenese (Colon) durch Apoptose
Testosteron: *Antidiabetisch,* Testosteronproduktion mit der Hochregulierung der Glukosetransporter und der Muskelmasse verknüpft, anabole Wirkung

Wichtig Eine geringe regenerative Kapazität des Muskelgewebes aus energetischer und struktureller Sicht bedeutet Atrophie, Schwäche, Fettinfiltration und Fibrosierung. Das sind durchweg Merkmal der Sarkopenie, ob inaktivitäts-, adipositas- oder altersbedingt. Daraus folgt, die trainingsbedingte Stimulation der lokalen IGF-1-Formen kann der Sarkopenie entgegengestellt werden (Wiedmer et al. 2021). Bei alten Menschen entsteht durch Training eine Hypertrophie (Häkkinen et al. 1998; Bowen et al. 2015; Phu et al. 2015), die u. a. durch das lokale IGF-1 vermittelt wird.

8.2.2 Das Myokin IL-4 und IL-7: Hypertrophie

Obwohl kaum analysiert, dass Myokin IL-4 ist offensichtlich an der Muskelhypertrophie bzw. der Erhaltung der Muskelmasse beteiligt. Die Fusion von Myoblasten (Vorläuferzellen) zu

Myotuben, einer Zwischenstufe zur Muskelfaser wird unterstützt (Horsley et al. 2003). Entsprechend lässt Krafttraining die IL-4-mRNA, dass IL-4 und den Rezeptor der Signalsubstanz ansteigen (Prokopchuk et al. 2007).

Das Myokin IL-7 ist wahrscheinlich in die Aktivierung der Satellitenzellen und der Bildung von Myotuben eingebunden (Haugen et al. 2010; Pedersen und Febbraio 2012).

8.2.3 Das Myokin IL-6: Stoffwechsel, Entzündung, Immunmodulation

Das IL-6 ist ein Zytokin mit einer paradoxen Rolle bei Entzündungsprozessen und im Stoffwechsel. Pro-inflammatorisch wirkt es über das IL-6-transsignaling, ein Prozess bei dem der Komplex aus IL-6 und seinem löslichen Rezeptor (sIL-6R) an das in vielen Zellmembranen vorkommende Glykoprotein gp130 bindet und es aktiviert. Damit werden Signalwirkungen in Entzündungszellen gesetzt. Beim Trans-signaling fungiert der lösliche IL-6-Rezeptor als ein chemotaktisches Signal und rekrutiert Makrophagen in das Fettgewebe. Das führt zur Fettakkumulation mit entzündlichen Konsequenzen bei überkalorischer Ernährung (Kraakman et al. 2015).

Für sich selbst produziert die kontrahierende Muskulatur in Relation zur Dauer und der Intensität **IL-6,** was auch vielfache endokrine Funktionen hat. Im Blut kann es bis zum 100-fachen ansteigen aber der Spiegel fällt auch sehr schnell wieder ab (Pedersen und Febbraio 2008; Raschke und Eckel 2013). Das muskuläre IL-6 ist zunächst als „exercise factor“ (Pedersen et al. 2003) bezeichnet worden.

> **Wichtig** Das Myokin IL-6 kann als „funktioneller Antagonist“ des IL-6 des Fettgewebes und von weißen Blutzellen angesehen werden, weil die Stimulation der Bildung und die vom jeweiligen Myokin ausgelösten netzwerkartigen Reaktionskaskaden sehr different sind.

In Ruhe erfolgt kaum eine IL-6-Sekretion durch die Skelettmuskulatur. Die messbare Menge wird durch die Leukozyten und das Fettgewebe gebildet (Fischer 2006). Die Myokin IL-6-Produktion während der Muskeltätigkeit wird durch eine Reaktionskaskade angeregt, dessen Ausgangsbasis der kontraktionsbedingte Anstieg des Ca^{++}-Spiegels in den Muskelfasern ist (Pedersen und Febbraio 2008). So hat sich eine direkte regulatorische Verbindung zwischen den Kontraktionen und der Stimulation des Myokins IL-6 herausgebildet. Bei moderaten Belastungen steigt der IL-6-Spiegel proportional zur Intensität, der Dauer und der aktiven Muskelmasse, wobei der kardiovaskuläre Trainingszustand adaptiv den IL-6-Anstieg indirekt proportional beeinflusst (Fischer 2006). Allerdings provoziert HIIT eine deutlich stärkere IL-6-Myokinfreisetzung als eine moderate Ausdauerbelastung (Leggate et al. 2010).

Für den **Energiestoffwechsel der Muskelfasern** fungiert das Myokin IL-6 als ein „Energiesensor“ für die Absicherung der Substratverfügbarkeit und als metabolisch relevante Schlüsselsubstanz (Pedersen 2012). Das IL-6 steigert die Sensitivität für Insulin, die Glucoseaufnahme durch die GLUC4-Transporter in die Fasern, den Glykogenabbau in den Muskelfasern als auch die Glucosemobilisation aus der Leber, die zur Verfügungstellung freier Fettsäuren durch Lipolyse im Fettgewebe, alles durchweg gesundheitlich hoch relevante Ergebnisse des Ausdauertrainings. Die Wirkung des IL-6 erfolgt mit Unterstützung der β-adrenergen Stimulation des Stoffwechsels, denn die Blockierung der Sympathikusaktivität unterdrückt den Effekt (Kelly et al. 2009). Tierexperimentell geht körperliche Aktivität mit einem muskulär bedingt gesteigerten IL-6-Spiegel, einer erhöhten Glucoseaufnahme (2-DG: Glucoseanalogon) und einer erhöhten GLUT4-Ausstattung einher. Daran ist das IL-6 wesentlich beteiligt, denn einerseits mindert dessen Neutralisierung den positiven Einfluss auf die Insulinsensitivität und die GLUT4-Expression durch Belastungen und andererseits führt die Gabe von IL-6 zum

Anstieg der GLUT-4-Transporter (Ikeda et al. 2016).

> **Wichtig** Das belastungsbedingte Myokin IL-6 steht akut im Dienst der Energiebereitstellung. Seine Produktion ist eine Antwort auf den energetischen Bedarf mit metabolischen lokalen und systemischen Konsequenzen und es schränkt vorübergehend die Immunfunktion ein (Kistner et al. 2022).

Das IL-6 war und ist primär eigentlich ein wichtiges Zytokin des **Entzündungsstatus.** Nach der Bindung des IL-6 an den Rezeptor (IL-6R) können durch die pleiotrope Substanz kontextabhängig entweder pro- oder anti-inflammatorische Wege beschritten werden (Uciechowski und Dempke 2020). Unter welchen Bedingungen was geschieht gilt es noch aufzuklären. Als nicht muskulärer Signalstoff ist IL-6 vorrangig ein pro-inflammatorischer Regulator von Entzündungsprozessen mit der darin eingebundenen Transformation der angeborenen in die erworbene Immunreaktionen (Jones 2005). IL-6 repräsentiert als Nicht-Myokin und bei dysregulierter Funktion eine Schlüsselsubstanz bei chronischen Entzündungen, autoimmunologischen Prozessen und onkologischen Pathologien. Es vertritt die Progression der Erkrankungen, die Aufrechterhaltung der immunpathologischen Abläufe und begründet Makro- und Mikroangiopathien (Hunter und Jones 2015; Villar-Fincheira et al. 2021).

Als Myokin, als Ergebnis der empfohlenen Muskeltätigkeit steht es für anti-inflammatorische Signalkaskaden, indem es u. a. die Bildung der pro-inflammatorischen Zytokine IL-1b und des TNF-α unterdrückt (Steinbacher und Eckl 2015). Da die belastungsabhängige und somit wiederholte, pulsartige IL-6 Auslenkung der gravierende Faktor der Myogenese und der anti-inflammatorischen Regulation ist, wird im Rahmen einer inaktivitäts- oder später auch altersbedingten Sarkopenie mit fortschreitendem Verlust der Muskulatur und deren Funktion die IL-6-Signalgebung in Richtung Entzündung verschoben (Nelke et al. 2019).

> **Wichtig** Das IL-6 ist je nach biologischem Kontext zugleich pro- und anti-inflammatorisch, wobei das **„trainingsbedingte Myokine IL-6"** klar eine lokale und generalisierte antientzündliche Funktion ausübt. Spätestens ab dem mittleren Alter sollten ausreichende Muskelaktivitäten genutzt werden, um die Wandlung der IL-Wirkung in Richtung Entzündung möglichst weit hinauszuschieben.

Die Aussage der Entzündungsförderung trifft demnach primär nicht für das Myokin IL-6 zu. Mit dem starken IL-6-Anstieg durch intensive Muskelkontraktionen werden gleichzeitig die inzwischen gut bekannten anti-inflammatorischen Effekte muskulärer Aktivitäten vermittelt (Petersen und Pedersen 2005). Da das IL-6 in den kontrahierenden Muskelfasern als Ergebnis des Ca^{++}-Anstiegs entsteht, ermöglicht es ihnen, das Myokin ohne die pro-inflammatorische Signalsubstanz TNF-α zu produzieren (Keller et al. 2006). Zusätzlich stimuliert das muskuläre IL-6 anti-inflammatorische Reaktionswege zur Hemmung der Freisetzung von TNF-α und IL-1β (Petersen und Pedersen 2005). Die Minderung der pro-inflammatorischen Kapazitäten wird noch zusätzlich durch die Stimulation des anti-inflammatorischen IL-10 unterstützt, welches zusätzlich seinerseits die Sekretion pro-inflammatorischer Zytokine aus den Monozyten und Makrophagen unterdrückt. Zur komplexen entzündungshemmenden Wirkungskaskade gehört weiterhin die Beteiligung an der Dämpfung der Aktivität der HPA-Achse (Cortisol; Fischer 2006).

> **Wichtig** Das Myokin IL-6 ist eine Schlüsselsubstanz für die Regulation der pro-inflammatorischen TNF-α-Spiegel (Starkie et al. 2003) und anti-inflammatorischer Reaktionskaskaden. Es ist eine wesentliche Komponente des Schutzes vor der inaktivitätsbedingten generalisiert in allen Geweben schwellenden gering gradigen nicht schmerzhaften Entzündung oder es therapiert die Entzündung beim Dekonditionierungszustand und allen

chronisch degenerativen Erkrankungen auf der Grundlage einer primären und sekundären Inaktivität.

Ist beim Menschen die muskuläre Aktivität und entsprechend die IL-6-Myokinproduktion sehr gering und liegt eine systemische low grade inflammation vor, wie es beim metabolischen Syndrom der Fall ist, dann sind die Insulinresistenz (HOMA-Index) und die Nicht-Myokin-IL-6 Werte aus nicht muskulären Quellen sehr hoch. Das IL-6 kann hier sogar als sehr sensitiver Screeningparameter für die Stoffwechselerkrankung genutzt werden (Dogra et al. 2021).

Ein wichtiger Aspekt der physischen Aktivität ist der insgesamt **immunmodulatorische und der die Immunabwehr verstärkende Effekt.** Systematisch ausgeführte physische Belastungen stärken die Immunüberwachung und die Immunkompetenz (Scheffer und Latini 2020). Die Inzidenz, die Schwere und die Mortalität von Virusinfektionserkrankungen wird eindämmt (da Silveira et al. 2021), da u. a. die Interferone vom Typ I (sind Zytokine), die bei Entzündungen, der Immunregulation und der Erkennung von Tumorzellen eine sehr große Rolle spielen, die Kapazität der Abwehr verstärken. Mit der qualifizierten Erkennung von Tumorzellen, der geförderten Zytotoxizität durch die Monozyten, der natural Killerzellen und von Zytokinen wird die immunologische anti-onkologische Aktivität gesteigert und qualifiziert (Schmidt et al. 2017) und die Inzidenz onkologischer Erkrankungen sinkt.

U. a. wird die angeborene Immunität durch dic funktionelle Veränderung der Makrophagen und T-Zellfunktionen beeinflusst. Training lässt die anti-inflammatorisch aktiven Monozyten ansteigen, die zu TREG-Zellen werden (regulatorische T-Zellen, Funktion: Selbsttoleranz des Immunsystems, Senkung des Risikos von Autoimmunreaktionen durch Immunsuppression) und anti-inflammatorisches IL-10 bilden (Dobaczewski et al. 2010; Slusher et al. 2018). Das Myokin IL-6 triggert den IL-10 Anstieg (Steensberg et al. 2003) und diese Substanz hemmt pro-inflammatorische T-Zellen (Th1: T-Helferzelle1), die u. a. für die arteriosklerotische Plaqueentwicklung mit verantwortlich sind (Lancaster et al. 2004). Es hemmt aber diese Zellen auch direkt und stimuliert T-Helferzellen (Th2) mit einer antientzündlichen Funktion (Smith 2018) im Gefäßsystem.

> **Wichtig** Das Myokin IL-6 ist ein sehr wertvoller Spieler bei der Vermittlung immunrelevanter zellulärer Reaktionen sowie der Unterdrückung der Substanzen TNF-α und IL-1β (Ostrowski et al. 2000). Die IL-6 vermittelten immunologischen Reaktionen sind wichtige Elemente des antiarteriosklerotischen Effektes (do Brito Valente et al. 2021) physischen Trainings. Dadurch wird das Wirkungsspektrum auf das Gefäßsystem und somit die Gewebeversorgung ausgeweitet.

Mit dem Alterungsprozess unterliegt das Immunsystem einer Immunosenescence (Hakim und Gress 2005) und die beschriebenen Wirkungen der physischen Aktivität sollten diesen Prozess deutlich verlangsamen. Erstmalig haben Abd- El-Kadar und Al-Shreef (2018) vergleichend die Auswirkungen eines aeroben und eines Krafttrainings auf den Entzündungs- und den Immunstatus älterer Menschen (Mittel: $66 \pm 3{,}5$ Jahre) untersucht. Beide Trainingsformen lassen die Anzahl der T-Helferzellen (Lymphozyten mit Oberflächenmolekülen $CD3^+$, $CD4^+$, $CD8^+$) und des IL-10 signifikant ansteigen und das Nicht Myokin α abfallen. Das aerobe Training erweist sich hierbei für die Entwicklung der positiven Immunsituation und der Minderung des systemischen Entzündungsstatus als effektiver. Diese klaren Ergebnisse sind nicht durchgängig mit denen anderer Autoren völlig konsistent. Zu bedenken ist, dass im Alterungsprozess selbst die Aktiven in Relation zur vorherigen Zeit weniger aktiv werden und mit den Stoffwechselveränderungen auch die Myokinproduktion und somit der intermittierende Anstieg des muskulären IL-6 weniger häufig und/ oder weniger ausgeprägt wird. Die Analyse des Transkriptoms (aktuell alle RNA's als Ergebnis des DNA-Ablesevorganges) in den Zellen von Geweben und Organen zeigen (Uyar et al.

2020), mit dem Alterungsprozess nimmt systematisch die zelluläre Seneszenz in allen Zellpopulationen zu, dessen wesentliche Marker Entzündungsprozesse sind, die durch Zellen des Immunsystems verursacht werden.

Infolge Kraftbelastungen beteiligt sich das Myokin IL-6 offensichtlich essentiell an der Aktivierung und Regulation der Satellitenzellen für die Hypertrophieentwicklung (Serrano et al. 2008), die mechanische (Mechanotransduktion), signalstoffbasierte (Achse GH-IGF-1, HPA-Achse Testosteron und lokal), immunologische (verletzungsbedingte Entzündung, IL-6) und metabolische (mTOR als Master Growth Regulator: Proteinsynthese, Energieregulatoren) Komponenten hat (Zunner et al. 2022). Das IL-6 wird üblicherweise von den hypertrophierenden Muskelfasern und den Satellitenzellen gebildet. Das IL-6 infolge konzentrischem und exzentrischem Krafttraining regt die Proliferation der Satellitenzellen und dessen Fusion mit den Muskelfasern an, wobei das ekzentrische besondere effektiv ist (Proske und Morgan 2001; Cornish et al. 2020). Deshalb wird diese Trainingsform als hoch wirksamer, weil sehr intensiver Hypertrophiereiz bei bereits gut Trainierten in der Trainingspraxis eingesetzt. Die essentielle Funktion des IL-6 für die Hypertrophie muss abgeleitet werden, weil der absolute Mangel an IL-6 (genetische Manipulation) die Hypertrophie in vivo deutlich einschränkt und die Satellitenzellproliferation als auch die Zunahme von Zellkernen in den Muskelfasern aufhebt (Serrano et al. 2008).

> **Wichtig** Die bekannte trainingsmethodische Tatsache, dass das Training eine Mindestintensität bzw. einen Mindestumfang haben muss, um wirksam zu werden, kann auch mit den trainingsbedingten Auslenkungen des Myokins IL-6 belegt werden. Erst ab einem bestimmten Belastungsumfang und einer Einbeziehung großer Muskelgruppen entstehen deutliche bis maximale IL-6-Auslenkungen (Phillips et al. 2010; Mendham et al. 2011). Auch Krafttraining hat einen entzündungshemmenden Einfluss. Adaptiv abgefallene Ruhe-IL-6-Spiegel, die ja nicht muskulären Ursprungs sind, weisen eine geringeren Entzündungsstatus aus (Tomeleri et al. 2016).

8.2.4 Das Myokin IL-15: Energiestoffwechsel, Anabolismus

Das Myokin IL-15 ist defacto wie alle Zytokine an mehreren, logisch zusammenhängenden Vorgängen in den Muskelfasern beteiligt.

Erstens mindert das Myokin IL-15 in den Muskelfasern den oxidativen Stress. Im Modell werden die Muskelfasern und die Mitochondrien vor der Überlastung mit reaktiven oxidativen Spezies (ROS) geschützt und das IL-6 down-reguliert. Es fungiert als endogener Regulator der intrazellulären ROS-Bildung (Li et al. 2014). Diese schützende Funktion passt abgestimmt zur stimulierenden Beeinflussung des Energiestoffwechsels mit Glucose, denn seine Aktivität bedeutet zugleich physiologisch eine vermehrte Bildung von ROS in der Atmungskette. In Myoblasten kann gezeigt werden, dass das IL-15 die ROS-Belastung senkt und das mitochondriale Netzwerk schützt. Das Myokin wird als ein Faktor der endogenen Regulation der ROS-Produktion und des oxidativen Stresses angesehen (Li et al. 2014).

Zweitens stimuliert das Myokin IL-15 metabolische Prozesse, die zur Gewichtsreduktion führen. Es ist in den Energiemetabolismus eingeschlossen und veranlasst die Verlagerung der GLUC4-Transporter zugunsten der Glucoseaufnahme durch die Muskelfasern (Krolopp et al. 2016). Diese antidiabetische metabolische Beeinflussung wird durch eine funktionelle Verknüpfung mit der Familie der Transkriptoren für die mitochondrialen Regulatoren erweitert. Darüber steigert IL-15 die mitochondriale Aktivität aber nicht die Biogenese von Mitochondrien. Die Citratsynthase wird aktiver, der Durchsatz des Zitratzyklus erhöht sich und es wird mehr ATP in der Atmungskette gebildet (Thornton et al. 2016).

Drittens, da eine strukturelle Adaptation ATP-benötigt, ordnet sich auch die anabole Myokin IL-15-Wirkung in die bisher genannten energetisch relevanten ein. IL-15 hat zwar keinen Effekt auf die Differenzierung von Myoblasten aber es erfolgt eine Akkumulation von schweren Myosinketten (myosin heavy chains) in differenzierten Myozyten und Muskelfasern, wobei es mit der Wirksamkeit des IGF-1 vergleichbar ist und sich beide anabolen Substanzen additiv ergänzen (Quinn et al. 1995). Es entwickelt sich eine Hypertrophie.

Entsprechend des trainingsmethodischen Wissens, das die Muskelermüdung, besser die muskuläre Erschöpfung, der wirksamste Hypertrophiereiz ist, lässt das Training von Kniebeugen mit Gewichten (back squat exercise) den IL-15-Spiegel ansteigen, aber nur das Training in der traditionellen Ausführung führt gegenüber dem Modus mit Clustersätzen und höheren Bewegungsgeschwindigkeiten zu einem langandauernden Anstieg bis zu 2 Tagen. Gleichfalls erhöht sich der Myokin IL-6-Spiegel bis zur 60. Nachbelastungsminute (Oliver et al. 2016). So ist Krafttraining mit einer ausgeprägteren Ermüdung, hervorgerufen durch mehr Wiederholungen pro Serie, ein stärkerer Reiz für die Entwicklung der Hypertrophie. Entsprechend zeigt auch ein review und eine Meta-Analyse, das Clustertraining vor allem für sensomotorische Leistungen eingesetzt werden sollte, wenn kinetische Aspekte, also die Wirkung von Kräften auf die Geschwindigkeit der Bewegung im Vordergrund stehen soll (Latella et al. 2019).

> **Wichtig** Die Hypertrophie „lebt von der möglichst maximalen kontraktilen Ermüdung“ nach einer gut vorbereiteten aeroben Grundlage. Die Bewegungsgeschwindigkeit der Wiederholungen einer Serie sind dabei weniger bedeutsam.

Ein bilaterales Beinkrafttraining (jeweils 4 Serien mit 8–15 Wdh. leg press und Kniestreckung mit 75 % 1RM bis zur kontraktilen Erschöpfung; Pèrez-Lòpez et al. 2018) lässt den Serumspiegel des IL-15 direkt nach dem Training um das 5,3-fache steigen. Der Rezeptor im Serum (IL-15Rα) fällt in den ersten 60 Erholungsminuten um ca. 75 % ab. Vier Stunden nach der Belastung zeigen sich im Material der Biopsien des M. vast. lat. die IL-15Rα-RNA und die Proteinsynthese um ca. das 2-fache ($p < 0{,}001$) bzw. das 1,3-fache gesteigert ($p < 0{,}02$) und nach 24 h sind IL-15 und die Rezeptor-RNA's 2-fach höher als vor der Belastung. Die provozierte myofibrilläre Syntheserate korreliert mit der Menge an IL-15Rα vor und zur 4 und 24 h ($r = 0{,}662$, $r = 0{,}612$, $r = 0{,}627$). Des Weiteren steht die Ausprägung der Hoch-Regulierung des Rezeptors mit dem 1RM-Gewicht und dem insgesamt bewältigten Gewicht im Zusammenhang ($r = 0{,}0628$, $p = 0{,}009$).

> **Wichtig**
> Das Myokine IL-15 ist als bedeutsamer Mediator am Zuwachs der Muskelmasse durch Krafttraining beteiligt und interindividuelle Unterschiede der Hypertrophie bei vergleichbarem Training ergeben sich aus genetischen Variationen des IL-15 Rezeptor-Alpha-Gens (IL15RA; Riechman et al. 2004).
>
> Bei Patienten mit chronisch degenerativen, onkologischen, primär entzündlichen Erkrankungen aber auch bei vielen Patienten nach Verletzungen, die trotz Motivation eine sekundäre Inaktivität verantworten, ist dieses Myokin natürlich bei möglicher Belastungsgestaltung für den „Muskelaufbau“ essentiell aber es hat zumindest eine hoch wichtige Funktion, die Muskelatrophie und den Muskelumbau, die Sarkopenie, nicht entstehen oder weiter fortschreiten zu lassen.

8.2.5 Das Myokin IL-32: Myogenese, Insulinsensitivität, Energiestoffwechsel

Das Myokin IL-32 ist in die Regulation der Myogenese, der Insulinsensitivität und den ATP-Spiegel einbezogen (Davegårdh et al. 2017). Es hat im Muskel eine dem Myostatin, dem „Masterregulator des Muskelwachstums“ vergleichbare Wirkung und Funktion. Es hemmt Gene der Myogenese und begrenzt die Ausbildung einer überproportionalen Muskelmasse und es mindert gleichfalls die Insulinsensitivität (Soeters und Soeters 2012).

8.2.6 Das Myokin Irisin: Muskelreparatur, Hypertrophie, Energiestoffwechsel

Produzenten des Irisins sind die Skelett-, die Herzmuskulatur, das Fettgewebe und die Leber. In geringerem Ausmaß sind es die Knochen und das Gehirn (Colaianni et al. 2015). Der Signalstoff hat ein ausgeprägt breites Wirkungsspektrum (Qin et al. 2022). Die Kapazität der Isirinbildung ist in der Muskulatur ca. 200-fach größer als im Fettgewebe und eng mit der des PGC1α für die mitochondriale Biogenese sowie der Expression weiterer Gene für die Mitochondrien gekoppelt. Irisin beeinflusst positiv die energetisch relevante Bräunung des Fettgewebes, die lipogene und mitochondriale Aktivität als auch die Signalwege des Insulins und negativ das Leptin und den TNF-α (Moreno-Navarrete et al. 2013).

> **Wichtig**
> Hier gilt es unbedingt darauf hinzuweisen, es besteht wissenschaftlich Einigkeit, dass der oxidative Stress durch reaktive oxidative Spezies (ROS) in den Muskelfasern, verursacht durch eine inadäquate bzw. gestörte mitochondriale Homöostase im Ergebnis der Kombination aus zu geringer physischer Aktivität und überkalorischer Ernährung, als eine Hauptursache von Alterungsprozessen angesehen wird.
>
> Im Gegenteil sind die ROS bei der belastungsbedingten Freisetzung des Myokins Irisin sogar eine wesentliche Komponente des Stoffwechselweges, indem sie zwischen
>
> - dem metabolischen Stress, infolge der gesteigerten aeroben Energieproduktion der intakten und gut funktionstüchtigen Mitochondrien, und
> - der Irisinproduktion vermitteln (Gizaw et al. 2017).

Die Serum-Irisinspiegel sind bei jungen höher als bei alten Personen und bei physisch inaktiven gegenüber aktiven Menschen. Akute intensive Belastungen (Laufband, Schwimmen) veranlassen eine unmittelbare Erhöhung des Spiegels, der innerhalb von 60 min abklingt. Aber der prozentuale Anstieg der Spiegel zeigt sich unabhängig vom Alter und dem Trainingszustand (Huh et al. 2014b). Gleichfalls reagieren Patienten mit einem metabolischen Syndrom (Huh et al. 2015) gegenüber Gesunden auf hoch intensive intermittierende Belastungen, eine moderat intensive klassische Ausdauerbelastung und Krafttraining hinsichtlich der Irisinspiegel nicht unterschiedlich. Das Krafttraining erweist sich als der wirksamste Stimulator.

> **Wichtig** Die Stimulation des Myokins Irisin erfolgt offensichtlich in allen Altersgruppen, unabhängig vom Trainingszustand und auch bei Personen mit einer Stoffwechselerkrankung durch alle Belastungsformen und am effektivsten mit dem Krafttraining. Das besagt, die protektiven cerebralen Wirkungen des endokrinen Irisins (Abschn. 8.2.1) und die auto- und parakrinen des Myokins werden offensichtlich unbeeinflusst durch das Alter und von Stoffwechselstörungen zur Verfügung gestellt. **Dies gilt, wenn denn Training realisiert wird. Ansonsten kann das Irisin auch eine Signalsubstanz pathogenetischer Entwicklungen sein.**

Irisin gehört zu den Signalsubstanzen, die über den Muskel-, Fett- und Leberstoffwechsel den Blutzuckerspiegel im Normbereich halten. Es sind aber noch außerordentlich viele Fragen offen wie z. B., ob das Irisin als prädiktiver Marker der Insulinresistenz, des Diabetes und des metabolischen Syndroms genutzt werden könnte (Perakakis et al. 2017). z. B. erhöht die längere Gabe von Irisin bei menschlichen Muskelfasern vergleichbar dem Insulin die Aufnahme von Glucose und freier Fettsäuren und eine noch längere Inkubation steigert die Genexpression zugunsten des Glucosetransports (GLUC4) und des Fettstoffwechsels (Huh et al. 2014b). Es hat somit eindeutig antidiabetische Wirkungen. Da antidiabetisch wirksam, kann Irisin mit seinen Stoffwechselwirkungen entgegengesetzt auch eine Rolle in der Pathogenese des Diabetes Typ II, der arteriellen Hypertonie und chronischer Nierenerkrankungen spielen (Maciorkowska et al. 2019). Bei adipösen Diabetikern ist die muskuläre FNDC5 Expression, die Vorstufe des Irisins, signifikant kleiner. Obwohl auch gegenteilige Ergebnisse vorliegen, steigert die Adipositas allein als ein möglicher Kompensationsmechanismus die Genexpression des FNDC5 (Huh et al. 2012).

Auch wenn noch kein ausreichend detailliertes Wissen vorliegt, die folgenden Zusammenhänge und Komponenten der Wirkung werden mitgeteilt:

- -Irisin spielt bei der Regulation der Insulinsensitivität eine Rolle, indem es die Resistenz reduziert (Gizaw et al. 2017).
- -Die Serum-Irisinspiegel sind bei Diabetikern Typ II geringer.

Aber im Gegensatz sind die basalen Serumwerte von Personen, die sich in der Entwicklungsphase des Diabetes befinden (Beobachtungszeitraum 2,6 Jahre), gesteigert. Ihre Höhe weist das Risiko der letztendlichen Entstehung der Erkrankung aus und die Spiegel des Adiponectins weisen in die Gegenrichtung. Im Entwicklungsstadium des Diabetes sind die Irisin Werte direkt proportional mit dem HbA1c und dem postprandialen Glucoseanstieg gekoppelt (Huh et al. 2016).

- Experimentell senkt Irisin über die Beeinflussung des endothelialen Vasodilatators Stickstoffmonoxid (NO) den Blutdruck.

> **Wichtig** NO ist auch beim kontrahierenden Muskel für die Sympatholyse mitverantwortlich, indem, vermittelt durch die Stoffwechselprodukte, trotz der Sympathikusaktivität eine Vasodilatation stattfindet.

- Es besteht ein negativer statistischer Zusammenhang zwischen dem Irisinspiegel und der glomerulären Filtrationsrate, die wesentlich von der Autoregulation der Durchblutung abhängig ist.

> **Wichtig** Das Irisin hat offensichtlich positive Stoffwechselwirkungen, wenn die körperliche Aktivität ein auslösender Faktor des Serumspiegels ist und potenziell negative Wirkungen, wenn eine lang andauernde physische Inaktivität vorliegt. Das spricht für ein Netzwerk von Signalsubstanzen bzw. für Cofaktoren die aktivitäts- oder inaktivitätsbedingt die angestrebt günstigen oder die nachteiligen Folgen verantworten.

Das Precursor-Membranprotein des Irisins (FNDC5) und das Irisin werden physiologisch sehr sinnvoll gemeinsam mit dem Masterregulator der mitochondrialen Biogenese und der Lebergluconeogenese (PGC1α) und dem Myogenin, einem Transkriptionsfaktor für die Bildung und Regeneration der Muskelfasern, während der myogenen Differenzierung gebildet. Werden menschliche Muskelfasern mit Irisin behandelt, steigt der IGF-1-Spiegel und das Protein Myostatin, welches das Muskelwachstum hemmt, wird reduziert (Huh et al. 2014a). Das Myokin Irisin ist somit eine Komponente der Muskelfaserentwicklung und ein anaboler „Puzzlestein" im Funktionsnetzwerk der Muskelreparatur, die nach jeder adaptiv wirksamen physischen Belastung abläuft, und der Muskelhypertrophie. Gleichzeitig mit der anabolen Funktion werden die regenerativen und/oder adaptiven Prozesse durch eine Stimulation (Phosphorylierung der AMP-Kinase) des Glucose- und Fettstoffwechsels energetisch abgesichert (Huh et al. 2014b).

> **Wichtig** Das Myokin Irisin vereint offensichtlich eine abgestimmte Beeinflussung des Energie- und des Baustoffwechsels für die muskuläre Reparatur und die Hypertrophie.

Hierfür sprechen auch Befunde bei pathologischen Zuständen. Die ca. um ein Drittel geminderten Irisinspiegel bei Patienten mit einer auf einem Gendefekt beruhenden sensorischen und motorischen Neuropathie (Charcot-Marie-Tooth) und die zur Klinik gehörende geringe Muskelmasse und Qualität der Muskulatur (Kraft/Muskelmasse) führen zur Frage, ob diese Signalsubstanz ein Marker für die Muskelmasse, die Kraft aber auch den Status der Knochen sein kann (Colaianni et al. 2022). Sie resultiert zusätzlich aus der Tatsache, dass innerhalb der Patienten diejenigen mit der geringeren Handkraft und den eingeschränkten Muskeleigenschaften die geringeren Isirinspiegel aufweisen, sodass Kraft und muskuläre Intrinsiceigenschaften zusammengehören. Das Myokin Irisin ist gemeinsam mit dem Geschlecht und den bekannten Einflussparametern auf die Muskulatur wie die Knochen Vitamin D, Osteocalcin und Myostatin der Prädiktor der Muskelqualität. Weitere Unterstützung liefern die Ergebnisse von Lee et al. (2015). Bei Dialysepatienten (peritoneal) liegen über 50 % geminderte Serumspiegel des Irisin vor. Je geringer der Spiegel, desto geringer auch der Umfang des Unterarmes und des Oberschenkels und desto größer die Carotis-Intima-Media-Dicke. Das Myokin Irisin ist als unabhängiger Prädiktor der Carotisarteriosklerose erkannt worden und gibt die Sarkopenie wieder.

Ebenfalls kann das Irisin einen Beitrag für die Beurteilung der muskulären Veränderungen infolge des Alterungsprozesses leisten. Geringe Serum-Irisinspiegel sprechen als sensitiver Marker für die muskuläre Schwäche, die Atrophie und Dysfunktionen und sollten helfen, die Sarkopenie vorhersagen zu können (Chang et al. 2017). Gleichbedeutend spricht die deutliche Relation zwischen dem zirkulierenden Irisin und der Prävalenz der Sarkopenie bei postmenopausalen Frauen dafür (odds-ratio pro 1,0 ng/mL Irisinabfall = 1,95, 95 % confidence interval 1,33–2,87, p = 0,001). Des Weiteren korrespondiert der Irisinspiegel

- proportional mit dem Quotienten aus Quadrizepsquerschnitt und Körpergewicht (selbst nach Adjustierung multipler Kovariabler) und
- er ist bei Frauen mit einer Sarkopenie gegenüber denen ohne diese Erkrankung signifikant geringer (Park et al. 2019).

Ein Review unterstreicht diese Einzelergebnisse (Gouveia et al. 2016). Irisin ist an der Pathologie der Insulinresistenz, der Adipositas, des Diabetes mellitus Typ II, von Makroangiopathien wie der Carotissklerose, der nichtalkoholischen Fettleber, chronischen Nierenerkrankungen, onkologischen Erkrankungen und der Sarkopenie beteiligt. Gewichtsverluste gehen mit ansteigenden Irisinspiegeln einher und je größer der Anstieg desto geringer wird die Hyperglykämie und Hyperinsulinämie. Höhere Spiegel mindern bei onkologischen Erkrankungen die Proliferation, das Überleben und die Migration maligner Zellen des Mammacarzinoms.

> **Wichtig** Anhand des Myokins Irisin werden einerseits der gesundheitliche Bedarf körperlicher Aktivität und andererseits die pathologischen Konsequenzen der körperlichen Inaktivität deutlich.

> **Wichtig** Irisin ist intensiv in die Sicherung des Energiestoffwechsels eingebunden. Es reguliert den oxidativen Status der Muskelfasern und ist über die energetische Absicherung indirekt aber auch direkt an der Reparatur beanspruchungsbedingter Schädigungen u. a. durch den oxidativen aber auch den mechanischen Stress beteiligt. In vielen Krankheitsfällen ist der Irisinspiegel gemindert. Er kann aber in jedem Alter mit körperlicher Aktivität für die Abschwächung, wenn nicht sogar Reparatur der oxidativen Schädigungen normalisiert werden und so auch der Alterung

der Muskulatur entgegenstehen (Mancinelli et al. 2021).

Ein systematisches Review und eine Netzwerk-Metaanalyse mit zufälligen Effekten über die Wirkung akuter und regelmäßig wiederholter physischer Aktivitäten auf den Irisinspiegel findet (Kazeminasab et al. 2022), dass

- aerobe und anaerobe Belastungen den Irisinspiegel ansteigen lassen (16 Studien) und aerobe effektiver als anaerobe sind.
- systematisches Krafttraining wirksamer als anaerobes und aerobes Training ist (10 Studien).
- im Vergleich zwischen akuten und chronischen Trainingsstudien akute Belastungen das höchste Potenzial zur Erhöhung der Irisinspiegel haben.
- systematisches Krafttraining die größeren Effekte gegenüber dem systematischen aeroben und anaeroben Training hat.

8.2.7 Das Myokin Musclin: Energiestoffwechsel

Das Myokin Musclin ist für den Energiestoffwechsel und darüber für die Belastungstoleranz mit verantwortlich. Im Modell geht die Ausdauerfunktion beim Fehlen des Myokins verloren (Subbotina et al. 2015). Gekoppelt mit diesem Effekt fallen nach Belastungen in der Muskulatur die Konzentration des atrialen natriuretischen Peptids (Salz- und Wasserhaushalt, Vasodilatation der Arteriolen) im Trend und signifikant die Spiegel des intrazellulären Botenstoffs zyklisches Guanosinmonophosphat (cGMP; second messager, Relaxation glatte Muskelfasern) und des Masterregulators der mitochondrialen Biogenese *(PGC-1α)*. Das Fehlen von Musclin und der mit dem Myokin gekoppelten Substanzen vermindert deutlich die aerobe Kapazität, den mitochondrialen Proteingehalt, den Enzymkomplex der Succinatdehydrogenase im Zitratzyklus und den Komplex II in der Atmungskette. Musclin unterstützt die mitochondriale Biogenese.

8.2.8 Das Myokin BDNF: essentiell für Energiestoffwechsel, Anabolismus

BDNF wird vorrangig im Gehirn produziert und ist dort eine anabole Schlüsselsubstanz der neuronalen Entwicklung, der Plastizität und der Energiehomöostase (vgl. Abschn. 8.2.1). Der Signalstoff ist gleichfalls als Myokin nachgewiesen (Matthews et al. 2009; Ogborn und Gardiner 2009). BDNF ist ein relativ großes Protein, weshalb es als endokrines Myokin zwar die Blut-Hirn-Scharanke überwinden kann aber offensichtlich nicht in der bisher angenommenen Menge. Die zentrale Wirksamkeit des Myokins BDNF ist geringer als erwartet und es kann nach experimentellen Befunden auch unangenehme Nebenwirkungen hervorrufen. Hierzu gehören, der sicher nicht generell nachteilige Appetitmangel aber auch depressive Wirkungen. Die periphere wie die zentrale Administration von BDNF verursacht in Experimenten auch gravierende negative Nebenwirkungen wie z. B. die Steigerung der Empfindlichkeit somatischer Sensoren mit Verschlechterung der sensomotorischen Funktion und die Intensivierung von Schmerzen (Bretzner et al. 2008) und die Förderung onkologischer Komplikationen (Pearse et al. 2005; Vanhecke et al. 2011).

> **Wichtig** So sind die Wirkungen des BDNF „nur“ mit physiologischen Stimulationen durch physische Aktivitäten positiv zu bewerten und sogar eine erforderliche gesundheitliche Option aber wegen der potenziellen Nebenwirkungen nicht als Medikament nutzbar.

Eine Meta-Analyse (55 Studien; Dinoff et al. 2017) ergab, dass Einzelbelastungen nur bei den Männern den Blut-BDNF-Spiegel signifikant ansteigen lassen, wobei das Ausmaß von der Belastungsdauer abhängt. Eine gleichartige Analyse zur Wirkung von Trainingsphasen über mindestens 2 Wochen (Dinoff et al. 2016) findet ansteigende basale BDNF-Serumspiegel nur nach einem aeroben aber nicht nach einem

Krafttraining und dieses Ergebnis trifft ohne Unterschiede für Männer und Frauen zu.

In der Peripherie fungiert BDNF als ein Regulator des metabolischen Status (Yang et al. 2019) und ist ein Signalstoff im perivaskulären Fettgewebedepot großer Arterien (Zierold et al. 2021). Im Muskel wirkt es auto- und parakrin antidiabetisch, indem die Fettoxidation und die Glucoseutilisation angekurbelt werden und in Tiermodellen steigt dazugehörig die Insulinsensitivität über die Beeinflussung der β-Zellen des Pankreas und der Leber. Fehlt BDNF im Tiermodell entstehen ausgeprägte Defizite der mitochondrialen Funktionen. Die stark eingeschränkte Qualitätskontrolle der Mitochondrien (Autophagie: Prozess des selektiven Abbaus geschädigter oder dysfunktionaler Mitochondrien; Zhang et al. 2022) verantwortet dysfunktionale Mitochondrien, ansteigende Fettdepots in den Muskelfasern, eine zunehmende Insulinresistenz und steigendes Körpergewicht auf der einen Seite und eine geminderte Energiebildung und metabolische Flexibilität auf der anderen.

▶ **Wichtig** BDNF ist offensichtlich das essentielle Myokin für die physiologische Funktion der Mitochondrien (Ahuja et al. 2022). Dessen Funktion entscheidet über die energetische und strukturelle Gesundheit des größten Körperorgans Muskulatur und über deren zentrale signalstoff-gestützte Stellung im Organismus und darüber auch über die des gesamten Organismus.

Da die energetische, die aerobe Kapazität von Zellen die absolute Lebensgrundlage ist, sind Störungen und Defizite der mitochondrialen Funktionen und vor allem auch die Autophagie (Sun et al. 2021) nicht nur in der Muskulatur grundlegende Faktoren der Struktur und Funktion. Entsprechend betreffen mitochondriale Dysfunktionen alle Gewebe. Das Bindegewebe beteiligt sich mit degenerativen Erkrankungen (Osteoarthrosen, u. a.) daran und generalisiert der Alterungsprozess. Muskulär sind energetische Defizite als basale Faktoren der Sarkopenie als inaktivitäts- oder adipositasbedingte (Cruz-Jentoft et al. 2010, 2019) chronisch degenerative neuromuskuläre Erkrankung (Barbalho et al. 2020) bekannt.

Kombiniert mit der „energetischen“ muss dem BDNF anhand der Beteiligung an der Reparatur belastungsbedingter muskulärer Schäden auch eine „anabole“ Funktion zugeschrieben werden (Yu et al. 2017). Mit der energetischen und der anabolen Funktion des BDNF werden wesentlich die abgestimmten adaptiven Trainingsanpassungen mitbestimmt. Die Stimulation der Sekretion unterliegt offensichtlich einem Trainingseffekt, denn akute aerobe Belastungen werden nur von untrainierten alten Menschen (69,0 ± 8,0 Jahre) und nicht von trainierten alten bzw. jungen Personen (25,1 ± 2,1 Jahre) beantwortet. Bei Letzteren hätte offensichtlich die Belastungsintensität höher gewählt werden müssen. Aber selbst geringe trainingsbedingte Änderungen des Serum BDNF stehen für eine höhere Gehgeschwindigkeit und Muskelmasse als auch die verbesserte kognitive Leistungsfähigkeit. Steigert eine 3-monatige Trainingsphase (aerob und Kraft) den muskulären BDNF-Gehalt (responder), gilt dies zugleich für die Rate der Nachbelastungs-ATP-Resynthese (Máderová et al. 2019) als Zeichen der verstärkten, gesundheitlich hoch relevanten regenerativen Prozesse.

8.2.9 Die Myokine RANKL/OPG

RANKL, mehr bekannt als Osteokin (Abschn. 9.2), ist auch ein Myokin, welches den NF-κB Signalweg stimuliert und der Transmembranrezeptor RANK ist in der Muskelfasermembran vorhanden. Das Ausschalten von RANK hat inotrope Konsequenzen in denervierten FTF-Muskeln (extensor digitorum longus), schwächt dadurch den Verlust der spezifischen Kraft, die Muskelatrophie, die Entwicklung der Ermüdbarkeit und den Verlust von Fasern des FTF-Pools aber es hat keine vergleichbaren Auswirkungen auf einen STF-Muskel (M. soleus; Dufrense 2016). Im Muskel ist das Myokin RANK ein Schlüsselregulator zugunsten der Muskelleistung (Dufresne et al. 2016), denn über ihn werden die Ca^{++}-Speicherung reguliert, die SERCA (Sarcoplasmic/endoplasmic reticulum calcium ATPase) aktiviert, wodurch schnelle Kontraktionen ermöglicht werden.

Der RANKL/RANK Signalweg bremst die myogene Differenzierung und wenn dies überproportional stattfindet, entstehen Dysfunktionen der Muskulatur und es kommt zum Verlust von Muskelmasse (Langen et al. 2001; Lee und Goldberg 2015). Das Myokin OPG unterbindet die RANKL-Wirkung und die Regulation der Ca^{++}-Mobilisation für u. a. die kontraktile Muskelfunktion wird verbessert, die Apoptose und Entzündungsprozesse gemindert und in der Summe gehen die gestörten Funktionen einer dystrophen Muskulatur zurück (Tiermodell; Dufresne et al. 2015, 2016; Yin et al. 2017). Das endokrine OPG wird als Marker der Insulinresistenz und der Regulation der Glucosehomöostase bei Frauen in der Menopause vorgeschlagen (Mashavi et al. 2017; Duan et al. 2017).

8.2.10 Das Myokin 3-Aminoisobuttersäure (β-Aminoisobutyric acid, BAIBA): Energiestoffwechsel

BAIBA wird als Myokin durch aerobe Belastung freigesetzt und vermittelt auto- und parakrin Adaptationen durch ein solches Trainingsregime, wie z. B. die Steigerung der β-Oxidation in den Mitochondrien, die Insulinsensitivität und es wirkt anti-inflammatorisch. Endokrin werden die mitochondrale β-Oxidation im Fettgewebe und durch die Aktivierung thermogen relevanter Genexpressionen die Bräunung von weißem Fettgewebe stimuliert (Begriche et al. 2008; Roberts et al. 2014; Jung et al. 2015).

8.2.11 Das Myokin Myostatin: Negativregulation der Muskelhypertrophie

Das Myostatin, hauptsächlich als Myokin produziert, reagiert als einzige Substanz negativ auf Belastungen. Es ist ein Hemmer des Muskelwachstums, indem es negativ die Differenzierung der Satellitenzellen zu Myotuben und letztendlich zu reifen Muskelfasern reguliert (Artaza et al. 2002; Rodriguez et al. 2014). Der Spiegel fällt infolge kontraktiler Belastungen ab und Training bedeutet die Downregulation der Genexpression (Allen et al. 2011). Auto- und parakrin hemmt es die Proliferation und Differenzierung der Satellitenzellen. Bei der Regulation der Hypertrophie gibt es eine Interaktion zwischen dem Myostatin und dem Irisin. Das Irisin hemmt die Myostatinbildung (Huh et al. 2014a; Rodriguez et al. 2015).

Extramuskulär moduliert das Myokin Myostatin die Funktion des Fettgewebes, sodass eine überproportionale Fetteinlagerung und die Insulinresistenz eingeschränkt werden (Zhang et al. 2012).

Das Myostatin ist nicht nur ein Hemmer der Muskelentwicklung und der -masse, sondern es hat auf die Knochenmasse einen gleichartigen negativen Einfluss (Kaji 2016; Qin et al. 2017). Es unterdrückt den genetischen Austausch des miR-218 der Osteozyten über ihre extrazellulären Vesikel mit den Osteoblasten, wodurch deren Differenzierung und somit die Knochenbildung gebremst werden (Qin et al. 2017). Mit dieser Funktion sind die Muskelhypertrophie mit der angepassten Knochenmasse und -festigkeit und umgekehrt miteinander gekoppelt.

8.2.12 Das Myokin Decorin: Anabolismus (Hypertrophie)

Das Myokin Decorin ist noch sehr unzureichend untersucht. Als ein Gegenspieler des Myostatins, mit dem es sich verbindet und so dessen Wirksamkeit einschränkt, ist es ein Faktor der Hypertropieentwicklung (Kanzleiter et al. 2014; Lightfoot und Cooper 2016). Der Spiegel steigt infolge Kraft- aber auch Ausdauertraining.

8.2.13 Das Myokin Meteorin-like: Energiestoffwechsel, antientzündlich

Meteorin-like fördert die Energiebildung, die Glucosetoleranz, die Insulinsensitivität und stimuliert anti-inflammatorische Genaktivierungen im Muskel aber auch im Fettgewebe und Monozyten (Ushach et al. 2015; Jung et al. 2018).

8.2.14 Stickstoffmonoxid (Nitric Oxide, NO): Stimulator von Myokinen

Stickstoffmonoxid, produziert von Endothelzellen, regelt als lokaler Vasodilatator die Durchblutung und hebt im kontrahierenden Muskel die Sympathikuswirkung auf (Sympatholyse). Es kontrolliert den mitochondrialen Sauerstoffverbrauch über die cytochrome C oxidase (Atmungskette Komplex IV: Reduktion von O_2 zu H_2O).

Darüberhinausgehend stimuliert NO die Bildung des Myokins IL-6 (s. dort) und IL-8 und es ist ein entscheidender Faktor für die Konvertierung der mechanischen Belastung in die Proteinsynthese (mTOR Signalweg) für die Erhaltung oder den Ausbau der Muskelstruktur (Mechanotransduktion; Ito et al. 2013). Dazu gehört ebenfalls die Aktivierung der Satellitenzellen zur Proliferation und zum Wachstum und im Tiermodell kann sogar eine Atrophie durch Immobilisation abgemildert werden kann (Anderson 2000; Anderson et al. 2018).

> **Wichtig** Die Sicherung der kontraktionsbedingten Blutversorgung durch NO ist unmittelbar mit der Regulation der ATP-Resynthese, der Proteinsynthese und der Aktivierung des Reparaturpotenzials der Muskulatur verbunden und indirekt werden sofort metabolische, anti-inflammatorische und immunmodulatorische Vorgänge angestoßen (Myokin IL-6). Alle diese Reaktionen sind Bestandteile der muskulären Funktions- und Erholungsfähigkeit und häufige Wiederholungen sind gesundheitlich hoch relevant.

Den sehr hohen Wert einer NO-Behandlung, gleichbedeutend einer wiederholten tätigkeitsbedingten Durchblutungssteigerung bei alten Individuen (Mäuse) beschreiben Leiter et al. (2012). Die behandelten Tiere entwickeln infolge Kraftbelastungen über 3 Wochen unter Zunahme der Satellitenzellproliferation einen Zuwachs der Muskelmasse um 25 % und weil auch der vaskuläre endotheliale Wachstumsfaktor stimuliert wurde, ist passend dazu die Gefäßdichte vergrößert worden. Üblicherweise geht die Satellitenzellproliferation und somit die Kapazität zur Hypertrophie und Muskelreparatur alten Individuen fortschreitend verloren.

> **Wichtig** Die Erhaltung und Förderung der Durchblutung, der Infrastruktur der Mikrozirkulation und der funktionellen Eigenschaften der Durchblutungsregulation während muskulärer Tätigkeiten sind vorrangige Zielstellungen eines präventiven und therapeutischen Programms. Ausdauerbelastungen moderater Intensität bieten sich hierfür besonders an.

Ausdauertraining ist zugleich die Intervention der Wahl für die Sicherung der Insulinsensitivität bzw. den Abbau der Resistenz. So vereinen sich die *Stickstoffmonoxid* -vermittelte Vasodilatation, der dadurch angeregte muskuläre Strukturerhaltung oder -ausbau und die metabolischen Insulinwirkungen. Kombiniert mit der insulinbedingten Stimulation des Glucosetransports in die Muskelfasern ist das Insulin auch ein Faktor der Vasodilatation, da es die NO-Synthase anregt. Der durchblutungssteigernde Effekt des Insulins steht in engem Zusammenhang mit seiner anabolen Wirkung. Dieser Zusammenhang wird im Alterungsprozess deutlich schwächer (Dickinson et al. 2013), kann pharmakologisch vorübergehend positiv beeinflusst werden (Timmerman et al. 2010) und nachhaltig nur durch Training möglichst lange ausreichend aufrechterhalten bleiben.

8.2.15 Muskuläres Testosteron: Energiestoffwechsel, Anabolismus

Die aktive Muskulatur ist auch selbst Produzent von Testosteron (Sato und Iemitsu 2015; Aizawa et al. 2011) und ergänzt die Produktion über die HPG(onaden)- und HPA-Achse. Die muskuläre Testosteronproduktion ist zugleich mit der Hochregulierung der Glukosetransporter und der Muskelmasse gekoppelt. Mit beiden Effekten und insbesondere mit dem Effekt auf den Glukosestoffwechsel unterstützt das Testosteron die antidiabetische Wirkung des Trainings.

8.2.16 Das Myokin Dermcidin: Herzmuskelschädigung bei peripherer Ischämie

Das Myokine **Dermcidin** ist ein Signalstoff chronisch mit Sauerstoff unterversorgter und ischämischer Muskeln. Im Tiermodell mit einem experimentellen Myocardinfarkt verursacht das Myokin bei gleichzeitiger Ischämie einer unteren Extremität eine höhere Rate der Apoptose im Myocard und ausgeprägtere Funktionsstörungen des Herzens. Wird der zirkulierende Blutspiegel gesenkt, werden die Infarktgröße kleiner und die Herzmuskelfunktion besser (Esposito et al. 2015).

> **Wichtig** Eine chronische relative Ischämie und eine pathologische absolute Ischämie infolge einer Arteriosklerose und deren Komplikationen im großen Kreislauf schädigt über einen muscle – heart cross talk das Myocard. Diese Ergebnisse weisen darauf hin, dass chronische Durchblutungsstörungen zusätzlich „aktiv" den Herzmuskel schädigen bzw. im Myocard eine Disposition für umfangreichere Schädigungen bei einem Infarktgeschehen schaffen. Die Entwicklung der relativen Skelettmuskelischämien auf dem Weg zu einer peripheren arteriellen Durchblutungsstörung (PAVK) und dem Diabetes dürfte bereits ein wichtiger Puzzlestein der gesteigerten Prävalenz von Herz-Kreislauferkrankungen sein. Stellt sich die Frage, Welche Auswirkungen hat die dekonditionierte Mikrozirkulation mit regional verstärkter Minderversorgung (Triggerpunkte) infolge physischer Inaktivität?

Fazit

Der Energiestoffwechsel ist die Grundlage jedweder Zellfunktionen. Es ist eine anerkannte Tatsache, dass aerobes Training direkt vor den Stoffwechselerkrankungen Adipositas, metabolisches Syndrom und Diabetes mellitus Typ II und damit kombiniert indirekt vor der inaktivitäts- und adipositasbedingten Sarkopenie schützt und die aktive Therapie der ersten Wahl ist. Die Funktionskette für die ATP-Produktion und deren funktionelle Leistungsfähigkeit, die **aerobe Kapazität,** bilden das Fundament des Funktions- und Gesundheitsstatus aller Gewebe und Organe. **Trainingsbedingte ROS** sind notwendige Metabolite und Adaptationen der aeroben Kapazität schließen eine gesteigerte antioxidativen Kapazität ein. Nachteilig sind die **ROS bei physischer Inaktivität,** die auch eine geminderte ROS-Abwehr verursacht.

Dine **Dysbalance zwischen Energiebedarf und Energiedeckung** sind die Grundlagen von gewebespezifischen Degenerationen, Apoptosen und wechselseitig interagierend von Schmerzen.

Der Energiestoffwechsel ist die vorrangige Zielfunktion der Myokine und sie lösen anabole Wirkungen aus. Es sind hochgradig pleiotrope Substanzen. Das **Myokin IGF-1** veranlasst Muskelreparatur und Hypertrophie und **IL-4** und **IL-7** gleichfalls Hypertrophie. Das **Myokin IL-6** ist eine metabolische Schlüsselsubstanz und fungiert als „Energiesensor" für die Substratverfügbarkeit. Es steigert u. a. die Insulinsensitivität, die Glucoseaufnahme und die Bereitstellung freier Fettsäuren aus dem Fettgewebe. IL-6 ist je nach biologischem Kontext zugleich pro- und anti-inflammatorisch, wobei das **„trainingsbedingte Myokine"** klar eine lokale und generalisierte antientzündliche Funktion ausübt. IL-6 regelt den pro-inflammatorischen TNF-α-Spiegel und stimuliert anti-inflammatorische Reaktionskaskaden. Es „therapiert" die low grade inflammation.

Ein wichtiger Aspekt der physischen Aktivität ist der **immunmodulatorische**

und die Immunabwehr verstärkende Effekt. IL-6 ist ein Vermittler immunrelevanter zellulärer Reaktionen und Element des antiarteriosklerotischen Effektes physischen Trainings. Mit dem Alterungsprozess unterliegt das Immunsystem einer Immunosenescence und die physischen Aktivitäten verlangsamen diesen Prozess. Das **Myokin IL-15** wirkt für den Energiestoffwechsel und den Anabolismus. Es mindert bei Stimulation des Energiestoffwechsels den oxidativen Stress und ist ein bedeutsamer Mediator für den Zuwachs der Muskelmasse durch Krafttraining. **Das Myokin IL-32** regelt die Myogenese und die Insulinsensitivität. Es hat im Muskel eine dem Myostatin, dem „Masterregulator des Muskelwachstums" vergleichbare Funktion. **Das Myokin Irisin** hat ein ausgeprägt breites Wirkungsspektrum. Es beteiligt sich an der Muskelreparatur, der Hypertrophie, dem Energiestoffwechsel und unterdrückt das TNF-α. Bei der belastungsbedingten Freisetzung von muskulärem Irisin sind die ROS wesentliche Komponenten. Sie vermitteln zwischen dem metabolischen Stress, der gesteigerten aeroben Energieproduktion und der Irisinproduktion. Das Irisin vereint den Energie- und Baustoffwechsel für die muskuläre Reparatur und die Hypertrophie. Das Irisin hat positive Stoffwechselwirkungen, wenn die körperliche Aktivität der auslösende Faktor ist und potenziell negative Wirkungen, wenn eine lang andauernde physische Inaktivität vorliegt.

Das **Myokin Musclin** ist für den Energiestoffwechsel und darüber für die Belastungstoleranz verantwortlich. Es unterstützt die mitochondriale Biogenese. Das **Myokin BDNF** ist für den Energiestoffwechsel und den Anabolismus essentiell. Es wird aber als anabole Schlüsselsubstanz der neuronalen Entwicklung, der Plastizität und der Energiehomöostase vorrangig im Gehirn produziert. BDNF ist auch als Myokin nachgewiesen. Die zentrale Wirksamkeit ist geringer als erwartet. In der Peripherie fungiert es als Regulator des antidiabetischen metabolischen Status. Es ist das essentielle Myokin für die Mitochondrien, entscheidet über die energetische und strukturelle Gesundheit der Muskulatur und sorgt damit für die zentrale signalstoff-gestützte Stellung im Organismus. Das **Myokin Myostatin ist der Negativregulator der Muskelhypertrophie.** Das **Myokin Meteorin-**like hat Aufgaben im Energiestoffwechsel und ist antientzündlich wirksam.

Muskuläres Testosteron *agiert für den Energiestoffwechsel und den Anabolismus*

8.3 Physische Aktivität: der muscle – brain cross talk

Trailer Training ist eine nicht pharmakologische Intervention für alle Gehirnfunktionen. Zu den positiven cerebralen Effekte gehören die Anregung und Regulation der synaptischen Plastizität, der Neurogenese, die verstärkte Durchblutung und epigenetische Mechanismen. Ausdauerbelastungen sind das effektivste Mittel zur Entwicklung und Aufrechterhaltung der kognitiven Leistungen und der mentalen Gesundheit in der gesamten Lebensspanne. Die kontrahierende Muskulatur bevorzugt des Ausdauer- aber auch Krafttrainings liefern mit den endokrinen Myokinen VEGF, BDNF, Cathepsin-B, Irisin und Kynurenin, die auch als „exercise factors" bezeichnet werden, „Schlüsselsignalsubstanzen" für die Regulation der Gehirnstruktur und dessen Funktionen. Die Entwicklung des Gehirns, die Erhaltung oder Erweiterung der kognitiven Fähigkeiten, die neurophysiologischen Grundlagen der psychischen bzw. psychiatrischen Funktionen, die Protektion der Neurodegeneration und die Verzögerung des Alterns sind das Spektrum der Wirkungen.

In den industriell gut entwickelten Ländern nahm und nimmt die physische Aktivität systematisch ab und unterschreitet inzwischen seit relativ langer Zeit bei der Majorität der Menschen den biologischen Bedarf, weshalb trotzt Anstieg der Lebenserwartung sich systematisch langdauernde Defizite im muscle – brain, liver –

brain und dem gut (Darm) – brain cross talk entwickeln und u. a. über diese Mechanismen neurodegenerative Erkrankungen immer mehr an Aufmerksamkeit benötigen.

> **Wichtig** Der **muscle – brain cross talk** ist somit eine wichtige physiologische Komponente der **individuellen cerebralen Gesundheit** und im gesellschaftlichen Rahmen aufgrund des Bedarfs der therapeutischen Interventionen auch aus ökonomischer Sicht. Entsprechend ist **vielfach belegt,** dass körperliche Aktivitäten psychiatrischen Erkrankungen entgegenstehen bzw. Symptome deutlich mindern.

Die Verknüpfungen der muskulären Peripherie mit dem Gehirn sind sehr komplex (Isaac et al. 2021). Sie schließen viele Signalsubstanzen und netzwerkartige Signalkaskaden auch über andere Organe wie z. B. die Leber ein. Diese münden insgesamt in die anerkannten auch muskulär vermittelten positiv zu bewertenden neurokognitiven Funktionen und Leistungen wie Antrieb, Stimmung, Aufmerksamkeit, Kognition, Anti-Depressivität, Gedächtnis, Lernfähigkeit und Anti-Nozizeptivität. Diese neurokognitiven Vorteile können bei Kindern und Senioren (Chang et al. 2012; Erickson et al. 2019) gezeigt werden und sie sind bei den letztgenannten auch ein Mechanismus, die altersbedingten kognitive Verluste zu verzögern (Beckett et al. 2015; Brasure et al. 2018). Die durch sensomotorische Aktivitäten stimulierte Anregung der **Neuroprotektion,** der **Neurogenese** und der **Synaptogenese,** erfolgt über gehirneigene Signalstoffe und die Myokine mit ihrem muscle – brain cross talk spielen eine sehr wesentliche Rolle, wobei die Effektstärken noch zu klären sind.

Die ersten Hinweise auf eine **Neurogenese** auch noch **in adulten Gehirnen** basiert primär auf Untersuchungen an Singvögeln (Altman 1962). Später sind die Hinweise bestätigt worden, indem neue Neuronen anhand ihrer strukturellen und funktionellen Eigenschaften als solche charakterisiert werden konnten (Paton und Nottebohm 1984; Burd und Nottebohm 1985).

Es gibt inzwischen anerkannte Standorte im Gehirn in denen auch beim Erwachsenen Neurogenese stattfindet und die neuen Neuronen auch funktionell wirksam werden. Allerdings tragen die neu gebildeten Neuronen sehr unterschiedliche Bezeichnungen, sodass für den „Erstleser“ die Zuordnung nicht ganz einfach ist. Eindeutig gesichert findet Neurogenese in

- der ventrikulären – subventrikulären Zone, die die Seitenventrikel umrahmt und das größte Stammzellreservoire für den Bulbus olfactorius und möglicherweise für das Striatum darstellt (Obernier und Alvarez-Buylla 2019), und
- der subgranulären Zone des Gyrus dentatus des Hippocampus (Lim und Alvarez-Buylla 2016; Goncalves et al. 2016; Song et al. 2016; Fares et al. 2019; Abbott und Nigussie 2020) statt.

Da die dortige Minderung der Neurogenese sogar die hippocampale Funktion beeinträchtigt, muss sie als bedeutend für das erwachsene Gehirn angesehen werden und so trägt auch dessen physiologische Abnahme im Alterungsprozess zu den nachteiligen kognitiven Entwicklungen bei (Takei 2019).

> **Wichtig**
> Es gilt für das Gehirn, wie für alle Gewebe und Organe, Struktur- und Funktionserhaltung ist ausschließlich durch Beanspruchung möglich! Das bedeutet, es sind ständig
>
> - sensomotorische Aktivitäten, die je nach der Art umfänglich kognitive Prozesse für das Erkennen der Körper- und Raumpositionen und deren Konsequenzen einschließen, und
> - kognitiv-mentale Aktivitäten notwendig (kognitiv: Denken mit den Teilleistungen Aufmerksamkeit, Gedächtnis, Lernen; mental: Absichten, Wünsche, Ziel- und Einstellungen).

Später sind als Lokalisationen der Neurogenese auch

- das Rückenmark (ependymal cells; Qin et al. 2015; Duan et al. 2016)
- der Hypothalamus (Yoo und Blackshaw 2018) und
- der cerebrale Cortex dazugekommen (Ohira 2022; Owji und Shoja 2020).

Hinsichtlich der adulten Neurogenese im Hypothalamus sind aber weiterhin die folgenden Fragen zu beantworten (Yoo und Blackshaw 2018):

1. Woher kommen die Ursprungszellen für die neuen Neuronen?
2. In welchem Ausmaß füllen die neuen Neuronen die Hypothalamusfunktionen aus?

Im Tiermodell stimulieren zwei Ereignisse, der cerebrale Insult und Traumata in den anerkannten Regionen eine „reparierende" Neurogenese. Die **Ischämie** führt sehr potent zur Stammzellproliferation und zur Neurogenese in der subventrikulären Zone. Die Neuroblasten migrieren in das geschädigte Striatum und in geringem Ausmaß in die Umgebung des Cortexinfarktes. **Offen bleibt aber bisher, ob und in welchem Ausmaß die neuen Neuronen funktionell wirksam werden.**

Ein **experimentelles Trauma** steigert vergleichbare Vorgänge im Gyrus dentatus (Kernie und Parent 2010). Hirnverletzungen stimulieren einerseits die Neurogenese in diesen Regionen aber offensichtlich gleichfalls in einer weiteren Region der Hippocampusformation (Cornu ammonis), im Striatum und im Cortex selbst. Noch zu klären wäre, ob es sich um „ruhende bzw. bisher nicht erkannte" Stammzellen handelt, die in den weiteren Standorten vorhanden sind oder ob sie aus den bekannten Standorten ausgewandert sind (Ohira 2011). Auch im Rahmen von Reparaturprozessen des Rückenmarks nach Verletzungen findet Neurogenese statt (Qin et al. 2015; Song et al. 2016).

> **Wichtig** Trotz sehr großer Fortschritte zur Neurogenese beim erwachsenen Organismus sind z.Z. noch übermäßig viele Fragen zu beantworten, um ein konkretes Bild der Neurogenese zeichnen und vor allem, um auch therapeutische Konsequenzen formulieren zu können. Besonders im Fokus stehen die funktionelle Integration und die Wirksamkeit der neu entstandenen Neuronen. Hierzu gehört dann auch, mit welchen Interventionen entsteht eine effektive neuronale Regeneration nach Ischämien und Verletzungen.

> **Wichtig** Psycho-physische Beanspruchungen sind hoch effektive physiologische Stimulatoren einer anabolen und metabolisch relevanten Signalstoffproduktion im Gehirn selbst und in der Muskulatur, dessen endokrine Myokine mittels muscle-brain cross talk intensiv mit dem Gehirn kommunizieren und dort der beanspruchungsbedingten Struktur- und Funktionsentwicklung, -erhaltung und -anpassung dienen.

Die Tab. 8.2 gibt einen Überblick zu den wichtigsten Myokinen des muscle-brain cross talk.

Der **brain derived neurotrophic factor (BDNF)** ist im Gehirn außerordentlich präsent. Er wird auch von vielen weiteren Geweben produziert wie z. B. von Endothel- und glatten Muskelzellen und ist gleichfalls auch als Myokin nachgewiesen (Matthews et al. 2009; Ogborn und Gardiner 2009), welches wiederum endokrin u. a. in Gefäßen Aktivitäten entfaltet. Dieser Wachstumsfaktor vermittelt insgesamt eine sehr große Palette von teils sehr verschiedenen Wirkungen und dies trifft auch auf das weite Spektrum im Gehirn zu. BDNF unterstützt das Überleben der absolut überwiegend im Gehirn vorhandenen postmitotischen Neuronen, ist im Hippocampus und auch noch beim Erwachsenen an der Neurogenese beteiligt, stimuliert das Wachstum und die Differenzierung der neuen Neurone im Hippocampus, schützt die synaptischen Vernetzungen, führt axonales Wachstum, reguliert den dendritischen Transporte zu postsynaptischen Zielen und induziert und erhält die Langzeitpotenzierung, alles Funktionen, die

Tab. 8.2 Der muscle – brain cross talk

Myokin BDNF: umfängliche Produktion auch cerebral (70–80 %), ausgeprägt pleiotrope Substanz 1. Schnittstelle physische Aktivität – kognitive Funktionen und Leistungsfähigkeit Schlüsselregulator Neuroplastizität Protektion der postmitotischen Neuronen Neurogenese im Hippocampus – auch beim Erwachsenen Wachstum und Differenzierung von Neuronen Protektion der Vernetzung axonales Wachstum reguliert dentritischen Transport zu postsynaptischen Zielen Protektion der Langzeitpotenzierung (u. a. Gedächtnis) 2. Sicherung Energiemetabolismus der Neuronen im Muskel Regulator des metabolischen Status
Myokin VEGF: Regulator/Protektion neuronale Konnektivität Verknüpfung Muskelkontraktionen mit hippocampaler Neurogenese über die Kopplung vaskuläre Rekrutierung und Nuerogenese
Myokin Cathepsin B: pleiotrop Stimulation BDNF-Synthese im Hippocampus – Neurogenese Stimulation eines Neurogenese Reporters für neuronale Migration
Myokin Irisin: pleioptrop 1. Neuroprotektion u. a. über die Stimulation des BDNF Stimulation synaptische Plastizität Differenzierung embryonaler Stammzellen Minderung von Gedächtnisdefiziten und Unterstützung kognitive Funktionen anti-depressive und angstlösende Wirkung 2. Hemmung neuronaler Entzündungs- und Degenerationsprozesse Antistress-Wirkung 3. Regulation des Energiemetabolismus präfrontaler Cortex
Myokin Kynurenin: Modulator des Immunsystems Anti-entzündliche Wirkung Anti-depressive Wirkung

der Sicherung und/oder dem Ausbau der Gehirnstruktur und -funktion dienen. In jede Bewegungsausführung ist die Aktivierung des Hippocampus eingeschlossen und in Abhängigkeit von der Systematik der Wiederholungen entstehen dort auch langfristige neuronale Anpassungen (Rendeiro und Rhodes 2018). Im Kindes- und Jugendalter ist die intensive sensomotorische Aktivität, die durch die ständige zu aktualisierende Ermittlung der Körperposition in „Raum und Zeit" während jeglicher Bewegungen eine immerwährende kognitive Anforderung ist, der essentielle Reiz für die BDNF-Bildung im Gehirn und der Muskulatur und steht damit für die Neurogenese im Hippocampus. Die Neurogenese ist die Basis des Gedächtnisses und somit der kognitiven Leistung des Gehirns (Abb. 8.6).

> **Wichtig** Systematische umfängliche und intensive körperlichen Belastungen sind direkt für die kognitive Entwicklung des Kindes und Jugendlichen erforderlich und sorgen im übrigen Lebensabschnitt sowohl direkt als auch indirekt über die Verhinderung der Neuro-inflammation bzw. des inflam-agings für die Erhaltung der cerebralen Funktionen.

Das durch die Muskelkontraktionen induzierbare Myokin BDNF, ist der bisher mit am meisten untersuchte muskuläre Signalstoff. Im Muskel fungiert er als ein Regulator des metabolischen Status (Yang et al. 2019). Im Gefäßsystem wird BDNF als ein Signalstoff im perivaskulären Fettgewebedepot und in glatten Muskelzellen großer und bevorzugt von der

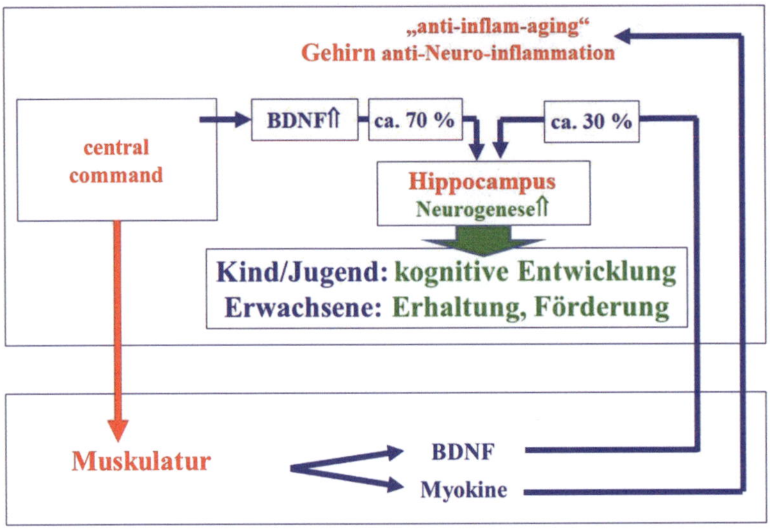

Abb. 8.6 Das Gehirn generiert mit dem central command die Muskelaktivitäten. Infolge dessen produziert das Gehirn selbst den Signalstoff BDNF und zusätzlich die aktive Muskulatur. Der BDNF stimuliert die Neurogenese im Hippocampus und wirkt neuroprotektiv im gesamten Gehirn. Damit wird die kognitive Funktion entwickelt bzw. gesichert

Arteriosklerose betroffenen Gefäßen gefunden. Bei Patienten mit einer Koronarsklerose ist die Genexpression für BDNF zwar gesteigert aber die Signalwege in den glatten Muskelfasern sind deutlich eingeschränkt oder sogar verloren gegangen (Zierold et al. 2021).

Das Ausmaß der Wirksamkeit des muskulär bedingten BDNF im Gehirn muss allerdings noch quantifiziert werden, denn ca. 70–80 % des Serum-BDNF stammt sowohl in Ruhe als auch unter Belastung aus dem Gehirn selbst (Rasmussen et al. 2009, Abb. 8.6). Aktuell ist die Evidenz für eine direkte Wirkung physischer Belastungen mit der Stimulation cerebraler Wachstumsfaktoren zugunsten der neuropsychiatrischen Funktionen des Gehirns größer als die Evidenz der cerebralen Wirkung des belastungsbedingten Anstiegs der muskulären Signalstoffe (Kim et al. 2019).

> **Wichtig**
> Das BDNF wird als Vermittler zwischen der physischen Aktivität und
>
> - der Entwicklung und/oder Erhaltung,
> - der nicht-pharmakologischen therapeutischen Verbesserung der kognitiven Funktionen in der gesamten Lebensspanne und insbesondere im Alter als auch
> - bei neurodegenerativen Erkrankungen
>
> als Biomarker bei vorrangig im Alter klinisch relevant werdenden degenerativen Entwicklungen des Gehirns angesehen (Brown et al. 2013; Phillips et al. 2014; Wrann 2015; Beeri und Sonnen 2016). Im Weiteren wird auf der Basis des muscle-brain cross talk eine Wechselbeziehung zwischen der Sarkopenie bzw. der Gebrechlichkeit und der kognitiven Leistungsfähigkeit beschrieben (Laurentani et al. 2017; Scisciola et al. 2021).

Der BDNF, der in der gesamten Lebensspanne eine sehr wesentliche Signalsubstanz zur Vermittlung und Aufrechterhaltung der Neuroplastizität im Gehirn ist, muss als ein Schlüsselregulator der Neuroplastizität angesehen werden und ist vergleichbar in den Energiemetabolismus eingebunden. Die basalen Spiegel sind interindividuell sehr variabel und die Stimulation der BDNF-Produktion ist abhängig von den Belastungsinhalten und -intensitäten und entsprechend wird eine sehr große Spannweite von resultierenden Konzentrationen gefunden.

Die Abklärung der Wirkungen einer Serie von 10 mal 1 min Fahrradfahren mit der $VO_{2max.}$ und jeweilig 1-minütigen Pausen (HIIT-Belastung; männl., n = 25, 21,7 ± 2,1 Jahre) auf neurokognitive (BDNF) und stressabhängige (Cortisol) Biomarker und die Beeinflussung des Arbeitsgedächtnisses (Digit Span Test) führt zu signifikanten Anstiegen des Signalstoffes und ebenso zur starken Aktivierung der Stressachse. Diese physiologischen Reaktionen fallen mit erhöhten Leistungen im Test des Arbeitsgedächtnisses zusammen, ohne dass die Ergebnisse miteinander korrelieren. Die Steigerung der kognitiven Leistung bleibt mindestens bis zur 30. Erholungsminute erhalten. Auch ohne Nachweis einer unmittelbaren statistischen Verknüpfung direkt nach der Belastung stimulieren selbst einzelne intensive Belastungen neurokognitive Funktionen (Martìnez-Dìaz et al. 2020).

> **Wichtig**
> Die positiven funktionellen Konsequenzen für kognitive Leistungen durch wahrscheinlich „jede" ausreichend andauernde oder intensive Einzelbelastung müssen zunächst dem hoch intensiven central motor command zugeschrieben werden, welches nahezu eine generalisierte cerebrale Aktivierung bedeutet.
>
> **Bei dieser Aussage gilt es, den provozierten Ermüdungszustand in Rechnung zu stellen, der, wenn ausgeprägt, zunächst gegenteilige Auswirkungen hat!**
>
> Aber die cerebral strukturfördernden anabolen Substanzen zugunsten der Neuroprotektion, der Neurogenese und der Synaptogense sind produziert worden und benötigen nach den funktionellen Wirkungen durch das central motor command einen Zeitraum zur strukturellen Realisierung. So hat die psychophysische Aktivität mindestens zwei Wirkungskomponenten:
>
> 1. funktionelle, ausgelöst durch das central motor command und
> 2. zeitverzögerte strukturelle durch die anabolen Signalsubstanzen, die in den Erholungszeiträumen verwirklicht werden.
>
> Beide Komponenten haben bei systematischem Training sicher einen zu erwartenden individuellen, weil auch genetisch gegebenen maximalen Effekt, der asymptotisch angestrebt wird.

Aber Achtung! Es dürfen nicht die Absolutwerte des BDNF im Serum als neurokognitive Marker betrachtet werden. So steigern hoch intensive Belastungen zwar vorübergehend den BDNF-Serumspiegel aber regelmäßige körperliche Aktivitäten mit in der Regel sehr hohem Energieverbrauch senken den basalen Ruhespiegel ab. Entsprechend finden Currie et al. (2009) bei 18 bis 57-jährigen (n = 44) eine negative Beziehung zwischen dem basalen Serumspiegel, der $VO_{2max.}$ ($r = -0{,}352$; $p < 0{,}05$) und der Langzeitausdaueraktivität ($r = -0{,}428$, $p < 0{,}01$). Allerdings bei einer sehr kleinen Gruppe intensiv trainierender (n = 12) und untrainierter Erwachsener (n = 14; Nofuji et al. 2008) besitzen ebenfalls die Inaktiven die höheren Serumwerte und es ist übereinstimmend eine negative Relation zwischen den Serumwerten und dem täglichen Energieverbrauch ($r = -0{,}507$, $p < 0{,}05$), dem bewegungsbedingten Energieverbrauch ($r = -0{,}503$, $p < 0{,}05$) und den täglichen Schritten ($= -0{,}480$, $p < 0{,}05$) berechnet worden. Auch die Herzschlagfrequenzvariabilität, ein Merkmal der autonomen Regulation des HKS, ist nur annähernd ein Parameter für die Schätzung der basalen BDNF-Konzentration (Ramsbottom et al. 2010). Ein anderes Ergebnis legen Schiffer et al. (2009) vor. Ein 12-wöchiges moderates Ausdauer- und ein hoch intensives Krafttraining weist die spezifisch bekannten Adaptationen aus, wobei die basalen IGF-1-Spiegel abfallen und die des BDNF unverändert bleiben.

> **Wichtig** Die Adaptation auf moderate, intensive und sehr viel „motorische Energie" verbrauchende Trainingsbelastungen lässt

offensichtlich den basalen BDNF-Spiegel entweder abfallen oder stabil bleiben. Die positiven cerebralen Konsequenzen sind nachweisbar. Es sind demnach für diese Wirkungen die belastungsbedingten Anstiege der Signalsubstanz und/oder die Empfindlichkeit des Gewebes als auch das Zusammenspiel mit weiteren Signalsubstanzen und ihren Wirkkaskaden verantwortlich zu machen.

Ein Review in welches 32 Arbeiten Eingang fanden, von Huang et al. (2014) bestätigt die benannten Einzelergebnisse. Akutes und systematisches Ausdauertraining steigert die periphere BDNF-Konzentration, die meisten Krafttrainingsstudien weisen dagegen keinen Einfluss aus und die BDNF-Spiegel sind desto geringer je größer die täglichen psycho-physischen Aktivitäten bzw. die kardiorespiratorische Fitness sind.

Für die Wirksamkeit eines 3-monatigen intensiven und variablem mehr kraftausdauerorientierten Crossfit-Trainings junger Menschen (männl. $n=7$, $26{,}8 \pm 6{,}8$ Jahre, weibl. $n=5$, $24{,}0 \pm 1{,}8$, $2\times$/Wo., 1 h) sprechen signifikant erhöhte Ruhe-BDNF-Serumspiegel bei den Männern mehr als bei den Frauen in Verbindung mit einer positiv entwickelten aeroben Kapazität und der Steigerung der fettfreien Körpermasse. Das Irisin (s. hinten) wurde bei den Frauen weniger und blieb bei den Männern konstant (Murawska-Cialowicz et al. 2015).

▶ **Wichtig** Die vorliegenden Ergebnisse sind nicht absolut konsistent, aber dem moderaten Ausdauertraining kann wahrscheinlich eine hohe Effektivität bei der Stimulation und der Wirksamkeit des BDNF zugunsten des Stoffwechsels peripher und der Beeinflussung der psychologischen und/oder neuropsychiatrischen Funktionen des Gehirns zugeschrieben werden. Das ist insbesondere für das präventive und therapeutische Gesundheitstraining eine sehr wertvolle Aussage, um begründet und unabhängig von der Diagnose das variable Ausdauertraining (Gehen/Laufen, Fahrrad, Crosstrainer, Handkurbel, Schwimmen, Rudern [Bewegungsqualität beachten!]) und das Kraftausdauertraining mit sehr großen Muskelgruppen an den Beginn des Programms zu stellen und diesen Trainingsformen ständig einen hohen Stellenwert zuzuordnen.

Der Anstieg des BDNF ist offensichtlich von den Aktivitätsparametern Dauer, Intensität und Häufigkeit abhängig (De Assis et al. 2018). Entsprechend ist der Belastungseffekt bei Trainierten groß und bei Untrainierten deutlich kleiner oder sogar nicht vorhanden. Dies besagt, dass auch die Stimulierbarkeit und die Produktionskapazitäten der Signalstoffe einem Trainingseffekt unterliegen. Da die Signalstoffe die essentiell erforderlichen Substanzen für die Vermittlung zwischen den Beanspruchungen und den Adaptationen sind, kann davon gesprochen werden, dass beim gesunden Anfänger das Training zunächst über einen bestimmten Zeitraum auch ein „Training der Trainierbarkeit" ist. Bei Patienten mit chronischen Erkrankungen und langfristiger primärer und sekundärer Inaktivität muss der Wiederaufbau der Trainierbarkeit wesentlich länger veranschlagt werden. Da der größte Anteil des Serum-BDNF-Spiegels seinen Ursprung im Gehirn hat (Rasmussen et al. 2009), ist es sehr gut nachvollziehbar, dass die mit ständig hoher Aufmerksamkeit verbundenen koordinativen Beanspruchungen durch Sportspiele (open-skill exercises) einen höheren Effekt als zyklische Belastungen hervorrufen. Somit gehören Spiele zu den besonders effektiven Aktivitäten und sollten insbesondere in der Therapie und Rehabilitation umfänglich eingesetzt werden.

▶ **Wichtig**

Inaktivität schränkt als **Puzzlestein der Dekonditionierung** die Produktionskapazität und die Stimulierbarkeit

- der für die cerebralen Anpassungen und in der Konsequenz und

- der für die therapeutisch angestrebten cerebralen Reorganisationen der neuropsychiatrischen Funktionen

erforderlichen Signalsubstanzen deutlich ein. Ein bisher unbekannt langer Zeitraum des Trainings ist erforderlich, um diese Defizite durch Training auszugleichen und „die Trainierbarkeit zu normalisieren". Dies ist nicht auf die Reorganisation des Gehirns begrenzt, sondern trifft generell zu.

Willkürliche Laufradbelastungen (Ratten) führen im M. gastroc. zum signifikanten Anstieg der Myokine BDNF, dem Makrophagen Migrationshemmfaktor (MIF) und IL-6. Im Kontrast verursachen erzwungene Belastungen das Gegenteil (Eldomiaty et al. 2020). Der BDNF-Serumspiegel (Eldomiaty et al. 2017) ist bei aktiven gesunden Tieren (Ratten) signifikant höher als bei Inaktiven und bei depressiven deutlich geringer als bei inaktiven gesunden Tieren. Trainierende depressive erreichen aber infolge Laufbelastungen gleiche Spiegel wie die gesunden aktiven Tiere. Die Unterschiede des Gewebespiegels im Hippocampus sind weniger ausgeprägt aber gleichlaufend. Ausdauerbelastungen verursachen signifikante Anstiege der Konzentrationen des BDNF aber auch des VEGF und des MIF im Serum und im Hippocampus und einen Abfall des IL-6 im Serum. Depression bedeutet einen deutlichen Anstieg degenerierter Nervenzellen in verschiedenen Regionen des Hippocampus, was dem verminderten BDNF Gewebespiegel zugeordnet wird. Diese pathologischen Veränderungen können durch die physische Belastung infolge einer BDNF-generierten Neurogenese nahezu ausgeglichen werden. Auch wenn diese Erklärung noch nicht einheitlich „allein" der physischen Belastung, sondern auch veränderten Umweltbedingung mit physischen Belastungen zugeordnet wird, spielt die körperliche Aktivität dennoch eine Hauptrolle (Vivar et al. 2013; Eldomiaty et al. 2017).

> **Wichtig** Anhand der histochemischen Expression der Myokine BDNF, MIF und VEGF kann nachgewiesen werden, dass an der Depression einerseits neben dem Hippocampus auch der mediale präfrontale Kortex und das Cerebellum beteiligt sind und andererseits, dass Laufbelastungen die Signalstoffe ansteigen lassen (Algaidi et al. 2019) und als therapeutische Intervention zu betrachten sind.

Die BDNF-Produktion des Gehirns steigt beim Menschen unter Belastung (Rudern) um das 2–3-fache und dieser Anteil fällt nach ca. 1 h Erholung ab. Tierexperimentelle Untersuchungen (Mäuse) belegen, dass Laufbandbelastungen einen Anstieg der BDNF mRNA Expression im Hippocampus und im Cortex um das 3–4-fache mit einem Maximum 2 h nach dem Ende der Belastung hervorrufen (Rasmussen et al. 2009). Die belastungsbedingte Produktion von BDNF induziert die Neurogenese im Gyrus dentatus und steigert gleichfalls die synaptische Plastizität (Vaynman et al. 2003; Farmer et al. 2004; Wu et al. 2008; Griffin et al. 2009). Hoch intensive intermittierende Belastungen steigern bei Frauen unabhängig vom Menstruationszyklus die muskulär bedingten BDNF-Serumspiegel (de Poli et al. 2021), wodurch u. a. die vorteilhaften Wirkungen der physischen Belastung auf die Neurogenese durchgängig erhalten bleiben.

> **Wichtig** Auf Grund u. a. der benannten Wirkungsmechanismen müssen physische **Ausdaueraktivitäten** als eine essentielle therapeutische Intervention auch bei neurologischen Erkrankungen angesehen werden.

Geht einem 12-wöchigen kognitiven Training mit 70-Jährigen jeweils eine aerobe Belastung voraus, statt dass sie ihm folgt oder dass ausschließlich kognitives oder physisches Training durchgeführt wird, dann sind die mittleren kognitiven Trainingsergebnisse der Gruppen nicht different (Nilsson et al. 2020), was auch den

Ergebnissen von Metaanalysen entspricht (Zhu et al. 2016). Dagegen belegt die Analyse der individuellen Ergebnisse, dass die Personen mit den höchsten belastungsbedingten BDNF-Anstiegen vom kognitiven Training am stärksten profitieren. Dies gilt aber nur, wenn die BDNF-stimulierende Belastung vor den kognitiven Trainingsanforderungen stattfand!

Auch die Ergebnisse des reviews und der Meta-Analyse von Gheysen et al. (2018) sprechen signifikant für die Kombination von physischen und kognitiven Interventionen (Lernen) für das Ziel, bei alten Menschen die kognitiven Leistungen zu erhalten oder zu qualifizieren ($p = 0{,}001$). Diese Kombination ist auch gegenüber der alleinigen physischen Aktivität erfolgreicher wogegen dies gegenüber der alleinigen kognitiven Intervention nicht der Fall ist. Die kognitiven Effekte scheinen günstiger zu sein, wenn die Interventionen simultan und nicht sequentiell eingesetzt werden. Die Aussagen gelten für gesunde alte Menschen und für solche mit milden kognitiven Beeinträchtigungen.

> **Wichtig** Die Therapieprogramme sollten unabhängig vom Alter und den Krankheitsentitäten psycho-physische und kognitive Interventionen immer stärker simultan miteinander kombinieren. Hierbei haben die physischen Belastungen den Vorrang vor den kognitiven, denn sie schaffen die biologischen Voraussetzungen für eine höhere Effektivität der angestrebten cerebralen Veränderungen. So muss es als sinnvoll angesehen werden, physische Belastungen als „direkte Demonstrationen" mit der Informationsvermittlung, den Beratungen und den Begründungen zum Bedarf und den Wirkungen der therapeutischen körperlicher Aktivitäten auszuführen und/oder kognitiv anspruchsvolle Bewegungsformen mit dem doch eintönigen Ausdauer- und/oder Krafttraining zu verbinden.

Erfolgt ein Walking-Training über 12 Monate ($67{,}3 \pm 5{,}8$ Jahre) werden die Spiegel des BDNF, des IGF-1 und des VEGF erhöht gefunden und lt. MRI-Befund eine gesteigerte bilaterale funktionelle Konnektivität im Lobus temporalis, wobei die Personen mit den höheren Ausgangs-VEGF-Werten den größeren trainingsbedingten Zuwachs der Konnektivität aufweisen (Voss et al. 2013). Der Ausgangspunkt, dass durch aerobes Training das Volumen des Hippocampus und die Durchblutung ansteigt, veranlasste Burdette et al. (2010) dies bei 77-Jährigen (SD 5,0 Jahre) mittels MRI im Vergleich mit einer ausschließlich auf Bildung ausgerichteten Interventionsgruppe zu überprüfen. Nur das 4-monatige aerobe Training (150 min/Wo., 4 TE's/Wo., Borg-RPE 12–14, Walking oder Fahrradergometer) ließ den hippocampalen Blutfluss sicher ansteigen. Die Network-Analyse des Gehirns ergab einen Anstieg der Konnektivität im Hippocampus und intensive Verknüpfungen zum Gyrus cinguli anterior. Diese adaptiven Reaktionen des Gehirns werden als Bausteine des Erhalts kognitiver Leistungen gesehen.

> **Wichtig** Die mit dem Ausdauertraining essentiell verknüpfte Aktivierung des Logistiksystems Atmung-Herz-Kreislauf-Energiestoffwechsel ist das Fundament der Erhaltung und Verbesserung der Gewebeversorgung, der energetischen Absicherung aller Gewebefunktionen und der Stimulation der Wachstumsfaktoren. Dies sind die somit die „wichtigsten" Konsequenzen des Trainings nicht nur für die myo-faszialen Strukturen, sondern auch für die cerebrale Struktur und Funktion. Ausdauertraining ist immer zugleich Gehirntraining und kognitive und physische Anforderungen sind zu kombinieren!

Parkinsonpatienten ($n = 100$, 2 RTC, 4 Pilotstudien) reagieren auf physische Belastungen in allen Studien mit einem Anstieg des BDNF-Serumspiegels, was immer ebenfalls klinisch relevant mit Verbesserungen verschiedener outcome-Parameter verbunden ist (Hirsch et al. 2018). Auch eine Meta-Analyse aus 11 eingeschlossenen Studien mit neurologischen Patienten und motorischen Defiziten (multiple Sklerose, M. Parkinson, cerebraler Insult; PEDro Skore 4,3/10) konnte einen großen Effekt aerober Programme als auch einzelner aerober Belastungen auf den BDNF-Spiegel feststellen (Mackay et al. 2017).

Auch bei Patienten mit einem M. Alzheimer lassen physische Belastungen den BDNF-Spiegel noch ansteigen (Coelho et al. 2014) und das Krankheitsbild wird klinisch positiv beeinflusst. Der BDNF veranlasst die Hemmung der Produktion des alzheimerrelevanten toxischen Amyloid-β-Proteins (Nigam et al. 2017).

> **Wichtig** Das cerebrale und das muskuläre BDNF steht insgesamt für das Überleben von Neuronen und Mikroglia, die zum mononukleär-phagozytären System der Immuneffektorzellen gehören, die neuroplastischen Vorgänge der Synaptogenese und der Neurogenese sowie der Differenzierung der neuen Neuronen. **Ausdauertraining** ist ein wichtiger Puzzlestein aktiver Therapieinterventionen bei degenerativen neurologischen Erkrankungen und darf somit folgerichtig und konsequent als „präventiver und therapeutischer biologischer Bedarf" angesehen werden.

Ein weiterer wesentlicher Signalstoff ist der **vascular endothelial growth factor (VEGF).** Er verknüpft die Muskelkontraktionen mit der hippocampalen Neurogenese. Dabei wird eine enge Kopplung zu den Endothelzellen, also zur Gefäßversorgung wirksam. Indem die Neurogenese eng mit einer vaskulären Rekrutierung und einer nachfolgenden Remodelierung verknüpft ist, findet sie bei erwachsenen Tieren in einer organspezifischen angiogenen Nische (s. Konzept der endothelzellabhängigen vaskulären Nische; der gewebespezifischen Sekretion von Angiokrinen; zunächst für die adulte Neurogenese im Hippocampus entwickelt) statt. Diese Nische fungiert als Interface zwischen den mesenchymalen Vorläuferzellen und der Mikrozirkulation und beeinflusst über die Wechselwirkung die cerebrale Plastizität (Palmer et al. 2000).

> **Wichtig** Es ist eben wieder die Infrastruktur der Mikrozirkulation, als ein hauptsächliches Ergebnis des klassischen Ausdauertrainings (weniger effektiv und stabil auch des hoch intensiven Intervalltrainings, des Kraftausdauertrainings, des Krafttraining bei alten Menschen), welches die cerebralen Funktionen und Adaptationen mitbestimmt bzw. im Alterungsprozess, aber nicht nur hierbei, eine wesentliche „präventive" neuroprotektive Komponente darstellt.

Das **Cathepsin B** füllt ein sehr großes Spektrum von Funktionen aus (Mort und Buttle 1997) und scheint eine essentielle Substanz für viel verschiedene Reaktionen zu sein (Autophagie, Katabolismus, Knochenumsatz, Immunreaktionen, eingebunden in pathologische Prozesse [Knochen, Arthrose, …], …). Im Tierexperiment sorgt physische Belastung für den Anstieg des Cathepsin B in der Muskulatur, im Gehirn und im Blut. Bei gesunden Menschen verursachen Krafttraining und ein Lauftraining über 4 Monate höhere Konzentrationen in der Muskulatur (Norheim et al. 2011; Moon et al. 2016). Laufbelastungen bei Tieren (Mäuse) belegen, dass es ein endokrines Myokin ist (Moon et al. 2016). Die Aufklärung des muscle-brain cross talk des die Blut-Hirn-Schranke passierenden **Myokins Cathepsin B** zugunsten der Förderung der cerebralen Funktionen findet mit der Darstellung eines Signalweges eine große Unterstützung (Moon et al. 2016). Der Signalstoff stimuliert in Progenitor-Zellen des Hippocampus die Synthese von BDNF, womit wiederum die Neurogenese angeregt wird. Physische Belastungen steigern zugleich auch direkt die Aktivierung des Cathepsin-B-Gens im Hippocampus, sodass die Muskelaktivierungen im Gehirn sowohl über die myokinvermittelten Rückkopplungen als auch über die cerebralen Aktivitäten selbst wirksam sind.

> **Wichtig**
> Laufbandbelastungen beim Menschen lassen den Cathepsin-B-Spiegel ansteigen und die Änderungen korrelieren mit der

Fitness und der Gedächtnisleistung, was absolut erneut den Trainingsbedarf auch für die Kapazität und Stimulierbarkeit der Signalstoffe anzeigt. Die Trainierbarkeit muss trainiert werden!!!!

Die Wirkungskette Training – Myokin Cathepsin B – Stimulation der Produktion von BDNF im Gehirn – Neurogenese und neuronale Protektion – Förderung der kognitiven Funktionen muss als ein Merkmal der gesundheits- und leistungsfördernden Wirkungen einer regelmäßigen körperlichen, insbesondere **Ausdaueraktivität** betrachtet werden. Die zentrale Aktivierung und der muscle – braincross talk ergänzen und unterstützen sich gleichlaufend.

Das Cathepsin B aktiviert neben der BDNF-Produktion auch die des Coublecortins (DXC). Das ist ein Neurogenese-Reporter (Karl 2005). Es ist während der Entwicklung im Kindesalter für die neuronale Migration notwendig und hat später eine Funktion im Hippocampus.

Das **Irisin,** von Boström et al. (2012) als Myokin beschrieben, stimuliert durch akute und chronische Belastungen, hat sowohl die Peripherie als auch das Gehirn im Spektrum der endokrinologischen Zielstrukturen. In der Peripherie wandelt es das weiße, fast ausschließlich der Fettspeicherung dienende, in braunes, der Energieabgabe dienende Fettgewebe um und es ist eine antidiabetische Substanz, indem die Glucosehomöostase und die Glucosetoleranz entsprechend beeinflusst werden. So ist es folgerichtig, dass die Muskelmasse und die aerobe Kapazität jeweils Marker des Blutspiegels des Irisins sind (Huh et al. 2012; Lecker et al. 2012). Es fungiert zugleich als eine Signalsubstanz im muscle-bone cross talk (Colaianni et al. 2015; Kim et al. 2018; Qiao et al. 2016).

Das Myokin Irisin besitzt Rezeptoren im Hippocampus und dem präfrontalen Cortex (Jackson et al. 2021), induziert ein neuroprotektives Genprogramm u. a. zur Produktion von BDNF im Gehirn (Wrann et al. 2013) und fördert darüber die synaptische Plasitzität (Wrann et al. 2013; Lourenco et al. 2019). Auch im Wirkungsspektrum ist die Differenzierung embryonaler Stammzellen und die Zurückdrängung von Gedächtnisdefiziten (Tierexperiment). Des Weiteren ist es angstlösend und antidepressiv und im Tierexperiment können protektive Effekte gegen Ischämie, neuronale Verletzungen und die Neurodegeneration beschrieben werden (Li et al. 2017; Jodeiri und Alviña 2021). Mit der Minderung ischämie-induzierter neuronaler Schädigungen verknüpft es den Stoffwechsel mit dem kardiovaskulären System. Insgesamt sind die detaillierten Wirkungskaskaden aber noch konkret aufzuklären (Nay et al. 2021).

In Tiermodellen ist Irisin ausgeprägt neuroprotektiv. Sowohl Steigerungen der Spiegel des Hauptregulators der mitochondrialen Biogenese und der Sicherung des metabolischen Gleichgewichts in den Neuronen (PGC-1α), dem Precursor-Membranprotein, welches als Irisin sezerniert wird (FNDC5) oder auch von BDNF heben die neuronale Apoptose im Mäusemodell auf (Xia et al. 2017). Verminderte FNDC5/Irisin Spiegel, wie sie bei der Alzheimer Erkrankung und im entsprechenden Tiermodell zu verzeichnen sind, minimieren das Erkennen von Objekten. Werden bei Alzheimer-Mäusen

1. die Spiegel experimentell ausgeglichen, bilden sich die Gedächtnisstörungen zurück und
2. werden die Spiegel peripher wie zentral blockiert, dann werden die protektiven Wirkungen physischer Belastungen zugunsten der synaptischen Plastizität und des Gedächtnisses stark geschwächt bis aufgehoben (Lourenco et al. 2019).

Erstmalig konnten Noda et al. (2018) nachweisen, dass das Irisin den Stoffwechsel des Vorläuferproteins des bei der Alzheimererkrankung abgelagerten Amyloid-Beta-Peptids (Aβ) beeinflusst. Es mindert signifikant die Spiegel von zwei Aβ-Proteinen ($A\beta_{40}$, $A\beta_{42}$), die die senilen Plaques bilden.

Als Regulator des Energiemetabolismus im präfrontalen Cortex spielt das Irisin unter den Bedingungen eines chronischen, nicht vorhersagbaren Stresses eine ausschlaggebende Rolle für ein anti-depressives Verhalten (Ratten; Wang und Pan 2016). Diese Wirkung ist dem BDNF-vermittelten Verhalten sehr ähnlich, indem es verschiedene Genexpressionen (PGC-1α, FNDC5 and BDNF) moduliert, die eine zentrale Rolle in der Regulation der Stimmung spielen (Siteneski et al. 2018).

> **Wichtig** Die Konzentrationen des Irisins im Serum wie auch die des BDNF sind positive Marker der kognitiven Funktionen bei Ausdauerathleten (Belviranli et al. 2016). Das Irisin hat einen positiven Einfluss auf die Neurogenese und vis versa einen anti-neurodegenerativen Effekt mit den damit zusammenhängenden psychischen und neurokognitiven Konsequenzen. Es fungiert als eine Schnittstelle zwischen der muskulären Beanspruchung und dem die Beanspruchung generierenden Gehirn (Nygaard et al. 2015; Samy et al. 2015; Grygiel-Górniak und Puszczewicz 2017). Über die Stoffwechselwirkung ist es eine sehr wertvolle Signalsubstanz gegen den Diabetes Typ II und dessen Komplikationen und, vermittelt über den muscle-brain cross talk, werden dementielle Entwicklungen eingeschränkt, verhindert oder können bei ausreichend zeitiger Intervention therapiert werden. Auf Grund der Stimulation differenter Regulatorgene ist bisher nur das Ausdauer- und nicht das Krafttraining Auslöser des Irisinanstiegs sowohl beim Tier als auch beim Menschen (Ruas et al. 2012b) und **deshalb ist Ausdauertraining für die Gesundheit des Gehirns eine essentielle Trainingsform!**

Belastungen regulieren die cerebrale Irisinexpression nach oben und unterbinden bzw. schwächen die neuronalen Entzündungs- und Degenerationsprozesse (Pignataro et al. 2021). Bei cerebralen Pathologie hat das Irisin in Tiermodellen sehr vorteilhafte Auswirkungen (Peng und Wu 2022). Nach einem Insult sind die neuroprotektiven Effekte für die Kognition über die anti-entzündliche und die günstige Beeinflussung der Mitochondrien zu nennen. Beim M. Parkinson schützt es die dopaminergen Neuronen vor der Apoptose und Degeneration und es wirkt über die Stimulation der BDNF-Produktion- Bei der Depression ist der Einfluss auf die Mitochondrien relevant und bei der koronaren Arteriosklerose werden die Apoptose der Herzmuskelzellen und die Fibrose unterdrückt und die Angiogenese gefördert, was man sicher auch auf das Gehirn übertragen kann. Irisinmangel verhindert bei erwachsenen Tieren die Wirksamkeit physischer Aktivität zugunsten des Gedächtnisses, verursacht sogar Beeinträchtigungen dieser Funktion und die periphere Verabreichung von Irisin kann die Belastungswirkung über die Einschränkung der Entzündungsreaktionen nachahmen (Madhu et al. 2022).

> **Wichtig** Training sollte entsprechend den noch zur Verfügung stehenden Möglichkeiten die wichtigste therapeutische Intervention bei allen cerebralen Pathologien sein.

Das Myokin **Kynurenin**, entsteht durch die kontraktionsbedingte Aktivierung des Tryptophan/Kynurenin-Stoffwechselweges über die PGC-1α1-PPARα/δ-Achse aus dem Tryptophan, worüber 95 % die proteinogene α-Aminosäure verstoffwechselt wird. Das Kynurenin ist mit peripheren Wirkungen in der Muskulatur vertreten, wirkt als Modulator im Immunsystem, weil sehr eng damit verwoben (Ala 2021), und im Gehirn (Dantzer 2017; Martin et al. 2020). Ausdauertrainingsbedingt erhöhte Spiegel in der Muskulatur vermitteln über das Kynurenin eine erhöhte Anzahl im Blut zirkulierender anti-inflammatorisch regulierende T-Zellen (TREGS; Weinhold et al. 2016) und diese Funktion antagonisiert die systemic low grade inflammation, das Fundament der Entwicklung chronisch degenerativer Erkrankungen. Die Muskelkontraktionen verschieben zusätzlich die Bilanz zwischen dem Kynurenin zugunsten der Kynureninsäure, indem Training die Kyrunin Aminotransferase hoch reguliert. Die Säure kann im Gegensatz zum Kynurenin die Blut-Hirn-Schranke nicht überwinden. Im Ergebnis werden die stressinduzierte Akkumulation von Kynurenin im Gehirn, welches sich in gesteigerter Konzentration depressiv auswirkt, und die potenziell toxischen Metaboliten reduziert. In der Konsequenz sind auch die nachteiligen Wirkungen auf die synaptische Plastizität und die Neuroinflammation vermindert. Klinisch entsteht ein antidepressiver Effekt (Agudelo et al. 2014; Pedersen 2019).

> **Wichtig** Kynurenin ist ein sehr wichtiger Signalstoff im muscle-brain cross-talk. Physische Belastungen führen peripher zu einem anti-entzündlichen und zentral zu einem protektiven Effekt, der einer neurodegenerativen Entwicklung entgegensteht.

Zur Pathophysiologie der Depression gehören lt. einer Meta-Analyse (Ogyu et al. 2018) mit einer geringen Effektgröße ein dysregulierter Kynureninstoffwechsel mit abgefallenen Spiegeln des Kynurenins und der Kynureninsäure gegenüber Gesunden. Stehen die Patienten nicht unter einer antidepressiven medikamentösen Therapie, dann ist der Befund zur Kynureninsäure identisch und die Konzentration der Chinolinsäure, der Vorstufe des NAD, ist erhöht. Gesteigerte Konzentrationen des letztgenannten Metabolits, dessen Abbau insbesondere bei chronischen Entzündungen verlangsamt ist, steht für die Entwicklung depressiver Verstimmungen und er fördert, über die agonistische Bindung an NMDA-Rezeptoren die Apoptose von Neuronen. Er ist exzitotoxisch.

> **Wichtig** Mit dem durch die körperliche Aktivität angeregten Kynureninstoffwechsel entstehen zentral neuroprotektive und klinisch anti-depressive Effekte.

Die Immunstimulation mit IFN-α lässt das Kynurenin im Blut und, da die Blut-Hirn-Schranke kein Hindernis ist, auch in der cerebro-spinalen Flüssigkeit ansteigen. Zentral steigt auch die Chinolinsäure und der lösliche TNF-α Rezeptor2, was sich insgesamt klinisch in verstärkten depressiven Symptomen ausdrückt (Raison et al. 2010). Eine Meta-Analyse zum Zusammenhang zwischen einer immunaktivierenden Therapie (IFN-α) und dem Entzündungsstatus sowie den Metaboliten des Kynureninstoffwechsels ergab eine Verknüpfung zwischen den Konzentrationen der Metabolite des Kynureninstoffwechsels und der Immunaktivierung. Klinisch resultieren „mit der Therapie nicht gewollte Nebeneffekte“. Die depressiven Symptome werden intensiviert und sie sind grundsätzlich mit einem dysfunktionalen Kynureninstoffwechsel vergleichbar. Wahrscheinlich verhindert die sehr geringe Anzahl der zur Verfügung gestandenen Studien eine statistische Relation zwischen den Depressions-Scores und den Metabolitenkonzentrationen (Hunt et al. 2020). Diese Ergebnisse bestätigen die pathophysiologisch relevanten Veränderungen des Tryptophan/Kynureinstoffwechsels bei peripheren entzündlichen Prozessen und den Zusammenhang der Entzündungsprozesse mit der Entwicklung einer Depression. Sie passen somit sehr gut zu den klinischen Entwicklungen

- der Erkrankungsgruppe der diseasome of physical inacitivity, dessen pathophysiologische Grundlage eine systemic low grade inflammation ist (Pedersen 2009), und
- den chronischen Schmerzerkrankungen, die sich auf der Entzündungsgrundlage entwickeln und zu denen die Depression und die Angst gehören.

> **Wichtig** Depression und Ängstlichkeit gehören de facto zusammen, indem das permanente Vorliegen nachteilige kognitive und Verhaltenskonsequenzen hat. U. a. werden die Compliance, die Adhärenz und die Resilience abgebaut. Die einzige anti-entzündliche, anti-depressive und Anti-Angst-Strategie sind und bleiben körperliche Aktivitäten! Sie wirken nachhaltig auf den gesamten Ursachenkomplex!

Eine chronische, durch atherogene Immunreaktionen vermittelte Entzündung ist die Ursache kardio-vaskulärer Erkrankungen und beim Diabetes beschleunigen die Hyperglykämie und der oxidative Stress, gleichfalls befördert durch immunologische Reaktionen, die Entwicklung der Arteriosklerose (Frostegård 2013a, b). Die Dysfunktion des Kynureninstoffwechsels ist wesentlich an der Entwicklung kardiovaskulärer Erkrankungen beteiligt und die Inzidenz dieser Erkrankungen ist in Kohorten onkologischer Entitäten signifikant höher (Ala und Eftekhar 2022). Der aktivierte Kynurenin-Signalweg bei onkologischen Erkrankungen bestimmt die Prognose mit, indem er zur Immuneversion von onkologischen Zellen beiträgt (Ala 2021), d. b. das Erkennen und die Abwehr der Zellen durch das Immunsystem sind eingeschränkt. Physiologisch stimuliert Kynurenin üblicherweise die Differenzierung der regulatorischen T-Zellen mit gesteigerter Produktion entzündungshemmender Zytokine aber es wird eben auch die zytotoxische Aktivität von T-Zellen gehemmt. Das führt bei einer inadäquat intensiven Aktivität des Kynureini-Stoffwechselweges zu den immunologischen Defiziten gegenüber onkologischen Zellen und sie können infiltrativ wachsen (Ala 2021).

> **Wichtig** Die doch wesentliche Einbeziehung des Kynureninstoffwechsels nicht nur in cerebrale, sondern zugleich in kardiovaskuläre, metabolische und onkologische Erkrankungen belegt den Systemcharakter des körperlichen Trainings als erforderliches globales Erfordernis für den Gesundheitszustand. Einzelbetrachtungen der benannten Krankheitsentitäten beweisen seit langem und vielfach den protektiven und therapeutischen Bedarf des Trainings.

Fazit

Gesundheitliches Training ist eine nicht pharmakologische Intervention für die Leistungsfähigkeit aller! Funktionskomponenten des Gehirns und die Gesundheit!

Unbedingt zu beachten ist, dass der pharmakologische Einsatz von Neurotrophinen kaum bis keinen therapeutischen Vorteil bringt, da sie mit einer sehr geringen Halbwertzeit abgebaut werden und die Überwindung der Blut-Hirn-Schranke kritisch ist. Bleiben einzig sensomotorische Aktivitäten mit den inzwischen vielfach belegten cross talks zugunsten der cerebralen Protektion und Therapie.

Für die positiven cerebralen Effekte des Trainings greifen eine Reihe von Mechanismen integrativ ineinander. Dazu gehört die beanspruchungsbedingte Anregung und Regulation der synaptischen Plastizität, der Neurogenese mittels Neurotransmitter und Wachstumsfaktoren des Gehirns selbst sowie unterstützt durch den muscle-brain cross talk, epigenetische Mechanismen und die verstärkte Durchblutung und die Entwicklung der Mikrozirkulation. Die Hämodynamik der Belastung mit den intensivierten Scherkräften lässt zugleich zirkulierende Tumorzellen nekrotisch werden bzw. dessen Apoptose wird gefördert und es entsteht immer auch eine generalisierte antionkologische Wirkung.

Regelmäßige psycho-physische Belastungen müssen als die effektivsten Mittel zur Entwicklung und Aufrechterhaltung der kognitiven Leistungsfähigkeit und der mentalen Gesundheit in der gesamten Lebensspanne angesehen werden. Die kontrahierende Muskulatur bevorzugt des Ausdauer- aber auch des Krafttrainings liefern mit den endokrinen Myokinen, die auch als „exercise factors" bezeichnet werden, VEGF, dem BDNF, dem Cathepsin-B, dem Irisin und dem Kynurenin „Schlüsselsignalsubstanzen" für die Regulation der Gehirnstruktur und dessen Funktionen. Die Entwicklung des Gehirns, die Erhaltung und/oder die Erweiterung der kognitiven Fähigkeiten, die neurophysiologischen Grundlagen der psychischen bzw. psychiatrischen Funktionen, die Protektion neurodegenerativer Erkrankungen und die Verzögerung des Alterns sind das Spektrum der Wirkungen. Dafür ist offensichtlich akzentuiert das Training der Ausdauer hoch effektiv, wenn die Häufigkeit, die Intensität und die jeweilige Dauer der Belastungen stimmen.

8.4 Der muscle – heart and circulation cross talk

Trailer

Die relative Ischämie mindert die Muskelfunktion und ist die wichtigste Schmerzursache. Der cross talk muscle – heart/circulation generiert die Angio-Adaptation gegen Degeneration und Schmerzen.

Das **Myokin Irisin** wirkt kardioprotektiv. Geringe Irisinspiegel spiegeln den Stenosegrad, was weiter aufzuklären ist. Das **Myokin IGF-1** entgegnet der myokardialen Insuffizienz. Die **Angio-Adaption** beruht auf vielen sich ergänzenden Stimulatoren. Das **Myokin VEGF** startet den Prozess. Die **arterielle Hypertonie** verursacht über die fehlenden Myokine Muskelatrophie. Das Myo- und Cardiokin **Follistatin-like 1** veranlasst Protektion, Proliferation, Wachstum, Anti-Apoptose und Funktionsförderung der Kardiomyozyten. Bei den Patienten sind die Produktionskapazitäten der Signalstoffe defizitär. Die Trainierbarkeit ist eingeschränkt und muss aufgebaut werden. Generell muss zunächst die Ausdauer absolut im Vordergrund stehen, weil die Durchblutung das „non plus ultra" der Gewebehomöostase ist und die Myokine die Trainierbarkeit vertreten!

Es liegt inzwischen absolut gesichertes Wissen über die protektiven und therapeutischen Wirkungen des Trainings bei Herz-Kreislauferkrankungen vor. Es gilt aber dennoch weiterhin die Mechanismen aufzuklären und insbesondere die Wechselbeziehungen zwischen der Skelettmuskulatur und dem Herzen sowie den Gefäßen, den **skeletal muscle – heart – vessel cross talk.** Training, insbesondere mit andauernd geforderter moderater kardialer Funktion garantiert die myokardialen kontraktilen intrinsic-Eigenschaften, die Mitochondrienfunktionen einschließlich einer angepasst hohen anti-oxidativen Kapazität von Herz- und Skelettmuskulatur, ist myokardial und generalisiert anti-inflammatorisch und daran haben myokinvermittelte Reaktionen einen intensiven Anteil (Severinsen und Pedersen 2020; Li et al. 2022; Qin et al. 2022).

Wichtig Eine insuffiziente Sauerstoff- und Substratversorgung und Metabolitenentsorgung, Merkmale einer relativen Ischämie infolge einer dekonditionierungsbedingten Rarifizierung des Kaplliarnetzes, mindert die Muskelfunktionen und ist die absolut vorrangige Ursache nicht traumatischer Schmerzen.

Beim LBP kann mittels MRI eine Minderdurchblutung im Bereich der Bewegungssegmente nachgewiesen werden, die mit den Schmerzen vereinbar sind (Kurunlahti et al. 2004) und die Schmerzen aktiver Triggerpunkte basieren auf einer hochgradigen Hypoxie und daraus folgenden nozizeptiven Veränderungen in der interstitiellen Flüssigkeit (Brückle et al. 1990; Sikdar et al. 2010; Shah et al. 2005, 2008; Shah und Gilliams 2008). Valdivieso et al. (2018) legen eine **„Muskelperfusion – Schmerz Hypothese"** für den LBP vor. Eine inadäquate Perfusion der Muskulatur durch Dekonditionierung des Kapillarnetzes und die vasokonstriktorische Wirkung anti-angiogener Substanzen (angiotensin-converting enzyme, Tenascin-C) sorgen für eine negative Angio-Adaptation und Muskelschmerzen.

Wichtig Der trainingsbedingte cross talk muscle – heart/circulation (vessels) generiert eine positive Angio-Adaptation gegen Degeneration und Schmerzen und wirkt kardioprotektorisch.

Die Tab. 8.3 fasst den muscle – heart – circulation cross talk zusammen.

8.4.1 Das Myokin Irisin: Myocardprotektion, energetisch

Das **Myokin Irisin,** vom Skelett- und Herzmuskel insbesondere bei moderaten Belastungen gebildet, hat einen protektiven Wert für die energetische und die kardiovaskuläre Gesundheit (vgl. Abschn. 8.2.2). Die protektiven Mechanismen des Irisins sind netzartig und pleiotrop. Hierfür hervorzuheben ist, wie de facto bei allen

Tab. 8.3 Der muscle – heart/circulation cross talk

Myokin Irisin: pleiotrop Protektion energetischer und kardiovaskulärer Funktionen Anti-inflammatorischer Effekt Reduktion oxidativen Stress Fördert Angiogenese – spiegelt Durchblutung wider Positiv inotrope Wirkung Stimulation anti-apoptotischer Signalwege Stimulation von Genexpressionen der physiologischen Myocardfunktion Biomarker koronarer Läsionen
Myokin IGF-1: Protektion interstitieller Fibrosierung und myocardialer Insuffizienz Aufrechterhaltung einer physiologischen interzellulären Matrix Proliferation von Kardiomyozyten
Myokin VEGF: Stimuliert Angiogenese (Kapillarisierung; vermittelt durch NO) – angio-adaptive Veränderungen gemeinsam „im Orchester" mit weiteren pro-angiogenen Faktoren Regulation der Durchblutung Metabolische Adaptationen des Fettstoffwechsels
Myokin Follistatin like 1: pleiotrop Kombiniert Muskelerhaltung/-hypertrophie mit Gefäßwachstum (stimuliert VEGF) Protektion kontraktiler und metabolischer Funktionen Anti-entzündlich Protektion, Proliferation, Wachstum, Antiapoptose, Funktionsförderung von Kardiomyozyten (beachte: Belastungsdosierung – keine exzessiven Belastungen!) Skelettmuskel Stimulation der Kapillardichte Stimulation des Metabolismus – Regulation des Stoffwechsels (Hinweise – sehr wenig untersucht) Als „Nicht-Myokin" pleioptrop an pathologischen Gewebereaktionen betgeiligt
Myokin FGF21: Unterstützung der Wirkung des Follistatin like 1 Kardioprotektion, Antifibrose, Antiapoptose
Myokin Dermicidin Myokin des chronisch ischämischen Skelettmuskels mit schädigender Wirkung für das Myokard – Vermittlung degenerativer Gewebeanpassungen

chronisch degenerativen Erkrankungen der anti-inflammatorische Effekt. Es regt den Energiestoffwechsel an bei gleichzeitiger Verhinderung bzw. Eindämmung des oxidativen Stresses, intensiviert über die Ca^{++}-Freisetzung die Kontraktionskraft des Herzmuskels, fördert die Angiogenese stimuliert anti-apoptische Signalwege (Wu et al. 2015; Dìaz et al. 2018; Askari et al. 2018; Li et al. 2020a, b).

Chronisch exogen gesteigerte Irisinspiegel über 42 Tage weisen im Tiermodell (Ratte) durchweg kardioprotektive Auswirkungen aus. Das Körpergewicht fällt und das Myocard bleibt unbeeinflusst. Die Kreatinkinase im Serum sinkt, was auf eine Protektion der Skelett- und Herzmuskulatur hinweist. Myocardiale Genexpressionen (FNCD5: Irisin, Raf1: Proliferation, Differenzierung, Prävention Apoptose, IgF-1: anabol, u. a.) zugunsten der physiologischen Myocardfunktion sind nachweisbar und nachteilige (Nox4: Alterungsprozess des Herzens, MFN1: Biomarker Herzversagen, u. a.) werden eingeschränkt (Alzoughool et al. 2022). Das Genprofil spricht für die Kontraktilität, die Erhaltung bzw. eine Hypertrophie und die energetische Absicherung durch die Mitochondrien. Weitere übereinstimmend in die protektive und therapeutische Richtung weisende experimentelle Ergebnisse durch eine exogene Irisinzufuhr bzw. durch das Irisin liegen in der Literatur vor (vgl. Qin et al. 2022). Sie erweitern die bereits benannten positiven Wirkungen auf die Endothelfunktion, den Blutdruck, die Vasogenese, die kardiale neurovegetative Regulation, die

Entzündung, anti-oxidative Effekte und die Entwicklung der Arteriosklerose. Bei eingetretenen ischämischen Schädigungen werden die Auswirkungen in verschiedenen Organen geringer.

> **Wichtig** Die Kaskade der Wirkungen des Myokins Irisin ist ein Puzzlestein in der Vermittlung zwischen körperlichen Aktivitäten und dem Schutz vor Herz-Kreislauf-Erkrankungen.

Emanuele et al. (2014) diagnostizierten bei untrainierten gesunden alten Menschen fast doppelt so hohe Serumirisinspiegel gegenüber gesunden jungen Menschen und bei Personen mit einem frühzeitig erfolgten Myocardinfarkt war der Spiegel um 25 % geringer (35,3 ± 5,5 ng/mL; 20,7 ± 6,3 ng/mL; 15,1 ± 5,4 ng/mL). Die Überprüfung, ob das Serumirisin mit dem Vorhandensein und dem Ausprägungsgrad der koronaren Herzerkrankung (Patienten: 350 lt. Coronararterioskleroseindex, Gesunde: 214) im Zusammenhang steht, bestätigt erneut die geringen Konzentrationen bei Patienten und in der Erweiterung, dass sie unabhängige Determinanten der kardiovaskulären Erkrankung sind (Deng 2016). Stark abgefallene Irisinspiegel bei Patienten nach einem akuten Infarkt und nach der Reperfusion und Personen mit einer koronaren Gefäßerkrankung gegenüber Kontrollpersonen ($p < 0{,}001$; jeweils im Mittel 62 Jahre) finden erneut Anastasilakis et al. (2017). Die Minderung des Irisinspiegels geht entsprechend dem Ergebnis von Deng dem angiographisch ermittelten Stenosegrad parallel und spiegelt somit die Durchblutung wider ($p = 0{,}05$). Das Irisin und die myokardspezifische CK haben für die Bestätigung eines Infarktes die gleiche Wertigkeit. Nicht absolut konsistent sind die Ergebnisse, wenn Diabetiker mit noch guter und eingeschränkter koronarer Kollateralzirkulation verglichen werden. Beide Gruppen haben wie bekannt gegenüber Nicht-Diabetikern übereinstimmend die geringeren Irisinspiegel. Da auch der die Schwere der Coronarsklerose beschreibende SYNTAX Sore keinen Unterschied ausweist, ist geschlussfolgert worden, dass das Irisin offensichtlich nicht an der Entwicklung der Kollateralbildung beteiligt ist und auch die Ausprägung der Koronarsklerose nicht wiedergibt (Akyuz et al. 2021). Wiederum dazu im Wiederspruch sind die Ergebnisse bei einer angiographisch gesicherten Coronarsklerose mit stabiler Angina pectoris. Die Patienten mit hohen SYNTAX-Score-Werten haben die kleineren Irisin-Werte gegenüber denen mit einem geringen Score und natürlich den Kontrollpersonen. Daraus folgt, Irisin wird bei einer stabil strukturell und nozizeptiv ausgeprägten Gefäßerkrankung als ein unabhängiger Marker der Schwere der Sklerose interpretiert (Efe et al. 2017). Gleiche Schlussfolgerungen ziehen Pan et al. (2021) aus dem systematisch geringer werdenden Serumirisin bei unterschiedlichen Entwicklungsstadien der Coronarsklerose. Das Myokin Irisin ist ein Biomarker der koronaren Läsionen und eine Prognose kann abgeleitet werden.

> **Wichtig** Auch wenn die Verknüpfungen der konsistent zu findenden geringen Serumirisinspiegel bei der Arteriosklerose der Herzkranzgefäße mit deren Schweregrad weitere Präzisierungen erfordert, Training ist die wichtigste Konsequenz für die notwendige positive Korrektur des Irisinspiegels.

Die Adipositas geht nicht konsistent mit höheren Irisinwerten einher. Bei der Arteriosklerose, als eine durch die Adipositas geförderte Komorbidität, beim Diabestes mellitus Typ II, überhäufig das „Endstadium“ einer Adipositas, und der Osteoporose sind die Werte abgefallen. In der Konsequenz wird in der Erhöhung des Irisinspiegels ein wertvoller therapeutischer Ansatz gesehen (Polyzos et al. 2018), das Risiko für HKS-Erkrankungen zu reduzieren und die Funktion des Herzens zu verbessern bzw. zu stabilisieren.

Das „pathophysiologische Modell“ des krankhaft unkontrollierten Wachstums (Akromegalie) ist mit einem Anstieg der Irisinspiegel vergesellschaftet und es gibt eine unabhängige proportionale Relation zwischen dem Irisin und dem GH stimulierten IGF-1, den Merkmalen der Coronarsklerose, der Dicke der Carotis intima media und des epikardialen Fetts. Mit steigenden Irisinwerten wird proportional die Insulinresistenz gefördert (Calan und Demirpence 2019), die wiederum die metabolischen Funktionsstörungen einschließlich in den Gefäßen verantwortet und vorantreibt.

> **Wichtig** Krankheitsbedingt reduzierte wie auch erhöhte Spiegel des Irisin sind sowohl ein wesentlicher Teilmechanismus im „Netzwerk" des Risikos als auch der-Realisation degenerativer Gefäßveränderungen. Die Irisinspiegel bei degenerativen kardiovaskulären Erkrankungen sind zu gering, da die körperliche Aktivität als stimulierender Faktor unzureichend ist. Am Beginn der netzartigen Wirkungskaskade des Myokins Irisin gemeinsam mit weiteren Myokinen steht der generalisierte anti-inflammatorische Effekt als Basis der Stoffwechselgesundheit der Gefäße und aller weiteren Gewebe.

Vergleichbar den Prozessen beim Training fungiert die Irisinwirkung nach einer myokardialen Ischämie und Reperfusion (Wang et al. 2021b). Chronisch gesteigerte Blutdruckwerte führen zunächst zur Herzmuskelhypertrophie, die nach längerer Zeit in eine Herzinsuffizienz mündet. In die experimentelle Verhinderung dieses pathologischen Prozesses ist gleichfalls die Irisinwirkung eingebunden (Li et al. 2018).

> **Wichtig** **Die Prävention chronisch degenerativer kardiovaskulärer Erkrankungen durch Training ist der pharmakologischen Therapie mit Myokinen, wenn der Entwicklungstand es erlaubt, absolut vorzuziehen!**

8.4.2 Das IGF-1 (Myokin und HP-Leber-Achse): Anabolismus

Das IGF-1 als Myokin der Skelett- und Herzmuskulatur, als Ergebnis des Myokins Irisin und der Achse Hypothalamus – Hypophyse – Leber entgegnet als anabole Signalsubstanz präventiv der myokardialen Insuffizienz.

Ist der IGF-1-Spiegel defizitär, liegen eine kontraktile myokardiale Schwäche, eine gesteigerte interstitielle Fibrosierung und ein ungünstiges Profil der Geneexpressionen für die extrazelluläre Matrix, den Ca^{++}-Stoffwechsel und die Struktur und Funktion der Myozyten vor (González-Guerra et al. 2017), die in der Summe in einem chronischen Ablauf die Eigenschaften des Myocards pathogenetisch verändern. Entgegengesetzt ist bei einer dilatatorischen Cardiomyopathie (Mausmodell) pharmakologisch zugeführtes IGF-1 in der Lage, die Masse des Herzmuskels, die Hämodynamik, die Dynamik des Ca^{++}-Stoffwechsels und die Apoptose zu normalisieren. Ergänzend funktioniert es als proliferativer Stimulus für die Myozyten (Welch et al. 2002).

8.4.3 Der Myokin vascular endothelial growth factor (VEGF): Angiogenese

Generell erfolgt die Anregung des Ausbaus der Mikrozirkulation durch ein Missverhältnis zwischen metabolischem Bedarf und der mikrovaskulären Versorgungsmöglichkeit. So ist die Hypoxie ein übergeordneter Stimulator der Kapillarisierung, einer sehr komplexen Angio-Adaptation (Lemieux und Birot 2021) und deshalb ist für dessen Beurteilung die Betrachtung einzelner Signalsubstanzen und -wege weniger aussagekräftig als die eines Musters von pro- und antiangiogenen Wirkfaktoren (Roudier et al. 2010).

Die Mikrozirkulation ist die Schnittstelle zwischen der Versorgung mit Sauerstoff und Substraten und der Energieproduktion in den Muskelfasern/Zellen sowie zwischen der Produktion von Metaboliten und deren Entsorgung. Die Infrastruktur der Kapillarisierung, die Kapillardichte und das Verhältnis Muskelfaser/Kapillare sind wesentliche Komponenten der aeroben Kapazität.

Es gibt eine Reihe von Faktoren der Angiogenese wie u. a.

- der Belastungsumfang aeroben Trainings,
- die Muskeldehnungen im dynamischen Kontraktionszyklus der A- und Antagonisten,

- die intensivierten Scherkräfte infolge der Hyperämie,
- die endotheliale Mechanotransduktion,
- die Signalsubstanzen für das Kapillarwachstum von Fibroblasten, Makrophagen und Perizyten des perivaskulären Raumes (Egginton 2011),
- die Verteilung der Kapillaren und
- die direkte Wirkung der Vasodilatatoren wie z. B. NO und Prostaglandine.

Die Scherkräfte unterstützen additiv die NO-Bildung und NO ist neben der Vasodilatation ebenfalls Stimulator des VEGF (Benoit et al. 1999; Baum et al. 2004). VEGF wird von Muskelfasern, Satellitenzellen, Endothelzellen, Makrophagen und Fibroblasten sezerniert. Es ist ein essentieller Signalstoff, der für die Angiogenese aufgrund der physikalischen Scherkräfte als auch der Muskeldehnungen notwendig ist (Williams et al. 2006). Da die Hämodynamik und der VEGF zusammen wesentliche Faktoren der Angiogenese sind, ist es nahezu erwartungsgemäß, dass im Tierexperiment der VEGF auch als ein Regulator der Durchblutung während der Kontraktionen erkannt worden ist und darüber die Ausdauerleistung mitbestimmen kann (Knapp et al. 2016). Passend zeigen Sulaeman et al. (2020), dass das Ausschalten der Sekretion von VEGF aus den Muskelfasern und den Endothelzellen keinen Einfluss auf die Erhaltung der Kapillarisierung aber auf die Ausdauerleistung hat. Die eingeschränkte Ausdauer wird mit der unter diesen Bedingungen nicht mehr vorhandenen Kontrolle der Durchblutung durch den VEGF erklärt.

> **Wichtig** Hinter den angio-adaptiven Vorgängen steht keine Einzelsubstanz. Sie sind das Ergebnis vieler ineinandergreifender und sich ergänzender Stimulatoren und Teilvorgänge (Olfert et al. 2016) die durch Ausdauertraining qualifiziert werden.

Einzelbelastungen lassen den VEGF-Spiegel vielfach ansteigen und kehren nach ca. 5 h in den Vorbelastungsbereich zurück. Diese scheint das wesentliche Zeitfenster für die Startprozesse der angio-adaptiven Veränderungen zu sein, an denen weitere pro- und antiangiogene Faktoren einen Anteil haben (Hoier et al. 2012). Tierexperimentell kann gezeigt werden, dass die Adaptation der Kapillarisierung auf Ausdauertraining (M. gastroc.) auf den VEGF angewiesen ist. Nach einer 6-wöchigen Trainingsphase (Laufband, 1 h/d, 5 d/Wo.) steigt unter der Wirkung des VEGF die Kapillardichte um 59 %, wogegen ohne den Faktor keine Veränderungen eintreten. Die metabolischen Adaptationen des Glucose- aber nicht des Fettstoffwechsels finden auch ohne VEGF statt (Olfert et al. 2010).

Ein 4-wöchiges aerobes Training mit 60 % $VO_{2max.}$ (n = 14, 31,5 Jahre [24–39 Jahre], 3×/Wo., 60 Min.) bedeutet einen Anstieg von pro- und anti-angiogenen Faktoren im Dialysat des Interstitiums auf eine Testbelastung vor und nach der Trainingsphase. Der Anstieg auch der anti-angiogenen Faktoren wird im Dienst der Kontrolle und Modulation der Gefäßanpassungen gesehen, um eine überschießende Kapillarisierung zu verhindern. Während lt. den Biopsieergebnissen die Kapillarisierung und die mitochondriale Kapazität trainingstypisch deutlich verbessert worden sind, gab es keine Veränderungen der basalen und der belastungsbedingten VEGF-Werte, weil Muskelfasern junger Menschen offensichtlich in ihren Vesikeln eine ausreichende VEGF-Reserve für die Angiogenese gespeichert haben (Hoier et al. 2012).

Dagegen haben intensive intermittierende Belastungen nur einen schwachen Effekt auf die VEGF-Sekretion als auch die endotheliale Proliferation, weshalb es in der Muskulatur, vorbereitet durch ein moderat intensives Training, keine suffiziente Angiogenese auslöst (Hoier et al. 2013).

> **Wichtig** Der Aufbau und die Verbesserung der Kapillarisierung ist durch aerobe moderate andauernde Belastungen am effektivsten. Daran ist das pro-angiogene Myokin VEGF essentiell beteiligt. Das Gesamtergebnis ist aber das Resultat aus einem „Orchester" aus pro- und anti-angiogenen Signalsubstanzen. Bei allen

Patienten muss unabhängig von der Erkrankung zunächst das Ausdauertraining absolut im Vordergrund stehen, denn die Durchblutung ist das „non plus ultra" der Gewebehomöostase, der Trainierbarkeit und letztendlich der Gewebegesundheit!

Hypertoniepatienten (n = 10, 45,0 ± 2,0 Jahre) weisen vor einem 16-wöchigen Ausdauer- und Krafttraining (3×/Wo., 50 min: Gym-Trainingsgeräte oder Gehen/Laufen) um 36 % geringere VEGF-Spiegel im Muskelgewebe (Biopsie M. vast. lat.) auf, die Kapillardichte ist 22 % geringer als bei Normotensiven und die als Test ausgeführten Kraftausdauerbelastungen des M. quadr. fem. sind ohne Wirkung auf den interstitiellen VEGF-Spiegel. Das Training hat den bekannten Effekt auf die Senkung des arteriellen Mitteldruckes, die Kapillarisierung (Verhältnis Kapillare/Faser) steigt um 17 %, der muskuläre VEGF-Spiegel erhöht sich sogar um 67 %, die endotheliale Zellproliferation ist nun wieder vorhanden und der Belastungstest provoziert jetzt einen 5-fachen Anstieg des VEGF (Hansen et al. 2010). Dieser Trainingsmodus veranlasst gemeinsam mit den benannten positiven Veränderungen eine vorteilhafte Verschiebung der Bilanz zwischen vasodilatatorischen und vasokonstriktiven Substanzen im Interstitium des Muskelgewebes (Hansen et al. 2011).

▶ **Wichtig** Wie auch beim Irisin sind die VEGF-Werte bei Patienten mit Herz-Kreislauf-Erkrankungen reduziert, was auf viele Signalstoffe und deren Stimulierbarkeit zutrifft. Bei diesen und den weiteren auf der Grundlage der physischen Inaktivität entstehenden und unterhaltenen Erkrankungen liegen eben nicht nur die klinischen und leistungsphysiologischen Funktionsdefizite vor, sondern es sind, nicht unmittelbar erkennbar, die Produktionskapazitäten der Signalstoffe für die Aufrechterhaltung der Körperstrukturen vergleichbar betroffen. Die Trainierbarkeit, die Wirksamkeit des Therapietrainings ist eingeschränkt und muss durch Training erneut wiederhergestellt werden. Die Therapiezeit in Richtung Normalisierung wird deutlich länger!!

Die arterielle Hypertonie ist die Ursache einer chronischen Überbelastung des Herzens, die unbehandelt langfristig kompensatorisch hypertrophe Folgen hat und spät in die Herzinsuffizienz einmündet. Weniger bekannt, sie wird von der Atrophie der Skelettmuskulatur (Maus, M. gastroc.), der Rarifizierung des Mikrozirkulationsbettes und dem Abfall des VEGF in der Muskulatur begleitet. 10-wöchiges Ausdauertraining, begonnen 2 Wochen nach dem experimentell provozierten Blutdruckanstieg, normalisiert den Blutdruck und die myocardialen Dysfunktionen und mindern den pathophysiologischen Umbau des Herzmuskels. Eine Atrophie der Skelettmuskulatur kann aufgehalten werden. Die Dekonditionierung der Mikrozirkulation wird aufgrund der belastungsbedingten metabolischen und hämodynamischen Stimuli und unter dem Anstieg der VEGF-Produktion deutlich abgeschwächt (Yuan et al. 2021).

▶ **Wichtig** Die arterielle Hypertonie verursacht gleichfalls eine Atrophie der Skelettmuskulatur, was als ein zusätzlicher Faktor für die Förderung und Weiterentwicklung der Erkrankung angesehen werden muss. Daran leistet der Abfall der Myokinproduktion einen wesentlichen Beitrag. **Ausdauertraining und nicht Pharmaka muss die primäre Therapieintervention sein.**

8.4.4 Das Follistatin-like 1 (FSTL1): Myocardprotektion, Vaskularisation

FSTL1 wird von der Skelettmuskulatur als Myokin, der Herzmuskulatur als Cardiokin (Shimano et al. 2012) und dem Fettgewebe als Adipokin (Xu et al. 2020) gebildet.

Die myogene Akt (serine-threonine protein kinase) Signalgebung kontrolliert die Hypertrophieentwicklung (Chen et al. 2001) und kombiniert diese Wirkung mit der Anregung der VEGF-Synthese zwecks Anpassung der Mikrozirkulation, sodass Muskel- und Gefäßwachstum koordiniert stattfinden (Takahashi et al. 2002). Mit dieser Signalgebung geht der Anstieg des FSTL1 (transforming growth factor-b–stimulated clone 36) im Skelett-, Herzmuskel und Fettgewebe und folglich im Serum einher. Bei den konkreten Wirkungen des Myokins spielen die Herkunft aber auch gewebe- und zellspezifische Prozesse eine Rolle (Horak et al. 2022). Des Weiteren unterliegt es in den verschiedenen Geweben einer posttranskriptionellen Modifikation (Xu et al. 2020), sodass differente Auswirkungen entstehen. Deshalb ist das Wirkungsspektrum groß. Es reicht von der kontraktilen und metabolischen Protektion, sofern der Spiegel durch Training ansteigt, bis zur Beteiligung an kardiovaskulären Erkrankungen. Darin sind auch Entzündungsprozesse eingeschlossen (Peters et al. 2019). Welche konkrete Rolle das Cardiokin FSTL1 spielt, protektiv die Hypertrophie auslöst oder eine interstitielle Hyperplasie von Fibroblasten und eine Fibrose fördert, ist abhängig vom Verhältnis der Kardiomyozyten zur interstitiellen Zellproliferation, gegeben durch den Entwicklungsstand einer kardiovaskulären Erkrankung und immunologischen Reparaturprozessen (Hu et al. 2020).

> **Wichtig** Die Stimulation des Myo- und Cardiokines FSTL1 durch moderates Krafttraining kurzer Dauer und moderater Intensität bedeutet Protektion, Proliferation, Wachstum, Anti-Apoptose und Funktionsförderung von Kardiomyozyten, sodass das Myokin insgesamt für eine effektive Prävention kardiovaskulärer Erkrankungen sorgt (Hu et al. 2020).

> **Wichtig** Absolut nicht zu empfehlendes exzessives Ausdauertraining, was in keinem gesundheitsorientierten Trainingsprogramm einen Platz hat, provoziert einen überproportionalen Reparaturbedarf und kann den Fibroseweg aktivieren (Hu et al. 2020).

Im Muskel wirkt das FSTL1 über die endotheliale Stimulation und die forcierte Stickstoffmonoxid-Synthese (Akt-eNOS-Signalweg) und steigert damit die Kapillardichte bzw. es findet nach Schädigung eine Revaskularisation statt (Ouchi et al. 2008). In Cardiomyozyten regelt ischämischer Stress die Sekretion hoch und übt eine Schutzfunktion vor Apoptosen aus, wodurch die myokardiale Integrität beibehalten bleibt bzw. Reparaturen veranlasst werden (Oshima et al. 2008). Durchweg alle FSTL1-Wirkungen sind energetisch sehr anspruchsvoll, sodass der Befund zur Beteiligung am Stoffwechsel erwartungsgemäß erscheint (Seki et al. 2018). Das FSTL1 unterstützt den Metabolismus der energiereichen Substrate sowohl im Herzmuskel als auch systemisch und erhöht den Sauerstoffverbrauch (über den AMPK-Weg). Da der Sauerstoffmangel des Myocards ein wesentlicher Faktor der FSTL1 Freisetzung ist, ist dessen Spiegel Marker des Krankheitsstandes

- bei der koronaren Herzerkrankung sowie der Herzinsuffizienz und
- dieses Myokin sorgt bei vorliegender Myocardinsuffizienz bei ca. 50 % der Fälle kompensatorisch für die Herzmuskelhypertrophie zur Aufrechterhaltung der Ejektionsfraktion (Tanaka et al. 2016).

Im Tiermodell mit Myocardinfarkt stimuliert Krafttraining im Skelettmuskel die FSTL1-Produktion und dadurch erfolgt im Herzmuskel eine Förderung der Angiogenese und der myocardialen Funktion, wogegen pathologische Remodellierungsprozesse gehemmt werden. Beim Herzinfarkt ohne Training steigt der Kollagenanteil erheblich ($p < 0{,}001$) an und es entsteht eine Fibrose. Trainieren die Tiere, bleibt das Kollagen um 38,5 % geringer und erhalten Trainierende zusätzlich FSTL1 verstärken sich diese Effekte noch erheblich (Xi et al. 2021). Die Kardioprotektion und die therapeutischen u. a. antifibrotischen Trainingseffekte werden zusätzlich durch den fibroblast growth factor 21 (FGF21) ergänzt. Aerobes und kontraktiles Training sind nach einem experimentellen Herzinfarkt Stimuli der FGF21 Expression. Es hemmt den Signalweg des transforming growth factor-β1, der die Kollagenproduktion und in der Folge die Fibrose vertritt, bahnt Prozesse zugunsten der anti-oxidativen Kapazität und reduziert den geregelten Untergang von Zellen (Apoptose) im ischämisch geschädigten Myocard. FGF21 wirkt auch speziell auf die kardialen Fibroblasten ein, indem dessen Kollagenproduktion gemindert und deren Apoptose gefördert wird (Ma et al. 2021).

> **Wichtig** Akzentuiert Krafttraining und aerobes Training bedeuten Kardioprotektion und bei Herz-Kreislauf-Erkrankungen und deren Komplikationen sind diese Trainingsformen, vermittelt durch die Myokine, ein essentielles Element des Trainingsprogramms.

FSTL1 verantwortet offensichtlich auch eine Funktion bei der Regulation des Stoffwechsels, die z.Z. nur sehr unvollkommen bekannt ist. Bei diabetischen Individuen ist der Signalstoff im Fettgewebe deutlich erhöht und entsprechend weisen neu diagnostizierte, bisher noch nicht pharmakologisch eingestellte Patienten mit einem Diabetes (n = 298; Gesunde n = 202) hohe Serumwerte auf, die mit den Parametern der Adipositas (BMI, waist-to-hip ratio), der Insulinresistenz (HOMAR-Index), dem Lipidprofil und den Merkmalen des Glucosestoffwechsels verknüpft werden können. Das Adipokin Adiponectin, welches die Insulinempfindlichkeit der Gewebe anhebt, findet sich im Serum der Diabetiker desto weniger je höher der FSTL1 Spiegel ist (Xu et al. 2020). Zu diesen Befunden gibt es sehr widersprüchliche Ergebnisse von Interventionsstudien mit jungen Personen, die ohne altersbedingten Anstieg des viszeralen Fetts mit der daraus resultierenden negativen Beeinflussung der Insulinresistenz (Park et al. 2014) sind. Sie kommen zum Schluss, dass hohe Spiegel des Insulins und der freien Fettsäuren im Serum die FSTL1 Freisetzung senken. Dieser Befund steht im Wiederspruch zu den „gemessenen" gegenteiligen Befunden bei den Diabetikern, der z. Z. ohne Erklärung bleibt. Sicher ist, das physische Aktivitäten den FSTL1-Spiegel im Muskelgewebe ansteigen lassen. Dies erfolgt aber auch im Fettgewebe, dessen Ursache bisher nicht klar ist. Offensichtlich spielen gleichzeitige Stimulationen anderer Signalstoffe und ihre Interaktionen eine Rolle.

8.4.5 Das Myokin Dermcidin: myocardiale Schädigung bei Skelettmuskelischämie

Der pathologisch chronisch und/oder akut mit Sauerstoff unterversorgte Skelettmuskel produziert mit dem Myokin Dermcidin einen pathophysiologischen Kommunikator des muscle – heart cross talk. Das Myocard wird für ischämiebedingte Schädigungen disponiert und die Schäden fallen größer aus (Esposito et al. 2015).

Fazit

Ausdauertraining fordert und sichert die myokardialen Eigenschaften, die Mitochondrienfunktionen und ist generalisiert anti-inflammatorisch. Eine insuffiziente Sauerstoff- und Substratversorgung, eine relative Ischämie infolge der Rarifizierung des Kaplliarnetzes, mindert die Muskelfunktionen und ist die Ursache nicht traumatischer Schmerzen. Der trainingsbedingte cross talk muscle – heart/circulation generiert eine positive Angio-Adaptation gegen Degeneration und Schmerzen.

Das **Myokin Irisin** (Skelett-, Herzmuskel), hat einen protektiven Wert für die energetische und die kardiovaskuläre Gesundheit. Im Vordergrund stehen wieder der anti-inflammatorische Effekt, die Minderung des oxidativen Stresses und die Förderung der Angiogenese. Die Wirkkaskaden des Myokins Irisin vermitteln den Schutz vor Herz-Kreislauf-Erkrankungen. Stark abgefallene Irisinspiegel nach einem akuten Infarkt und bei der koronaren Gefäßerkrankung sind zu finden, geht mit dem Stenosegrad parallel und gibt die Durchblutung wieder. Die Verknüpfungen der Serumirisinspiegel bei der Schwere der Coronarsklerose erfordert

Präzisierungen. Krankheitsbedingt reduzierte wie auch erhöhte Spiegel des Irisin sind ein Teilmechanismus für das Risiko als auch die Realisation degenerativer Gefäßveränderungen. Die Entzündung ist erneut der führende Parameter. Das **Myokin IGF-1** entgegnet als anabole Signalsubstanz präventiv der myokardialen Insuffizienz. Die Hypoxie ist ein übergeordneter Stimulator der **Kapillarisierung.** Hinter den **angio-adaptiven Vorgängen** steht keine Einzelsubstanz. Sie sind das Ergebnis vieler ineinandergreifender und sich ergänzender Stimulatoren und Teilvorgänge die durch Ausdauertraining qualifiziert werden. Das **Myokin VEGF** startet die angio-adaptiven Veränderung. Wie auch beim Irisin sind die VEGF-Werte bei Patienten mit Herz-Kreislauf-Erkrankungen reduziert, was auf viele Signalstoffe und deren Stimulierbarkeit zutrifft. Die **arterielle Hypertonie** verursacht Skelettmuskelatrophie, wozu der Abfall der Myokine einen wesentlichen Beitrag leistet. Das Myo- und Cardiokin **Follistatin-like 1** veranlasst Protektion, Proliferation, Wachstum, Anti-Apoptose und Funktionsförderung der Kardiomyozyten.

Bei den chronischen Erkrankungen sind die Produktionskapazitäten der Signalstoffe für die Aufrechterhaltung der Körperstrukturen defizitär. Die Trainierbarkeit ist eingeschränkt und muss neu aufgebaut werden. Aerobes Training und akzentuiert Krafttraining bedeuten Kardioprotektion und Therapie. Bei allen Patienten muss unabhängig von der Erkrankung zunächst das Ausdauertraining absolut im Vordergrund stehen, denn die Durchblutung ist das „non plus ultra" der Gewebehomöostase und die Myokine für die Trainierbarkeit!

8.5 Physische Aktivität: der muscle – pancreas cross talk

Trailer

Die Glucosehomöostase bestimmt die Stoffwechselgesundheit oder sie ist die Grundlage des Diabetes. Für die Glucosehomöostase arbeitet die Achse Muskel – Pankreas zugunsten eines anti-diabetischen Stoffwechsels.

Die Muskelfasern produzieren auch basal Substanzen für die Modulation der Insulinfreisetzung. Insulinresistente Muskeln veranlassen eine höhere Insulinausschüttung und bei Belastung liefern sie ein kontraproduktives Profil, worauf die Insulinsekretion fällt. Inaktivität verändert die Kommunikation zugunsten der Pathologie und fördert die Seneszenz.

Das **Myokin IL-6** wirkt bei physischer Aktivität antidiabetisch und bei Inaktivität gegenteilig. Das **Myokin BDNF** reguliert den metabolischen Status und die Glucoseutilisation. Das **Myokin Irisin** reguliert die Glucosehomöostase und die Insulinsensibilität. **FTF-Muskeln** schützen die Insulinproduktion. Antidiabetisches Training muss hohe Intensitäten integrieren, damit die FTF-Muskeln effektiv die Glucosehomöostase mitbestimmen können.

Das Organ „Muskulatur" ist das „Stoffwechselorgan" des Organismus und es benötigt für die mechanische Leistung und die Erholungsprozesse Substrate für den Energiestoffwechsel. Die Muskeln müssen ständig mit Glucose und freien Fettsäuren versorgt werden. Die physiologische Glucosehomöostase ist einmal ein wesentliches Merkmal der Stoffwechselgesundheit und bestimmt die muskuläre Funktions- und Leistungsfähigkeit unter Belastungen. Zum anderen ist dessen Störung die pathophysiologische Grundlage des Diabetes mellitus, der inzwischen zur Volkskrankheit geworden ist. Der diabetogene und nachfolgend der diabetische Stoffwechsel sind die Disposition und der gravierende Realisationsfaktor generalisierter Gewebe- und Organstörungen (Pankreas, Herz-Kreislauf, Nieren, Augen, Leber, Neuropathie, …). Ein Trainingsprogramm über 8 Wochen reichert das Serum bei diabetischen Menschen und Tieren mit Substanzen an, die die β-Zellen (Mensch, Maus, Ratte) zur reduzierten

Produktion der pro-entzündlichen Substanzen IL-1β (Entzündungsmediator) und IFN-γ (Immunmodulator) veranlassen und den endoplasmatischen Stress der β-Zellen einschränken. Durchweg Faktoren, welche zur Apoptose führen (Paula et al. 2018). Auch im Modell des Typ I Diabetes sorgt physische Belastung für den signifikanten Schutz der β-Zellen vor Apoptose durch pro-entzündliche Zytokine. Der Schutz kann dem Myokin IL-6 zugeordnet werden (Paula et al. 2015).

> **Wichtig** Es erscheint nahezu logisch, dass die Phylogenese eine Kommunikationsachse Muskel – Pankreas entwickelt hat. Der Energiestoffwechsel des Muskels braucht Glucose und das Pankreas liefert das regulierende Hormon Insulin für die Glucoseaufnahme in die Muskelfasern, die Leber- und Fettzellen, wodurch die Muskelfunktion und die Glucosehomöostase abgesichert werden. **Die korrekte Funktion dieser Achse benötigt zwingend wiederholte systematische Muskeltätigkeiten, also muskulären Glucosebedarf für die Erhaltung eines anti-diabetischen Stoffwechsels und ebenso für die Therapie eines diabetischen Stoffwechsels!!**

Die β-Zellen detektieren den Glucoseflux und sichern mit dem Insulin die muskuläre Versorgung. Das Insulin senkt den Blutzuckerspiegel und verhindert die erheblich nachteiligen Auswirkungen eines ständig erhöhten Spiegels. Das Hormon unterstützt darüber hinaus die Aufnahme von Aminosäuren in die Muskelfasern, hemmt die Proteolyse, regt Gene zur Regulation des Zellwachstums und der Proliferation an, ist also auch anabol wirksam, und steigert die Glucosespeicherung in der Leber und im Muskel (Glykogensynthese) und die Triglyceridsynthese in Leber- und Fettgewebe.

Die Tab. 8.4 gibt einen Überblick über den muscle – pancreas cross talk. Es gilt hervorzuheben, dass die Myokinprofile und die Wirkungen sehr von der Insulinresistenz abhängig sind.

Die Achse Muskel – Pankreas

Die Muskelfasern produzieren nicht „einfach" eine bestimmte Anzahl und Zusammensetzung von Myokinen in Abhängigkeit von den Parametern des Belastungsmodus. In der interstitiellen Flüssigkeit menschlicher Muskelfasern befinden sich bereits ohne Einfluss stimulierender Reize basal sezernierte Substanzen für die Modulation der Insulinfreisetzung. Experimentell kann eine glucosestimulierte Insulinsekretion Langerhans'scher Inseln gemessen werden, wenn sie interstitieller Flüssigkeit ruhender, nicht mit Insulin vorbehandelter Muskelfasern ausgesetzt werden (Mizgier et al. 2017).

> **Wichtig** Es ist eine inverse Relation zwischen der Insulinsensitivität und der Insulinsekretion bekannt, sodass allein bei einer dekonditionierten, insulinresistenteren Muskulatur höhere Insulinausschüttungen stattfinden und die Pankreasfunktion belasten.

Eine direkte Wechselbeziehung zwischen dem muskulären Glucosestoffwechsel und der Insulinsekretion muss angenommen werden. Das Myokin IL-6 ist ein Kandidat. Den konkreten kausalen Mechanismus gilt es noch herauszufinden und dies unter Beachtung der Tatsache, dass auch die Substanzen weiterer Gewebe wie die der Leber und des Fettgewebes sich an der Interaktion zwischen Insulinsensitivität und Insulinsekretion beteiligen (Mizgier et al. 2019).

Das Myokinprofil ist von der Insulinresistenz abhängig, die zu den immer vorhandenen typischen Merkmalen einer inaktivitätsbedingt dekonditionierten Muskulatur gehört. Davon abhängig, ob die Muskelfasern nicht resistent oder resistent sind, haben die Myokine einen „eigenen" Effekt auf die β-Zellen (Bouzakri et al. 2011). Muskelfasern ohne die Ausbildung einer Insulinresistenz durch das entzündungsfördernde Adipokin TNF-α liefern Myokine, die auf eine Glucosebelastung die Insulinsekretion der β-Zellen und ihre Proliferation auslösen. Völlig anders sind die Reaktionen auf das Profil

Tab. 8.4 Der muscle – pancreas cross talk

Myokin IL-6: pleiotrop • Stimulation Wechselbeziehung muskulärer Glucosestoffwechsel und Insulinsekretion • beachte: ist Signalsubstanz auch weiterer Gewebe (Leber, Fettgewebe) und insgesamt an der Insulinsensitivität und Insulinsekretion beteiligt • Schutzwirkung für die β-Zellen • Stimulation α-Zellen bei metabolischen Stress – Schutz vor Apoptose: Aufrechterhaltung der β-Zellfunktion • Regulation der Glucosehomöostase über den Darm, Stimulation Incretin GLP-1 (beachte: auch Eigenproduktion der Inseln), Förderung glucosestimulierte Insulinsekretion, Protektion und Förderung Funktion der β-Zellen wichtig: Mykokinprofil von Insulinresistenz abhängig! nicht resistent: Proliferation β-Zellen, Insulinsekretion steigt resistent: Proliferation gemindert, Insulinsekretion reduziert, Apoptose gesteigert • unter low grade inflammation (Inaktivität, Adipositas, Alter) Insulinsekretion gesteigert, Störung cross talk Muskel – Pankreas beachte: gesteigerte Spiegel pro-inflammatorischer Zytokine bedeutet: Immunseneszenz, inflamm-aging, Sarko-Osteoporose, neurodegenerative Prozesse • Marker der Gebrechlichkeit
Myokin BDNF: • metabolsicher Status – Glucoseutilisation • Reduzierung Blutglucose • steigert Insulinkonzentration in den β-Zellen
Myokin Angiogenin und Osteoprotegerin • spezifische Signalstoffe der schnellen Muskelfaserpools • Protektion β-Zellen gegenüber pro-inflammatorischen Zytokinen
Myokin Irisin: • Management Glucosehomöostase und Insulinresistenz • Regulation Energiestoffwechsel • Sensibilisierung der Insulinrezeptoren (Skelett-, Herzmuskel) • Stimulation Proliferation β-Zellen und Insulinsynthese • Schutz β-Zellen vor Apoptose bei hohen Glucosewerten i.S., Sicherung der β-Zellfunktion, Proliferation der β-Zellen, Reduzierung der Glykämie • Schutz β-Zellen vor Apoptose bei hohen Werten der freien Fettsäuren i.S. • beeinflusst Durchblutung der Inseln • Daten bei pathophysiologischen Zuständen nicht einheitlich und konsistent
Myokine des Wnt-Signalweges (Wnt3a, Wnt4): • Regulation der Zellzyklen u. a. der β-Zellproliferation • im prädiabetischen Stadium: Insulinanstieg, β-Zellproliferation im diabetischen Stadium: geringe Konzentrationen verantworten Dysfunktionen der Inseln

insulinresistenter Muskelfasern. Es bewirkt eine deutlich geminderte Insulinsekretion und begünstigt die Apoptose der β-Zellen und schränkt deren Proliferation ein.

▶ **Wichtig** Körperliche Inaktivität als Ursache der Insulinresistenz bedeutet nicht „geradlinig", eine ungenügende quantitative Kommunikation Muskel – Pankreas, sondern vor allem eine Veränderung der Qualität. Das darf sicher für alle cross talks angenommen werden. Der Muskel – Pankreas cross talk wird kontraproduktiv, indem die Insulinsekretion abfällt und der Anstieg der Blutzuckerwerte unterstützt und unterhalten wird. Entweder wird der lange Weg zum Diabetes gegangen oder die Erkrankung fortentwickelt.

Entsprechend ist die physische Inaktivität nicht nur die Ursache von Defiziten der Myokinproduktion mit den Konsequenzen einer „nur" ungenügenden Abstimmung zwischen den Geweben und Organen. Inaktivität bedeutet nicht schlechthin „einfach nur" Atrophie und Funktionsverlust. Inaktivität

verändert die Kommunikation qualitativ und die Auswirkungen können zu pathophysiologischen Schritten bei der Entwicklung chronischer Erkrankungen werden. Da die Inaktivität und der Alterungsprozess grundsätzlich zu vergleichbaren Ergebnissen führen, wird auch die Seneszenz gefördert.

Das **Myokin IL-6** hat physiologische Wirkungen infolge physischer Aktivität und gegenteilige infolge physischer Inaktivität.

Es beteiligt sich indirekt über den Darm an der Glucosehomöostase. Das IL-6 stimuliert die Produktion des Incretins Glucagon-like Peptide-1 (GLP-1) in den entero-endokrinen L-Zellen des Ileums und des Kolons und dieser Signalstoff induziert die glucosestimulierte Sekretion von Insulin (Ellingsgaard et al. 2011) nach der Nahrungsaufnahme. Die Protektion und die Funktion der β-Zellen werden gefördert. Aber auch die α- und β-Zellen des Pankreas synthetisieren GLP-1 und pankreasintern existiert zwischen den α- und β-Zellen eine direkte parakrine Kommunikation mittels GLP-1 für die Insulinproduktion und die Insulinfreisetzung. Das Hormonprofil der Inseln wird durch funktionell verschiedene α-Zellen vertreten und diese lokale Regulation wird von Holter et al. (2022) über endokrine Substanzen aus dem Darm geregelt. Die Adipositas als eine prädiabetische Stoffwechselerkrankung erhöht die IL-6-Spiegel, denn dieses Myokin hat u. a. eine Schutzwirkung für die β-Zellen des Pankreas und die „kompensatorische" Hyperinsulinämie kann für einen Zeitraum abgesichert werden. Sind die pankreatischen Ressourcen erschöpft ist das Ergebnis der Diabetes mit eingeschränkter Anzahl und Funktion der β-Zellen und gestörten α-Zellen (Glocagon). Das Myokin IL-6 stimuliert bei metabolischem Stress frühzeitig die α-Zellmasse und schützt sie vor Apoptose, wodurch bei metabolischem Bedarf die Funktion der β-Zellen aufrechterhalten wird (Ellingsgaard et al. 2008).

Vergleichbare Effekte wie das durch IL-6 stimulierte GLP-1 löst das Myokin Irisin aus (s. unten). GLP-1 und Irisin steigen bei Kohlenhydrat- und Fettbelastung. Die Insulinsynthese wird gesteigert und die Stabilität bzw. die Proliferation der β-Zellmasse veranlasst. Diese Hormone vertreten die Achse Muskulatur – Darm – Pankreas (Marrano et al. 2021). Beide Hormonwirkungen sind beim Diabetiker defizitär.

> **Wichtig** Regelmäßige physische Belastungen steigern wiederholt die Ausschüttung des Myokins IL-6 und das sorgt u. a. für den Schutz des Pankreas. Physische Belastungen stärken anti-diabetisch die Achse Muskulatur – unterer Darm – Pankreas für die Glucosehomöostase.

Unter den pathophysiologischen Bedingungen der low grade inflammation infolge Inaktivität, Übergewicht und Adipositas aber auch infolge des Alterungsprozesses ist u. a. IL-6 chronisch erhöht und das IL-6 kann aus diesem Grund die Insulinsekretion ohne Muskelaktivität steigern bzw. den vorteilhaften cross talk Muskel – Pankreas stören (Laurens et al. 2020).

> **Wichtig** Älter zu werden disponiert für den Diabestes Type II, wenn keine physische Aktivität dagegengesetzt wird.

In der Tat geht das Altern mit steigenden Spiegeln pro-inflammatorischer Zytokine einher (Michaud et al. 2013; Pan et al. 2021). Damit assoziiert sind

- eine abnehmende Funktion des Immunsystems, die Immunoseneszenz,
- chronische Entzündungsprozesse, dass „imflamm-aging",
- die Sarkopenie, besser das sarko-osteoporotische Syndrom, und
- neurodegenerative Konsequenzen.

Das Nicht Myokin IL-6, IL-1, der TNF-α und das CRP steigern die Morbidität, die Mortalität und TNF-α und IL-6 sind sogar Marker der Gebrechlichkeit.

Die Serumkonzentrationen des Nicht Myokins IL-6 und des sensitiven CRP sind bei physisch inaktiven älteren Menschen (62 ± 2 Jahre) gegenüber gut Trainierten (60 ± 5 Jahre) signifikant höher (p = <0,029). Die bisher physisch Inaktiven können durch 6-wöchiges moderat intensives aerobes und gefolgt von 6-wöchigem HIIT-Training den IL-6-Spiegel signifikant und gering den des sensitiven CRP absenken. Bei den langfristig Trainierenden mit einem sehr guten Trainingsstatus sind und bleiben die Werte auf ihrem niedrigen Niveau stabil (Hayes et al. 2021). Bei Frauen aber nicht bei Männern (n = 505, 59 ± 10 Jahre, Frauen 46 %; diabetes screening Programm United Kingdom) steigen mit der Zeit des wöchentlichen Sitzens (Fragebogen) und unabhängig von der physischen Aktivität das Insulin im nüchternen Zustand, das Leptin, CRP und IL-6 an. Wird der BMI berücksichtigt werden die Relationen schwächer. Somit spiegelt die Inaktivität der Frauen eine low grade inflammation und einen ungünstigeren metabolischen Status wider (Yates et al. 2012). Für den Geschlechtsunterschied gibt es bisher keine Erklärung.

Das **Myokin BDNF** ist ein Element der Achse Muskel – Pankreas (vgl. Abschn. 8.2.2). Es reguliert peripher anabol den metabolischen Status und nachdem das Insulin für die Glucoseaufnahme gesorgt hat veranlasst der BDNF den nächsten Schritt, die Glucoseutilisation. Tiermodelle diabetischer Stoffwechselstörungen helfen u. a. auch die Wirkungen des BDNF auf der funktionellen und zugleich strukturellen Ebene zu untersuchen. Wiederholte BDNF-Gabe bei diabetischen Tieren reduziert die Blutglucose, steigert durch die Vergrößerung der sekretorischen Insulingranula der β-Zellen und durch die Veränderung der Inselstruktur die Insulinkonzentrationen im Pankreas (Yamanaka et al. 2006).

Offensichtlich bestimmt die Muskelfaserzusammensetzung die Bildung spezifischer Myokine für den muscle – pancreatic cross talk. Die **Myokine Angiogenin** und **Osteoprotegerin** sind z. B. spezifische Substanzen von FTF-Muskeln, des M. trizeps brachii, für die Protektion der β-Zellen gegen proinflammatorische Zytokine (Rutti et al. 2018). Des Weiteren lässt sich zeigen, dass menschliche STF und FTF in vitro (Biopsie, M. trizeps br., M. vast. lat., primäre Muskelfasern: Myotuben) mRNA's für spezifische Myokine besitzen und auch sehr different auf die Ausbildung der Insulinresistenz durch TNF-α reagieren.

▶ **Wichtig** Der spezifische Schutz der Insulinproduktion durch FTF-Muskeln hat eine wahrscheinliche Ursache und eine Konsequenz. **Erstens** die Muskeln, die bevorzugt Glucose verstoffwechseln sorgen zugleich selbst für die hormonellen Voraussetzungen ihrer stabilen Versorgung und **zweitens** antidiabetisches Training muss auch Anteile hoher Intensitäten z. B. durch Intervallbelastungen und/oder Krafttraining haben, um die FTF-Muskeln effektiv an der Organisation der Glucosehomöostase teilhaben zu lassen.

Das **Myokin Irisin** ist wesentlich am Management der Glucosehomöostase und der Insulinresistenz beteiligt. Das Hormon wird auch von Herzmuskel-, Leber-, Fett-, Testes- und Inselzellen gebildet, wo es ein Regulator des Energiestoffwechsels ist. Das Irisin (vgl. Abschn. 8.2.2) wirkt gegen die Insulinresistenz und somit den Diabetes durch die Sensibilisierung der Insulinrezeptoren der Muskelfasern und Herzmuskelzellen, zugunsten eines physiologischen Glucose- und Fettstoffwechsels der Leber und der endokrinen Pankreasfunktion (Gizaw et al. 2017). Es stimuliert die Proliferation der β-Zellen, dessen Insulinsynthese und intensiviert die Glucose-stimulierte Insulinsekretion beim Menschen und im Experiment (Natalichio et al. 2017). Seine komplexen Wirkungen dienen einem gemeinsamen Ziel. Es unterbindet bei hohen Glucosewerten die β-Zellapoptose, unterstützt die β-Zellfunktion, deren Proliferation und die Absenkung der Glykämie. Bei vorhandenem Diabetes steigen die Insulinspiegel und der Glucosetoleranztest wird in die physiologische Richtung verschoben (Liu et al. 2017). Dabei wird das Irisin von einem Faktor der Inselzellen unterstützt (CX3CL1), der gleichfalls die Apoptose reduziert, völlig die nachteilige TNF-α-Wirkung auf die glucosestimulierte Insulinsekretion und den

Insulintransport unterbindet und die Glucagonsekretion ohne Beeinflussung der Insulinsekretion hemmt (Rutti et al. 2014).

Das FNDC5/Irisin der α- und β-Zellen der Langerhans'schen Inseln und möglicherweise weitere Zelltypen des Pankreas wird in Abhängigkeit vom Glucosespiegel freigesetzt. Dabei beeinflusst das Hormon aber nicht direkt die Freisetzung von Insulin und Glucagon, sondern wirkt über die selektive Minderung der Durchblutung der Inseln (Norman et al. 2022), weil das Irisin über die Funktion des Endothels Einfluss auf die Gefäßregulation ausübt (Han et al. 2015). Während aerober Belastungen steigen die Irisinspiegel. Die irisinvermittelte Restriktion der Durchblutung der Inseln geht der Hemmung der Insulinsekretion durch die neuronale Sympthikusaktivität und die Katecholamine im Blut parallel. Geringe bis moderate Belastungsintensitäten gehen über die α-adrenerge Aktivierung mit einer geminderten Insulinsekretion der β-Zellen einher (Marliss und Vranic 2002).

> **Wichtig** Moderate aerobe Ausdauerbelastungen senken den Insulinspiegel und steigern intensitätsabhängig die Fett- und Glucoseutilisation und wirken somit direkt anti-diabetisch. Das Myokin Irisin muss als eine Schlüsselsignalsubstanz des Muskel – Organ cross talks gegen die Adipositas, das metabolische Syndrom und den Diabetes angesehen werden (Shen et al. 2022). Praktisch bedeutet das eindeutig regelmäßig ausreichend physische Belastungen.

Besteht Lipotoxizität, d. h. das Muskelgewebe ist wie bei der Entwicklung des Diabetes oder der nicht alkoholischen Fettleber einer stark erhöhten Konzentration freier Fettsäuren ausgesetzt, synthetisieren die Muskelfasern mehr Irisin und die irisinhaltige interstitielle Flüssigkeit hemmt die Apoptose der β-Zellen. Der Insulinspiegel steigt. Eine Hyperinsulinämie besteht im prädiabetischen Stadium. Das Pankreas sezerniert vermehrt Insulin, um die pathophysiologische Insulinresistenz zu kompensieren. Hohe basale Irisinspiegel haben sich bei einer gesunden Population im Alter zwischen 40 und 70 Jahren als ein unabhängiger Risikofaktor für den Diabetes Typ II herausgestellt. Die Irisinspiegel bei Personen, die in einer Longitudinalstudie über 2,6 Jahre einen Diabetes entwickelten, waren signifikant höher als bei jenen, die gesund blieben. Hohe Spiegel weisen auf höhere HbA1c- und postprandiale Glucosewerte hin (Huh et al. 2016).

Die Ergebnisse zum Myokin Irisin bzw. dessen Vorstufe nach Belastungen und beim Bestehen der Adipositas und des Diabetes sind bisher aber sehr uneinheitlich. Es liegen inkonsistente Beziehungen zwischen klinischen (Körpergewicht, BMI, Fettmasse) und Stoffwechselmerkmalen der Adipositas und dem Hormonspiegel vor. Es gibt Informationen über höhere Werte bei adipösen Menschen ohne Diabetes, weil mit der höheren Fettmasse offensichtlich auch dessen Beitrag zum Irisinspiegel im Blut größer wird (Crujeiras et al. 2015), wodurch die Werte über die der Normalgewichtigen ansteigen. So sind die Irisinspiegel bei adipösen signifikant höher als bei Unter- und Normalgewichtigen. Sie steigen mit dem Körpergewicht, dem BMI, der Fettmasse, dem Energieverbrauch in Ruhe (TANITA Bioimpedanz) aber eben auch mit dem Ausmaß der physischen Inaktivität (Pardo et al. 2014). Die Fettmasse bestimmt unabhängig die Variabilität der Plasmaspiegel. Die Gewichtszunahme steht zugleich für die Insulinresistenz und umgekehrt. Nach einem diätetischen Gewichtverlust über einen Zeitraum von 8 Wochen sind 50 % der Personen, die innerhalb von 4–6 Monaten das vorherige Gewicht wieder erreichen insulinresistent (HOMA-IR $\geq$ 2,5), aber nur 25 % derjenigen, die das reduzierte Gewicht aufrechterhalten können. Die Irisinspiegel korrelieren hierbei mit Risikofaktoren der Insulinresistenz und das Risiko steigt mit der Höhe des Hormonspiegels vor dem Beginn der Gewichtsreduktion (Crujeiras et al. 2014).

Es gibt ein „großes ABER"! Hohe Abweichungen der Irisinwerte zwischen den Studien mit Diabetikern veranlassten Zhang et al. (2016) zu einer Fall-Kontroll-Studie, in die 50 neu diagnostizierte Diabetiker und Gesunde eingeschlossen waren, und zu einer Metaanalyse. Im direkten Vergleich und die gepoolten Daten der Literatur weisen hier für Diabetiker die geringeren Irisinwerte aus (p = 0,002). Mit dem Fortschreiten der diabetogenen Stoffwechsellage bei der Adipositas zum Diabetes wandeln sich die Irisinspiegel offensichtlich von „relativ hoch in Richtung niedrig" und dies steht den Ergebnissen von Huh et al. entgegen. Diese Entwicklung kann das Ergebnis der Weiterentwicklung der nachteiligen Auswirkungen der Adipositas und der Dekonditionierung auf den Stoffwechsel sein. Als wesentliche Faktoren können benannt werden das fortschreitende Defizit der Synthese der Vorstufe des Irisins (FNDC5), die low grade inflammation im Muskel- und Fettgewebe, die Insulinresistenz, die Glucoseintoleranz und die Dauer der Hyperglykämie und Hyperlipidämie (Moreno-Navarrete et al. 2013; Kurdiova et al. 2014). Dem Irisin wird in diesem Prozess eine Rolle zugunsten der Glucoseintoleranz zugeschrieben, denn unter Einbeziehung mehrerer Stoffwechselparameter bedeuten bei Choi et al. (2013) höhere Werte ein kleineres Risiko für eine Diabetesdiagnose und bei neu diagnostizierten Diabetikern (n = 104, 64,3 ± 4,0) sind die Spiegel gegenüber gesunden Kontrollpersonen (n = 104, 65,1 ± 9,55) kleiner (p = 0,003). Das Serumisirin fällt mit steigendem Köpergewicht (BMI, p = 0,027), der Höhe des Glucosewertes 2 h nach der Belastung im GTT (p = 0,003), dem HbA1c (p = 0,026) und dem Spiegel der Triglyzeride (p = 0,033).

▶ **Wichtig** Längsschnittdaten zum zeitlichen Ablauf des Wandels von höheren Irisinwerten bei der Adipositas zu den geringeren beim Diabetes liegen nicht vor. Die pathophysiologischen Schritte sind noch aufzuklären. Der Irisinanstieg mit der Gewichtszunahme und der physischen Inaktivität könnte zunächst als eine adaptive Konsequenz gegen die damit einhergehende Störung der Glucosehomöostase stattfinden (Crujeiras et al. 2014) und später dekompensieren. Auf alle Fälle erscheinen die Dauer und das Ausmaß der Adipositas mit den sich interindividuell unterschiedlich schnell und ausgeprägt entwickelnden Beeinträchtigungen der Glucosehomöostase und der Insulinresistenz wichtige Hauptrollen zu spielen.

Diabetiker (n = 96, 38 % insulinpflichtig) weisen um ca. 20 % signifikant geringere Irisinwerte auf (p = 0,0001). Bei den Personen ohne Diabetes (n = 60) steigen die Irisinspiegel mit dem Alter (r = 0,40, p < 0,01), dem BMI (r = 0,39, p < 0,01), dem Gesamtcholesterol (r = 0,34, p < 0,01), den Triglyceriden (r = 0,30, p < 0,05), dem Nüchternblutzuckerwert (r = 0,43, p < 0,01) und dem diastolischen Blutdruck (r = 0,31, p < 0,05) an. Nach der Korrektur mit wichtigen Kovariablen zeigt die multiple Analyse, dass bei den Nichtdiabetikern der BMI (p = 0,012) und der Nüchternblutzucker (p = 0,034) mit dem Irisin im Zusammenhang stehen (Liu et al. 2013).

▶ **Wichtig** Die statistisch signifikanten Verknüpfungen sind nicht sehr eng aber Relationen zwischen dem Irisin und gut bekannten Risikofaktoren des Diabetes werden ausgewiesen. Für die Gruppe der Diabetiker können diese Abhängigkeiten nicht oder nicht mehr statistisch belegt werden. Hier haben die Stoffwechselstörungen die Relationen verändert.

So weisen auch Prädiabetiker im Muskel noch gesteigerte mRNA-Werte für die Irisinvorstufe Fndc5-Protein auf aber nicht mehr Diabetiker (Kurdiova et al. 2014). Ohne einen Diabetes wird das Fndc5 mit der Adipositas und der Glucoseintoleranz hochreguliert, wodurch die günstige Rolle des Irisins beeinträchtigt wird. Mit der Zeit entsteht wahrscheinlich eine Irisinresistenz (Polyzos et al. 2013). Im Fettgewebe der Diabetiker ist die Hormonvorstufe um 40 % weniger zu finden und der Irisinspiegel im Plasma ist um 50 % geringer. In der Muskulatur und im Fettgewebe liegen beim Diabetiker gegensätzliche Muster der Expression des Fndc5 vor. Zwischenstadien der Muskelfaserentwicklung (Myotuben, Biopsie, M. vast. lat.)

von Diabetikern prägen erstaunlicherweise viel Fndc5 Protein aus und sezernieren entsprechend Irisin. Experimentelle Untersuchungen lassen schließen, dass der Kontrast zum Muskel in vivo durch die Glucose und die gesättigten Fettsäuren hervorgerufen wird. Es bestehen gewebespezifische Mechanismen für das lokale und endokrine Irisin. Kraft-Ausdauertraining über 3 Monate (36,5 ± 1,1 Jahre, BMI 31,8 ± 0,6) hat einen Einfluss auf die Irisinspiegel, indem sie mit der Muskelmasse (M. trizeps surae), der Kraft, der Kontraktilität, der ATP-Resynthese im ruhenden Muskel (MR-Spektroskopie) und dem Masterregulator der mitochondrialen Biogenese und der mitochondrialen DNA auch bei adipösen untrainierten Personen ansteigen (Kurdiova et al. 2014). Training verbessert eben die Glucosehomöostase und reduziert die Insulinresistenz an denen das Irisin teilnimmt.

Die Myokine des Wnt-Signalweges

Signalproteine des Wnt-Signalweges (WNT3a: Aktivator, WNT4: Hemmer) der Muskelfasern (Myokine) und der Adipozyten (Adipokine) sind als Regulatoren des Zellzyklus u. a. der β-Zellen in die Entwicklung der Insulinresistenz eingebunden und prägen zugleich den cross talk zwischen den Geweben und den insulinproduzierenden Pankreaszellen. Die Qualität des cross talks wird wesentlich durch den Grad der Insulinresistenz bestimmt. Zunächst werden im prädiabetischen Stadium die Signalproteine und somit die Insulinproduktion, die -freisetzung und die β-Zellproliferation hochgefahren. Im Ergebnis weisen prädiabetische adipöse Menschen mit einer Hyperinsulinämie eine Hyperplasie der Langerhans'schen Inseln und eine vergrößerte Anzahl von Fettzellen auf (Schinner et al. 2006). Muss die Diagnose Diabetes gestellt werden, haben sich die Produktionsprofile umgedreht. Die Muskulatur und das Fettgewebe liefern nur noch wenig Signalproteine, die Blutspiegel sind reduziert und mit der Herunterregulierung des Signalweges wird die Dysfunktion der Inseln begründet (Kozinski et al. 2016). Die glucotoxische Störung der Inselfunktion und die Apoptose der β-Zellen sind pathogenetische Hauptmerkmale des Diabetes mellitus.

Fazit

Die Muskulatur ist das „Stoffwechselorgan“. Die physiologische Glucosehomöostase ist zum einen ein wesentliches Merkmal der Stoffwechselgesundheit und bei einer Störung zum anderen die Grundlage des Diabetes mellitus. Der diabetogene Stoffwechsel ist die Disposition und der Realisationsfaktor generalisierter Gewebe- und Organstörungen. Für die Glucosehomöostase gibt es die Kommunikationsachse Muskel – Pankreas. Die korrekte Funktion der Achse benötigt Muskeltätigkeiten, also Glucosebedarf für die Erhaltung eines anti-diabetischen Stoffwechsels. Die β-Zellen detektieren den Glucoseflux.

Die Muskelfasern produzieren nicht „einfach“ ein bestimmtes Profil von Myokinen in Relation zum Belastungsmodus. Auch basal werden Substanzen für die Modulation der Insulinfreisetzung sezerniert. Eine inverse Relation zwischen der Insulinsensitivität und der Insulinsekretion besteht, sodass eine dekonditionierte, insulinresistente Muskulatur eine höhere Insulinausschüttung provoziert und das Pankreas belasten. Muskelfasern ohne Insulinresistenz liefern Myokine, die bei Glucosebelastung die Insulinsekretion steigern. Insulinresistente Muskelfasern liefern ein kontraproduktives Profil. Die Insulinsekretion fällt ab und hohe Blutzuckerwerte resultieren. Inaktivität bedeutet nicht „einfach nur“ Atrophie und Funktionsverlust. Inaktivität verändert die Kommunikation qualitativ und sie wird zu Schritten einer pathogenetischen Kette. Da die Inaktivität und der Alterungsprozess zu vergleichbaren Ergebnissen führen, wird auch die Seneszenz gefördert.

Das **Myokin IL-6** wirkt bei physischer Aktivität und Inaktivität gegenteilig. Physische Belastungen sorgen u. a. für den Schutz des Pankreas. Die Achse Muskulatur – unterer Darm – Pankreas wirkt anti-diabetisch. Inaktivität und Altern ohne physische Aktivität disponiert für den Diabestes. Das **Myokin BDNF** reguliert peripher anabol den metabolischen Status und nachdem das Insulin für die Glucoseaufnahme gesorgt hat veranlasst der BDNF die Glucoseutilisation. Das **Myokin Irisin** ist ein Regulator des Energiestoffwechsels, der Glucosehomöostase und der Insulinsensibilität. Es ist eine Schlüsselsignalsubstanz der Muskel – Organ cross talks gegen die Adipositas, das metabolische Syndrom und den Diabetes. Der Irisinanstieg mit der Gewichtszunahme und der physischen Inaktivität könnte zunächst als eine adaptive Konsequenz gegen die damit einhergehende Störung der Glucosehomöostase gewertet werden und später dekompensieren. Auf alle Fälle spielen die Dauer und das Ausmaß der Adipositas mit den sich entwickelnden Beeinträchtigungen der Glucosehomöostase und der Insulinresistenz wichtige pathologische Hauptrollen. Es besteht ein **spezifischer Schutz der Insulinproduktion durch FTF-Muskeln.** Die bevorzugt die Glucose verstoffwechselnden Muskeln sorgen selbst für den hormonellen Antrieb ihrer stabilen Versorgung. Antidiabetisches Training muss auch hohe Intensitäten integrieren, damit die FTF-Muskeln effektiv an der Organisation der Glucosehomöostase teilhaben können.

8.6 Physische Aktivität: der muscle – connective tissue cross talk

Trailer
Die **Muskulatur und die fixen Bindegewebestrukturen sind eine funktionelle Einheit** und werden durch die aktive Muskulatur und die Myokine des **muscle – bone cross talks** geprägt. Die Knochenstruktur wie auch die der Faszien und des Knorpels hat jeweils eine biomechanische und eine signalstoff-gestützte Komponente. Ein defizitärer **muscle-bone cross talk** erklärt das sarko-osteoporotische Syndrom bei Inaktivität und infolge des **Alterns,** wobei der Muskelab- und -umbau die Führungsrolle hat. Sicher ist auch ein cross talk muscle – connective tissue in Richtung der Faszien, der Sehnen und des Knorpels. Diese Strukturen benötigen die Muskelaktivitäten und die cross talks für ihre **Belastbarkeit.** Die primären Osteoarthrosen basieren auf deren Defiziten.

Krafttraining schafft ein gesundes Muskel-Bindegewebe-System. Die Muskulatur mit ihren Signalstoffen hat immer die Führungsfunktion. Die Bindegewebestrukturen werden konditioniert und gesund gehalten.

8.6.1 Das Muskel – Skelettsystem ist eine funktionelle Einheit

Muskuloskelettale Erkrankungen sind weltweit die zweithäufigste Ursache einer Behinderung (Global Burden of Disease Study; Vos et al. 2012). Aus klinischer Sicht ist eine außerordentlich enge Verbindung zwischen der Muskulatur und dem Skelett sehr gut bekannt. Personen mit chronischen Kraftdefiziten haben eine geringere Knochenmasse und -festigkeit, was insbesondere im Rahmen des Alterungsprozesses ins Auge fällt. Der fortschreitende und in der Regel unbemerkte Verlust der Kraft wird verzögert vom Verlust der Muskelmasse begleitet und mit der Defizitentwicklung und der pathologischen sarkopenischen Umstrukturierung des Organs Muskulatur (Barbalho et al. 2020) entsteht über das Stadium Osteopenie die Osteoporose, besser das sarko-osteoporotische Syndrom.

Wichtig Die Osteoporose, der Verlust der Knochenmasse und der Knochenfestigkeit ist die langfristig sehr schleichende Folge der kontraktilen Insuffizienz und der Erkrankung der Muskulatur, sodass die Diagnose besser sarko-osteoporotisches Syndrom lauten muss. Die Osteoporose kann als „Endzustand" der mit der chronischen muskulären Dekonditionierung beginnenden degenerativen neuromuskulären Erkrankung" bezeichnet werden.

Die Muskulatur und das Skelett stehen in einem ständigen Austausch, dem muscle-bone cross talk (s. hinten), bei dem die Knochen „von der mechanischen Beanspruchung durch die Gravitation und sehr stark prägend durch die Muskelkontraktionen und durch den von der aktiven Muskulatur angetriebenen wechselseitigen biochemischen Kommunikationen geprägt werden". Die Knochenstruktur hat somit

- eine biomechanische Komponente (Mechanostat Modell, Weiterentwicklung des Wolff's Gesetz; Frost 1996, 2001), wobei selbst Frost bereits nicht mechanische Faktoren ins Spiel gebracht hat, und
- eine signalstoff-gestützte Komponente (Myokine, Osteokine),

die jeweils eng miteinander vermascht funktionieren.

Die Osteozyten mit ihren sehr langen dendritischen Fortsätzen lassen über gap junctions (connexin channels) ein Kanalsystem mit den Nachbarzellen und Zellen der äußeren und inneren Knochenoberfläche entstehen in die auch die Osteoblasten und Osteoklasten eingebunden sind. Zum Netzwerk gehören Kanäle zum Zytoplasma und dem Extrazellularraum. Die Osteozyten sind das Zentrum für die Anpassung der Knochenstruktur. Sie transformieren die Auswirkungen der mechanischen Beanspruchung des Skeletts in die Aktivierung einer Reihe von Signalwegen (Mechanotransduktion; Yan et al. 2020; Riquelme et al. 2020). Burger und Klein-Nulend (1999) haben die Osteozyten als mechanosensorische Zellen und die interstitiellen Flüssigkeitsströme im osteozytären lacuno-canaliculären Netzwerk (beherbergt die Osteozyten im mineralisierten Knochen; Bozal et al. 2012) als Ursache der mechanischen Stimulation der Osteozyten und als Transportmedium für die daraufhin produzierten Signalstoffe angesehen. Das Knochengewebe ist dazu intensiv autonom und somatosensorisch (Mechano-, Nozizeptoren) mit gegenseitiger Kommunikation u. a. für die Knochenbildung innerviert und die Zellen besitzen Rezeptoren für sehr viele Neurotransmitter Neuropeptide und Neurohormone für die Anpassung der Stoffwechselaktivität und die Einstellung der mechanischen Empfindlichkeit (Gerosa und Lombardi 2021). Das Gehirn kommuniziert mit den Knochen und die Knochen mit dem Gehirn.

> **Wichtig** Die mechanische Belastung des Knochens ist der Ursprung des Flüssigkeitsstroms, der wiederum zum mechanischen Reiz für das dreidimensionale Netzwerk der Osteozyten wird, die dann als Mechanosensoren zur Schnittstelle zwischen „Mechanik und Biologie" werden und biochemische Signalwege für die Modulierung oder Remodulierung der Knochenstruktur starten und unterhalten. Mit der Muskelaktivität ist auch wechselseitig die Achse Knochen – Gehirn aktiv.

Als bedeutsame, gleichfalls mechanisch bedingt stimulierte Signalstoffe werden das NO und Prostaglandine angegeben (Burger und Klein-Nulen 1999). Winkler et al. (2003) beschreiben den Wirkmechanismus des Sclerostin (SOST Gen), ein Homologe der knochenmorphogenetischen Proteingruppe, als regulatorisches Signalprotein der Knochenstruktur. Die Funktion der Osteozyten als Mechanosensor ist damit um die eines endokrinen Organs für die eigene Homöostase und später immer mehr auch mit endokrinen Verbindungen zur Muskulatur, zum Energiestoffwechsel, der Insulinresistenz (Daniele et al. 2015; Cipriani et al. 2020), dem Gefäßsystem (London 2012; Li et al. 2022), den Nieren, den Testes, dem Pankreas und dem Gehirn (Otto et al. 2020; Chen et al. 2021a; Wang et al. 2021a) erweitert worden. Der muscle-bone cross talk fördert einerseits die Muskelmasse und -funktion und die myo-skelettale Belastbarkeit und andererseits pathologische Prozesse wie die Sarkopenie (Herrmann et al. 2020). Die Myokine und die Osteokine prägen wesentlich den adaptiven und de-adaptiven Muskel- und Knochenstoffwechsel. Sie fügen die Muskulatur und die Knochen zu einer funktionellen Einheit zusammen. U. a. das auch vom Muskel produzierte Osteoglycin hat sich als ein anaboler Faktor für den Knochenstoffwechsel gezeigt. Die Mineralisierung wird gefördert (Tanaka et al. 2012).

> **Wichtig** Training ist die Voraussetzung eines gesunden Muskel-Skelett-Systems und sichert die dazu gehörenden funktionellen Abstimmungen mit den beitragenden Teilsystemen.

Die Wechselbeziehungen zwischen der Muskulatur und dem Bindegewebe in der Entwicklung, der Adaptation und Deadaptation sind z.Z. nur sehr wenig bearbeitet. Sicher ist ein muscle – connective tissue cross talk sowohl in Richtung der Faszien, der Sehnen und des Knochens. Der muscle – bone cross talk ist dabei noch am besten untersucht, sodass von einer funktionellen Einheit von Muskulatur und Knochen gesprochen wird. Die Tab. 8.5 gibt einen Überblick, wobei einige Angaben aktuell noch sehr allgemein bleiben müssen.

8.6.2 Die Myokine und das Knorpelgewebe: muscle – cartilage cross talk

Das Knorpelgewebe ist das Schlüsselgewebe der physiologischen Funktion und der mechanischen Belastbarkeit von Gelenken. Um diesen Aufgaben entsprechen zu können, sind mechanische Belastungen im Zeitraum des körperlichen Wachstums und der Reifung und in den weiteren Lebensabschnitten zur Erhaltung der Knorpelstruktur notwendig. Die Knorpelentwicklung und die Belastbarkeit benötigen vielfältige physische bzw. sportliche Bewegungsaktivitäten, also Muskelaktivitäten mit ihren gegenseitigen über die Myokine und die extrazellulären Vesikel (Exosomen) abgestimmten Adaptationen des Knorpelgewebes.

> **Wichtig** Die körperlichen Aktivitäten und Anstrengungen müssen im Kindes- und Jugendalter hoch sein (siehe WHO-Empfehlung: mindestens 1 h täglich intensiv) aber es ist auch immer auf „ein ausgewogenes Verhältnis zwischen der

Tab. 8.5 Der muscle – connective tissue cross talk

Myokin Irisin: pleiotrop • Proliferation Chondrozyten • anabole Förderung des Kollagenstoffwechsels – Hemmung des Katabolismus (Verschiebung Bilanz zwischen Anabolismus und Katabolismus) • Stimulation Osteogenese (Genexpressionen zugunsten der Knochenbildung besonders im periostalen Bereich) • muskel-basierter Schutz vor dem Verlust von Knochenmasse, -festigkeit und Apoptose immer in funktioneller Einheit mit Muskelreparatur, – hypertrophie • Schutzwirkung vor Knochenabbau in Zeiträumen ungenügender Aktivität
Myokine der FGF-Familie: bes. FGF8 • adaptive Abstimmung Muskel – Knorpel, Sehnen, Knochen • Stimulation Scleraxis für Abstimmung Muskelfunktion – Sehnenstruktur beachte: Myoblasten verantworten aber auch signalstoff-basierte Fibrosierungsprozesse
Myokin IL-15: • Biogenese Mitochondrien • Stimulation Kollagensynthese beachte: u. a. auch in den Fibrozyten der Haut zur Aufrechterhaltung des dermalen Kollagengehalts im Alterungsprozess (Muskelaktivität ist „Haut anti-aging!“)
myokin-basierte Leistungen: • Stimulation von Tenomodulin (sehnenspezifischer Genmarker der Sehnenreifung) • Stimulation von Scleraxis (Bildung von Sehnengewebe und bindegewebige Verankerung der Muskeln) • muskelabhängige bzw. muskelaktivitätsgeführte reziproke Interaktionen Sehnen, Knorpel • myokin-basierte Heilungsprozesse nach Sehnen- und Faszienverletzungen, Myoblasten regulieren Marker der Heilung, Marker der Matrix, Remodellierung der Knorpelmatrix, Regeneration der Sehnen-Knochen Verbindung

Belastung und der Erholung" zu achten, um die Gewebeentwicklung und den belastungsbedingten Reparaturbedarf in Einklang zu bringen. Da es keinen Messwert für die Belastbarkeit gibt, gilt es, monotone und Belastungen mit einem hohen Potenzial an Mikrotraumen zu meiden bzw. den Belastungs-Erholungs-Zyklus daran auszurichten. Die sportlichen Aktivitäten sollten ständig beobachtend begleitet werden und insbesondere durch die Vielfältigkeit die Belastbarkeit sichern.

Im späteren Lebensabschnitt „lebt" das Knorpelgewebe von der im Kindes- und Jugendbereich „erarbeiten" Widerstandsfähigkeit (Belastbarkeit) und ausreichend umfängliche und intensive Bewegung ist weiterhin erforderlich, um vor der Atrophie mit potenziellem Übergang in die Degeneration zu schützen.

Die Entwicklung einer primären Osteoarthrose ist grob charakterisiert durch die Vorgänge:

- Entwicklung eines Knorpelgewebes mit verminderter Belastbarkeit gegenüber den genetischen Potenzen im Kindes- und Jugendalter durch ungenügende physische Aktivitäten (Mechanotransduktion, muscle-connective tissue cross talk)
- Beibehaltung einer ungenügenden Stimulation des Knorpelgewebes, des Bindegewebes durch Muskeltätigkeit
- Verringerung der Knorpeldicke (Atrophie), geminderte mechanische Belastbarkeit bei noch physiologischer Reparaturfähigkeit,
- Verminderung der Belastbarkeit disponiert für Mikrotraumata durch tägliche Belastungen,
- funktionelle Störungen des Knorpelstoffwechsel, Überschreitung der Reparaturkapazität inklusive Beeinflussung und Ausbreitung der Störungen auf den subchondralen Knochen,
- Übergang zu degenerativ bedingten „reparaturbedürftigen" Veränderungen,
- Einleitung und Fortschreibung „degenerativ stimulierter" Reparaturprozesse des Knorpel – subchondralen Knochenkomplexes mit stets auch entzündlichen Komponenten und
- Einbeziehung der Synovia und immer stärker des subchondralen Knochens in den Zyklus Degeneration – Reparaturversuch mit dem Ergebnis des fortschreitenden degenerativen Umbaus, der das Gelenk „ohne Rückkehrmöglichkeit" zerstört, Schmerzen verursacht, eine periphere und zentrale Sensibilisierung entstehen lässt und insgesamt eine periphere und zentrale pathologische Struktur und Funktion verantwortet.

▶ **Wichtig** Die Dauer und das Ausmaß des pathologischen Strukturumbaus mit all den insbesondere auch cerebralen funktionellen Konsequenzen (Abb. 8.6) begrenzen die symptomatischen Therapiemöglichkeiten. Der Strukturumbau stört die Gelenkfunktion und entwickelt die Funktionsstörung weiter. Der Stand der Osteoarthrose bestimmt die ungenügend beherrschbare Schmerzsituation. Letzteres vor allem wegen einer fortschreitenden schmerzbedingten physischen Inaktivität. Die Arthrose ist nicht mehr reversibel aber die muskuläre Situation kann gegen die Schmerzen deutlich verbessert werden.

Im fortgeschrittenen und im Endstadium der Arthrose kann der Therapieansatz „nur noch" lauten:

- Schmerzlinderung (möglichst umfänglich nicht pharmakologisch; siehe Nebeneffekte) und Schmerzbewältigung, durch die „komplexe kognitiv-emotionale anti-nozizeptive Beeinflussung der cerebralen Funktionen" und essentiell unterstützt durch den Versuch der peripheren anti-nozizeptiven Reorganisation des myofaszialen Gewebes als Interventionen gegen die periphere und zentrale Sensibilisierung mit Ausdauer- und Kraftbelastungen auch in entfernten Körperregionen,

- peripher die trainingsbedingte Reorganisation des myofaszialen Gewebes zwecks Therapie der peripheren Sensibilisierung (Durchblutung, nozizeptives Interstitium!) und die Erhaltung und Förderung der noch vorhandenen Gelenkbeweglichkeit und
- wenn die Schmerzen es erfordern, die operative Therapie nach der die benannten Therapieansätze grundsätzlich bestehen bleiben.

Den sehr langfristigen desaströsen Entwicklungen stehen allein das Ausdauer- und Krafttraining präventiv und therapeutisch entgegen. „Die Arthrosetherapie beginnt am besten vor den ersten Symptomen." Die Analyse der Wirkung des **Myokins Irisin** auf die Proliferation von menschlichen osteoarthrotischen Chondrozyten, von Genexpressionen und einer großen Palette von Markern des Stoffwechsels hat das Resultat, die Chondrozyten proliferieren, der Kollagenstoffwechsel wird anabol modifiziert und katabole Prozesse werden hemmt (Vadalà et al. 2020).

▶ **Wichtig** Dosiertes Training ist beim Vorliegen erster Anzeichen einer arthrotischen Entwicklung absolut die nicht pharmakologische Intervention der ersten Wahl. Darauf reagieren die Chondrozyten positiv adaptiv. In diesem Zusammenhang muss generell darauf hingewiesen werden, dass Training bei Beschwerden und klinischen Befunden, die auf die Entwicklung einer chronisch degenerativen Gelenkerkrankung hindeuten oder sie belegen, immer die Intervention „der ersten Stunde" sein muss und vor der pharmakologischen steht!

8.6.3 Die Myokine und Sehnen: muscle – tendon/connective tissue cross talk

Es ist sicher, Krafttraining und Inaktivität werden auch von den Sehnen und dem muskulären Bindegewebe mit adäquat veränderten mechanischen Eigenschaften beantwortet. Sehnen und Faszien, die Kraftüberträger sind, reagieren mit einer gesteigerten mechanischen Belastbarkeit bzw. einer Schwächung. Aber die Ausprägung der Entwicklung der Belastbarkeit hat eine individuelle, nicht zu benennende maximale Grenze und entsteht infolge einer individuell nicht bekannten Belastungsdauer. Die Schwächung durch Inaktivität besagt, die Belastbarkeitsgrenze bis zur entzündlichen Reaktion wird gleichfalls individuell unterschiedlich abgesenkt aber auch Training ohne „ausreichende" Regenerationszeiten kann die Grenze mit gleicher Konsequenz überschreiten.

▶ **Wichtig** Die Belastbarkeit des Bindegewebesystems ist kein diagnostischer Messwert, sondern immer eine klinische Diagnose. Sie resultiert aus der Relation zwischen den erfolgten Belastungen und den Gewebereaktionen.

Das Bindegewebe der Sehnen, des Knorpels und der Muskelfaszien entstammen jeweils unterschiedlichen embryonalen Stammzellkompartimenten (sclerotomal compartment, lateral plate mesoderm, dermomyotome). Entsprechend ist die Bildung des muskulo-skelettalen Systems ein Vorgang, der intensive Interaktionen zwischen dem sich entwickelnden Muskel-, Sehnen- und Knorpelgewebe benötigt. Den Gewebereaktionen liegt einmal die Mechanotransduktion zugrunde, welche die mechanische Beanspruchung in die Aktivierung von adaptiven Stoffwechselprozessen übersetzt. Es findet ein cross talk mit Signalstoffen der Muskulatur statt, der bereits während der Entwicklung unter Mitwirkung von Mitgliedern der Fibroblast Growth Factor (FGF) Familie für eine enge koordinative Abstimmung sorgt (Edom-Vovard und Duprez 2004). Die Sehnenentwicklung ist von der myokinbasierten Stimulation von Tenomodulin, einen sehnenspezifischen Genmarker der Sehnenreifung, und von Scleraxis, dass der Bildung des Sehnengewebes und der bindegewebigen Verankerung von Muskeln dient, abhängig (Edom-Vovard und Duprez 2004; Murchison et al. 2007). In Abhängigkeit muskulärer Aktivitäten laufen für die Differenzierung der Bindegewebestrukturen reziproke Interaktionen zwischen den Muskeln, den Sehnen und dem Knorpel ab (Schweitzer et al. 2010). Beide Wirkungsmechanismen, die mechanische und die biochemische, sind in vivo zwecks Objektivierung extrem schwer voneinander zu trennen (Avey und Baar 2021).

> **Wichtig** Die Entwicklung des myofaszial-skelettalen Systems bedeutet eine intensive signalstoffgestützte Kommunikation zwischen der Muskulatur und den Bindegewebestrukturen, wobei die Muskulatur mit ihren Signalstoffen die Führungsfunktion ausübt. Diese Funktion während der Entwicklungsphase setzt sich im gesamten Leben fort.

Beim Menschen kann experimentell die „signalstoff-basierte Führungsfunktion" der Muskulatur bei der Heilung von Sehnen- und Bandverletzungen gezeigt werden. In zellulären Ko-Kulturen sezernieren ausschließlich Myoblasten und nicht Osteoblasten, Chondrozyten oder Stromazellen die Signalsubstanzen für die Hochregulierung von Markern der Sehnen- und Bandheilung in Zellen der Harmsting-Sehne, die das sehr häufige Transplantat der VKB-Plastik ist. Die Myokine scheinen auch ohne mechanische Stimuli für die Heilung eine ausreichende Synthese von Matrixsubstanzen und deren Umsatz anregen zu können. Dabei aktivieren sie Gene, die in die Remodellierung der Knorpelmatrix eingebunden sind und der Regeneration der Sehnen-Knochen-Verbindung dienen (Ghebes et al. 2018). In diesem Rahmen hat die Muskulatur aber auch eine nachtteilige Funktion, denn die Myoblasten sind ebenfalls für die Fibrosierung der Narbe verantwortlich (Faryniarz et al. 1996).

> **Wichtig** Die Myokine, Muskelaktivitäten „führen" die bindegewebigen Heilungsprozesse aber sie sind gleichfalls in die Narbenbildung eingebunden.

Die Funktion der Myokine für die belastungsbedingte Adaptation des Bindegewebes weisen West et al. (2015) nach. Werden biotechnologisch hergestellte Ligamente 7 Tage mit Blutserum behandelt, das 15 min nach einem Krafttraining entnommen worden ist, steigt der Kollagengehalt um 19 % und das Band wird mechanisch um 17 % belastbarer. Serum vor dem Training hat die Potenz dieser Veränderungen nicht.

> **Wichtig** Das belastungsadäquate bindegewebige Remodelling ist ein integraler Bestandteil aller Trainingsanpassungen.

Beim Menschen sind die Mitglieder der FGF-Familie, insbesondere das FGF8, die Signalstoffe zur Stimulation für Scleraxis in den Vorläuferzellen der Sehnen. Häufige Kontraktionen intensivieren und muskuläre Inaktivität schwächen den FGF-Signalweg zur Sehne, sodass eine gleichlaufende strukturelle Anpassung entwickelt wird. Die FGF-Wirkung findet in dem zum Muskel zugehörigen Sehnengewebe statt und es resultiert entweder eine Sehnenkonditionierung bzw. -dekonditionierung statt (Avey und Baar 2021).

Ein weiteres Myokine, das IL-15 beteiligt sich an Adaptationen des Bindegewebes. Ausdauerbelastungen heben den IL-15-Spiegel an und die Biogenese der Mitochondrien wird nicht nur in den Muskelfasern, sondern als Ergebnis eines muscle – skin cross talks ebenso in den Fibroblasten u. a. der Haut gesteigert. Da im Wirkungsspektrum des IL-15 auch die Synthese des Kollagens vertreten ist (Kim et al. 2014), wird dessen Produktion in den Hautfibrozyten angeregt und der höhere dermale Kollagengehalt kann sogar Alterungsprozesse der Haut abschwächen (Crane et al. 2015).

> **Wichtig** Es darf davon ausgegangen werden, dass physische Aktivität generalisiert die Bindegewebestrukturen konditioniert. Dadurch werden auch unspezifisch die Festigkeit der myofaszialen Strukturen und deren Verträglichkeit gegenüber mechanischen Belastungen ausbaut oder abgesichert und die Struktur und Funktion des Organs Haut bleibt länger erhalten.

Für spezielle Anpassungsprozesse des Bindegewebes zugunsten der mechanischen Belastbarkeit müssen aber die entsprechenden Strukturen (Sehnen, Faszienbereiche) gezielt intensiv beansprucht werden.

8.6.4 Die Myokine und der Knochen: muscle bone cross talk

Das Wirkungsspektrum des Irisin, gleichbedeutend intensive Muskelaktivitäten, umfassen die Osteogenese, den Schutz vor Verlusten der Knochenmasse, die Bindegewebefestigkeit, die Apoptose von Osteozyten und die Muskelreparatur und Muskelhypertrophie mit den dazu erforderlichen Stoffwechselanpassungen (vgl. Abschn. 8.2.2). Das Irisin stößt im Knochenmark Vorgänge für die Osteogenese an. Es aktiviert in bereits geringen Dosierungen Gene des Skeletts für die Knochenbildung (Opn: Osteopontin), mindert die Aktivität der Gene der Osteoblastenhemmung (Sost: Sclerostin) und reduziert in der Summe den Knochenabbau u. a. über eine abnehmende Anzahl der Osteoklasten. So fungiert es als eine anabole Substanz für die kortikal Knochenmasse und die Knochenfestigkeit insbesondere im periostalen Bereich, aber nicht für die Trabekel der Spongiosa. Da das Irisin neben den Wirkungen im Knochen auch die Muskelfasern zur erweiterten Produktion anregt, muss das Myokin als ein Vertreter des muscle-bone cross talk angesehen werden (Colaianni et al. 2015). Es gehört zu den Vermittlern der anabolen Effekte intensiver Muskelkontraktionen im Skelett. Entsprechend „kompensiert“ Irisin bei der experimentellen Immobilisation die Muskelkontraktionen und verhindert die Muskelatrophie. Die Querschnittsflächen der Muskelfasern und das Myosin der FTF bleiben komplett erhalten. Gleichlaufend mit der Muskulatur schützt das Myokin die kortikale und die trabekuläre Knochenmineraldichte während der Immobilisation oder die Verluste werden danach ausgeglichen (Colaianni et al. 2017). Im Modell der völligen Immobilisation, der Schwerelosigkeit, werden der Irisinvorläufer und das Irisin als Merkmal der physischen Inaktivität downreguliert aber deren Substitution treibt die Osteoblasten und damit den Knochenerhalt bzw. den Aufbau an oder gleicht die eingeschränkte Differenzierung der dafür verantwortliche Osteoblasten wieder aus (Chen et al. 2020).

Die experimentellen Ergebnisse werden mit den Befunden

- bei geminderten Irisinspiegeln bei Frauen mit Osteoporose in der Menopause,
- bei Männern und Frauen mit fortschreitendem Alter (Zerlotin et al. 2022) und
- bei allgemeinen Defiziten der Kraft- aber auch der Ausdauerleistungsfähigkeit bestätigt.

Die primär geminderte oder eine erzwungene geringe körperliche Aktivität ist die Basis. So leiden 50 % der Frauen bereits vor der Menopause und 50–80 % der Männer bei Erkrankungen, die entweder die Knochenentwicklung beeinträchtigen oder mit einem gesteigerten Knochenverlust verbunden sind, an einer sekundären Osteoporose. An den sekundären Knochenverlusten sind unzureichende Irisineffekte infolge defizitärer muskulärer Aktivitäten ein wesentliches Element.

Der muscle-bone cross talk erklärt das gehäufte gemeinsame Auftreten der Osteoporose mit der Dynapenie/Sarkopenie im Alterungsprozess (Curtis et al. 2015), wobei der Muskelab- und -umbau die Führungsrolle hat. Aber die Sichtweise Sarkopenie als Ausgangpunkt der Osteoporose nur dem Alterungsprozess zuzuschreiben ist überholt. Die Sarkopenie ist in jedem Alter das Produkt der physischen Inaktivität (Cruz-Jentoft et al. 2010, 2019).

Eine Muskelatrophie unabhängig vom Grund, Inaktivität, Altern oder Erkrankung ist immer mit einer Minderung der Funktionsfähigkeit verbunden und ist die Disposition für den längerfristigen pathologischen Umbau. Der Funktionsverlust bei vergleichbarer Atrophie ist sehr stark altersabhängig (Baehr et al. 2016). Mit dem Alter verringert sich die Kraft ca. 3mal schneller als die Muskelmasse (Goodpaster et al. 2019). Diese Relation zwischen Kraft und

Muskelmasse bei der muskulären Alterung und sicher auch der Inaktivität beruht stark auch auf Funktionsverlusten in nichtkontraktilen Bereichen. Die Erregungsübertragung über die motorischen Endplatten und funktionelle Einschränkungen bzw. Veränderungen des Proteostase-Netzwerks (Regulation der Ausstattung mit einem funktionell angepassten Proteom) sind erheblich beteiligt (Baehr et al. 2016). Insgesamt wirkt eine miteinander verwobene pathophysiologische Kette, die aus den nachfolgend benannten und bei Weitem noch nicht vollständig aufgeklärten Wechselbeziehungen besteht:

- Inaktivität – reduzierte aerobe Kapazität,
- Inaktivität – reduzierte Myokinproduktion zur muskulären Erhaltung und den cross talks,
- reduzierte aerobe Kapazität – energetische Grundlage der Sarkopenie,
- rarifizierte Mikrozirkulation – Entwicklung Dynapenie und Sarkopenie,
- Dynapenie und Sarkopenie – defizitäre kontraktile mechanische Belastung des Skeletts.

> **Wichtig** Krafttraining als die direkte osteoanabole Intervention ist gut bekannt. Intensive Muskelkontraktionen sind die einzige und deshalb essentielle Möglichkeit, die Muskelatrophie, Dynapenie und Sarkopenie und in der Kopplung die Osteopenie und Osteoporose zu verhindern oder zu behandeln. Die Belastbarkeit, die Compliance und die Resilience müssen das Training zulassen. Der Effekt des Krafttrainings muss stets durch eine ausreichende aerobe Kapazität begleitet und abgesichert sein, denn die „Investition" in kontraktile Strukturen benötigt viel biologische Energie (ATP).

Fazlt

Die **Muskulatur und die fixen Bindegewebestrukturen sind eine funktionelle Einheit.** Die Knochenmasse und die Knochenarchitektur werden durch die mechanischen Beanspruchungen der Muskulatur und die Myokine des muscle – bone cross talks geprägt. Die Osteozyten fungieren als Mechanosensoren und werden zugleich Signalstoffproduzenten für sich selbst und die Kommunikation mit der Muskulatur, dem Energiestoffwechsel, der Insulinsensitivität und dem Gehirn. Die Knochenstruktur wie auch die Struktur und Funktion der Faszien und des Knorpels hat jeweils eine biomechanische und eine signalstoff-gestützte Komponente. Die Myokine und die Osteokine prägen den adaptiven oder de-adaptiven Muskel- und Knochenstoffwechsel. Ein defizitärer **muscle-bone cross talk** erklärt auch das gehäufte gemeinsame Auftreten der Osteoporose mit der **Dynapenie/Sarkopenie** bei Inaktivität und infolge des **Alterungsprozesses,** wobei der Muskelab- und -umbau die Führungsrolle hat.

Sicher ist auch ein cross talk muscle – connective tissue in Richtung der Faszien, der Sehnen und des Knorpels.

Das **Knorpelgewebe** ist das Schlüsselgewebe der mechanischen Belastbarkeit der Gelenke. Hierfür müssen bereits frühzeitig im Leben mechanische Belastungen stattfinden, um belastbares Gewebe zu entwickeln. Die Knorpelentwicklung und die Erhaltung für eine gute Belastbarkeit benötigen die Mechanik der Muskelaktivitäten und die cross talks.

Die primären **Osteoarthrosen** sind durch die Kette der Vorgänge Knorpelentwicklung, ausreichende Belastungen, die Atrophie mit geminderter mechanischer Belastbarkeit durch Inaktivität, Mikrotraumata, funktionelle Störungen des Stoffwechsels, das Überschreiten der Reparaturkapazität und letztendlich degenerative Veränderungen beschreibbar. Die mechanischen und die cross talks werden defizitär und bewirkten letztendlich den Fortschritt der Arthrose.

Krafttraining und Inaktivität werden auch von den **Sehnen** und **Faszien** mit adäquat veränderten mechanischen Eigenschaften beantwortet. Sehnen und Faszien, die die Kraftüberträger sind, reagieren mit einer gesteigerten mechanischen Belastbarkeit bzw.

einer Schwächung. Die Schwächung bedeutet die Belastbarkeitsgrenze wird bis zur Grenze des Starts entzündlicher Reaktion abgesenkt. Aber auch Training ohne „ausreichende" Regenerationszeiten kann die Grenze mit gleicher Konsequenz überschreiten.

Die **Belastbarkeit** des Bindegewebesystems ist stets kein diagnostischer Messwert, sondern immer eine klinische Diagnose. Sie resultiert immer aus der Relation zwischen den erfolgten Belastungen und den Gewebereaktionen.

Training ist die Voraussetzung für ein **gesundes Muskel-Bindegewebe-System.** Die Muskulatur mit ihren Signalstoffen hat immer die Führungsfunktion. Physische Aktivitäten konditionieren die Bindegewebestrukturen. **Krafttraining** als direkte osteoanabole und die mechanische Belastbarkeit von Faszien steigernde Intervention ist notwendig. Intensive Muskelkontraktionen sind die einzige und deshalb essentielle Möglichkeit, eine Osteopenie und Osteoporose zu verhindern oder zu behandeln, sofern es die Belastbarkeit, die Adhärenz und die Resilience zulassen. Der Effekt des Krafttrainings muss stets durch eine ausreichende aerobe Kapazität begleitet und abgesichert sein, denn die „Investition" in ossäre, fasziale und kontraktile Strukturen benötigt viel biologische Energie.

Literatur

Abbott LC, Nigussie F (2020) Adult neurogenesis in the mammalian dentate gyrus. Anat Histol Embryol 49(1):3–16. https://doi.org/10.1111/ahe.12496. Epub 2019 Sep 30

Abd El-Kader SM, Al-Jiffri OH (2016) Exercise alleviates depression related systemic inflammation in chronic obstructive pulmonary disease patients. Afr Health Sci 16(4):1078–1088. https://doi.org/10.4314/ahs.v16i4.25

Abd El-Kader SM, Al-Shreef FM (2018) Inflammatory cytokines and immune system modulation by aerobic versus resisted exercise training for elderly. Afr Health Sci 18(1):120–131. https://doi.org/10.4314/ahs.v18i1.16

Abd El-Kader SM, Al-Jiffri OH, Al-Shreef FM (2016) Plasma inflammatory biomarkers response to aerobic versus resisted exercise training for chronic obstructive pulmonary disease patients. Afr Health Sci 16(2):507–515. https://doi.org/10.4314/ahs.v16i2.19

Acar A, Guzel S, Sarifakioglu B, Guzel EC, Guzelant AY, Karadag C, Kiziler L (2016) Calprotectin levels in patients with rheumatoid arthritis to assess and association with exercise treatment. Clin Rheumatol 35(11):2685–2692. https://doi.org/10.1007/s10067-016-3240-y. Epub 2016 Apr 19

Agudelo LZ, Femenía T, Orhan F, Porsmyr-Palmertz M, Goiny M, Martinez-Redondo V, Correia JC, Izadi M, Bhat M, Schuppe-Koistinen I, Pettersson AT, Ferreira DMS, Krook A, Barres R, Zierath JR, Erhardt S, Lindskog M, Ruas JL (2014) Skeletal muscle PGC-1α1 modulates kynurenine metabolism and mediates resilience to stress-induced depression. Cell 159(1):33–45. https://doi.org/10.1016/j.cell.2014.07.051

Ahuja P, Ng CF, Pang BPS, Chan WS, Tse MCL, Bi X, Kwan HR, Brobst D, Herlea-Pana O, Yang X, Du G, Saengnipanthkul S, Noh HL, Jiao B, Kim JK, Lee CW, Ye K, Chan CB (2022) Muscle-generated BDNF (brain derived neurotrophic factor) maintains mitochondrial quality control in female mice. Autophagy 18(6):1367–1384. https://doi.org/10.1080/15548627.2021.1985257. Epub 2021 Oct 25

Aizawa K, Iemitsu M, Maeda S, Mesaki N, Ushida T, Akimoto T (2011) Endurance exercise training enhances local sex steroidogenesis in skeletal muscle. Med Sci Sports Exerc 43(11):2072–2080. https://doi.org/10.1249/MSS.0b013e31821e9d74

Akyuz A, Mert B, Ozkaramanli Gur D, Mucip Efe M, Aykac H, Alpsoy S, Guzel S (2021) Association of lower serum irisin levels with diabetes mellitus: irrespective of coronary collateral circulation, and syntax score. North Clin Istanb 8(6):607–614. https://doi.org/10.14744/nci.2021.73669. eCollection 2021

Ala M, Eftekhar SP (2022) The footprint of Kynurenine pathway in cardiovascular diseases. Int J Tryptophan Res 15:11786469221096643. https://doi.org/10.1177/11786469221096643. eCollection 2022

Ala M (2021) The footprint of kynurenine pathway in every cancer: a new target for chemotherapy. Eur J Pharmacol 896:173921. https://doi.org/10.1016/j.ejphar.2021.173921. Epub 2021 Jan 30

Algaidi SA, Eldomiaty MA, Elbastwisy YM, Almasry SM, Desouky MK, Elnaggar AM (2019) Effect of voluntary running on expression of myokines in brains of rats with depression. Int J Immunopathol Pharmacol 33:2058738419833533. https://doi.org/10.1177/2058738419833533

Allen DL, Hittel DS, McPherron AC (2011) Expression and function of myostatin in obesity, diabetes, and exercise adaptation. Med Sci Sports Exerc 43:1828–1835

Altman J (1962) Are new neurons formed in the brains of adult mammals? Science 135:1127–1128

Alzoughool F, Al-Zghoul MB, Ghanim BY, Gollob M, Idkaidek N, Qinna NA (2022) The role of interventional irisin on heart molecular physiology. Pharmaceuticals (Basel) 15(7):863. https://doi.org/10.3390/ph15070863

Anastasilakis AD, Koulaxis D, Kefala N, Polyzos SA, Upadhyay J, Pagkalidou E, Economou F, Anastasilakis CD, Mantzoros CS (2017) Circulating irisin levels are lower in patients with either stable coronary artery disease (CAD) or myocardial infarction (MI) versus healthy controls, whereas follistatin and activin A levels are higher and can discriminate MI from CAD with similar to CK-MB accuracy. Metabolism 73:1–8. https://doi.org/10.1016/j.metabol.2017.05.002. Epub 2017 May 10

Anderson JE (2000) A role for nitric oxide in muscle repair: nitric oxide-mediated activation of muscle satellite cells. Mol Biol Cell 11:1859–1874

Anderson JE, Zhu A, Mizuno TM (2018) Nitric oxide treatment attenuates muscle atrophy during hind limb suspension in mice. Free Radic Biol Med 115:458–470

Artaza JN, Bhasin S, Mallidis C, Taylor W, Ma K, Gonzalez-Cadavid NF (2002) Endogenous expression and localization of myostatin and its relation to myosin heavy chain distribution in C2C12 skeletal muscle cells. J Cell Physiol 190(2):170–179

Askari H, Rajani SF, Poorebrahim M, Haghi-Aminjan H, Raeis-Abdollahi E, Abdollahi M (2018) A glance at the therapeutic potential of irisin against diseases involving inflammation, oxidative stress, and apoptosis: an introductory review. Pharmacol Res 129:44–55. https://doi.org/10.1016/j.phrs.2018.01.012

Avey AM, Baar K (2021) Muscle-tendon cross talk during muscle wasting. Am J Physiol Cell Physiol 321(3):C559–C568. https://doi.org/10.1152/ajpcell.00260.2021. Epub 2021 Jul 28

Baehr LM, West DWD, Marcotte G, Marshall AG, De Sousa LG, Baar K, Bodine SC (2016) Age-related deficits in skeletal muscle recovery following disuse are associated with neuromuscular junction instability and ER stress, not impaired protein synthesis. Aging (Albany NY) 8(1):127–146.

Barbalho SM, Flato UAP, Tofano RJ, Goulart RA, Guiguer EL, Detregiachi CRP, Buchaim DV, Araújo AC, Buchaim RL, Reina FTR, Biteli P, Reina DOBR, Bechara MD (2020) Physical exercise and myokines: relationships with sarcopenia and cardiovascular complications. Int J Mol Sci 21(10):3607. https://doi.org/10.3390/ijms21103607

Barlow JP, Solomon TP (2018) Do skeletal muscle-secreted factors influence the function of pancreatic β-cells? Am J Physiol Endocrinol Metab 314(4):E297–E307. https://doi.org/10.1152/ajpendo.00353.2017. Epub 2017 Dec 5

Barzilay JI, Abraham L, Heckbert SR, Cushman M, Kuller LH, Resnick HE, Tracy RP (2001) The relation of markers of inflammation to the development of glucose disorders in the elderly: the cardiovascular health study. Diabetes 50(10):2384–2389. https://doi.org/10.2337/diabetes.50.10.2384

Baum O, Da Silva-Azevedo L, Willerding G, Wockel A, Planitzer G, Gossrau R, Pries AR, Zakrzewicz A (2004) Endothelial NOS is main mediator for shear stress-dependent angiogenesis in skeletal muscle after prazosin administration. Am J Physiol Heart Circ Physiol 287:H2300–H2308

Bay ML, Pedersen BK (2020) Muscle-organ crosstalk: focus on immunometabolism. Front Physiol 11:567881. https://doi.org/10.3389/fphys.2020.567881. eCollection 2020

Beckett MW, Ardern CI, Rotondi MA (2015) A meta-analysis of prospective studies on the role of physical activity and the prevention of Alzheimer's disease in older adults. BMC Geriatr 15:9

Beeri MS, Sonnen J (2016) Brain BDNF expression as a biomarker for cognitive reserve against Alzheimer disease progression. Neurology 86:702–703

Begriche K, Massart J, Abbey-Toby A, Igoudjil A, Letteron P, Fromenty B (2008) Beta-aminoisobutyric acid prevents dietinduced obesity in mice with partial leptin deficiency. Obesity 16:2053–2067

Belviranli M, Okudan N, Kabak B, Erdogan M, Karanfilci M (2016) The relationship between brain-derived neurotrophic factor, irisin and cognitive skills of endurance athletes. Phys Sportsmed 44:290–296

Benatti FB, Pedersen BK (2015) Exercise as an anti-inflammatory therapy for rheumatic diseases-myokine regulation. Nat Rev Rheumatol 11(2):86–97. https://doi.org/10.1038/nrrheum.2014.193. Epub 2014 Nov 25

Benoit H, Jordan M, Wagner H, Wagner PD (1999) Effect of NO, vasodilator prostaglandins, and adenosine on skeletal muscle angiogenic growth factor gene expression. J Appl Physiol 86:1513–1518

Bernecker C, Scherr J, Schinner S, Braun S, Scherbaum WA, Halle M: Evidence for an exercise induced increase of TNF-alpha and IL-6 in marathon runners. Scand J Med Sci Sports 2013 Mar;23(2):207-14. https://doi.org/10.1111/j.1600-0838.2011.01372.x. Epub 2011 Aug 9.

Beurel E, Toups M, Nemeroff CB (2020) The bidirectional relationship of depression and inflammation: double trouble. Neuron 107(2):234–256. https://doi.org/10.1016/j.neuron.2020.06.002. Epub 2020 Jun 17

Boström P, Wu J, Jedrychowski MP, Korde A, Ye L, Lo JC, Rasbach KA, Boström EA, Choi JH, Long JZ, Kajimura S, Zingaretti MC, Vind BF, Tu H, Cinti S, Højlund K, Gygi SP, Spiegelman BM (2012) A PGC1a dependent myokine that derives browning of white fat and thermogenesis. Nature 481(7382):463–468. https://doi.org/10.1038/nature10777

Bouzakri K, Plomgaard P, Berney T, Donath MY, Pedersen BK, Halban PA (2011) Bimodal effect on pancreatic β-cells of secretory products from normal or insulin-resistant human skeletal muscle. Diabetes 60(4):1111–1121. https://doi.org/10.2337/db10-1178. Epub 2011 Mar 4

Bowen TS, Schuler G, Adams V (2015) Skeletal muscle wasting in cachexia and sarcopenia: molecular pathophysiology and impact of exercise training. J Cachexia Sarcopenia Muscle 6:197–207

Bozal CB, Sánchez LM, Ubios AM (2012) The lacuno-canalicular system (LCS) and osteocyte network of alveolar bone by confocal laser scanning microscopy (CLSM). Acta Odontol Latinoam 25(1):123–131

Brasure M, Desai P, Davila H, Nelson VA, Calvert C, Jutkowitz E, Butler M, Fink HA, Ratner E, Hemmy LS, McCarten JR, Barclay TR, Kane RL (2018) Physical activity interventions in preventing cognitive decline and alzheimer-type dementia a systematic review. Ann Intern Med 168(1):30–38

Bretzner F, Liu J, Currie E, Roskams AJ, Tetzlaff W (2008) Undesired effects of a combinatorial treatment for spinal cord injury–transplantation of olfactory ensheathing cells and BDNF infusion to the red nucleus. Eur J Neurosci 28(9):1795–1807. https://doi.org/10.1111/j.1460-9568.2008.06462.x

do Brito Valente AF, Jaspers RT, Wüst RC (2021) Regular physical exercise mediates the immune response in atherosclerosis. Exerc Immunol Rev 27:42–53.

Brown BM, Peiffer JJ, Martins RN (2013) Multiple effects of physical activity on molecular and cognitive signs of brain aging: can exercise slow neurodegeneration and delay Alzheimer's disease? Mol Psychiatry 18:864–874

Brückle W, Suckfüll M, Fleckenstein W, Weiss, C, Müller W (1990) Gewebe-pO_2-Messung in der verspannten Rückenmuskulatur (M. errector spinae). Z Rheumatol 49:208–216

Burd GD, Nottebohm F (1985) Ultrastructural characterization of synaptic terminals formed on newly generated neurons in a song control nucleus of the adult canary forebrain. J Comp Neurol 240:143–152

Burdette JH, Laurienti PJ, Espeland MA, Morgan A, Telesford Q, Vechlekar CD, Hayasaka S, Jennings JM, Katula JA, Kraft RA, Rejeski WJ (2010) Using network science to evaluate exercise-associated brain changes in older adults. Front Aging Neurosci 2:23. https://doi.org/10.3389/fnagi.2010.00023. eCollection 2010

Burger EH, Klein-Nulen J (1999) Responses of bone cells to biomechanical forces in vitro. Adv Dent Res 13:93–98. https://doi.org/10.1177/08959374990130012201

Burger EH, Klein-Nulend J (1999) Mechanotransduction in bone–role of the lacuno-canalicular network. FASEB J 13(Suppl):S101–S112

Calan M, Demirpence M (2019) Increased circulating levels of irisin are associated with cardiovascular risk factors in subjects with acromegaly. Hormones (Athens) 18(4):435–442. https://doi.org/10.1007/s42000-019-00151-3. Epub 2019 Nov 6

Chai XN, Zhou BQ, Ning N, Pan T, Xu F, He SH, Chen NN, Sun M (2023) Effects of lifestyle intervention on adults with metabolic associated fatty liver disease: a systematic review and meta-analysis. Front Endocrinol (Lausanne) 14:1081096. https://doi.org/10.3389/fendo.2023.1081096. eCollection 2023

Chang JS, Kim TH, Nguyen TT, Park KS, Kim N, Kong ID (2017) Circulating irisin levels as a predictive biomarker for sarcopenia: a cross-sectional community-based study. Geriatr Gerontol Int 17(11):2266–2273. https://doi.org/10.1111/ggi.13030. Epub 2017 Apr 10

Chang YK, Labban JD, Gapin JI, Etnier JL (2012) The effects of acute exercise on cognitive performance: a meta-analysis. Brain Res 1453:87–101

Chen H, Shang D, Wen Y, Liang C (2021a) Bone-derived modulators that regulate brain function: emerging therapeutic targets for neurological disorders. Front Cell Dev Biol 9:683457. https://doi.org/10.3389/fcell.2021.683457. eCollection 2021

Chen W, Wang L, You W, Shan T (2021b) Myokines mediate the cross talk between skeletal muscle and other organs. J Cell Physiol 236(4):2393–2412. https://doi.org/10.1002/jcp.30033. Epub 2020 Sep 3

Chen Z, Zhang Y, Zhao F, Yin C, Yang C, Wang X, Wu Z, Liang S, Li D, Lin X, Tian Y, Hu L, Li Y, Qian A (2020) Recombinant Irisin prevents the reduction of osteoblast differentiation induced by stimulated microgravity through increasing β-catenin expression. Int J Mol Sci 21(4):1259. https://doi.org/10.3390/ijms21041259

Chen WS, Xu PZ, Gottlob K, Chen ML, Sokol K, Shiyanova T, Roninson I, Wenig W, Suzuki R, Tobe K, Kadowaki T, Hay N (2001) Growth retardation and increased apoptosis in mice with homozygous disruption of the Akt1 gene. Genes Dev 15:2203–2208

Choi YK, Kim MK, Bae KH, Seo HA, Jeong JY, Lee WK, Kim JG, Lee IK, Park KG (2013) Serum irisin levels in new-onset type 2 diabetes. Diabetes Res Clin Pract 100(1):96–101. https://doi.org/10.1016/j.diabres.2013.01.007. Epub 2013 Jan 29

Choy EHS, Calabrese LH (2018) Neuroendocrine and neurophysiological effects of interleukin 6 in rheumatoid arthritis. Rheumatology (Oxford) 57(11):1885–1895. https://doi.org/10.1093/rheumatology/kex391

Cipriani C, Colangelo L, Santori R, Renella M, Mastrantonio M, Minisola S, Pepe J (2020) The interplay between bone and glucose metabolism. Front Endocrinol (Lausanne) 11:122. https://doi.org/10.3389/fendo.2020.00122. eCollection 2020

Coelho FG, Vital TM, Stein AM, Arantes FJ, Rueda AV, Camarini R, Teodorov E, Santos-Galduróz RF (2014) Acute aerobic exercise increases brain-derived neurotrophic factor levels in elderly with Alzheimer's disease. JAlzheimers Dis 39:401–408

Colaianni G, Cuscito C, Mongelli T, Pignataro P, Buccoliero C, Liu P, Lu P, Sartini L, Di Comite M, Mori G, Di Benedetto A, Brunetti G, Yuen T, Sun L, Reseland JE, Colucci S, New MI, Zaidi M, Cinti S, Grano M (2015) The myokine irisin increases cortical bone mass. Proc Natl Acad Sci U S A 112(39):12157–12162. https://doi.org/10.1073/pnas.1516622112. Epub 2015 Sep 15

Colaianni G, Mongelli T, Cuscito C, Pignataro P, Lippo L, Spiro G, Notarnicola A, Severi I, Passeri G, Mori

G, Brunetti G, Moretti B, Tarantino U, Colucci SC, Reseland JE, Vettor R, Cinti S, Grano M (2017) Irisin prevents and restores bone loss and muscle atrophy in hind-limb suspended mice. Sci Rep 7(1):2811. https://doi.org/10.1038/s41598-017-02557-8

Colaianni G, Storlino G, Sanesi L, Colucci S, Grano M (2020) Myokines and osteokines in the pathogenesis of muscle and bone diseases. Curr Osteoporos Rep 18(4):401–407. https://doi.org/10.1007/s11914-020-00600-8

Colaianni G, Oranger A, Dicarlo M, Lovero R, Storlino G, Pignataro P, Fontana A, Di Serio F, Ingravallo A, Caputo G, Di Leo A, Barone M, Grano M (2022) Irisin serum levels and skeletal muscle assessment in a cohort of charcot-marie-tooth patients. Front Endocrinol (Lausanne) 13:886243. https://doi.org/10.3389/fendo.2022.886243. eCollection 2022

Cornish SM, Bugera EM, Duhamel TA, Peeler JD, Anderson JE (2020) A focused review of myokines as a potential contributor to muscle hypertrophy from resistance-based exercise. Eur J Appl Physiol 120(5):941–959. https://doi.org/10.1007/s00421-020-04337-1. Epub 2020 Mar 6

Crane JD, MacNeil LG, Lally JS, Ford RJ, Bujak AL, Brar IK, Kemp BE, Raha S, Steinberg GR, Tarnopolsky MA (2015) Exercise-stimulated interleukin-15 is controlled by AMPK and regulates skin metabolism and aging. Aging Cell 14(4):625–634. https://doi.org/10.1111/acel.12341. Epub 2015 Apr 22

Crujeiras AB, Pardo M, Casanueva FF (2015) Irisin: ‚fat‘ or artefact. Clin Endocrinol (Oxf) 82(4):467–474. https://doi.org/10.1111/cen.12627. Epub 2014 Nov 7

Crujeiras AB, Zulet MA, Lopez-Legarrea P, de la Iglesia R, Pardo M, Carreira MC, Martínez JA, Casanueva FF (2014) Association between circulating irisin levels and the promotion of insulin resistance during the weight maintenance period after a dietary weight-lowering program in obese patients. Metabolism 63(4):520–531. https://doi.org/10.1016/j.metabol.2013.12.007. Epub 2013 Dec 18

Cruz-Jentoft AJ, Baeyens JP, Bauer JM, Boirie Y, Cederholm T, Landi F, Martin FC, Michel JP, Rolland Y, Schneider SM, Topinkova E, Vandewoude M, Zamboni M (2010) Sarcopenia: european consensus on definition and diagnosis. Age Ageing 39:412–423

Cruz-Jentoft AJ, Bahat G, Bauer J, Boirie Y, Bruyère O, Cederholm T, Cooper C, Landi F, Rolland Y, Sayer AA, Schneider SM, Sieber CC, Topinkova E, Vandewoude M, Visser M, Zamboni M (2019) Writing Group for the European Working Group on Sarcopenia in older people 2 (EWGSOP2), and the extended group for EWGSOP2: sarcopenia: revised European consensus on definition and diagnosis. Age Ageing 48(1):16–31. https://doi.org/10.1093/ageing/afy169

Currie J, Ramsbottom R, Ludlow H, Nevill A, Gilder M (2009) Cardio-respiratory fitness, habitual physical activity and serum brain derived neurotrophic factor (BDNF) in men and women. Neurosci Lett 451(2):152–155. https://doi.org/10.1016/j.neulet.2008.12.043. Epub 2008 Dec 25

Curtis E, Litwic A, Cooper C, Dennison E (2015) Determinants of Muscle and Bone Aging. J Cell Physiol 230:2618–2625

Daniele G, Winnier D, Mari A, Bruder J, Fourcaudot M, Pengou Z, Tripathy D, Jenkinson C, Folli F (2015) Sclerostin and insulin resistance in prediabetes: evidence of a cross talk between bone and glucose metabolism. Diabetes Care 38(8):1509–1517. https://doi.org/10.2337/dc14-2989. Epub 2015 Jun 17

Dantzer R (2017) Role of the kynurenine metabolism pathway in inflammation-induced depression – preclinical approaches. Curr Top Behav Neurosci 31:117–138

Daou HN (2020) Exercise as an anti-inflammatory therapy for cancer cachexia: a focus on interleukin-6 regulation. Am J Physiol Regul Integr Comp Physiol 318(2):R296–R310. https://doi.org/10.1152/ajpregu.00147.2019. Epub 2019 Dec 11

Das DK, Graham ZA, Cardozo CP (2020) Myokines in skeletal muscle physiology and metabolism: recent advances and future perspectives. Acta Physiol (Oxf) 228(2):e13367. https://doi.org/10.1111/apha.13367. Epub 2019 Oct 6

Davegårdh C, Broholm C, Perfilyev A, Henriksen T, García-Calzón S, Peijs L, Hansen NS, Volkov P, Kjøbsted R, Wojtaszewski JF, Pedersen M, Pedersen BK, Ballak DB, Dinarello CA, Heinhuis B, Joosten LA, Nilsson E, Vaag A, Scheele C, Ling C (2017) Abnormal epigenetic changes during differentiation of human skeletal muscle stem cells from obese subjects. BMC Med 15(1):39. https://doi.org/10.1186/s12916-017-0792-x

De Assis GG, Gasanov EV, de Sousa MBC, Kozacz A, Murawska-Cialowicz E (2018) Brain derived neutrophic factor, a link of aerobic metabolism to neuroplasticity. J Physiol Pharmacol 69:351–358

Della Guardia L, Codella R (2021) Exercise tolls the bell for key mediators of low-grade inflammation in dysmetabolic conditions. Cytokine Growth Factor Rev 62:83–93. https://doi.org/10.1016/j.cytogfr.2021.09.003. Epub 2021 Sep 21

Della Guardia L, Codella R (2023) Exercise restores hypothalamic health in obesity by reshaping the inflam matory network. Antioxidants (Basel) 12(2):297. https://doi.org/10.3390/antiox12020297

Deng W (2016) Association of serum irisin concentrations with presence and severity of coronary artery disease. Med Sci Monit 5(22):4193–4197. https://doi.org/10.12659/msm.897376

Dessein PH, Joffe BI, Singh S (2005) Biomarkers of endothelial dysfunction, cardiovascular risk factors and atherosclerosis in rheumatoid arthritis. Arthritis Res Ther 7(3):R634–R643. https://doi.org/10.1186/ar1717. Epub 2005 Mar 24

Díaz BB, González DA, Gannar F, Pérez MCR, de León AC (2018) Myokines, physical activity, insulin resistance and autoimmune diseases. Immunol Lett

203:1–5. https://doi.org/10.1016/j.imlet.2018.09.002. Epub 2018 Sep 5

Dickinson JM, Volpi E, Rasmussen BB (2013) Exercise and nutrition to target protein synthesis impairments in aging skeletal muscle. Exerc Sport Sci Rev 41:216–223

Dieli-Conwright CM, Parmentier JH, Sami N, Lee K, Spicer D, Mack WJ, Sattler F, Mittelman SD (2018) Adipose tissue inflammation in breast cancer survivors: effects of a 16-week combined aerobic and resistance exercise training intervention. Breast Cancer Res Treat 168(1):147–157. https://doi.org/10.1007/s10549-017-4576-y. Epub 2017 Nov 22

Dinarello CA, Mier JW (1986) Interleukins. Annu Rev Med 37:173–178

Dinoff A, Herrmann N, Swardfager W, Liu CS, Sherman C, Chan S, Lanctôt KL (2016) The effect of exercise training on resting concentrations of peripheral brain-derived neurotrophic factor (BDNF): a meta-analysis. PLoS One 11(9):e0163037. https://doi.org/10.1371/journal.pone.0163037. eCollection 2016

Dinoff A, Herrmann N, Swardfager W, Lanctôt KL (2017) The effect of acute exercise on blood concentrations of brain-derived neurotrophic factor in healthy adults: a meta-analysis. Eur J Neurosci 46(1):1635–1646. https://doi.org/10.1111/ejn.13603. Epub 2017 Jun 19

Dobaczewski M, Xia Y, Bujak M, Gonzalez-Quesada C, Frangogiannis NG (2010) CCR5 signaling suppresses inflammation and reduces adverse remodeling of the infarcted heart, mediating recruitment of regulatory T cells. Am J Pathol 176(5):2177–2187

Dogra M, Jaggi S, Aggarwal D, Gupta S, Saini V, Kaur J (2021) Role of interleukin-6 and insulin resistance as screening markers for metabolic syndrome in patients of chronic obstructive pulmonary disease. A hospital-based cross-sectional study. Monaldi Arch Chest Dis 92(3). https://doi.org/10.4081/monaldi.2021.2024

Domin R, Dadej D, Pytka M, Zybek-Kocik A, Ruchała M, Guzik P: Effect of Various Exercise Regimens on SelectedExercise-Induced Cytokines in Healthy People. Int J Environ Res Public Health 2021 Jan 31;18(3):1261. https://doi.org/10.3390/ijerph18031261

Duan H, Song W, Zhao W, Gao Y, Yang Z, Li X (2016) Endogenous neurogenesis in adult mammals after spinal cord injury. Sci China Life Sci 59(12):1313–1318. https://doi.org/10.1007/s11427-016-0205-2. Epub 2016 Oct 27

Duan P, Yang M, Wei M, Liu J, Tu P (2017) Serum osteoprotegerin is a potential biomarker of insulin resistance in Chinese postmenopausal women with prediabetes and type 2 diabetes. Int J Endocrinol. 2017:8724869

Duclos M, Tabarin A (2016) Exercise and the hypothalamo-pituitary-adrenal axis. Front Horm Res 47:12–26. https://doi.org/10.1159/000445149. Epub 2016 Jun 27

Dufresne SS, Dumont NA, Bouchard P, Lavergne É, Penninger JM, Frenette J (2015) Osteoprotegerin protects against muscular dystrophy. Am J Pathol 185(4):920–926

Dufresne SS, Dumont NA, Boulanger-Piette A, Fajardo VA, Gamu D, Kake-Guena SA, David RO, Bouchard P, Lavergne É, Penninger JM, Pape PC, Tupling AR, Frenette J (2016) Muscle RANK is a key regulator of Ca^{2+} storage, SERCA activity, and function of fast-twitch skeletal muscles. Am J Physiol Cell Physiol 310:C663–C672. https://doi.org/10.1152/ajpcell.00285.2015

Edom-Vovard F, Duprez D (2004) Signals regulating tendon formation during chick embryonic development. Dev Dyn 229:449–457. https://doi.org/10.1002/dvdy.10481

Efe TH, Açar B, Ertem AG, Yayla KG, Algül E, Yayla Ç, Ünal S, Bilgin M, Çimen T, Kirbaş Ö, Yeter E (2017) Serum Irisin level can predict the severity of coronary artery disease in patients with stable Angina. Korean Circ J 47(1):44–49. https://doi.org/10.4070/kcj.2016.0079. Epub 2016 Dec 23

Egginton S (2011) Physiological factors influencing capillary growth. Acta Physiol (Oxf) 202(3):225–239. https://doi.org/10.1111/j.1748-1716.2010.02194.x

Eldomiaty MA, Almasry SM, Desouky MK, Algaidi SA (2017) Voluntary running improves depressive behaviours and the structure of the hippocampus in rats: a possible impact of myokines. Brain Res 15(1657):29–42. https://doi.org/10.1016/j.brainres.2016.12.001. Epub 2016 Dec 2

Eldomiaty MA, Elayat A, Ali S, Algaidi S, Elnaggar M (2020) Beneficial effects of voluntary over forced exercise on skeletal muscle structure and myokines' expression. Folia Morphol (Warsz) 79(2):350 358. https://doi.org/10.5603/FM.a2019.0131. Epub 2019 Dec 5

Ellingsgaard H, Ehses JA, Hammar EB, Van Lommel L, Quintens R, Martens G, Kerr-Conte J, Pattou F, Berney T, Pipeleers D, Halban PA, Schuit FC, Donath MY (2008) Interleukin-6 regulates pancreatic alpha-cell mass expansion. Proc Natl Acad Sci U S A 105(35):13163–13168. https://doi.org/10.1073/pnas.0801059105. Epub 2008 Aug 21

Ellingsgaard H, Hauselmann I, Schuler B, Habib AM, Baggio LL, Meier DT, Eppler E, Bouzakri K, Wueest S, Muller YD, Hansen AM, Reinecke M, Konrad D, Gassmann M, Reimann F, Halban PA, Gromada J, Drucker DJ, Gribble FM, Ehses JA, Donath MY (2011) Interleukin-6 enhances insulin secretion by increasing glucagon-like peptide-1 secretion from L cells and alpha cells. Nat Med 17(11):1481–1489. https://doi.org/10.1038/nm.2513

Emanuele E, Minoretti P, Pareja-Galeano H, Sanchis-Gomar F, Garatachea N, Lucia A (2014) Serum irisin levels, precocious myocardial infarction, and healthy exceptional longevity. Am J Med 127(9):888–890. https://doi.org/10.1016/j.amjmed.2014.04.025. Epub 2014 May 9

Erickson KI, Hillman C, Stillman CM, Ballard RM, Bloodgood B, Conroy DE, Macko R, Marquez DX, Petruzzello SJ, Powell KE (2019) Physical activity, cognition, and brain outcomes: a review of the 2018 physical activity guidelines. Med Sci Sports Exerc 51(6):1242–1251

Esposito G, Schiattarella GG, Perrino C, Cattaneo F, Pironti G, Franzone A, Gargiulo G, Magliulo F, Serino F, Carotenuto G, Sannino A, Ilardi F, Scudiero F, Brevetti L, Oliveti M, Giugliano G, Del Giudice C, Ciccarelli M, Renzone G, Scaloni A, Zambrano N, Trimarco B (2015) Dermcidin: a skeletal muscle myokine modulating cardiomyocyte survival and infarct size after coronary artery ligation. Cardiovasc Res 107(4):431–441. https://doi.org/10.1093/cvr/cvv173. Epub 2015 Jun 22

Fares J, Bou Diab Z, Nabha S, Fares Y (2019) Neurogenesis in the adult hippocampus: history, regulation, and prospective roles. Int J Neurosci 129(6):598–611. https://doi.org/10.1080/00207454.2018.1545771. Epub 2018 Dec 26

Farmer J, Zhao X, van Praag H, Wodtke K, Gage FH, Christie BR (2004) Effects of voluntary exercise on synaptic plasticity and gene expression in the dentate gyrus of adult male Sprague-Dawley rats in vivo. Neuroscience 124:71–79

Faryniarz DA, Chaponnier C, Gabbiani G, Yannas IV, Spector M (1996) Myofibroblasts in the healing lapine medial collateral ligament: possible mechanisms of contraction. Journal of orthopaedic research : official publication of the Orthopaedic Research Society 14:228

Febbraio MA, Pedersen BK (2002) Muscle-derived interleukin-6: mechanism for activation and possible biological roles. FASEB 16:1335–1347

Fischer CP (2006) Interleukin-6 in acute exercise and training: what is the biological relevance? Exerc Immunol Rev 12:6–33

Fischer CP, Hiscock NJ, Penkowa M, Basu S, Vessby B, Kallner A, Sjoberg LB, Pedersen BK (2004) Supplementation with vitamins C and E inhibits the release of interleukine-6 from contrcting human skeletal muscle. J Physiol 558:633–645

Frank KH (2003) Das metabolische Syndrom, Arteriosklerose und degenerative Erkrankung des Stütz- und Bewegungsapparates. Arbeitsmed, Sozialmed Umweltmed 38:31–37

Freeman DJ, Norrie J, Caslake MJ, Gaw A, Ford I, Lowe GD, O'Reilly DS, Packard CJ, Sattar N (2002) West of Scotland coronary prevention study: C-reactive protein is an independent predictor of risk for the development of diabetes in the west of Scotland coronary prevention study. Diabetes 51(5):1596–1600. https://doi.org/10.2337/diabetes.51.5.1596

Frost HM (1996) Perspectives: a proposed general model of the „mechanostat“ (suggestions from a new skeletal-biologic paradigm). Anat Rec 244:139–147

Frost HM (2001) From Wolff's law to the Utah paradigm: insights about bone physiology and its clinical applications. Anat Rec 262:398–419

Frostegård J (2013a) Immunity, atherosclerosis and cardiovascular disease. BMC Med 1(11):117. https://doi.org/10.1186/1741-7015-11-117

Frostegård J (2013b) Immune mechanisms in atherosclerosis, especially in diabetes type 2. Front Endocrinol (Lausanne) 29(4):162. https://doi.org/10.3389/fendo.2013.00162

Gerosa L, Lombardi G (2021) Bone-to-brain: a round trip in the adaptation to mechanical stimuli. Front Physiol 12:623893. https://doi.org/10.3389/fphys.2021.623893. eCollection 2021

Ghebes CA, Groen N, Cheuk YC, Fu SC, Fernandes HM, Saris DBF (2018) Muscle-secreted factors improve anterior cruciate ligament graft healing: an in vitro and in vivo analysis. Tissue Eng Part A 24(3–4):322–334. https://doi.org/10.1089/ten.TEA.2016.0546. Epub 2017 Jul 5

Gheysen F, Poppe L, DeSmet A, Swinnen S, Cardon G, De Bourdeaudhuij I, Chastin S, Fias W (2018) Physical activity to improve cognition in older adults: can physical activity programs enriched with cognitive challenges enhance the effects? A systematic review and meta-analysis. Int J Behav Nutr Phys Act 15(1):63. https://doi.org/10.1186/s12966-018-0697-x

Giorgetti E, Panesar M, Zhang Y, Joller S, Ronco M, Obrecht M, Lambert C, Accart N, Beckmann N, Doelemeyer A, Perrot L, Fruh I, Mueller M, Pierrel E, Summermatter S, Bidinosti M, Shimshek DR, Brachat S, Nash M (2019) Modulation of microglia by voluntary exercise or CSF1R inhibition prevents age-related loss of functional motor units. Cell Rep 29(6):1539–1554.e7. https://doi.org/10.1016/j.celrep.2019.10.003

Gizaw M, Anandakumar P, Debela T (2017) A review on the role of irisin in insulin resistance and type 2 diabetes mellitus. J Pharmacopuncture 20(4):235–242. https://doi.org/10.3831/KPI.2017.20.029. Epub 2017 Oct 10

GOLD Scientific Committee (2006) Global strategy for the diagnosis, management and prevention of chronic obstructive pulmonary disease. GOLD Scientific Committee. http://www.goldcopd.org/. Zugegriffen: 12. Jan. 2006

Goldstein MS (1961) Humoral nature of the hypoglycemic factor of muscular work. Diabetes 10:232–234. https://doi.org/10.2337/diab.10.3.232

Gomarasca M, Banfi G, Lombardi G (2020) Myokines: the endocrine coupling of skeletal muscle and bone. Adv Clin Chem 94:155–218. https://doi.org/10.1016/bs.acc.2019.07.010. Epub 2019 Aug 8

Gonçalves JT, Schafer ST, Gage FH (2016) Adult neurogenesis in the hippocampus: from stem cells to behavior. Cell 167:897–914

Gonzalez-Gil AM, Elizondo-Montemayor L (2020) The role of exercise in the interplay between myokines, hepatokines, osteokines, adipokines, and modulation of inflammation for energy substrate redistribution and fat mass loss: a review. Nutrients 12(6):1899. https://doi.org/10.3390/nu12061899

González-Guerra JL, Castilla-Cortazar I, Aguirre GA, Muñoz U, Martin-Estal I, Ávila-Gallego E, Granado M, Puche JE, García-Villalón AL (2017) Partial IGF-1 deficiency is sufficient to reduce heart contractibility, angiotensin II sensibility, and alter gene expression of structural and functional cardiac proteins. PLoS ONE 12:e0181760

Goodpaster BH, Park SW, Harris TB, Kritchevsky SB, Nevitt M, Schwartz A V, Simonsick EM, Tylavsky FA, Visser M, Newman AB (2019) The loss of skeletal muscle strength, mass, and quality in older adults: the health, aging and body composition study. https://academic.oup.com/biomedgerontology/article-abstract/61/10/1059/600461. Zugegriffen: 19 Nov. 2019

Gorgens SW, Eckardt K, Jensen J, Drevon CA, Eckel J (2015) Exercise and regulation of adipokine and myokine production. Prog Mol Biol Transl Sci 135:313–336. https://doi.org/10.1016/bs.pmbts.2015.07.002

Gouveia MC, Vella JP, Cafeo FR, Affonso Fonseca FL, Bacci MR (2016) Association between irisin and major chronic diseases: a review. Eur Rev Med Pharmacol Sci 20(19):4072–4077

Griffin EW, Bechara RG, Birch AM, Kelly AM (2009) Exercise enhances hippocampal-dependent learning in the rat: evidence for a BDNF-related mechanism. Hippocampus 19:973–980

Grygiel-Górniak B, Puszczewicz M (2017) A review on irisin, a new protagonist that mediates muscle-adipose-bone-neuron connectivity. Eur Rev Med Pharmacol Sci 21(20):4687–4693

Hakim FT, RE Gress (2005) Immunosenescence: immune deficits in the elderly and therapeutic strategies to enhance immune competence. Exp Rev Clin Immunol 1:3443–3458

Häkkinen K, Newton RU, Gordon SE, McCormick M, Volek JS, Nidl BC, Gotshalk LA, Cambell WW, Evans WJ, Häkkinen A, Humphries BJ, Kraemer W (1998) Changes in muscle morphology, electromyographic activity, and force production characteristics during progressive strength training in young and older men. J Gerontol A Biol Sci Med Sci 53:B415–B423

Han F, Zhang S, Hou N, Wang D, Sun X (2015) Irisin improves endothelial function in obese mice through the AMPK-eNOS pathway. Am J Physiol Heart Circ Physiol 309:H1501–H1508

Hansen AH, Nielsen JJ, Saltin B, Hellsten Y (2010) Exercise training normalizes skeletal muscle vascular endothelial growth factor levels in patients with essential hypertension. J Hypertens 28(6):1176–1185. https://doi.org/10.1097/HJH.0b013e3283379120

Hansen AH, Nyberg M, Bangsbo J, Saltin B, Hellsten Y (2011) Exercise training alters the balance between vasoactive compounds in skeletal muscle of individuals with essential hypertension. Hypertension 58(5):943–949. https://doi.org/10.1161/HYPERTENSIONAHA.111.176529. Epub 2011 Sep 6

Hartmann TE, Robertson CV, Miller TD, Hunter JR, Skein M (2021) Associations between exercise, inflammation and symptom severity in those with mental health disorders. Cytokine 146:155648. https://doi.org/10.1016/j.cyto.2021.155648. Epub 2021 Jul 25

Hartwig S, Raschke S, Knebel B, Scheler M, Irmler M, Passlack W, Muller S, Hanisch FG, Franz T, Li X, Dicken HD, Eckardt K, Beckers J, de Angelis MH, Weigert C, Häring HU, Al-Hasani H, Ouwens DM, Eckel J, Kotzka J, Lehr S (2014) Secretome profiling of primary human skeletal muscle cells. Biochim Biophys Acta 1844:1011–1017

Haugen F, Norheim F, Lian H, Wensaas AJ, Dueland S, Berg O, Funderud A, Skålhegg BS, Raastad T, Drevon CA (2010) IL-7 is expressed and ecreted by human skeletal muscle cells. Am J Physiol Cell Physiol 298:C807–C816.

Hayes LD, Herbert P, Sculthorpe NF, Grace FM (2021) Short-term and lifelong exercise training lowers inflammatory mediators in older men. Front Physiol 12:702248. https://doi.org/10.3389/fphys.2021.702248. eCollection 2021

Herrmann M, Engelke K, Ebert R, Müller-Deubert S, Rudert M, Ziouti F, Jundt F, Felsenberg D, Jakob F (2020) Interactions between muscle and bone-where physics meets biology. Biomolecules 10(3):432. https://doi.org/10.3390/biom10030432

Hirano T (1998) Interleukin 6 and its receptor: ten years later. Int Rev Immunol 16(3–4):249–284. https://doi.org/10.3109/08830189809042997

Hirsch MA, van Wegen EEH, Newman MA, Heyn PC (2018) Exercise-induced increase in brain derived neurotrophic factor in human Parkinson's disease: a systematic review and meta-analysis. Transl Neurodegener 7:7. https://doi.org/10.1186/s40035-018-0112-1. eCollection 2018

Hoier B, Nordsborg N, Andersen S, Jensen L, Nybo L, Bangsbo J, Hellsten Y (2012) Pro- and anti-angiogenic factors in human skeletal muscle in response to acute exercise and training. J Physiol 590(3):595–606. https://doi.org/10.1113/jphysiol.2011.216135. Epub 2011 Dec 12

Hoier B, Passos M, Bangsbo J, Hellsten Y (2013) Intense intermittent exercise provides weak stimulus for vascular endothelial growth factor secretion and capillary growth in skeletal muscle. Exp Physiol 98(2):585–597. https://doi.org/10.1113/expphysiol.2012.067967. Epub 2012 Sep 7

Holter MM, Saikia M, Cummings BP (2022) Alpha-cell paracrine signaling in the regulation of beta-cell insulin secretion. Front Endocrinol (Lausanne) 13:934775. https://doi.org/10.3389/fendo.2022.934775. eCollection 2022

Hong BS, Lee KP (2020) A systematic review of the biological mechanisms linking physical activity and breast cancer. Phys Act Nutr 24(3):25–31. https://doi.org/10.20463/pan.2020.0018. Epub 2020 Sep 30

Horak M, Fairweather D, Kokkonen P, Bednar D, Bienertova-Vasku J (2022) Follistatin-like 1 and its paralogs in heart development and cardiovascular disease. Heart Fail Rev. https://doi.org/10.1007/s10741-022-10262-6. Online ahead of print

Horsley V, Jansen KM, Mills ST, Pavlath GK (2003) IL-4 acts as a myoblast recruitment factor during mammalian muscle growth. Cell 113:483–494

Hoseini R, Rahim HA, Ahmed JK (2022) Decreased inflammatory gene expression accompanies the improvement of liver enzyme and lipid profile following aerobic training and vitamin D supplementation in T2DM patients. BMC Endocr Disord 22(1):245. https://doi.org/10.1186/s12902-022-01152-x

Hu S, Liu H, Hu Z, Li L, Yang Y (2020) Follistatin-like 1: a dual regulator that promotes cardiomyocyte proliferation and fibrosis. J Cell Physiol 235(9):5893–5902. https://doi.org/10.1002/jcp.29588. Epub 2020 Feb 3

Huang T, Larsen KT, Ried-Larsen M, Møller NC, Andersen LB (2014) The effects of physical activity and exercise on brain-derived neurotrophic factor in healthy humans: a review. Scand J Med Sci Sports 24(1):1–10. https://doi.org/10.1111/sms.12069. Epub 2013 Apr 22

Huh JH, Ahn SV, Choi JH, Koh SB, Chung CH (2016) High serum irisin level as an independent predictor of diabetes mellitus: a longitudinal population-based study. Medicine (Baltimore) 95(23):e3742. https://doi.org/10.1097/MD.0000000000003742

Huh JY, Panagiotou G, Mougios V, Brinkoetter M, Vamvini MT, Schneider BE, Mantzoros CS (2012) FNDC5 and Irisin in humans: I. Predictors of circulating concentrations in serum and plasma and II. MRNA expression and circulating concentrations in response to weight loss and exercise. Metabolism 61:1725–1738

Huh JY, Dincer F, Mesfum E, Mantzoros CS (2014a) Irisin stimulates muscle growth-related genes and regulates adipocyte differentiation and metabolism in humans. Int J Obes (Lond) 38(12):1538–1544. https://doi.org/10.1038/ijo.2014.42. Epub 2014 Mar 11

Huh JY, Mougios V, Kabasakalis A, Fatouros I, Siopi A, Douroudos II, Filippaios A, Panagiotou G, Park KH, Mantzoros CS (2014b) Exercise-induced irisin secretion is independent of age or fitness level and increased irisin may directly modulate muscle metabolism through AMPK activation. J Clin Endocrinol Metab 99(11):E2154–E2161. https://doi.org/10.1210/jc.2014-1437. Epub 2014 Aug 13

Huh JY, Siopi A, Mougios V, Park KH, Mantzoros CS (2015) Irisin in response to exercise in humans with and without metabolic syndrome. J Clin Endocrinol Metab 100(3):E453–E457. https://doi.org/10.1210/jc.2014-2416. Epub 2014 Dec 16

Huh JY (2018) The role of exercise-induced myokines in regulating metabolism. Arch Pharm Res 41(1):14–29. https://doi.org/10.1007/s12272-017-0994-y. Epub 2017 Nov 25

Hunt C, Macedo E Cordeiro T, Suchting R, de Dios C, Cuellar Leal VA, Soares JC, Dantzer R, Teixeira AL, Selvaraj S (2020) Effect of immune activation on the kynurenine pathway and depression symptoms – a systematic review and meta-analysis. Neurosci Biobehav Rev 118:514–523. https://doi.org/10.1016/j.neubiorev.2020.08.010. Epub 2020 Aug 24

Hunter CA, Jones SA (2015) IL-6 as a keystone cytokine in health and disease. Nat Immunol 16(5):448–457. https://doi.org/10.1038/ni.3153

Ikeda SI, Tamura Y, Kakehi S, Sanada H, Kawamori R, Watada H (2016) Exercise-induced increase in IL-6 level enhances GLUT4 expression and insulin sensitivity in mouse skeletal muscle. Biochem Biophys Res Commun 473(4):947–952. https://doi.org/10.1016/j.bbrc.2016.03.159. Epub 2016 Apr 1

Isaac AR, Lima-Filho RAS, Lourenco MV (2021) How does the skeletal muscle communicate with the brain in health and disease? Neuropharmacology 197:108744. https://doi.org/10.1016/j.neuropharm.2021.108744. Epub 2021 Aug 5

Ito N, Ruegg UT, Kudo A et al (2013) Activation of calcium signaling through Trpv1 by nNOS and peroxynitrite as a key trigger of skeletal muscle hypertrophy. Nat Med 19(2013):101–106

Jackson TC, Gorse K, Herrmann JR, Kochanek PM: Hippocampal and Prefrontal Cortical Brain Tissue Levels ofIrisin and GDF15 Receptor Subunits in Children. Mol Neurobiol 2021 May;58(5):2145-2157. https://doi.org/10.1007/s12035-020-02250-4. Epub 2021 Jan 7.

Ji LL, Kang C, Zhang Y (2016) Exercise-induced hormesis and skeletal muscle health. Free Radic Biol Med 98:113–122. https://doi.org/10.1016/j.freeradbiomed.2016.02.025. Epub 2016 Feb 23

Jodeiri Farshbaf M, Alviña K (2021) Multiple roles in neuroprotection for the exercise derived myokine irisin. Front Aging Neurosci 13:649929. https://doi.org/10.3389/fnagi.2021.649929. eCollection 2021

Jones SA (2005) Directing transition from innate to acquired immunity: defining a role for IL-6. J Immunol 175(6):3463–3468. https://doi.org/10.4049/jimmunol.175.6.3463

Jung TW, Hwang HJ, Hong HC, Yoo HJ, Baik SH, Choi KM (2015) BAIBA attenuates insulin resistance and inflammation induced by palmitate or a high fat diet via an AMPK-PPARdeltadependent pathway in mice. Diabetologia 58:2096–2105

Jung TW, Lee SH, Kim HC, Bang JS, Abd El Aty AM, Hacımüftüoğlu A, Shin YK, Jeong JH (2018) METRNL attenuates lipid-induced inflammation and insulin resistance via AMPK or PPARd-dependent pathways in skeletal muscle of mice. Exp Mol Med 50:122. https://doi.org/10.1038/s12276-018-0147-5

Kaji H (2016) Effects of myokines on bone. Bonekey Rep 5:826. https://doi.org/10.1038/bonekey.2016.48

Kanzleiter T, Rath M, Görgens SW, Jensen J, Tangen DS, Kolnes AJ, Kolnes KJ, Lee S, Eckel J, Schürmann A, Eckardt K (2014) The myokine decorin is regulated by contraction and involved in muscle hypertrophy. Biochem Biophys Res Commun 450:1089–1094

Karl C (2005) Die Rolle des Doublecortin-Gens in neuronalen Vorläuferzellen während Migration und Neurogenese. Dissertation, Universität Regensburg

Karstoft K, Pedersen BK (2016) Exercise and type 2 diabetes: focus on metabolism and inflammation. Immunol Cell Biol 94(2):146–150. https://doi.org/10.1038/icb.2015.101. Epub 2015 Nov 16

Kazeminasab F, Sadeghi E, Afshari-Safavi A (2022) Comparative impact of various exercises on circulating irisin in healthy subjects: a systematic review and network meta-analysis. Oxid Med Cell Longev 2022:8235809. https://doi.org/10.1155/2022/8235809. eCollection 2022

Keller C, Hellsten Y, Steensberg A, Klarlund PB (2006) Differential regulation of IL-6 and TNF-alpha via calcineurin in human skeletal muscle cells. Cytokine 36:141–147

Keller P, Keller C, Carey AL, Jauffred S, Fischer CP, Steensberg A, Pedersen BK (2003) Interleukin-6 production by contracting human skeletal muscle: autocrine regulation by IL-6. Biochem Biophys Res Commun 319:550–554

Kelly M, Gauthier MS, Saha AK, Ruderman NB (2009) Activation of AMP-activated protein kinase by interleukin-6 in rat skeletal muscle: association with changes in cAMP, energy state, and endogenous fuel mobilization. Diabetes 58:1953–1960

Kernie SG, Parent JM (2010) Forebrain neurogenesis after focal Ischemic and traumatic brain injury. Neurobiol Dis 37(2):267–274. https://doi.org/10.1016/j.nbd.2009.11.002. Epub 2009 Nov 10

Khalafi M, Symonds ME, Akbari A (2022) The impact of exercise training versus caloric restriction on inflammation markers: a systemic review and meta-analysis. Crit Rev Food Sci Nutr 62(15):4226–4241. https://doi.org/10.1080/10408398.2021.1873732. Epub 2021 Jan 28

Khosravi N, Stoner L, Farajivafa V, Hanson ED (2019) Exercise training, circulating cytokine levels and immune function in cancer survivors: a meta-analysis. Brain Behav Immun 81:92–104. https://doi.org/10.1016/j.bbi.2019.08.187. Epub 2019 Aug 24

Kim H, Wrann CD, Jedrychowski M, Vidoni S, Kitase Y, Nagano K, Zhou C, Chou J, Parkman V-JA, Novick SJ, Strutzenberg TS, Pascal BD, Le PT, Brooks DJ, Roche AM, Gerber KK, Mattheis L, Chen W, Tu H, Bouxsein ML, Griffin PR, Baron R, Rosen CJ, Bonewald LF, Spiegelman BM (2018) Irisin mediates effects on bone and fat via aV integrin receptors. Cell 175:1756–1768. https://doi.org/10.1016/j.cell.2018.10.025e17

Kim M-S, Song HJ, Lee SH, Lee CK (2014) Comparative study of various growth factors and cytokines on type I collagen and hyaluronan production in human dermal fibroblasts. J Cosmet Dermatol 13:44–51

Kim S, Choi JY, Moon S, Park DH, Kwak HB, Kang JH (2019) Roles of myokines in exercise-induced improvement of neuropsychiatric function. Pflugers Arch 471(3):491–505. https://doi.org/10.1007/s00424-019-02253-8. Epub 2019 Jan 9

Kistner TM, Pedersen BK, Lieberman DE (2022) Interleukin 6 as an energy allocator in muscle tissue. Nat Metab 4(2):170–179. https://doi.org/10.1038/s42255-022-00538-4. Epub 2022 Feb 24

Knapp AE, Goldberg D, Delavar H, Trisko BM, Tang K, Hogan MC, Wagner PD, Breen EC (2016) Skeletal myofiber VEGF regulates contraction-induced perfusion and exercise capacity but not muscle capillarity in adult mice. Am J Physiol Regul Integr Comp Physiol 311(1):R192–R199. https://doi.org/10.1152/ajpregu.00533.2015. Epub 2016 May 25

Kok HJ, Barton ER (2021) Actions and interactions of IGF-I and MMPs during muscle regeneration. Semin Cell Dev Biol 119:11–22. https://doi.org/10.1016/j.semcdb.2021.04.018. Epub 2021 May 5

Kolesar JE, Safdar A, Abadi A, MacNeil LG, Crane JD, Tarnopolsky MA, Kaufman BA (2014) Defects in mitochondrial DNA replication and oxidative damage in muscle of mtDNA mutator mice. Free Radic Biol Med 75:241–251. https://doi.org/10.1016/j.freeradbiomed.2014.07.038. Epub 2014 Aug 12

Kozinski K, Jazurek M, Dobrzyn P, Janikiewicz J, Kolczynska K, Gajda A, Dobrzyn A (2016) Adipose- and muscle-derived Wnts trigger pancreatic β-cell adaptation to systemic insulin resistance. Sci Rep 16(6):31553. https://doi.org/10.1038/srep31553

Kraakman MJ, Kammoun HL, Allen TL, Deswaerte V, Henstridge DC, Estevez E, Matthews VB, Neill B, White DA, Murphy AJ, Peijs L, Yang C, Risis S, Bruce CR, Du XJ, Bobik A, Lee-Young RS, Kingwell BA, Vasanthakumar A, Shi W, Kallies A, Lancaster GI, Rose-John S, Febbraio MA (2015) Blocking IL-6 trans-signaling prevents high-fat diet-induced adipose tissue macrophage recruitment but does not improve insulin resistance. Cell Metab 21(3):403–416. https://doi.org/10.1016/j.cmet.2015.02.006

Krolopp JE, Thornton SM, Abbott MJ (2016) IL-15 activates the Jak3/STAT3 signaling pathway to mediate glucose uptake in skeletal muscle cells. Front Physiol 7:626. https://doi.org/10.3389/fphys.2016.00626. eCollection 2016

Kurdiova T, Balaz M, Vician M, Maderova D, Vlcek M, Valkovic L, Srbecky M, Imrich R, Kyselovicova O, Belan V, Jelok I, Wolfrum C, Klimes I, Krssak M, Zemkova E, Gasperikova D, Ukropec J, Ukropcova B (2014) Effects of obesity, diabetes and exercise on Fndc5 gene expression and irisin release in human skeletal muscle and adipose tissue: in vivo and in vitro studies. J Physiol 592(5):1091–1107.

https://doi.org/10.1113/jphysiol.2013.264655. Epub 2013 Dec 2

Kurunlahti M, Karppinen J, Haapea M, Niinimäki J, Autio R, Vanharanta H, Suramo I, Tervonen O: Three-yearfollow-up of lumbar artery occlusion with magnetic resonance angiography in patients with sciatica: associations between occlusion and patient-reported symptoms. Spine (Phila Pa 1976) 2004 Aug 15;29(16):1804-8; discussion1809. https://doi.org/10.1097/01.brs.0000134576.77709.64.

Lancaster GI, Halson SL, Khan Q, Drysdale P, Wallace F, Jeukendrup AE, Drayson MT, Gleeson M (2004) Effects of acute exhaustive exercise and chronic exercise training on type 1 and type 2 T lymphocytes. Exerc Immunol Rev 10:91–106

Langen RC, Schols AM, Kelders MC, Wouters EF, Janssen-Heininger YM (2001) Inflammatory cytokines inhibit myogenic differentiation through activation of nuclear factor-kappaB. FASEB J 15(7):1169–1180

Lara-Castillo N, Johnson ML (2020) Bone-muscle mutual interactions. Curr Osteoporos Rep 18(4):408–421. https://doi.org/10.1007/s11914-020-00602-6

Latella C, Teo WP, Drinkwater EJ, Kendall K, Haff GG (2019) The acute neuromuscular responses to cluster set resistance training: a systematic review and meta-analysis. Sports Med 49(12):1861–1877. https://doi.org/10.1007/s40279-019-01172-z

Laube W (2022) Schmerztherapie ohne Medikamente – Leitfaden zur endogenen Schmerzhemmung für Ärzte und Therapeuten. Springer, Berlin

Laube W (2020) Sensomotorik und Schmerz. Wechselwirkung von Bewegungsreizen und Schmerzempfinden. Springer, Berlin

Laurens C, Bergouignan A, Moro C (2020) Exercise-released myokines in the control of energy metabolism. Front Physiol 11:91. https://doi.org/10.3389/fphys.2020.00091. eCollection 2020

Lauretani F, Meschi T, Ticinesi A, Maggio M (2017) „Brain-muscle loop" in the fragility of older persons: from pathophysiology to new organizing models. Aging Clin Exp Res 29(6):1305–1311. https://doi.org/10.1007/s40520-017-0729-4. Epub 2017 Feb 23

Lecker SH, Zavin A, Cao P, Arena R, Allsup K, Daniels KM, Joseph J, Schulze PC, Forman DE (2012) Expression of the Irisin precursor FNDC5 in skeletal muscle correlates with aerobic exercise performance in patients with heart failure. Circ Heart Fail 5:812–818

Lee D, Goldberg AL (2015) Muscle wasting in fasting requires activation of NF-κB and inhibition of AKT/mechanistic target of rapamycin (mTOR) by the protein acetylase, GCN5. J Biol Chem 290(51):30269–30279

Lee MJ, Lee SA, Nam BY, Park S, Lee SH, Ryu HJ, Kwon YE, Kim YL, Park KS, Oh HJ, Park JT, Han SH, Ryu DR, Kang SW, Yoo TH (2015) Irisin, a novel myokine is an independent predictor for sarcopenia and carotid atherosclerosis in dialysis patients. Atherosclerosis 242(2):476–482. https://doi.org/10.1016/j.atherosclerosis.2015.08.002. Epub 2015 Aug 13

Leggate M, Nowell MA, Jones SA, Nimmo MA (2010) The response of interleukin6 and soluble interleukin-6 receptor isoforms following intermittent high intensity and continuous moderate intensity cycling. Cell Stress Chaperones 15:827–833

Leiter JR, Upadhaya R, Anderson JE (2012) Nitric oxide and voluntary exercise together promote quadriceps hypertrophy and increase vascular density in female 18-mo-old mice. Am J Physiol Cell Physiol 302(9):C1306–C1315. https://doi.org/10.1152/ajpcell.00305.2011. Epub 2012 Feb 8

Lemieux P, Birot O (2021) Altitude, exercise, and skeletal muscle angio-adaptive responses to hypoxia: a complex story. Front Physiol 12:735557. https://doi.org/10.3389/fphys.2021.735557. eCollection 2021

Li CW, Yu K, Shyh-Chang N, Li GX, Jiang LJ, Yu SL, Xu LY, Liu RJ, Guo ZJ, Xie HY, Li RR, Ying J, Li K, Li DJ (2019a) Circulating factors associated with sarcopenia during ageing and after intensive lifestyle intervention. J Cachexia Sarcopenia Muscle 10(3):586–600. https://doi.org/10.1002/jcsm.12417. Epub 2019 Apr 10

Li DJ, Li YH, Yuan HB, Qu LF, Wang P (2017) The novel exercise-induced hormone irisin protects against neuronal injury via activation of the Akt and ERK1/2 signaling pathways and contributes to the neuroprotection of physical exercise in cerebral ischemia. Metabolism 68:31–42. https://doi.org/10.1016/j.metabol.2016.12.003. Epub 2016 Dec 11

Li F, Li Y, Tang Y, Lin B, Kong X, Oladele OA, Yin Y (2014) Protective effect of myokine IL-15 against H2O2-mediated oxidative stress in skeletal muscle cells. Mol Biol Rep 41(11):7715–7722. https://doi.org/10.1007/s11033-014-3665-9. Epub 2014 Aug 8

Li G, Li J, Gao F (2020a) Exercise and cardiovascular protection. Adv Exp Med Biol 1228:205–216. https://doi.org/10.1007/978-981-15-1792-1_14

Li G, Zhang L, Wang D, AlQudsy L, Jiang JX, Xu H, Shang P (2019b) Muscle-bone crosstalk and potential therapies for sarco-osteoporosis. J Cell Biochem 120(9):14262–14273. https://doi.org/10.1002/jcb.28946. Epub 2019 May 20.

Li H, Chen Q, Li C, Zhong R, Zhao Y, Zhang Q, Zhang Y (2019c) Muscle-secreted granulocyte colony-stimulating factor functions as metabolic niche factor ameliorating loss of muscle stem cells in aged mice. EMBO J 38(24):e102154. https://doi.org/10.15252/embj.2019102154. Epub 2019 Nov 18

Li J, Xie S, Guo L, Jiang J, Chen H (2020b) Irisin: linking metabolism with heart failure. Am J Transl Res 12(10):6003–6014. eCollection 2020b

Li JJ, Fang CH (2004) C-reactive protein is not only an inflammatory marker but also a direct cause of cardiovascular diseases. Med Hypotheses 62(4):499–506. https://doi.org/10.1016/j.mehy.2003.12.014

Li RL, Wu SS, Wu Y, Wang XX, Chen HY, Xin JJ, Li H, Lan J, Xue KY, Li X, Zhuo CL, Cai YY, He JH, Zhang HY, Tang CS, Wang W, Jiang W (2018) Irisin alleviates pressure overload-induced cardiac hypertrophy by inducing protective autophagy via mTOR-independent activation of the AMPK-ULK1 pathway. J Mol Cell Cardiol 121:242–255. https://doi.org/10.1016/j.yjmcc.2018.07.250. Epub 2018 Jul 24

Li W, Liu X, Liu L, Zhang L, Li M, Liu R, Li T, Chen E, Liu S (2022) Relationships of serum bone turnover markers with metabolic syndrome components and carotid atherosclerosis in patients with type 2 diabetes mellitus. Front Cardiovasc Med 9:824561. https://doi.org/10.3389/fcvm.2022.824561. eCollection 2022

Lightfoot AP, Cooper RG (2016) The role of myokines in muscle health and disease. Curr Opin Rheumatol 28:661–666

Lim DA, Alvarez-Buylla A (2016) The adult ventricular-subventricular zone (V-SVZ) and olfactory bulb (OB) neurogenesis. Cold Spring Harbor Perspect Biol 8:a018820

Liu JJ, Wong MD, Toy WC, Tan CS, Liu S, Ng XW, Tavintharan S, Sum CF, Lim SC (2013) Lower circulating irisin is associated with type 2 diabetes mellitus. J Diabetes Complications 27(4):365–369. https://doi.org/10.1016/j.jdiacomp.2013.03.002. Epub 2013 Apr 22

Liu S, Du F, Li X, Wang M, Duan R, Zhang J, Wu Y, Zhang Q (2017) Effects and underlying mechanisms of irisin on the proliferation and apoptosis of pancreatic β cells. PLoS One 12(4):e0175498. https://doi.org/10.1371/journal.pone.0175498. eCollection 2017

Liu Y, Hong F, Lebaka VR, Mohammed A, Ji L, Zhang Y, Korivi M (2021) Calorie restriction with exercise intervention improves inflammatory response in overweight and obese adults: a systematic review and meta-analysis. Front Physiol 12:754731. https://doi.org/10.3389/fphys.2021.754731. eCollection 2021

London GM (2012) Bone-vascular cross-talk. J Nephrol 25(5):619–25. https://doi.org/10.5301/jn.5000187

Lopez-Otin C, Blasco MA, Partridge L, Serrano M, Kroemer G (2013) The hallmarks of aging. Cell 153:1194–1217

Lourenco MV, Frozza RL, de Freitas GB, Zhang H, Kincheski GC, Ribeiro FC, Gonçalves RA, Clarke JR, Beckman D, Staniszewski A, Berman H, Guerra LA, Forny-Germano L, Meier S, Wilcock DM, de Souza JM, Alves-Leon S, Prado VF, Prado MAM, Abisambra JF, Tovar-Moll F, Mattos P, Arancio O, Ferreira ST, De Felice FG (2019) Exercise-linked FNDC5/irisin rescues synaptic plasticity and memory defects in Alzheimer's models. Nat Med 25:165–175

Ma Y, Kuang Y, Bo W, Liang Q, Zhu W, Cai M, Tian Z (2021) Exercise training alleviates cardiac fibrosis through increasing fibroblast growth factor 21 and regulating TGF-β1-Smad2/3-MMP2/9 signaling in mice with myocardial infarction. Int J Mol Sci 22(22):12341. https://doi.org/10.3390/ijms222212341

Maciorkowska M, Musiałowska D, Małyszko J (2019) Adropin and irisin in arterial hypertension, diabetes mellitus and chronic kidney disease. Adv Clin Exp Med 28(11):1571–1575. https://doi.org/10.17219/acem/104551

Mackay CP, Kuys SS, Brauer SG (2017) The effect of aerobic exercise on brain-derived neurotrophic factor in people with neurological disorders: a systematic review and meta-analysis. Neural Plast 2017:4716197. https://doi.org/10.1155/2017/4716197. Epub 2017 Sep 19

Máderová D, Krumpolec P, Slobodová L, Schön M, Tirpáková V, Kovaničová Z, Klepochová R, Vajda M, Šutovský S, Cvečka J, Valkovič L, Turčáni P, Krššák M, Sedliak M, Tsai CL, Ukropcová B, Ukropec J (2019) Acute and regular exercise distinctly modulate serum, plasma and skeletal muscle BDNF in the elderly. Neuropeptides 78:101961. https://doi.org/10.1016/j.npep.2019.101961. Epub 2019 Aug 29

Madhu LN, Somayaji Y, Shetty AK (2022) Promise of irisin to attenuate cognitive dysfunction in aging and Alzheimer's disease. Ageing Res Rev 78:101637. https://doi.org/10.1016/j.arr.2022.101637. Epub 2022 Apr 30

Mancinelli R, Checcaglini F, Coscia F, Gigliotti P, Fulle S, Fanò-Illic G (2021) Biological aspects of selected myokines in skeletal muscle: focus on aging. Int J Mol Sci 22(16):8520. https://doi.org/10.3390/ijms22168520

Marliss EB, Vranic M (2002) Intense exercise has unique effects on both insulin release and its roles in glucoregulation: implications for diabetes. Diabetes 51(Suppl 1):S271–S283. https://doi.org/10.2337/diabetes.51.2007.s271

Marrano N, Biondi G, Borrelli A, Cignarelli A, Perrini S, Laviola L, Giorgino F, Natalicchio A (2021) Irisin and incretin hormones: similarities, differences, and implications in type 2 diabetes and obesity. Biomolecules 11(2):286. https://doi.org/10.3390/biom11020286

Martin KS, Azzolini M, Lira Ruas J (2020) The kynurenine connection: how exercise shifts muscle tryptophan metabolism and affects energy homeostasis, the immune system, and the brain. Am J Physiol Cell Physiol 318:C818–C830

Martínez-Díaz IC, Escobar-Muñoz MC, Carrasco L (2020) Acute effects of high-intensity interval training on brain-derived neurotrophic factor, cortisol and working memory in physical education college students. Int J Environ Res Public Health 17(21):8216. https://doi.org/10.3390/ijerph17218216

Mashavi M, Menaged M, Shargorodsky M (2017) Circulating osteoprotegerin in postmenopausal osteoporotic women: marker of impaired glucose regulation or impaired bone metabolism. Menopause 24(11):1264–1268

Matthews VB, ÅstromM-BB, Chan MHSS, Bruce CR, Krabbe KS, Prelovsek O, Åkerstrom T, Yfanti C, Broholm C, Mortensen OH, Penkowa M, Hojman P,

Zankari A, Watt MJ, Bruunsgaard H, Pedersen BK, Febbraio MA (2009) Brain-derived neurotrophic factor is produced by skeletal muscle cells in response to contraction and enhances fat oxidation via activation of AMP-activated protein kinase. Diabetologia 52:1409–1418.

Mendham AE, Donges CE, Liberts EA, Duffield R (2011) Effects of mode and intensity on the acute exercise-induced IL-6 and CRP responses in a sedentary overweight population. Eur J Appl Physiol 111:1035–1045

Michaud M, Balardy L, Moulis G, Gaudin C, Peyrot C, Vellas B, Cesari M, Nourhashemi F (2013) Proinflammatory cytokines, aging, and age-related diseases. J Am Med Dir Assoc 14(12):877–882. https://doi.org/10.1016/j.jamda.2013.05.009. Epub 2013 Jun 20

Miller AH, Raison CL (2016) The role of inflammation in depression: from evolutionary imperative to modern treatment target. Nat Rev Immunol 16(1):22–34. https://doi.org/10.1038/nri.2015.5

Mizgier ML, Casas M, Contreras-Ferrat A, Llanos P, Galgani JE (2014) Potential role of skeletal muscle glucose metabolism on the regulation of insulin secretion. Obes Rev 15(7):587–597. https://doi.org/10.1111/obr.12166. Epub 2014 Mar 11

Mizgier ML, Cataldo LR, Gutierrez J, Santos JL, Casas M, Llanos P, Contreras-Ferrat AE, Moro C, Bouzakri K, Galgani JE (2017) Effect of human myotubes-derived media on glucose-stimulated insulin secretion. J Diabetes Res 2017:1328573. https://doi.org/10.1155/2017/1328573. Epub 2017 Feb 14

Mizgier ML, Fernández-Verdejo R, Cherfan J, Pinget M, Bouzakri K, Galgani JE (2019) Insights on the role of putative muscle-derived factors on pancreatic beta cell function. Front Physiol 10:1024. https://doi.org/10.3389/fphys.2019.01024. eCollection 2019

Modarresi Chahardehi A, Masoumi SA, Bigdeloo M, Arsad H, Lim V (2022) The effect of exercise on patients with rheumatoid arthritis on the modulation of inflammation. Clin Exp Rheumatol 40(7):1420–1431. https://doi.org/10.55563/clinexprheumatol/fohyoy. Epub 2021 Nov 23

Mohamed-Ali V, Goodrick S, Rawesh A, Katz DR, Miles JM, Yudkin JS, Klein S, Coppack SW (1997) Subcutaneous adipose tissue releases interleukin-6, but not tumor necrosis factor-alpha, in vivo. J Clin Endocrinol Metab 82(12):4196–4200. https://doi.org/10.1210/jcem.82.12.4450

Moldoveanu AI, Shephard RJ (2000) Shek PN: exercise elevates plasma levels but not gene expression of IL-1β, IL-6, and TNF-α in blood mononuclear cells. J Appl Physiol 89:1499–1504

Moon HY, Becke A, Berron D, Becker B, Sah N, Benoni G, Janke E, Lubejko ST, Greig NH, Mattison JA, Duzel E, van Praag H (2016) Running-induced systemic cathepsin B secretion is associated with memory function. Cell Metab 24(2):332–340. https://doi.org/10.1016/j.cmet.2016.05.025. Epub 2016 Jun 23

Moreno-Navarrete JM, Ortega F, Serrano M, Guerra E, Pardo G, Tinahones F, Ricart W, Fernández-Real JM (2013) Irisin is expressed and produced by human muscle and adipose tissue in association with obesity and insulin resistance. J Clin Endocrinol Metab 98(4):E769–E778. https://doi.org/10.1210/jc.2012-2749. Epub 2013 Feb 22

Mort JS, Buttle DJ (1997) Cathepsin B. Int J Biochem Cell Biol 29(5):715–720. https://doi.org/10.1016/s1357-2725(96)00152-5

Motiani KK, Collado MC, Eskelinen JJ, Virtanen KA, Löyttyniemi E, Salminen S, Nuutila P, Kalliokoski KK, Hannukainen JC (2020) Exercise training modulates gut microbiota profile and improves endotoxemia. Med Sci Sports Exerc 52(1):94–104. https://doi.org/10.1249/MSS.0000000000002112

Murawska-Cialowicz E, Wojna J, Zuwala-Jagiello J (2015) Crossfit training changes brain-derived neurotrophic factor and irisin levels at rest, after wingate and progressive tests, and improves aerobic capacity and body composition of young physically active men and women. J Physiol Pharmacol 66(6):811–821

Murchison ND, Price BA, Conner DA, Keene DR, Olson EN, Tabin CJ, Schweitzer R (2007) Regulation of tendon differentiation by scleraxis distinguishes force-transmitting tendons from muscle-anchoring tendons. Development 134(14):2697–2708. https://doi.org/10.1242/dev.001933. Epub 2007 Jun 13

Nader GA, Dastmalchi M, Alexanderson H, Grundtman C, Gernapudi R, Esbjörnsson M, Wang Z, Rönnelid J, Hoffman EP, Nagaraju K, Lundberg IE (2010) A longitudinal, integrated, clinical, histological and mRNA profiling study of resistance exercise in myositis. Mol Med 16(11–12):455–64. https://doi.org/10.2119/molmed.2010.00016. Epub 2010 Aug 16

Nara H, Watanabe R (2021) Anti-Inflammatory effect of muscle-derived interleukin-6 and its involvement in lipid metabolism. Int J Mol Sci 22(18):9889. https://doi.org/10.3390/ijms22189889

Narazaki M, Kishimoto T (2018) the two-faced cytokine IL-6 in host defense and diseases. Int J Mol Sci 19(11):3528. https://doi.org/10.3390/ijms19113528

Natalicchio A, Marrano N, Biondi G, Spagnuolo R, Labarbuta R, Porreca I, Cignarelli A, Bugliani M, Marchetti P, Perrini S, Laviola L, Giorgino F (2017) The myokine irisin is released in response to saturated fatty acids and promotes pancreatic β-cell survival and insulin secretion. Diabetes 66(11):2849–2856. https://doi.org/10.2337/db17-0002. Epub 2017 Jul 19

Nay K, Smiles WJ, Kaiser J, McAloon LM, Loh K, Galic S, Oakhill JS, Gundlach AL, Scott JW (2021) Molecular mechanisms underlying the beneficial effects of exercise on brain function and neurological disorders. Int J Mol Sci 22(8):4052. https://doi.org/10.3390/ijms22084052

Nelke C, Dziewas R, Minnerup J, Meuth SG, Ruck T (2019) Skeletal muscle as potential central link between sarcopenia and immune senescence. EBio-

Medicine 49:381–388. https://doi.org/10.1016/j.ebiom.2019.10.034. Epub 2019 Oct 26

Nigam SM, Xu S, Kritikou JS, Marosi K, Brodin L, Mattson MP (2017) Exercise and BDNF reduce Abeta production by enhancing alpha-secretase processing of APP. J Neurochem 142(2):286–296

Nilsson J, Ekblom Ö, Ekblom M, Lebedev A, Tarassova O, Moberg M, Lövdén M (2020) Acute increases in brain-derived neurotrophic factor in plasma following physical exercise relates to subsequent learning in older adults. Sci Rep 10(1):4395. https://doi.org/10.1038/s41598-020-60124-0

Nimmo MA, Leggate M, Viana JL, King JA (2013) The effect of physical activity on mediators of inflammation. Diabetes Obes Metab 15(Suppl 3):51–60. https://doi.org/10.1111/dom.12156

Noda Y, Kuzuya A, Tanigawa K, Araki M, Kawai R, Ma B, Sasakura Y, Maesako M, Tashiro Y, Miyamoto M, Uemura K, Okuno Y, Kinoshita A (2018) Fibronectin type III domain-containing protein 5 interacts with APP and decreases amyloid β production in Alzheimer's disease. Mol Brain 11(1):61. https://doi.org/10.1186/s13041-018-0401-8

Nofuji Y, Suwa M, Moriyama Y, Nakano H, Ichimiya A, Nishichi R, Sasaki H, Radak Z, Kumagai S (2008) Decreased serum brain-derived neurotrophic factor in trained men. Neurosci Lett 437(1):29–32. https://doi.org/10.1016/j.neulet.2008.03.057. Epub 2008 Mar 26

Norheim F, Raastad T, Thiede B, Rustan AC, Drevon CA, Haugen F (2011) Proteomic identification of secreted proteins from human skeletal muscle cells and expression in response to strength training. Am J Physiol Endocrinol Metab 301:E1013–E1021

Norman D, Drott CJ, Carlsson PO, Espes D (2022) Irisin A pancreatic islet hormone. Biomedicines 10(2):258. https://doi.org/10.3390/biomedicines10020258

Nygaard H, Slettalokken G, Vegge G, Hollan I, Whist JE, Strand T, Ronnestad BR, Ellefsen S (2015) Irisin in blood increases transiently after single sessions of intense endurance exercise and heavy strength training. PLoS ONE 10:e0121367

Obernier K, Alvarez-Buylla A (2019) Neural stem cells: origin, heterogeneity and regulation in the adult mammalian brain. Development 146(4):dev156059. https://doi.org/10.1242/dev.156059

Ogata A, Kato Y, Higa S, Yoshizaki K (2019) IL-6 inhibitor for the treatment of rheumatoid arthritis: a comprehensive review. Mod Rheumatol 29(2):258–267. https://doi.org/10.1080/14397595.2018.1546357. Epub 2019 Jan 3

Ogborn DI, Gardiner PF (2009) Effects of exercise and muscle type on BDNF, NT-4/5, and TrKB expression in skeletal muscle. Muscle Nerve 41:385–391

Ogyu K, Kubo K, Noda Y, Iwata Y, Tsugawa S, Omura Y, Wada M, Tarumi R, Plitman E, Moriguchi S, Miyazaki T, Uchida H, Graff-Guerrero A, Mimura M, Nakajima S (2018) Kynurenine pathway in depression: a systematic review and meta-analysis. Neurosci Biobehav Rev 90:16–25. https://doi.org/10.1016/j.neubiorev.2018.03.023. Epub 2018 Mar 30

Ohira K: Change of hypothalamic adult neurogenesis in mice by chronic treatment of fluoxetine. BMC Res Notes2022 Feb 16;15(1):60. https://doi.org/10.1186/s13104-022-05954-z.

Ohira K (2011) Injury-induced neurogenesis in the mammalian forebrain. Cell Mol Life Sci 68(10):1645–1656. https://doi.org/10.1007/s00018-010-0552-y. Epub 2010 Nov 2

Olfert IM, Baum O, Hellsten Y, Egginton S (2016) Advances and challenges in skeletal muscle angiogenesis. Am J Physiol Heart Circ Physiol 310(3):H326–H336. https://doi.org/10.1152/ajpheart.00635.2015. Epub 2015 Nov 25

Olfert IM, Howlett RA, Wagner PD, Breen EC (2010) Myocyte vascular endothelial growth factor is required for exercise-induced skeletal muscle angiogenesis. Am J Physiol Regul Integr Comp Physiol 299(4):R1059–R1067. https://doi.org/10.1152/ajpregu.00347.2010. Epub 2010 Aug 4

Oliver JM, Jenke SC, Mata JD, Kreutzer A, Jones MT (2016) Acute effect of cluster and traditional set configurations on myokines associated with hypertrophy. Int J Sports Med 37(13):1019–1024. https://doi.org/10.1055/s-0042-115031. Epub 2016 Sep 27

Oshima Y, Ouchi N, Sato K, Izumiya Y, Pimentel DR, Walsh K (2008) Follistatin-like 1 is an Akt-regulated cardioprotective factor that is secreted by the heart. Circulation 117(24):3099–3108. https://doi.org/10.1161/CIRCULATIONAHA.108.767673. Epub 2008 Jun 2

Ostrowski K, Schjerling P, Pedersen BK (2000) Physical activity and plasma interleukin-6 in humans–effect of intensity of exercise. Eur J Appl Physiol 83(6):512–515

Otto E, Knapstein PR, Jahn D, Appelt J, Frosch KH, Tsitsilonis S, Keller J (2020) Crosstalk of brain and bone-clinical observations and their molecular bases. Int J Mol Sci 21(14):4946. https://doi.org/10.3390/ijms21144946

Ouchi N, Oshima Y, Ohashi K, Higuchi A, Ikegami C, Izumiya Y, Walsh K (2008) Follistatin-like 1, a secreted muscle protein, promotes endothelial cell function and revascularization in ischemic tissue through a nitric-oxide synthase-dependent mechanism. J Biol Chem 283(47):32802–32811. https://doi.org/10.1074/jbc.M803440200. Epub 2008 Aug 20

Owji S, Shoja MM (2020) The history of discovery of adult neurogenesis. Clin Anat 33(1):41–55. https://doi.org/10.1002/ca.23447. Epub 2019 Aug 19

Palmer TD, Willhoite AR, Gage FH (2000) Vascular niche for adult hippocampal neurogenesis. Journal of Comparative Neurology 425:479–494

Pan JA, Zhang H, Yu Q, Zhang JF, Wang CQ, Gu J, Chen K (2021a) Association of circulating irisin levels and the characteristics and prognosis of coronary artery disease. Am J Med Sci 362(1):63–71. https://doi.org/10.1016/j.amjms.2021.02.020. Epub 2021 Feb 26

Pan L, Xie W, Fu X, Lu W, Jin H, Lai J, Zhang A, Yu Y, Li Y, Xiao W (2021b) Inflammation and sarcopenia: a focus on circulating inflammatory cytokines. Exp Gerontol 154:111544. https://doi.org/10.1016/j.exger.2021.111544. Epub 2021 Sep 1

Pandolfi F, Franza L, Carusi V, Altamura S, Andriollo G, Nucera E (2020) Interleukin-6 in Rheumatoid Arthritis. Int J Mol Sci 21(15):5238. https://doi.org/10.3390/ijms21155238

Paolucci EM, Loukov D, Bowdish DME, Heisz JJ (2018) Exercise reduces depression and inflammation but intensity matters. Biol Psychol 133:79–84. https://doi.org/10.1016/j.biopsycho.2018.01.015. Epub 2018 Feb 3

Pardo M, Crujeiras AB, Amil M, Aguera Z, Jiménez-Murcia S, Baños R, Botella C, de la Torre R, Estivill X, Fagundo AB, Fernández-Real JM, Fernández-García JC, Fruhbeck G, Gómez-Ambrosi J, Rodríguez R, Tinahones FJ, Fernández-Aranda F, Casanueva FF (2014) Association of irisin with fat mass, resting energy expenditure, and daily activity in conditions of extreme body mass index. Int J Endocrinol 2014:857270. https://doi.org/10.1155/2014/857270. Epub 2014 Apr 22

Park HS, Kim HC, Zhang D, Yeom H, Lim SK (2019) The novel myokine irisin: clinical implications and potential role as a biomarker for sarcopenia in postmenopausal women. Endocrine 64(2):341–348. https://doi.org/10.1007/s12020-018-1814-y. Epub 2018 Dec 20

Park MH, Kim DH, Lee EK, Kim ND, Im DS, Lee J, Yu BP, Chung HY (2014) Age-related inflammation and insulin resistance: a review of their intricate interdependency. Arch Pharm Res 37(12):1507–1514. https://doi.org/10.1007/s12272-014-0474-6. Epub 2014 Sep 20

Paton JA, Nottebohm FN (1984) Neurons generated in the adult brain are recruited into functional circuits. Science 225:1046–1048

Paula FM, Leite NC, Vanzela EC, Kurauti MA, Freitas-Dias R, Carneiro EM, Boschero AC, Zoppi CC (2015) Exercise increases pancreatic β-cell viability in a model of type 1 diabetes through IL-6 signaling. FASEB J 29(5):1805–1816. https://doi.org/10.1096/fj.14-264820. Epub 2015 Jan 21

Paula FMM, Leite NC, Borck PC, Freitas-Dias R, Cnop M, Chacon-Mikahil MPT, Cavaglieri CR, Marchetti P, Boschero AC, Zoppi CC, Eizirik DL (2018) Exercise training protects human and rodent β cells against endoplasmic reticulum stress and apoptosis. FASEB J 32(3):1524–1536. https://doi.org/10.1096/fj.201700710R. Epub 2018 Jan 3

Pearse RN, Swendeman SL, Li Y, Rafii D, Hempstead BL (2005) A neurotrophin axis in myeloma: TrkB and BDNF promote tumor-cell survival. Blood 105(11):4429–4436. https://doi.org/10.1182/blood-2004-08-3096. Epub 2005 Jan 18

Pedersen BK (2009) The diseasome of physical inactivity and the role of myokines in muscle-fat cross talk. J Physiol 587:5559–5568

Pedersen BK (2011) Exercise-induced myokines and their role in chronic diseases. Brain Behav Immun 25(5):811–816. https://doi.org/10.1016/j.bbi.2011.02.010. Epub 2011 Feb 25

Pedersen BK (2012) Muscular interleukin-6 and its role as an energy sensor. Med Sci Sports Exerc 44:392–396

Pedersen BK (2017) Anti-inflammatory effects of exercise: role in diabetes and cardiovascular disease. Eur J Clin Invest 47(8):600–611. https://doi.org/10.1111/eci.12781. Epub 2017 Jul 19

Pedersen BK (2019) Physical activity and muscle-brain crosstalk. Nat Rev Endocrinol 15(7):383–392. https://doi.org/10.1038/s41574-019-0174-x

Pedersen BK, Febbraio MA (2008) Muscle as an endocrine organ: focus on muscle-derived interleukin-6. Physiol Rev 88:1379–1406

Pedersen BK, Febbraio MA (2012) Muscles, exercise and obesity: skeletal muscle as a secretory organ. Nat Rev Endocrinol 3:457–465

Pedersen BK, Hoffman-Goetz L (2000) Exercise and the immune system: regulation, integration and adaption. Physiol Rev 80:1055–1081

Pedersen BK, Steensberg A, Schjerling P (2001) Muscle-derived interleukin-6: possible biological effects. J Physiol 536:329–337

Pedersen BK, Steensberg A, Fischer C, Keller C, Keller P, Plomgaard P, Febbraio M, Saltin B (2003) Searching for the exercise factor: is IL-6 a candidate? J Muscle Res Cell Motil 24:113–119

Pedersen LR, Olsen RH, Anholm C, Astrup A, Eugen-Olsen J, Fenger M, Simonsen L, Walzem RL, Haugaard SB, Prescott E (2019) Effects of 1 year of exercise training versus combined exercise training and weight loss on body composition, low-grade inflammation and lipids in overweight patients with coronary artery disease: a randomized trial. Cardiovasc Diabetol 18(1):127. https://doi.org/10.1186/s12933-019-0934-x

Pedersen M, Steensberg A, Keller C, Osada T, Zacho M, Saltin B, Febbraio MA, Pedersen BK (2004) Does the aging skeletal muscle maintain ist endocrine function ? Exerc Immunol Rev 10:42–55

Peng J, Wu J (2022) Effects of the FNDC5/Irisin on elderly dementia and cognitive impairment. Front Aging Neurosci 14:863901. https://doi.org/10.3389/fnagi.2022.863901. eCollection 2022

Perakakis N, Triantafyllou GA, Fernández-Real JM, Huh JY, Park KH, Seufert J, Mantzoros CS (2017) Physiology and role of irisin in glucose homeostasis. Nat Rev Endocrinol 13(6):324–337. https://doi.org/10.1038/nrendo.2016.221. Epub 2017 Feb 17

Pérez-López A, McKendry J, Martin-Rincon M, Morales-Alamo D, Pérez-Köhler B, Valadés D, Buján J, Calbet JAL, Breen L (2018) Skeletal muscle IL-15/IL-15Rα and myofibrillar protein synthesis after resistance exercise. Scand J Med Sci Sports 28(1):116–125. https://doi.org/10.1111/sms.12901. Epub 2017 May 26

Peters MMC, Meijs TA, Gathier W, Doevendans PAM, Sluijter JPG, Chamuleau SAJ, Neef K (2019) Follistatin-like 1 in cardiovascular disease and inflammation. Mini Rev Med Chem 19(16):1379–1389. https://doi.org/10.2174/138955751966619031216151

Petersen AM, Pedersen BK (2006) The role of IL-6 in mediating the anti-inflammatory effects of exercise. J Physiol Pharmacol 57(Suppl 10):43–51

Petersen AMW, Pedersen BK (2005) The anti-inflammatory effect of exercise. J Appl Physiol 98:1154–1162

Philippou A, Maridaki M, Halapas A, Koutsilieris M (2007) The role of the insulin-like growth factor 1 (IGF-1) in skeletal muscle physiology. In Vivo 21(1):45–54

Phillips C, Baktir MA, Srivatsan M, Salehi A (2014) Neuroprotective effects of physical activity on the brain: a closer look at trophic factor signaling. Front Cell Neurosci 8:170. https://doi.org/10.3389/fncel.2014.00170. eCollection 2014

Phillips MD, Mitchell JB, Currie-Elolf LM, Yellott RC, Hubing KA (2010) Influence of commonly employed resistance exercise protocols on circulating IL-6 and indices of insulin sensitivity. J Strength Cond Res 24:1091–1101

Phu S, Boersma D, Duque G (2015) Exercise and Sarcopenia. J Clin Densitom 18:488–492

Pignataro P, Dicarlo M, Zerlotin R, Zecca C, Dell'Abate MT, Buccoliero C, Logroscino G, Colucci S, Grano M (2021) FNDC5/Irisin system in neuroinflammation and neurodegenerative diseases: update and novel perspective. Int J Mol Sci 22(4):1605. https://doi.org/10.3390/ijms22041605

de Poli RAB, Lopes VHF, Lira FS, Zagatto AM, Jimenez-Maldonado A, Antunes BM (2021) Peripheral BDNF and psycho-behavioral aspects are positively modulated by high-intensity intermittent exercise and fitness in healthy women. Sci Rep 11(1):4113. https://doi.org/10.1038/s41598-021-83072-9

Polyzos SA, Anastasilakis AD, Efstathiadou ZA, Makras P, Perakakis N, Kountouras J, Mantzoros CS (2018) Irisin in metabolic diseases. Endocrine 59(2):260–274. https://doi.org/10.1007/s12020-017-1476-1. Epub 2017 Nov 23

Polyzos SA, Kountouras J, Shields K, Mantzoros CS (2013) Irisin: a renaissance in metabolism? Metabolism 62:1037–1044

Prokopchuk O, Liu Y, Wang L, Wirth K, Schmidtbleicher D, Steinacker JM (2007) Skeletal muscle IL-4, IL4Ralpha, IL-13 and IL-13Ralpha1 expression and response to strength training. Exerc Immunol Rev 13:67–75

Proske U, Morgan DL: Muscle Damage from Eccentric Exercise: Mechanism, Mechanical Signs, Adaptation andClinical Applications. J. Physiol. 2001, 537, 333–345.

Puta C, Gabriel HHW (2021) Sportmedizinische Grundlagen: immunologische Beanspruchung durch körperliche Belastung. In: Güllich A, Krüger M (Hrsg) Bewegung, training, leistung und gesundheit. Springer, Berlin. https://doi.org/10.1007/978-3-662-53386-4_20-1

Qiao XY, Nie Y, Ma YX, Chen Y, Cheng R, Yinrg WY, Hu Y, Xu WM, Xu LZ, Yin W, Hu Y, Xu WM, Xu LZ (2016) Irisin promotes osteoblast proliferation and differentiation via activating the MAP kinase signaling pathways. Sci Rep 6:18732

Qin S, Tian Z, Boidin M, Buckley BJR, Thijssen DHJ, Lip GYH (2022) Irisin is an effector molecule in exercise rehabilitation following myocardial infarction (review). Front Physiol 13:935772. https://doi.org/10.3389/fphys.2022.935772. eCollection 2022

Qin Y, Peng Y, Zhao W, Pan J, Ksiezak-Reding H, Cardozo C, Wu Y, Divieti Pajevic P, Bonewald LF, Bauman WA, Qin W (2017) Myostatin inhibits osteoblastic di.erentiation by suppressing osteocyte-derived exosomal microRNA-218: a novel mechanism in muscle-bone communication. J Biol Chem 292:11021–11033. https://doi.org/10.1074/jbc.M116.770941

Qin Y, Zhang W, Yang P (2015) Current states of endogenous stem cells in adult spinal cord. J Neurosci Res 93(3):391–398. https://doi.org/10.1002/jnr.23480. Epub 2014 Sep 16

Qing H, Desrouleaux R, Israni-Winger K, Mineur YS, Fogelman N, Zhang C, Rashed S, Palm NW, Sinha R, Picciotto MR, Perry RJ, Wang A (2020) Origin and function of stress-induced IL-6 in murine models. Cell 182(2):372–387.e14. https://doi.org/10.1016/j.cell.2020.05.054. Epub 2020 Jun 30

Quinn LS, Haugk KL, Grabstein KH (1995) Interleukin-15: a novel anabolic cytokine for skeletal muscle. Endocrinology 136:3669–3672

Raison CL, Dantzer R, Kelley KW, Lawson MA, Woolwine BJ, Vogt G, Spivey JR, Saito K, Miller AH (2010) CSF concentrations of brain tryptophan and kynurenines during immune stimulation with IFN-alpha: relationship to CNS immune responses and depression. Mol Psychiatry 15(4):393–403. https://doi.org/10.1038/mp.2009.116. Epub 2009 Nov 17

Ramsbottom R, Currie J, Gilder M (2010) Relationships between components of physical activity, cardiorespiratory fitness, cardiac autonomic health, and brain-derived neurotrophic factor. J Sports Sci 28(8):843–849. https://doi.org/10.1080/02640411003702686

Raschke S, Eckel J (2013) Adipo-myokines: two sides of the same coin–mediators of inflammation and mediators of exercise. Mediat Inflamm 2013:320724

Rasmussen P, Brassard P, Adser H, Pedersen MV, Leick L, Hart E, Secher NH, Pedersen BK, Pilegaard H (2009) Evidence for a release of brain-derived neurotrophic factor from the brain during exercise. Exp Physiol 94(10):1062–1069. https://doi.org/10.1113/expphysiol.2009.048512. Epub 2009 Aug 7

Rendeiro C, Rhodes JS (2018) A new perspective of the hippocampus in the origin of exercise-brain interactions. Brain Struct Funct 223(6):2527–2545. https://doi.org/10.1007/s00429-018-1665-6. Epub 2018 Apr 18

Ridker PM, Hennekens CH, Buring JE, Rifai N (2000) C-reactive protein and other markers of inflammation in the prediction of cardiovascular disease in women. N Engl J Med 342(12):836–843. https://doi.org/10.1056/NEJM200003233421202

Riechman SE, Balasekaran G, Roth SM, Ferrell RE (2004) Association of interleukin-15 protein and interleukin-15 receptor genetic variation with resistance exercise training responses. J Appl Physiol (1985) 97(6):2214–2219. https://doi.org/10.1152/japplphysiol.00491.2004

Riquelme MA, Cardenas ER, Xu H, Jiang JX (2020) The role of connexin channels in the response of mechanical loading and unloading of bone. Int J Mol Sci 21(3):1146. https://doi.org/10.3390/ijms21031146

Roberts LD, Bostrom P, O'Sullivan JF, Schinzel RT, Lewis GD, Dejam A, Lee YK, Palma MJ, Calhoun S, Georgiadi A, Chen MH, Ramachandran VS, Larson MG, Bouchard C, Rankinen T, Souza AL, Clish CB, Wang TJ, Estall JL, Soukas AA, Cowan CA, Spiegelman BM, Gerszten RE (2014) Beta-Aminoisobutyric acid induces browning of white fat and hepatic beta-oxidation and is inversely correlated with cardiometabolic risk factors. Cell Metab 19:96–108

Rodriguez A, Becerril S, Mendez-Gimenez L, Ramirez B, Sainz N, Catalan V, Gomez-Ambrosi J, Fruhbeck G (2015) Leptin administration activates irisin-induced myogenesis via nitric oxide-dependent mechanisms, but reduces its effect on subcutaneous fat browning in mice. Int J Obes (Lond) 39:397–407

Rodriguez J, Vernus B, Chelh I, Cassar-Malek I, Gabillard JC, Hadj Sassi A, Seiliez I, Picard B, Bonnieu A (2014) Myostatin and the skeletal muscle atrophy and hypertrophy signaling pathways. Cell Mol Life Sci 71(22):4361–4371

Roudier E, Gineste C, Wazna A, Dehghan K, Desplanches D, Birot O (2010) Angio-adaptation in unloaded skeletal muscle: new insights into an early and muscle type-specific dynamic process. J Physiol 588(Pt 22):4579–4591. https://doi.org/10.1113/jphysiol.2010.193243. Epub 2010 Sep 27

Ruas JL, White JP, Rao RR, Kleiner S, Brannan KT, Harrison BC, Spiegelman BM (2012a) A PGC-1α isoform induced by resistance training regulates skeletal muscle hypertrophy. Cell 151(6):1319–1331. https://doi.org/10.1016/j.cell.2012.10.050

Ruas JL, White JP, Rao RR, Kleiner S, Brannan KT, Harrison BC, Greene NP, Wu J, Estall JL, Irving BA, Lanza IR, Rasbach KA, Okutsu M, Nair KS, Yan Z, Leinwand LA, Spiegelman BM (2012b) A PGC-1alpha isoform induced by resistance training regulates skeletal muscle hypertrophy. Cell 151:1319–1331

Rutti S, Arous C, Schvartz D, Timper K, Sanchez JC, Dermitzakis E, Donath MY, Halban PA, Bouzakri K (2014) Fractalkine (CX3CL1), a new factor protecting β-cells against TNFα. Mol Metab 3(7):731–41. https://doi.org/10.1016/j.molmet.2014.07.007. eCollection 2014 Oct

Rutti S, Dusaulcy R, Hansen JS, Howald C, Dermitzakis ET, Pedersen BK, Pinget M, Plomgaard P, Bouzakri K (2018) Angiogenin and Osteoprotegerin are type II muscle specific myokines protecting pancreatic beta-cells against proinflammatory cytokines. Sci Rep 8(1):10072. https://doi.org/10.1038/s41598-018-28117-2

Safdar A, Bourgeois JM, Ogborn DI, Little JP, Hettinga BP, Akhtar M, Thompson JE, Melov S, Mocellin NJ, Kujoth GC, Prolla TA, Tarnopolsky MA (2011) Endurance exercise rescues progeroid aging and induces systemic mitochondrial rejuvenation in mtDNA mutator mice. Proc Natl Acad Sci U S A 108(10):4135–4140. https://doi.org/10.1073/pnas.1019581108. Epub 2011 Feb 22

Safdar A, Khrapko K, Flynn JM, Saleem A, De Lisio M, Johnston AP, Kratysberg Y, Samjoo IA, Kitaoka Y, Ogborn DI, Little JP, Raha S, Parise G, Akhtar M, Hettinga BP, Rowe GC, Arany Z, Prolla TA, Tarnopolsky MA: Exerciseinduced mitochondrial p53 repairs mtDNA mutations in mutator mice. Skelet Muscle 2016 Jan 31;6:7. https://doi.org/10.1186/s13395-016-0075-9. eCollection 2016.

Samy DM, Ismail CA, Nassra RA (2015) Circulating irisin concentrations in rat models of thyroid dysfunction – effect of exercise. Metabolism 64:804–813

Sato K, Iemitsu M (2015) Exercise and sex steroid hormones in skeletal muscle. J Steroid Biochem Mol Biol 145:200–205. https://doi.org/10.1016/j.jsbmb.2014.03.009. Epub 2014 Apr 3

Scheele C, Nielsen S, Pedersen BK (2009) ROS and myokines promote muscle adaptation to exercise. Trends Endocrinol Metab 20(3):95–99 Epub 2009 Mar 9

Scheffer DDL, Latini A (2020) Exercise-induced immune system response: anti-inflammatory status on peripheral and central organs. https://doi.org/10.1016/j.bbadis.2020.165823. Epub 2020 Apr 29

Schiffer T, Schulte S, Hollmann W, Bloch W, Strüder HK (2009) Effects of strength and endurance training on brain-derived neurotrophic factor and insulin-like growth factor 1 in humans. Horm Metab Res 41(3):250–254. https://doi.org/10.1055/s-0028-1093322. Epub 2008 Oct 29

Schinner S, Papewalis C, Kocaoglu F, Schott M, Vidal-Puig A, Bornstein S, Scherbaum W (2006) Sekretionsprodukte von Adipozyten induzieren die Proliferation von Ins-1 β-Zellen über den Wnt-Signalweg. Diabetologie und Stoffwechsel 1–A287. https://doi.org/10.1055/s-2006-944012

Schmidt T, van Mackelenbergh M, Wesch D, Mundhenke C (2017) Physical activity influences the immune system of breast cancer patients. J Cancer Res Ther 13(3):392–398. https://doi.org/10.4103/0973-1482.150356

Schweitzer R, Zelzer E, Volk T (2010) Connecting muscles to tendons: tendons and musculoskeletal development in flies and vertebrates. Development 137:2807–2817. https://doi.org/10.1242/dev.047498

Scisciola L, Fontanella RA, Surina, Cataldo V, Paolisso G, Barbieri M (2021) Sarcopenia and cognitive function: role of myokines in muscle brain crosstalk. Life (Basel) 11(2):173. https://doi.org/10.3390/life11020173

Seki M, Powers JC, Maruyama S, Zuriaga MA, Wu CL, Kurishima C, Kim L, Johnson J, Poidomani A, Wang T, Muñoz E, Rajan S, Park JY, Walsh K, Recchia FA (2018) Acute and chronic increases of circulating FSTL1 normalize energy substrate metabolism in pacing-induced heart failure. Circ Heart Fail 11(1):e004486. https://doi.org/10.1161/CIRCHEARTFAILURE.117.004486

Serrano AL, Baeza-Raja B, Perdiguero E, Jardí M, Muñoz-Cánoves P (2008) Interleukin-6 is an essential regulator of satellite cell-mediated skeletal muscle hypertrophy. Cell Metab 7(1):33–44. https://doi.org/10.1016/j.cmet.2007.11.011

Severinsen MCK, Pedersen BK (2020) Muscle-organ crosstalk: the emerging roles of myokines. Endocr Rev 41(4):594–609. https://doi.org/10.1210/endrev/bnaa016

Shah JP, Gilliams EA (2008) Uncovering the biochemical milieu of myofascial trigger points using in vivo microdialysis: an application of muscle pain concepts to myofascial pain syndrome. J Bodyw Mov Ther 12(4):371–384 Epub 2008 Aug 13

Shah JP, Danoff JV, Desai MJ, Parikh S, Nakamura LY, Phillips TM, Gerber LH (2008) Biochemicals associated with pain and inflammation are elevated in sites near to and remote from active myofascial trigger points. Arch Phys Med Rehabil 89(1):16–23

Shah JP, Phillips TM, Danoff JV, Gerber LH (2005) An in vivo microanalytical technique for measuring the local biochemical milieu of human skeletal muscle. J Appl Physiol 99(5):1977–1984 Epub 2005 Jul 21

Shen S, Liao Q, Chen X, Peng C, Lin L (2022) The role of irisin in metabolic flexibility: beyond adipose tissue browning. Drug Discov Today 27(8):2261–2267. https://doi.org/10.1016/j.drudis.2022.03.019. Epub 2022 Mar 30

Shimano M, Ouchi N, Walsh K (2012) Cardiokines: recent progress in elucidating the cardiac secretome. Circulation 126(21):e327–e332

Sikdar S, Ortiz R, Gebreab T, Gerber LH, Shah JP (2010) Understanding the vascular environment of myofascial trigger points using ultrasonic imaging and computational modeling. Conf Proc IEEE Eng Med Biol Soc 2010:5302–5305. https://doi.org/10.1109/IEMBS.2010.5626326

da Silveira MP, da Silva Fagundes KK, Bizuti MR, Starck É, Rossi RC, de Resende E Silva DT (2021) Physical exercise as a tool to help the immune system against COVID-19: an integrative review of the current literature. Clin Exp Med 21(1):15–28. https://doi.org/10.1007/s10238-020-00650-3. Epub 2020 Jul 29

Siteneski A, Cunha MP, Lieberknecht V, Pazini FL, Gruhn K, Brocardo PS, Rodrigues ALS (2018) Central irisin administration affords antidepressant-like effect and modulates neuroplasticity-related genes in the hippocampus and prefrontal cortex of mice. Prog Neuropsychopharmacol Biol Psychiatry 84(Pt A):294–303. https://doi.org/10.1016/j.pnpbp.2018.03.004. Epub 2018 Mar 7

Slusher AL, Zúñiga TM, Acevedo EO (2018) Maximal exercise alters the inflammatory phenotype and response of mononuclear cells. Med Sci Sports Exerc 50(4):675–683

Smith JK (2018) Exercise, obesity and CNS control of metabolic homeostasis: a review. Front Physiol 17(9):574

Soeters MR, Soeters PB (2012) The evolutionary benefit of insulin resistance. Clin Nutr 31(6):1002–1007

Song J, Olsen RHJ, Sun J, Ming G-L, Song H (2016) Neuronal circuitry mechanisms regulating adult mammalian neurogenesis. Cold Spring Harbor Perspect. Biol. 8:a018937

Spangelo BL, Gorospe WC (1995) Role of the cytokines in the neuroendocrineimmune system axis. Front Neuroendocrinol 16:1–22

Starkie R, Ostrowski SR, Jauffred S, Febbraio M (2003) Pedersen BK: exercise and IL-6 infusion inhibit endotoxin-induced TNF-alpha production in humans. FASEB J 17:884–886

Starkie RL, Rolland J, Angus DJ, Anderson MJ (2001) Febbraio MA: circulating monocytes are not the source of elevations in plasma IL-6 and TNF-α levels after prolonged running. Am J Physiol Cell Physiol 280:C769 C779

Steensberg A, Fischer CP, Keller C, Møller K, Pedersen BK: IL-6 enhances plasma IL-1ra, IL-10, and cortisol inhumans. Am J Physiol Endocrinol Metab. 2003 Aug;285(2):E433-7

Steensberg A, van Hall G, Osada T, Sacchetti M, Saltin B, Klarlund PB (2000) Production of interleukin-6 in contracting human skeletal muscles can account for the exercise-induced increase in plasma interleukin-6. J Physiol 529:237–242

Steinbacher P, Eckl P (2015) Impact of oxidative stress on exercising skeletal muscle. Biomolecules 5:356–377

Subbotina E, Sierra A, Zhu Z, Gao Z, Koganti SR, Reyes S, Stepniak E, Walsh SA, Acevedo MR, Perez-Terzic CM, Hodgson-Zingman DM, Zingman LV (2015) Musclin is an activity-stimulated myokine that enhances physical endurance. Proc Natl Acad Sci U S A 112(52):16042–16047. https://doi.org/10.1073/pnas.1514250112. Epub 2015 Dec 14

Sulaeman A, Fine J, de Vargas-Machuca A, Vitorino SA, Wagner PD, Fruttiger M, Breen EC (2020) Synergistic effect of vascular endothelial growth factor gene inactivation in endothelial cells and skeletal myofibres on muscle enzyme activity, capillary supply and endurance exercise in mice. Exp Physiol 105(12):2168–2177. https://doi.org/10.1113/EP088924. Epub 2020 Oct 14

Sun K, Jing X, Guo J, Yao X, Guo F (2021) Mitophagy in degenerative joint diseases. Autophagy 17(9):2082–2092. https://doi.org/10.1080/15548627.2020.1822097. Epub 2020 Sep 24

Takahashi A, Kureishi Y, Yang J, Luo Z, Guo K, Mukhopadhyay D, Ivashchenko Y, Branellec D, Walsh K (2002) Myogenic Akt signaling regulates blood vessel recruitment during myofiber growth. Mol Cell Biol 22(13):4803–4814. https://doi.org/10.1128/MCB.22.13.4803-4814.2002

Takei Y (2019) Age-dependent decline in neurogenesis of the hippocampus and extracellular nucleotides. Hum Cell 32(2):88–94. https://doi.org/10.1007/s13577-019-00241-9. Epub 2019 Feb 7

Tanaka K, Matsumoto E, Higashimaki Y, Katagiri T, Sugimoto T, Seino S, Kaji H (2012) Role of osteoglycin in the linkage between muscle and bone. J Biol Chem 287(15):11616–11628. https://doi.org/10.1074/jbc.M111.292193. Epub 2012 Feb 20

Tanaka K, Valero-Muñoz M, Wilson RM, Essick EE, Fowler CT, Nakamura K, van den Hoff M, Ouchi N, Sam F (2016) Follistatin like 1 regulates hypertrophy in heart failure with preserved ejection fraction. JACC Basic Transl Sci 1(4):207–221. https://doi.org/10.1016/j.jacbts.2016.04.002. Epub 2016 Jun 27

Tedgui A, Mallat Z (2006) Cytokines in atherosclerosis: pathogenic and regulatory pathways. Physiol Rev 86(2):515–581. https://doi.org/10.1152/physrev.00024.2005

Thivel D, Tremblay A, Genin PM, Panahi S, Rivière D, Duclos M (2018) Physical activity, inactivity, and sedentary behaviors: definitions and implications in occupational health. Front Public Health 6:288. https://doi.org/10.3389/fpubh.2018.00288. eCollection 2018

Thornton SM, Krolopp JE, Abbott MJ (2016) IL-15 mediates mitochondrial activity through a PPAR δ-dependent-PPAR α-independent mechanism in skeletal muscle cells. PPAR Res 2016:5465804. https://doi.org/10.1155/2016/5465804. Epub 2016 Sep 21

Timmerman KL, Lee JL, Fujita S, Dhanani S, Dreyer HC, Fry CS, Drummond MJ, Sheffield-Moore M, Rasmussen BB, Volpi E (2010) Pharmacological vasodilation improves insulin-stimulated muscle protein anabolism but not glucose utilization in older adults. Diabetes 59:2764–2771

Tomeleri CM, Ribeiro AS, Souza MF, Schiavoni D, Schoenfeld BJ, Venturini D, Barbosa DS, Landucci K, Sardinha LB, Cyrino ES (2016) Resistance training improves inflammatory level, lipid and glycemic profiles in obese older women: a randomized controlled trial. Exp Gerontol 84:80–87

Tremblay MS, Aubert S, Barnes JD, Saunders TJ, Carson V, Latimer-Cheung AE, Chastin SFM, Altenburg TM, Chinapaw MJM (2017) SBRN terminology consensus project participants: sedentary behavior research network (SBRN) – terminology consensus project process and outcome. Int J Behav Nutr Phys Act 14(1):75. https://doi.org/10.1186/s12966-017-0525-8

Uciechowski P, Dempke WCM (2020) Interleukin-6: a masterplayer in the cytokine network. Oncology 98:131–137

Ushach I, Burkhardt AM, Martinez C, Hevezi PA, Gerber PA, Buhren BA, Schrumpf H, Valle-Rios R, Vazquez MI, Homey B, Zlotnik A (2015) METEORIN-LIKE is a cytokine associated with barrier tissues and alternatively activated macrophages. Clin Immunol 156:119–127. https://doi.org/10.1016/j.clim.2014.11.006

Uyar B, Palmer D, Kowald A, Murua Escobar H, Barrantes I, Möller S, Akalin A, Fuellen G (2020) Single-cell analyses of aging, inflammation and senescence. Ageing Res Rev 64:101156. https://doi.org/10.1016/j.arr.2020.101156. Epub 2020 Sep 16

Vadalà G, Di Giacomo G, Ambrosio L, Cannata F, Cicione C, Papalia R, Denaro V (2020) Irisin recovers osteoarthritic chondrocytes in vitro. Cells 9(6):1478. https://doi.org/10.3390/cells9061478

Valdivieso P, Franchi MV, Gerber C, Flück M (2018) Does a better perfusion of deconditioned muscle tissue release chronic low back pain? Front Med (Lausanne) 5:77. https://doi.org/10.3389/fmed.2018.00077. eCollection 2018

Vanhecke E, Adriaenssens E, Verbeke S, Meignan S, Germain E, Berteaux N, Nurcombe V, Le Bourhis X, Hondermarck H (2011) Brain-derived neurotrophic factor and neurotrophin-4/5 are expressed in breast cancer and can be targeted to inhibit tumor cell survival. Clin Cancer Res 17(7):1741–1752. https://doi.org/10.1158/1078-0432.CCR-10-1890. Epub 2011 Feb 24

Vaynman S, Ying Z, Gomez-Pinilla F (2003) Interplay between brain-derived neurotrophic factor and signal transduction modulators in the regulation of the effects of exercise on synaptic-plasticity. Neuroscience 122:647–657

Villar-Fincheira P, Sanhueza-Olivares F, Norambuena-Soto I, Cancino-Arenas N, Hernandez-Vargas F, Troncoso R, Gabrielli L, Chiong M (2021) Role of Interleukin-6 in vascular health and disease. Front Mol Biosci 8:641734. https://doi.org/10.3389/fmolb.2021.641734. eCollection 2021

Vivar C, Potter MC, van Praag H (2013) All about running: synaptic plasticity, growth factors and adult hippocampal neurogenesis. Curr Top Behav Neurosci. 15:189–210

Volpato S, Guralnik JM, Ferrucci L, Balfour J, Chaves P, Fried LP, Harris TB (2001) Cardiovascular disease, interleukin-6, and risk of mortality in older women: the women's health and aging study. Circulation 103(7):947–953. https://doi.org/10.1161/01.cir.103.7.947

Vos T, Flaxman AD, Naghavi M et al (2012) Years live with disability (YLDs) for 1160 sequelae of 289 diseases and injuries 1990–2010: a systematic analysis for the Global Burden of Disease Study 2010. Lancet 380:2163–2196

Voss MW, Erickson KI, Prakash RS, Chaddock L, Kim JS, Alves H, Szabo A, Phillips SM, Wójcicki TR, Mailey EL, Olson EA, Gothe N, Vieira-Potter VJ, Martin SA, Pence BD, Cook MD, Woods JA, McAuley E, Kramer AF (2013) Neurobiological markers of exercise-related brain plasticity in older adults. Brain Behav Immun 28:90–99. https://doi.org/10.1016/j.bbi.2012.10.021. Epub 2012 Nov 2

Walker JG, Littlejohn GO, McMurray NE, Cutolo M (1999) Stress system response and rheumatoid arthritis: a multilevel approach. Rheumatology (Oxford) 38(11):1050–1057. https://doi.org/10.1093/rheumatology/38.11.1050

Wang S, Pan J (2016) Irisin ameliorates depressive-like behaviors in rats by regulating energy metabolism. Biochem Biophys Res Commun 474(1):22–28. https://doi.org/10.1016/j.bbrc.2016.04.047. Epub 2016 Apr 11

Wang H, Zheng X, Zhang Y, Huang J, Zhou W, Li X, Tian H, Wang B, Xing D, Fu W, Chen T, Wang X, Zhang X, Wu A (2021a) The endocrine role of bone: novel functions of bone-derived cytokines. Biochem Pharmacol 183:114308. https://doi.org/10.1016/j.bcp.2020.114308. Epub 2020 Nov 1

Wang Y, Liu H, Sun N, Li J, Peng X, Jia Y, Karch J, Yu B, Wehrens XHT, Tian J (2021b) Irisin: a promising target for ischemia-reperfusion injury therapy. Oxid Med Cell Longev 2021:5391706. https://doi.org/10.1155/2021/5391706. eCollection 2021

Weinhold M, Shimabukuro-Vornhagen A, Franke A, Theurich S, Wahl P, Hallek M, Schmidt A, Schinköthe T, Mester J, von Bergwelt-Baildon M, Bloch W (2016) Physical exercise modulates the homeostasis of human regulatory T cells. J Allergy Clin Immunol 137:1607–1610.e8. https://doi.org/10.1016/j.jaci.2015.10.035

Welch S, Plank D, Witt S, Glascock B, Schaefer E, Chimenti S, Andreoli AM, Limana F, Leri A, Kajstura J, Anversa P, Sussman MA (2002) Cardiac-specific IGF-1 expression attenuates dilated cardiomyopathy in tropomodulin-overexpressing transgenic mice. Circ Res 90(6):641–648. https://doi.org/10.1161/01.res.0000013780.77774.75

West DW, Lee-Barthel A, McIntyre T, Shamim B, Lee CA, Baar K (2015) The exercise-induced biochemical milieu enhances collagen content and tensile strength of engineered ligaments. J Physiol 593(20):4665–4675. https://doi.org/10.1113/JP270737. Epub 2015 Sep 14

Wiedmer P, Jung T, Castro JP, Pomatto LCD, Sun PY, Davies KJA, Grune T (2021) Sarcopenia – Molecular mechanisms and open questions. Ageing Res Rev 65:101200. https://doi.org/10.1016/j.arr.2020.101200. Epub 2020 Oct 29

Williams JL, Cartland D, Rudge JS, Egginton S (2006) VEGF trap abolishes shear stress- and overload-dependent angiogenesis in skeletal muscle. Microcirculation 13:499–509

Winkler DG, Sutherland MK, Geoghegan JC, Yu C, Hayes T, Skonier JE, Shpektor D, Jonas M, Kovacevich BR, Staehling-Hampton K, Appleby M, Brunkow ME, Latham JA (2003) Osteocyte control of bone formation via sclerostin, a novel BMP antagonist. EMBO J 22(23):6267–6276. https://doi.org/10.1093/emboj/cdg599

Wrann CD, White JP, Salogiannnis J, Laznik-Bogoslavski D, Wu J, Ma D, Lin JD, Greenberg ME, Spiegelman BM (2013) Exercise induces hippocampal BDNF through a PGC-1a/FNDC5 pathway. Cell Metabol 18:649–659

Wrann CD (2015) FNDC5/irisin – their role in the nervous system and as a mediator for beneficial effects of exercise on the brain. Brain Plast 1(1):55–61. https://doi.org/10.3233/BPL-150019

Wu CW, Chang YT, Yu L, Chen HI, Jen CJ, Wu SY, Lo CP, Kuo YM (2008) Exercise enhances the proliferation of neural stem cells and neurite growth and survival of neuronal progenitor cells in dentate gyrus of middle-aged mice. J Appl Physiol (1985) 105:1585–1594

Wu F, Song H, Zhang Y, Zhang Y, Mu Q, Jiang M, Wang F, Zhang W, Li L, Li H, Wang Y, Zhang M, Li S, Yang L, Meng Y, Tang D (2015) Irisin induces angiogenesis in human umbilical vein endothelial cells in vitro and in zebrafish embryos in vivo via activation of the erk signaling pathway. PLoS ONE 10(8):e0134662. https://doi.org/10.1371/journal.pone.0134662

Xi Y, Hao M, Liang Q, Li Y, Gong DW, Tian Z (2021) Dynamic resistance exercise increases skeletal muscle derived FSTL1 inducing cardiac angiogenesis via DIP2A-Smad2/3 in rats following myocardial infarction. J Sport Health Sci 10(5):594–603. https://doi.org/10.1016/j.jshs.2020.11.010. Epub 2020 Nov 24

Xia DY, Huang X, Bi CF, Mao LL, Peng LJ, Qian HR (2017) PGC-1α or FNDC5 Is Involved in Modulating the Effects of $A\beta_{1-42}$ Oligomers on Suppressing the Expression of BDNF, a Beneficial Factor for Inhibiting Neuronal Apoptosis, Aβ Deposition and Cognitive Decline of APP/PS1 Tg Mice. Front Aging Neurosci 9:65. https://doi.org/10.3389/fnagi.2017.00065. eCollection 2017

Xing H, Lu J, Yoong SQ, Tan YQ, Kusuyama J, Wu XV (2022) Effect of aerobic and resistant exercise intervention on inflammaging of type 2 diabetes mellitus in middle-aged and older adults: a systematic review and meta-analysis. J Am Med Dir Assoc 23(5):823–830.e13. https://doi.org/10.1016/j.jamda.2022.01.055. Epub 2022 Feb 17

Xu X, Zhang T, Mokou M, Li L, Li P, Song J, Liu H, Zhu Z, Liu D, Yang M, Yang G (2020) Follistatin-like 1 as a novel adipomyokine related to insulin resistance and physical activity. J Clin Endocrinol Metab

105(12):dgaa629. https://doi.org/10.1210/clinem/dgaa629

Yamanaka M, Itakura Y, Inoue T, Tsuchida A, Nakagawa T, Noguchi H, Taiji M (2006) Protective effect of brain-derived neurotrophic factor on pancreatic islets in obese diabetic mice. Metabolism 55(10):1286–1292. https://doi.org/10.1016/j.metabol.2006.04.017

Yan Y, Wang L, Ge L, Pathak JL (2020) Osteocyte-mediated translation of mechanical stimuli to cellular signaling and its role in bone and non-bone-related clinical complications. Curr Osteoporos Rep 18(1):67–80. https://doi.org/10.1007/s11914-020-00564-9

Yang X, Brobst D, Chan WS, Tse MCL, Herlea-Pana O, Ahuja P, Bi X, Zaw AM, Kwong ZSW, Jia WH, Zhang ZG, Zhang N, Chow SKH, Cheung WH, Louie JCY, Griffin TM, Nong W, Hui JHL, Du GH, Noh HL, Saengnipanthkul S, Chow BKC, Kim JK, Lee CW, Chan CB (2019) Muscle-generated BDNF is a sexually dimorphic myokine that controls metabolic flexibility. Sci Signal 12(594):eaau1468. https://doi.org/10.1126/scisignal.aau1468

Yates T, Khunti K, Wilmot EG, Brady E, Webb D, Srinivasan B, Henson J, Talbot D, Davies MJ (2012) Self-reported sitting time and markers of inflammation, insulin resistance, and adiposity. Am J Prev Med 42(1):1–7. https://doi.org/10.1016/j.amepre.2011.09.022

Yin X, Tang Y, Li J, Dzuricky AT, Pu C, Fu F, Wang B (2017) Genetic ablation of P65 subunit of NF-kB in mdx mice to improve muscle physiological function. Muscle Nerve 56:759–767. https://doi.org/10.1002/mus.25517

Yoo S, Blackshaw S (2018) Regulation and function of neurogenesis in the adult mammalian hypothalamus. Prog Neurobiol 170:53–66

Yu T, Chang Y, Gao XL, Li H, Zhao P (2017) Dynamic expression and the role of BDNF in exercise-induced skeletal muscle regeneration. Int J Sports Med 38(13):959–966. https://doi.org/10.1055/s-0043-118343. Epub 2017 Oct 1

Yuan LY, Du PZ, Wei MM, Zhang Q, Lu L, Tian X, Fu ST, Zeng XL (2021) Aerobic exercise attenuates pressure overload-induced cardiac dysfunction through promoting skeletal muscle microcirculation and increasing muscle mass. Evid Based Complement Alternat Med 2021:8279369. https://doi.org/10.1155/2021/8279369. eCollection 2021

Yuan Y, Xu P, Jiang Q, Cai X, Wang T, Peng W, Shu G (2020) Exercise-induced alpha-ketoglutaric acid stimulates muscle hypertrophy and fat loss through OXGR1-dependent adrenal activation. EMBO J 39(7):e103304. https://doi.org/10.15252/embj.2019103304. Epub 2020 Feb 27

Zerlotin R, Oranger A, Pignataro P, Dicarlo M, Maselli F, Mori G, Colucci SC, Grano M, Colaianni G (2022) Irisin and secondary osteoporosis in humans. Int J Mol Sci 23(2):690. https://doi.org/10.3390/ijms23020690

Zhang C, Ding Z, Lv G, Li J, Zhou P, Zhang J (2016) Lower irisin level in patients with type 2 diabetes mellitus: a case-control study and meta-analysis. J Diabetes 8(1):56–62. https://doi.org/10.1111/1753-0407.12256. Epub 2015 May 5

Zhang C, McFarlane C, Lokireddy S, Masuda S, Ge X, Gluckman PD, Sharma M, Kambadur R (2012) Inhibition of myostatin protects against diet-induced obesity by enhancing fatty acid oxidation and promoting a brown adipose phenotype in mice. Diabetologia 55:183–193

Zhang T, Liu Q, Gao W, Sehgal SA, Wu H (2022) The multifaceted regulation of mitophagy by endogenous metabolites. Autophagy 18(6):1216–1239. https://doi.org/10.1080/15548627.2021.1975914. Epub 2021 Sep 29

Zheng G, Qiu P, Xia R, Lin H, Ye B, Tao J, Chen L (2019) Effect of aerobic exercise on inflammatory markers in healthy middle-aged and older adults: a systematic review and meta-analysis of randomized controlled trials. Front Aging Neurosci 11:98. https://doi.org/10.3389/fnagi.2019.00098. eCollection 2019

Zhu X, Yin S, Lang M, He R, Li J (2016) The more the better? A meta-analysis on effects of combined cognitive and physical intervention on cognition in healthy older adults. Ageing Res Rev 31:67–79

Zierold S, Buschmann K, Gachkar S, Bochenek ML, Velmeden D, Hobohm L, Vahl C, Schafer K (2021) Brain-derived neurotrophic factor expression and signaling in different perivascular adipose tissue depots of patients with coronary artery disease. J Am Heart Assoc 10(6):e018322. https://doi.org/10.1161/JAHA.120.018322. Epub 2021 Mar 5

Zou R, Li D, Wang G, Zhang M, Zhao Y, Yang Z (2017) TAZ Activator is involved in IL-10-mediated muscle responses in an animal model of traumatic brain injury. Inflammation 40(1):100–105. https://doi.org/10.1007/s10753-016-0457-5

Zunner BEM, Wachsmuth NB, Eckstein ML, Scherl L, Schierbauer JR, Haupt S, Stumpf C, Reusch L, Moser O (2022) Myokines and resistance training: a narrative review. Int J Mol Sci 23(7):3501. https://doi.org/10.3390/ijms23073501

9 Knochengewebe

> **Trailer**
> Muskeltätigkeit bedeutet Knochenbelastbarkeit und Muskelatrophie Osteoporose. Muskeln und Skelett sind eine funktionelle Einheit, die die Muskultur prägt. Knochen reagieren erst auf das Über- oder Unterschreiten eines Schwellenwertes mit Anpassungen.
>
> Der **bone-muscle cross talk** fördert oder hemmt und es werden Interaktionen mit vielen Geweben unterhalten und adäquate Anpassungen veranlasst. Das Immunsystem ist immer dabei und vertritt Entzündungsprozesse.
>
> Mit den **Osteokinen** und **extrazellulären Versikeln** der Knochenzellen wird die Homöostase gesichert. Sie beeinflussen die Kreislauf-Funktion und das Gehirn. Die **Achsen Knochen – Testis, Hypothalamus – Hypophyse – Testis und Pankreas – Knochen – Testes** arbeiten für ein belastbares Skelett, die Muskulatur und die männliche Fertilität.
>
> Die Knochen reagieren nur auf kumulative intensive **Belastungen.** Die Einheit Muskel-Knochen bedeutet, es reagieren immer beide Gewebe gleichermaßen auf Aktivität oder Inaktivität. Das **sarko-osteopenische Syndrom** ist der Beleg.

9.1 Muskelaktivitäten Stimulatoren des Knochengewebes

Das Knochengewebe wird in der Summe zu ca. 80 % von kortikalem Knochen und 20 % von den Trabekeln der Spongiosa vertreten. Für die Knochenmasse und -festigkeit (Qualität) sind die Mikrostruktur, die Knochengeometrie und die Relation zwischen Kortikalis und Spongiosa wichtige Parameter. Das Knochengewebe reagiert auf die Gravitation (McCall et al. 1997; Bigbee et al. 2000) und insbesondere auf Belastungen durch Muskelkontraktionen (Giustina und Veldhuis 1998; Gibney et al. 2007) über 40 % und bevorzugt über 70–80 % der maximalen kontraktilen Kapazität mit strukturellen Adaptationen. Die Gravitation schafft „die Basisfestigkeit“ des Skeletts über reflektorische und die Kräfte des Muskelsystems „die belastbare Festigkeit des Erwachsenen“ über endokrine Mechanismen.

> **Wichtig** Muskeltätigkeit ist die Basis der Knochenfestigkeit und der Architektur und die Muskelschwäche, die Atrophie, die Dynapenie und Sarkopenie, sind die Grundlagen der Osteopenie und Osteoporose. So gehören strukturell und

korrigierte publikation 2023
W. Laube, *Bewegungsmangel,* https://doi.org/10.1007/978-3-662-67753-7_9

funktionell der Muskel- und der Skelettstatus zusammen. Sie bilden funktionell eine „physiologische Einheit“, wobei der Funktionszustand der Muskultur den des Skeletts widerspiegelt.

Das Knochengewebe wird durch drei Zelltypen, die Osteoblasten (Aufbau), die Osteozyten und die Osteoklasten (Abbau) gebildet (**Abb.** 9.3), zwischen denen intensive mechanische und signalstoff-basierte Interaktionen stattfinden. Die Osteozyten modellieren unabhängig von den Osteoblasten und Osteoklasten die Matrix ihrer direkten Umgebung und kommunizieren mit ihnen über die RANKL/OPG und die SOST/Dkk1/Wnt-Achse (Robling und Bonmewald 2020). Die Funktion der Osteoklasten wird durch das Parathormon via die Osteoblasten (RANKL-System) angeregt und durch Calcitonin gehemmt.

Bevorzugt Osteozyten und weniger Osteoblasten transformieren die Auswirkungen der mechanischen Beanspruchung des Skeletts in die Aktivierung einer Reihe von Signalwegen (Mechanotransduktion; Isaacson und Brotto 2014; Yan et al. 2020; Herrmann et al. 2020; Riquelme et al. 2020, vgl. **Abschn.** 8.2.4). Die Knochenzellen produzieren daraufhin Signalstoffe und extrazelluläre Vesikel, gefüllt mit Signalstoffen und genetischen Informationen, für die eigene Homöostase und die Gewebekommunikation (**Abb.** 9.1). Ohne bisher den konkreten Mechanismus zu kennen, sorgt die mechanische Beanspruchung auch für die Differenzierung von mesenchymalen Stammzellen. Ungenügende Beanspruchungen sind die Ursache der Entwicklung einer Osteopenie, fortgeführt zur Osteoporose (**Abb.** 9.2).

▶ **Wichtig** Muskeltätigkeit, die mechanische Beanspruchung des Knochengewebes wird durch die Osteozyten detektiert und es werden Signalwege (Wnt) für die Knochenbildung aktiv. Aber bei unzureichender Belastung starten die Osteozyten über die Signalstoffe Sclerostin und das Dickkopf-related Protein (Dkk1) die Osteoklastogenese (Galli et al. 2012; Holguin et al. 2016; Galea et al. 2017), also den Knochenabbau.

Entsprechend der Mechanostat-Theorie reagiert das Knochengewebe aber erst nach dem Über- oder Unterschreiten jeweils unterschiedlicher

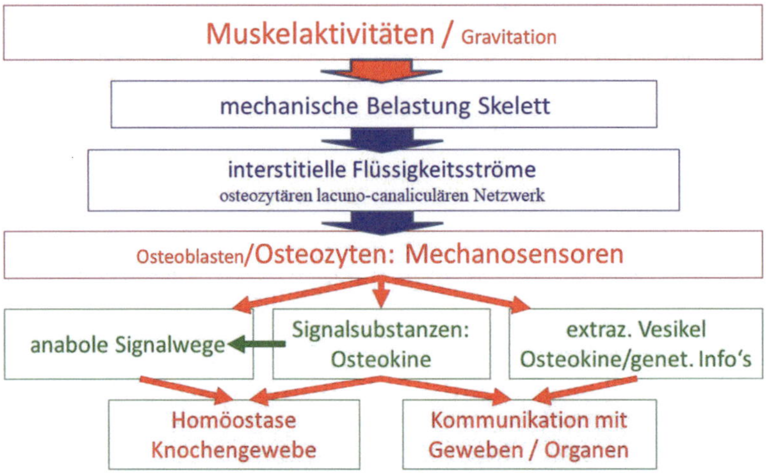

Abb. 9.1 Die Muskelaktivitäten generieren die mechanische Belastung des Skeletts. Die Osteozyten sind Mechanosensoren und setzen die Beanspruchung in die Aktivierung anaboler Signalwege, die Produktion von Signalstoffen, den Osteokinen, und die Freisetzung von extrazellulären Vesikeln mit Osteokinen und genetischen Informationen um. Die Signalstoffe sorgen zum einen für die Homöostase des Knochengewebes selbst und zum anderen für eine intensive Kommunikation mit vielen Geweben und Organen

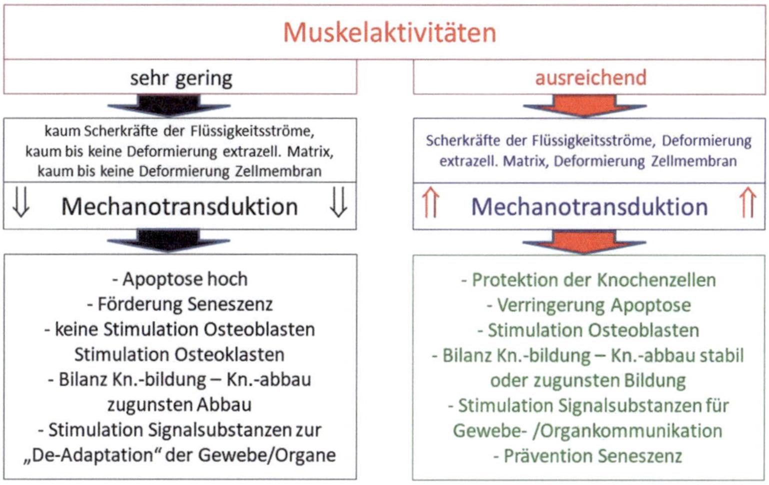

Abb. 9.2 Die Wirkungen einer ausreichenden Skelettbelastung durch Muskelaktivitäten und der chronischen physischen Inaktivität. Knochenbelastungen verursachen die Mechanotransduktion und daraufhin die Entwicklung, Erhaltung, der Prävention des Gewebes vor der zellulären Seneszenz und veranlassen die Gewebekommunikation. Körperliche Inaktivität hat die entgegengesetzten Effekte

Schwellenwerte der Belastung mit Knochenauf- oder -abbau (Frost 2003). Deshalb müssen die Muskelaktivitäten zugunsten der Knochenstruktur, wie grundsätzlich auch für die Entwicklung einer Muskelhypertrophie, sehr intensiv sein und ausreichend häufig wiederholt werden. Häufig wiederholen bedeutet einen Erholungszeitraum von ca. 2 Tagen nach sehr ermüdenden bis erschöpfenden intensiven Belastungen für die trainierten Muskelgruppen oder -ketten. Der Erholungsbedarf ist aber auch sehr vom Trainingszustand der Muskulatur und ebenso der aeroben Kapazität abhängig. Zur Relation zwischen der notwendigen Erholungszeit für die Realisation der Regeneration und Reparatur der Muskulatur und den gleichgerichteten Prozessen im Knochengewebe ist kaum Wissen vorhanden. So treten im Leistungs- und ebenso im akzentuiert leistungsorientierten Training als Ergebnis eines gestörten Verhältnisses zwischen Belastung und Erholung immer wieder Ermüdungsfrakturen auf.

▶ **Wichtig** Da die erforderlichen sehr hohen Beanspruchungen für die Hypertrophie der Muskulatur und die sich daraus notwendigerweise ergebenden für die Knochen im „normalen" Alltagsleben nicht vorkommen, ist Krafttraining die Konsequenz. Personengruppen mit hohen beruflichen Kraftanforderungen sollten ausgleichendes Krafttraining für die weniger speziell benötigten Muskelgruppen und auf alle Fälle Ausdauertraining für die Unterstützung der Erholungsprozesse ausführen. Bei „ausschließlich bzw. akzentuiert guter Physis der Kraft" infolge beruflicher Tätigkeiten leidet in der Regel die der Ausdauer und somit die Erholungsfähigkeit. Der nächste Arbeitstag beginnt mit einem subjektiv nicht erkennbaren bzw. so eingeschätzten Ermüdungsrückstand und die gleichen Arbeitsbelastungen werden abgefordert. Über die Jahre werden die beruflichen Belastungen wegen des Missverhältnisses von Belastung und Erholung zu Fehlbelastungen, die für myo-faszial-skelettale Erkrankungen disponieren und dessen Entwicklung verantworten.

Wachsender Knochen verträgt gegenüber dem Knochen gesunder Erwachsener sehr weit weniger Krafteinwirkungen bis zur Fraktur. Im späteren Lebensabschnitt wird die Frakturgrenze durch das chronische Unterschreiten der „adaptiven Belastungsschwelle“ und die Entwicklung der Osteopenie und nachfolgend der Osteoporose fortschreitend bis zur Spontanfraktur weiter gesenkt. Die Dynapenie und Sarkopenie gehen den Prozess führend zeitlich voran und funktionell gekoppelt schließt sich die Entwicklung der vollen Ausbildung der Sarko-Osteoporose an.

> **Wichtig** Die einzige Möglichkeit, eine Osteopenie oder das Endstadium Osteoporose zu verhindern, ist sehr frühzeitig in der Lebensspanne beginnendes Krafttraining. Da die Entwicklung sehr lang ist, bedeutet „frühzeitig“, die Prävention muss mindestens 20–25 Jahre vor dem wahrscheinlichen klinischen Erkennen einsetzen.

9.2 Mechanisch belastetes Knochengewebe Signalstoffproduzent

Das Skelett benötigt die Gravitation, die allein aber absolut nicht ausreichend ist, und vor allem die Muskelaktivitäten als mechanische Schlüsselreize, um zu adaptieren (Fricke et al. 2007). Die Abhängigkeit der Knochenstruktur von der Muskelaktivität verknüpft die Muskel- mit der Knochenmasse in allen Regionen des Körpers (Tyrovola und Odont 2015), wenn sie auch trainiert werden. Gemeinsam mit der anatomischen und mechanischen Wechselbeziehung zwischen Muskulatur und Skelett existiert eine biochemische Zusammenarbeit, indem wie bereits benannt, auch das Knochengewebe ein endokrines Organ für sich selbst und die Kommunikation mit anderen Geweben ist (**Abb.** 9.1 und 9.3).

> **Wichtig** Die endokrine Verknüpfung der Knochen mit der Muskulatur ist außerordentlich eng, sodass beide Gewebe, getrieben durch die Muskulatur, aus mechanischer und biochemischer Sicht eine funktionelle Einheit darstellen.

Es werden immer mehr Osteokine mit ihren Funktionen identifiziert (Han et al. 2018; Wang et al. 2021). Alle Zelltypen des Knochens synthetisieren jeweils eine Reihe von Signalstoffen und geben extrazelluläre Versikel, gefüllt mit Osteokinen und genetischen Informationen ab

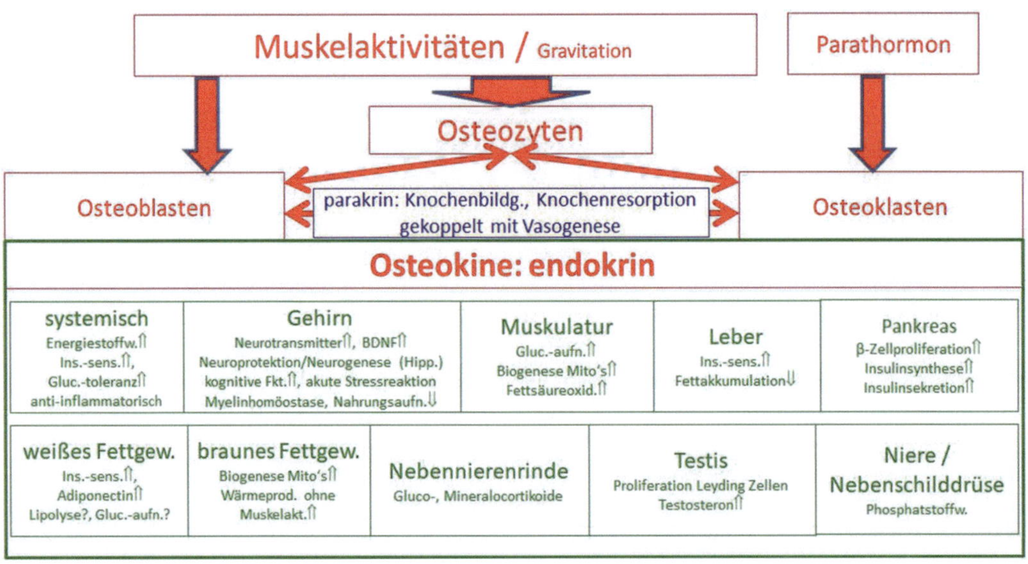

Abb. 9.3 Die Zellen des Knochengewebes produzieren auto-, para- und endokrine Signalstoffe. Der komplexe Vorgang der Knochenbildung und des Knochenabbaus, der immer fest mit einer Vasogenese gekoppelt ist wird parakrin geregelt. Endokrin kommuniziert das Muskelgewebe mit einer großen Vielzahl von Geweben und Organen

(Yan et al. 2020; Gerosa und Lombardi 2021). Die Homöostase des Knochengewebes ist ein Wechselspiel zwischen den Osteoblasten und Osteoklasten. Gegenseitig regeln ihre Signalstoffe oder auch der direkte Kontakt Zelle – Zelle die Differenzierung, die Entwicklung und die Apoptose des jeweils anderen Zelltyps, wobei mit der Kommunikation sowohl Förderung als auch Hemmung ausgeübt wird (Kim et al. 2020). Das mechanisch belastete aber auch unbelastete Knochengewebe unterhält mit seinen endokrinen Signalsubstanzen und dem Austausch genetischer Informationen (extrazelluläre Vesikel) ausführliche cross talk Interaktionen auch mit vielen anderen Geweben und Organen (**Abb.** 9.3). Es „informiert" über seinen aktuellen Funktionsstatus und veranlasst die Partner sich adäquat anzupassen. Darunter ist das Gehirn, dessen Funktionen im Fall der Belastung gefördert werden. Damit unterhält das Knochengewebe vergleichbar intensive und vielfältige Abstimmungen wie das Muskelgewebe und das hebt die funktionelle Einheit zwischen beiden Geweben hervor. In alle belastungs- und entlastungsbedingten Wechselwirkungen (cross talks) ist immer das Immunsystem mit den Mechanismen der angeborenen Immunität einbezogen und sie werden ergänzt durch die Signalstoffe der Gewebe, die in immunologische Abläufe eingreifen. Als Ergebnisse des cross talk Immunsystem – Knochen sind Entzündungsprozesse wesentliche Komponenten des Status des Knochengewebes (Lombardi et al. 2019).

> **Wichtig** Kontraktil bedingte Belastungen des Knochengewebes „vereinen" das Muskel- und Knochengewebe für „generalisierte positive gesundheitsrelevante" Reaktionen, die alle Strukturen und Funktionen aufrechterhalten und damit die Prävalenz der Osteopenie und folgend der Osteoporose, besser des sarko-osteoporotischen Syndroms stark einschränken.

Die Tab. 9.1 fasst und auto-, para- und endokrinen Funktionen der Osteokine zusammen.

Die **Osteoblasten** sezernieren **als Signalstoffproduzenten**

- **RANKL** (Receptor Activator of Nfkb Ligand; auch bekannt als tumor necrosis factor ligand superfamily member 11 [TNFSF11])/ Osteoprotegerin **(OPG),**
- **M-CSF** (monocyte/macrophage colony-stimulating factor),
- **SEMA3A** (Semaphorin 3A),
- **WNT5A** und **WNT16,**
- **Osteocalcin,**
- **IGF-1,**
- **VEGFA** (Vascular Endothelial Growth Factor) und
- **Sclerostin.**

RANKL, der Receptor Activator of NF-κB Ligand ist der wesentlichste Faktor für die Osteoklastenbildung und somit den Knochenkatabolismus (Kitaura et al. 2020). Es reguliert die Bildung und die Aktivität der Osteoklasten und **OPG** ist der Gegenspieler. RANKL fördert und OPG, gebunden an RANKL, hemmt den Knochenabbau. **M-CSF** stimuliert die Osteoklastenreifung. Das Protein **SEMA3A** beteiligt sich an der Regulation der Genese der Osteoblasten und Osteoklasten. Wie eine Metaanalyse genomweiter Assoziationsstudien zeigt, wird mittels **WNT16** die Knochendichte, die Dicke der Kortikalis und die Knochenfestigkeit bestimmt (Zhang et al. 2012). Ebenso unterstützt das **WNT5a** das Knochenwachstum. Das **IGF-1** ist eine anabole Substanz der Osteoblasten für Wachstum, Mineralisierung, jeweils unterstützt durch das Insulin, und deren Differenzierung. Das Insulin ist wahrscheinlich sogar ein direkter Promotor der Osteocalcinsekretion und somit der Hemmung der Mineralisierung, wogegen es das anabole IGF-1 senkt (Zhang et al. 2012).

> **Wichtig** Ein pro-diabetischer Stoffwechsel und ein Diabetes mit einer Hyperinsulinämie unterstützt den Katabolismus und hemmt zugleich den Anabolismus der Knochen. Die langfristige Entwicklung der Osteopenie/Osteoporose ist das Resultat. So ist auch Ausdauertraining mit seinen antidiabetischen Wirkungen eine indirekte Intervention für einen gesunden Knochenstoffwechsel und gegen Osteoporose.

Tab. 9.1 Die Signalstoffe des Knochengewebes und der bone – tissue/organ cross talks

Osteoblasten:
Osteokin RANKL:
• Osteoklastenproliferation und Osteoklastenaktivierung
Osteokin OPG:
• gebunden an RANKL Gegenspieler des RANKL
Osteokin M-CSF:
• Osteoklastenreifung
Osteokin SEMA3A:
• Regulation Genese Osteoblasten und Osteoklasten
Osteokin Wnt16:
• Knochendichte, Kortikalisdicke, Festigkeit des Knochens
Osteokin Wnt5a:
• Knochenwachstum
Osteokin IGF-1:
• Wachstum und Differenzierung Osteoblasten, Mineralisierung (unterstützt durch Insulin),
Osteokin VEGFA:
• Ostgeoblastogenese mit integrierter (gekoppelter) Angiogenese
Osteokin Osteocalcin: auto-, parakrin
• Homöostase Knochenstoffwechsel
• Funktionsfähigkeit der Osteoblasten (Osteoidmineralisierung)
Osteozyten:
Osteokin Sclerostin:
• Minderung Osteoblasten – Steigerung Osteoklastendifferenzierung: Negativregulator des Knochengewebes bei inadäquater Knochenbelastung
Osteokin Dickkopf-related Protein:
• Osteoklastogenese
Osteokin PGE2:
• Osteoklastenaktivierung
Osteokin FGF23:
• Endokrin Phosphat- und Vit. D-Stoffwechsel
Osteoklasten:
Osteokine BMP6, FGF-β, CTHRC1, EFNB2, S1P, Wnt10B, SEMA4D, CT-1:
• Gemeinsam Osteogenese
Osteokin FGF23:
• Minderung Apoptose
• Endokrin Phosphat- und Vit. D-Stoffwechsel
Osteokin PDGF-BB:
• Angiogener Faktor, Vasogenese metaphysiale Wachstumsplatte, Periost, Endostium mit integrierter Stimulation der Osteoblastogenese
Osteokin Osteocalcin: endokrin, ausgeprägt pleioptrop
1. im Gehirn: Regulator der regulatorischen Signalstoffe, Beteiligung an der akuten Stressreaktion, Differenzierung der Oligodendrozyten (Förderung kognitiver Leistungen), Synthese Neurotransmitter, Stimulation BDNF im Gehirn
Indirekte Wirkung zugunsten Schmerzhemmung, Regulation der Emotionen, Gedächtnisleistung
2. Metabolismus: Kopplung Metabolismus Knochen und Muskulatur, Stimulation Myokin IL-6 und Stimulation Glucoseaufnahme, Gluconeogenese Leber, Lipolyse Fettgewebe, Reduzierung Blutzucker, Reduzierung HbA1c, Förderung Insulinfreisetzung aus den β-Zellen und Insulinsignalgebung (Knochen am Glucosestoffwechel beteiligt)
Achse Pankreas-Knochen-Testes: Insulin stimuliert uOCN und uOCN stimuliert Testosteron
3. Gefäßsystem: physiologische Funktion Endothel, vaskuläre Homöostase, Vasodilatation; fragliche Wirkungen bei der Entwicklung vaskulärer Erkrankungen, Reduzierung Apoptose

(Fortsetzung)

Tab. 9.1 (Fortsetzung)

4. Stresssystem: Protektion des endoplasmatischen Stress des Endothels
5. männliche Fertilität und anabole Kapazität: Stimulation Testosteron in den Testes, Regeneration, Remodelling, Adaptation)
6. Achse Knochen – NNR: Regulation der Gluco- und Mineralkortikoide
7. Entzündung: Stimulation Phagozytose, Bilanz zugunsten der anti-entzündlichen Faktoren
Osteokine RANKL/OPG
• Bildung Achse Knochen – Immunsystem (Osteoimmunologie)
• Mit funktioneller Störung beteiligt an der Entwicklung der Sarko-Osteoporose
Osteokin Oxytocin
• Differenzierung und Funktion Ostgeoblasten, Mineralisierung
• Differenzierung Osteoklasten ohne ausgeprägte resorptive Funktionen
• Hemmung Osteoklasten

Der **VEGFA** intensiviert die Osteoblastogenese und integriert die Angiogenese. Das Ca^{++}-bindende **Osteocalcin** hat mehrere Wirkungen (pleiotrop; Wang et al. 2021). Einmal ist es für die Homöostase des Knochenstoffswechsels wichtig und steht für die Funktionsfähigkeit der Osteoblasten und somit die Knochenbildung durch die Osteoid-Mineralisierung. Hierbei hat es einen indirekten Effekt. Es hemmt die Mineralisierung. Aber die mechanische Belastung des Skeletts reduziert die Produktion und fördert dadurch den Vorgang der Mineralisierung. Zum anderen ist es als unkarboxyliertes Osteocalcin ein echtes Hormon und ist in den Glucose- und Energiestoffwechsel eingebunden, indem es die Insulinfreisetzung aus den β-Zellen der Langerhans-Inseln des Pankreas stimuliert. Die Abgabe von Adiponectin aus den Fettzellen, von Testosteron aus den Leyding-Zellen wird erhöht und im Gehirn wirkt es über den BDNF positive auf die kognitiven Funktionen (s. hinten).

Die **Osteozyten,** die mindestens 95 % aller Knochenzellen vertreten, bilden Sclerostin, Prostaglandin E2 (PGE2), RANKL/OPG, IL-1, IL-6, FGF23, TNF-α, und IGF-1 (Bonewald 2011; Pathak et al. 2016; Divieti Pajevic und Krause 2019). **Sclerostin** mindert als Wnt-Signalweghemmer die Osteoblasten- und steigert die Osteoklastendifferenzierung und ist somit ein Negativregulator des Knochengewebes und es ist auch endokrin wirksam (Wang et al. 2021). Die resultierende Hemmung der Osteogenese und Förderung des Katabolismus wird aber nur im Ergebnis einer unzureichenden mechanischen Knochenbeanspruchung ausgeübt, denn Belastung mindert die Synthese und Freisetzung. Das **PGE2** (u. a. auch Endothelzellen, Makrophagen, u. a.) fördert zusätzlich die Resorption des Knochens.

> **Wichtig** Sclerostin und PGE2 verantworten den Knochenaufbau nur dann, wenn der Knochen durch die Muskeltätigkeit belastet wird. Ansonsten entsteht der gegenteilige Effekt. Die Knochen benötigen ständig ausreichende mechanische Belastung, um nicht osteoporotisch zu degenerieren! Inaktivität führt zwangsläufig zur Osteoporose bis zur Unverträglichkeit selbst der mechanischen Belastungen der Alltagsbewegungen (Spontanfrakturen).

Die **Osteoklasten** beteiligen sich mit einer Anzahl von Signalstoffen (BMP6 *[Bone Morphogenetic Protein 6],* TGFβ-Superfamilie: Knochen- und Knorpelwachstum, CTHRC1, EFNB2, S1P, WNT10B, SEMA4D, CT-1) am Abbau und der Resorption der Knochensubstanz. In der Summe beeinflussen sie parakrin die Osteoblasten und Osteozyten.

Die **Vorläuferzellen der Osteoklasten** sezernieren einen **angiogenen Faktor** (PDGF-BB) für die Bildung von Blutgefäßen im Bereich der metaphysialen Wachstumsplatte, im Periost und der inneren Knochenhaut [Endostium]) die wiederum für die Osteoblastogenese sorgen.

Der vornehmlich von den **Osteozyten** und weniger von den **Osteoklasten** endokrin sezernierte **FGF23** ist in den Phosphat- und Vitamin D-Metabolismus eingebunden (Lombardi et al. 2014) und die Mitglieder der FGF-Familie durchdringen auch die Blut-Hirn-Schranke. Das **Lipocalin-2** reduziert den cerebral veranlassten Appetit.

> **Wichtig** Die Integration, die Interaktionen und gegenseitigen Abhängigkeiten der Stoffwechselprozesse werden u. a. dadurch sichtbar, dass der Knochenaufbau und der Knochenabbau nicht „einfach" nebeneinandergestellt werden dürfen. Es sind integrierte Vorgänge.

Offensichtlich löst z. B. die Knochenresorption, also die Osteoklastenfunktion, durch Decarboxylierung die Aktivierung des Osteocalcins aus und es wird dadurch zur endokrinen Substanz mit all ihren dann metabolischen und anabolen Wirkungen. Diese beispielhaft beschriebene Komplexität gilt generell für das „System Stoffwechsel" auf allen horizontalen und vertikalen Funktionsebenen und macht die integrative Betrachtung so vielfältig und schwierig.

> **Wichtig**
> Die ständige dynamische Sicherung der Homöostase des Knochengewebes wird zur Basis für die Osteokinproduktion.
>
> **Allgemeiner, die wiederholte Auslenkung der Homöostase und der Bedarf zur Stabilisierung durch Adaptationen ist die „Existenzgrundlage" eines gesunden biologischen Systems. Das bedeutet, wiederholtes stören der Homöostase durch vielseitige körperliche Beanspruchungen, durch vielseitiges Training, mit jeweils angepasster ausreichender Regenerationszeit ist das Grundprinzip gesunder Teil- und eines gesunden Gesamtsystems Mensch. Die Auslenkung der Homöostase sorgt für die Minderung der Auslenkung durch gleichartige Beanspruchungen und so für den Bedarf, das Training ständig zu variieren und die Anstrengungen zu steigern.**

9.3 Die cross talks: HKS, Gehirn, Testes, Pankreas, NNR, Entzündung

9.3.1 Osteocalcin: pleiotrop – vielfache Wirkungskomponenten

Das **unterkarboxylierte Osteocalcin** (uOCN) ist eine endokrine Substanz. Es bindet an den weit verbreiteten G protein-coupled receptor 37 (GPR37). U. a. hat es eine mehrfach positiv rückgekoppelte Funktion für den **Metabolismus** der Muskulatur. Die Achse aktiver Muskel als Stimulator der uOCN-Bildung der Osteoblasten wirkt mittels des OCN auf die Muskulatur zurück und es erfolgt daraufhin erneut ein feedback zurück zur Muskulatur. Das uOCN lässt die Muskelfasern IL-6 für die Glucoseaufnahme produzieren und die Deckung des erhöhten Bedarfs energetischer Substrate wird zugleich durch die IL-6-vermittelte Gluconeogenese in der Leber und die Lipolyse abgedeckt (Pedersen 2007; Pedersen und Fischer 2007; Pedersen und Febbraio 2012). Die uOCN angetriebene muskuläre IL-6-Produktion sorgt unter Belastung für den Hauptanteil dieses endokrinen Signalstoffs im Blut. Das muskuläre IL-6 treibt mit positivem feedback erneut die uOCN-Bildung in den Osteoblasten an (Chowdhury et al. 2020). Beide Gewebe sichern gemeinsam den Stoffwechselbedarf der Muskulatur und die Logistik der Verfügbarkeit von Glucose und Fettsäuren.

Höhere uOCN-Spiegel sind mit einer geringeren Fettmasse und weniger HbA1c vergesellschaftet und blutzuckersenkende Interventionen wirken häufig in beide Richtungen. Eine direkte metabolische Wirkung wird angenommen und entsprechend wird der Signalstoff mit dem Diabetes in Zusammenhang gebracht. Nicht konsistent können gegenteilige Spiegel bei der Arteriosklerose gefunden werden, aber die Beteiligung an kardiovaskulären Erkrankungen wird diskutiert (Levinger et al. 2017; Lin et al. 2018).

Die Verbindung des **Osteocalcins** mit dem **kardiovaskulären System** analysiert ein review zur Beteiligung des Hormons an Dysfunktionen der Gefäße und der Arteriosklerose und findet keine konsistenten Ergebnisse (Tacey et al. 2021). Die Osteocalcinkonzentration hat entweder keinen, nachteilige oder vorteilhafte Effekte auf die Gefäßfunktion. Beim Menschen werden die glatten Muskelfasern der Gefäße und das Endothel nicht oder nur minimal direkt beeinflusst, sondern primär durch metabolische und entzündungsbedingte Störungen. Das Osteocalcin wird als potenzielle Substanz für die Behandlung metabolischer Erkrankungen angesehen, ohne dass nach dem aktuellen Wissensstand Nebeneffekte im Gefäßsystem zu erwarten sind. Eine inhaltlich umfänglichere Literaturrecherche zu den Wirkungen von Osteocalcin, FGF23 und Lipocalin-2 legen Millar et al. (2019) vor. Das review findet gleichfalls keine nennenswerten Hinweise für pathologische Beeinflussungen der Gefäße. Im Gegenteil, diese Osteokine beteiligen sich an der physiologischen Funktion des Endothels, der vaskulären Homöostase und sie sind Vasodilatatoren über die Aktivierung der eNOS (endotheliale Stickstoffmonoxid Synthetase), also der Produktion des gefäßschützenden NO. Eine Störung dieser Reaktion würde die Arteriosklerose unterstützen. Darüber hinaus ergaben sich weitere günstige Wirkungen. uOCN, FGF23 und LCN-2 mindern die Apoptose, OCN fördert die Insulinsignalgebung und hat protektive Effekte gegen den endoplasmatischen Stress in den Endothelzellen. Das LCN-2 fördert dagegen den Stress, ist pro-inflammatorisch und lässt pro-angiogene Eigenschaften erkennen.

> **Wichtig** Die Osteokine der beanspruchten Muskel-Skelett-Einheit haben positive Einflüsse auf die Kreislauf-Funktion und unterstützen die der Myokine. Das Muskel-Skelett-System ist ein Myokin-Osteokin-System.

Die **cerebralen Wirkungen** des endokrinen **Osteocalins** sind für die kognitiven Funktionen und Leistungen sehr wichtig. Im Gehirn sorgt uOCN für die Differenzierung der Oligodendrozyten (Gliazellen, Bildung Myelinscheiden, Trophik der Axone) und die Myelinisierung (Qian et al. 2021). Folgerichtig fiel im Tiermodell auf, dass ein uOCN-Defizit bei männlichen und weiblichen Tieren mit Mängeln cerebraler Funktionen einhergeht. Festzustellen sind kognitive Einbußen (Lernen, Gedächtnis), ein verändertes, passives Verhalten sowie eine generalisiert eingeschränkte Synthese von Neurotransmittern. Das Einbringen von uOCN in das Gehirn kann diese Veränderungen ausgleichen. uOCN bindet nach der Passage der Blut-Hirn-Schranke an seinen Rezeptor in den Raphekernen (serotonerg), der Area tegmentalis ventralis (dopaminerg) und im Hippocampus (Oury et al. 2013b; Karsenty und Olson 2016). Über diese Zielstrukturen übt das Osteocalcin indirekt einen Einfluss auf

- die Schmerzhemmung aus,
- das mesolimbische System als Regulator u. a. der Emotionen und der endogenen Belohnung wird aktiviert und
- die Funktion des Hippocampus für die Gedächtnisleistung und Lernfähigkeit wird unterstützt.

Die Wirkungen des uOCN entstehen indirekt über die Anregung einer sehr großen Anzahl regulatorischer Substanzen, ob es Peptid- und Steroidhormone, Zytokine und/oder Neurotransmitter sind (Karsenty und Olson 2016; Berger et al. 2019; Pi et al. 2020).

> **Wichtig** Das Osteokin Osteocalcin ist im Gehirn vorrangig ein „Regulator regulatorischer Signalstoffe" und fungiert deshalb vielleicht sogar als eine „Schlüssel- bzw. eine zentrale Substanz" für sehr viele verschiedene miteinander integrierte und voneinander abhängige Stoffwechselprozesse, die gemeinsam die Homöostase bedingen und die kognitiven Funktionen fördern.

Weiterhin reduziert das Osteocalcin nach der Bindung an den melanocortin 4 receptor (MC4R) im Hypothalamus den Appetit und die Nahrungsaufnahme nimmt ab (Mera et al. 2018).

Mit den Aktionen in den Hirnstammstrukturen und den nachgeschalteten und vernetzten Hirnregionen werden Angst und Depression abgebaut. Das Osteocalcin hat einen Anteil an der akuten Stressreaktion (De Toni et al. 2017, 2020; Berger und Karsenty 2022), weshalb die endokrine Funktion des Knochengewebes von Berger und Karsenty auch als „Endokrinologie der Gefährdung" bezeichnet wird.

> **Wichtig** Infolge der Belastung des Skeletts durch Muskeltätigkeit beteiligt sich das Osteokine Osteocalcin im Gehirn an den Synthesen der Neurotransmitter, der Neuroprotektion durch Zurückdrängung der Apoptose, der Schmerzhemmung, der Strukturierung und Funktion des Hippocampus, positiven Emotionen und der Regelung der Nahrungsaufnahme. Die **Aktivität der muskulo-skelettalen Einheit** ist ein wesentlicher Faktor der kognitiven Leistungsfähigkeit und der mentalen Gesundheit.

Über den **cross talk Knochen – Testes** regelt das unterkarboxylierte Osteocalcin die männliche Fertilität, indem die Produktion von Testosteron vermittelt wird (Oury 2012). In Zell-Ko-Kulturen sorgen die Osteoblasten für die Testosteronproduktion in den Leyding'schen Zellen aber nicht für die Östrogenbildung in den Ovarien (Oury et al. 2011) und auch beim Menschen lässt sich die Anregung der reproduktiven Funktion zeigen (Oury et al. 2013a). Diese uOCN-Funktion geht sehr gut mit dem Bedarf des Testosterons für die Erhaltung und das ständige Remodelling des Skeletts aber auch für die Regeneration und Adaptationen der Muskulatur parallel. Die gegenseitige Abhängigkeit wird widergespiegelt (Karsenty 2012).

> **Wichtig** Die Achsen Knochen – Testis und Hypothalamus – Hypophyse – Testis arbeiten gleichzeitig und unabhängig voneinander für ein belastbares Skelett, die Muskulatur und die männliche Fertilität.

Eine **Achse Pankreas-Knoche-Testes** (Karsenty und Oury 2014) resultiert aus der Insulinempfindlichkeit der Osteoblasten. Das Insulin stimuliert die uOCN-Produktion, was wiederum die endokrin vermittelte Testosteronproduktion zur Folge hat. Da der Insulinmangel des inadäquat versorgten insulinpflichtigen Diabetikers die Funktionskette Pankreas – Knochen – Testes unterbindet, kommt es daraufhin zu strukturellen und funktionellen Störungen der Testis und entsprechend zum Testosteronmangel als ein Faktor einer geminderten anabolen Kapazität für die Regenerationsprozesse und die Erhaltung der Gewebestrukturen.

Die **Teilachse Pankreas – Osteoblasten** findet ihre Bestätigung in der Relation zwischen Glucose, Insulin und Osteocalcin (Bilotta et al. 2018). Die Insulinwirkung in den Osteoblasten hat seinen Wiederpart in der des Osteocalcins in den β-Zellen (Berger und Karsenty 2022), denn sie sind mit uOCN-Rezeptoren ausgestattet worauf die Produktion und die Sekretion größer wird. Die Insulinproduktion wird hochgefahren oder abgeschwächt, sodass die belasteten Knochen darüber am Glucosestoffwechsel teilnehmen. Bei Diabetikern gehen die hohen Blutzuckerwerte mit geringen uOCN-Werten einher und auch ein cut-off-Wert von 100 mg/dl Blutzucker trennt die Personen. Diejenigen mit den darüber liegenden Werten haben die geringeren uOCN-Werte und umgekehrt (Bilotta et al. 2018). Nicht die Insulinresistenz, sondern die Hyperglykämie korreliert negativ mit den uOCN-Spiegeln. Experimentell werden diese Ergebnisse unterstrichen. Insulin und Hypoglykämie steigern uOCN und eine unterbundene Insulinempfindlichkeit der Osteoblasten und die Hyperglykämie unterdrücken das uOCN.

> **Wichtig** Der diabetogene Stoffwechsel und der Diabetes bedingen eine geringe osteocalcinbedingte Testosteronproduktion und die Beeinträchtigung der Teilnahme

des Knochensystems an der Regulation der Glucosehomöostase.

Die Knochen unterhalten mit dem uOCN eine **feedforward Achse Knochen – Nebennierenrinden** und eine **feedback Achse Nebennierenrinden – Knochen** (Yadev et al. 2022) und ergänzen mit der Regelung der Gluco- und Mineralocorticoide diejenige des Testosteronspiegels. Die tierexperimentellen Ergebnisse der Autoren haben gezeigt, dass unabhängig von der HPA-Achse nur das embryonale, nicht das postnatale OCN die Anzahl der steroidproduzierenden Zellen, das postnatale Wachstum der Nebennierenrinde, die Steroidproduktion, den Blutdruck, die Elektrolythomöostase und den stressbedingten Cortisolanstieg bei den erwachsenen Tieren bestimmt. Die erwachsenen Zellen der HPA-Achse und des juxtaglomerulären Apparates besitzen uOCN-Rezeptoren, sodass der Signalstoff das ACTH und auch direkt die Glucocorticosteroide ansteigen lässt und das Renin-Angiotensin-Aldosteron-System antreibt (Yadev et al. 2022, Dumintet und Hammer 2022).

Das sehr vielfältige Wirkungsspektrum des uOCN umfasst auch **Entzündungsprozesse.** Das OCN wirkt über die Bindung an den G protein-coupled receptor 37 (GPR37), den u. a. auch Makrophagen besitzen. Das Besetzen des Rezeptors verursacht einen Abfall der Freisetzung von Entzündungsfaktoren, weil die proinflammatorischen Zytokine runter- und die anti-inflammatorischen hochreguliert werden und die Phagozytosefunktion erhöht sich (Qian et al. 2022).

9.3.2 Das Osteokin RANKL/RANK/OPG-System

Primär ist RANKL als ein Signalstoff der T-Zellen für die Aktivierung der dendritischen Zellen des Immunsystems (liefern den T-Zellen Antigenmaterial, sind Vermittler zwischen dem angeborenen und adaptiven Immunsystem) beschrieben worden. Gemeinsam mit der Funktion des RANKL/RANK/OPG-Systems im Knochen resultiert eine Achse Immunsystem – Knochen, die die Osteoimmunologie (Ono et al. 2020) begründet.

Funktionelle Störungen des RANKL/RANK/OPG-Systems können bei der Osteoporose nachgewiesen werden. Weil dieses System auch in der Muskulatur vertreten ist und beide Gewebearten mit ihren Signalstoffen interagieren, beginnen gleichzeitig die Entwicklung der Sarkopenie und der Osteoporose, das degenerative neuromuskuläre sarko-osteoporotische Syndrom.

9.3.3 Das Osteokin Oxytocin

Oxytocin ist ein Osteokin der Osteoblasten und diese Zellen und die Osteoklasten sind mit Rezeptoren ausgestattet (Copland et al. 1999; Colucci et al. 2002). Die Synthese wird wie auch in den anderen Geweben durch Östrogene stimuliert wobei auch bei den Männern die Östrogene am Knochenstoffwechsel teilhaben (Vanderschueren et al. 2014; Emmanuelle et al. 2021).

Das Oxytocin

- fördert auto- und parakrin die Differenzierung und die Funktion der Osteoblasten für die Mineralisierung der Knochen,
- hemmt die OPG- und fördert die RANKL-Synthese und damit die Osteoklastendifferenzierung aber mit verminderter Fähigkeit zur Knochenresorption und
- hemmt die Aktivitäten voll entwickelter Osteoklasten (Breuil et al. 2021).

9.4 Knochengewebe, Osteokine und physische Belastungen

Führen junge Frauen ($n=20$, $22{,}5\pm2{,}7$ Jahre) hoch intensive Belastungen auf dem Laufband und dem Fahrradergometer aus (8×1 Min. mit ≥ 90 % $Hf_{max.}$; 1 Min. Pause; Kouvelioti et al. 2018), reagiert, wie beim Menschen bekannt, der Sclerostinspiegel sehr kurzzeitig mit einer deutlichen Erhöhung zur 5. Nachbelastungsminute

(Laufen 35 %, Rad 33,5 %) und kehrt innerhalb von 1 h auf das Vorbelastungsniveau zurück. Der Anstieg des Sclerostins, im Widerspruch zu den tierexperimentellen Ergebnissen nach deutlich längeren Belastungen, muss sehr wahrscheinlich vorrangig der Ausschüttung aus den Speichern der Osteozyten und nicht der zusätzlichen Synthese zugeschrieben werden. Er könnte als kurzzeitige Reaktion auf einen beanspruchungsbedingten Energiemangel in der Ermüdung zurückzuführen sein, der die WNT-Signalwege in den Geweben hemmt. Aber mit dem Sclerostinanstieg und dessen Verlauf im Erholungszeitraum von 48 h korrespondieren die Parameter der Knochenresorption (c-terminal crosslinking telopeptides of type I collagen [CTXI]) und des Knochenaufbaus (Prokollagen-Typ-I-N-terminales Propeptid [PINP]) zu keinem Zeitpunkt. Es lässt sich kein Anhalt für einen gesteigerten Knochenumsatz durch die einzelne Belastung ableiten. Die Auswirkungen der endokrinen Funktion des Sclerostins sind hier nicht untersucht worden. Das Sclerostin baut auch das weiße Fettgewebe ab und hat ohne den Glucose- und Insulinmetabolismus zu tangieren einen geringen Effekt auf die Energiefreisetzung (Fulzele et al. 2017). Auch bei jungen Männern (n = 20, 22,3 ± 2,3 zahre) provoziert ein gleichartiges, jeweils einmalig absolviertes Belastungsregime auf dem Laufband und dem Fahrrad unabhängig vom Belastungsmodus einen gleichartigen kurzzeitigen transienten Sclerostinanstieg um 47 % ohne, dass Veränderungen im Knochenumsatz und Markern des oxidativen Stresses festgestellt werden können (Kouvelioti et al. 2019).

Ein review und die Meta-Analyse über die Wirkungen einzelner akuter Belastungen auf den Knochenstoffwechsel (Dolan et al. 2022) erkennen über alle Belastungsmodi und -arten nur sehr geringe und variable Stimulationen der Knochenresorption und des Knochenaufbaus. Als Quelle der Variabilität der Ergebnisse fungieren insbesondere der Belastungstyp und die Impactkräfte durch die Belastung. Die Knochenresorption (Marker CTX-1) wird durch langes Fahrradfahren mit hohen Belastungswerten am meisten angeregt. Die maximalen Werte werden 15–120 min nach den Belastungen erreicht. Andere Belastungstypen ließen die Knochenresorption nicht ansteigen. Trends für die Stimulation von Markern der Knochenbildung durch bestimmte Belastungsmodi werden nicht sichtbar. In der Regel resultieren nur sehr geringe und sehr kurze Auslenkungen mit der Rückbildung innerhalb von 15 min.

> **Wichtig** Das Knochengewebe reagiert offensichtlich erst auf kumulative intensive Belastungen, also auf längere Trainingsphasen, mit einer Verschiebung der Bilanz Bildung – Abbau zugunsten von Adaptationen. Eine einzelne Trainingseinheit, wenn auch ausgeführt als Hoch Intensives Intervall-Training, ist unzureichend osteoanabol wirksam. Hierbei ist sicher ein weiterer Faktor besonders zu betrachten, die Belastungsspezifik. Die Prämisse lautet: Nur die Knochen der direkt beanspruchten Region steigern ihre Masse und Festigkeit. Wie bei der Muskulatur auch gibt es „keine Generalisierung der Trainingswirkung“. Die Region, die den Vorteil haben soll oder benötigt, muss auch trainiert werden!

Das Laufen (n = 13, 23,7 ± 1,0 Jahre, 30 min, 70 % Hf-Reserve) mit einer gleichen mäßigen bis intensiven Intensität wie das Fahrradfahren bedeutet gleiche Reaktionen des Parathormon- und Irisinspiegels sowie eines Parameters der Knochenresorption (CTX-1). Der Unterschied zwischen beiden Belastungstypen ist der vorübergehende Anstieg des Hemmers der Knochenbildung, dem Sclerostin, nur nach dem Laufen. Dieser Signalstoff zeigt offensichtlich den mechanischen Impact durch die Belastung an. Nach beiden Belastungen ist die Knochenresorption unmittelbar zunächst reduziert. Der Marker des Knochenaufbaus (PINP) und das Osteocalcin bleiben unverändert. Die durch die Belastung ausgelöste Erhöhung des Sclerostins ist wegen der Kurzzeitigkeit nicht stabil, sondern als belastungsbedingt impulsförmig zu betrachten. Eine impulsförmige Auslenkung des Signalstoffs könnte aber im Gegensatz zur stabilen Erhöhung infolge physischer Inaktivität eher eine die Knochenstruktur fördernde Eigenschaft haben (Dror et al. 2022). Hier könnten Parallelen zum Parathormon bestehen (Onyia et al. 2005; Silva und Bilezikian 2015). Weiterhin muss in Betracht gezogen werden, die physischen Belastungen beanspruchen das Skelett zwar unmittelbar aber die Reaktionen des Systems Osteoblasten – Osteoklasten sind nicht unmittelbar zu erwarten und zeigen sich erst mit einiger zeitlichen Verzögerung. Das Hypertrophietraining repräsentiert die Querschnittsvergrößerung auch erst nach Wochen.

> **Wichtig** Der positive Remodellierungsprozess der Knochen ist offensichtlich auf eine wiederholte impulsartig kurze Stimulation, muskuläre Aktivität, angewiesen. Hoch intensive intermittierende Belastungen, Maximalkrafttraining, sind das Mittel der Wahl und bei der Ausführung intensiver intermittierender zyklischer Belastungen (Laufen, Rad) ist der Impact eine zusätzliche Wirkungskomponente.

Wie generell in einem Trainingsprozess, muss die Relation zwischen Belastung und Erholung mit den Teilprozessen Restitution, Reparatur und Adaptation unbedingt beachtet werden. Etappenrennen sind Extrembelastungen mit der ausgeprägtesten Ermüdungsentwicklung und können als Modell für die Beeinflussung der Homöostase des Knochengewebes dienen. Eine hochgradige Ermüdung der Muskulatur und eine begleitende Bilanz zur Knochenresorption ist dann nicht nur ein lokaler Vorgang in den Knochen, sondern hat systemische Auswirkungen. Werden intensive Belastungen mit einem aufstockenden Erholungsdefizit realisiert, wie es während eines 3-wöchigen Radrennens der Fall ist, dann steigen mit der Kreatinkinase als Zeichen muskulärer Schädigungen auch erheblich die Sclerostinwerte als Zeichen einer in Richtung Katabolismus verschobenen Bilanz des Knochengewebes (Grasso et al. 2015). Während eines Profirennens mit extremen Anforderungen (Gito d'Italia) bleibt der Stoffwechsel der Osteoblasten (bone-specific alkaline phosphatase [BAP]) und damit die Knochenbildung ohne Einbußen und zum Ende des Rennens weist der Marker der Osteoklastenfunktion (Tartrat-resistente saure Phosphatase [TRAP5b]) die gesteigerte Knochenresorption aus. Die Relation zwischen BAP und TRAP5b verändert sich systematisch in Richtung Knochenabbau. Es entsteht eine belastungsbedingte Dysbalance. Obwohl keine direkten Nachweise vorgelegt werden können, ist das Knochengewebe offensichtlich an der Regulation des Energiestoffwechsels mit beteiligt (Lombardi et al. 2012).

Frauen erkranken deutlich häufiger an einer Osteoporose als Männer. Zwischen dem 45. – 64. Lebensjahr sind es 4,4 % gegenüber 1,9 % bei den Männern und danach steigt die Prävalenz auf ca. 24 % und die der Männer auf 5,6 % (Fuchs et al. 2017).

> **Wichtig** Man kann sicher davon ausgehen, dass der größte Risikofaktor für eine Osteopenie/Osteoporose der Bewegungsmangel und insbesondere der Mangel an intensiven Muskelaktivitäten ist. Diese Aussage ist auch unter Beachtung von hormonell begünstigenden Faktoren bei den Frauen (z. B. Pille) noch richtig.

Erstmalig untersuchten Nelson et al. (2020) den Effekt einer Einheit plyometrischen Trainings (128 Spünge) auf die im Blut zirkulierenden Marker des Knochenstoffwechsels und von Osteokinen des WNT-Signalweges (regelt u. a. die Differenzierung von Chondrozyten und Osteoblasten; in voll entwickelten Osteoblasten: OPG-Expression und Hemmung der Knochenresorption durch Osteoklasten) bei jungen prä- (n = 20, 23,1 ± 0,5 Jahre) und postmenopausalen Frauen (n = 20, 57,9 ± 1,0 Jahre). Die Menopause geht in physischer Ruhe mit um 41 % höheren Sclerostinwerten und dem Anstieg eines Markers der Knochenresorption (c-terminal crosslinking telopeptides of type I collagen [CTXI]) um 44 % einher., Dagegen ist ein hemmender Faktor für die Differenzierung der Osteoblasten mit dem Resultat Osteolyse (dickkopf-1 [DKK1]) nur um 19 % abgefallen. Das bedeutet, nach der Menopause ist die Bilanz zwischen Anabolismus und Katabolismus der

Knochen in Richtung Abbau verschoben, denn das Sclerostin ist ein Negativregulator (s. vorn) und es wird erst indirekt zum „Positivregulator", wenn die Konzentration kleiner wird. Der physiologisch reduzierte Östrogenspiegel hat an diese Entwicklung einen Anteil. Nach einer Trainingsbelastung sind deutliche Differenzen zwischen beiden Frauengruppen vorhanden. Ein initialer Anstieg des Sclerostins bei den Frauen vor der Menopause als Zeichen der belastungsbedingten Stimulation des Knochenumsatzes in Richtung Resorption, wandelt sich innerhalb von 24 h schnell zugunsten der Knochenbildung. Bei den postmenopausalen Frauen ist diese osteoanabole Trainingswirkung nicht mehr festzustellen gewesen.

9.5 Knochengewebe, Osteokine und Sarkopenie

Die immer mehr in den Vordergrund zu stellende funktionelle Einheit des Muskel- und Knochengewebes bedeutet, dass einerseits die gesunde Struktur und Funktion als auch andererseits degenerative und altersbedingte Veränderungen immer beide Gewebe spezifisch aber prinzipiell in die gleiche Richtung betreffen.

Das Knochengewebe kommuniziert mit dem Muskelgewebe mit den Osteokinen Osteocalcin, IGF-1, FGF-23 und RANKL.

Das **Osteocalcin** ist u. a. für die Homöostase des Energiestoffwechsels des Muskelgewebes und die Substratversorgung wichtig. Es regelt den Ca^{++}-Stoffwechsel in den Knochen und Muskeln und wird deshalb für die kontraktile Funktion und die Adaptation der Muskulatur benötigt. Die Proliferation der Myoblasten (Liu et al. 2017) und die Proteinsynthese bei alten Individuen wird anregt (Mera et al. 2016a; b) und es vertritt weitere, die Gewebefunktionen sichernde und verbessernde Eigenschaften auch außerhalb der Muskulatur, die wiederum auf die Muskulatur positiv zurückwirken. Mit diesen Funktionen ist der Signalstoff Osteocalcin am Erhalt der Muskelfunktion und der Muskelmasse beteiligt und aus defizitärer Sicht spielt es eine Rolle bei der Sarkopenie (Lu et al. 2021).

Die **IGF-1**-Produktion des Knochens hat vorrangig lokale Funktionen. Aber experimentell führt das Fehlen von IGF-1 der Knochenzellen zur Reduzierung der Muskelmasse, was deutlich für die Beteiligung am Muskelstoffwechsel spricht. Die Isoform des IGF-1, der mechanical growth factor (MGF), unterstützt die Reparatur des Muskelgewebes und die Hypertrophieentwicklung (Matheny et al. 2010).

▶ **Wichtig** Muskelaktivität stärkt die Knochen und rückwirkend die Knochen die Muskulatur.

FGF23 (Osteozyten, Osteoblasten) reguliert mit dem Parathormon den Calcium-, Phosphatstoffwechsel über die Nieren und den Vit. D-Stoffwechsel. Auf die Muskulatur haben höhere Konzentrationen eher negative Effekte, wie es bei alten Menschen auch festzustellen ist (Beben et al. 2016) und isolierte menschliche mesenchymale Stammzellen altern vorzeitig (Sato et al. 2016).

▶ **Wichtig** Belastungen des Skeletts werden für gesunde Verhältnisse im Calcium-, Phosphatstoffwechsel und für eine gute kontraktile Muskelfunktion benötigt.

Oxytocin ist in der Menopause bei adipösen deutlich stärker als bei normalgewichtigen Frauen abgefallen (Maestrini et al. 2018) und korreliert unabhängig vom Alter mit der Ospeoporose (Breuil et al. 2011). Bei Männern ist der Oxytocinspiegel im Gegensatz nicht mit der Knochenmineraldichte, dem Knochenumsatz und der Prävalenz von Frakturen assoziiert. Es zeichnet sich nur ein Trend ab, dass geringe Oxytocinwerte eine Disposition für Frakturen sein können, aber sicher sind signifikant geringere Werte beim Vorhandensein einer Osteoporose gegenüber den Personen ohne diese Erkrankung (Breuil et al. 2015). Die Disposition zur Osteoporose hat bei den Männern eine andere Signalstoffkonstellation.

Das **sarko-osteopenische Syndrom** liegt bei Frauen in der Menopause mit hoher Prävalenz vor und Du et al. (2021) haben nach Biomarkern gesucht. Sie analysierten erstmalig in einer Studie gleichzeitig endokrine Myokine, Osteokine, Geschlechtshormone, Marker des Knochenumsatzes, die Knochenmasse, die Muskelmasse und die kontraktile Kraft. Die Osteokine werden durch das osteoanabole Oxytocin (Breuil et al. 2021) der Osteoblasten, vertreten. Das Follistatin ist ein Glykoprotein, welches die Mitglieder der TGF-β-Familie neutralisiert, die u. a. immunsuppressiv, anti-proliferativ und fibrosierend wirken. DHEA ist der Vorläufer der Androgene und Östrogene. Die Autoren fanden, dass

- hohe Werte für Follistatin mit einer geringen Muskelmasse einhergehen,
- niedrige Spiegel des osteoanabolen Oxytocins und von DHEA eine geringe Knochenmasse widerspiegeln und
- erwartungsgemäß, dass die höheren DHEA-Werte auch höhere Muskelkraftwerte und eine bessere Muskelfunktion anzeigen.

Nachdem das Alter korrigierend berücksichtigt wird, ist das osteoanabole Oxytocin ein Marker der Osteoporose und das anabole DHEA und das die TGF-β-Mitlieder neutralisierende Follistatin ein Marker der Sarkopenie.

Fazit

Muskeltätigkeit begründet die Knochenbelastbarkeit und Muskelatrophie und Sarkopenie die Osteopenie und Osteoporose. Der Muskel- und der Skelettstatus bilden eine funktionelle Einheit, wobei die Muskultur das Skelett prägt. Das Knochengewebe reagiert erst nach dem Über- oder Unterschreiten eines Schwellenwertes der Belastung mit Knochenauf- oder -abbau. Die Muskelaktivitäten zugunsten der Knochenstruktur, wie auch die für die Muskelhypertrophie müssen intensiv und ausreichend häufig sein.

Die **bone-bone** und der **bone-muscle cross talk** ist sehr eng. Die Signalstoffe oder der Kontakt Zelle – Zelle regeln die Differenzierung und die Apoptose des jeweils anderen Zelltyps, wobei die Kommunikation sowohl Förderung als auch Hemmung bedeuten kann. Das mechanisch belastete und das unbelastete Knochengewebe unterhält intensive Interaktionen mit vielen anderen Geweben und Organen. Es „informiert" und veranlasst zur adäquaten Anpassung. In alle Wechselwirkungen ist immer das Immunsystem einbezogen. Als Ergebnisse des cross talk Immunsystem – Knochen sind Entzündungsprozesse wesentliche Komponenten des Status des Knochengewebes.

Alle Knochenzellen sezernieren Signalstoffe und extrazelluläre Versikel. Die Homöostase des Knochengewebes ist eine Interaktion zwischen den Osteoblasten und Osteoklasten. **RANKL** ist ein Faktor des Knochenkatabolismus und **OPG** ist der Gegenspieler. **M-CSF** stimuliert die Osteoklastenreifung. **SEMA3A** bestimmt die Knochendichte, die Dicke der Kortikalis und die Knochenfestigkeit. **IGF-1** steht für Wachstum und Mineralisierung. Insulin hemmt die Mineralisierung. Eine Hyperinsulinämie wirkt osteokatabol und zugleich antianabol und lässt die Osteoporose entstehen. Ausdauertraining ist eine anti-osteoporotische Intervention.

VEGFA intensiviert die Osteoblastogenese und integriert die Angiogenese. **Osteocalcin** sorgt für die Homöostase des Knochenstoffwechsels. Es hemmt die Mineralisierung, aber die mechanische Belastung des Skeletts reduziert die Produktion und fördert die Mineralisierung. Es in den Glucose- und Energiestoffwechsel eingebunden. Die Abgabe von Adiponectin, von Testosteron wird erhöht und im Gehirn wirkt es über den BDNF positiv auf die kognitiven Funktionen. **Sclerostin** mindert die Osteoblasten- und steigert die Osteoklastendifferenzierung und ist somit ein Negativregulator des Knochengewebes. Die Hemmung der Osteogenese und Förderung des Katabolismus wird aber nur im Ergebnis einer unzureichenden mechanischen Knochenbeanspruchung ausgeübt. **FGF23** ist in den

Phosphat- und Vitamin D-Metabolismus eingebunden.

Das **unterkarboxylierte Osteocalcin** hat eine Funktion für den **Metabolismus** der Muskulatur. Es lässt die Muskelfasern IL-6 produzieren. Beide Gewebe sichern gemeinsam den Stoffwechselbedarf der Muskulatur und die Logistik der Verfügbarkeit von Glucose und Fettsäuren.

Die **Osteokine** haben positive Einflüsse auf die Kreislauf-Funktion und unterstützen die der Myokine. Das Muskel-Skelett-System ist ein Myokin-Osteokin-System. Das **Osteocalcin** ist im Gehirn ein „Regulator von Signalstoffen" und fungiert als „Schlüsselsubstanz" für viele integrierte und voneinander abhängige Stoffwechselprozesse. Die **Aktivität der muskulo-skelettalen Einheit** ist ein wesentlicher Faktor der kognitiven Leistungsfähigkeit und der mentalen Gesundheit.

Die **Achsen Knochen – Testis** und **Hypothalamus – Hypophyse – Testis** arbeiten unabhängig für ein belastbares Skelett, die Muskulatur und die männliche Fertilität.

Die **Achse Pankreas – Knochen – Testes** agiert, indem das Insulin die Osteocalcinproduktion anregt, was die Testosteronproduktion zur Folge hat. Da der Insulinmangel die Funktionskette unterbindet, wird die Funktion der Testis defizitär. Die Knochen unterhalten mit dem Osteocalcin eine **feedforward Knochen – Nebennierenrinden – Achse** und eine **feedback Nebennierenrinden – Knochen – Achse** und ergänzen mit der Regelung der Gluco- und Mineralocorticoide diejenige des Testosteronspiegels. Das vielfältige Wirkungsspektrum des Osteocalcins umfasst auch die Hemmung von Entzündungsprozessen.

Gemeinsam mit dem RANKL/RANK/OPG-System resultiert eine **Achse Immunsystem – Knochen,** die die Osteoimmunologie (Ono et al. 2020[6565]) begründet. **Oxytocin** fördert die Mineralisierung, indem es die Osteoklastendifferenzierung und die Aktivitäten voll entwickelter Osteoklasten hemmt.

Das Knochengewebe reagiert erst auf kumulative intensive **Belastungen,** also auf längere Trainingsphasen, mit einer Verschiebung der Bilanz Bildung – Abbau. Wie auch bei der Muskulatur gibt es „keine Generalisierung der Trainingswirkung". Die Region, die den Vorteil haben soll, muss auch trainiert werden! Hoch intensive intermittierende Belastungen sind das Mittel der Wahl. Man kann sicher davon ausgehen, dass der größte Risikofaktor für eine Osteopenie/Osteoporose der Mangel an intensiven Muskelaktivitäten ist. Die immer mehr in den Vordergrund zu stellende funktionelle Einheit des Muskel- und Knochengewebes bedeutet, dass einerseits die gesunde Struktur und Funktion als auch andererseits degenerative und altersbedingte Veränderungen immer beide Gewebe spezifisch aber prinzipiell in die gleiche Richtung betreffen.

Das **sarko-osteopenische Syndrom** hat eine hoch komplexe Genese aber nur eine gemeinsame Ursache, die physische Inaktivität. Das osteoanabole Oxytocin ein Marker der Osteoporose, das anabole DHEA und das die TGF-β-Mitlieder neutralisierende Follistatin sind Marker der Sarkopenie.

Literatur

Beben T, Ix JH, Shlipak MG, Sarnak MJ, Fried LF, Hoofnagle AN, Chonchol M, Kestenbaum BR, de Boer IH, Rifkin DE (2016) Fibroblast growth factor-23 and frailty in elderly community-dwelling individuals: the cardiovascular health study. J Am Geriatr Soc 64:270–276. https://doi.org/10.1111/jgs.13951

Berger JM, Singh P, Khrimian L, Morgan DA, Chowdhury S, Arteaga-Solis E, Horvath TL, Domingos AI, Marsland AL, Yadav VK, Rahmouni K, Gao XB, Karsenty G (2019) Mediation of the acute stress response by the skeleton. Cell Metab 30(5):890–902

Berger JM, Karsenty G (März 2022) Osteocalcin and the physiology of danger. FEBS Lett 596(5):665–680. https://doi.org/10.1002/1873-3468.14259. Epub 2022 Jan 21

Bigbee AJ, Gosselink KL, Roy RR, Grindeland RE, Edgerton VR (Dezember 2000) Bioassayable growth hormone release in rats in response to a single bout of treadmill exercise. J Appl Physiol (1985) 89(6):2174–2178

Bilotta FL, Arcidiacono B, Messineo S, Greco M, Chiefari E, Britti D, Nakanishi T, Foti DP, Brunetti A (März 2018) Insulin and osteocalcin: further evidence for a mutual cross-talk. Endocrine 59(3):622–632. https://doi.org/10.1007/s12020-017-1396-0. Epub 2017 Sep 2

Bonewald LF (2011) The amazing osteocyte. J Bone Miner Res 26:229–238

Breuil V, Amri EZ, Panaia-Ferrari P, Testa J, Elabd C, Albert-Sabonnadière C, Roux CH, Ailhaud G, Dani C, Carle GF, Euller-Ziegler L (2011) Oxytocin and bone remodelling: relationships with neuropituitary hormones, bone status and body composition. Jt Bone Spine 78:611–615

Breuil V, Fontas E, Chapurlat R, Panaia-Ferrari P, Yahia HB, Faure S, Euller-Ziegler L, Amri EZ, Szulc P (2015) Oxytocin and bone status in men: analysis of the MINOS cohort. Osteoporos Int 26:2877–2882

Breuil V, Trojani MC, Ez-Zoubir A (9 August 2021) Oxytocin and bone: review and perspectives. Int J Mol Sci 22(16):8551. https://doi.org/10.3390/ijms22168551

Chowdhury S, Schulz L, Palmisano B, Singh P, Berger JM, Yadav VK, Mera P, Ellingsgaard H, Hidalgo J, Brüning J, Karsenty G (2020) Muscle derived interleukin-6 increases exercise capacity by signaling in osteoblasts. J Clin Invest 130:2888–2902

Colucci S, Colaianni G, Mori G, Grano M, Zallone A (2002) Human osteoclasts express oxytocin receptor. Biochem Biophys Res Commun 297:442–445

Copland JA, Ives KL, Simmons DJ, Soloff MS (1999) Functional oxytocin receptors discovered in human osteoblasts. Endocrinology 140:4371–4374

De Toni L, Di Nisio A, Rocca MS, De Rocco PM, Ferlin A, Foresta C (Juli 2017) Osteocalcin, a bone-derived hormone with important andrological implications. Andrology 5(4):664–670. https://doi.org/10.1111/andr.12359. Epub 2017 Apr 10

De Toni L, Jawich K, De Rocco PM, Di Nisio A, Foresta C (2020) Osteocalcin: a protein hormone connecting metabolism, bone and testis function. Protein Pept Lett 27(12):1268–1275. https://doi.org/10.2174/0929866527666200505220459

Divieti Pajevic P, Krause DS (2019) Osteocyte regulation of bone and blood. Bone 119:13–18

Dolan E, Dumas A, Keane KM, Bestetti G, Freitas LHM, Gualano B, Kohrt WM, Kelley GA, Pereira RMR, Sale C, Swinton PA (23. Juli 2022) The bone biomarker response to an acute bout of exercise: a systematic review with meta-analysis. Sports Med 52:2889–2908. https://doi.org/10.1007/s40279-022-01718-8. Online ahead of print

Dror N, Carbone J, Haddad F, Falk B, Klentrou P, Radom-Aizik S (Februar 2022) Sclerostin and bone turnover markers response to cycling and running at the same moderate-to-vigorous exercise intensity in healthy men. J Endocrinol Invest 45(2):391–397. https://doi.org/10.1007/s40618-021-01659-5. Epub 2021 Aug 14

Du Y, Xu C, Shi H, Jiang X, Tang W, Wu X, Chen M, Li H, Zhang X, Cheng Q (12. Oktober 2021) Serum concentrations of oxytocin, DHEA and follistatin are associated with osteoporosis or sarcopenia in community-dwelling postmenopausal women. BMC Geriatr 21(1):542. https://doi.org/10.1186/s12877-021-02481-7

Dumontet T, Hammer GD (15. Februar 2022) Bones and adrenal organogenesis: how embryonic osteocalcin influences lifelong adrenal function. J Clin Invest 132(4):e157200. https://doi.org/10.1172/JCI157200

Emmanuelle NE, Marie-Cécile V, Florence T, Jean-Francois A, Françoise L, Coralie F, Alexia V (2021) Critical role of estrogens on bone homeostasis in both male and female: from physiology to medical implications. Int J Mol Sci 22:1568

Fricke O, Schoenau E (2007) The 'Functional Muscle-Bone Unit': probing the relevance of mechanical signals for bone development in children and adolescents. Growth Horm IGF Res 17(1):1–9

Frost HM (2003) Perspective: genetic and hormonal roles in bone disorders: insights of an updated bone physiology. J Musculoskelet Neuronal Interact 3(2):118–135

Fuchs J, Scheidt-Nave C, Kuhnert R (2017) 12-Monats-Prävalenz von Osteoporose in Deutschland. J Health Monit, 2(3) https://doi.org/10.17886/RKI-GBE-2017-055. Robert Koch-Institut, Berlin

Fulzele K, Lai F, Dedic C, Saini V, Uda Y, Shi C, Tuck P, Aronson JL, Liu X, Spatz JM, Wein MN, Divieti Pajevic P (2017) Osteocyte-secreted wnt signaling inhibitor sclerostin contributes to beige adipogenesis in peripheral fat depots. J Bone Miner Res 32(2):373–384

Galea GL, Lanyon LE, Price JS (2017) Sclerostin's role in bone's adaptive response to mechanical loading. Bone 96:38–44. https://doi.org/10.1016/j.bone.2016.10.008

Galli C, Piemontese M, Lumetti S, Manfredi E, Macaluso GM, Passeri G (2012) The importance of WNT pathways for bone metabolism and their regulation by implant topography. Eur Cell Mater 24:46–59. https://doi.org/10.22203/ecm.v024a04

Gerosa L, Lombardi G (28. April 2021) Bone-to-brain: a round trip in the adaptation to mechanical stimuli. Front Physiol 12:623893. https://doi.org/10.3389/fphys.2021.623893. eCollection 2021

Gibney J, Healy M-L, Sönksen PH (2007) The growth hormone/insulin-like growth factor-I axis in exercise and sport. Endocr Rev 28(6):603–624

Giustina A, Veldhuis JD (Dezember 1998) Pathophysiology of the neuroregulation of growth hormone secretion in experimental animals and the human. Endocr Rev 19(6):717–797

Grasso D, Corsetti R, Lanteri P, Di Bernardo C, Colombini A, Graziani R, Banfi G, Lombardi G (Februar 2015) Bone-muscle unit activity, salivary steroid hormones profile, and physical effort over a 3-week stage race. Scand J Med Sci Sports 25(1):70–80. https://doi.org/10.1111/sms.12147. Epub 2013 Oct 31

Han Y, You X, Xing W, Zhang Z, Zou W (24. Mai 2018) Paracrine and endocrine actions of bone-the functions of secretory proteins from osteoblasts, osteocytes, and osteoclasts. Bone Res 6:16. https://doi.org/10.1038/s41413-018-0019-6. eCollection 2018

Herrmann M, Engelke K, Ebert R, Müller-Deubert S, Rudert M, Ziouti F, Jundt F, Felsenberg D, Jakob F (10.März 2020) Interactions between muscle and bone-where physics meets biology. Biomolecules 10(3):432. https://doi.org/10.3390/biom10030432

Holguin N, Brodt MD, Silva MJ: Activation of Wnt Signaling by Mechanical Loading Is Impaired in the Bone of Old Mice. J. Bone Miner. Res. 31, 2016, 2215–2226. https://doi.org/10.1002/jbmr.2900

Isaacson J, Brotto M (Juni 2014) Physiology of mechanotransduction: how do muscle and bone "talk" to one another? Clin Rev Bone Miner Metab 12(2):77–85. https://doi.org/10.1007/s12018-013-9152-3

Karsenty G (Mai 2012) The mutual dependence between bone and gonads. J Endocrinol 213(2):107–114. https://doi.org/10.1530/JOE-11-0452. Epub 2012 Mar 9

Karsenty G, Oury F (25.Januar 2014) Regulation of male fertility by the bone-derived hormone osteocalcin. Mol Cell Endocrinol 382(1):521–526. https://doi.org/10.1016/j.mce.2013.10.008. Epub 2013 Oct 19

Karsenty G, Olson EN (2016) Bone and muscle endocrine functions: unexpected paradigms of inter-organ communication. Cell 164:1248–1256

Kim JM, Lin C, Stavre Z, Greenblatt MB, Shim JH (10. September 2020) Osteoblast-osteoclast communication and bone homeostasis. Cells 9(9):2073. https://doi.org/10.3390/cells9092073

Kitaura H, Marahleh A, Ohori F, Noguchi T, Shen WR, Qi J, Nara Y, Pramusita A, Kinjo R, Mizoguchi I (21. Juli 2020) Osteocyte-related cytokines regulate osteoclast formation and bone resorption. Int J Mol Sci 21(14):5169. https://doi.org/10.3390/ijms21145169

Kouvelioti R, Kurgan N, Falk B, Ward WE, Josse AR, Klentrou P (1. November 2018) Response of sclerostin and bone turnover markers to high intensity interval exercise in young women: does impact matter? Biomed Res Int 2018:4864952. https://doi.org/10.1155/2018/4864952. eCollection 2018

Kouvelioti R, LeBlanc P, Falk B, Ward WE, Josse AR, Klentrou P (Juni2019) Effects of high-intensity interval running versus cycling on sclerostin, and markers of bone turnover and oxidative stress in young men. Calcif Tissue Int 104(6):582–590. https://doi.org/10.1007/s00223-019-00524-1. Epub 2019 Jan 23

Levinger I, Brennan-Speranza TC, Zulli A, Parker L, Lin X, Lewis JR, Yeap BB (August 2017) Multifaceted interaction of bone, muscle, lifestyle interventions and metabolic and cardiovascular disease: role of osteocalcin. Osteoporos Int 28(8):2265–2273. https://doi.org/10.1007/s00198-017-3994-3. Epub 2017 Mar 13

Lin X, Brennan-Speranza TC, Levinger I, Yeap BB (29. Juni 2018) Undercarboxylated osteocalcin: experimental and human evidence for a role in glucose homeostasis and muscle regulation of insulin sensitivity. Nutrients 10(7):847. https://doi.org/10.3390/nu10070847

Liu S, Gao F, Wen L, Ouyang M, Wang Y, Wang Q, Luo L, Jian Z (2017) Osteocalcin induces proliferation via positive activation of the PI3K/Akt, S38 MAPK pathways and promotes Di.erentiation through activation of the GPRC6A-ERK1/2 pathway in C2C12 myoblast cells. Cell Physiol Biochem 43:1100–1112. https://doi.org/10.1159/000481752

Lombardi G, Lanteri P, Graziani R, Colombini A, Banfi G, Corsetti R (2012) Bone and energy metabolism parameters in professional cyclists during the Giro d'Italia 3-weeks stage race. PLoS One 7(7):e42077. https://doi.org/10.1371/journal.pone.0042077. Epub 2012 Jul 27

Lombardi G, Corsetti R, Lanteri P, Grasso D, Vianello E, Marazzi MG, Graziani R, Colombini A, Galliera E, Corsi Romanelli MM, Banfi G (2014) Reciprocal regulation of calcium-/phosphate-regulating hormones in cyclists during the Giro d'Italia 3-week stage race. Scand J Med Sci Sport 24:779–787. https://doi.org/10.1111/sms.12080

Lombardi G, Ziemann E, Banfi G (7. Februar 2019) Physical activity and bone health: what is the role of immune system? A narrative review of the third way. Front Endocrinol (Lausanne) 10:60. https://doi.org/10.3389/fendo.2019.00060. eCollection 2019

Lu W, Xiao W, Xie W, Fu X, Pan L, Jin H, Yu Y, Zhang Y, Li Y (28. September 2021) The role of osteokines in sarcopenia: therapeutic directions and application prospects. Front Cell Dev Biol 9:735374. https://doi.org/10.3389/fcell.2021.735374. eCollection 2021

Maestrini S, Mele C, Mai S, Vietti R, Di Blasio A, Castello LM, Surico D, Aimaretti G, Scacchi M, Marzullo P (2018) Plasma oxytocin concentration in pre- and postmenopausal women: its relationship with obesity, body composition and metabolic variables. Obes Facts 11:429–439

Matheny RW Jr, Nindl BC, Adamo ML (2010) Minireview: mechanogrowth factor: a putative product of IGF-I gene expression involved in tissue repair and regeneration. Endocrinology 151:865–875. https://doi.org/10.1210/en.2009-1217

McCall GE, Goulet C, Grindeland RE, Hodgson JA, Bigbee AJ, Edgerton VR (Dezember 1997) Bed rest suppresses bioassayable growth hormone release in response to muscle activity. J Appl Physiol (1985) 83(6):2086–2090

Mera P, Laue K, Ferron M, Confavreux C, Wei J, Galán-Díez M, Lacampagne A, Mitchell SJ, Mattison JA, Chen Y, Bacchetta J, Szulc P, Kitsis RN, de Cabo R, Friedman RA, Torsitano C, McGraw TE, Puchowicz M, Kurland I, Karsenty G (14. Juni 2016a) Osteocalcin signaling in myofibers is necessary and sufficient for optimum adaptation to exercise. Cell

Metab 23(6):1078–1092. https://doi.org/10.1016/j.cmet.2016.05.004

Mera P, Laue K, Wei J, Berger JM, Karsenty G (16. Juli 2016b) Osteocalcin is necessary and sufficient to maintain muscle mass in older mice. Mol Metab 5(10):1042–1047. https://doi.org/10.1016/j.molmet.2016.07.002. eCollection 2016 Oct

Mera P, Ferron M, Mosialou I (1. Juni 2018) Regulation of energy metabolism by bone-derived hormones. Cold Spring Harb Perspect Med 8(6):a031666. https://doi.org/10.1101/cshperspect.a031666

Millar SA, Anderson SI, O'Sullivan SE (24. Juli 2019) Osteokines and the vasculature: a review of the *in vitro* effects of osteocalcin, fibroblast growth factor-23 and lipocalin-2. PeerJ 7:e7139. https://doi.org/10.7717/peerj.7139. eCollection 2019

Nelson K, Kouvelioti R, Theocharidis A, Falk B, Tiidus P, Klentrou P (21. Oktober 2020) Osteokines and bone markers at rest and following plyometric exercise in pre- and postmenopausal women. Biomed Res Int 2020:7917309. https://doi.org/10.1155/2020/7917309. eCollection 2020

Ono T, Hayashi M, Sasaki F, Nakashima T (7. Februar 2020) RANKL biology: bone metabolism, the immune system, and beyond. Inflamm Regen 40:2. https://doi.org/10.1186/s41232-019-0111-3. eCollection 2020

Onyia JE, Helvering LM, Gelbert L, Wei T, Huang S, Chen P, Dow ER, Maran A, Zhang M, Lotinun S, Lin X, Halladay DL, Miles RR, Kulkarni NH, Ambrose EM, Ma YL, Frolik CA, Sato M, Bryant HU, Turner RT (2005) Molecular profile of catabolic versus anabolic treatment regimens of parathyroid hormone (PTH) in rat bone: an analysis by DNA microarray. J Cell Biochem 95:403–418. https://doi.org/10.1002/jcb.20438

Oury F, Sumara G, Sumara O, Ferron M, Chang H, Smith CE, Hermo L, Suarez S, Roth BL, Ducy P, Karsenty G (4. März 2011) Endocrine regulation of male fertility by the skeleton. Cell 144(5):796–809. https://doi.org/10.1016/j.cell.2011.02.004. Epub 2011 Feb 17

Oury F (Juli 2012) A crosstalk between bone and gonads. Ann N Y Acad Sci 1260:1–7. https://doi.org/10.1111/j.1749-6632.2011.06360.x. Epub 2012 Jan 12

Oury F, Ferron M, Huizhen W, Confavreux C, Xu L, Lacombe J, Srinivas P, Chamouni A, Lugani F, Lejeune H, Kumar TR, Plotton I, Karsenty G (Juni 2013) Osteocalcin regulates murine and human fertility through a pancreas-bone-testis axis. J Clin Invest 123(6):2421–2433

Oury F, Khrimian L, Denny CA, Gardin A, Chamouni A, Goeden N, Huang YY, Lee H, Srinivas P, Gao XB, Suyama S, Langer T, Mann JJ, Horvath TL, Bonnin A, Karsenty G (26. September 2013) Maternal and offspring pools of osteocalcin influence brain development and functions. Cell 155(1):228–241. https://doi.org/10.1016/j.cell.2013.08.042

Pathak JL, Bakker AD, Luyten FP, Verschueren P, Lems WF, Klein-Nulend J, Bravenboer N (2016) Systemic inflammation a ects human osteocyte-specific protein and cytokine expression. Calcif Tissue Int 98:596–608

Pedersen BK (2007) IL-6 signalling in exercise and disease. Biochem Soc Trans 35(Pt5):1295–1297

Pedersen BK, Febbraio MA (2012) Muscles, exercise and obesity: skeletal muscle as a secretory organ. Nat Rev Endocrinol 3:457–465

Pedersen BK, Fischer CP (2007) Physiological role of muscle-derived interleukin-6 in response to exercise. Curr Opin Clin Nutr Metab Care 10:265–271

Pi M, Xu F, Ye R, Nishimoto SK, Kesterson RA, Williams RW, Lu L, Quarles LD (2020) Humanized GPRC6A(KGKY) is a gain-of-function polymorphism in mice. Sci Rep 10(1):11143

Qian Z, Li H, Yang H, Yang Q, Lu Z, Wang L, Chen Y, Li X (22. Oktober 2021) Osteocalcin attenuates oligodendrocyte differentiation and myelination via GPR37 signaling in the mouse brain. Sci Adv 7(43):eabi5811. https://doi.org/10.1126/sciadv.abi5811. Epub 2021 Oct 22

Riquelme MA, Cardenas ER, Xu H, Jiang JX (9. Februar 2020) The role of connexin channels in the response of mechanical loading and unloading of bone. Int J Mol Sci 21(3):1146. https://doi.org/10.3390/ijms21031146

Robling AG, Bonewald LF (Februar 2020) The osteocyte: new insights. Annu Rev Physiol 10(82):485–506. https://doi.org/10.1146/annurev-physiol-021119-034332

Sato C, Iso Y, Mizukami T, Otabe K, Sasai M, Kurata M, Sanbe T, Sekiya I, Miyazaki A, Suzuki H (2016) Fibroblast growth factor-23 induces cellular senescence in human mesenchymal stem cells from skeletal muscle. Biochem Biophys Res Commun 470:657–662. https://doi.org/10.1016/j.bbrc.2016.01.086

Silva BC, Bilezikian JP (2015) Parathyroid hormone: anabolic and catabolic actions on the skeleton. Curr Opin Pharmacol 22:41–50

Tacey A, Hayes A, Zulli A, Levinger I (Juli 2021) Osteocalcin and vascular function: is there a cross-talk? Mol Metab 49:101205. https://doi.org/10.1016/j.molmet.2021.101205. Epub 2021 Mar 6

Tyrovola JB, Odont XX (2015) The "Mechanostat theory" of frost and the OPG/RANKL/RANK system. J Cell Biochem 116(12):2724–2729

Vanderschueren D, Laurent M, Claessens F, Gielen E, Lagerquist M, Vandenput L, Börjesson AE, Ohlsson C (2014) Sex steroid actions in male bone. Endocr Rev 35:906–960

Wang JS, Mazur CM, Wein MN (10. März 2021) Sclerostin and osteocalcin: candidate bone-produced hormones. Front Endocrinol (Lausanne) 12:584147. https://doi.org/10.3389/fendo.2021.584147. eCollection 2021

Yadav VK, Berger JM, Singh P, Nagarajan P, Karsenty G (2022) Embryonic osteocalcin signaling determines lifelong adrenal steroidogenesis and homeostasis in the mouse. J Clin Invest 132(4):e153752

Yan Y, Wang L, Ge L, Pathak JL (Februar 2020) Osteocyte-mediated translation of mechanical stimuli to cellular signaling and its role in bone and non-bone-related clinical complications. Curr Osteoporos Rep 18(1):67–80. https://doi.org/10.1007/s11914-020-00564-9

Zhang W, Shen X, Wan C, Zhao Q, Zhang L, Zhou Q, Deng L (Juni 2012) Effects of insulin and insulin-like growth factor 1 on osteoblast proliferation and differentiation: differential signalling via Akt and ERK. Cell Biochem Funct 30(4):297–302. https://doi.org/10.1002/cbf.2801. Epub 2012 Jan 17

Zheng HF, Tobias JH, Duncan E, Evans DM, Eriksson J, Paternoster L, Yerges-Armstrong LM, Lehtimäki T, Bergström U, Kähönen M, Leo PJ, Raitakari O, Laaksonen M, Nicholson GC, Viikari J, Ladouceur M, Lyytikäinen LP, Medina-Gomez C, Rivadeneira F, Prince RL, Sievanen H, Leslie WD, Mellström D, Eisman JA, Movérare-Skrtic S, Goltzman D, Hanley DA, Jones G, St Pourcain B, Xiao Y, Timpson NJ, Smith GD, Reid IR, Ring SM, Sambrook PN, Karlsson M, Dennison EM, Kemp JP, Danoy P, Sayers A, Wilson SG, Nethander M, McCloskey E, Vandenput L, Eastell R, Liu J, Spector T, Mitchell BD, Streeten EA, Brommage R, Pettersson-Kymmer U, Brown MA, Ohlsson C, Richards JB, Lorentzon M (Juli 2012) WNT16 influences bone mineral density, cortical bone thickness, bone strength, and osteoporotic fracture risk. PLoS Genet 8(7):e1002745. https://doi.org/10.1371/journal.pgen.1002745. Epub 2012 Jul 5

10 Gewebe vermitteln mit genetischen Informationen ihren Funktionszustand

▶ **Trailer**

Führend die Muskelfasern generieren die Gewebe mittels genetischer Informationen in extrazellulären Vesikeln eine systemische Abstimmung. Der Organismus reagiert „als Ganzes" mit den Vorteilen des Trainings oder den Nachteilen der chronischen Inaktivität und es erfolgt auch der systemische Übergang von der Dekonditionierung in Krankheitsprozesse. Die Spiegel und die RNA-Inhalte der Vesikel korrelieren mit dem Belastungsmodus und dem Fitnesszustand, was die spezifischen Trainingswirkungen erklärt. Das **Muskelgewebe** ist im Sinn des **peripheren signalstoff-basierten Zentrums** die Basis für die systemischen gesundheitsrelevanten als auch die pathologischen Entwicklungen.

Training verändert die Spiegel und Inhalte der muskulären Vesikel einschließlich gegen Tumoren. Die Gewebe prägen sich gegenseitig physiologisch oder pathophysiologisch. Systemisch werden Stoffwechsel- und entzündliche immunologische Prozesse, die u. a. zur Chronifizierung von Schmerzen führen, die Remodulierung und Regeneration geregelt.

10.1 Extrazelluläre Vesikel – genetischer Informationsaustausch

Die Muskelfasern produzieren nicht nur **Myokine** (Goldstein 1961; Hartwig et al. 2014; Pedersen et al. 2001, 2003; Pedersen 2011a, 2011b, 2013; Pedersen und Fischer 2007 Kap. 8) zwecks auto- und parakrin vermittelter Adaptationen der kontraktilen Strukturen, derjenigen des Stoffwechsels und der Mikrozirkulation im eigenen Gewebe und für endokrin stimulierte Abstimmungen mit defacto allen an den Beanspruchungen beteiligten Geweben und Organen. Die Muskelfasern wie auch fast alle weiteren Gewebe nutzen einen weiteren Weg des Informationsaustausches. Sie bilden **für den interzellulären und systemischen Informationsaustausch extrazelluläre Vesikel, die in allen Körperflüssigkeiten nachweisbar sind.** Mit den „Exerkinen" in den extrazellulären Vesikeln werden die cross talks der Myokine (Abschn. 8.2.1–8.2.6), der Osteokine (Abschn. 9.1) aber auch der Signalsubstanzen der weiteren Gewebe wesentlich erweitert und mit den genetischen Informationen werden die Phänotypen der Zellen bzw. Gewebe abgestimmt.

W. Laube, *Bewegungsmangel,* https://doi.org/10.1007/978-3-662-67753-7_10

Die im Blut analysierbaren extrazellulären Vesikel (exfoliated vesicles) sind aber nicht ausschließlich oder vorrangig muskulären Ursprungs. Die Analyse der zellulären Herkunft der Vesikel und von Subtypen (Brahmer et al. 2019) bei gesunden männlichen Sportlern nach einer Fahrradbelastung bis zur Erschöpfung ergab die höchsten Spiegel aller Subtypen zum Zeitpunkt der Ausbelastung. Anhand der Oberflächenmarker stammen sie auch von CD4- und CD8-Lymphozyten, CD14-Monozyten, CD41-, CD42- und CD62P-Thrombozyten und CD105- und CD146-Endothelzellen als auch von antigenpräsentierenden MHC-II-Zellen, also von einem Pool von Zellen, die systemische Wirkungen vertreten.

▶ **Wichtig** Physische Belastungen beanspruchen zwar akzentuiert und spezifisch aber grundsätzlich immer alle Gewebe und Organsystem, sodass auch alle Gewebearten untereinander in den kommunikativen Austausch für die Homöostase und für die Adaptationen treten.

Die basalen Profile der Vesikel und die nach Belastungen sind bei Menschen über 65 Jahre abhängig vom Konditionierungszustand, sodass sie sich zwischen trainierten (68,2 ± 1,6 Jahre) und inaktiven (70,4 ± 1,4 Jahre) Personengruppen unterscheiden. Ein Hauptziel der miRNA's sind Komponenten des IGF-1-Signalkaskade für anabole Konsequenzen des kontraktilen Systems und des antidiabetischen Glucosestoffwechsels (Nair et al. 2020). Dieser Befund kann sicher auch auf Konditionierte und Dekonditionierte jeder Altersklasse übertragen werden. So modifiziert im Tierexperiment (Mäuse) hoch intensives Intervalltraining das miRNA-Profil der Vesikel. Werden sie isoliert und inaktiven Tieren verabreicht, lösen die miRNA's dort Stoffwechselveränderungen aus, die denen des Trainings entsprechen. Die Glucosetoleranz und die Insulinsensitivität werden verbessert und die Triglyceridspiegel fallen (Castaño et al. 2020). Training modifiziert spezifisch den genetischen Informationsgehalt der Vesikel zur Regulation des metabolischen Profils des gesamten Organismus.

▶ **Wichtig** Die Gewebe unterhalten ein hoch komplexes systemisches Signalnetzwerk für die gegenseitige Information und zur aufeinander abgestimmten generalisierten Reaktion auf sowohl physische Aktivitäten oder Inaktivitäten aber auch zur generalisierten Antwort auf Krankheitsprozesse. Auf dieser Grundlage generiert der Organismus „als Ganzes" die Vorteile des Trainings, die Nachteile der chronischen Inaktivität und den systemischen Übergang der Dekonditionierung in Krankheitsprozesse und deren ständige Fortentwicklung und Unterhaltung, wenn die zwingend erforderlichen therapeutischen körperlichen Aktivitäten ausbleiben. Das besagt aber auch, dass sich die Kommunikationsprofile von Trainierten, Untrainierten und Patienten der verschiedenen Entitäten unterscheiden werden, indem die gesundheitlich vorteilhaften oder nachteiligen Funktionszustände gegenseitig vermittelt werden.

Mit den muskulären extrazellulären Vesikeln wird das endokrine Kommunikationssystem über die Myokine um den Austausch und Transfer genetischer Informationen mit epigenetischen Konsequenzen und der Stimulation oder auch Hemmung von Geneexpressionen in größerem Umfang zugunsten der systemischen Regulation der Homöostase des Organismus wesentlich erweitert. Die Vesikel sind ein wichtiges Element der wechselseitigen Gewebekommunikation.

▶ **Wichtig** Extrazelluläre Vesikel sind systemrelevante Funktionselemente des Immunsystems, der Protektion und Rekrutierung von Zellen, des Gewebeservice, der Regeneration und der Reparatur, der biologischen Stressbewältigung, der Proliferation und Differenzierung von Zellen, der Angiogenese, des Alterungsprozesses aber auch von pathologischen Veränderungen und deren systemische Vermittlung.

Das Vorhandensein von extrazellulären Vesikeln und deren Funktionen sind seit den frühen 80-iger Jahren Gegenstand wissenschaftlicher Untersuchungen. Eine der frühen Arbeiten beschäftigte sich u. a. mit den Interaktionen zwischen den Vesikel im Prostatasekretom und der Motilität der Spermien (Stegmayr und Ronquist 1982; Trams et al. 1981). Es gibt mindestens 3 Varianten der membrangebundenen extrazellulären Vesikel,

- die Exosomen (Nanovesikel),
- die Mikrovesikel und
- die apoptotischen Körper.

Die Inhalte, deren Modulation durch intra- und extrazelluläre Störungen, die Biogenese und die Sekretion können inzwischen beschrieben werden aber sie sind bisher noch nicht vollständig aufgeklärt, was auch für die Aufnahme der Vesikel durch die Zielzellen zutrifft (Iraci et al. 2016; Liu et al. 2022; Rome et al. 2019; Wang et al. 2022). Offensichtlich interagieren zirkulierende Myokine (Irisin; z. B. freies Irisin – Vesikel/Integrin Komplex) mit den Vesikeln beim Prozess der Aufnahme der Vesikel in Zielzellen (Darkwah et al. 2021) um die Zielzelle entweder pathophysiologisch oder physiologisch zu beeinflussen.

Der endoplasmatische Sortierungskomplex (ESCRT; Christ et al. 2017; Vietri et al. 2020) ist für den Molekültransport verantwortlich und generiert den absolut größten Teil der Vesikel. Komponenten davon sind eng mit dem Glucose- und Fettstoffwechsel verknüpft, sodass er bei der Befüllung der Vesikel die physiologischen oder pathophysiologischen Zustandsmerkmale dieser Stoffwechselwege für die epigenetische Weitergabe an andere Gewebe und Organe berücksichtigen und einbauen wird. Die Aufnahme der Vesikel in die Zielzellen erfolgt wahrscheinlich vorrangig über die rezeptor-vermittelte Endozytose (Gonda et al. 2019; Joshi et al. 2020; Verweij et al. 2019).

Die extrazellulären Vesikel sind variabel mit membrangebundenen Proteinen, Signalstoffen (Myokine), Lipiden, Stoffwechselprodukten aber auch mit RNA's (mRNA, rRNA, yRNA, vault RNA, tRNA, scaRNA, snoRNA, snRNA, piRNA, circRNA, mt [mitochondrale DNA] DNA, miRNA und lnc [long non-coding] RNA für epigenetische Regulationen) zur Regulation von Genexpressionen und mit DNA (Tumorzellen [Glioblastom, Colon, Magen], Prostatasekretom, Samenflüssigkeit) gefüllt (Iraci et al. 2016; Kalluri und LeBleu 2016; Li et al. 2014; van Balkom et al. 2015; Wang et al. 2022). Mit ihnen tauschen die Muskelfasern offensichtlich als Hauptquelle aber auch die anderen Gewebe untereinander u. a. genetische Informationen über ihren aktuellen Phänotyp und damit Funktionszustand aus (Choi et al. 2013; Fuller et al. 2020; Guescini et al. 2010; Mathivanan et al. 2012; Safdar and Tarnopolsky 2018).

> **Wichtig** Die Muskelfasern bilden Vesikel mit denen sie Schlüsselinformationen über ihre strukturellen und funktionellen Eigenschaften austauschen und damit zugleich den angepassten adaptiven Bedarf sowohl der andere Zellen im Zellverband und an muskelferne Gewebe weitergeben.

Die regulatorischen Mechanismen der Auswahl und Zusammenstellung des Inhalts der Vesikel und vor allem wie der strukturelle und funktionelle Zustand der Ursprungsfasern (bzw. der Zellen auch anderer Gewebe) das spezifische Repertoire der Inhaltsstoffe für die Modellierung der Signalwege in den Zielzellen bestimmt, ist noch umfänglich aufzuklären (Anand et al. 2019). Der biologische Vorteil der Vesikel ist, dass sie aufgrund der umschließenden Membran zuverlässige und relativ resistente Transporter sind, wodurch die mit ihnen übermittelten Substanzen mit einer hohen Bioverfügbarkeit zur Verfügung gestellt werden. Zusätzlich enthalten die Membranen Proteine (transmembrane 4 superfamily; z. B. CD63 und weitere), die Signaltransduktionen für die Regulation der Zellentwicklung und -aktivierungen, des Wachstums und der Mobilität vermitteln.

Die miRNA's, von denen es ca. 2500 gibt (Kozomara und Griffiths-Jones 2014), sind nichtcodierende RNA's mit einer herausragenden Rolle für die Regulierung von Genexpressionen

(Bartel 2004). Sie modulieren mehr als 30 % der Gene, die für vielfältige zelluläre Funktionen wie der Differenzierung, der Proliferation, des Wachstums, der Migration und der Apoptose verantwortlich sind. Die miRNA's veranlassen bzw. modifizieren die Genexpressionen für die Regulation dieser sehr umfänglichen intrazellulären Reaktionen. Die miRNA's sind funktionell pleiotrop. Sie können jeweils mehrere Wirkungen hervorrufen, indem sie eine Anzahl von Zielgenen haben (Bartel 2004). Die mRNA-Translationen werden unterdrückt und/oder der mRNA-Abbau stimuliert (van Rooij und Olson 2007). Die Muskelfasern bilden eine ganze Reihe spezifischer miRNA's, die myomiRNA's.

Die Vesikel spielen eine wesentliche Rolle bei den sehr komplexen Kommunikationen im Rahmen der Entwicklung, den Adaptationen und der Reparatur des Muskelgewebes. Mit ihren Vesikeln kommunizieren die Myoblasten (Guescini et al. 2010) als die wesentlichen Elemente der Entwicklung und Reparatur von Muskelfasern auch untereinander (Forterre et al. 2014). Proliferierende Myoblasten und sich differenzierende Myotuben füllen in Abhängigkeit vom Entwicklungsstadium ihre Vesikel mit Proteinen und koordinieren die Myogenese. So reduzieren die von den Myotuben sezernierten Vesikel die Proliferation ihrer Vorläufer, der Myoblasten, und fördern gleichfalls die Differenzierung (Forterre et al. 2014). Die Entwicklungs- und Reparaturprozesse werden neben den genetischen Informationen auch durch Wachstumsfaktoren (hepatecyte growth factor [HGF], platelet-derived growth factor-AA [PDGF-AA], IGF-1, TGF-ß3, VEGF, FGF2; Choi et al. 2016; DO et al. 2012; Hoier et al. 2013) in den Vesikeln unterstützt. Der VEGF wird beim Training gesunder Personen primär vermehrt in Vesikeln an zwei Lokalisationen angehäuft. Erstens in den Muskelfasern unter dem Sarkolemm und zwischen den kontraktilen Elementen und zweitens in den Perizyten auf den Kapillaren. Training steigert akut die Dichte der intrafusalen subsarkolemmalen VEGF-Vesikel um ca. 50 % und diese geben den Wachstumsfaktor in die interstitielle Flüssigkeit ab, sodass der Spiegel bis zum fünf-fachen ansteigt. Die Muskulatur stimuliert demnach bereits während der Beanspruchung das Kapillarwachstum (Hoier et al. 2013). Mit zeitlich koordinierten Spiegeln der Wachstumsfaktoren wird nach Verletzungen die Regeneration der Muskelfasern einschließlich der Wiederherstellung der Innervation (Moto-Neuritogenese) geregelt (DO et al. 2012). Die Exosomen in der Entwicklungsphase der Differenzierung der Myotuben enthalten eine Reihe von Wachstumsfaktoren für die Differenzierung der Stammzellen, die Muskelregeneration und sie wirken antifibrotisch (Choi et al. 2016).

▶ **Wichtig** Mit extrazellulären Vesikeln erfolgt eine „sichere" und mit einer guten Bioverfügbarkeit versehene Kommunikation im Muskelgewebe sowie mit den weiteren direkt verbundenen Geweben für eine physiologische Entwicklung, die Erhaltung, die Regeneration, die Reparatur und die Adaptationen und das iimmer unter der Voraussetzung ausreichender Muskelaktivitäten.

Obwohl bisher nur wenige Ergebnisse von physischen Belastungen vorliegen, die Muskelfasern geben extrazelluläre Vesikel infolge kontraktiler Aktivität ab und eine große Anzahl bekannter Myokine bzw. Exerkine sind darin zu finden (Safdar und Tarnopolsky 2018) und sie sind an der Organisation der vorteilhaften systemischen Trainingswirkungen wesentlich beteiligt.

10.2 Profile der genetischen Informationen funktionsabhängig

Die Inhalte und die Zusammensetzung der Subtanzen in den Vesikeln werden durch den Beanspruchungsmodus bestimmt (Trovato et al. 2019) und sie erweitern erheblich die Signalstoffbasis der cross talks zwischen den Geweben für die systemischen Auswirkungen. Entsprechend werden auch MyomiRNA's von den Muskelfasern in Abhängigkeit vom Beanspruchungsmuster der Ausdauer oder Kraft exprimiert (Aoi et al. 2013; Banzet et al. 2013;

Sawada et al. 2013; Uhlemann et al. 2014). Entsprechend sind ihre Profile die Grundlage der beanspruchungsspezifischen Anpassungsreaktionen. Die Belastungsart, die Dauer und die Intensität regulieren die miRNA-Spiegel und Expressionen (Altana et al. 2015), um die erforderlichen adäquaten genetischen Informationen für die funktionsspezifischen Strukturanpassungen abzurufen und diese auch mit weiteren Geweben abzustimmen. Die Dynamik der miRNA-Inhalte der Vesikel im Muskelgewebe und im Blutplasma in Abhängigkeit von unterschiedlichen Belastungsmodi verantwortet somit u. a. die differenten Adaptationen der Muskeln und der weiteren Gewebe z. B. infolge des Trainings des Bergauf- bzw. Bergablaufens (Yin et al. 2019). Dieser Befund kann offensichtlich auf alle konkreten Beanspruchungsmuster übertragen werden. Er erklärt die hoch spezifischen Wirkungen und die Tatsache, dass **jede Adaptation funktionsspezifisch** ist. Die muskelspezifischen genetischen Informationen werden zusätzlich zum Beanspruchungsmodus auch in Abhängigkeit von der prägenden Muskelfaserzusammensetzung eines Muskels freigesetzt und verfeinern damit noch

- die Differenzierungen der Adaptationen der Muskelfasern,
- die parallel gehenden der extrazellulären Matrix

aber sicher auch über c-myomiRNA's (RNA's in den zirkulierenden Vesikeln)

- die hoch spezifischen Abstimmungen mit den weiteren Geweben und Organen.

Die Satellitenzellpopulation, aktiviert durch beanspruchungsbedingte Traumata und die Beanspruchungen des Hypertrophietrainings ist die Quelle der myogenen Vorläuferzellen in der extrazellulären Matrix. Die im interstitiellen Raum befindlichen fibrogenen Zellen produzieren für die Matrix das Kollagen und sie beeinflussen gleichfalls die Reparatur der Muskelfasern, die Prozesse der Hypertrophie aber auch des Alterns. Die Muskelhypertrophie erfordert ein abgestimmtes Remodulieren der Matrix. Daran beteiligen sich die muskulären Vorläuferzellen, indem sie mit mittels extrazellulärer Vesikel (u. a. miRNA-206) mit den fibrogenen Zellen interagieren. Die miRNA-206 dämpft die Kollagensynthese und verhindert eine überproportionale Kollagenproduktion und somit eine Fibrose infolge des Krafttrainings. Die Muskelstamm- und Vorläuferzellen regulieren somit auch aktiv die physiologische Anpassung der Matrix des Muskelgewebes (Fry et al. 2017).

> **Wichtig** Der trainierende Muskel vermittelt die beanspruchungsspezifischen Stoffwechselprozesse der Adaptationen sich selbst und den Geweben, die von ihm abhängig beansprucht werden.

Infolge aerober Belastungen sind extrazelluläre Versikel mit wenigen miRNA's auch im Schweiß und mit der gesamten belastungsspezifischen Palette der miRNA's im Blut nachweisbar (Karvinen et al. 2020). Das Auftreten der Vesikel im Schweiß ist dabei eindeutig ein Ergebnis der physischen Belastung und nicht der gesteigerten Körpertemperatur wie z. B. durch einen Saunabesuch. Die Spiegel einiger miRNA's in den Vesikeln (miRNA-21, -26) des Schweißes variieren mit den Belastungsintensitäten.

> **Wichtig** Sicher ist, die extrazellulären Vesikel sind wesentliche Elemente der Zell-Zell- bzw. Muskelfaser-Zell-Kommunikationen (Vechetti et al.2021, denn sie bewirken abgestimmte Veränderungen in den Empfängerzellen (Darragh et al. 2021; Lee et al. 2018).

Die Kommunikation mittels Myokinen und extrazellulären Vesikeln sorgt für die systemischen Wirkungen der muskulären Aktivitäten aber eben auch der physischen Inaktivität. Die Muskulatur ist immer das „Ausgangsgewebe". Die kontraktil generierten oder die ungenügenden Beanspruchungen der weiteren Gewebe veranlassen diese daraufhin auch zu wechselseitigen Abstimmungen der Strukturen und Funktionen. Da die Zusammensetzung der Substanzen in den Vesikeln durch die

Beanspruchung des Muskelgewebes bestimmt wird (Trovator et al. 2019), gilt es unbedingt entsprechend hervorzuheben, dass

- ein „positives" Profil der Signalsubstanzen und der genetischen Informationen von einer systematisch aktivierten Muskulatur systemisch gesundheitsrelevante adaptive Konsequenzen vermittelt aber
- chronische Inaktivität ein „negatives" Profil bewirkt mit dem die de-adaptiven bis maladaptiven Auswirkungen im gesamten System des Organismus angeregt und realisiert werden (Darragh et al. 2021) aber eben auch Tumorzelle Vesikel freisetzen, die die Metastasierung vorbereiten und fördern.

Sowohl einzelne akute Belastungen als auch längerfristiges Training verändert die Spiegel der muskulären extrazellulären Vesikel und deren Inhalt (Bertholdi et al. 2018; Nielsen et al. 2019; Oliveira et al. 2018; Rigamonti et al. 2020; Withham et al. 2018). So finden Rigamonti et al. (2020) eine 2,7-fache Erhöhung der extrazellulären Vesikel im Serum nach einer einzelnen erschöpfenden Belastung und Whitham et al. (2018) einen Anstieg unmittelbar nach einer erschöpfenden Belastung mit Veränderungen der Konzentration von 322 Proteinen. Nielsen et al. (2019) haben eine 52 %-ige bzw. 55 %-ige Erhöhung der muskulären CD36 positiven extrazellulären Vesikel nach einer einzelnen 60-minütigen Belastung mit 70 % VO_2max. bei gesunden als auch bei Patienten mit Diabetes Typ II gemessen. Die belastungsbedingten muskulären extrazellulären Vesikel spielen gleichfalls eine suppressive Rolle bei der Beeinflussung der Biologie einiger Tumoren (Darkwah et al. 2021; Zhang et al. 2021). Präklinische Studien zeigen einen direkten Effekt der Myokine, die u. a. in den Vesikeln transportiert werden, auf die reduzierte Progression (Kim et al. 2021, 2022). Sie sind an der Präkonditionierung von Gewebenischen gegen die Metastasierung beteiligt und wirken so gegen die von Tumoren sezernierten Vesikel zugunsten der Metastasierung.

> **Wichtig** Die Muskelaktivitäten sind die bestimmende Voraussetzung für die Beanspruchung und somit die Adaptationen der davon abhängigen Logistiksysteme und der Bindegewebestrukturen einschließlich der Signalstoffproduktionen in diesen Geweben. Das Immunsystem und die anabolen Systeme werden angeregt. Die Muskulatur als das vom Gehirn primär in Funktion gesetzte signalstoff-basierte Zentrum (Laube 2022a) adaptiert aufgrund der auto- und parakrinen Myokine und stimmt gleichzeitig endokrin und zusätzlich erweitert durch einen genetischen Informationsaustausch die „eigenen" Adaptationen mit allen weiteren an den Beanspruchungen beteiligten Geweben und Organen ab. Diese Abstimmung erfolgt bei Aktivität adaptiv und bei Inaktivität de-adaptiv bis maladaptiv. Tumoren metastasieren mithilfe der extrazellulären Vesikel.

Das Muskelgewebe ist ganz im Sinn des peripheren signalstoff-basierten Zentrums

- sowohl die Basis für die systemischen gesundheitsrelevanten Wirkungen einer ausreichenden physischen Aktivität
- als auch die Basis systemischer pathologischer Entwicklungen des Stoffwechsels und der Struktur bei chronischer Inaktivität.

Der Phänotyp des trainierten oder des dekonditionierten bis maladaptierten Ausgangsgewebes Muskulatur wird den anderen Geweben nicht nur mitgeteilt, sondern er wird auch auf die anderen Gewebe mittels der genetischen Informationen übertragen. Letztendlich prägen sich die Gewebe gegenseitig anhand ihrer physiologischen oder pathophysiologischen Funktionszustände (O'Brain et al. 2020).

> **Wichtig** Die Muskulatur des Aktiven (siehe Empfehlungen der WHO) hat nicht nur eine gute aerobe Ausstattung und ist kräftig genug, sondern ihre physiologischen

Eigenschaften überträgt sie zugleich mit den jeweils gewebespezifischen Konsequenzen auf alle anderen Gewebe und Organe und im Gegenteil beeinflussen ein inaktivitätsbedingter diabetischer muskulärer Stoffwechsel und die inaktivitätsbedingte Dynapenie und Sarkopenie die Gewebe- und Funktionseigenschaften des gesamten Organismus. **Der Muskelstatus ist für den Kliniker die wichtigste Informationsquelle!**

Die Muskulatur bildet, stimuliert durch einzelne aerobe Belastungen als auch eines aeroben Trainingszeitraumes (Baggish et al. 2011; Sabaratnam et al. 2022; Safdar und Tarnopolsky 2018), extrazelluläre Vesikel mit miRNA. Hervorzuheben ist, dass die Spiegel der extrazellulären Vesikel mit miRNA's nach einer moderaten bis intensiven Laufbelastung mit 80 % der $VO_{2max.}$ über 40 min mit dem Fitnesszustand korrelieren (Guescini et al. 2015). Dieser Befund spricht erneut dafür und bestätigt, aerobes Training ist **„Training der Trainierbarkeit, der systemischen Anpassungen, der Protektion gegen Gewebeabbau, der Prävention gegen eine nozizeptive Peripherie und der Erholungsfähigkeit"**, weil

1. mit dem Trainingszustand die Kapazitäten der gegenteiligen gesundheitsrelevanten systemischen Beeinflussungen der Gewebe parallel gehen und damit gleichlaufend
2. die aeroben Kapazitäten über die angepasste Mikrozirkulation die Peripherie und das interstitielle Milieu anti-nozizeptiv strukturieren,
3. die aeroben Kapazitäten eine gute Erholungsfähigkeit sichern,
4. die aeroben Kapazitäten die energetischen Voraussetzungen für die strukturelle und funktionelle Erhaltung und den Ausbau der Gewebe schaffen (Antisarkopenie, Muskelhypertrophie) und
5. die anabolen Kapazitäten aufgebaut bzw. erhalten werden.

▶ **Wichtig** Die aerobe Kapazität ist wiederum der prägnante, höchst relevante und aussagefähige Faktor des Funktions- und Gesundheitszustandes des gesamten Organismus!

10.3 Vesikelstrukturen und Informationen für systemische Reaktionen, Adaptationen oder Deadaptationen

Jedes Gewebe kommuniziert mit Vesikeln und entsprechend mit Informationen zur gegenseitigen epigenetischen Prägung der strukturellen und funktionellen Eigenschaften. Entsprechend umfänglich liegen Ergebnisse der physiologischen und pathophysiologischen Abstimmung vor, die hier nur beispielhaft angerissen werden können.

Nach Ausdauer- und Kraftbelastungen steigen im Blut die Spiegel der muskulären Transkriptoren (Clathrin und Alix) für die Biogenese und die Freisetzung von Vesikeln und Regulatoren der miRNA-Wirkungen im Muskel (Dicer-, Exportin-mRNA; Garner et al. 2020) an. Die Anzahl der Vesikel nach einer langdauernden Belastung auf dem Fahrrad Gesunder ist direkt danach deutlich erhöht und der Plasmaspiegel ist nach 4 h zum basalen zurückgekehrt. Die Proteomanalyse belegt die Abgabe von über 300 Proteinen, mit denen, unterteilbar in mehrere Klassen, auch die Vesikel gefüllt sind und das Hauptziel die Leber haben (Whitham et al. 2018).

Zum „Orchester" der Vermittlung der strukturellen und funktionellen Vorteile des Trainings gehören die Myokine mit ihren lokalen Wirkungen und den cross talks (Kap. 8) und die Inhaltssubtanzen der extrazellulären Vesikel. Die Wirkungsmodi der Myokine werden mit den RNA's der Vesikel durch die Regulation und Modifikation der Genexpressionen wesentlich ausgebaut. Entsprechend sind die Inhaltssubstanzen der Vesikel wichtig für

- die aerobe Kapazität und deren Adaptationen oder Deadaptionen und somit folgerichtig für die systemische Glucosehomöostase und die Funktionen der Mitochondrien,
- die kontraktile Kapazität in der funktionellen Einheit mit dem Knochengewebe,
- die Funktionen des Gehirns und

wie auch die Myokine für

- die Regulation von systemischen Entzündungsprozessen.

Sie spielen bei der akuten Anpassung und Stabilisierung der Homöostase und den systemischen Auswirkungen des Trainings- aber auch der physischen Inaktivität eine wesentliche Rolle.

▶ **Wichtig** Es darf angenommen werden, dass die extrazellulären Vesikel aufgrund der epigenetischen Genregulationen vorrangig die systemischen Funktionen und Eigenschaften verantworten. Die Genregulationen bestimmen die adaptiven oder die deadaptiven und auch maladaptiven Reaktionen und Funktion aller Gewebe. **Der Gesunde sichert die Gesundheit, der Kranke unterstützt seine Krankheit.**

Die pluripotenten **mesenchymalen Stammzellen** (Gewebestammzellen, Mesoderm, Ursprünge: vorrangig Knochenmark und Fettgewebe, auch Bindegewebe, Muskulatur, Blut, u. a.; potenziell vergleichbar den perivaskulären Zellen [Perizyten]; Differenzierung in Abhängigkeit vom umgebenden Mikromilieu zu: Satellitenzellen, Kardiomyozyten, Chondroblasten, Osteoblasten, Fibroblasten, Endothel, Epithel, Zellen der neuronalen Umgebung) verantworten

- in der frühen Lebensspanne das Wachstum und
- später in sehr vielen Gewebe generell die Selbsterneuerung, die Regenerationsfähigkeit, die Reparatur und die Wundheilung infolge von Schädigungen durch Erkrankungen oder nach Verletzungen.

Im Rahmen dieser Prozesse wirken sie immunmodulatorisch, anti-oxidativ, gegen die Apoptose und zugunsten der Vaskularisation (Ortiz et al. 2022; Zhao et al. 2019). Sie lösen in den Geweben parakrine Effekte aus und sind systemisch wirksam (Cheng et al. 2021; Harrell et al. 2021; Krawczenko et al. 2022). In parakriner Art und Weise modulieren sie den Phänotyp und damit die Funktionen der Immunzellen, die an der Geweberegeneration oder Reparatur beteiligt sind und sie sorgen über ihre angiogenen Faktoren für die Vaskularisation und unterstützten damit die reparativen Gewebereaktionen (Harrell et al. 2021; Krawczenko und Klimczak 2022). miRNA's ihrer extrazellulären Vesikel aktivieren post-transkriptional Zielgene und Wachstumsfaktoren stimulieren die Regeneration oder Reparatur. Über ihre extrazellulären Vesikel sind sie ausgeprägt immunmodulatorisch aktiv (Zhang et al. 2014). Sie induzieren anti-inflammatorische (IL-10) und immunsuppressive (TGFβ1) und mindern proinflammatorische (IL-1B, TNF-α, IL-12β-P40 [Synonym: natural killer cell stimulatory factor 2]; Untereinheit von IL12 und IL-23) Zytokine. Sie stimulieren anti-inflammatorische Makrophagen, die regulatorischen T-Zellen (T_{regs}: Untereinheit der CD4+-T-Zellen, 5–10 % aller CD4-Zellen) und dendritische Zellen für die hoch spezialisierte Immunabwehr. Die T_{regs} dienen gleichfalls der Herstellung und Aufrechterhaltung der Immuntoleranz. Die Stammzellen haben einen regulatorischen Einfluss gegen eine überproportionale Zytokinproduktion und Freisetzung bei Virusinfektionen und zugleich fördern ihre Exosomen die Regenerationsprozesse der erkrankten Gewebe (Cheng et al. 2021). So unterstützen mesenchymale Stammzellen lt. 13 in vivo Studien Ortiz et al. 2022) im Nervensystem die Erholung der motorischen Funktionen durch die axonale Regeneration, die Remyelinisierung und auch die Steigerung der Dicke der Myelinscheide und den Anstieg der myelinisierten Axone.

Das **Immunsystem** arbeitet ausgedehnt mit Kommunikationen über Vesikel. Membranproteine von Vesikeln der B-Lymphozyten verbreiten Antigene und regen T-Zellen (Gruppe der Lymphozyten ausdifferenziert im Thymus, erkennen Antigene einer präsentierenden Zelle [APC-Zellen], zur Bindung an die APC-Zelle hat die T-Zelle den CD4- oder CD8-Komplex [CD: cluster of differentation, T-Helferzellen]) an und sie interagieren mit (follikulären) dendritischen Zellen (DC's, Zellen des Immunsystems aus Monozyten oder aus Vorläufern von B- und T-Zellen stammend), die körperfremde Antigene fixieren womit diese wieder mit B-Lymphozyten (produzieren Antikörper) aber auch T-Lymphozyten (erkennen präsentierte körperfremde Strukturen) zusammenarbeiten. Verschiedene vom Reifungsgrad der dendritischen Zellen abhängige miRNA's sind an der Differenzierung, der Zytokinsynthese sowie dem Signalweg des TGF-β beteiligt. Des Weiteren werden über miRNA's das Zusammenwirken der Immunzellen und damit die Immunantworten geregelt, wie ein Infektionsschutz gegen Viren, Entzündungsreaktionen, immunsuppressive Antworten z. B. zwecks erforderlicher Gewebetoleranzen und u. a. somit der Verhinderung von Sensibilisierungen gegen Allergene (vgl. De Jong et al. 2014; Iraci et al. 2016).

Im **Gehirn** gehören die **Mikroglia** zum mononukleären phagozytären System und sie sind als „ortsständige Makrophagen" die Immuneffektorzellen. Entsprechend werden unmittelbare immunologische Reaktionen und die Gewebereparatur verantwortet. Sie sezernieren extrazelluläre Vesikel mit Inhalten, die denen der B-Lymphozyten und der dendritischen Zellen einschließlich des Antigen-(MHC)-Komplexes (Potolicchio et al. 2005) gleichen. Des Weiteren stimulieren die Inhaltssubstanzen der Vesikel der Mikroglia die synaptischen Aktivitäten (Antonucci et al. 2012). **Oligodendrozyten** sezernieren in Abhängigkeit vom Ca++-Spiegel im Zytosol Vesikel mit Proteinen (myelin proteolipid protein [PLP], myelin basic protein [MBP] and myelin oligodendrocyte glycoprotein [MOG]; Krämer-Albers et al. 2007) für die Myelinscheiden, die Trophik der Axone und gegen den Zellstress. Diese Zellen generieren über ihre Vesikel auch eine selbsthemmende Wirkung, indem sie die Reifung zu postmitotischen Zellen unterbinden. Die Neuronen modulieren mit dem Neurotransmitter Glutamat, der im Zusammenhang mit der elektrischen Aktivität der Axone gebildet wird, diese Selbsthemmung und kontrollieren somit dessen terminale Differenzierung und darüber die Trophik und Struktur der Axone. Die Oligodendrozyten im Verbund mit den Neuronen koordinieren gemeinsam die Membranen der Myelinscheiden (Bakhti et al. 2011). **Glia-Neuronen-Interaktionen** werden durch Synapsin I in den Vesikeln der Astrozyten (Gruppe der Gliazellen, strukturieren die Neuronennetzwerke, an Blut-Hirn-Schranke und Austausch von Substraten beteiligt, Isolation von Synapsen, u. a. Funktionen) vermittelt. Das Synapsin I schützt bei hohen neuronalen Aktivitäten kortikale Neurone vor den existenziellen Folgen des oxidativen Stresses und es fördert das Wachstum der Neurite der Neurone des Hippocampus (Wang et al. 2011). Die Gefäßversorgung des **Kortex** kann durch VEGF und FGF-2 in den Vesikeln der Kortexneurone abgesichert bzw. auch verbessert werden. Beide Wachstumsfaktoren sind bekannte angiogene Faktoren und können eine Rolle in der Kommunikation mit Endothelzellen zwecks Anregung der Angiogenese spielen (Schiera et al. 2007). Dieser Befund passt sehr gut dazu, dass Ausdauertraining spezifisch im motorischen Kortex die Angiogenese induziert (Swain et al. 2003), was über die beanspruchungsbedingte Bildung der angiogenen Wachstumsfaktoren erfolgen kann und im Zusammenspiel mit der stimulierten BDNF-Produktion die Protektion der Neurone aber auch deren Differenzierung ermöglicht und forciert. Aktive Neurone modulieren somit selbstorganisiert ihre Funktionsfähigkeit und gleichzeitig die der wichtigen Zellpopulationen in der direkten Umgebung.

Über die extrazellulären Vesikel aller Zellen des **ZNS** werden einmal, wie bei allen anderen Geweben auch, untereinander Informationen für die Sicherung der neuronalen Homöostase und die Zellprotektion ausgetauscht und sie stehen im Dienst des Gesundheitszustandes. Zum anderen gehen pathologische cerebrale Entwicklungen mit einem veränderten Bestücken der Vesikel einher. Es werden Fehlformen von Proteinen und miRNA's weitergegeben, die dann typisch für den M. Alzheimer, den M. Parkinson und auch seltene cerebrale degenerative (Prion-) Erkrankungen sind. Ihre Funktion muss aber beim Menschen noch dargestellt werden, denn diese Ergebnisse resultieren bisher von Zellkulturen und Tierexperimenten (Hill 2019).

Die **muskuläre Vesikel** infolge physischer Belastungen transportieren die Myokine BDNF, VEGF, IGF-1 (Safdar und Tarnopolsky 2018) und Substanzen zugunsten eines physiologischen Stoffwechsels auch in das **Gehirn** und stimulieren über die Neurogenese im Hippocampus (Abschn. 8.2.1) und den Stoffwechsel die Protektion gegenüber neurodegenerativen Erkrankungen wie dem M. Alzheimer (Fuller et al. 2020). Das relative Risiko zwischen den Menschen mit der höchsten und der geringsten physischen Aktivität für die Entwicklung einer Demenz beträgt 0,72 (95 % CI: 0,60–0,86, p < 0,001) und eines M. Alzheimer 0,55 (95 % CI 0,36–0,84, p = 0,006). Nicht signifikant reduziert ist dagegen das Risiko an einem M. Parkinson zu erkranken (rel. R: 0,82, 95 % CI 0,57–1,18, p = 0,28; Hamer und Chida 2009).

Im **peripheren Nervensystem** tauschen die Schwann`schen Zellen mit den Neuronen des Hinterhorns und ihren Axonen Vesikel aus, womit die Protektion der Axone und deren Regeneration nach Verletzungen unterstützen wird (Lopez-Verrilli et al. 2013).

An den sehr gut bekannten systemischen Wirkungen des Trainings, der adaptiven Steigerung der **antioxidativen Kapazität** (Berzosa et al. 2011; He et al. 2016) sind die entstehenden ROS von moderaten Belastungsintensitäten selbst notwendige Stimulatoren (Abschn. **7.1**) und das Training sorgt für die Stimulation der **β-Zellfunktion** des Pankreas sogar in linearer Dosis-Wirkungsbeziehung zum Belastungsumfang im prädiabetischen Stadium (Malin et al. 2013) und beim Diabetiker (Dela et al. 2004). Diese Adaptationen werden offensichtlich auch über miRNA's der extrazellulären Vesikel vermittelt. Über die Kommunikation des Muskelgewebes direkt via endokrine Myokine (Abschn. **8.2.2**) und über die Substanzprofile der im Blutstrom zirkulierenden Vesikel insbesondere den enthaltenen c-miRNA's erfolgt unter der Beanspruchung bei Gesunden wie bei Personen mit Stoffwechselerkrankungen die Beeinflussung der Funktion bzw. der Dysfunktion der pankreatischen β-Zellen und ihre Protektion (Guay und Regazzi, 2016; Osmai et al. 2016). Die physiologische antidiabetische bzw. die insulinresistente Stoffwechselsituation bestimmen das Profil der c-mi-RNA's und darüber die Stimulation und Protektion bei Ausdauertrainierten (z. B. geringe miRNA-133a Spiegel) oder die Dysfunktion des endokrinen Pankreas beim Diabetes (hohe miRNA-133a Spiegel; vgl. Barlow und Solomon 2018). Die miRNA-133a ist zugleich in die Regulation des oxidativen Stresses eingebunden. Hohe Spiegel vermitteln letztendlich eine hohe mitochondriale ROS-Bildung, wodurch die Insulinproduktion beeinträchtigt wird (Pi et al. 2009).

Ausdauernde und intensive **Muskelaktivitäten**, Training, verursachen die Freisetzung von Vesikeln mit einer sehr großen Anzahl von Peptiden. Damit arbeitet die Muskulatur mit den Schlüsselorganen des Stoffwechsels der Leber und dem Pankreas zusammen (Aswad et al. 2014). Stufenförmige Belastungen auf dem Fahrrad (Start 50 W, Steigerung 50 W alle 3 Min.) und das Laufen (Start 6 km/h, Steigerung 2 km/h alle 3 Min.) bis zur Ausbelastung lassen bei gut Trainierten (n = 8, IAT = 181 ± 78 W) intensitätsabhängig die Spiegel von extrazellulären Vesikeln im Serum deutlich ansteigen und diese kehren nach ca. 90 min bzw. ca. 180 min auf den Vorbelastungsspiegel zurück (Frühbeis et al. 2015). Der Anstieg der Vesikel im Serum beginnt bereits sehr schnell im aeroben Belastungsbereich noch deutlich unter der anaeroben Schwelle. Entsprechend resultieren systemische Adaptationen in den einzelnen aufsteigenden Bereichen der Belastungsintensität.

Im **Muskelgewebe** sind auch die **Myoblasten** (Satellitenzellen) und **Myotuben** (spindelförmige Zwischenstufen der Muskelfasern) Produzenten extrazellulärer Vesikel. Mittels ihrer genetischen Informationen (miRNA23) wirken sie bei ausreichender Muskelaktivität zugunsten der Erhaltung oder bei chronisch zu geringen Aktivitäten und somit der Reduzierung des RNA-Gehalts für die Atrophie des

Muskelgewebes (Hudson et al. 2014). Eine Reihe der miRNA (miRNA-1, -133a, -206) korrelieren mit Parametern der aeroben Leistungsfähigkeit wie z. B. der VO_2max. aber auch der Laufgeschwindigkeit an der individuellen anaeroben Schwelle. Bei aerobem Training sind sie an den Anpassungen des Herz- und des Skelettmuskels beteiligt und werden als Biomarker der aeroben Kapazität angesehen (Mooren et al. 2014). Auf der anderen Seite wird der miRNA-23a Spiegel durch Atrophie fördernde Faktoren herunterreguliert. Der geringe miRNA-23a Spiegel verantwortet durch eine Aktivierung der Proteolyse die Muskelatrophie (Hudson et al. 2014), weil die miRNA-223a bedingte Hemmung der stark katabol wirkenden und das Muskelgewebe remodulierenden Proteine atrogin-1 (Sandri et al. 2004) und MuRF1 (Master Regulator der Muskelmasse während der Atrophie; Peris-Moreno et al. 2020) abnimmt. Gleichzeitig mit der herunterregulierten miRNA-23a Bildung ist dessen Abgabe über die Vesikel verstärkt. Das unterstützt zusätzlich die Funktion der Schlüsselproteine der Atrophie und führt zur Transkription weiterer Gene für die Atrophie. Die Atrophie bedeutet zugleich die Einschränkung der Regenerationsfähigkeit des Muskels und diese Verhältnisse werden beim Diabetes und sicher auch bereits bei deren pathophysiologischen Vorstufen vorgefunden.

> **Wichtig** So haben die genetischen Informationen der Vesikel und die Dynamik ihres Substanzprofils einen wesentlichen Einfluss auf die Muskelmasse (Vechetti 2019) und deren funktionelle Qualität. Der Trainingszustand der Muskulatur macht das Muskelorgan entweder zum signalstoffbasierten Präventiv- bzw. Gesundheits- (Laube 2022a, 2022b) oder Degenerations- bzw. Krankheitszentrum.

Bei entsprechenden biologischen Voraussetzungen spielen die miRNA auch eine Rolle bei der Entwicklung der **arteriellen Hypertonie** und auf der anderen Seite sind sie infolge aeroben Trainings an der Reduzierung des Erkrankungsrisikos beteiligt. Die Hypertonie geht bei geminderte aerober Kapazität auch mit einem gesteigerten oxidativen Stress einher, was u. a. für den Herzmuskel Nachteile bringt. Werden Ausdauertraining durchgeführt und der oxidative Stress mittels Supplementierung gemindert (n = 13, 49 ± 1,1 Jahre, Masoumi-Ardakani et al. 2022) resultiert ein Anstieg der linksventrikulären Masse und der endsystolische und diastolische Durchmesser (Echokardiographie) fallen ab. Die antioxidative Kapazität im Serum steigt und das proinflammatorische IL-6 fällt. Die pleiotrop wirksame miRNA-21 ist im Serum signifikant weniger vorhanden. Die Expression von miRNA-21 ist u. a. mit Entzündungen der Endothelzellen im Herzmuskel und entsprechenden endothelialen Dysfunktionen, einer Reihe von Erkrankungen des kardio-vaskulären Systems, der Nierenfibrose, der Leber und dem metabolischen Syndrom verbunden (s. Dai et al. 2020). Die miRNA-21 wird sogar als potenzieller Biomarker multipler Erkrankungen bezeichnet (Bautista-Sanchez et al. 2020). Des Weiteren wird durch die Interventionen die miRNA-222 reduziert. Die miRNA-221/222 kann bei abnormaler Expression auch das Tumorwachstum generieren (Song et al. 2019).

Während akuter Ausdauerbelastungen (Tiermodell **Diabetes**) geben auch die Myozyten des **Herzmuskels** Vesikel ab, dessen miRNA's offensichtlich u. a. der Fibrose und der Entkopplung der Cardiomyozyten entgegenwirken, weil sie die Genexpression von Enzymen hemmend beeinflussen (Matalloproteasen), die an der Remodulierung der extrazellulären Matrix beteiligt sind (Chaturvedi et al. 2015).

Bei **chronischen kardiovaskulären Erkrankungen** sind miRNA's in den extrazellulären Vesikeln u. a. Modulatoren der ventrikulären Remodulierung (Zhang et al. 2019). Die überzeugend sehr große Multidimensionalität der vesikel-gestützten Informationsweitergabe kann im Herzmuskel nach einer Ischämie belegt werden, indem ihre miRNA's die Gewebereparatur und insbesondere auch die Neovaskularisation fördern und unter gesunden Verhältnissen schalten einige miRNA's der kardialen Progenitorzellen sowohl angiogene als aus kardioprotektive Wirkungen frei (Kesidou et al. 2020).

Da die Inhalte der extrazellulären Vesikel vom Struktur- und Funktionszustand der Gewebe abhängig sind, werden sie auch durch eine **Adipositas** und den **Diabetes** bestimmt. Die „metabolischen Organe und Gewebe" tauschen intensiv Informationen unter physiologischen und pathologischen Funktionsbedingungen aus (Abschn. 8.2.2, 8.2.5, 8.2.6). Die genetischen und epigenetischen Informationen in den Vesikeln der Muskelfasern, den Fett-, Leber-, Endothel-, β-Zellen, des Immunsystems aber auch der Darmflora vermitteln gegenseitig die Konsequenzen der ungenügenden Funktion der Muskulatur und der Fehl- und Überernährung und verursachen die pathogenetischen Schritte zur generalisierte Stoffwechselerkrankung Diabetes und sorgen für die Fortentwicklung. In logischer Konsequenz sorgen sie auch für die Komplikationen der Erkrankung (Liu et al. 2022, Prattichizzo et al. 2021). Diejenigen der Adipozyten sorgen für die systemische Insulinresistenz und beim Diabetes werden dadurch die Endothelzellen in den diabetischen Phänotyp umgewandelt (Pardo et al. 2018) und die vielfältigen kardiovaskulären Komplikationen angeregt und unterhalten. Entsprechend entsteht die Insulinresistenz über die Förderung der Entzündung und die Hemmung der GLUC4-Expression. Die Entwicklung der β-Zelldysfunktion, der diabetischen Dyslipidämie, der Endotheldysfunktion und nachfolgend der Arteriosklerose werden organisiert und aufrechterhalten (Prattichizzo et al. 2021, Zhang et al. 2022), was wiederum die weitere Bildung von Vesikeln mit entsprechendem Inhalt zugunsten des pathophysiologischen Phänotyps hervorruft.

▶ **Wichtig** Der diabetische epigenetische Phänotyp ist ausschließlich durch das Training des Stoffwechsels, durch Ausdauer- und Krafttraining beeinflussbar.

Bei einer Reihe von **Erkrankungen sehr unterschiedlicher Entitäten** beladen die Zellen der betroffenen Gewebe bzw. Organe ihre Vesikel mit Substanzen, welche die **Signalwege des Muskelabbaus** aktivieren (Wang et al. 2022). Das Ergebnis ist dann eine fortschreitende Reduzierung der fettfreien Körpermasse und damit die typischerweise zur Krankheit gehörende Kachexie fortgeschrittener Stadien (BMI<18). Für den so vermittelten ausgeprägten Abbau der Muskulatur sorgen die Vesikel von Tumorgewebe (Lunge, Pankreas, Kolon, Plattenepithel, …). Bei der COPD sezernieren die Epithelzellen miRNA's zur Anregung der Apoptose, der Hemmung der Angiogenese und der Muskelatrophie. Bei chronisch degenerativen Erkrankungen des Nervensystems mit fortschreitendem Untergang der Motoneuronen (amyotrophe Lateralsklerose, spinale Muskelatrophie) bedingt das Exosomenprofil der Fibroblasten die Minderung der Wirksamkeit anaboler Signalwege u. a. des IGF-1 und des SMN-Proteins (survival of motor neuron).

Bei den **Osteoarthrosen** ermöglicht die low grade inflammation

1. die Koexistenz zwischen der eigengesetzlich fortschreitenden Progression der Degeneration des Knorpelgewebe mit dem zugehörigen Strukturumbau des subchondrialen Knochens und den gleichzeitig ablaufenden reparativen Vorgängen und
2. diese Entzündung prägt den Degenerationsverlauf (Chaney et al. 2022).

Das Immunsystem, vertreten durch Makrophagen, T-Zellen und Neutrophile ist die treibende Kraft der Entzündung und Destruktion der Gelenkstrukturen. Die Immunzellen befinden sich in der Gelenkflüssigkeit, hier bevorzugt Neutrophile, und im synovialen Gewebe. Neutrophile können über ihre Mikrovesikel selektiv anti-inflammatorische Effekte auslösen, wie die Analyse der Wirkungen solcher Vesikel auf die vom TNF-α stimulierte pro-inflammatorische Zytokinproduktion von fibroblasten-ähnlichen Synoviozyten von Osteoarthrosepatienten zeigt. Die TNF-α induzierte Bildung mehrerer Zytokine (IL-5, IL-6, IL-8, MCP-1, IFNγ and MIP-1β; vgl. Tab. 8.2, Abschn. 8.2.2) wird selektiv herunterreguliert (Zhan et al. 2021). Aber auf der anderen Seite kann mit der Höhe des Verhältnisses zwischen Neutrophilen und Lymphozyten, angesehen als Entzündungsmarker, die Progression der Erkrankung und die in der Bildgebung vorliegende Schwere der Osteoarthrose prognostiziert werden (Büyükavci et al. 2018). So muss die Beteiligung der Neutrophilen an der sterilen Entzündung und der Destruktion mehr als bisher in Betracht gezogen werden (Hsueh et al. 2021). Die Neutrophilen sezernieren Vesikel mit verschiedenen miRNA's. Mit ihnen werden das Entzündungsmilieu und die -intensität, die Resorption von Knochengewebe, die Zytokinproduktion, die Reparaturprozesse, die Chondrogenese, die Protektion oder Apoptose von Chondrozyten und die Zusammensetzung der Matrix moduliert und festgelegt. Der Osteoblasten-, Osteoklasten- und Chondrozytenstoffwechsel und darüber die Homöostase und Regenerationsfähigkeit der Gewebe einschließlich der Angiogenese sowie die interzelluläre Kommunikation werden mithilfe von Informationen in Exosomen von mesenchymalen Stammzellen und den Knochenzellen und Chrondrozyten selbst gesteuert (Ju et al. 2019; Pourakbari et al. 2019). Daraus resultieren entweder Stoffwechsel- und Regulationsprozesse zugunsten der Protektion einer Osteoarthrose oder auch des Arthrosestarts und dessen Weiterentwicklung. So können in den Exosomen, extrahiert aus der Gelenkflüssigkeit von Osteoarthrosepatienten, Moleküle für die Hemmung der Chondrogenese, der Chondrozytenproliferation und die pro-inflammatorische Progression der Arthrose gefunden werden, die teilweise aber auch bei der Osteoporose vorhanden sind. So verursacht eine verminderte Expression einer circulären RNA (CircSERPINE2: miRNA-1271-ERG-Weg) im osteoarthritischen im Gegensatz zum gesunden Knorpel eine ausgeprägt verstärkte Apoptose und eine Dysbalance zwischen anabolen und katabolen Faktoren in der extrazellulären Matrix (Shen et al. 2019). Mesenchymale Stammzellen aus dem Fettgewebe enthalten miRNA's, welche die Differenzierung der Chondrozyten hervorrufen und deren Homöostase regeln. Sie bestimmen die Chondrogenese und den Phänotyp der Chondrozyten. Unter den RNA's finden Li et al. (2020) die miRNA-490-5p üblicherweise am stärksten signifikant herunterreguliert, denn seine Expression mindert die Chondrogenese und beschleunigt den Knorpelabbau.

Die Vesikel von Stammzellen des Fettgewebes mit ihren Wachstumsfaktoren, Zytokinen für den Knochenstoffwechsel und die Migration von Stammzellen wirken gegen die **Osteoporose.** Insbesondere ist in ihnen Osteoprotegerin (löslicher Rezeptor für TNF-α-Familie) zu finden, einem Hemmer der Osteoklastogenese. Entsprechend reduziert die intravenöse Gabe solcher Vesikel bei Tieren (Mäuse) mit einer Osteoporose den Knochenverlust, indem die Osteoklastendifferenzierung gebremst wird und die Auswanderung von mesenchymalen Stammzellen aus dem Knochenmark ansteigt. Des Weiteren sorgt die miRNA-21-5p für die Minderung der Osteoklastendifferenzierung und die miRNA-let-7b-5p [-let-7-Familie, pleiotrop, hat viele Ziel-mRNA's für Prozesse der Homöostase, der Entzündung, des miRNA-Metabolismus], negativ mit Entzündung u. a. auch im Gehirn assoziiert [Mandolesi et al. 2021] reduziert die Expression von Genen für die Osteoklastogenese, sodass beide miRNA gegen eine Osteoporose fungieren.

Die Transformation akuter in **chronische Schmerzen** ist z.Z. nur sehr unvollständig geklärt. Die Frage steht, wie periphere Störungen zu einer Entzündung im Nervensystem führen und in den Stationen der nozizeptiven Bahnen bis in die höchsten Areale des Gehirns die neuronale Erregbarkeit steigern und die Interaktionen in und zwischen den neuronalen Netzwerken der nozizeptiven Matrix und damit die Neurosignatur maladaptiv beeinflussen.

Als Mechanismus werden eine Neuroinflammation und Aktivierungen nicht neuraler Zellen, die u. a. zum Immunsystem gehören, diskutiert. Damit stehen sowohl peripher wie zentral Schwann-Zellen, Gliazellen, Mikroglia (Immunsystem!) und Astrozyten im Fokus des Transformationsmechanismus. Mit ihren pro-inflammatorischen Zytokinen können sie die funktionellen Eigenschaften der Neurone sensibilisieren und zusätzlich Axone schädigen. Störungen in den Geweben aktivieren im spinalen

Ganglion lokale und rekrutieren und triggern die Aktivierung von Immunzellen aus dem Blut und sorgen für Entzündungsreaktionen. Die Gliazellen starten daraufhin eine Immunantwort. Aufsteigend über den anterograde Transport gelangen Signalstoffe aus den Gg. spinale zu den Hinterhornneuronen und kommunikativ zu den spinalen Mikroglia, die nun dort auch pro-inflammatorische und pronozizeptive Mediatoren freisetzen. Über diese Prozesse im Gg. spinale und dem Hinterhorn kann zugleich die Einbeziehung der Gegenseite in das Schmerzgeschehen erfolgen. Einbezogen ist auch das Opioidsystem, denn Immunzellen besitzen dafür Rezeptoren und dessen Besetzung verändert die Funktionen und Mikroglia können daraufhin pro-inflammatorische Zytokine (IL-1) freisetzten (Cairns et al. 2015).

> **Wichtig** So setzten periphere Struktur- und Funktionsstörungen Entzündungsreaktionen im peripheren und daraufhin im zentralen Nervensystem in Gang, die über den Kommunikationsweg Neuronen – nicht neuronale Zellen des Immunsystems eine aufsteigende Chronifizierung der Neuronennetze hervorrufen und unterhalten können.

An der Entstehung chronischer Schmerzen als das Ergebnis peripherer und zentraler maladaptiver struktureller und funktioneller Veränderungen ist somit die Interaktion bzw. der cross talk Neuronen – Immunsystem wesentlich beteiligt. Es kommt zur Aktivierung der Mikrogliazellen. Sie kommunizieren mit den Neuronen, womit sie Erkrankungsentwicklungen einschließlich die chronisch cerebrale Schmerzerkrankung entstehen lassen, fortschreiben und aufrechterhalten können. Dazu gehört auch der chronische neuropathische Schmerz (Malcangio 2019), dessen Entwicklung relativ häufig untersucht ist. Nach Nervenverletzungen laufen als Ergebnis einer gesteigerten neuronalen Aktivität im Gg. spinale als Teil des peripheren und im Hinterhorn dann als Teil des zentralen Nervensystems kommunikative Vorgänge mit plastischen Konsequenzen ab. Im verletzten Areal rekrutieren aktivierte Endothelzellen (CX3C-Chemokinrezeptor 1 exprimierende) Monozyten und Makrophagen in das Verletzungsgebiet. Diese sensibilisieren die freien Nervenendigungen der nozizeptiven Neurone mittels ROS, wodurch wiederum die zugehörigen Neurone Rezeptorkanäle (transient Rezeptorpotenzial-Ankyrin 1) öffnen, die eine Intensivierung der Übertragung der Schmerzsignale fördern. Neuronen des Gg. spinale verstärken den neuro-immunologischen cross talk, indem u. a. mittels miRNA's (miRNA-21) in ihren extrazellulären Vesikeln die regionalen Makrophagen zu einem pro-inflammatorischen und pro-nozizeptiven Phänotyp umgestaltet werden. Zentral werden die Mikroglia stimuliert, die die sensorischen Neuronen zur Abgabe sensibilisierender Mediatoren veranlassen und damit einen positiven nozizeptiven feedback begründen. Letztendlich sind die Allodynie und die Ausweitung bis hin zur Generalisierung der Schmerzen das Ergebnis. Im Hinterhorn werden über die Neuronen-Mikroglia-Kommunikation Rezeptoren (P2X4, P2X7) der Signalwege des neuropathischen Schmerzes (Tsuda et al. 2009; Ulmann et al. 2010) aktiv und ein Protein (CSF-1) zur Reifung von Phagozyten und Mikroglia gebildet, was den Sensibilisierungsprozess weiter unterstützt.

> **Wichtig** Chronische neuropathische Schmerzen werden durch eine Entzündungsreaktion im Verletzungsgebiet oder sicher übertragbar auf den Diabetes infolge schleichender stoffwechselbedingter Strukturzerstörungen der Nervenstrukturen gestartet.

52 % von 2323 Schichtarbeitern berichten über chronische Schmerzen zumindest in einer Körperregion und 3,8 % über generalisierte Schmerzen und die CRP-Spiegel dieser Gruppe unterscheiden sich nicht von einer Gruppe ohne Schichtarbeit (Christensen et al. 2021). Ein erhöhter CRP-Spiegel als Ausdruck einer Entzündungsreaktion ist, wenn keine Verletzung, entzündliche Erkrankung oder lokale Entzündungsprozesse nachweisbar sind, das

Ergebnis eines reduzierten Konditionierungszustandes infolge zu geringer physischer Aktivität. Eine low grade inflammation, gegeben durch erhöhte CRP-Werte bei den Schichtarbeitern, erhöht linear das Risiko einer steigenden Schmerzintensität

- eines low back pain (CRP: 1,0–2,99 mg/L: OR 1,27, 95 % CI 1,02–1,57, 3–10 mg/L: OR 1,70, 95 % CI 1.25–2.32),
- der Schmerzen in der Hüftregion und der unteren Extremität (1,0–2,99 mg/L: OR 1,30, 95 % CI 1,06–1,59, 3–10 mg/L: OR 1,50, 95 % CI 1,11–2,03) und
- der Anzahl schmerzender Körperregionen (3–10 mg/L: IRR [incidence rate ratio] 1,17, 95 % CI 1,05–1,30).

Nicht die Schichtarbeit allein aber die Kombination aus Schichtarbeit und erhöhten CRP-Werten steigern das Risiko für chronische Schmerzen. Aber auch bei der Personengruppe ohne Schichtarbeit hat die low grade inflammation schmerzrelevante Auswirkungen. CRP-Spiegel zwischen 1,0–2,99 mg/L haben einen signifikanten Einfluss auf die Schmerzen

- beim low back pain (OR 1,30, 95 % CI: 1,04–1,63),
- in der Hüftregion und dem Bein (OR: 1,47, 95 % CI: 1,18–1,83) und
- die Anzahl der schmerzenden Körperregionen (OR: 1,13, 95 % CI: 1,22)

und CRP-Werte über 3,0 mg/L steigern das Risiko für

- Schmerzen in den Armen (OR: 1,42, 95 % CI: 1,03–1,96) und
- den low back pain (OR: 1,46, 95 % CI: 1,06–2,00)

> **Wichtig** Das Risiko chronische Schmerzen in einzelnen, fortschreitend in mehreren Körperregionen bis hin zu generalisierten Schmerzen zu entwickelt, steigt mit der Intensität und der Dauer der low grade inflammation durch ungenügende muskuläre Aktivitäten. Das wichtigste Prinzip ist, eine solche Entwicklung von vornherein, präventiv, auszuschließen, weil mit der klinischen Relevanz der Schmerzen die maladaptiven Konsequenzen weit vorangeschritten sind.

Inzwischen ist die Forschung sehr umfänglich auf die Nutzung der Vesikel und deren Inhalte fokussiert, um sie als Therapeutika einzusetzen (Hill 2019; Lee et al. 2021; Prattichizzo et al. 2021; Zhang et al. 2022, u. v. a.). Aber auch diese Therapieform, wenn sie zur Verfügung steht, ist wie die bisherige medikamentöse Therapie sicher erforderlich aber gleichfalls keine ursächliche und somit nachhaltige Therapieform. Die Wirkungen der „präventiv" und „therapeutisch" notwendigen aktiven Interventionen sind inzwischen „als hoch wirksames Medikament" sehr gut bekannt und ihre breite Realisation könnte die Morbidität und somit die Gesundheitskosten sehr sicher stark senken. Dennoch ist die völlig ungenügende Beachtung der physischen Aktivität und im klinischen Alltag die des Muskelstatus im „sogenannten Gesundheitssystem" absolut typisch. Die Weiterführung aktiver Therapieformen nach einer Rehabilitation wird „empfohlen" aber in aller Regel nicht eingehalten und es wird von den Krankenkassen problemlos die Fortentwicklung der Erkrankung finanziert.

Fazit

Die Muskelfasern produzieren für die **cross talks** nicht nur **Myokine,** sondern auch **extrazelluläre Vesikel.** Mit ihnen tauschen die Muskelfasern als Hauptquelle aber auch die anderen Gewebe Informationen zur Struktur und Funktion aus. Die endokrine Kommunikation wird um den Austausch und Transfer genetischer Informationen zur Stimulation oder Hemmung von Geneexpressionen zugunsten der systemischen Regulation der Homöostase wesentlich erweitert. Die Gewebe stimmen wechselseitig die Reaktionen auf physische Aktivitäten oder Inaktivitäten ab. Der Organismus generiert „als Ganzes" die Vorteile des Trainings oder die Nachteile der chronischen Inaktivität und es erfolgt ein systemischer Übergang von der Dekonditionierung in Krankheitsprozesse, die dann auch ständig systemisch fortentwickelt werden.

Mit Vesikeln erfolgt eine „sichere" und mit einer guten Bioverfügbarkeit versehene Kommunikation im Muskelgewebe sowie mit weiteren Geweben für eine physiologische Entwicklung, die Erhaltung, die Regeneration, die Reparatur und die Adaptationen aber auch für De-adaptationen und degenerative Prozesse. Die Spiegel der extrazellulären Vesikel mit miRNA's korrelieren mit dem Fitnesszustand.

Die Inhalte und die Zusammensetzung der Subtanzen in den Vesikeln werden durch den Beanspruchungsmodus bestimmt, sodass die Profile die Grundlage der beanspruchungsspezifischen Anpassungsreaktionen sind. Die Belastungsart, die Dauer und die Intensität regulieren die miRNA-Spiegel und Expressionen. Dies erklärt die hoch spezifischen Trainingswirkungen. Das **Muskelgewebe** ist ganz im Sinn des **peripheren signalstoffbasierten Zentrums** sowohl die Basis für die systemischen gesundheitsrelevanten Wirkungen einer ausreichenden physischen Aktivität als auch die Basis systemischer pathologischer Entwicklungen des Stoffwechsels und der Struktur bei chronischer Inaktivität.

Sowohl einzelne akute Belastungen als auch längerfristiges Training verändert die Spiegel und Inhalte der muskulären extrazellulären Vesikel und sie spielen gleichfalls eine suppressive Rolle gegen einige Tumoren. Der Phänotyp des trainierten oder des dekonditionierten bis maladaptierten Ausgangsgewebes Muskulatur wird den anderen Geweben nicht nur mitgeteilt, sondern er wird auf die anderen Gewebe übertragen. Letztendlich prägen sich die Gewebe gegenseitig anhand ihrer physiologischen oder pathophysiologischen Funktionszustände.

Sehr wesentlich sind am gegenseitigen Informationsaustausch neben den **Muskelfasern** auch die **mesenchymalen Stammzellen,** die Zellen des **Immunsystems inklusive die Mikroglia** als Immuneffektorzellen im Gehirn, **Neuroglia** und **Neurone,** die **Zellen des Pankreas** und **der Leber,** die **Fettzellen,** das **Endothel der Gefäße** und die **Zellen des Intestinums** beteiligt. So werden systemisch relevant die Stoffwechsel- und immunologischen Prozesse, der oxidative Stress, die Entwicklung, das Wachstum, Remodulierungsprozesse und die Regeneration geregelt.

Die Transformation akuter in **chronische Schmerzen** ist z.Z. nur sehr unvollständig geklärt. Als Mechanismus werden die Neuroinflammation und Aktivierungen des Immunsystems im Gehirn diskutiert. So setzen periphere Struktur- und Funktionsstörungen Entzündungsreaktionen im Nervensystem in Gang, die über den **Kommunikationsweg nicht neuronale Zellen des Immunsystems – Neuronen** eine aufsteigende Chronifizierung der Neuronennetze hervorrufen und unterhalten können. Das Risiko chronische Schmerzen in einzelnen, fortschreitend in mehreren Körperregionen bis hin zur Generalisierung zu entwickelt, steigt mit der Intensität und der Dauer der low grade inflammation durch ungenügende muskuläre Aktivitäten. Das wichtigste Prinzip ist, eine solche Entwicklung von vornherein präventiv auszuschließen, weil beim Vollbild der Schmerzerkrankung die maladaptiven Konsequenzen extrem weit vorangeschritten sind und die hohe Therapieresistenz erklären.

Literatur

Afrisham R, Sadegh-Nejadi S, Meshkani R, Emamgholipour S, Paknejad M (2020) Effect of circulating exosomes derived from normal-weight and obese women on gluconeogenesis, glycogenesis, lipogenesis and secretion of FGF21 and fetuin A in HepG2 cells. Diabetol Metab Syndr 12:32. https://doi.org/10.1186/s13098-020-00540-4

Altana V, Geretto M, Pulliero A (2015) MicroRNAs and physical activity. Microrna 4(2):74–85. https://doi.org/10.2174/2211536604666150813152450

Anand S, Samuel M, Kumar S, Mathivanan S (2019) Ticket to a bubble ride: cargo sorting into exosomes and extracellular vesicles. Biochim Biophys Acta Proteins Proteom 1867(12):140203. https://doi.org/10.1016/j.bbapap.2019.02.005

Antonucci F, Turola E, Riganti L, Caleo M, Gabrielli M, Perrotta C, Novellino L, Clementi E, Giussani P, Viani P,Matteoli M, Verderio C: Microvesicles released from microglia stimulate synaptic activity via enhanced sphingolipid metabolism. EMBO J. 2012, 31, 1231–1240.

Aoi W, Ichikawa H, Mune K, Tanimura Y, Mizushima K, Naito Y, Yoshikawa T (2013) Muscle-enriched microRNA miR486 decreases in circulation in response to exercise in young men. Front Physiol 4:80. https://doi.org/10.3389/fphys.2013.00080

Aswad H, Forterre A, Wiklander OP, Vial G, Danty-Berger E, Jalabert A, Lamazière A, Meugnier E, Pesenti S, Ott C, Chikh K, El-Andaloussi S, Vidal H, Lefai E, Rieusset J, Rome S (2014) Exosomes participate in the alteration of muscle homeostasis during lipid-induced insulin resistance in mice. Diabetologia 57(10):2155–2164. https://doi.org/10.1007/s00125-014-3337-2

Baggish AL, Hale A, Weiner RB, Lewis GD, Systrom D, Wang F, Wang TJ, Chan SY (2011) Dynamic regulation of circulating microRNA during acute exhaustive exercise and sustained aerobic exercise training. J Physiol 589(Pt 16):3983–3994. https://doi.org/10.1113/jphysiol.2011.213363

Bakhti M, Winter C, Simons M (2011) Inhibition of myelin membrane sheath formation by oligodendrocyte-derived exosome-like vesicles. J Biol Chem 286(1):787–796. https://doi.org/10.1074/jbc.M110.190009

Banzet S, Chennaoui M, Girard O, Racinais S, Drogou C, Chalabi H, Koulmann N (1985) Changes in circulating micro-RNAs levels with exercise modality. J Appl Physiol 115(9):1237–1244. https://doi.org/10.1152/japplphysiol.00075.2013

Barlow JP, Solomon TP (2018) Do skeletal muscle-secreted factors influence the function of pancreatic β-cells? Am J Physiol Endocrinol Metab 314(4):E297–E307. https://doi.org/10.1152/ajpendo.00353.2017

Bartel DP (2004) MicroRNAs: genomics, biogenesis, mechanism, and function. Cell 116:281–297. https://doi.org/10.1016/S0092-8674(04)00045-5

Bautista-Sánchez D, Arriaga-Canon C, Pedroza-Torres A, De La Rosa-Velázquez IA, González-Barrios R, Contreras-Espinosa L, Montiel-Manríquez R, Castro-Hernández C, Fragoso-Ontiveros V, Álvarez-Gómez RM, Herrera LA (2020) The promising role of miR-21 as a cancer biomarker and its importance in RNA-based therapeutics. Mol Ther Nucleic Acids 20:409–420. https://doi.org/10.1016/j.omtn.2020.03.003

Bertoldi K, Cechinel LR, Schallenberger B, Corssac GB, Davies S, Guerreiro ICK, Belló-Klein A, Araujo ASR, Siqueira IR (2018) Circulating extracellular vesicles in the aging process: impact of aerobic exercise. Mol Cell Biochem 440(1–2):115–125. https://doi.org/10.1007/s11010-017-3160-4

Berzosa C, Cebrian I, Fuentes-Broto L, Gomez-Trullen E, Piedrafita E, Martinez-Ballarin E, Lopez-Pingarron L, Reiter RJ, Garcia JJ (2011) Acute exercise increases plasma total antioxidant status and antioxidant enzyme activities in untrained men. J Biomed Biotechnol 2011:540458

Büyükavc R, Aktürk S, Sag S (2018) Comparison of blood platelet distribution width and neutrophil-lymphocyte ratio in patients with different grades of knee osteoarthritis. J. Back Musculoskelet. J Back Musculoskelet Rehabil 31(6):1035–1039. https://doi.org/10.3233/BMR-171028

Brahmer A, Neuberger E, Esch-Heisser L, Haller N, Jorgensen MM, Baek R, Möbius W, Simon P, Krämer-Albers EM (2019) Platelets, endothelial cells and leukocytes contribute to the exercise- triggered release of extracellular vesicles into the circulation. J Extracell Vesicles 8(1):1615820. https://doi.org/10.1080/20013078.2019.1615820

Cairns BE, Arendt-Nielsen L, Sacerdote P (2015) Perspectives in pain research 2014: neuroinflammation and glial cell activation: the cause of transition from acute to chronic pain? Scand J Pain 6(1):3–6. https://doi.org/10.1016/j.sjpain.2014.10.002

Castano C, Mirasierra M, Vallejo M, Novials A, Parrizas M (2020) Delivery of muscle- derived exosomal miRNAs induced by HIIT improves insulin sensitivity through down- regulation of hepatic FoxO1 in mice. Proc Natl Acad Sci U S A 117(48):30335–30343

Chaney S, Vergara R, Qiryaqoz Z, Suggs K, Akkouch A (2022) The involvement of neutrophils in the pathophysiology and treatment of osteoarthritis. Biomedicines 10(7):1604. https://doi.org/10.3390/biomedicines10071604

Chaturvedi P, Kalani A, Medina I, Familtseva A, Tyagi SC (2015) Cardiosome mediated regulation of MMP9 in diabetic heart: role of mir29b and mir455 in exercise. J Cell Mol Med 19(9):2153–2161. https://doi.org/10.1111/jcmm.12589

Cheng X, Jiang M, Long L, Meng J (2021) Potential roles of mesenchymal stem cells and their exosomes in the treatment of COVID-19. Front Biosci 26(10):948–961. https://doi.org/10.52586/4999

Choi DS, Kim DK, Kim YK, Gho YS (2013) Proteomics, transcriptomics and lipidomics of exosomes and ectosomes. Proteomics 13(10–11):1554–1571. https://doi.org/10.1002/pmic.201200329

Choi JS, Yoon HI, Lee KS, Choi YC, Yang SH, KimI.-S., Cho YW (2016) Exosomes from differentiating human skeletal muscle cells trigger myogenesis of stem cells and provide biochemical cues for skeletal muscle regeneration. J Control Release 222:107–115. https://doi.org/10.1016/j.jconrel.2015.12.018

Christ L, Raiborg C, Wenzel EM, Campsteijn C, Stenmark H (2017) Cellular functions and molecular mechanisms of the ESCRT membrane-scission machinery. Trends Biochem Sci 42(1):42–56. https://doi.org/10.1016/j.tibs.2016.08.016

Christensen JO, Nilsen KB, Hopstock LA, Steingrímsdóttir ÓA, Nielsen CS, Zwart JA, Matre D (2021) Shift work, low-grade inflammation, and chronic pain: a 7-year prospective study. Int Arch Occup Environ Health 94(5):1013–1022. https://doi.org/10.1007/s00420-020-01626-2

Dai B, Wang F, Nie X, Du H, Zhao Y, Yin Z, Li H, Fan J, Wen Z, Wang DW, Chen C (2020) The cell type-specific functions of miR-21 in cardiovascular diseases. Front Genet 11:563166. https://doi.org/10.3389/fgene.2020.563166

Darkwah S, Park EJ, Myint PK, Ito A, Appiah MG, Obeng G, Kawamoto E, Shimaoka M (2021) Potential roles of muscle-derived extracellular vesicles in remodeling cellular microenvironment: proposed implications of the exercise-induced myokine, irisin. Front Cell Dev Biol 9:634853. https://doi.org/10.3389/fcell.2021.634853

Darragh IAJ, O›Driscoll L, Egan B (2021) Exercise training and circulating small extracellular vesicles: appraisal of methodological approaches and current knowledge. Front Physiol 12:738333. https://doi.org/10.3389/fphys.2021.738333

Dela F, von Linstow ME, Mikines KJ, Galbo H (2004) Physical training may enhance beta-cell function in type 2 diabetes. Am J Physiol Endocrinol Metab 287:E1024–E1031

Deng ZB, Poliakov A, Hardy RW, Clements R, Liu C, Liu Y, Wang J, Xiang X, Zhang S, Zhuang X, Shah SV, Sun D, Michalek S, Grizzle WE, Garvey T, Mobley J, Zhang HG (2009) Adipose tissue exosome-like vesicles mediate activation of macrophage-induced insulin resistance. Diabetes 58(11):2498–2505. https://doi.org/10.2337/db09-0216

DO MK, Suzuki T, Gerelt B, Sato Y, Mizunoya W, Nakamura M, Ikeuchi Y, Anderson JE, Tatsumi R (2012) Time-coordinated prevalence of extracellular HGF, FGF2 and TGF β3 in crush injured skeletal muscle. Anim Sci J 83(10):712–717. https://doi.org/10.1111/j.1740-0929.2012.01057.x

Ferlinc A, Fabiani E, Velnar T, Gradisnik L (2019) The importance and role of proprioception in the elderly: a short review. Mater Sociomed 31(3):219–221. https://doi.org/10.5455/msm.2019.31.219-221

Forterre A, Jalabert A, Berger E, Baudet M, Chikh K, Errazuriz E, De Larichaudy J, Chanon S, Weiss-Gayet M, Hesse AM, Record M, Geloen A, Lefai E, Vidal H, Couté Y, Rome S (2014) Proteomic analysis of C2C12 myoblast and myotube exosome-like vesicles: a new paradigm for myoblast-myotube cross talk? PLoS One 9(1):e84153. https://doi.org/10.1371/journal.pone.0084153

Frühbeis C, Helmig S, Tug S, Simon P, Krämer-Albers EM (2015) Physical exercise induces rapid release of small extracellular vesicles into the circulation. J Extracell Vesicles 4:28239. https://doi.org/10.3402/jev.v4.28239

Fry CS, Kirby TJ, Kosmac K, McCarthy JJ, Peterson CA (2017) Myogenic progenitor cells control extracellular matrix production by fibroblasts during skeletal muscle hypertrophy. Cell Stem Cell 20(1):56–69. https://doi.org/10.1016/j.stem.2016.09.010

Fuller OK, Whitham M, Mathivanan S, Febbraio MA (2020) The protective effect of exercise in neurodegenerative diseases: the potential role of extracellular vesicles. Cells 9(10):2182. https://doi.org/10.3390/cells9102182

Garner RT, Solfest JS, Nie Y, Kuang S, Stout J, Gavin TP (2020) Multivesicular body and exosome pathway responses to acute exercise. Exp Physiol 105(3):511–521. https://doi.org/10.1113/EP088017

Goldstein MS (1961) Humoral nature of the hypoglycemic factor of muscular work. Diabetes 10:232–234

Gonda A, Kabagwira J, Senthil GN, Wall NR (2019) Internalization of exosomes through receptor-mediated endocytosis. Mol Cancer Res 17(2):337–347. https://doi.org/10.1158/1541-7786.MCR-18-0891

Guay C, Regazzi R (2016) New emerging tasks for microRNAs in the control of β-cell activities. Biochim Biophys Acta 1861(12 Pt B): 2121–2129. doi:https://doi.org/10.1016/j.bbalip.2016.05.003

Guescini M, Genedani S, Stocchi V, Agnati LF (2010) Astrocytes and glioblastoma cells release exosomes carrying mtDNA. J Neural Transm 117(1):1–4. https://doi.org/10.1007/s00702-009-0288-8

Guescini M, Canonico B, Lucertini F, Maggio S, Annibalini G, Barbieri E, Luchetti F, Papa S, Stocchi V (2015) Muscle releases alpha-sarcoglycan positive extracellular vesicles carrying miRNAs in the bloodstream. PLoS One 10(5):e0125094. https://doi.org/10.1371/journal.pone.0125094

Guescini M, Guidolin D, Vallorani L, Casadei L, Gioacchini AM, Tibollo P, Battistelli M, Falcieri E, Battistin L, Agnati LF, Stocchi V (2010) C2C12 myoblasts release micro-vesicles containing mtDNA and proteins involved in signal transduction. Exp Cell Res 316(12):1977–1984. https://doi.org/10.1016/j.yexcr.2010.04.006

Hamer M, Chida Y (2009) Physical activity and risk of neurodegenerative disease: a systematic review of prospective evidence. Psychol Psychol Med 39(1):3–11. https://doi.org/10.1017/S0033291708003681

Harrell CR, Djonov V, Volarevic V (2021) The cross-talk between mesenchymal stem cells and immune cells in tissue repair and regeneration. Int J Mol Sci 22(5):2472. https://doi.org/10.3390/ijms22052472

Hartwig S, Raschke S, Knebel B, Scheler M, Irmler M, Passlack W, Muller S, Hanisch FG, Franz T, Li X, Dicken HD, Eckardt K, Beckers J, de Angelis MH, Weigert C, Häring HU, Al-Hasani H, Ouwens DM, Eckel J, Kotzka J, Lehr S (2014) Secretome profiling of primary human skeletal muscle cells. Biochim Biophys Acta 1844:1011–1017

He F, Li J, Liu Z, Chuang CC, Yang W, Zuo L (2016) Redox mechanism of reactive oxygen species in exercise. Front Physiol 7:486

Hill AF (2019) Extracellular vesicles and neurodegenerative diseases. J Neurosci 39(47):9269–9273. https://doi.org/10.1523/JNEUROSCI.0147-18.2019

Hoier B, Prats C, Qvortrup K, Pilegaard H, Bangsbo J, Hellsten Y (2013) Subcellular localization and mechanism of secretion of vascular endothelial growth factor in human skeletal muscle. FASEB J 27(9):3496–3504. https://doi.org/10.1096/fj.12-224618

Hsueh MF, Zhang X, Wellman SS, Bolognesi MP, Kraus VB (2021) Synergistic roles of macrophages and neutrophils in osteoarthritis progression. Arthritis Rheumatol 73(1):89–99. https://doi.org/10.1002/art.41486

Hudson MB, Woodworth-Hobbs ME, Zheng B, Rahnert JA, Blount MA, Gooch JL, Searles CD, Price SR (2014) miR-23a is decreased during muscle atrophy by a mechanism that includes calcineurin signaling and exosome-mediated export. Am J Physiol Cell Physiol 306:C551–C558

Iraci N, Leonardi T, Gessler F, Vega B, Pluchino S (2016) Focus on extracellular vesicles: physiological role and signalling properties of extracellular membrane vesicles. Int J Mol Sci 17(2):171. https://doi.org/10.3390/ijms17020171

James G, Sluka KA, Blomster L, Hall L, Schmid AB, Shu CC, Little CB, Melrose J, Hodges PW (2018) Macrophage polarization contributes to local inflammation and structural change in the multifidus muscle after intervertebral disc injury. Eur Spine J 27(8):1744–1756. https://doi.org/10.1007/s00586-018-5652-7

Jensen JL, Marstrand PC, Nielsen JB (2005) Motor skill training and strength training are associated with different plastic changes in the central nervous system. J Appl Physiol 99:1558–15688

De Jong OG, van Balkom BW, Schiffelers RM, Bouten CV, Verhaar MC: Extracellular vesicles: Potential roles in regenerative medicine. Front Immunol 2014 Dec 3;5:608. https://doi.org/0.3389/fimmu.2014.006081. eCollection 2014.

Joshi BS, de Beer MA, Giepmans BNG, Zuhorn IS (2020) Endocytosis of extracellular vesicles and release of their cargo from endosomes. ACS Nano 14(4):4444–4455. https://doi.org/10.1021/acsnano.9b10033

Ju C, Liu R, Zhang Y, Zhang F, Sun J, Lv XB, Zhang Z (2019) Exosomes may be the potential new direction of research in osteoarthritis management. Biomed Biomed Res Int 2019:7695768. https://doi.org/10.1155/2019/7695768

Kalluri R, LeBleu VS (2016) Discovery of double-stranded genomic DNA in circulating exosomes. Cold Spring Harb Symp Quant Biol 81:275–280. doi:https://doi.org/10.1101/sqb.2016.81.030932

Karvinen S, Sievänen T, Karppinen JE, Hautasaari P, Bart G, Samoylenko A, Vainio SJ, Ahtiainen JP, Laakkonen EK, Kujala UM (2020) MicroRNAs in extracellular vesicles in sweat change in response to endurance exercise. Front Physiol 11:676. https://doi.org/10.3389/fphys.2020.00676

Kesidou D, da Costa Martins PA, de Windt LJ, Brittan M, Beqqali A, Baker AH (2020) Extracellular vesicle miRNAs in the promotion of cardiac neovascularisation. Front Physiol 11:579892. https://doi.org/10.3389/fphys.2020.579892

Kim JS, Galvão DA, Newton RU, Gray E, Taaffe DR: Exercise-induced myokines and their effect on prostate cancer. Nat Rev Urol 2021 Sep;18(9):519–542. https://doi.org/10.1038/s41585-021-00476-y. Epub 2021 Jun 22.

Kim JS, Wilson RL, Taaffe DR, Galvão DA, Gray E, Newton RU: Myokine Expression and Tumor-Suppressive Effect of Serum after 12 wk of Exercise in Prostate Cancer Patients on ADT. Med Sci Sports Exerc 2022 Feb1;54(2):197–205. https://doi.org/10.1249/MSS.0000000000002783.

Kozomara A, Griffiths-Jones S (2014) miRBase: annotating high confidence microRNAs using deep sequencing data. Nucleic Acids Res 42:D1,D68–D73. doi:https://doi.org/10.1093/nar/gkt1181

Krämer-Albers EM, Bretz N, Tenzer S, Winterstein C, Möbius W, Berger H, Nave KA, Schild H, Trotter J (2007) Oligodendrocytes secrete exosomes containing major myelin and stress-protective proteins: trophic support for axons? Proteom Proteomics Clin Appl 1(11):1446–1461. https://doi.org/10.1002/prca.200700522

Krawczenko A, Klimczak A (2022) Adipose tissue-derived mesenchymal stem/stromal cells and their contribution to angiogenic processes in tissue regeneration. Int J Mol Sci 23(5):2425. https://doi.org/10.3390/ijms23052425

Krawczenko A, Klimczak A: Adipose Tissue-Derived Mesenchymal Stem/Stromal Cells and Their Contribution to Angiogenic Processes in Tissue Regeneration. Int J Mol Sci 2022 Feb 22;23(5):2425. https://doi.org/10.3390/ijms23052425.

Krzysztofik M, Wilk M, Stastny P, Golas A (2021) Post-activation performance enhancement in the bench press throw: a systematic review and meta-analysis. Front Physiol 11:598628. https://doi.org/10.3389/fphys.2020.598628

Laube W (2022a) Die Muskulatur – das „signalstoffgestützte periphere Zentrum“ adaptiver Wirkungen. Manuelle Medizin 60(2):104–106. https://doi.org/10.1007/s00337-022-00868-0

Laube W (2022b) Physische Aktivität: genetische Gewebekommunikation Basis präventiver Wirkungen. Manuelle Medizin 60(3):169–172. https://doi.org/10.1007/s00337-022-00889-9

Lee BR, Kim JH, Choi ES, Cho JH, Kim E (2018) Effect of young exosomes injected in aged mice. Int J Nanomed 13:5335–5345

Lee KS, Lee J, Kim HK, Yeom SH, Woo CH, Jung YJ, Yun YE, Park SY, Han J, Kim E, Sul JH, Jung JM, Park JH, Choi JS, Cho YW, Jo DG (2021) Extracellular vesicles from adipose tissue-derived stem cells alleviate osteoporosis through osteoprotegerin and miR-21-5p. J Extracell Vesicles 10(12):e12152. https://doi.org/10.1002/jev2.12152

Li H, Zhao X, Wen X, Zeng A, Mao G, Lin R, Hu S, Liao W, Zhang Z (2020) Inhibition of miR-490-5p promotes human adipose-derived stem cells chondrogenesis and protects chondrocytes via the PITPNM1/PI3K/AKT axis. Front Cell Dev Biol 8:573221. https://doi.org/10.3389/fcell.2020.573221

Li M, Zeringer E, Barta T, Schageman J, Cheng A, Vlassov AV (2014) Analysis of the RNA content of the exosomes derived from blood serum and urine and its potential as biomarkers. Philos Trans R Soc Lond B Biol Sci 369: 20130502. doi:https://doi.org/10.1098/rstb.2013.0502

Liu J, Zhang Y, Tian Y, Huang W, Tong N, Fu X (2022) Integrative biology of extracellular vesicles in diabetes mellitus and diabetic complications. Theranostics 12(3):1342–1372. https://doi.org/10.7150/thno.65778

Lopez-Verrilli MA, Picou F, Court FA (2013) Schwann cell-derived exosomes enhance axonal regeneration in the peripheral nervous system. Glia 61(11):1795–806. https://doi.org/10.1002/glia.22558

Malcangio M (2019) Role of the immune system in neuropathic pain. Scand J Pain 20(1):33–37. https://doi.org/10.1515/sjpain-2019-0138

Malin SK, Solomon TP, Blaszczak A, Finnegan S, Filion J, Kirwan JP: Pancreatic beta-cell function increases in alinear dose-response manner following exercise training in adults with prediabetes. Am J Physiol Endocrinol Metab305, 2013, E1248–E1254. [PubMed: 24045867]

Mandolesi G, Rizzo FR, Balletta S, Stampanoni Bassi M, Gilio L, Guadalupi L, Nencini M, Moscatelli A, Ryan CP, Licursi V, Dolcetti E, Musella A, Gentile A, Fresegna D, Bullitta S, Caioli S, Vanni V, Sanna K, Bruno A, Buttari F, Castelli C, Presutti C, De Santa F, Finardi A, Furlan R, Centonze D, De Vito F (2021) The microRNA let-7b-5p Is negatively associated with inflammation and disease severity in multiple sclerosis. Cells 10(2):330. https://doi.org/10.3390/cells10020330

Masoumi-Ardakani Y, Najafipour H, Nasri HR, Aminizadeh S, Jafari S, Safi Z (2022) Moderate endurance training and mitoQ improve cardiovascular function, oxidative stress, and inflammation in hypertensive individuals: the role of miR-21 and miR-222: a randomized, double-blind, clinical trial. Cell J 24(10):577–585. https://doi.org/10.22074/cellj.2022.8089

Mathivanan S, Fahner CJ, Reid GE, Simpson RJ (2012) ExoCarta 2012: database of exosomal proteins, RNA and lipids. Nucleic Acids Res 40(Database issue):D1241–1244. https://doi.org/10.1093/nar/gkr828

Mooren FC, Viereck J, Krüger K, Thum T (2014) Circulating microRNAs as potential biomarkers of aerobic exercise capacity. Am J Physiol Heart Circ Physiol 306(4):H557–63. https://doi.org/10.1152/ajpheart.00711.2013

Nair VD, Ge Y, Li S, Pincas H, Jain N, Seenarine N, Amper MAS, Goodpaster BH, Walsh MJ, Coen PM, Sealfon SC (2020) Sedentary and trained older men have distinct circulating exosomal microRNA profiles at baseline and in response to acute exercise. Front Physiol 11:605. https://doi.org/10.3389/fphys.2020.00605

Nielsen MH, Sabaratnam R, Pedersen AJT, Højlund K, Handberg A (2019) Acute exercise increases plasma levels of muscle-derived microvesicles carrying fatty acid transport proteins. J Clin Endocrinol Metab 104(10):4804–4814. https://doi.org/10.1210/jc.2018-02547

O'Brien K, Breyne K, Ughetto S, Laurent LC, Breakefield XO: RNA delivery by extracellular vesicles in mammaliancells and its applications. Nat Rev Mol Cell Biol 2020 Oct;21(10):585–606. https://doi.org/10.1038/s41580-020-0251-y. Epub2020 May 26.

Oliveira GP Jr, Porto WF, Palu CC, Pereira LM, Petriz B, Almeida JA, Viana J, Filho NNA, Franco OL, Pereira RW (2018) Effects of acute aerobic exercise on rats serum extracellular vesicles diameter, concentration and small rnas content. Front Physiol 9:532. https://doi.org/10.3389/fphys.2018.00532

Ortiz AC, Fideles SOM, Pomini KT, Bellini MZ, Pereira ESBM, Reis CHB, Pilon JPG, de Marchi MÂ, Trazzi BFM, da Silva WS, da Cunha MR, Buchaim DV, Buchaim RL (2022) Potential of fibrin glue and Mesenchymal Stem Cells (MSCs) to regenerate nerve injuries: a systematic review. Cells 11(2):221. https://doi.org/10.3390/cells11020221

Osmai M, Osmai Y, Bang-Berthelsen CH, Pallesen EMH, Vestergaard AL, Novotny GW, Pociot F, Mandrup-Poulsen T (2016) MicroRNAs as regulators of beta-cell function and dysfunction. Diabetes Metab Res Rev 32:334–349. doi:https://doi.org/10.1002/dmrr.2719

Pardo F, Villalobos-Labra R, Sobrevia B, Toledo F, Sobrevia L (2018) Extracellular vesicles in obesity and diabetes mellitus. Mol Aspects Med 60:81–91. https://doi.org/10.1016/j.mam.2017.11.010

Pedersen BK, Steensberg A, Schjerling P (2001) Muscle-derived interleukin-6: possible biological effects. J Physiol 536:329–337

Pedersen BK, Steensberg A, Fischer C, Keller C, Keller P, Plomgaard P, Febbraio M, Saltin B (2003) Searching for the exercise factor – is IL-6 a candidate. J Muscle Res Cell Motil 24:113–119

Pedersen BK, Fischer CP (2007) Physiological role of muscle-derived interleukin-6 in response to exercise. Curr Opin Clin Nutr Metab Care 10:265–271

Pedersen BK (2011a) Exercise-induced myokines and their role in chronic diseases. Brain Behav Immun 25(5):811–816. https://doi.org/10.1016/j.bbi.2011.02.010

Pedersen BK (2011b) Muscles and their myokines. J Exp Biol 214:337 – 346

Pedersen BK (2013) Muscle as a secretory organ. Compr Physiol 3(3):1337–1362. https://doi.org/10.1002/cphy.c120033

Peris-Moreno D, Taillandier D, Polge C (2020) MuRF1/TRIM63, master regulator of muscle mass. Int J Mol Sci 21(18):6663. https://doi.org/10.3390/ijms21186663

Pi J, Bai Y, Daniel KW, Liu D, Lyght O, Edelstein D, Brownlee M, Corkey BE, Collins S (2009) Persistent oxidative stress due to absence of uncoupling protein 2 associated with impaired pancreatic beta-cell function. Endocrinology 150:3040–3048. doi:https://doi.org/10.1210/en.2008-1642

Potolicchio I, Carven GJ, Xu X, Stipp C, Riese RJ, Stern LJ, Santambrogio L (2005) Proteomic analysis of microglia-derived exosomes: metabolic role of the aminopeptidase CD13 in neuropeptide catabolism. J Immunol 175(4):2237–2243. https://doi.org/10.4049/jimmunol.175.4.2237

Pourakbari R, Khodadadi M, Aghebati-Maleki A, Aghebati-Maleki L, Yousefi M (2019) The potential of exosomes in the therapy of the cartilage and bone complications; emphasis on osteoarthritis. Life Sci 236:116861. https://doi.org/10.1016/j.lfs.2019.116861

Prattichizzo F, Matacchione G, Giuliani A, Sabbatinelli J, Olivieri F, de Candia P, De Nigris V, Ceriello A (2021) Extracellular vesicle-shuttled miRNAs: a critical appraisal of their potential as nano-diagnostics and nano-therapeutics in type 2 diabetes mellitus and its cardiovascular complications. Theranostics 11(3):1031–1045. https://doi.org/10.7150/thno.51605

Rigamonti AE, Bollati V, Pergoli L, Iodice S, De Col A, Tamini S, Cicolini S, Tringali G, De Micheli R, Cella SG, Sartorio A (2020) Effects of an acute bout of exercise on circulating extracellular vesicles: tissue-, sex-, and BMI-related differences. Int J Obes 44(5):1108–1118. https://doi.org/10.1038/s41366-019-0460-7

Rome S, Forterre A, Mizgier ML, Bouzakri K (2019) Skeletal muscle-released extracellular vesicles: state of the art. Front Physiol 10:929. https://doi.org/10.3389/fphys.2019.00929

Sabaratnam R, Wojtaszewski JFP, Højlund K (2022) Factors mediating exercise-induced organ crosstalk. Acta Physiol 234(2):e13766. https://doi.org/10.1111/apha.13766

Safdar A, Tarnopolsky MA (2018) Exosomes as mediators of the systemic adaptations to endurance exercise. Cold Spring Harb Perspect Med 8(3):a029827. https://doi.org/10.1101/cshperspect.a029827

Sandri M, Sandri C, Gilbert A, Skurk C, Calabria E, Picard A, Walsh K, Schiaffino S, Lecker SH, Goldberg AL (2004) Foxo transcription factors induce the atrophy-related ubiquitin ligase atrogin-1 and cause skeletal muscle atrophy. Cell 117(3):399–412. https://doi.org/10.1016/s0092-8674(04)00400-3

Sawada S, Kon M, Wada S, Ushida T, Suzuki K, Akimoto T (2013) Profiling of circulating microRNAs after a bout of acute resistance exercise in humans. PLoS One 8(7):e70823. https://doi.org/10.1371/journal.pone.0070823

Schiera G, Proia P, Alberti C, Mineo M, Savettieri G, Di Liegro I (2007) Neurons produce FGF2 and VEGF and secrete them at least in part by shedding extracellular vesicles. J Cell Mol Med 11(6):1384–1394. https://doi.org/10.1111/j.1582-4934.2007.00100.x

Shen S, Wu Y, Chen J, Xie Z, Huang K, Wang G, Yang Y, Ni W, Chen Z, Shi P, Ma Y, Fan S (2019) CircSERPINE2 protects against osteoarthritis by targeting miR-1271 and ETS-related gene. Ann Rheum Dis 78(6):826–836. https://doi.org/10.1136/annrheumdis-2018-214786

Song Q, An Q, Niu B, Lu X, Zhang N, Cao X (2019) Role of miR-221/222 in tumor development and the underlying mechanism. J Oncol 2019:7252013. https://doi.org/10.1155/2019/7252013

Stegmayr B, Ronquist G (1982) Promotive effect on human sperm progressive motility by prostasomes. Urol Res10:253–257

Swain RA, Harris AB, Wiener EC, Dutka MV, Morris HD, Theien BE, Konda S, Engberg K, Lauterbur PC, Greenough WT (2003) Prolonged exercise induces angiogenesis and increases cerebral blood volume in primary motor cortex of the rat. Neuroscience 117:1037–1046

Trams EG, Lauter CJ, Salem N Jr, Heine U (1981) Exfoliation of membrane ecto-enzymes in the form of micro-vesicles. Biochim Biophys Acta 645:63–70

Trovato E, Di Felice V, Barone R (2019) Extracellular vesicles: delivery vehicles of myokines. Front Physiol 10:522. https://doi.org/10.3389/fphys.2019.00522

Tsuda M, Kuboyama K, Inoue T, Nagata K, Tozaki-Saitoh H, Inoue K (2009) Behavioral phenotypes of mice lacking purinergic S. 2X4 receptors in acute and chronic pain assays. Molecular Pain 5:1744–8069–5–28. https://doi.org/10.1186/1744-8069-5-28

Uhlemann M, Möbius-Winkler S, Fikenzer S, Adam J, Redlich M, Möhlenkamp S, Hilberg T, Schuler GC, Adams V (2014) Circulating microRNA-126 increases after different forms of endurance exercise in healthy adults. Eur J Prev Cardiol 21(4):484–491. https://doi.org/10.1177/2047487312467902

Ulmann L, Hirbec H, Rassendren F (2010) P2X4 receptors mediate PGE2 release by tissue-resident macrophages and initiate inflammatory pain. The EMBO Journal 29(14): 2290–2300. doi:https://doi.org/10.1038/emboj.2010.126

van Balkom BW, Eisele AS, Pegtel DM, Bervoets S, Verhaar MC (2015) Quantitative and qualitative analysis of small RNAs in human endothelial cells and exosomes provides insights into localized RNA processing, degradation and sorting. J Extracell Vesicles 4:26760. https://doi.org/10.3402/jev.v4.26760

van Rooij E, Olson EN (2007) MicroRNAs: powerful new regulators of heart disease and provocative therapeutic targets. J Clin Invest 117(9):2369–2376. https://doi.org/10.1172/JCI33099

Vechetti IJ Jr (2019) Emerging role of extracellular vesicles in the regulation of skeletal muscle adaptation. J Appl Physiol 127(2):645–653. https://doi.org/10.1152/japplphysiol.00914.2018

Vechetti IJ Jr, Valentino T, Mobley CB, McCarthy JJ (2021) The role of extracellular vesicles in skeletal muscle and systematic adaptation to exercise. J Physiol 599(3):845–861. https://doi.org/10.1113/JP278929

Verweij FJ, Revenu C, Arras G, Dingli F, Loew D, Pegtel DM, Follain G, Allio G, Goetz JG, Zimmermann P, Herbomel P, Del Bene F, Raposo G, van Niel G (2019)

Live tracking of inter-organ communication by endogenous exosomes in vivo. Dev Cell 48(4):573–589.e4. https://doi.org/10.1016/j.devcel.2019.01.004

Vietri M, Radulovic M, Stenmark H (2020) The many functions of ESCRTs. Nat Rev Mol Cell Biol 21(1):25–42. https://doi.org/10.1038/s41580-019-0177-4

Wang S, Cesca F, Loers G, Schweizer M, Buck F, Benfenati F, Schachner M, Kleene R (2011) Synapsin I is an oligomannose-carrying glycoprotein, acts as an oligomannose-binding lectin, and promotes neurite outgrowth and neuronal survival when released via glia-derived exosomes. J Neurosci 31(20):7275–7290. https://doi.org/10.1523/JNEUROSCI.6476-10.2011

Wang W, Li M, Chen Z, Xu L, Chang M, Wang K, Deng C, Gu Y, Zhou S, Shen Y, Tao F, Sun H (2022) Biogenesis and function of extracellular vesicles in pathophysiological processes of skeletal muscle atrophy. Biochem Pharmacol 198:114954. https://doi.org/10.1016/j.bcp.2022.114954

Whitham M, Parker BL, Friedrichsen M, Hingst JR, Hjorth M, Hughes WE, Egan CL, Cron L, Watt KI, Kuchel RP, Jayasooriah N, Estevez E, Petzold T, Suter CM, Gregorevic P, Kiens B, Richter EA, James DE, Wojtaszewski JFP, Febbraio MA (2018) Extracellular vesicles provide a means for tissue crosstalk during exercise. Cell Metab 27(1):237–251.e4. https://doi.org/10.1016/j.cmet.2017.12.001

Yaribeygi H, Atkin SL, Simental-Mendía LE, Sahebkar A (2019) Molecular mechanisms by which aerobic exercise induces insulin sensitivity. J Cell Physiol 4(8):12385–12392. https://doi.org/10.1002/jcp.28066

Yin X, Zhao Y, Zheng YL, Wang JZ, Li W, Lu QJ, Huang QN, Zhang CY, Chen X, Ma JZ (2019) Time-course responses of muscle-specific microRNAs following acute uphill or downhill exercise in sprague-dawley rats. Front Physiol 10:1275. https://doi.org/10.3389/fphys.2019.01275

Zhang B, Yin Y, Lai RC, Tan SS, Choo AB, Lim SK (2014) Mesenchymal stem cells secrete immunologically active exosomes. Stem Cells Dev 23(11):1233–1244. https://doi.org/10.1089/scd.2013.0479

Zhang X, Dong S, Jia Q, Zhang A, Li Y, Zhu Y, Lv S, Zhang J (2019) The microRNA in ventricular remodeling: the miR-30 family. Biosci Rep 39(8):BSR20190788. https://doi.org/10.1042/BSR20190788. Print 2019 Aug 30

Zhang Y, Kim JS, Wang TZ, Newton RU, Galvão DA, Gardiner RA, Hill MM, Taaffe DR (2021) Potential role of exercise induced extracellular vesicles in prostate cancer suppression. Front Oncol 11:746040. https://doi.org/10.3389/fonc.2021.746040

Zhang M, Wang L, Chen Z (2022) Research progress of extracellular vesicles in type 2 diabetes and its complications. Diabet Med 39(9):e14865. https://doi.org/10.1111/dme.14865

Zhan D, Cross A, Wright HL, Moots RJ, Edwards SW, Honsawek S (2011) Internalization of neutrophil-derived microvesicles modulates TNF -stimulated proinflammatory cytokine production in human fibroblast-like synoviocytes. Int J Mol Sci 22(14):7409. https://doi.org/10.3390/ijms22147409

Zhao L, Hu C, Zhang P, Jiang H, Chen J (2019) Preconditioning strategies for improving the survival rate and paracrine ability of mesenchymal stem cells in acute kidney injury. J Cell Mol Med 23(2):720–730. https://doi.org/10.1111/jcmm.14035

11 Belastung, Muskelreparatur, Muskelremodulation, Immunsystem

Trailer Das Training als „notwendiger!" mechanischer und metabolischer Stress für Adaptationen geht stets mit Mikrotraumata der Muskelfasern aber auch Störungen der Mitochondrien einher. Die Muskelfasern werden repariert und die Mitochondrien „recycelt". Der „Gesamtprozess" wird vom Immunsystem geführt. Es läuft eine Kaskade von Reaktionen ab, die aufeinander abgestimmt sind und in systematischer Reihenfolge stattfinden. Es sind zunächst entzündliche und nachfolgend nicht entzündliche Prozesse. Sie führen nicht „nur" zur Wiederherstellung der Struktur und Funktion, sondern auch zu den Adaptationen. Faktoren der Regeneration sind das Ausmaß der Verletzung, der Trainingszustand der Muskulatur, der zeitliche Ablauf der Regeneration, das Alter, ein diabetogener Stoffwechsel und die Epigenetik. Bereits die „trainierende" Muskulatur produziert die Signalstoffe für die Regeneration und die Adaptationen. Die Regeneration ist eine biologische „Teamleistung vieler Teilprozesse".

11.1 Wirksame Belastungen und Strukturschädigungen

Eine Verletzung bedeutet, die Muskelfaser(n) selbst und die Matrix im interstitiellen Raum einschließlich der dort vorhandenen Zellen des Bindegewebes und des Immunsystems werden durch die Schädigung direkt und indirekt verändert und dies ist die Voraussetzung für den Beginn der koordinierten Reaktionskaskaden, die zur Regeneration führen. Die vollständige oder eingeschränkte strukturelle und funktionelle Wiederherstellung der hochgradig zur Regeneration fähigen Skelettmuskulatur bzw. der funktionellen Einheit „myofasziales Gewebe" ist dabei von einer Reihe von wesentlichen Faktoren abhängig. Dazu gehören

- das Ausmaß der Verletzung, welches auch mit systemischen Auswirkungen einhergehen kann,
- ob die Verletzung akut oder chronisch ist,
- der Zustand der Muskulatur vor der Verletzung,

W. Laube, *Bewegungsmangel*, https://doi.org/10.1007/978-3-662-67753-7_11

- der „korrekte“ zeitliche Ablauf des Regenerationsprozesses gegeben durch
  - das Ausmaß und den Ablauf der Entzündungsprozesse,
  - die Interaktionen zwischen den letztendlich vielen verschiedenen Zelltypen und ihren cross talks,
  - die Interaktionen zwischen dem Nervensystem und den Muskelfasern,
  - die Wirkungen der muskelregenerativen Faktoren, nicht-codierender RNA's und Wachstumsfaktoren
  - die Muskelaktivitäten während der Regeneration,
- das Alter des Individuums, denn dadurch werden die Funktionen der Satellitenzellen, die interzelluläre Matrix, die Infrastruktur der Mikrozirkulation, die aerobe Kapazität, die neuromuskuläre Innervation und die des „Organisators der Regeneration“ des Immunsystems systematisch beeinflusst,
- der Dekonditionierung, denn Dekonditionierung und Alter sind mit sehr ähnlichen nachteiligen biologischen Ergebnissen verbunden, sodass auch der Trainingszustand der Muskulatur eine wichtige Komponente ist,
- die aus der Dekonditionierung erwachsenen krankhaften Zustände des Stoffwechsels und hierbei sind u.a. zu nennen
  - der Entwicklungsstand einer inaktivitäts- und/oder adipositasbedingten Sarkopenie,
  - der Funktionszustand der anabolen Systeme und die Ansprechbarkeit des Gewebes für anabole Stimuli und
  - die inaktivitätsbedingten epigenetischen Veränderungen.

Intensive muskuläre aerobe und anaerobe Belastungen beanspruchen in Abhängigkeit von den Kontraktionsformen abgestuft hochgradig die kontraktilen Strukturen und für die Kontraktionen wird ein sehr hoher energetischer Aufwand benötigt. Physische Belastungen stellen immer einen **systemischen Stress** mit generalisiert hohen Stoffwechselanforderungen dar. Dieser wird durch die Mitochondrien gedeckt und bei sehr hohen und andauernden Beanspruchungen wird auch die unter der Belastung ansteigende Grenze der antioxidativen Kapazität überschritten (vgl. Abschn. 7.1). In der Folge entstehen neben den mikrotraumatischen Verletzungen der kontraktilen Strukturen der Muskelfasern auch Störungen der Mitochondrien. Die mikrotraumatisch geschädigten Muskelfasern werden in einem sehr komplexen Vorgang repariert und die Mitochondrien müssen und werden durch die selektive Autophagie „recycelt“. Der „Gesamtprozess“ führt nicht „nur“ zur Wiederherstellung der Struktur und Funktion, sondern schließt die Adaptation an die Beanspruchung ein bzw. geht fließend darin über. Ein wesentliches Merkmal physischer Belastungen, resultierenden Mikroverletzungen aber auch von Dehnungen ist die unmittelbare Aktivierung der Satellitenzellen als essentielle Komponente des Regenerationsprozesses.

> **Wichtig** Beanspruchungsbedingte Auslenkungen der lokalen und der systemischen Homöostase und bei Trainingswirksamkeit der Belastung auch immer resultierende Schädigungen, die hinsichtlich des Profils und des Ausmaßes vom Trainingsmodus bestimmt werden, sind der Stimulator von Reparatur- und Adaptationsmechanismen, die stets gekoppelt ablaufen. Wirksames Training ist immer eine grenzwertige und „dosiert“ über die Grenze hinausgehende Beanspruchung, um Veränderungen zu stimulieren, die eine gleichartige Beanspruchung nicht mehr grenzwertig werden lassen. Leistung und die Reparaturkapazität als Komponente der Erholungsfähigkeit steigen bis zu einem „unbekannten individuellen Limit“ gleichzeitig. Das Limit, die Belastbarkeit, ist ausschließlich klinisch erkennbar. **Die Regeneration der Muskulatur ist eine biologische „Teamleistung“** (Anderson 2022[7384]) **mit vielen aufeinander abgestimmten Komponenten und einem koordinierten zeitlichen Ablauf.**

Der **systemische Stress durch Trainingsbelastungen** kann u. a. anhand der Genexpressionen in den zirkulierenden Leukozyten gekennzeichnet werden. Gene der Chemokine für die Invasion und die Migration von Immunzellen und von pro- aber auch anti-inflammatorischen Zytokinen wie für IL-2, IL-4, IL-6, IL-10, IFN-γ und TNF-α werden hochgefahren. In der Summe wird in Abhängigkeit von der Dauer und der Höhe des Energiebedarfs der erfolgten Belastung die Bilanz zugunsten der Apoptose und der Autophagie verschoben, wobei anaerobe Belastungen der stärkere Stimulator für die protektive Funktion der Autophagie sind (Kostrzewa-Nowak et al. 2021).

Die klinischen Auswirkungen bisher oder seit Langem nicht mehr ausgeführter intensiver kontraktiler Belastungen, insbesondere mit einer ekzentrischen Komponente sind sehr gut als **Muskelkater**, delayed onset muscle soreness, bekannt. Dies betrifft auch Sportler selbst nach relativ kurzen Zeiträumen der Karenz sportartspezifischer Belastungen. In Abhängigkeit von der Intensität und dem Umfang der Kontraktionen treten verzögert nach 1 bis 3 Tagen myofasziale Schmerzen, Muskelschwellungen, Einschränkungen des endgradigen ROM, Kraftdefizite auf und im Serum sind deutlich erhöhte CK-Konzentration und solche von Entzündungsmarken messbar. Mit dem fortschreitendem Reparaturprozess klingen über wenige Tage die Symptome ab, wobei im Sinn einer **„regenerativen Belastung“** aerobe Aktivitäten im „nicht trainingswirksamen Intensitätsbereich zur Steigerung der Durchblutung über das Ruheniveau“ und Massagen als durchblutungsfördernde Interventionen sehr unterstützend wirken. Je nach Ausprägung der belastungsbedingten Entzündungsreaktion ist auch primär die Kälteanwendung eine wertvolle Intervention. Die Wirkung einer Anzahl jeweils einmalig ausgeführter Nachbelastungsinterventionen (key words: active recovery, cooling, massage, compression garment, electrostimulation, stretching, immersion, cryotherapy) zur Unterstützung der Erholung, der Regeneration bzw. der Minimierung der Ausbildung eines Muskelkaters und einer nachbelastungsbedingten Ermüdung (key words: Delayed onset muscle soreness [DOMS], perceived fatigue, creatine kinase [CK], C-reactive protein [CRP], interleukin-6 [IL-6]) ist mit einem systematischen Review und einer Meta-Analyse bearbeitet worden (Dupuy et al. 2018). Im Zeitraum 1958–2017 sind 99 Studien veröffentlicht worden, welche die Einschlusskriterien erfüllten. Davon betreffen 80 den Muskelkater (106 experimentelle Gruppen, n = 1188), 17 die subjektive Nachbelastungsermüdung (27 experimentelle Gruppen, n = 266), 19 Marker der Entzündung und 37 Marker der muskulären Schädigung. Die standardisierte Differenz (SMD) über die Interventionen belegt eine Minderung der Entwicklung des Muskelkaters (SMD [95 % CI] = −0,78 [−0,61 to −0,94]) und der Ermüdung (SMD (95 % CI] = −1,40 [−0,89 to −1,92]), wobei die Belastungsmodi die Effektivität auf den Muskelkater, die Ermüdung und die Entzündungsmarker nicht beeinflussten. Dagegen haben die verschiedenen Interventionen einen deutlichen Einfluss auf die Amplitude und den Zeitverlauf des Muskelkaters. Nach der Massage, als der effektivsten Maßnahme (SMD −2,26) reihen sich die aktive Erholung (−0,94), die Kompression mittels Kleidung (−0,92), der Überdruck-, die Kryotherapie und die Immersion (−0,55 – −0,47; Immersion: Wirkung DOMS: Modus Ganzkörper-, untere Extremität, Temperatur: ≤15 °C, Kontrast: ≤15 °C und ≥38 °C, SMD: −0,62 – −0,40; Wirkung Ermüdung: untere Extremität, Temperatur ≤15 °C, SMD −1,41–1,16) ein. Eine sogar kontraproduktive Wirkung hat die Dehnung (+0,15). Dabei resultieren unterschiedliche Amplitudenreduzierungen der Ermüdung, worauf nur die Massage (SMD -2,55), die Immersion (−1,16) und die Kompression mit Kleidung (−0,88) signifikante Effekte auslöst. So ist die Massage mit ihrer durchblutungsfördernden und der ödemabbauenden Wirkung eine sehr effektive Nachbelastungsintervention bei Sportlern wie Patienten. Nach stark ermüdenden und/oder ungewohnten Belastungen scheint die Massage gegenüber einer Kälteanwendung, dem

Dehnen und gering intensiven Aktivitäten die wirksamste Methodik zu sein, um 24 h nach Belastungsende die Symptome eines Muskelkaters um 0,33 Punkte auf einer 10-stufigen visuellen Skala (95 % CI: −0,59, −0,07) zu reduzieren und die Muskelerholung um 1,87 % (95 % CI: 0,30, 3,44) zu steigern (Torres et al. 2012). Die Meta-Analyse von Guo et al. (2017) weist sogar im Vergleich mit einer Kontrollgruppe einen positiven subjektiven Effekt der Massage auf die Muskelkatersymptomatik aus, wenn sie im Zeitraum von 72 h (24 h: SMD −0,61, 95 % CI: −1,17 – −0,05; $p = 0{,}03$; 48 h: SMD −1,51, 95 % CI: −2,24 – −0,77, $p < 0{,}001$; 72 h: SMD −1,46, 95 % CI: −2,59 – −0,33, $p = 0{,}01$) nach der intensiven Belastung ausgeführt wird. Die Massage hat gleichfalls einen objektiven Effekt auf die Kraft, die CK-Konzentration, Entzündungsmarker und subjektiv auf die Ermüdung. Die Schmerzsymptomatik wie auch die Ermüdung könnten u. a. der massagebedingten beta-Endorphinausschüttung (Kaada und Torsteinbø 1989) zugeschrieben werden und die Mehrdurchblutung ist geeignet, die Traumafolgen für die Muskelfasern zu reduzieren. Es werden immunologische Prozesse mit anti-entzündlichen Auswirkungen und die Stimulation der Biogenese der Mitochondrien angeregt (Crane et al. 2012). Einige Untersuchungsergebnisse unterstützen auch die Modulation immunologischer Prozesse im Muskel (Tejero-Fernàndez et al. 2015). Dypuy et al. (2018) weisen sogar eine Wirksamkeit noch im 96-Stundenfenster aus.

▶ **Wichtig** Es sei darauf hingewiesen, dass aus medizinischer und physiologischer Sicht passive durchblutungsfördernde Interventionen wie die Msage in der Nachbelastungsphase intensiver Trainingsbelastungen eine wertvolle, die Regeneration unterstützende Intervention ist. Gewebever- und -entsorgung über dem Ruheniveau bei fehlenden erneuten funktionellen Anforderungen an die Muskulatur unterstützen die Heilung der belastungsbedingten Schädigungen.

11.2 Training, Entzündungsreaktionen, Immunsystem

Schädigungen werden immer mit Entzündungsreaktionen beantwortet und entsprechend auch diejenigen in der Muskulatur, die wiederholt durch physische Belastungen provoziert werden. Training sorgt für wiederholte sterile Entzündungen im myo-faszialen Gewebe, die wiederum stimulierende Elemente der Reparaturprozesse sind. Das Ausmaß der provozierten Entzündung ist altersabhängig. Bei alten aktiven Menschen mit sehr guter ($n = 14$, 69 ± 5 Jahre, VO_2max: 37,4 ± 5,9 ml/kg/min) und jenen mit geringer aerober Kapazität ($n = 16$, 72 ± 6 Jahre, VO_2max: 22,6 ± 2,8 ml/kg/min) führen eine 24-minütige Dauerbelastung mit 40 % bzw. 12mal 1-minütige Intervalle mit 70 % der max. Wattleistung und jeweiligen Pausen von einer Minute zu gleichartigen Auslenkungen der Zytokine IL-6 und IL-10. Das TNF-α reagiert bei beiden Gruppen und nach beiden Belastungsmodi nicht. Bei den alten Menschen ist somit die akute entzündliche Reaktion infolge physischer Belastungen gegenüber Jungen unabhängig von der aeroben Kapazität deutlich eingeschränkt (Windsor et al. 2018). Weitere Ergebnisse in der Literatur belegen (Sellami et al. 2021), dass akute und systematische längerfristige Ausdauerbelastungen bei älteren Menschen üblicherweise mit einem Anstieg des Immunglobulins A im Speichel einhergehen und die Immunfunktion der Schleimhaut stärken. Akute Krafteinheiten veranlassen den Anstieg von IL-6, IL-8 und des TNF-α. Systematisches Ausdauertraining über 12–16 Wochen und Ausdauer- und Krafttraining über 6–12 Monate steigern die Plasmaspiegel von IL-10 und mindern die IL-6- und TNF-α-Spiegel bei Gesunden und Personen mit einer chronischen Herzinsuffizienz. Krafttraining allein über 6–12 Wochen hat keinen Einfluss auf die Spiegel von IL-1β, IL-2, IL-6 und TNF-α bei klinisch Gesunden und Herzpatienten aber lässt die TNF-α-RNA-Spiegel bei Gebrechlichen abfallen. Zusammenfassend fördern die physischen Belastungen bei alten Menschen die entzündungshemmenden Prozesse. Aerobes Training mit großen Muskelgruppen (aerobic-type total-body-shaping workouts), durchgeführt 1mal/Woche über 90 min, lässt nach 14 Wochen eine deutliche Auswirkung auf das adaptive Immunsystem erkennen. Die Veränderungen und die Verteilungen der Immunzellen (naive und Gedächtnis-B- und T-Zellen, aktivierte T- und regulatorische T-Zellen) geben eine veränderte Abstimmung der Immunregulation wieder und weisen auf eine gesteigerte Reaktionsfähigkeit hin (Balogh et al. 2022).

11.3 Muskel-Immun-Interaktionen und Muskelreparatur

> **Wichtig** Die Aufgabe des Trainings ist es, die Homöostase der Gewebe bzw. Organe und ihre systemischen Interaktionen aus dem Gleichgewicht zu bringen, um zu Adaptationen zu gelangen, wodurch gleichartige Beanspruchungen mit geringeren Störungen der Homöostase beantworten werden können. Für die Weiterentwicklung der adaptiven Gewebereaktionen und den positiven gegenseitigen Abstimmungen über die cross talks der Gewebe erfordern die stattgefundenen Adaptationen wiederum steigende Trainingsbelastungen, die erneut eine wirksame Auslenkung der Homöostase erzeugen. **„Hierfür fungieren die systematische Belastung, deren Methodik in Art, Umfang und Intensität (Sportwissenschaft) und die Funktionen der Gewebe und deren strukturelle und funktionelle kurz-, mittel- und langfristigen Reaktionen darauf (Anatomie, Physiologie) als eine «funktionelle Einheit»“.**

Für das myofasziale Gewebe ist Training „notwendiger!“ mechanischer und metabolischer Stress, um Adaptationen zu generieren, und Mikrotraumata der Muskelfasern bzw. des Gewebes und somit Gewebeschädigungen sind integraler Bestandteil jeder wirksamen Trainingsbelastung. Die stressbedingten Auslenkungen der Homöostase und die strukturellen Konsequenzen des Trainings stimulieren gemeinsam eine Kaskade von Reaktionen an denen aufeinander abgestimmt und in systematischer Reihenfolge eine große Anzahl von immunologischen und gewebespezifischen Vorläuferzellen beteiligt sind, die letztendlich zur Gewebereparatur aber auch zu den Adaptationen des Muskelgewebes führen (Abb. 11.1; Hyldahl und Hubal 2014; Paulsen et al. 2012; Peake et al. 1985). Im Muskelgewebe finden nach Mikroverletzungen und umfänglicheren Schädigungen zunächst entzündlich basierte Abbauvorgänge statt, die nachfolgend in die antientzündlich geprägte Reparatur und Rekonstruktion übergehen. Das Immunsystem erkennt die Schädigungen und führt den Prozess. Mit der primären sterilen Entzündung werden die geschädigten Strukturen im Sinn der „Abwehrreaktion“ beseitigt. Damit wird der Weg für die Regeneration bereitet. Das Ausmaß der Entzündung, gegeben durch den Schädigungsgrad, bestimmt das Gesamtergebnis. Es kann sowohl für die Funktion des Muskelgewebes vorteilhafte aber auch nachteilige Folgen haben (Tu und Li 2023).

> **Wichtig** Bei der Gewebereparatur nach jeder wirksamen Trainingsbelastung handelt es sich um komplexe Interaktionen zwischen verschiedenen Zellen des Immunsystems, wie den neutrophilen Leukozyten, Makrophagen, Lymphozyten und Gedächtniszellen, sowie den Muskelstammzellen (Satellitenzellen), den zu reparierenden und den adaptierenden Muskelfasern, Zellen der Gefäße, wie den Perizyten (Bindegewebszellen an der Außenwand der Kapillaren), Endothelzellen und Fibroblasten. Für die Effektivität dieser Vorgänge liefert die aerobe Kapazität, die zeitgerecht zur Verfügung gestellte biologische Energie für den „Strukturservice“ und den „Strukturausbau“ einen sehr wesentlichen Beitrag.

Die Dynamik des Zusammenspiels der verschiedenen Zelltypen und die zur Verfügung stehende energetische Basis für die abgestimmten

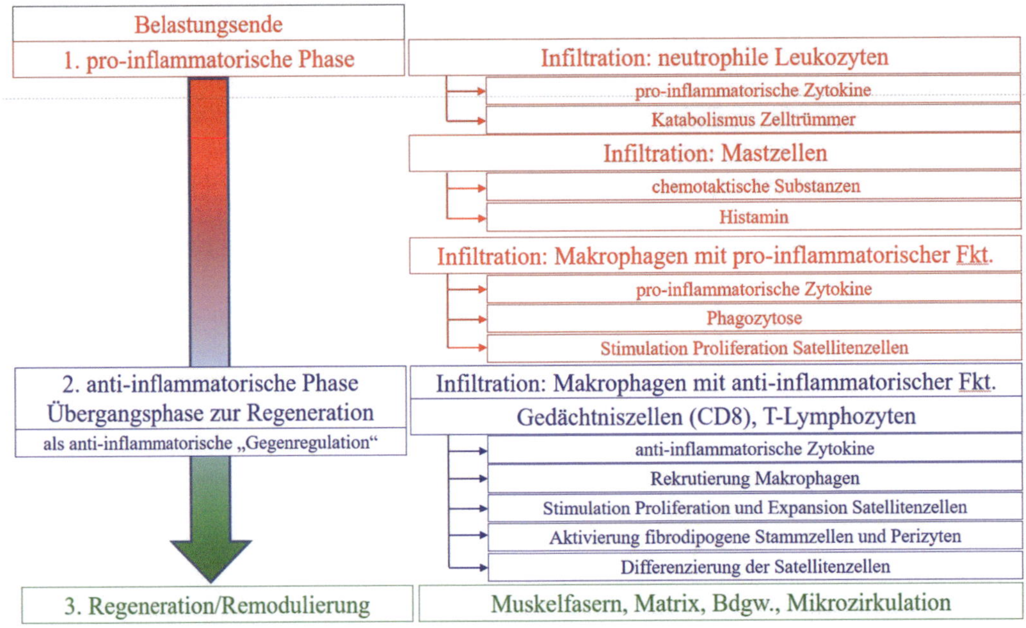

Abb. 11.1 Der grundsätzliche Ablauf der Reparaturprozesse infolge eines Muskelkaters (delayed onset muscle sorensess) bzw. verallgemeinert belastungsbedingter Muskelschädigungen durch intensive Trainingsbelastungen

funktionellen Abläufe der reparaturbedingt erforderlichen oder mit dem Training „angestrebten" strukturellen Konsequenzen (z. B. Hypertrophie) bestimmen den Zeitbedarf des „Gesamtprozesses" von Reparatur und Adaptation. Reparatur und Adaptation sind zwei Merkmale des Erholungsprozesses.

> **Wichtig** Training ist mit einem dem Programm angepassten Belastungs-Erholungs-Zyklus immer auch eine Intervention zur Qualifizierung der Regeneration, wobei das Immunsystem eine sehr wichtige, wenn nicht sogar eine essentiell vermittelnde und realisierende Rolle spielt. Die Heilungsprozesse haben primär eine entzündliche Komponente, die geregelt in eine nicht entzündliche mit der Reparatur der belastungsbedingten Schädigungen übergeht.

Der **Muskelkater** basiert auf myofibrillären Mikrotraumata, dessen Ausmaß neben der Intensität und dem Umfang auch von der Muskellänge bzw. dem Gelenkwinkel der Belastungsausführung und dem Muskel oder der Muskelgruppe abhängig ist. Gut bekannt sind die klinischen Konsequenzen wie das transitorische Kraft- und Leistungsdefizit, Muskelschwellungen, Einschränkungen des endgradigen ROM's und der typische Muskelkaterschmerz. Die Schmerzen werden möglicherweise direkt oder auch indirekt durch neurotrope Substanzen, die von den Muskelfasern oder den Satellitenzellen produziert werden (B2-bradykinin receptor-nerve growth factor, COX-2-glial cell line-derived neurotrophic factor), hervorgerufen. Die Reaktionen auf eine gleiche ekzentrische Belastungen streuen sehr. Der Kraftverlust, die MVC, ist offensichtlich der beste indirekte Marker, die „Führungsgröße" der muskulären Schädigungen, denn mit ihm sind wiederum die weiteren Nachbelastungsmerkmale, wie die Schmerzen, die CK-Konzentration und die Muskelschwellung verknüpft (Damas et al. 2016).

Mikroverletzungen und die klinischen und subjektiven Folgen werden eindeutig umfänglicher und intensiver durch ekzentrische als durch konzentrische Belastungen hervorgerufen (Lavender und Nosaka 2006, Newham et al. 1983). Als Zeichen der Muskelfaserschädigungen sind das Enzym Kreatinkinase (CK) und das Protein Myoglobin im Serum erhöht. Entsprechend ist u. a. das CK auch ein gut nutzbarer Parameter für die Kontrolle der Intensität der Belastungswirkungen und somit für die Steuerung des Belastungs-Erholungs-Zyklus.

Die konkret ablaufenden Stoffwechselvorgänge des Reparatur- aber auch Remodulierungsprozesses gilt es immer besser zu verstehen. Verletzungen von Strukturen und deren Heilung gehen

- stets mit Entzündungsprozessen einher und
- nicht mehr reparierbare Strukturen müssen biologisch mittels Phagozytose entsorgt werden.

> **Wichtig** Beide Prozesse der Gewebereparatur, die Entzündung und die Phagozytose, sind Aufgaben und Reaktionen des Immunsystems und es stellt sich die Frage, „Wie sind die Folgen des trainingsbedingten myofaszialen Stresses, die muskulären Mikrotraumata mit dem Immunsystem und der Geweberegeneration sowie den Anpassungs- und Remodulierungsvorgängen verknüpft".

Leukozyten, entstanden aus den pluripotenten Stammzellen im Knochenmarks differenzieren sich gesteuert durch Wachstumsfaktoren zu Granulozyten, Monozyten und Lymphozyten. Diese Zelltypen haben sehr wichtige immunologische Aufgaben. Neutrophile, Makrophagen (aus Monozyten), Satellitenzellen (Stammzellen der Muskelfasern nach der Geburt) und IL-beta-spezifisches Antigen steigen nach ekzentrischen Belastungen und nach Muskelverletzungen im Serum und im Muskel deutlich an (Malm et al. 2000). Dabei übernehmen offensichtlich die Zellen des angeborenen Immunsystems, die Monozyten und die natural Killerzellen als Untergruppe der Lymphozyten, eine Führungsfunktion im Muskel, wobei Veränderungen im Muskel mit denen im Blut im Zusammenhang stehen. Aber die Autoren fanden keine Relationen zwischen den Beschwerden des Muskelkaters, der Serum-CK- und der CRP-Konzentration mit der Leukozyteninfiltration. Sie schlussfolgern, dass die muskuläre Adaptation ohne vorausgehende Entzündung abläuft aber auch gleichzeitig, dass entzündungsrelevante Leukozyten für die Muskelreparatur, -regeneration und Adaptation eine bedeutende Rolle spielen.

> **Wichtig** Inzwischen ist allgemein anerkannt, dass fein und angepasst vom Immunsystem regulierte Entzündungsreaktionen zur muskulären Reparatur und Regeneration gehören (vgl. Abb. 11.1) und die Entzündungsreaktion durch die physische Belastung ausgelöst wird.

11.4 Der komplexe Reparaturprozess

Die entzündliche Reaktion auf Verletzungen und die Reparatur schließen immunologische, metabolische und signalstoff-gestützte Teilprozesse ein und das Ausmaß ist jeweils vom Umfang der Verletzung abhängig (Tu und Li 2023). Sehr geringfügige Mikroverletzungen werden durch geweberesistente Makrophagen versorgt. Diese Zellen detektieren die Schädigung einzelner Zellen. Durch Membranprozesse erfolgt eine Maskierung, wodurch die feedforward-Signalkaskade der Chemokine nicht ausgelöst wird und das intensive Einwandern von neutrophilen Leukozyten ausbleibt. Dadurch werden entzündliche Schädigungen auch im gesunden Umfeld durch die Entzündungsförderung der Neutrophilen verhindert und die Gewebehomöostase kann weitestgehend aufrechterhalten werden (Uderhardt et al. 2019). Das Immunsystem kann zum einen körpereigene von körperfremden Strukturen unterscheiden. Exogen eingedrungene Mikroorganismen werden detektiert und entsprechende Abwehrreaktionen organisiert. Zum anderen kann das Immunsystem auch zwischen gesunden und kranken oder geschädigten Gewebestrukturen unterscheiden

(Alemohammad et al. 2022; Zhang und Mosser 2008). Immuncheckpoints, Regulatormoleküle für die Steuerung der Immunreaktion und die Toleranz gegenüber körpereigenen Strukturen, befinden sich in den Membranen der T-, regulatorischen B- (Bregs), den dendritischen (DCs), den natural killer (NKs), den regulatorischen T- (Tregs), den myeloiden Suppressorzellen (MDSCs) und den M2-Makrophagen. Es resultieren Reaktionen zur Beseitigung (Onkologie, geschädigte Strukturen) und/oder der spezifischen Reparatur in der Muskulatur mit einer sehr hohen oder den Geweben mit einer nur unspezifischen geringen regenerativen Kapazität. Ob spezifisch strukturerhaltend oder unspezifisch mit einer Narbe repariert wird, ist in der Muskulatur vom Schädigungsgrad abhängig. Die verletzungsbedingte Entzündung wird von Substanzen aus den Muskelfasern vermittelt, die in den interstitiellen Raum abgegeben werden und von spezifischen Mustererkennungsrezeptoren (z. B. Toll-like-Rezeptoren, Scavenger-Rezeptoren, Rezeptor für Endprodukte der Glykation) detektiert werden. Weiterhin tragen die Aktivierung des Komplimentsystems (Plasma- und Membranproteine) und der muskel-resistenten Makrophagen und Mastzellen dazu bei. Die Makrophagen schaffen das notwendige Mikromilieu für die Regeneration und stimulieren u. a. die Satellitenzellen (Kharraz et al. 2013). Das Muskelgewebe hat mit der „reparativen Myogenese“ via den Satellitenzellen eine ausgesprochen sehr hohe regenerative Kapazität. Die Folgen der Muskelfaserschädigung stimulieren direkt den Reparaturprozess, indem die schädigungsbedingt freigesetzten metabolischen Faktoren nicht nur Biomarker der Schädigung sind, sondern gleichfalls die Aktivierung der Satellitenzellen bedingen (Tsuchiya et al. 2020). Mit der Phagozytose des geschädigten myofibrillären Materials wandeln sich die Makrophagen zu Zellen

- für die Regulation der Regenerationsprozess der Muskelfasern zugunsten der ursprünglichen Struktur
  - einschließlich der zugehörigen Infrastruktur der Mikrozirkulation

oder bei größeren Schädigungen

- für die narbige Ausheilung der Verletzung.

Die Makrophagen, besetzt mit TAM-Rezeptoren, produzieren u. a. Signalsubstanzen für die Lenkung der Myogenese. Die TAM-Rezeptoren (Axl, Mer) sind Rezeptor-Tyrosin-Kinasen mit einer essentiellen Funktion bei der embryonalen Entwicklung und im Erwachsenenalter vermitteln sie die Regulation der Homöostase des Immun-, hämatopoetischen, vaskulären und neuronalen Gewebes (Lemke 2013). Der TAM-Rezeptor Axl gehört zur Ausstattung der Muskelfasern und der Myoblasten und der TAM-Rezeptor Mer ist ein gemeinsames Antigen der $CD45^+$-Leukozyten (Al-Zaeed et al. 2021) für die T-Zellaktivierung (Altin und Sloan 1997). Sie haben eine wesentliche Funktion für die Regeneration des Skelettmuskels.

▶ **Wichtig** Die Reparatur und Regeneration des Muskelgewebes ist ein sehr effizienter und hochgradig leistungsfähiger Vorgang in den eine große Anzahl von Zelltypen eingebunden sind. Die Satellitenzellen sind essentiell dafür und in jedem aufeinanderfolgenden Schritt der Myogenese laufen netzwerkgleich Zell-Zell-Interaktionen ab. Das Immunsystem spielt eine zentrale Rolle im Zusammenspiel des „Orchesters der Regeneration“. Es fungiert mit der Organisation des Ablaufes als „Dirigent“ (Panci und Chazaud 2021).

Die kontraktile Aktivität induziert Myokine für die Homöostase, die Adaptation des Muskels sowie für die Kommunikation mit anderen Geweben. Das besagt zugleich, die tätige Muskulatur sorgt bereits während der Funktion für Signalstoffe, die nach der Beanspruchung die erforderliche Reparatur und Regeneration vertreten. Entsprechend verändert eine Langzeitausdauerbelastung (Marathon) die pro- und anti-inflammatorischen Myokinprofile im Blut. Die BDNF-Spiegel verändern sich gegensätzlich zum Troponin und er ist je höher desto geringer myokardiale Schäden zu verzeichnen sind. An der Regeneration sind die klassischen inflammatorischen Mediatoren, das IL-6 und weitere, der BDNF, das Follistatin, Decorin, der FGF-21 (vgl. Abschn. 8.2.2), der GDF-15 (Wachstumsdifferenzierungsfaktor [GDF], gehört zur Superfamilie der transformierenden Wachstumsfaktoren-β [TGF-β]; Regulation von Entzündungen, der Apoptose in geschädigten Geweben) beteiligt, die gemeinsam die Prozesse des Metabolismus, der Entzündung, Myogenese, Mytophagie, Aktivierung von Satellitenzellen und die Minderung der Degradierung von Proteinen vertreten (de Sousa et al. 2021).

Anderson (2022) benennt die aktuellen Schlüsseldeterminanten der muskulären Regeneration mit den nachfolgenden Schlussfolgerungen:

- Die Regeneration der Muskulatur ist eine „Teamleistung“.
- Die Muskelregeneration findet im „zellulären Öko-System des myofaszialen Gewebes“ statt und integriert eine große Anzahl von Zellen und Interaktionen. Sie ist in die Physiologie des gesamten Systems des Organismus, die physischen Aktivitäten und den Alterungsprozess eingebunden.
- Das regenerative Potenzial und die muskuläre Plastizität unterliegen regional epigenetischen Einflüssen, die wieder von den Merkmalen des Lebensstils abhängig sind.
- Die verschiedenen Zellen sind in einem ständigen abgestimmten cross talk. Sie reagieren im Zellverband als auch auf systemischer Ebene als ein hierarchisches System. Dadurch wird die regenerative Nische der Satellitenzellen für die Regeneration organisiert.
- Es findet ein essentieller und hoch dynamischer Bewegungsprozess aller beteiligten Zellen statt.
- Die physische Aktivität mit den resultierenden Signalstoffen und cross talks entscheidet über das Ergebnis der Regeneration wie es auch bei der Hypertrophie der Fall ist.

Ein Unterschied zwischen der Regeneration und Hypertrophie besteht aber zumindest in den Anteilen von zwei Vorgängen. Bei der umfänglichen verletzungsbedingten Regeneration bilden die Satellitenzellen durch Fusion Myoblasten wogegen bei der Hypertrophie dieser Vorgang nicht oder je nach dem Umfang der trainingsbedingten Schädigungen begrenzt stattfindet, weil die Satellitenzellen ihre Kerne direkt in die Muskelfasern einbauen (Fukuda et al. 2022). Aber intensives Krafttraining bis zur ausgeprägten Ermüdung verursacht stets Mikroverletzungen, sodass sich beide Vorgänge überlappen aber die Weitergabe der Kerne durch die Satellitenzellen wahrscheinlich überwiegen kann. Ergänzend gilt es die „neue Rolle der Satellitenzellen“ zu beachten. Sie haben nicht nur die Funktion, mit Muskelfasern zu fusionieren und ihnen Zellkerne zur Verfügung zu stellen, sondern wahrscheinlich vermittelt ohne Fusion der cross talk über ihre extrazellulären Vesikel die Expression von Myonuklei in den Muskelfasern (Hawke 2020).

Die anabole Regulation über die Vesikel erfolgt im Verbund mit einem „anabolen Signalstoffprofil“ bestehend aus Testosteron, Follistatin und weiteren Myokinen, womit im Experiment die Differenzierung und Fusion von Myotuben, die Produktion von schweren Myosinketten, die Biogenese der Mitochondrien und somit die oxidative Phosphorylierung veranlasst und verstärkt werden (Ruan et al. 2022). Da die Muskelregeneration und -differenzierung ein Strukturprozess ist, für den entsprechende energetische Anforderungen erfüllt sein müssen, sichert das anabole Profil diese Vorgänge in der Kombination mit der Intensivierung der ATP-Resynthese und den Ausbau der mitochondrialen Kapazität ab. Ein solches Profil anaboler Myokine wird mit steigender Intensität der Belastung zur Verfügung gestellt (He et al. 2019). An der anaeroben Schwelle (85 ± 8 % VO_2max) ist gegenüber der Intensität mit der höchsten Rate der β-Oxidation (52 ± 14 % VO_2max) die maximale Antwort

- der Myokine FGF-21 um 90 % und Follistatin um 49 % signifikant erhöht und mit grenzwertiger Signifikanz

- das Adipokin Omentin zugunsten der Insulinsensitivität, der Entzündungshemmung, der Vasodilatation und der Verhinderung hypertensiver Komplikationen (Okamura et al. 2023; Tan et al. 2010; Yamawaki et al. 2011) um 13 % angestiegen und
- das pleiotrope Resistin als potenzieller Verursacher von Endotheldysfunktionen, einer diabetogenen Entwicklung, von Entzündungen und Stressreaktionen (Tripathi et al. 2020) um 16 % abgefallen.

In einem systematischen

- positiven Zyklus Belastung – Beanspruchung – Erholung – Adaptation oder
- negativen Zyklus Inaktivität – Dekonditionierung – Krankheitsentwicklungen

ist die kontrahierende oder die inadäquat aktivierte Muskulatur jeweils das periphere signalstoff-basierte Zentrum und damit der Regulator des Immunsystems. Mit fortschreitendem Alter wird die inaktive Muskulatur zum Vermittler zwischen der Immunoseneszenz, der Abschwächung und Veränderung der angeborenen und adaptiven Immunfunktionen, und der Sarkopenie (Nelke et al. 2019). Bereits die inaktivitäts- und/oder adipositas- und später die unter diesen Bedingungen interagierend und vorzeitig sich entwickelnde altersbedingte Sarkopenie verstärken im Sinn eines circulus vitiosus die strukturellen und funktionellen Defizite sowohl der sensomotorischen Leistungsfähigkeit, der regenerativen Kapazitäten und werden zum Merkmal von chronischen Erkrankungen und letztendlich der Gebrechlichkeit.

▶ **Wichtig** Die mit den physischen Aktivitäten einhergehende Produktion von Signalstoffen liefert stets ein Profil, welches alle strukturellen und energetischen Komponenten der Funktion, der Regeneration, der Reparatur und Adaptation absichert. **Dem Leistungs- und Funktionszustand angepasste physische Belastungen haben stets koordinierte und auf den Belastungsmodus ausgerichtete systemische Wirkungen, die durch Pharmaka, für welche Entität auch immer, nicht und nie! realisiert werden können.**

Die Geweberegeneration ist ein essentieller biologischer Vorgang, der durch die ortständigen Stammzellen in der lokalen Zellenische, ein Ort im Gewebe mit einem spezifischen Mikromilieu für undifferenzierte und sich selbst erneuernde Stammzellen, realisiert wird. In allen Lebensphasen beeinflussen seneszente Zellen in der Nische der Skelettmuskulatur die Regeneration, denn im Tiermodell können in geschädigten Muskeln durch das Überschreiten einer verletzungsbedingten Grenze der ROS-Akkumulation und von DNA-Schädigungen verschiedene seneszente Zelltypen bei jungen und alten Individuen nachgewiesen werden (Moiseeva et al. 2023). Die universellen Marker der Seneszenz sind über alle Zelltypen, deren Regenerationszeiten und die Alterung lt. einem Transkriptomatlas der Autoren das entzündliche Sekretom, der pro-inflammatorische senescence-associated secretory phenotype und die Fibrose, wodurch bei jungen und ausgeprägter bei alten Tieren die Gewebereparatur eingeschränkt wird. Die seneszenten Zellen bilden eine entzündliche Nische zum Nachteil der Proliferation und Regeneration der Stammzellen. Das Zurückdrängen der Entzündung fördert erneut die Regeneration bei jungen wie alten Tieren.

▶ **Wichtig** Gewebeverletzungen und das Älterwerden treibt über die Entzündung bei Jung und Alt die zelluläre Seneszenz an (inflam-aging) wie es auch die Dekonditionierung über die low grade inflammation macht. So stehen die Dekonditionierung, Gewebeverletzungen und die Seneszenz in systematischen, sich gegenseitig beeinflussenden Wechselbeziehungen. Das präventive und therapeutische Gesundheitstraining benötigt somit einen gut abgestimmten Belastungs-Erholungs-Modus. Es gilt die

Maßgabe, die Dosierungen der trainingsmethodisch notwendigen Intensitäten für die jeweiligen adaptiven Zielstellungen so zu gestalten, dass „inadäquat intensive Muskelverletzungen" verhindert werden und „ausreichende" Erholungszeiten eingehalten werden.

Fazit

Das Training als „notwendiger!" mechanischer und metabolischer Stress zur Provokation von Adaptationen geht stets mit Mikrotraumata der Muskelfasern aber auch Störungen der Mitochondrien einher. Die Muskelfasern werden mittels komplexer koordinierter Reaktionskaskaden repariert und die Mitochondrien werden „recycelt". Der „Gesamtprozess" führt nicht „nur" zur Wiederherstellung der Struktur und Funktion, sondern schließt die Adaptation an die Beanspruchung ein. Faktoren der Regeneration sind das Ausmaß der Verletzung, der Trainingszustand der Muskulatur, der zeitliche Ablauf der Regeneration, das Alter, ein diabetogener Stoffwechsel und die Epigenetik.

Die Auslenkungen der Homöostase und die strukturellen Konsequenzen stimulieren gemeinsam die Kaskade der aufeinander abgestimmten und in systematischer Reihenfolge stattfindenden Reaktionen. Daran sind „federführend" das Immunsystem und gewebespezifische Vorläuferzellen beteiligt. Es erfolgen die Gewebereparatur die Adaptationen. Die Mikrotraumen werden zunächst immer mit einer sterilen Entzündung beantwortet. Die Entzündung geht systematisch in die antientzündlich geprägte Reparatur und Rekonstruktion über. Das Immunsystem erkennt die Schädigungen und führt den Prozess.

Die Reparatur und Regeneration des Muskelgewebes ist ein sehr effizienter und hochgradig leistungsfähiger Vorgang in den eine große Anzahl von Zelltypen eingebunden sind. Die Satellitenzellen sind essentiell dafür und in jedem aufeinanderfolgenden Schritt der Myogenese laufen netzwerkgleich Zell-Zell-Interaktionen ab. Das Immunsystem spielt die zentrale Rolle im Zusammenspiel des „Orchesters der Regeneration". Es ist „Organisator des Ablaufes" und der „Dirigent".

Die kontraktile Aktivität hat ein Myokineprofil für die Homöostase, die Adaptation des Muskels sowie für die Kommunikation mit anderen Geweben induziert. Die „trainierende" Muskulatur hat bereits auch für die Signalstoffe gesorgt, die in der Erholung die Reparatur und Regeneration vertreten. Die Regeneration der Muskulatur ist eine „Teamleistung vieler Teilprozesse".

Die mit den physischen Aktivitäten einhergehende Produktion von Signalstoffen liefert stets ein Profil, welches alle strukturellen und energetischen Komponenten der Funktion, der Regeneration, der Reparatur und Adaptation absichert.

Die Regeneration der Muskulatur ist eine biologische „Teamleistung" mit vielen aufeinander abgestimmten Komponenten und einem koordinierten zeitlichen Ablauf.

Literatur

Alemohammad H, Najafzadeh B, Asadzadeh Z, Baghbanzadeh A, Ghorbaninezhad F, Najafzadeh A, Safarpour H, Bernardini R, Brunetti O, Sonnessa M, Fasano R, Silvestris N, Baradaran B (2022) The importance of immune checkpoints in immune monitoring: a future paradigm shift in the treatment of cancer. Biomed Pharmacother 146:112516. https://doi.org/10.1016/j.biopha.2021.112516

Altin JG, Sloan EK (1997) The role of CD45 and CD45-associated molecules in T cell activation. Immunol Cell Biol 75(5):430–445. https://doi.org/10.1038/icb.1997.68

Al-Zaeed N, Budai Z, Szondy Z, Sarang Z (2021) TAM kinase signaling is indispensable for proper skeletal muscle regeneration in mice. Cell Death Dis 12:611. https://doi.org/10.1038/s41419-021-03892-5

Anderson JE (2022) Key concepts in muscle regeneration: muscle „cellular ecology" integrates a gestalt of cellular cross-talk, motility, and activity to remodel structure and restore function. Eur J Appl Physiol 122(2):273–300. https://doi.org/10.1007/s00421-021-04865-4

Balogh L, Szabó K, Pucsok JM, Jámbor I, Gyetvai Á, Mile M, Barna L, Szodoray P, Tarr T, Csiki Z, Papp G (2022) The effect of aerobic exercise and low-impact pilates workout on the adaptive immune system. J Clin Med 11(22):6814. https://doi.org/10.3390/jcm11226814

Crane JD, Ogborn DI, Cupido C, Melov S, Hubbard A, Bourgeois JM, Tarnopolsky MA (2012) Massage therapy attenuates inflammatory signaling after exercise-induced muscle damage. Sci Transl Med 4(119):119ra13. https://doi.org/10.1126/scitranslmed.3002882

Damas F, Nosaka K, Libardi CA, Chen TC, Ugrinowitsch C (2016) Susceptibility to exercise-induced muscle damage: a cluster analysis with a large sample. Int J Sports Med 37(8):633–640. https://doi.org/10.1055/s-0042-100281

de Sousa CAZ, Sierra APR, Martínez Galán BS, Maciel JFS, Manoel R, Barbeiro HV, de Souza HP, Cury-Boaventura MF (2021) Time course and role of exercise-induced cytokines in muscle damage and repair after a marathon race. Front Physiol 12:752144. https://doi.org/10.3389/fphys.2021.752144

Dupuy O, Douzi W, Theurot D, Bosquet L, Dugué B (2018) An evidence-based approach for choosing post-exercise recovery techniques to reduce markers of muscle damage, soreness, fatigue, and inflammation: a systematic review with meta-analysis. Front Physiol 9:403. https://doi.org/10.3389/fphys.2018.00403

Fukada SI, Higashimoto T, Kaneshige A (2022) Differences in muscle satellite cell dynamics during muscle hypertrophy and regeneration. Skelet Muscle 12(1):17. https://doi.org/10.1186/s13395-022-00300-0

Guo J, Li L, Gong Y, Zhu R, Xu J, Zou J, Chen X (2017) Massage alleviates delayed onset muscle soreness after strenuous exercise: a systematic review and meta-analysis. Front Physiol 8:747. https://doi.org/10.3389/fphys.2017.00747

Hawke TJ (2020) Expanding roles for muscle satellite cells in exerciseinduced hypertrophy. Function 2(1):zqaa040. https://doi.org/10.1093/function/zqaa040

He Z, Tian Y, Valenzuela PL, Huang C, Zhao J, Hong P, He Z, Yin S, Lucia A (2019) Myokine/adipokine response to "aerobic" exercise: is it just a matter of exercise load? Front Physiol 10:691. https://doi.org/10.3389/fphys.2019.00691

Hyldahl RD, Hubal MJ (2014) Lengthening our perspective: morphological, cellular, and molecular responses to eccentric exercise. Muscle Nerve 49(2):155–170. https://doi.org/10.1002/mus.24077

Kaada B, Torsteinbø O (1989) Increase of plasma beta-endorphins in connective tissue massage. Gen Pharmacol 20(4):487-489. https://doi.org/10.1016/0306-3623(89)90200-0

Kharraz Y, Guerra J, Mann CJ, Serrano AL, Muñoz-Cánoves P (2013) Macrophage plasticity and the role of inflammation in skeletal muscle repair. Mediators Inflamm 2013:491497. https://doi.org/10.1155/2013/491497

Kostrzewa-Nowak D, Trzeciak-Ryczek A, Wityk P, Cembrowska-Lech D, Nowak R (2021) Post-effort changes in autophagy- and inflammation-related gene expression in white blood cells of healthy young men. Cells 10(6):1406. https://doi.org/10.3390/cells10061406

Lavender AP, Nosaka K (2006) Changes in fluctuation of isometric force following eccentric and concentric exercise of the elbow flexors. Eur J Appl Physiol 96: 235–240. doi:https://doi.org/10.1007/s00421-005-0069-5

Lemke G (2013) Biology of the TAM receptors. Cold Spring Harb Perspect Biol 5(11):a009076. https://doi.org/10.1101/cshperspect.a009076

Malm C, Nyberg P, Engstrom M, Sjodin B, Lenkei R, Ekblom B, Lundberg I (2000) Immunological changes in human skeletal muscle and blood after eccentric exercise and multiple biopsies. J Physiol 529 Pt 1(Pt 1):243–262. https://doi.org/10.1111/j.1469-7793.2000.00243.x

Moiseeva V, Cisneros A, Sica V, Deryagin O, Lai Y, Jung S, Andrés E, An J, Segalés J, Ortet L, Lukesova V, Volpe G, Benguria A, Dopazo A, Benitah SA, Urano Y, Del Sol A, Esteban MA, Ohkawa Y, Serrano AL, Perdiguero E, Muñoz-Cánoves P (2023) Senescence atlas reveals an aged-like inflamed niche that blunts muscle regeneration. Nature 613(7942):169–178. https://doi.org/10.1038/s41586-022-05535-x

Nelke C, Dziewas R, Minnerup J, Meuth SG, Ruck T (2019) Skeletal muscle as potential central link between sarcopenia and immune senescence. EBioMedicine 49:381–388. https://doi.org/10.1016/j.ebiom.2019.10.034

Newham DJ, McPhail G, Mills KR, Edwards RH (1983) Ultrastructural changes after concentric and eccentric contractions of human muscle. J Neurol Sci 61:109–122. doi:https://doi.org/10.1016/0022-510X(83)90058-8

Okamura Y, Niijima R, Kameshima S, Kodama T, Otani K, Okada M, Yamawaki H (2023) Human omentin-1 administration ameliorates hypertensive complications without affecting hypertension in spontaneously hypertensive rats. Int J Mol Sci 24(4):3835. https://doi.org/10.3390/ijms24043835

Panci G, Chazaud B (2021) Inflammation during post-injury skeletal muscle regeneration. Semin Cell Dev Biol 119:32–38. https://doi.org/10.1016/j.semcdb.2021.05.031

PaulsenG, Mikkelsen U R, Raastad T, Peake JM (2012) Leucocytes, cytokines and satellite cells: what role do they play in muscle, damage and regeneration following eccentric exercise? Exercise Immunology Review 18:42–97

Peake JM, Neubauer O, Della Gatta PA, Nosaka K (2017) Muscle damage and inflammation during recovery from exercise. J Appl Physiol 122(3):559–570. https://doi.org/10.1152/japplphysiol.00971.2016

Ruan T, Harney D, Koay YC, Loo L, Larance M, Caron L (2022) Anabolic factors and myokines improve differentiation of human embryonic stem cell derived skeletal muscle cells. Cells 11(6):963. https://doi.org/10.3390/cells11060963

Sellami M, Bragazzi NL, Aboghaba B, Elrayess MA (2021) The impact of acute and chronic exercise on immunoglobulins and cytokines in elderly: insights from a critical review of the literature. Front Immunol 12:631873. https://doi.org/10.3389/fimmu.2021.631873

Tan BK, Adya R, Randeva HS (2010) Omentin: a novel link between inflammation, diabesity, and cardiovascular disease. Trends Cardiovasc Med 20(5):143–148. https://doi.org/10.1016/j.tcm.2010.12.002

Tejero-Fernández V, Membrilla-Mesa M, Galiano-Castillo N, Arroyo-Morales M (2015) Immunological effects of massage after exercise: a systematic review. Phys Ther Sport 16(2):187–192. https://doi.org/10.1016/j.ptsp.2014.07.001

Torres R, Ribeiro F, Alberto Duarte J, Cabri JM (2012) Evidence of the physiotherapeutic interventions used currently after exercise-induced muscle damage: systematic review and meta-analysis. Phys Ther Sport 13(2):101–114. https://doi.org/10.1016/j.ptsp.2011.07.005

Tripathi D, Kant S, Pandey S, Ehtesham NZ (2020) Resistin in metabolism, inflammation, and disease. FEBS J 287(15):3141–3149. https://doi.org/10.1111/febs.15322

Tsuchiya Y, Kitajima Y, Masumoto H, Ono Y (2020) Damaged myofiber-derived metabolic enzymes act as activators of muscle satellite cells. Stem Cell Reports 15(4):926–940. https://doi.org/10.1016/j.stemcr.2020.08.002

Tu H, Li YL (2023) Inflammation balance in skeletal muscle damage and repair. Front Immunol 14:1133355. https://doi.org/10.3389/fimmu.2023.1133355

Uderhardt S, Martins AJ, Tsang JS, Lämmermann T, Germain RN (2019) Resident macrophages cloak tissue microlesions to prevent neutrophil-driven inflammatory damage. Cell 177(3):541–555.e17. https://doi.org/10.1016/j.cell.2019.02.028

Windsor MT, Bailey TG, Perissiou M, Meital L, Golledge J, Russell FD, Askew CD (2018) Cytokine responses to acute exercise in healthy older adults: the effect of cardiorespiratory fitness. Front Physiol 9:203. https://doi.org/10.3389/fphys.2018.00203

Yamawaki H, Kuramoto J, Kameshima S, Usui T, Okada M, Hara Y (2011) Omentin, a novel adipocytokine inhibits TNF-induced vascular inflammation in human endothelial cells. Biochem Biophys Res Commun 408(2):339–343. https://doi.org/10.1016/j.bbrc.2011.04.039

Zhang X, Mosser DM (2008) Macrophage activation by endogenous danger signals. J Pathol 214(2):161–178. https://doi.org/10.1002/path.2284

Körperliche Aktivität, Immunsystem und onkologische Erkrankungen

12

Trailer

Physische Aktivität mindert das Risiko für eine große Anzahl häufiger Krebserkrankungen. Liegt eine vor, verzögert Training deren Entwicklung und begünstigt die Prognose. Das fatigue-Syndrom wird mit großem Effekt gemindert und die Lebensqualität verbessert. Aerobe Belastungen haben die besten Ergebnisse.

Alle Merkmale der **Dekonditionierung,** der **Fehlernährung** und der **chronisch metabolischen Erkrankungen** fördern das **onkologische Risiko.** Die **Adipositas** begünstigt mit der Sarkopenie zelluläre Entartungen und **epigenetische Prozesse** spielen eine wichtige Rolle.

Die **Mechanismen der Risikominderung** sind die Hämodynamik, Veränderungen im Blut und Gewebemilieu u. a. durch die Myokine, die Wirkungen der extrazellulären muskulären Vesikel, die Reduzierung des viszeralen Fetts und die Förderung der Immunfunktion.

Die **onkologische Therapie sollte immer mit dem Training** stattfinden. Die Erhaltung der Muskulatur ist essentiell, denn sie bestimmt den „gesundheitsfördernden" immunologischen Status.

12.1 Physische Aktivitäten senken Risiko onkologischer Entgleisungen

Moore et al. (2016) haben die aus 12 prospektiven Kohortenstudien (1987–2004, 1,44 Mio. Personen, Median: 59 Jahre, Min. 19 Jahre, Max. 98 Jahre, 57 % weiblich, ca. 187.000 Erkrankungen) entnommenen körperlichen Freizeitaktivitäten mit mittlerer bis hoher Intensität, mit denen bekanntermaßen das Risiko für Herz-Kreislauf-Erkrankungen und die allgemeine Mortalität abgeschätzt werden kann, mit der Inzidenz von 26 onkologischen Entitäten abgeglichen. Verglichen wurde das Erkrankungsrisiko der Personen mit der hohen gegenüber der geringen physischen Aktivität (90. gegen 10. Perzentile der Aktivität). Die Analyse ergab, eine hohe physische Aktivität mindert das Risiko für 13 Krebserkrankungen. Dazu gehören die die onkologische Prävalenz mit bestimmenden Typen wie das Mamma-, Lungen-, Ösophagus-, Magen- (gastro-ösophagealer Übergang), Leber-, Endometrium-, Rektum-, Harnblasen- und Nieren-Carzinom sowie die myeloische Leukämie und das Myelom, ein non-Hodgkin-Lymphom. Nach der Adjustierung mit dem BMI bleiben noch 10 onkologische Entitäten

W. Laube, *Bewegungsmangel,* https://doi.org/10.1007/978-3-662-67753-7_12

signifikant mit der körperlichen Aktivität verbunden. Die Relationen bleiben weiterhin bei Übergewichtigen bzw. Adipösen und Normalgewichtigen sehr ähnlich. Matthews et al. (2020) analysierten die Wirkungen des empfohlenen „motorischen Energieverbrauchs (7,5–15 MET-Stunden/Woche)" auf das onkologische Risiko bei 0,75 Mio. Menschen (9 prospektive Studien, Median: 62 Jahre, Min. 32 Jahre, Max. 91 Jahre, 53 % weiblich) in einem Kontrollzeitraum von 10 Jahren. Diese Autoren ermittelten ein reduziertes Erkrankungsrisiko bei 7 der 15 betrachteten Krebstypen. Die Minderung des Risikos betrifft das Colon- (8–14), das Mamma- (6–10%), das Endometrium- (10–18), das Leber- (18–27), das Nieren-Ca. (11–17), das non-Hodgkin-Lymphom (11–18) und das Myelom (14–19), wobei moderat und intensives Training jeweils keine einheitlichen Vorteile erkennen lassen. Liegt eine Erkrankung vor, verzögern die physischen Aktivitäten deren Entwicklung und begünstigen die Prognose. Aus 26 Studien mit Mamma-, kolorektalem und Prostata-Ca. ergab sich, dass die aktivsten Patienten gegenüber den Inaktivsten das Risiko der spezifischen Mortalität um 37 % senken (Friedenreich et al. 2016). Des Weiteren wird im Krankheitsfall das fatigue-Syndrom sehr positiv beeinflusst, wobei ein großer Effekt nachweisbar ist und bei hoher Adhärenz vor allem aerobe Belastungen die besten Ergebnisse haben (Kessels et al. 2018). Beim kolorektalen Carcinom wird die Lebensqualität gesteigert und Frauen scheinen mehr als Männer zu profitieren (Eyl et al. 2018). Der positive Einfluss auf die Lebensqualität kann sicher verallgemeinert werden. Auch McTiernan et al. (2019) konnten anhand eines systematischen reviews und einer Metanalyse feststellen, dass die empfohlenen physischen Aktivitäten nicht nur ein geringeres Risiko des Erkrankens, sondern auch verbesserte Überlebenschancen bedeuten. Noch einmal findet das review von Friedenreich et al. (2021) nachhaltig belegte Hinweise, dass unabhängig voneinander die physische Inaktivität, die Adipositas und insgesamt eine bewegungsarme, sitzende Lebensweise (sedentary behavior) Risikofaktoren einer Anzahl häufiger Krebsarten sind. Lt. diesem review liegen hochgradige und konsistente Beweise vor, dass umfängliche körperliche Aktivitäten das Risiko für 6 Krebsarten (Blase, Brust, Dickdarm, Endometrium, Adenokarzinom des Ösophagus, gastro-ösophagealer Übergang) reduziert. Moderat sind die Beweise für 4 weitere (Lunge, Ovar, Bauchspeicheldrüse, Niere) und begrenzt für eine Erkrankung (Prostata). Der bewegungsarme Lebensstil steigert unabhängig von der körperlichen Aktivität das Risiko für Darm-, Lungen- und Uteruskrebs. Die Adipositas ist ein etablierter Risikofaktor für sogar 13 verschiedene Krebsarten (Endometrium, postmenopausale Brust, Dickdarm, Ösophagus, Niere, Meningiom, Pankreas, Kardia, Leber, multiples Myelom, Ovar, Gallenblase, Schilddrüse). Das Physical Activity Guidelines Advisory Committee (2018) und der World Cancer Research Fund (2018) geben 11 Krebstypen an, die mit der physischen Aktivität zusammenhängen und weisen darauf hin, dass das Risiko für das Mamma-Ca auch noch durch die Aufnahme der physischen Aktivität nach der Menopause gesenkt werden kann.

> **Wichtig** Regelmäßige körperliche Aktivitäten reduzieren bis zu ca. 40–45 % die Wahrscheinlichkeit an häufigen „etablierten" bösartigen Gewebeentgleisungen zu erkranken. Dies betrifft Krebsarten, welche die Häufigkeitsliste anführen oder sehr weit vorn platziert sind. Im Erkrankungsfall wird die Überlebensrate erhöht, das fatigue-Syndrom abgeschwächt und die Lebensqualität verbessert. Es kann auch der Gegensatz ausgedrückt werden, dass eine chronische physische Inaktivität ein sehr relevanter Dispositionsfaktor für onkologische Erkrankungen ist!

Wie auch bei allen chronisch degenerativen Erkrankungen gibt es auch für die präventive Senkung des Risikos und für das „therapeutische onkologische Training" kein „definierbares spezielles Programm und schon gar nicht in Abhängigkeit von einem bestimmten Krebstyp". Die konkreten Inhalte, deren Zusammensetzung, der Trainingsumfang, die -intensität und -häufigkeit sind offene Fragen und müssen aus der Sicht der aktuellen Klinik und der Compliance und Resilience der erkrankten Personen individuell festgelegt und dosiert werden. Wichtig ist nur, dass das Training unter Wahrung der notwendigen Mindestintensität und mit allen Beanspruchungsformen durchgeführt wird. Besonders wichtig ist, dass physische Aktivitäten erfolgen und ein „normales" Körpergewicht und somit eine nicht diabetische Stoffwechselsituation entweder präventiv gesichert oder therapeutisch beeinflusst werden.

12.2 Quellen des Krebsrisikos und Mechanismen der Reduzierung

So stellt sich die Frage nach den Mechanismen, mit denen die physische Aktivität das Krebsrisiko deutlich mindert bzw. warum die physische Inaktivität, die Adipositas und die fast ausschließlich sitzende Lebensweise die Tumorgenese befördert (Argyrakopoulou et al. 2021; Avgerinos et al. 2019; Friedenreich et al. 2021; Singh et al. 2023; Wang et al. 2022).

Die Quellen der onkologischen Entgleisungen sind global

- die diabetogenen Störungen des Stoffwechsels mit der Insulinresistenz und Glucoseintoleranz,
- die Störungen des Fettstoffwechsels,
- die Adipositas
- der oxidative Stress des endoplasmatischen Retikulums,
- die chronisch schwelende gering gradige systemische Entzündung aufgrund der defizitären Myokinproduktion und der Bilanzverschiebung zu den Adipokinen einschließlich ihrer pathophysiologischen Wirkungen,
- die Sexualhormone,
- die Defizite und Störungen der Mikrozirkulation,
- die Störungen und Veränderungen im Interstitium sowie der Mikroumgebung mit den daraus folgenden Beeinflussungen der zellulären Funktionen und ihrer Interaktionen,
- die Veränderung des Mikrobioms.

Die Adipositas verursacht weltweit bei ca. 12 % der Männer und 13 % der Frauen onkologische Erkrankungen bzw. sie ist bei den Männern zu ca. 24 % und den Frauen zu ca. 55 % mit den diagnostizierten Krebserkrankungen assoziiert (Argyrakopoulou et al. 2021; Avgerinos et al. 2019), weil ergänzend zu den o. g. Faktoren die Entwicklung einer inaktivitäts- und adipositasbedingten Sarkopenie (Cruz-Jentoft et al. 2010, 2019) mit dem Merkmal der ektopen Fetteinlagerungen eine wichtige Komponente der Stoffwechselstörung zugunsten zellulärer Entartungen ist. Weniger die Triglyceride selbst als vielmehr die Intermediärstoffwechselprodukte der ektopisch akkumulierten Triglyceride in der Leber, der Skelettmuskulatur und dem Herzmuskel beeinträchtigen dort den Metabolismus und begründen Funktionsstörungen der Gewebe (Snel et al. 2012).

> **Wichtig** Die chronische physische Inaktivität, die immer mit einer Insulinresistenz einhergeht und alle ihre Folgen liefern ein tumorfreundliches Blut- und Gewebemilieu und machen die Inaktivität zu einem wesentlichen Risikofaktor.

Das **Mikrobiom** ist in den letzten Jahren immer mehr in den Fokus gerückt. Die gegenseitige Kommunikation im Mikrobiom und die mit dem intestinalen Gewebe sowie sein Metabolismus benötigen Aufmerksamkeit. So ist das Mikrobiom inzwischen ein anerkannter Biomarker und Regulator sowohl der Entwicklung von Krebsarten, die insbesondere von Schleimhäuten (Magen-Darm) und Epithelien (Haut, Lunge) ausgehen, als auch der therapeutischen Effektivität geworden. Die Mikrobiotika spielen eine Rolle für die Charakterisierung der geweblichen Mikroumgebung und tumorspezifische Profile fördern die Entstehung von Zellentgleisungen und den Fortschritt des Wachstums auf der einen und beeinflussen die Wirkung von Chemo- und Immuntherapeutika auf der anderen Seite (Wong- Rolle et al. 2021). Entzündungsprozesse im Darm fördern die Entwicklung des kolorektalen Carcinoms, denn eine Colitis teilt einige Gemeinsamkeiten mit den karzinogenen

Mechanismen. So kann ein solches Karzinom durch chronische Entzündungsprozesse entstehen (Konzept der kumulativen Entzündungsfolgen). Daran ist auch wieder das Mikrobiom mit seinen Wechselbeziehungen zum Immunsystem beteiligt. Über Dysplasien entsteht die maligne Entgleisung (Shah und Itzkowitz 2022).

Der cross talk zwischen der Adipositas und dem dabei vorhandenen dysbiotischen Mikrobiom gehört auch hinsichtlich der Tumorgenese des kolorektalen und weiterer Carcinome zusammen. Weil in nicht unerheblichem Ausmaß metabolische Erkrankungen, Mikrobiom und Krebserkrankungen miteinander interagieren resultieren wichtige therapeutische Ansätze (Singh et al. 2023) und vor allem „eigentlich gut realisierbare gleichartige präventive Konsequenzen für mehrere, die Morbidität bestimmende Krankheitsentwicklungen. Entsprechend reduziert eine hohe Adhärenz zu einer "gesunden Ernährung (high quality diet)" lt. dem "healthy diet score" das Risiko an einem oberen gastrointestinalen Krebs zu erkranken um 24 % ($HR_{high\text{-}quality\ diet}$: 0,76 (0,62–0,93), p = 0,009) und gleichfalls senken genetisch Disponierte das Risiko (Liu et al. 2023).

> **Wichtig** Es fällt auf, dass alle Merkmale der Dekonditionierung und der kalorischen und qualitativen Fehlernährung sowie die sich daraus ergebenden chronisch metabolischen Erkrankungen auch das Risiko für onkologische Erkrankungen tragen. **Sie haben somit auch ein gemeinsames präventives Portfolio, die physische Aktivität, die inhaltlich vollwertige und kaloriengerechte Ernährung und einen adäquaten BMI.**

Auch **epigenetische Prozesse** spielen bei der Entwicklung, der Progression, der Malignität und somit der Überlebenschance eine Rolle. Zirkulierende RNA's als Regulatoren von miRNA's, mRNA's und Proteinen werden aus pathologischer Sicht auch bei verschiedenen Tumoren gefunden und sie könnten helfen, Diagnosen zu stellen, ein Monitoring durchzuführen und die Prognose einzuschätzen (Li et al. 2021). Lnc-RNA's regulieren im Zellkern auf der epigenetischen und transkriptionalen Ebene und im Zytoplasma auf der post-transkriptionalen und der translationalen (Kontrolle der Synthese der Proteinspiegel durch eine RNA) Ebene die Genexpressionen von Proteinen und interagieren dabei mit Proteinen, anderen RNA's und der DNA. Abnormalitäten der lnc-RNA's sind u. a. an der Tumorentwicklung beteiligt. Z.B gibt es das lungenkrebsbezogene Transkript 1 (lung cancer-related transcript 1, LUCAT1, Chromosom 5) beim Lungen-Ca des Rauchers. Es spielt aber auch eine Rolle beim Mamma-, dem Ovarial-, dem Schilddrüsen-, dem Nieren-, dem Leber-Ca und weiteren Tumoren, wo es für die Proliferation, die Invasion und die Migration verantwortlich ist (Xing et al. 2021). Die anormale long intergenic non-protein coding RNA 460 [LINC00460] ist in einigen aggressiven Krebstypen hochreguliert. Sie verändert über Genexpressionen vielfältige Reaktionswege zugunsten der Tumorprogression. Ist dies der Fall bestehen Relationen zur Größe des Tumors, einer schnelleren und umfänglicheren Metastasierung und einer verkürzten Überlebenszeit des Kranken. Letzteres ist auch aus therapeutischer Sicht wichtig, denn die Effizienz von Pharmaka wird eingeschränkt (Chen et al. 2022).

> **Wichtig** Nachteiligte epigenetische Prozesse spielen auch bei der Tumorentstehung und dessen Malignität eine große Rolle. Es muss hervorgehoben werden, dass grundsätzlich solche Anormalitäten durch systematische physische Aktivitäten deutlich reduziert werden können. Dies gilt sowohl für die Prävention chronisch degenerativer Erkrankungen und eben auch für die Risikosenkung aggressiver Krebstypen.

Aus der Sicht des Colon-Ca beschreiben Wang et al. (2022) **Mechanismenkomplexe der physischen Aktivitäten** für die sekundäre Prävention. Dies sind

- die Hämodynamik durch die Scherkräfte in den Blutgefäßen infolge des gesteigerten belastungsbedingten Blutflusses,

- die Veränderungen des Blutserums u. a. durch den Anstieg von Myokinen
- die Veränderungen des interstitiellen Milieus,
- die Reduzierung der viszeralen Fettmasse und die dadurch veränderte Sekretion von Adipokinen
- die suppressive Wirkung der extrazellulären Vesikel der Skelettmuskulatur und
- die positive Beeinflussung der Immunfunktion.

Die belastungsbedingte Hämoynamik spielt eine Rolle gegen die Metastatiserung. Ein systematisches aerobes Training über 6 Monate mit einem Umfang von 2,5 bzw. 5 h/Woche reduziert bei Patienten mit einem Colon-Ca. des Stadiums I bis III signifikant die zirkulierenden Tumorzellen, wobei der Effekt nicht wesentlich unterschiedlich und im Trend eher der geringere Trainingsumfang der vorteilhaftere ist. Der Trainingseffekt wird auch vom Abfall des BMI, des Insulins und des interzellulären Adhäsionsmoleküls 1, welches als endotheliales Adhäsionsmolekül der Immunglobulin (Ig)-Superfamilie eine entscheidende Funktion bei chronischen Entzündungen hat, begleitet (Brown et al. 2018). Regmi et al. (2017) analysierten mithilfe eines Modells der Mikrozirkulation die Auswirkungen der hämodynamisch bedingten Scherkräfte auf die Fähigkeit zur Metastasierung zirkulierender Tumorzellen eines Mamma-, Ovarial- und Lungen-Ca's sowie der Leukämie. Die hohen Scherkräfte infolge physischer Belastung (60 dynes/cm^2) zerstörten im Vergleich mit denen in physischer Ruhe (15 dynes/cm^2) deutlich mehr Tumorzellen. Scherkräfte über 4 h lassen bis zu 90 % der Zellen nekrotisch werden und in den nachfolgenden 24 h werden sie zusätzlich durch die Apoptose zerstört.

▶ **Wichtig** Die hämodynamischen Konsequenzen des verstärkten Blutflusses und der gesteigerten Durchblutung während der körperlichen Aktivität sind ein Baustein gegen die Entwicklung von Tumorerkrankungen und sind ein wichtiger Puzzlestein des therapeutischen Programms.

12.3 Physische Belastungen ein Hauptmechanismen der Risikosenkung

▶ **Wichtig** Physische Belastungen haben bei Gesunden jeden Alters aber auch bei allen chronischen Erkrankungen außerhalb des Zeitraumes akuter Exacerbationen positive somatische und psycho-physische Effekte. Dies gilt uneingeschränkt auch bei onkologischen Erkrankungen. Nebeneffekte der spezifischen Therapie werden abgemildert, die Symptome des fatigue Syndroms auf ein erträgliches Ausmaß reduziert, die physischen Funktionen bessern sich und insgesamt wird die Lebensqualität stabilisiert und/oder lebenswerter. Es besteht sicher keine lineare Relation aber unter Beachtung von Variationen des Befindens ist diese Aussage gültig.

Physischen Belastungen bedeuten, dass die kontrahierende Muskulatur u. a. endogene Myokine produzieren (Kap. 8). Vertreter der Myokine (IL-6, IL-8, IL-10, IL-15, Irisin, SPARC, Decorin, Oncostatin), der TNF-α, Wachstumsfaktoren der globalen und lokalen Systeme und die Katecholamine für die neurovegetative Regulation des Stoffwechsels steigen im Blutserum an und verändern je nach Umfang und Intensität der Belastung deutlich die Profile der Serumkonzentrationen.

▶ **Wichtig** Als ein Wirkelement der physischen Aktivitäten vermittelt der belastungsbedingte Anstieg der Katecholamine eine anti-tumoröse Immunantwort. Die Einwanderung von T- und NK-Zellen in das Tumorgewebe steigt, das interstitielle Mikromilieu im Tumor wird günstiger und die Tumorproliferation wird gehemmt.

Das Serum Gesunder wie jenes von onkologischen Patienten, entnommen nach einer physischen Belastung, reduziert in der Zellkultur Tumorzellen verschiedener onkologischer

Linien (Lunge, Prostata, Mamma, Kolon; Dethlefsen et al. 2017; Devin et al. 2019; Kim et al. 2021, 2022; Rundkvist et al. 2013). Einige Myokine haben in ihrem „Portfolio der pleiotropen Wirkungen" eben auch die Tumorsuppression. Die anti-tumorösen Angriffspunkte sind die Hemmung des Zellzyklus und der Proliferation, der epitheliale – mesenchymale Übergang und die Stimulation der Apoptose, womit die Myokine eine entscheidende Funktion für die Zytotoxizität und die Infiltration von Immunzellen in das Tumorgewebe haben (Kim et al. 2021). Blutserum, entnommen von an Mamma-Ca. Erkrankten und gesunden Frauen nach Belastungen, mindern die Lebensfähigkeit von hormonsensitiven und hormoninsensitiven Tumorzellen in vitro um 11–19 % und verringern im Tierexperiment nach der Inkubation von Tumorzellen dessen Wachstum um 50 % (Dethlefsen et al. 2017). Das infolge physischer Belastungen sezernierte IL-15 steigt 10–120 min nach akuten Belastungen an und reguliert u. a. das angeborene und adaptive Immunsystem. Es hat aber auch einen Einfluss auf das Tumorwachstum in der Lunge und der Mamma. Die mRNA dieses Myokins ist gegenüber gesundem Gewebe insgesamt in 12 Tumortypen herunterreguliert und kann seine anti-tumoröse Funktion nicht ausreichend erfüllen. Hohe IL-15 Konzentrationen, systematische körperliche Aktivitäten, haben einen positiven prognostischen Wert für das Überleben von Patienten mit Lungen-, Colon-, Rectum-, Ösophagus-, Uterus-Ca's und dem kutanen Melanom (Luo et al. 2022). Trainieren Prostatapatienten, bei denen eine anti-androgene Therapie durchgeführt wird, 12 Wochen die Ausdauer und die Kraft drosselt das Serum nach der Trainingsphase über die Myokine (Oncostatin M) signifikant das Wachstum der Prostata Tumorzelllinie (Kim et al. 2022).

▶ **Wichtig** Myokine, nur produziert infolge systematisch wiederholter andauernder und intensiver Muskelarbeit, sind „präventive und therapeutische Medikamente" gegen bösartige Tumorerkrankungen.

Der Spiegel des Adiponectins, bekannt mit seiner anti-inflammatorischen und der gegen die Stoffwechselstörungen des metabolischen Syndroms und des Diabetes gerichteten Wirkung (Hemmung Gluconeogenese, Stimulation Insulinsensitivität und β-Oxidation, Gefäßprotektion), wird bei der gestörten Glucosehomöostase mit ständig gesteigerten Insulinspiegeln weniger sezerniert. Das Adiponectin reduziert auch das Überleben und die Migration von Zellen eines kolorektalen Tumors durch die Induktion der Apoptose und den oxydativen Stress (Nigro et al. 2018). Unter pathophysiologischen Bedingungen spielt die üblicherweise anti-tumoröse Signalsubstanz mit seinen Rezeptoren eine Rolle bei verschiedenen Krebsentitäten, indem die inadäquaten Spiegel dysregulierte Signalwege bedingen (Karnati et al. 2017). So fördert ein hoher BMI bei Überlebenden eines kolorektalen Tumors das Wiederauftreten von Polypen und Training fungiert als protektiver Faktor. Mindestens eine Stunde Training/Woche und ein geringer BMI sind die Merkmale der Protektion (Park et al. 2017). Des Weiteren sind Adipöse leptinresistent, sodass trotz erhöhter Spiegel das Hungergefühl nicht unterdrückt wird. Die zu hohen Leptinspiegel haben einen tumorfördernden Effekt (Ratke et al. 2010).

▶ **Wichtig** Die Stoffwechselstörungen durch physische Inaktivität im Verbund mit einer kalorischen Fehlernährung disponieren für Tumorerkrankungen und im Krankheitsfall wird das Tumorgeschehen unterstützt. Die Normalisierung des Stoffwechsels, die Gewichtsreduktion und damit gleichlaufend die Verschiebung der Spiegel der Signalsubstanzen des Fettgewebes in die physiologische Richtung sind bei Tumorerkrankungen „Therapeutika". Körperliche Aktivitäten senken lt. einem systematischen review mit Meta-Analyse (Leptin: 24 Studien, n = 1358; Adiponectin: 31 Studien, n = 1774) bei übergewichtigen und adipösen Menschen sicher die Leptinspiegel und lassen die des Adiponectins ansteigen (Yu et al. 2017).

Die Gewebe tauschen über extrazelluläre Vesikel u. a. genetische Informationen sowohl zum gesundheitlichen Vorteil aber auch Nachteil aus (Kap. 10). Die Proteomprofile von extrazellulären Vesikeln Gesunder verhindern die Invasion und Migration von Kolon-Ca-Tumorzellen. Ganz im Gegensatz zu denjenigen von Tumorpatienten. Sie unterstützen diese Reaktionen und begünstigen damit zusätzlich die Metastasierung. Die Stimulation der pathologischen Wirkungen ist darüber hinaus davon abhängig, ob der Tumor beim Patienten links- oder rechtsseitig lokalisiert war (Zhong et al. 2019). Im Tierexperiment wachsen nach dem subkutanen Einbringen von Fibroblasten, die mit Vesikeln von Tumorpatienten behandelt worden waren und sich daraufhin in den Phänotyp einer Kolontumorzelle transformiert haben, in einer relativ kurzen Zeitspanne Tumore und es entwickeln sich Metastasen in der Lunge. Werden die Fibroblasten mit Vesikeln Gesunder behandelt, finden die krankhaften Entwicklungen nicht statt (Abdouh et al. 2019).

> **Wichtig** Regelmäßige Muskelaktivitäten sind durch die Myokine und die muskulären extrazellulären Vesikel eine effektive präventive Intervention gegen die Entwicklung onkologischer Entgleisungen von Zellen und deren Vermehrung zum Primärtumor und einer Metastasierung. Dies gilt sicher nicht für alle aber sehr viele Tumorentitäten. Aber wenn eine Erkrankung vorliegt, können sie die Progression unterstützen.

Die extrazellulären Vesikel sind als Träger von Antigenen und als Trigger immunologischer Reaktionen wirksam. So modulieren sie Entzündungsprozesse und helfen die Homöostase aufrecht zu erhalten, indem die transferierten miRNA's die Genexpressionen in den Zielzellen modulieren oder re-programmieren und sogar den Phänotyp der Zellen ändern können. Z. B. die dendritischen Zellen als „Außenposten des Immunsystems", tauschen die miRNA-155 zwecks Stimulation und die miRNA-146a zwecks Hemmung von entzündlichen Prozessen durch Endotoxine aus (Alexander et al. 2015). Stammzellen liefern genetische Informationen zur Aufrechterhaltung der Plastizität für die Proliferation und die Vaskularisation und sie können mit ihren Vesikeln Tumoren entweder suppressiv oder auch progressiv beeinflussen (Weng et al. 2021). Die Inhalte der Vesikel können auch ein diagnostisches Tool für die Charakterisierung des Gewebestatus sein. Proteomänderungen und insbesondere auch vermehrte Merkmale des oxidativen Stresses als Ausdruck pathologischer Vorgänge und von oxidativen Schädigungen können u. a. bei Tumoren aufgedeckt und therapeutisch bewertet werden (Ho et al. 2022). Unter gesunden Bedingungen schützen sich wechselseitig die jeweiligen Ausgangszellen und die Zielzellen mit ihren Vesikelinhalten vor oxidativem Stress. Stehen Zellen unter einem oxidativen Stress, dann ändern sich sowohl die Vesikelfrachten als auch die Freisetzung und es kommt zur Modulation des Redoxstatus in den jeweils anderen Geweben durch antioxidative Substanzen, ROS-generierende Enzyme oder oxidierte Moleküle. So vermitteln die Gewebe bei vielen gut bekannten chronischen Erkrankungen, bei Tumoren aber ebenso während des Alterungsprozesses, wo der oxidative Stress ein wesentliches Element ist (Liguori et al. 2018), untereinander die nachteiligen Auswirkungen (Chiaradia et al. 2021).

Gerade die Ausschaltung der Immunüberwachung ist das prägnante Merkmal maligner Tumoren. Für die Einschränkung einer effektiven antitumorösen Beeinflussung sorgt der Tumor selbst, weil die metabolische Fehlregulierung der entgleisten Zellen die Gewebeverhältnisse u. a. hypoxisch machen und ein azidotischer pH-Wert vorliegt. Eine solche „immunsuppressive" Mikroumgebung behindert die Zytotoxizität der T-Zellen und die Funktion der natural Killerzellen (NK: angeborenes Immunsystem). Des Weiteren läuft ein noch nicht genau definierbarer Immunediting-Prozess, der sich aus der Interaktion zwischen Immunüberwachung und Tumorprogression ergibt, ab (Yu und Ho 2019). Die pathophysiologischen biochemischen Verhältnisse im Tumorgewebe verursachen weiterhin tumorassoziierte

Immunzellen, die Antigenität wird verändert und es entsteht eine Resistenz gegenüber zytotoxischen immunologischen Reaktionen. In der Summe können die Tumorzellen überleben, proliferieren und infiltrieren.

Laufbandbelastungen fördern im Modell (Maus) die Infiltration von NK-Immunzellen und hemmen bei tumortragenden Tiere die Proliferation dieser Zellen und die Tumorinzidenz fällt um ca. 60 % ab. Das Wachstums von 5 verschiedenen Tumormodellen an verschiedenen anatomischen Lokalisationen wird eingedämmt (Pedersen et al. 2016).

> **Wichtig** Der wiederholte belastungsbedingte Sympthikotonus für den Stoffwechsel, die katecholamin-abhängige Mobilisation der NK-Zellen und die kontraktionsbedingte IL-6-Produktion zur u. a. Stimulation der NK-Zellinfiltration in das Tumorgewebe werden als Mechanismen der anti-tumorösen Wirkung der körperlichen Aktivität angesehen (Pedersen et al. 2016; Toffoli et al. 2021).

Der positive Einfluss von Belastungen wird signifikant durch weitere experimentelle Ergebnisse unterstützt, indem tägliches aerobes Training von 1 h/Tag über eine Woche gegenüber Inaktiven die Polypen im Dickdarm und Merkmale der Tumorprogression reduziert. Die Menge der intratumoralen tumor-assoziierten Makrophagen fällt ab. Ihre Anzahl korreliert mit der Tiefe der Tumorinvasion, den Lymphknotenmetastasen, dem kolorektalen Tumorstadium und ist ein Marker der Tumoraggressivität (Kang et al. 2010). Diesem Effekt parallel geht im Mausmodell (ApcMin/+-Maus, hervorragendes Tiermodell mit multiplen intestinalen Neoplasien zur Simulation familiärer adenomatöser Polyposis und kolorektaler Tumore beim Menschen; Ren et al. 2019) die Reduzierung großer Polypen, die Ausgangsstrukturen der intestinalen Tumorentstehung sind, und die veränderte Expression von Immunmarkern in der Mucosa (Verringerung M1-, M2-Makrophagen-assoziierte Marker [pro-inflammatorisch], Zunahme $CD8^{+}$T-Zellen [CD8: Oberflächenprotein, Marker zytotoxischer T-Zellen; CTLs: Anti-Tumorimmunität], Abnahme $Foxp3^{+}$T-Zellen [Foxp3: Protein des Zellkerns, Transkriptionsfaktor für Expression von Proteinen zur Stimulation und Neubildung regulatorischer T-Zellen, Tregs: immunsuppressiv, Hemmung CTLs und Förderung des Tumorwachstums], McClellan et al. 2014).

> **Wichtig** Die immunologische Tumorkontrolle erfordert die Detektierung des tumor-spezifischen Antigens, daraufhin die Aktivierung und Proliferation tumorspezifischer zytotoxischer T-Lymphozyten (CTLs) und ihre Infiltration in die tumoröse Mikroumgebung zur Induzierung der Apoptose (Weigelin et al. 2011) und diese Kontrollfähigkeit wird durch physische Aktivitäten gestärkt.

$CD8^{+}$T-Zellen sind im kolorektalen Tumorgewebe geringer. Dagegen ist die FOXP3(+)-Treg-Dichte als Merkmal des Tumorstadiums höher und sie ist ein unabhängiger Indikator des Stadiums und der vaskulären Invasion. Es gibt keine Korrelation zwischen der Treg-Dichte im noch gesunden und im Tumorgewebe. Es besteht ein starker Kontrast, indem eine hohe Treg-Dichte in noch normaler Mucosa eine schlechte Prognose aber im Tumorgewebe eine größere Überlebenschance des Patienten anzeigt, was mit anderen Tumoren nicht übereinstimmt. Die bessere Prognose scheint aber nur Patienten zu betreffen, die ausschließlich operativ behandelt worden sind (Salama et al. 2009).

Um die tierexperimentellen Befunde am Menschen zu evaluieren, haben Toffoli et al. (2021) eine explorative Pilotstudie für die Hypothesenbildung durchgeführt. Sehr wenige Patienten mit einem Mamma- bzw. Kolon-Ca ($n = 8$, $55{,}1 \pm 14{,}8$ Jahre, BMI $25{,}8 \pm 6{,}9$) absolvierten während der neo-adjuvanten Chemotherapie zweimal/Woche über 9–12 Wochen ein 60-minütiges Kraft- und aerobes Ausdauertraining. In Relation zu den Kontrollpersonen ($n = 6$, $60{,}7 \pm 7{,}6$ Jahre, BMI $28{,}7 \pm 4{,}5$) ist dadurch die Degranulierung der NK-Zellen um 11 % gesenkt und die Tumorzelllyse um ca. 6 %

erhöht worden. Die zytotoxische Aktivität der peripheren mononuklearen Blutzellen erhöhte sich durch das Training um ca. 14 %. Die erste Bewertung ist, Training unterstützt die immunologische Funktion der NK-Zellen. Diese therapeutische Wirkunge lassen auch die Tiermodelle erwarten. Ein spezieller Effekt der physischen Aktivitäten gegen das Risiko eines Mamma-Ca's bzw. für die Verbesserung der Überlebenschancen bei einer Erkrankung scheint die Verstärkung der anti-tumorösen Funktionen mononukleärer Phagozyten (mononukleär-phagozytäre System: Abwehr Mikroorganismen, Beseitigung körpereigener Strukturen, aktiviert durch Zytokine u. a. Myokine, Präsenz von Antigenen [APC-Zellen], spezifische Immunantworten) zu sein (Lamkin et al. 2021). Ein weiterer Faktor des Tumorwachstums neben der Mikroumgebung sind intensive Wechselwirkungen des Stoffwechsels zwischen den Tumor-, den Wirtszellen des Standortes aber auch den Zellen des Immunsystems vor Ort, weil „gemeinsame" metabolische Anforderungen vorliegen. Die Komplexität sollte Anlass sein, intensiver Strategien zu verfolgen, welche die immunologische Antitumor-Funktion sichern und begünstigen und den Stoffwechsel onkologischer Zellen unterbinden (Dey et al. 2021).

▶ **Wichtig** Der onkologischen Prävention muss mehr Aufmerksamkeit geschenkt werden und die spezifische onkologische Therapie sollte immer im Verbund mit dem Training stattfinden, um die dadruch stimulierte Immunreaktion in den Dienst der Prävention und Therapie zu stellen.

Unter unbedingter Beachtung der ausgesprochenen Heterogenität der Studien zur Effektivität des physischen Trainings bei Überlebenden einer Krebserkrankung (differente Krebstypen und Behandlungen, Belastungsmodi und -dauern zwischen 2 und 24 Wochen) für die Zeit von der Diagnose bis zum Lebensende, kann kein überdauernder signifikanter Trainingseffekt für die Spiegel und die zytotoxische Aktivität der im Blut zirkulierenden NK-Zellen oder in vitro gefunden werden (Valenzuela et al. 2022).

▶ **Wichtig** Die immunologischen Vorteile des Trainings sind keine „überdauernden konservierten Adaptationen für längere Zeiträume", sondern sie müssen durch ein regelmäßiges Training ständig wiederholt ausgelöst werden. Eine erfolgreiche Therapie hat somit im Verhalten des Patienten die sehr wesentliche und wahrscheinlich sogar generell für jeden Therapieprozess die wichtigste Komponente.

Mit dem Vulnerabilitäts-Stress-Modell, das der Gesundheitspsychologie für die Beschreibung der Verletzlichkeit des Menschen zur Verfügung steht, können anhand der Faktoren Stress, Bewegung und klassische Konditionierung die Krebsinzidenz, Rezidive und die Wirksamkeit von Behandlungen vorhergesagt werden. Therapeutische Interventionen für entsprechende Verhaltensstrategien müssen belegt werden und können die Immuntherapie wirksam unterstützen (Jongerius et al. 2022).

Das Skelett liegt an der dritten Stelle der bevorzugten Orte von Metastasierungen und das Mamma- und Prostata-Ca metastasiert in bis zu 70 % der Erkrankten vorrangig dorthin und die zirkulierenden Zellen weiterer Tumoren haben eine zumindest hohe Affinität zum Knochengewebe. Die Ursache liegt offensichtlich darin, dass die pathologischen Zellen im Knochen für ihre Ansiedlung und Proliferation eine für sie günstige Mikroumgebung vorfinden (Hiraga 2019). Während der Entwicklung onkologischer Zellen und Tumoren finden intensive Interaktionen mit der Mikroumgebung bzw. dem Tumormikromilieu, bestehend aus eingewanderten mesenchymalen Stromazellen und nicht tumorösen Fibroblasten, glatten Muskelzellen, Fettzellen, Endothelzellen und Zellen des Immunsystems statt. Das Profil der Immunzellen (Anzahl, Funktionen, Organisation) ist zwischen verschiedenen Tumoren sehr variabel. Antigenspezifische zytotoxische T-Zellen (memory T-cells) können die Tumorinvasion und die Metastasierung kontrollieren und deshalb geht eine hohe Dichte im Primärtumor mit einer relativ guten Prognose einher. Die Pro-entzündliche Substanzen unterstützen die Tumorentwicklung und das Wachstum und in den Tumorzellen finden genetische und epigenetische Veränderungen statt, mit denen sie sich der immunologischen Kontrolle entziehen (Fridman et al. 2014).

Physische Aktivitäten fördern die Infiltration von Immunzellen in Tumorgewebe und haben deshalb einen therapeutischen Effekt, dessen Umfang es für die verschiedenen Krebsarten auch in Abhängigkeit vom Fortschritt der Erkrankung zu prüfen gilt. So schlagen Holmen et al. (2022) für Patienten mit einem metastasierenden Karzinom des bronchialen Epithels (non-small cell lung cancer; n = 70, älter 18 Jahre) in Ergänzung der spezifischen Chemotherapie inklusive mononukleärer Antikörper ein überwachtes aerobes Gruppentraining mit Intervallen mittlerer bis zu hoher Intensität an drei Tagen/Woche über 6 Wochen vor, um die Infiltration des Tumorgewebes mit Immunzellen zu ermitteln. Die therapeutische Wirksamkeit und die Prognose ist stark davon abhängig, ob der Tumor „warm ist", also ob er „ausreichend" mit zytotoxischen Immunzellen infiltriert ist. Entsprechende immunrelevante Biomarker aber auch die genetischen Merkmale erscheinen sehr wichtige Informationsquellen zu sein und es kommt darauf an, die Mikroumgebung des Tumors anti-tumorös zu beeinflussen (Gajewski 2015; Weide et al. 2015).

▶ **Wichtig** Neben den pharmakologischen Interventionen, die z. T. mit erheblichen Nebenwirkungen einhergehen, ist die physische Aktivität immunologisch wirksam und sie hat keine Nebenwirkungen, wenn sie dem klinischen Zustand angepasst ausgeführt wird und die Patienten vom langfristigen Bedarf zugunsten ihres Befindens und den Wirkungen gegen die Erkrankung überzeugt werden können.

Auch Mamma-Ca-Patientinnen profitieren immunologisch positiv von physischen Belastungen und sie müssen deshalb als Interventionen gegen ein Rezidiv eingesetzt werden. In einer Pilotuntersuchung reagieren Frauen 3–6 Monate nach der Therapie (Chirurgie, Chemo-, Strahlentherapie) eines invasiven Mamma-Ca im Stadium I–III (n = 9, 50 ± 6 Jahre) auf eine Belastungseinheit mit 10 aeroben Intervallbelastungen mit 60 % VO_2max mit einem sehr ähnlichen prozentualen Anstieg der NK-Zellen wie sogar noch ältere Gesunde (n = 9, 59 ± 6 Jahre). Die absolut reduzierte NK-Anzahl muss der erfolgten Chemotherapie zugeschrieben werden. Eine neo-adjuvante und sicher ebenfalls die Chemotherapie nach einer Operation haben auch die Nebenwirkung, dass der Muskelantrieb und die kontraktilen Eigenschaften der Muskulatur ungünstig verändert werden und zu einem Element der abnormen Ermüdbarkeit werden. Der zentrale Antrieb fällt und es entsteht offensichtlich eine Veränderung der Muskelfaserzusammensetzung in Richtung des STF-Muskelfaserpools. Die stimulierbare muskuläre Kontraktilität als Zeichen der peripheren Veränderungen nimmt ab und somit auch die Steilheit des Kraftanstiegs, was insbesondere die posturale Sensomotorik einschränkt. Eine 9- 12-wöchige Chemotherapie verursacht eine Minderung der maximalen Kapazität der zentralen Muskelaktivierung um 4,2 % wogegen Krafttraining während dieser Therapiephase nur einen Verlust von 1,9 % hervorruft. Die periphere Einbuße der Kraftentwicklung aber nicht die der willkürlichen Aktivierbarkeit der Muskulatur ist ein Faktor der gefühlten Ermüdbarkeit, die infolge des Krafttrainings gemildert wird (Buffart et al. 2020). Physisches Training ist generell für das Mamma-Ca ein präventiver Faktor und aus therapeutischer Sicht für die Lebensqualität und die Senkung der Mortalität der Frauen notwendig (Campos et al. 2022).

▶ **Wichtig**

Das weist insgesamt unbedingt darauf hin, dass die Erhaltung der strukturellen und funktionellen Eigenschaften der Muskulatur ein essentielles Ziel im onkologischen Therapieregime sein muss und dies gilt sicher auch für die Therapieregimes aller anderen Erkrankungen, denn das Organ Muskulatur bestimmt

- den Funktionszustand des gesamten Organismus,
- ist sein „gesundheitliches signalstoffgestütztes Zentrum“ und
- seine Aktivität sorgt für den „gesundheitsfördernden“ immunologischen Status (Laube 2022b, c).

Gezielte physische Aktivitäten zur Erhaltung und Verbesserung der somatischen und ebenso der hohen cerebralen Funktionen muss bei Überlebenden von onkologischen Entitäten als ein wesentlicher therapeutischer Baustein angesehen werden. Die Meta-Analyse von Khosravi et al. (2019) belegt generell die Reduzierung pro-inflammatorischer Marker und somit die Minderung der low grade inflammation. Dieser Effekt kann bevorzugt mit der Kombination aus Ausdauer- und Krafttraining realisiert werden. Männer mit einem Prostata-Ca und Frauen mit einem Mamma-Ca profitieren signifikant stärker als z. B. Patienten mit einem Lugen-, Magen-, kolorektalen oder Keimzelltumor. Am sensitivsten wird die Abnahme der Entzündungsaktivität vom CRP und dem TNF-α angezeigt. Unter Beachtung der limitierten Datenlage liegen die Ergebnisse zu den anti-inflammatorischen Parametern an der Signifikanzgrenze und gleichfalls gibt es nur einen Trend für die Beeinflussung der NK-Zellen.

Die adjuvante Therapie soll nach der operativen Haupttherapie die eventuell noch vorhandenen aber wegen ihrer Kleinheit nicht nachweisbaren Mikroansiedlungen des Tumors bekämpfen und zusätzlich die Symptome der Tumorerkrankung wie z. B. das fatigue Syndrom lindern und die Lebensqualität steigern. Die physische Aktivität ist ein wichtiger Baustein und Lahart et al. (2018) haben bei Mamma-Ca-Patientinnen mit einem review die Effektgrößen analysiert. Die Trainingsinterventionen über 4–24 Monate waren in der Hälfte der Studien ausschließlich aerobe Belastungen, etwa im gleichen Umfang Ausdauer- und Kraftbelastungen und mit einem sehr geringen Anteil nur Krafttraining. Obwohl von nur sehr wenigen geringfügigen Nebenwirkungen berichtet wird, ist ein sehr eingrenzendes, nachteiliges und auf die Compliance, Adhärenz und Resilience hinweisendes Ergebnis, dass in einem Fünftel der Studien 20 % der Teilnehmerinnen die Therapie abgebrochen haben und im Durchschnitt das Training nur zu 77 % durchgeführt worden ist. Des Weiteren sind zur erkrankungsspezifischen Morbidität und der Rezidivrate keine Informationen gegeben worden. Unmittelbar nach der Trainingsphase können signifikante geringe bis moderate Effekte zugunsten der Lebensqualität, der emotionalen Situation, der selbst eingeschätzten physischen Funktion, der Minderung der Angst und der kardiorespiratorischen Fitness aufgezeigt werden. Geringe positive Veränderungen liegen für mindestens 3 Monate für das fatigue Syndrom, die kardiorespiratorische Fitness und die selbst eingeschätzte physische Aktivität vor. In Anbetracht der ausgesprochenen Heterogenität der Studiendesigns (Modus, Häufigkeit, Intensitäten, Dauer der Gesamtintervention aber auch der Therapieeinheiten, Parametern des outcomes, hohe Bias-Risiken) muss der physischen Aktivität ein günstiger Einfluss mit geringer bis moderater Auswirkung zugeschrieben werden.

Gegen das fatigue Syndrom während und nach der onkologischen Haupttherapie (n = 5820 Patientinnen) erweist sich lt. des systematischen reviews und der Netzwerk-Metaanalyse (Liu et al. 2022) das Yoga (17 Studien) direkt gefolgt vom Kraft- (21 Studien) und dem intensiven dynamischen Ausdauertraining mit großen Muskelgruppen (aerobic resistance, 26 Studien) am effektivsten. Yoga, Aerobic (20 Studie) und intensives dynamisches Ausdauertraining stehen in der Nachbehandlungphase auf der gleichen Stufe der Wirksamkeit gegen die Fatigue.

> **Wichtig** Trainingsprogramme des therapeutischen Gesundheitstrainings (Laube 2020, 2022a) mit allen Beanspruchungsformen (sensomotorische Koordination mit hoher Variabilität, Ausdauer, Kraft) und dem bevorzugten Einsatz von vielseitigen Bewegungsformen mit großen Muskelgruppen sowie individuell angepasster intensiver und ausdauernder Ausführung gehören zur onkologischen

Therapie wie zu allen chronischen Erkrankungen und der Wiederherstellung bzw. der Verbesserung der Funktion nach Verletzungen mit sekundärer Inaktivität größeren Ausmaßes.

Die mit jeder physischen Belastung einhergehende Aktivierung des sympathischen Nervensystems ist nicht „nur“ eine adrenerge Stimulation zur funktionellen Umstellung und Anpassung des Herz-Kreislauf-Systems und des Stoffwechsels an die belastungsbedingten Erfordernisse. Physische Aktivität bedeutet eine enge integrale Kooperation zwischen dem Immun-, endokrinen und dem ZNS. Regelmäßiges Training verschiebt die Bilanz zwischen der sympathischen und parasympathischen Aktivität während der körperlichen Ruhe. Es trainiert das adrenale Signalnetzwerk. Mit dem Schlüsselmechanismus der adrenergen Stimulation der Leukozyten-β-Rezeptoren auch u. a. zugunsten der Immunität. Dieses Ergebnis entsteht aus mehreren Teilprozessen. Es erfolgt die Mobilisation und Neuverteilung von Effektor-T-Zellen (Gruppe von Lymphozyten) mit anti-tumoröser und antiviraler Wirkung, die Immunzellen interagieren mit den Myokinen und die adrenerge Stimulation aktiviert die mitochondriale Biogenese und den Immunstoffwechsel mit anti-entzündlicher Konsequenz (Simpson et al. 2021). Des Weiteren ist die „adrenerge Belastungssituation“ gegenüber der körperlichen Ruhe mit einer erhöhten und effektiveren antioxidativen Kapazität verbunden und diese und die Kapazität der Gewebereparatur werden ausbebaut und qualifiziert. Die Gewebereparatur ist wieder mit dem Immunsystem gekoppelt und so schließt sich ein vorteilhafter Funktionskreis u. a. auch gegen onkologische Entwicklungen.

▶ **Wichtig** Die wiederholte neurovegetative Aktivierung durch das präventive oder therapeutische Gesundheitstraining und die Adaptationen qualifizieren das Immunsystem für die Abwehr von pathologischen Entgleisungen von Zellen und somit von Tumorerkrankungen. Im Verbund mit dem „signalstoff-gestützten Zentrum“ Muskulatur werden die disponierenden Entzündungsprozesse, der oxidative Stress, der diabetogene Stoffwechsel unterbunden bzw. eingedämmt und mit der gleichlaufenden Erhaltung oder dem Ausbau der Mikrozirkulation werden das interstitielle Milieu und die Mikroumgebung der jeweils spezifischen Gewebezellen u. a. anti-tumorös eingestellt.

Fazit

Physische Aktivität mindert das Risiko für eine große Anzahl häufiger Krebserkrankungen. Liegt eine Erkrankung vor, verzögert Training deren Entwicklung und begünstigt die Prognose. Des Weiteren werden das fatigue-Syndrom mit großem Effekt gemindert und die Lebensqualität verbessert. Aerobe Belastungen haben die besten Ergebnisse. Wie bei allen chronisch degenerativen Erkrankungen gibt es auch für die Senkung des Risikos und das „therapeutische onkologische Training“ kein „definiertes spezielles Programm.

Alle Merkmale der **Dekonditionierung,** der **Fehlernährung** und der **chronisch metabolischen Erkrankungen** fördern das **onkologische Risiko.** Dazu gehören der diabetogene Stoffwechsel, der oxidative Stress, die chronisch schwelende gering gradige systemische Entzündung, die Defizite und Störungen der Mikrozirkulation und der Mikroumgebung, die Immunsuppression und die Veränderungen des Mikrobioms. Bei der **Adipositas** tritt die inaktivitäts- und adipositasbedingte Sarkopenie mit den ektopen Fetteinlagerungen hinzu und begünstigt zelluläre Entartungen. Auch **epigenetische Prozesse** spielen bei der Entwicklung, der Progression, der Malignität und der Überlebenschance eine wichtige Rolle.

Die grundlegenden **Mechanismen mit den die physische Aktivität das Risiko senkt** sind die Hämodynamik der Belastung, Veränderungen des Blutserums und des Gewebemilieus u. a. durch die Myokine, die Wirkungen der extrazellulären Vesikel der

Skelettmuskulatur, die Reduzierung des viszeralen Fetts und die positive Beeinflussung der Immunfunktion.

Die Ausschaltung der Immunüberwachung ist das prägnante Merkmal maligner Tumoren, indem sie zusätzlich eine „immunsuppressive" Mikroumgebung verursachen. Die spezifische onkologische Therapie sollte immer im Verbund mit dem Training stattfinden, um die dadruch stimulierte Immunreaktion in den Dienst der Prävention und Therapie zu stellen. Aber die immunologischen Vorteile des Trainings sind keine „überdauernden konservierten" Adaptationen für längere Zeiträume", sondern müssen durch ein regelmäßiges Training ständig aufrechterhalten werden. Die Erhaltung der Muskulatur ist ein essentielles Ziel im onkologischen Therapieregime, denn das Organ Muskulatur bestimmt den Funktionszustand des gesamten Organismus und sorgt für den „gesundheitsfördernden" immunologischen Status. Physische Aktivität bedeutet eine enge integrale Kooperation zwischen dem Immun-, endokrinen und dem ZNS.

Literatur

Abdouh M, Floris M, Gao ZH, Arena V, Arena M, Arena GO (2019) Colorectal cancer-derived extracellular vesicles induce transformation of fibroblasts into colon carcinoma cells. J Exp Clin Cancer Res 38(1):257. https://doi.org/10.1186/s13046-019-1248-2

Alexander M, Hu R, Runtsch MC, Kagele DA, Mosbruger TL, Tolmachova T, Seabra MC, Round JL, Ward DM, O'Connell RM (2015) Exosome-delivered microRNAs modulate the inflammatory response to endotoxin. Nat Commun 6:7321. https://doi.org/10.1038/ncomms8321

Argyrakopoulou G, Dalamaga M, Spyrou N, Kokkinos A (2021) Gender differences in obesity-related cancers. Curr Obes Rep 10(2):100–115. https://doi.org/10.1007/s13679-021-00426-0

Avgerinos KI, Spyrou N, Mantzoros CS, Dalamaga M (2019) Obesity and cancer risk: emerging biological mechanisms and perspectives. Metabolism 92:121–135. https://doi.org/10.1016/j.metabol.2018.11.001

Brown JC, Rhim AD, Manning SL, Brennan L, Mansour AI, Rustgi AK, Damjanov N, Troxel AB, Rickels MR, Ky B, Zemel BS, Courneya KS, Schmitz KH (2018) Effects of exercise on circulating tumor cells among patients with resected stage I-III colon cancer. PLoS One 13(10):e0204875. https://doi.org/10.1371/journal.pone.0204875

Buffart LM, Sweegers MG, de Ruijter CJ, Konings IR, Verheul HMW, van Zweeden AA, Grootscholten C, Chinapaw MJ, Altenburg TM (2020) Muscle contractile properties of cancer patients receiving chemotherapy: assessment of feasibility and exercise effects. Scand J Med Sci Sports 30(10):1918–1929. https://doi.org/10.1111/sms.13758

Campos MDSB, Feitosa RHF, Mizzaci CC, Flach MDRTV, Siqueira BJM, Mastrocola LE (2022) The benefits of exercise in breast cancer. Arq Bras Cardiol 119(6):981–990. https://doi.org/10.36660/abc.20220086

Chen X, Song J, Wang X, Sun D, Liu Y, Jiang Y (2022) LncRNA LINC00460: function and mechanism in human cancer. Thorac Cancer 13(1):3–14. https://doi.org/10.1111/1759-7714.14238

Chiaradia E, Tancini B, Emiliani C, Delo F, Pellegrino RM, Tognoloni A, Urbanelli L, Buratta S (2021) Extracellular vesicles under oxidative stress conditions: biological properties and physiological roles. Cells 10(7):1763. https://doi.org/10.3390/cells10071763

Cruz-Jentoft AJ, Baeyens JP, Bauer JM, Boirie Y, Cederholm T, Landi F, Martin FC, Michel JP, Rolland Y, Schneider SM, Topinkova E, Vandewoude M, Zamboni M (2010) Sarcopenia: European consensus on definition and diagnosis. Age Ageing 39:412–423

Cruz-Jentoft AJ, Bahat G, Bauer J, Boirie Y, Bruyère O, Cederholm T, Cooper C, Landi F, Rolland Y, Sayer AA, Schneider SM, Sieber CC, Topinkova E, Vandewoude M, Visser M, Zamboni M; Writing Group for the European Working Group on Sarcopenia in Older People 2 (EWGSOP2), and the Extended Group for EWGSOP2 (2019) Sarcopenia: revised European consensus on definition and diagnosis. Age Ageing 48(1):16–31. https://doi.org/10.1093/ageing/afy169

Dethlefsen C, Hansen LS, Lillelund C, Andersen C, Gehl J, Christensen JF, Pedersen BK, Hojman P (2017) Exercise-induced catecholamines activate the hippo tumor suppressor pathway to reduce risks of breast cancer development. Cancer Res 77(18):4894–4904. https://doi.org/10.1158/0008-5472.CAN-16-3125

Devin JL, Hill MM, Mourtzakis M, Quadrilatero J, Jenkins DG, Skinner TL (2019) Acute high intensity interval exercise reduces colon cancer cell growth. J Physiol 597(8):2177–2184. https://doi.org/10.1113/JP277648

Dey P, Kimmelman AC, DePinho RA (2021) Metabolic codependencies in the tumor microenvironment. Cancer Discov 11(5):1067–1081. https://doi.org/10.1158/2159-8290.CD-20-1211

Eyl RE, Xie K, Koch-Gallenkamp L, Brenner H, Arndt V (2018) Quality of life and physical activity in long-term (≥5 years post-diagnosis) colorectal cancer survivors – systematic review. Health Qual Life Outcomes 16(1):112. https://doi.org/10.1186/s12955-018-0934-7

Fridman WH, Remark R, Goc J, Giraldo NA, Becht E, Hammond SA, Damotte D, Dieu-Nosjean MC, Sautès-Fridman C (2014) The immune microenvironment: a major player in human cancers. Int Arch Allergy Immunol 164(1):13–26. https://doi.org/10.1159/000362332

Friedenreich CM, Neilson HK, Farris MS, Courneya KS (2016) Physical activity and cancer outcomes: a precision medicine approach. Clin Cancer Res 22(19):4766–4775. https://doi.org/10.1158/1078-0432.CCR-16-0067

Friedenreich CM, Ryder-Burbidge C, McNeil J (2021) Physical activity, obesity and sedentary behavior in cancer etiology: epidemiologic evidence and biologic mechanisms. Mol Oncol 15(3):790–800. https://doi.org/10.1002/1878-0261.12772

Gajewski TF (2015) The next hurdle in cancer immunotherapy: overcoming the non-T-cell-inflamed tumor microenvironment. Semin Oncol 42(4):663–671. https://doi.org/10.1053/j.seminoncol.2015.05.011

Hiraga T (2019) Bone metastasis: interaction between cancer cells and bone microenvironment. J Oral Biosci 61(2):95–98. https://doi.org/10.1016/j.job.2019.02.002

Ho J, Chaiswing L, St Clair DK (2022) Extracellular vesicles and cancer therapy: insights into the role of oxidative stress. Antioxidants 11(6):1194. https://doi.org/10.3390/antiox11061194

Holmen Olofsson G, Mikkelsen MK, Ragle AM, Christiansen AB, Olsen AP, Heide-Ottosen L, Horsted CB, Pedersen CMS, Engell-Noerregaard L, Lorentzen T, Persson GF, Vinther A, Nielsen DL, Thor Straten P (2022) High intensity aerobic exercise training and immune cell mobilization in patients with lung cancer (HI AIM)-a randomized controlled trial. BMC Cancer 22(1):246. https://doi.org/10.1186/s12885-022-09349-y

Jongerius C, Vermeulen L, van Egmond M, Evers AWM, Buffart LM, Lenos KJ (2022) Behavioral factors to modulate immunotherapy efficacy in cancer. Front Immunol 13:1066359. https://doi.org/10.3389/fimmu.2022.1066359

Kang JC, Chen JS, Lee CH, Chang JJ, Shieh YS (2010) Intratumoral macrophage counts correlate with tumor progression in colorectal cancer. J Surg Oncol 102(3):242–248. https://doi.org/10.1002/jso.21617

Karnati HK, Panigrahi MK, Li Y, Tweedie D, Greig NH (2017) Adiponectin as a potential therapeutic target for prostate cancer. Curr Pharm Des 23(28):4170–4179. https://doi.org/10.2174/1381612823666170208123553

Kessels E, Husson O, van der Feltz-Cornelis CM (2018) The effect of exercise on cancer-related fatigue in cancer survivors: a systematic review and meta-analysis. Neuropsychiatr Dis Treat 14:479–494. https://doi.org/10.2147/NDT.S150464

Khosravi N, Stoner L, Farajivafa V, Hanson ED (2019) Exercise training, circulating cytokine levels and immune function in cancer survivors: a meta-analysis. Brain Behav Immun 81:92–104. https://doi.org/10.1016/j.bbi.2019.08.187

Kim JS, Galvão DA, Newton RU, Gray E, Taaffe DR (2021) Exercise-induced myokines and their effect on prostate cancer. Nat Rev Urol 18(9):519–542. https://doi.org/10.1038/s41585-021-00476-y

Kim JS, Wilson RL, Taaffe DR, Galvão DA, Gray E, Newton RU (2022) Myokine expression and tumor-suppressive effect of serum after 12 wk of exercise in prostate cancer patients on ADT. Med Sci Sports Exerc 54(2):197–205. https://doi.org/10.1249/MSS.0000000000002783

Lahart IM, Metsios GS, Nevill AM, Carmichael AR (2018) Physical activity for women with breast cancer after adjuvant therapy. Cochrane Database Syst Rev 1(1):CD011292. https://doi.org/10.1002/14651858.CD011292.pub2

Lamkin DM, Bradshaw KP, Chang J, Epstein M, Gomberg J, Prajapati KP, Soliman VH, Sylviana T, Wong Y, Morizono K, Sloan EK, Cole SW (2021) Physical activity modulates mononuclear phagocytes in mammary tissue and inhibits tumor growth in mice. PeerJ 9:e10725. https://doi.org/10.7717/peerj.10725. eCollection 2021

Laube W (2020) Sensomotorik und Schmerz. Springer, Berlin-Heidelberg

Laube W (2022a) Schmerztherapie ohne Medikamente – Leitfaden zur endogenen Schmerzhemmung für Ärzte und Therapeuten. Springer, Berlin-Heidelberg

Laube W (2022b) Die Muskulatur – das „signalstoffgestützte periphere Zentrum“ adaptiver Wirkungen. Manuelle Medizin 60(2):104–106. https://doi.org/10.1007/s00337-022-00868-0

Laube W (2022c) Physische Aktivität: genetische Gewebekommunikation Basis präventiver Wirkungen. Manuelle Medizin 60(3):169–172

Li F, Yang Q, He AT, Yang BB (2021) Circular RNAs in cancer: limitations in functional studies and diagnostic potential. Semin Cancer Biol 75:49–61. https://doi.org/10.1016/j.semcancer.2020.10.002

Liguori I, Russo G, Curcio F, Bulli G, Aran L, Della-Morte D, Gargiulo G, Testa G, Cacciatore F, Bonaduce D, Abete P (2018) Oxidative stress, aging, and diseases. Clin Interv Aging 13:757–772. https://doi.org/10.2147/CIA.S158513

Liu W, Wang T, Zhu M, Jin G (2023) Healthy diet, polygenic risk score, and upper gastrointestinal cancer risk: a prospective study from UK Biobank. Nutrients 15(6):1344. https://doi.org/10.3390/nu15061344

Liu YC, Hung TT, Konara Mudiyanselage SP, Wang CJ, Lin MF (2022) Beneficial exercises for cancer-related fatigue among women with breast cancer: a systematic review and network meta-analysis. Cancers 15(1):151. https://doi.org/10.3390/cancers15010151

Luo Z, He Z, Qin H, Chen Y, Qi B, Lin J, Sun Y, Sun J, Su X, Long Z, Chen S (2022) Exercise-induced IL-15 acted as a positive prognostic implication and tumor-suppressed role in pan-cancer. Front

Pharmacol 13:1053137. https://doi.org/10.3389/fphar.2022.1053137

Matthews CE, Moore SC, Arem H, Cook MB, Trabert B, Håkansson N, Larsson SC, Wolk A, Gapstur SM, Lynch BM, Milne RL, Freedman ND, Huang WY, Berrington de Gonzalez A, Kitahara CM, Linet MS, Shiroma EJ, Sandin S, Patel AV, Lee IM (2020) Amount and intensity of leisure-time physical activity and lower cancer risk. J Clin Oncol 38(7):686–697. https://doi.org/10.1200/JCO.19.02407

McClellan JL, Steiner JL, Day SD, Enos RT, Davis MJ, Singh UP, Murphy EA (2014) Exercise effects on polyp burden and immune markers in the ApcMin/+ mouse model of intestinal tumorigenesis. Int J Oncol 45(2):861–868. https://doi.org/10.3892/ijo.2014.2457

McTiernan A, Friedenreich CM, Katzmarzyk PT, Powell KE, Macko R, Buchner D, Pescatello LS, Bloodgood B, Tennant B, Vaux-Bjerke A, George SM, Troiano RP, Piercy KL; 2018 PHYSICAL ACTIVITY GUIDELINES ADVISORY COMMITTEE* (2019) Physical activity in cancer prevention and survival: a systematic review. Med Sci Sports Exerc 51(6):1252–1261. https://doi.org/10.1249/MSS.0000000000001937

Moore SC, Lee IM, Weiderpass E, Campbell PT, Sampson JN, Kitahara CM, Keadle SK, Arem H, Gonzalez AB, Hartge P, Adami HO, Blair C, Borch KB, Boyd E, Check DP, Fournier A, Freedman ND, Gunter M, Johannson M, Khaw KT, Linet MS, Orsini N, Park Y, Riboli E, Robien K, Schairer C, Sesso H, Spriggs M, Dusen RV, Wolk A, Matthews CE, Patel AV (2016) Association of leisure-time physical activity with risk of 26 types of cancer in 1.44 million adults. JAMA Intern Med 176:816–825

Nigro E, Schettino P, Polito R, Scudiero O, Monaco ML, De Palma GD, Daniele A (2018) Adiponectin and colon cancer: evidence for inhibitory effects on viability and migration of human colorectal cell lines. Mol Cell Biochem 448(1–2):125–135. https://doi.org/10.1007/s11010-018-3319-7

Park J, Kim JH, Lee HJ, Park SJ, Hong SP, Cheon JH, Kim WH, Park JS, Jeon JY, Kim TI (2017) The effects of physical activity and body fat mass on colorectal polyp recurrence in patients with previous colorectal cancer. Cancer Prev Res 10(8):478–484. https://doi.org/10.1158/1940-6207.CAPR-17-0065

Pedersen L, Idorn M, Olofsson GH, Lauenborg B, Nookaew I, Hansen RH, Johannesen HH, Becker JC, Pedersen KS, Dethlefsen C, Nielsen J, Gehl J, Pedersen BK, Thor Straten P, Hojman P (2016) Voluntary running suppresses tumor growth through epinephrine- and IL-6-dependent NK cell mobilization and redistribution. Cell Metab 23(3):554–562. https://doi.org/10.1016/j.cmet.2016.01.011

Physical Activity Guidelines Advisory Committee(2018) 2018 Physical Activity Guidelines Advisory Committee Scientific Report. Department of Health and Human Services, Washington, DC

Ratke J, Entschladen F, Niggemann B, Zänker KS, Lang K (2010) Leptin stimulates the migration of colon carcinoma cells by multiple signaling pathways. Endocr Relat Cancer 17(1):179–89. https://doi.org/10.1677/ERC-09-0225

Regmi S, Fu A, Luo KQ (2017) High shear stresses under exercise condition destroy circulating tumor cells in a microfluidic system. Sci Rep 7:39975. https://doi.org/10.1038/srep39975

Ren J, Sui H, Fang F, Li Q, Li B (2019) The application of $Apc^{Min/+}$ mouse model in colorectal tumor researches. J Cancer Res Clin Oncol 145(5):1111–1122. https://doi.org/10.1007/s00432-019-02883-6

Rundqvist H, Augsten M, Strömberg A, Rullman E, Mijwel S, Kharaziha P, Panaretakis T, Gustafsson T, Östman A (2013) Effect of acute exercise on prostate cancer cell growth. PLoS One 8(7):e67579. https://doi.org/10.1371/journal.pone.0067579

Salama P, Phillips M, Grieu F, Morris M, Zeps N, Joseph D, Platell C, Iacopetta B (2009) Tumor-infiltrating FOXP3+ T regulatory cells show strong prognostic significance in colorectal cancer. J Clin Oncol 27(2):186–192. https://doi.org/10.1200/JCO.2008.18.7229

Shah SC, Itzkowitz SH (2022) Colorectal cancer in inflammatory bowel disease: mechanisms and management. Gastroenterology 162(3):715–730.e3. https://doi.org/10.1053/j.gastro.2021.10.035

Simpson RJ, Boßlau TK, Weyh C, Niemiro GM, Batatinha H, Smith KA, Krüger K (2021) Exercise and adrenergic regulation of immunity. Brain Behav Immun 97:303–318. https://doi.org/10.1016/j.bbi.2021.07.010

Singh S, Sharma P, Sarma DK, Kumawat M, Tiwari R, Verma V, Nagpal R, Kumar M (2023) Implication of obesity and gut microbiome dysbiosis in the etiology of colorectal cancer. Cancers 15(6):1913. https://doi.org/10.3390/cancers15061913

Snel M, Jonker JT, Schoones J, Lamb H, de Roos A, Pijl H, Smit JW, Meinders AE, Jazet IM (2012) Ectopic fat and insulin resistance: pathophysiology and effect of diet and lifestyle interventions. Int J Endocrinol 2012:983814. https://doi.org/10.1155/2012/983814

Toffoli EC, Sweegers MG, Bontkes HJ, Altenburg TM, Verheul HMW, van der Vliet HJ, de Gruijl TD, Buffart LM (2021) Effects of physical exercise on natural killer cell activity during (neo)adjuvant chemotherapy: a randomized pilot study. Physiol Rep 9(11):e14919. https://doi.org/10.14814/phy2.14919

Valenzuela PL, Saco-Ledo G, Santos-Lozano A, Morales JS, Castillo-García A, Simpson RJ, Lucia A, Fiuza-Luces C (2022) Exercise training and natural killer cells in cancer survivors: current evidence and research gaps based on a systematic review and meta-analysis. Sports Med Open 8(1):36. https://doi.org/10.1186/s40798-022-00419-w

Wang T, Zhang Y, Taaffe DR, Kim JS, Luo H, Yang L, Fairman CM, Qiao Y, Newton RU, Galvão DA (2022) Protective effects of physical activity in colon cancer and underlying mechanisms: a review of epidemiological and biological evidence. Crit Rev Oncol

Hematol 170:103578. https://doi.org/10.1016/j.critrevonc.2022.103578

Weide B, Di Giacomo AM, Fonsatti E, Zitvogel L (2015) Immunologic correlates in the course of treatment with immunomodulating antibodies. Semin Oncol 42(3):448–458. https://doi.org/10.1053/j.seminoncol.2015.02.016

Weigelin B, Krause M, Friedl P (2011) Cytotoxic T lymphocyte migration and effector function in the tumor microenvironment. Immunol Lett 138(1):19–21. https://doi.org/10.1016/j.imlet.2011.02.016

Weng Z, Zhang B, Wu C, Yu F, Han B, Li B, Li L (2021) Therapeutic roles of mesenchymal stem cell-derived extracellular vesicles in cancer. J Hematol Oncol 14(1):136. https://doi.org/10.1186/s13045-021-01141-y

Wong-Rolle A, Wei HK, Zhao C, Jin C (2021) Unexpected guests in the tumor microenvironment: microbiome in cancer. Protein Cell 12(5):426–435. https://doi.org/10.1007/s13238-020-00813-8

World Cancer Research Fund/American Institute for Cancer Research (2018) Continuous Update Project Expert Report 2018. Diet, nutrition, Physical Activity and Cancer: A Global Perspective. Retrieved June 1, 2020, from dietandcancerreport.org

Xing C, Sun SG, Yue ZQ, Bai F (2021) Role of lncRNA LUCAT1 in cancer. Biomed Pharmacother 134:111158. https://doi.org/10.1016/j.biopha.2020.111158

Yu N, Ruan Y, Gao X, Sun J (2017) Systematic review and meta-analysis of randomized, controlled trials on the effect of exercise on serum leptin and adiponectin in overweight and obese individuals. Horm Metab Res 49(3):164–173. https://doi.org/10.1055/s-0042-121605

Yu YR, Ho PC (2019) Sculpting tumor microenvironment with immune system: from immunometabolism to immunoediting. Clin Exp Immunol 197(2):153–160. https://doi.org/10.1111/cei.13293

Zhong ME, Chen Y, Xiao Y, Xu L, Zhang G, Lu J, Qiu H, Ge W, Wu B (2019) Serum extracellular vesicles contain SPARC and LRG1 as biomarkers of colon cancer and differ by tumour primary location. EBioMedicine 50:211–223. https://doi.org/10.1016/j.ebiom.2019.11.003

13 Die Schmerzmatrix und chronisch degenerative Erkrankungen

Trailer

Am Erregungsmuster des Gehirns, der **„Neurosignatur"**, sind alle Netzwerke, insgesamt die **„Neuromatrix"** beteiligt und vertritt die Motivation, die Emotionen, die Stressbewältigung, die Handlungsregulation und die Körperwahrnehmung. Bei **chronischen Schmerzen** ist sie maladaptiv verändert und wird zur **„Schmerzmatrix"**, die das Verhalten und die Resilience des Schmerzpatienten bestimmen.

Das **MRI** mach anhand von Reorganisationen, reduzierten Volumina und veränderte Verknüpfungen der Hirnareale die Maladaptationen sichtbar. Diese Befunde entsprechen einem vorzeitigen Altern. Die Bewältigung von Aufgaben leidet. Emotionen und die Kognition sind mehr als die Schmerzverarbeitung betroffen. Die zentrale Sensibilisierung demonstriert.

Mit dem **Alter** liefert die Hirnstruktur eine Disposition für Defizite der Schmerzmodulation. Das physiologische Altern ist aber keine Ursache von Schmerzsyndromen. Liegen Schmerzen vor, stimulieren sie das Altern. Die Gesundheit geht mit der strukturellen Integrität des Gehirns parallel.

13.1 Schmerzen: Neuromatrix und Neurosignatur

Melzack (2001) beschreibt die Schmerzempfindung im Rahmen einer **„Neuromatrixtheorie"**. Schmerzen sind multidimensionale Erfahrungen, die durch typische neuronale Muster, die als **„Neurosignatur"** bezeichnet werden, erzeugt. Die Neurosignatur wird nicht durch ein konkretes einzelnes Neuronennetzwerk verantwortet. Sie ist das neuronale Erregungsmuster weit verbreiteter und funktionell variabel miteinander integrierter Netzwerke des nichtbewussten und bewussten Bereiches und wird als „körpereigene Neuromatrix" gekennzeichnet. Die „Neurosignatur" basiert grundlegend auf der cerebralen Vernetzungsstruktur, die auf der Basis der Neuroplastizität durch systematische oder häufig wiederkehrende synaptische Eingänge und durch kognitiv-emotional relevante neurophysiologische Funktionsanforderungen für das Bewältigen von Situationen und Ereignissen und ihren Wechselbeziehungen geprägt aber auch verändert werden kann. Entsprechend sind die Netzwerke, verantwortlich für die Stressbewältigung, die Emotionen, die Motivation und die Handlungsregulation,

W. Laube, *Bewegungsmangel*, https://doi.org/10.1007/978-3-662-67753-7_13

also die höchsten cerebralen Funktionsebenen mit ihren Erregungszuständen wesentliche Elemente der Neurosignatur. Unter gesunden Verhältnissen steht die Neuromatrix im Sinn der primären Definition für das neuronale Aktivitätsmuster („body-self neuromatrix") des Ganzkörper- und Selbstgefühls, also für die komplexe Körperwahrnehmung (Melzack 2005). Dazu gehören beim Gesunden auch die Schmerzen als „Warnsystem". Der dorsolaterale präfrontale Cortex ist als eine höchste Instanz mit den Exekutivfunktionen Planung, Arbeitsgedächtnis, Kognition, Hemmprozessen sowie der Regulation komplexer motorischer und intellektueller Handlungen auch entscheidend in die Schmerzverarbeitung und -modulation eingebunden.

Beim Vorliegen chronischer Schmerzen ist diese Funktion durch neuroplastische maladaptive Struktur- und Funktionsveränderungen eben auch in den Netzwerken der höchsten cerebralen Leistungen vverloren gegangen. Die cerebralen Strukturen werden zur Schmerzmatrix, weshalb auch das Verhalten, die Kompetenzen, die Toleranzen, die Resilience und Adhärenz der Menschen zum Therapiegegenstand werden müssen (Abb. 13.1). **Es schmerzt ohne scheinbar! vorliegende Ursachen, die es aber gibt.**

Die Schmerzen haben in der Regel über unbekannt lange Zeiträume die Fehladaptationen der Neuromatrix hervorgerufen, wodurch die Neuro- zur Schmerzmatrix geworden ist. Ein chronischer nozizeptiver Input veranlasst durch die Neuroplastizität beträchtliche strukturelle und funktionelle Veränderungen, wodurch Schmerzen zum bleibenden Symptom werden. Die neuroplastisch bedingten chronischen Schmerzen induzieren die Weiterentwicklung. Die peripheren und zentralen Maladaptationen und so die pathophysiologischen Verhältnisse schreiten im Sinn des circulus vitiosus „Plastizität induziert Schmerz und Schmerz induziert Plastizität" fort (Kourosh Arami und Komaki 2023).

▶ **Wichtig** Mit dem **„Fehlen eines neuronalen Schmerzzentrums"** und der Einbeziehung nahezu des gesamten Gehirns in die Neuromatrix repräsentiert die Neurosignatur dann „als **Schmerzsignatur**" die

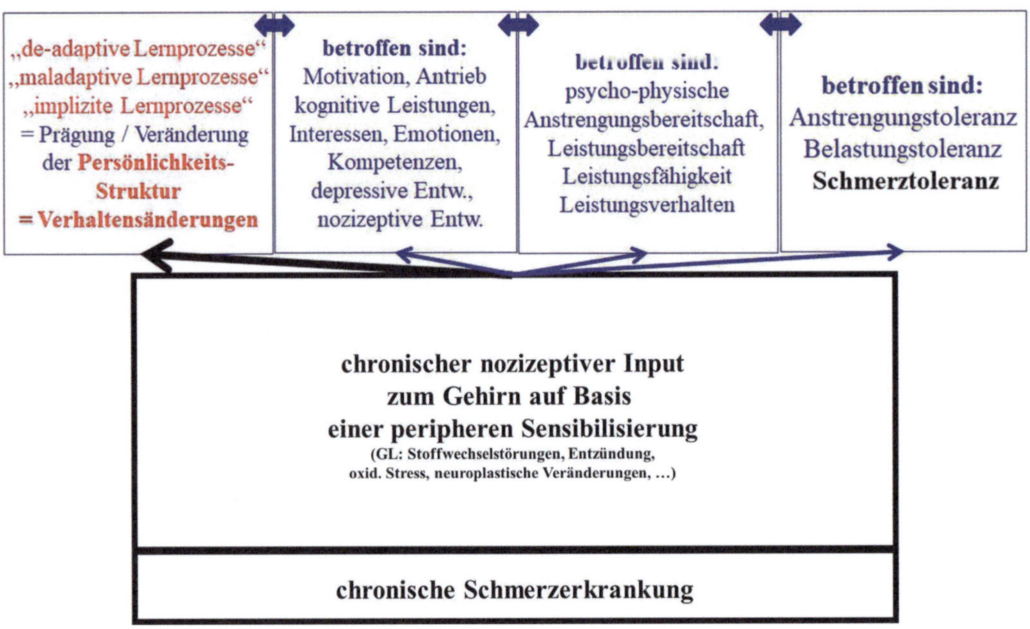

Abb. 13.1 Ein chronischer nozizeptiver Input zum Gehirn auf der Grundlage (GL) einer peripheren Sensibilisierung veranlasst de- und maladaptive Vorgänge in der Neuromatrix und somit ändert sich die Neurosignatur. Die Konsequenz sind Veränderungen des Verhaltens (Laube 2023)

verschiedenen Komponenten des Schmerzes. **Schmerzen werden, direkt anhand von Verhaltensänderungen sichtbar, vom „gesamten Gehirn" vertreten!** Chronische Schmerzen sind eine Erkrankung des Gehirns infolge eines intensiven nozizeptiven Inputs zum Gehirn und einer pathophysiologischen Verarbeitung dieser Informationen unter Einbeziehung der höchsten Gehirnfunktionen und -leistungen.

Solche pathologischen Entwicklungen liegen u. a. beim sogenannten unspezifischen Rückenschmerz, bei der Fibromyalgie, beim komplexen regionalen Schmerzsyndrom (CRPS), den Phantomschmerzen und bei verletzungsbedingten neuropathischen Schmerzen vor. Das besagt auch, sie können in jedem Alter die Pathogenese bestimmen.

13.2 Die cerebrale Sensibilisierung beim chronischen low back pain

Die strukturellen Maladaptationen, die zentrale Sensibilisierung kann in der MRI-Bildgebung sichtbar gemacht werden (Henry et al. 2011). Im primären somatosensorischen Cortex von **LBP-Patienten** zeigen sich in Abhängigkeit von der Chronizität örtliche Reorganisationen der für den Rücken zuständigen Bereiche (Flor et al. 1997). Das Volumen der neokortikalen grauen Substanz ist gegenüber Gesunden um 5–11 % geringer. Dieser Verlust ist abhängig von der Dauer der Schmerzerkrankung, indem pro Jahr ca. 1,3 cm^3 graue Masse abgebaut werden. Dieser Abbau entspricht einem vorzeitigen Alterungsfortschritt von 10–20 Jahren. Die Dichte des dorsolateralen präfrontalen Cortex und des Thalamus ist eng verbunden mit der Schmerzcharakteristik gemindert (Apkarian et al. 2004). Spätere Ergebnisse eines reviews (Kregel et al. 2015) weisen in spezifischen Regionen strukturelle Veränderungen der grauen Substanz aus, die aber regional unterschiedlich ausfallen. Das Volumen der weißen Substanz wird gleichbleibend aber auch vergrößert gefunden. Das Netzwerk der psychophysischen Ruhesituation (default mode network), welches bei der Bewältigung von Aufgaben wieder deaktiviert wird, zeigt sich gestört. Werden CLBP-Personen nozizeptiv stimuliert reagieren die entsprechenden Netzwerke aber in den Regionen für die Schmerzhemmung nimmt die Aktivität ab. Eine Übersicht der MRI-gestützten Diagnostik der Aktivitäten von Hirnregionen in Relation zu den Emotionen und der Kognition bei CLBP findet gleichfalls in der Mehrzahl der Untersuchungen reduzierte graue und veränderte weiße Volumina, durchgängig funktionelle Abweichungen des „Ruhenetzwerkes" aber relativ wenige Studien mit abweichenden Aktivitäten auf nozizeptive Stimuli gegenüber Gesunden. Dafür werden in der Regel Aktivierungsunterschiede bei der Bewältigung von Aufgaben mitgeteilt. Die Veränderungen gegenüber den Gesunden liegen absolut bevorzugt in den neuronalen Netzwerken, welche die Emotionen und die kognitiven Leistungen vertreten und weniger in denen der „direkten" Schmerzverarbeitung. Dies weist auf den speziellen Beitrag des emotionalen Zustandes und der kognitiven Verarbeitung für den CLBP hin (Ng et al. 2018). Mithilfe der Amplitude der gering-frequenten Fluktuationen des BOLD-Signals (oxygeniertes und desoxygeniertes Hb hat differente magnetische Eigenschaften) kann der regionale Sauerstoffverbrauch mittels fMRI und darüber die neuronale Aktivität bildlich dargestellt werden. Beim CLBP ist gegenüber Kontrollpersonen die Aktivität in vielen Regionen der höheren Nerventätigkeit gesteigert (Gyrus post-, präcentralis, supplementär motorischer Kortex, Lobus paracentralis [assoziiert mit Gyrus prä-, postcentralis] Gyrus cinguli ant. [ACC]) und der linke ACC ist voluminöser. Des Weiteren verbrauchen die Inseln, die Amygdala, der Hippocampus und der Thalamus vermehrt und das Ruhenetzwerk weniger Sauerstoff, wenn die Schmerzintensität interventionsabhängig zunimmt. Alle dieser Hirngebiete sind somit Teil der Pathophysiologie des CLBP (Zhang et al. 2019). Beim CLBP weicht des Weiteren die funktionelle Konnektivität, die Abhängigkeit der Neuronen in und zwischen Netzwerken, zwischen dem medialen präfrontalen/rostralen anterioren Inselkortex, welche die Schlüsselstrukturen im abnormal funktionierenden neuronalen Netzwerk des CLBP-Patienten sind, und Anteilen des Ruhenetzwerkes, dem sensomotorischen, dem salience und dem zentralen Exekutivnetzwerk vom gesunden Zustand ab. Die Abweichungen korrelieren mit der Dauer der Schmerzen, der Schwere und der Schmerzinterferenz und anhand der Konnektivität des Ruhenetzwerkes können mit hoher Validität Gesunde von CLBP-Personen getrennt werden (Tu et al. 2019). Beim CLBP weicht die funktionelle Konnektivität zwischen dem medialen präfrontalen/rostralen anterioren Inselkortex, welche die Schlüsselstrukturen im abnormal funktionierenden neuronalen Netzwerk des CLBP-Patienten sind, und Anteilen des Ruhenetzwerkes, dem sensomotorischen, salience (Erkennen und Filterung bedeutsamer Reize; Integration sensorischer, emotionaler und kognitiver Informationen) und dem zentralen Exekutivnetzwerk (kognitive Leistungen, Arbeitsgedächtnis, Problemlösen, Entscheidungen) vom gesunden Zustand ab. Die Abweichungen korrelieren mit der Dauer der Schmerzen, der Schwere und der Schmerzinterferenz und anhand der Konnektivität des Ruhenetzwerkes können mit hoher Validität Gesunde von CLBP-Personen getrennt werden (Tu et al. 2019). Die MRI-Spektroskopie deckt beim CLBP auch neurochemische Veränderungen in umfangreichen Gehirnregionen der höchsten Funktionen wie dem dorso-lateralen präfrontalen Cortex, seinem vorderen Gyrus cinguli, dem primären motorischen, dem somatosensorischen Cortex, der vorderen Insel und dem Thalamus auf (Zhao et al. 2016). Mit der reduzierten Aktivität des präfrontalen Cortex und seines vorderen cingulären Cortex (Entscheidungen, Lernen, Sozialverhalten, Emotionen, Stimmung, Aufmerksamkeit), die Anteile des absteigenden inhibitorischen System sind, und des Nc. accumbens (Striatum, Schnittstelle Basalganglien – limbisches System), der eine Kernstruktur des Belohnungssystems bildet und zum Dopaminsystem gehört, sind die obersten Ausgangsstrukturen u. a. des hemmenden Einflusses auf untergeordnete Gebiete betroffen (Konno und Sekiguchi 2018) und so auch die endogene Schmerzhemmung. Mit der "Brief Scale for Psychiatric Problems in Orthopaedic Patients" können die CLBP-Patienten unterteilt werden. Bei denjenigen mit Score-Werten über 17 weist der fMRT-Befund einen wesentlich höheren Grad der Aktivitätsminderung des Nc. accumbens ($p < 0{,}001$) gegenüber denen mit den geringeren Werten auf und das tägliche Schmerzniveau liegt höher und die Lebensqualität ist geringer. Im Katastrophisieren, der kognitiven Verzerrung zum Negativen, unterscheiden sich beide Gruppen aber nicht (Kaneko et al. 2017). Die mechanische Stimulierung in Höhe L_4-L_5 rechts über 3 mal 30 s (Pausen 30 Sek.) und einer Intensität entsprechend VAS 3–5 aktiviert bei CLBP-Personen jeweils auch rechts die Insel, das supplementär motorische Gebiet und den hinteren Gyrus cinguli stärker als bei klinisch Gesunden. Das Gehirn der Patienten reagiert auf nozizeptive Reize intensiver, aversiver und empfindlicher, wobei diese Autoren keine Reaktion der somatosensorischen Kortizes gefunden haben (Kobayashi et al. 2009). Später belegen Matsuo et al. (2017) auf die gleiche Art der mechanischen Stimulation, dass CLBP-Personen eine abgeschwächte Reaktivität auf Schmerzen im vorderen cingulären Cortex und dem dorso-lateralen Präfrontalen Cortex haben, die bekannte Gehirnareale für affektive Reaktionen und die top down Regulation von Schmerzen sind. Diese Dysfunktion ist ein Element der Chronifizierung.

> **Wichtig** In das Krankheitsgeschehen des CLBP sind die höchsten Hirngebiete integriert, die gemeinsam die bewertend-kognitive, die affektiv-emotionale und die sensorisch-diskriminative Komponente von Schmerzen vertreten. Der CLBP ist eine Schmerzerkrankung des Gehirns und das Therapieinventar muss in direkter Kombination unmittelbar physische Aktivitäten und psychologische Interventionen vereinen und auf eine positive „Belohnungen des Gehirns" ausgerichtet sein. Dazu gehört auch die Wirkung des sozialen Umfeldes.

13.3 Die cerebrale Sensibilisierung bei der Fibromyalgie

Die **Fibromyalgie** wird als eine noziplastische Schmerzerkrankung angesehen mit gestörter Verarbeitung von Schmerzinformationen, was die Hypersensibilität und umfangreiche zentralnervöse Konsequenzen des Reagierens und Verhaltens begründet (Kosek et al. 2016; Sluka und Clauw 2016). Es kann bei der Fibromyalgie keine generalisierte kortikale Atrophie festgestellt werden. Aber die graue Substanz ist sehr begrenzt in einigen für die Schmerzen sehr relevanten Gehirnnetzen atrophiert (bes. präfrontaler Cortex, Gyrus cinguli, Insel, Amygdala), was einem Merkmal der zentralen Sensibilisierung entspricht und mit den affektiven Veränderungen und den generalisierten Schmerzen in Einklang gebracht werden kann (Burgmer et al. 2009; Robinson et al. 2011). Bevorzugt regional und spezifisch wieder im präfrontalen und vorderen cingulären Cortex ist das Volumen der grauen Substanz reduziert. Nozizeptive Reize aktivieren vergleichbare Regionen wie bei den Gesunden aber das zeitliche Muster ist spezifisch und die Intensität höher. Die funktionelle Konnektivität im deszendierenden System der Schmerzmodulation ist geringer. Die Schmerzschwellen sind abgefallen. Es bestehen während des Ruhens ohne das cerebral Aufgaben erfüllt werden (resting-state connectivity) Dysbalancen zwischen den Regionen der Schmerzverarbeitung und den kognitiven Netzwerken der Aufmerksamkeit (Cagnie et al. 2014).

Auf schmerzhafte Hitzereize aktivieren Personen mit einer Fibromyalgie die Hirnareale der Schmerzmodulation aber auch die für die Bewertung von Ereignissen nur sehr defizitär. Bei Gesunden entstehen dort intensive Aktivitäten. Während einer PC- im Gegensatz zur selbstkontrollierten Regulation von Hitzereizen lassen sich deutliche Unterschiede der cerebralen Reaktionen aufzeigen. Bei den Patienten werden vorrangig die für die Emotionen verantwortlichen Strukturen Amygdala (Emotionen u. a. Angst) und Gyrus parahippocampalis (Gedächtnis sichern, visuelles Erkennen) aktiv und nicht wie bei den Gesunden der orbito-frontale Cortex (Persönlichkeit, Charakter, Bewertung emotionaler Situationen). Des Weiteren werden regionale Atrophien der grauen Substanz bestätigt und während der Hitzeselbstkontrolle die dysbalancierte Konnektivität des präfrontalen und von Teilen des cingulären Cortex mit den somatosensorischen und den schmerzhemmenden Gehirnarealen sichtbar gemacht. Die Bewältigung konkreter Anforderungen durch Hitzereize erfolgt mit einer sehr komplexen Dysfunktion zwischen den sensorischen, limbischen und assoziativen Hirngebieten, die im Einzelnen selbst bereits einem pathophysiologischen Struktur- und Funktionswandel unterliegen (Mosch et al. 2023). Personen mit Fibromyalgie sind überempfindlich auf den Beginn aber auch das Ausbleiben von Schmerzen und sie reagieren insgesamt generalisiert überempfindlich bei der Filterung und dem Erkennen sehr wichtiger sensorischer Ereignisse (Salience), was wahrscheinlich die überproportional andauernde Aufmerksamkeit, die Hypervigilanz begründet (Hubbard et al. 2020). Solche Patienten mit den intensiveren Schmerzintensitäten und höheren Werten kognitiver Verzerrungen (Katastrophisieren) leiden zusätzlich unter verstärkten Unannehmlichkeiten nach Reizsetzungen, die zu Schmerzen führen. Das Katastrophisieren ist von der verminderten Fähigkeit, sich von Schmerzen ablenken zu können, begleitet, weil den Schmerzen inadäquat Aufmerksamkeit geschenkt wird (Ellingson et al. 2018). Des Weiteren beeinflusst der Grad des Katastrophisierens die Wirksamkeit therapeutischer Interventionen wie z. B. die Aufnahme von Gehbelastungen von mindestens 2mal/Woche für 30 min in das tägliche Lebensregime. Die Vorteile der physischen Aktivität steigen, wenn das Katastrophisieren geringer ist (Català et al. 2022). Inadäquate Nachwirkungen schmerzhafter Aktivitäten oder Reizeinwirkungen erweitern die Hyperalgesie, indem während und über eine Zeitspanne nach deren Einwirkung oder Ausführung der mediale Temporallappen (Amygdala, Hippocampus, parahippocampaler Gyrus) zu wenig deaktiviert wird. In den pathophysiologischen Prozess sind wieder der präfrontale Cortex, die Insel und der Gyrus cinguli mit einbezogen (Schreiber et al. 2017). López-Solà et al. (2017) nutzen künstliche Intelligenz, um bei Gesunden (n = 35) und der Fibromyalgie (n = 37) aus den fMRI-Signalen während eines schmerzhaften Druckes oder nicht schmerzhafter multisensorischer Reizungen (visuell, auditiv, taktil) die Neuro- btw. Schmerzsignatur zu ermitteln. Die neurologische Signatur auf Schmerzreize (fMRI-based neurologic signature of physical pain; Wager et al. 2013) ist bei den Patienten auf gleichartige Reizsetzungen deutlich stärker ausgeprägt. Es zeigen sich vermehrte Aktivitäten in den Hirngebieten der sensorischen Integration (Insel, Operculum) und der Selbstreferenz (medialer präfrontaler Cortex; Verarbeitung von Informationen, die für die eigene Person relevant sind, Komponente der Kognition) und abgefallene im lateralen frontalen Cortex. Die nicht schmerzhafte multisensorische Reizung führt zu Differenzen der Aktivierung in einer großen Anzahl von Hirnregionen der Sensorik, Motorik, dem limbischen System, den Basalganglien und dem Kleinhirn. Die Muster der neurologischen Schmerzsignatur, der multisensorischen Reizung und die Schmerzintensitäten trennen mit einer Sensitivität von 92 % und einer Spezifität von 94 % Personen, die nicht an der Untersuchung teilgenommen haben.

> **Wichtig** Die Pathogenese der Fibromyalgie ist bisher ungeklärt. Sie startet mit dem immerwährenden Hauptsymptom „muskelkaterähnliche Muskelschmerzen" und den ersten Anzeichen abnormer Ermüdbarkeit, zu denen sich Steifigkeit und sensorische Missempfindungen gesellen. Es liegen bevorzugt neuropathische aber auch sensorische Schmerzen vor. Einige Autoren gehen von einer primären zentralen Fehlverarbeitung, von noziplastischen Schmerzen, aus und andere sehen auch in den peripher generierten nozizeptiven Afferenzen (nozizzeptive Schmerzen) eine Ursache der **ausgeprägten zentralen Sensibilisierung,** wie sie anhand der MRI-Befunde umfänglich nachgewiesen werden kann. Die Maladaptationen sind in allen höchsten Hirnstrukturen zu finden und verändern systematisch die Persönlichkeitsstruktur. Die ersten Anzeichen und allein der Verdacht, wenn auch zunächst klinisch sehr unspezifisch, erfordern das therapeutische Gesundheitstraining als „ständiges Medikament"!

13.4 Die cerebrale Sensibilisierung bei der rheumatoiden Arthritis

Im Gegensatz zur Fibromyalgie ist die **rheumatoide Arthritis** eine primär entzündliche Erkrankung mit nozizeptiven Schmerzen (McInnes und Schett 2011) und die Prävalenz der Fibromyalgie ist unter den Patienten sehr hoch. Besteht keine Komorbidität mit der Fibromyalgie sind die absteigende Schmerzkontrolle, die conditioned pain modulation und die Auslösbarkeit einer exercise-induced hypoalgesia (vgl. Laube 2022) normal (Lofgen et al. 2018; Meeus et al. 2015). Die cerebrale MRI-Diagnostik bei rheumatoider Arthritis und der Fibromyalgie jeweils ohne die Komorbidität mit der anderen Erkrankung macht deutliche Differenzen in der Verarbeitung evozierter Druckschmerzen sichtbar (Sandström et al. 2022). Bei der primär entzündlichen Erkrankung treten in Relation zur Fibromyalgie schmerzbedingte Störungen im präfrontalen Cortex und im Lobus parietalis inf. auf und im umgedrehten Vergleich zeigen sich die Störungen bevorzugt in Regionen die für die sensorische Desintegration verantwortlich sein sollen. Die funktionelle Konnektivität ist verändert. Die Fibromyalgie verknüpft dagegen die selbsteingeschätzte Angst mit einer intensivieren Beteiligung des präfrontalen Cortex an den Auswirkungen der schmerzhaften Reizung und bestätigt bei dieser Erkrankung die engere Verknüpfung von sensorisch bedingten und affektiven Reaktionen. Entsprechend äußern sich die schmerzbedingten Gehirnaktivitäten bei der Fibromyalgie ausgeprägter in den Regionen der Aufmerksamkeit und der Salience (Erleichterung bzw. Förderung des Bewusstwerdens von Reizen durch hervorgehobene Aufmerksamkeit). Bei der rheumatoiden Arthritis ist der mediale frontale Cortex die Schlüsselregion für die Empfindung und die Regulation tonischer, klinisch relevanter Gelenkschmerzen. Steigende Aktivierungen spiegeln sich in der Sensitivität gegenüber Schmerzreizen, der Intensität der Schmerzen und der Interferenz wider. Bei Gesunden kann dies nicht gefunden werden (Lee et al. 2019).

13.5 Die cerebrale Sensibilisierung bei der Osteoarthrose

Zur Pathogenese der **Gon- und Coxarthrose** gehören eine funktionelle und strukturelle cerebrale Reorganisation, eine zentrale Sensibilisierung, die mit einem „hub disruption index“ (Barroso et al. 2021) beschrieben werden kann. Die Muster der Reorganisation sind durch Verschiebungen der Hierarchie zwischen Kerngebieten gekennzeichnet, indem das fronto-parietale zentrale exekutive Netzwerk und das cingulo-operkuläre salience Netzwerk bevorzugt verändert sind. Der primäre somatosensorische und motorische Cortex wird zu Funktionsmittelpunkten und der Inselkortex verliert seine zentrale Rolle. Boissoneault et al. (2017) berichten über KI-gestützte Auswertungen von MRI-Daten mit denen chronische muskulo-skelettale Schmerzpatienten von Gesunden mit einer Genauigkeit von 70–92 % unterschieden werden können. Diese Diagnostik macht zugleich krankheitsspezifische Unterschiede aber wichtiger, von den verschiedenen Krankheitsentitäten gemeinsam betroffene neuronale Strukturen und Funktionsänderungen im Sinn der Sensibilisierung sichtbar. Ein systematisches review (Smith et al. 2017) belegt auf der Basis von 7 Studien, dass multivariate Musteranalysen struktureller und funktioneller MRI's mit einer Genauigkeit zwischen 53 % und 93 % muskulo-skeletale Schmerzpatienten von Gesunden trennen können. Mit dieser Technologie kann auch mit einer Erkennungsrate zwischen 60 % und 94 % sichtbar gemacht werden, ob eine gesunde Person nicht schmerzhaften oder schmerzhaften Reizen ausgesetzt worden war.

▶ **Wichtig** Mittels MRI können die umfangreichen cerebralen Veränderungen, die zentrale Sensibilisierung, objektiv dargestellt werden. Es gibt zwischen den verschiedenen chronischen Schmerzerkrankungen wie z. B. CLBP, Osteoarthrose und Fibromyalgie zwar Unterschiede aber auch umfängliche Gemeinsamkeiten in den maladaptiven Konsequenzen eines chronischen nozizeptiven Inputs. Das indiziert den Bedarf vergleichbarer therapeutischer Interventionen.

Die primär nicht entzündliche aber dennoch auch mit entzündlichen Reaktionen einhergehende Osteoarthritis mit anhaltenden Schmerzen geht mit einem Anstieg der Durchblutung in umfangreichen Anteilen des Gehirns einher (primärer, sekundärer somatosensorischer Cortex, Insel, Gyrus cinguli, Thalamus, Amygdala, Hippocampus, Tegmentum einschließlich periaquäduktales Graus/Nc. cuneiformis) und die Variationen der Durchblutung, gleichbedeutend der neuralen Aktivitäten in vielen Gebieten, geht der Intensität der anhaltenden Schmerzen parallel. Kontrollpersonen weisen solche Schwankungen nicht auf. Anhand der cerebralen Aktivitätsmuster bildet sich bei der Osteoarthrose eine zentrale Sensibilisierung heraus, sodass die Betroffenen offensichtlich an einer dysregulierten Bewertung und Modulation der nozizeptiven Schmerzen leiden (Howard et al. 2012). Patienten mit einer Osteoarthrose weisen ausgeprägte Veränderungen der grauen und der weißen Substanz in den Regionen des Verhaltens, des sensomotorischen und limbischen Systems und in den Regionen der Verarbeitung nozizeptiver Informationen auf (Cheng et al. 2022; Hiramatsu et al. 2014; Liao et al. 2018; Mao et al. 2016; Parks et al. 2011), die der zentralen Sensibilisierung infolge des chronischen nozizeptiven Inputs zuzuschreiben sind.

Werden vor und nach einer 12-wöchigen therapeutischen Intervention mit Thai Chi, Ba Duan Jin (traditionelle chinesische Körperübungen: bewusste Bewegung, Atmung, Meditation) und Fahrradfahren eine MRI-gestützte Diagnostik der Struktur, der funktionellen Konnektivität durchgeführt und Biomarker im Serum (INF-γ, programmed cell death protein 1 [PD-1]: Immunglobulin-Superfamilie; Hemmung der

Immunantwort) und die Schmerzsituation (Knee Injury and Osteoarthritis Outcome Score) bei Personen mit einer Gonarthrose bestimmt, haben diese psychophysischen Aktivitäten die Schmerzmatrix modulierend therapeutisch angesprochen. Die Schmerzreduktion ist ein Ergebnis der Wechselbeziehungen zwischen der körperlichen Aktivität, den damit ausgelösten beanspruchungsbedingten Reaktionen der Neuro(Schmerz)matrix und Biomarkern im Serum (Liu et al. 2019a). Neben belastungsspezifischen komplexen Wirkungen der körperlichen Aktivitäten werden gemeinsam und übereinstimmend die funktionelle Konnektivität zur absteigenden opioidergen Schmerzhemmung und dem dopaminergen Belohnungs- und Motivationssystem angesprochen (Liu et al. 2019b), wodurch die klinisch relevante Schmerzlinderung eintritt.

Wie bei der Gonarthrose geht auch die Coxarthrose gegenüber schmerzfreien und klinisch gesunden Personen mit Veränderungen des funktionellen resting-state Zustandes einher. Es liegt eine gesteigerte Konnektivität des sekundären somatosensorischen Cortex mit der posterioren Insel und eine geminderte der Insel mit dem Netzwerk für die Hüfte im primären motorischen und sensorischen Cortex vor. Diese Konstellation wird als resting-state Signatur der Coxarthrose mit chronischen Schmerzen angesehen. Die Patienten zeichnen sich unter schmerzhaften Aktivitäten durch eine engere Verbindung von Thalamus, periaquäduktalem Grau und Hirnstamm aus (Railton et al. 2022).

13.6 Die cerebrale Sensibilisierung bei chronischen Schmerzen verschiedener Genese

Chronische Schmerzen verändern die Durchblutungsverhältnisse im Gehirn. Dies betrifft verschiedene Regionen und gleichzeitig sind die Rezeptorprofile verändert. Insbesondere die Dichte der μ-Opioidrezeptoren und der Dopamin-D2-Rezeptoren ist zu nennen. Die entsprechenden Neurotransmittersysteme sind führend in die Schmerzverarbeitung einbezogen (Vamvakas et al. 2022). Im physischen Ruhezustand ist bei einer chronischen Trigeminusneuralgie die regionale Durchblutung im Thalamus, im mittleren Gyrus frontalis und der Insel links gesteigert und somit die neuronale Aktivität dieser Strukturen. Die Thalamusdurchblutung spiegelt invers die Schmerzintensität wider und steht in positiver Relation zur bisherigen Dauer der Schmerzen. Die regionale Durchblutungsänderungen zeigen sich in weiteren wesentlichen Regionen der Schmerzverarbeitung, die an der kognitiv-affektiven Schmerzkomponente, der Schmerzwahrnehmung und der -modulation teilnehmen (Zhou et al. 2022).

13.7 Die cerebrale Sensibilisierung und Alterungsprozess

Die konkreten cerebralen strukturellen Voraussetzungen der endogenen Schmerzhemmung in Abhängigkeit vom Geschlecht und dem Alter lassen sich im Tierexperiment darstellen (Da Silva et al. 2020). Das diffuse noxious inhibitory control – System (DNIC) als ein Teil der endogenen Schmerzhemmung reagiert

- bei jungen männlichen Tieren effizienter als bei den weiblichen, wahrscheinlich weil bei ihnen die gehirnweiten Verknüpfungen eine andere Struktur haben und
- bei jungen männlichen Tieren mit der höchsten analgetischen Effizienz, weil die Verknüpfungen zum Gyrus cinguli ant. und dem periaquäduktalen Grau am intensivsten sind.

Bei alten Tieren beiderlei Geschlechts reagiert das System kaum noch. Die männlichen Tiere weisen unabhängig vom Gyrus cinguli ant. wesentlich ausgeprägtere Verknüpfungen im Hirnstamm (PAG, Raphe-Kerne, Nc. reticularis pontis, Hippocampus) auf und bei den weiblichen sind der Gyrus cinguli, das limbische System und das periaquäduktale Grau enger vernetzt. Die strukturellen Verhältnisse weisen eine Disposition für Defizite der Schmerzmodulation im Alter aus und dass das weibliche Geschlecht ein höheres Risiko für die Entwicklung chronischer Schmerzen im späteren Lebensabschnitt hat. Während der Entwicklung einer experimentellen Arthrose des Kniegelenkes finden bei jungen männlichen Tieren mäßige Veränderungen der Konnektivität des periaquäduktalen Graus statt und mit der Fortentwicklung werden mehr Gehirnregionen und u. a. der Gyrus cinguli ant. (kognitive Funktionen, Volition) einbezogen. Das periaquäduktale Grau der weiblichen Tiere weist in der Frühphase der Arthrose bereits eine deutlich ausgeprägtere Vernetzung mit der Insel, den Gyrus cinguli und dem Nc. accumbens (Belohnungssystem) auf. Ältere Tiere rekrutieren im Verlauf der Gelenkdegeneration vermehrt weitere Hirnregionen und insbesondere auch wieder den Nc. accumbens. Die Einbeziehung von Hirnarealen mit dem Fortschreiten der Arthroseentwicklung und insbesondere des Belohnungssystems muss als ein Faktor für den Übergang zu chronischen Schmerzen angesehen werden (Da Silva et al. 2021).

> **Wichtig** Die Entwicklung degenerativer Gelenkerkrankungen wie sicher auch aller anderen chronisch degenerativer Erkrankungen geht direkt mit Veränderungen im hirn einher, die für eine Schmerzerkrankung des Gehirns disponieren und sie letztendlich auch ausbilden kann.

Der präfrontale Cortex ist die führende Struktur der exekutiven Funktionen als auch der übergeordneten Schmerzhemmung. Werden bei älteren Menschen (Männer: n = 25, 67,8 ± 5,6 Jahre, Frauen: n = 21, 67,5 ± 6,7 Jahre) seine strukturellen Eigenschaften mit der endogenen Schmerzhemmung (Druckschmerzsensitivität, conditioned pain modulation) verglichen (Bunk et al. 2020), so ergibt sich eine signifikante Beziehung. Die Schmerzhemmung der älteren Gruppe ist gegenüber jungen Menschen deutlich geringer und sie wird durch das Volumen des präfrontalen Cortex und den Umfang der strukturellen Verknüpfung zum periaquäduktalen Grau widergespiegelt. Die strukturellen Variationen des Cortex erklären die Varianz der Schmerzhemmung, die über die exekutiven Funktionen hinausgeht. Chronische intensive Schmerzen des Kniegelenks (Graded Chronic Pain Scale: GCPS-Grad: 3–4 „Schmerz mit hoher Auswirkung") sind gleichbedeutend mit Defiziten der Balancefähigkeit, des Aufstehens, des Stehens, des Gehens und der allgemeinen physischen Fähigkeit lt. Short Physical Performance Battery (SPPB) gegenüber den Personen mit geringer Schmerzintensität (GCPS-Grad: 1–2 „Schmerz mit geringer Auswirkung") und denen ohne Schmerzen. Die Schmerzauswirkung (pain impact), der Schweregrad und die schmerzbedingte Behinderung sind signifikante Prädiktoren für die Sensomotorik des Gehens, die Ergebnisse der SPPB und dem DNAm-GrimAge als eine von fünf „Epigenetischen Uhren" des Alterns, die eng mit den komplexen multidimensionalen Schmerzerfahrungen bei Personen mit Knieschmerzen assoziiert sind (Cruz-Almeida et al. 2019). In der Reihenfolge schmerzfrei (n = 26, 59,6 ± 9,3 Jahre), geringe (n = 95, 58,6 ± 8 Jahre) und intensive (n = 53, 56.6 ± 7,1 Jahre) Schmerzauswirkungen steigt auch die Differenz zwischen dem epigenetischen und dem kalendarischen Alter (AgeAccelGrim [Differenz zwischen Alter und DNAmGrimAge]: 0,09 ± 3,3; 1,3 ± 5,4; 5,1 ± 5,7) deutlich an. Die Schmerzintensität lässt das epigenetische, das biologische Alter ansteigen. Entsprechend müssen chronische Schmerzen über epigenetische Mechanismen als Stimulator einer akzelerierten Gehirnalterung angesehen werden (Peterson et al. 2022).

> **Wichtig** Es ist inzwischen gut bekannt, dass die physische Inaktivität und der Alterungsprozess zu vergleichbaren Ergebnissen führt oder anders, dass **Inaktivität den Alterungsprozess unterstützt und beschleunigt** ablaufen lässt. Die **Inaktivität ist dabei die Ursache chronisch degenerativer Erkrankungen** und das **Älterwerden wirkt als Disposition** dazu. Zu vielen chronischen Erkrankungen gehören intermittierende und letztendlich auch chronische Schmerzen, ein chronisches Schmerzsyndrom des Gehirns als eigene zusätzlich Erkrankungsentität oder als Element des ausgeprägtesten „Stadiums" der Pathogenese. Die chronisch degenerativen Prozesse laufen immer generalisiert ab und schließen immer das

Gehirn ein und beschleunigen auch das Altern. Offensichtlich sind **die Schmerzen, fast wie zu erwarten aber nachzuweisen, ein zusätzlicher Stimulator des biologischen Alterns** (Abb. 13.2).

> **Wichtig** Physische Inaktivität, Dekonditionierung, chronische Erkrankungen, chronische Schmerzen und vorzeitiges Altern bilden eine pathogenetische Kette.

Aus der pathogenetischen Kette mit den interagierenden Kombinationen und den schleichenden strukturellen und funktionellen degenerativen und maladaptiven Entwicklungen beginnend mit

- der dekonditionierungsbedingten strukturellen und funktionellen Schwäche

und fortgesetzt durch

- die sich daraus entwickelnden peripheren und cerebralen Maladapationen der chronisch degenerativen Erkrankungen immer inklusive der kognitiven exekutiven Funktionen und Leistungen,
- die Entstehung intermittierender und nachfolgend dauerhafter Schmerzen mit fortgesetzten und erweiterten negativen strukturellen und funktionellen Konsequenzen für die Verarbeitung von Schmerzafferenzen einschließlich der Kognition und der emotionalen Reaktionen und
- dem bereits über
  - die Maladaptationen der degenerativen Erkrankung und weiter unterstützt
  - durch die Maladaptationen der Schmerzerkrankung

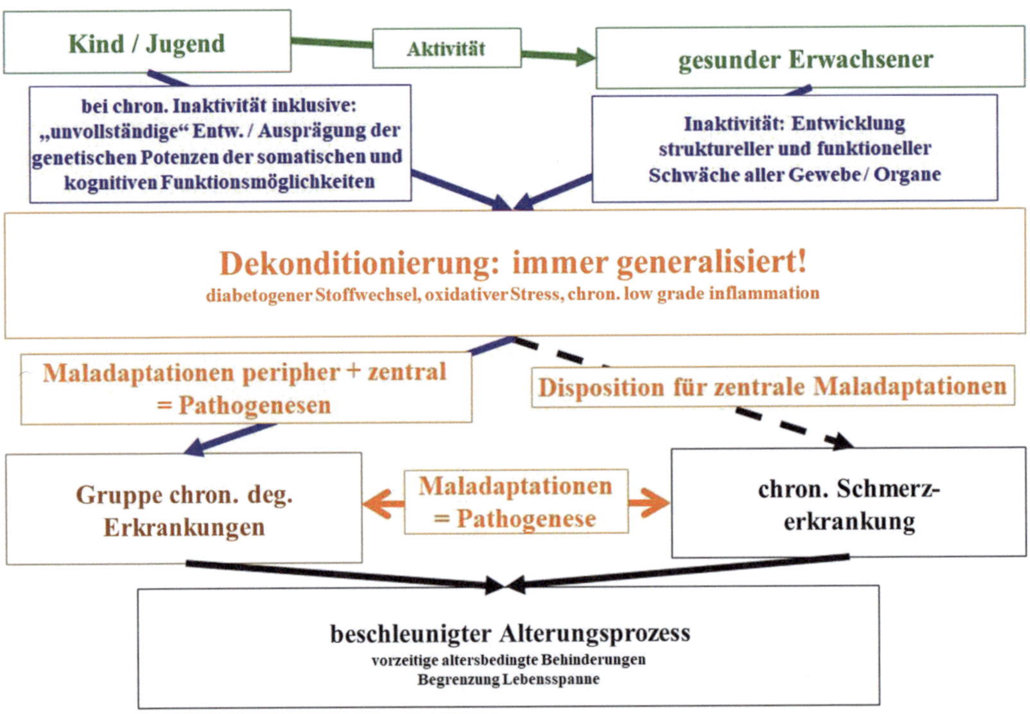

Abb. 13.2 Chronische Inaktivität führt bei Kindern und Jugendlichen zu einer „unvollständigen“ strukturellen und funktionellen Ausprägung der genetischen Anlagen und ist in allen Lebensabschnitten über eine chronische Dekonditionierung die Disposition und letztendlich die Hauptursache chronisch degenerativer Erkrankungen. Da die Dekonditionierung das Gehirn einschließt disponiert sie auch für die Entwicklung chronischer Schmerzerkrankungen. Die chronischen Erkrankungen inklusive der Schmerzerkrankung basieren auf peripheren und zentralen Maladaptionen, die wiederum zum Alterungsprozess gehören bzw. diesen beschleunigen

- angetriebenen vorzeitigen, und deshalb als krankhaft zu bewertenden Alterungsprozess

ergeben sich

- zum einen der Bedarf der komplexen therapeutischen Interventionen beim chronisch degenerativen Schmerzsyndrom, die sogenannte multimodale Schmerztherapie, und
- zum anderen, dass die sehr komplexen, sehr langfristig und zum übergroßen Teil entstandenen irreversiblen Abweichungen von den gesunden Verhältnissen den therapeutischen Erfolg massiv beeinflussen (Abb. 13.2).

> **Wichtig** Das Älterwerden schränkt die Schmerzhemmung ein, wobei aber das physiologische Altern sicher keine Ursache spontaner Schmerzen und von Schmerzsyndromen ist, sondern immer nur die Kombination aus den Erkrankungen, die auf der Basis der physischen Inaktivität stehen. Ebenfalls benötigt die Realisierung von Dispositionen diese Kombination und z. B. auch bei den Autoimmunerkrankungen spielt die sekundäre Inaktivität eine pathophysiologische Rolle.

Über 65-Jährige in der allgemeinen Bevölkerung mit einem relativ wenig intensiven CLBP (n = 189, 72,4 ± 0,4 Jahre, VAS [100 mm] 40,0 ± 1,1) und ohne z.Z. in spezieller Behandlung zu sein, weisen im Vergleich mit schmerzfreien Personen (n = 541, 71,6 ± 0,2 Jahre) auch nach der Adjustierung (physische Aktivität, Lebensstil- und soziodemographische Faktoren, depressive Symptome) noziplastisch bedingt signifikant kleinere Volumina der schmerzrelevanten Regionen des Gehirns ventro- und dorso-lateraler präfrontaler Cortex, Gyrus cinguli posterior und Amygdala auf. Zusätzlich wird das Ausmaß der Atrophie von der Schmerzintensität bestimmt. Der dorsolaterale Cortex ist führend z. B. an der Schmerzdiskrimination und der Schmerzkontrolle und die Amygdala an der emotionalen, der kognitiven und der verhaltensrelevanten Schmerzverarbeitung beteiligt und ein chronisch verstärkter nozizeptiver Input stimuliert die Maladaptation. Diese cerebralen Veränderungen entsprechen auch den Ergebnissen klinik- und weiterer populations-basierter Untersuchungen. Dagegen gehen chronische Schmerzen gleicher Intensität in anderen Körperregionen ohne nennenswerte Atrophie dieser Gehirnregionen einher (n = 376, 72,7 ± 0,3 Jahre, VAS 41,6 ± 0,8; Asada et al. 2022), was weiter hinsichtlich der noziplastischen Auswirkungen zu klären ist. Viele Personen in der CLBP-Gruppe klagen zusätzlich über Beschwerden der Knie- und oder Schultergelenke, des Nackens und der Füße. Gegenüber denjenigen ohne Schmerzen haben sie einen geringeren Bildungsgrad, einen höheren Grad der Depressivität, die Prävalenz der arteriellen Hypertonie ist höher und regelmäßige körperliche Aktivitäten werden in deutlich geringerem Umfang durchgeführt. Dieser Komplex an Faktoren sollte für den Unterschied mit verantwortlich sein. Der CLBP geht offensichtlich mit strukturellen und funktionellen Veränderungen im Gehirn einher, wie sie auch bei häufigen neurodegenerativen Entwicklungen und Erkrankungen vorzufinden sind (Mosabbir 2022). Wahrscheinlich resultieren aus der Ähnlichkeit der neurodegenerativen Veränderungen beim CLBP auch die nachweisbaren Wechselbeziehungen zu den kognitiven und emotionalen Merkmalen der erkrankten Persönlichkeit aber auch die Therapieresistenz. Die Pathogenese basiert primär auf Störungen in einem und fortschreitend in den funktionell auf- und absteigend verknüpften Bewegungssegmenten und den nozizeptiven Schmerzen.

> **Wichtig** Die periphere Sensibilisierung provoziert die zentralen noziplastischen Reaktionen und es entsteht ein Schmerzsyndrom, welches sich „von der primären Schmerzquelle immer mehr löst und sich verselbständigt, obwohl die Lokalisierung der Schmerzen bestehen bleibt“. Die Peripherie unterhält weiterhin die cerebralen Maladaptationen entwickelt sie fort.

Die zentrale Sensibilisierung durch anhaltende intensive Gonarthroseschmerzen ist gleichbedeutend mit einem schnelleren Altern des Gehirns gegenüber denjenigen Personen, die an weniger intensiven Schmerzen leiden (Johnson et al. 2022a). Eine chronisch sehr hohe Schmerzintensität mindert die Dicke des frontalen, insel- und somatosensorischen Cortex und auch Unterschiede in der Schmerzintensität zeigen sich an der differenten Dicke des dorso-lateralen Cortex und aller weiteren Cortizes. Die soziale Situation als Morbiditätsfaktor ist gut bekannt. Gleichfalls hat die Soziodemographie (empirische Sozialforschung, Bevölkerungsmerkmale auf Personenebene) bei chronischen Schmerzen einen Einfluss auf die Ausbildung von Strukturänderungen in den schmerzbezogenen Hirnregionen (Tanner et al. 2022). Das MRI-gestützte Gehirnalter (Cole und Franke 2017) und das chronologische Alter liefern einen Biomarker (brain-predicted age difference [brain-PAD]; Johnson et al. 2022b) für den Einfluss eines selbst-bestimmten nicht-pharmakologischen Schmerzmanagements der Gonarthrose über einen Zeitraum von 2 Jahren bei 58-Jährigen (schmerzfrei: $n=19$, $58{,}6 \pm 9{,}3$ Jahre, chronische Schmerzen mit Management: $n=60$, $58{,}1 \pm 7{,}7$ Jahre, chronische Schmerzen ohne Management: $n=34$, $57{,}1 \pm 8{,}5$ Jahre).

▶ **Wichtig** Nach der Adjustierung (Alter, Geschlecht, Schmerzintensität) behalten die Personen mit einem wirksamen nicht pharmakologischen Regime der Gonarthrosetherapie ein „jüngeres Gehirn". Die Wirkungen der verschiedenen Selbstmanagementstrategien gilt es weiter zu untersuchen.

Alle Hirnstrukturen, die an der Sensomotorik beteiligt sind, sind zugleich Teil der Schmerzmatrix oder sie sind intensiv und somit untrennbare miteinander vernetzt. Entsprechend gehen die cerebralen Veränderungen, die älteren Personen mit chronischen Schmerzen eigen sind, auch mit der Sensomotorik des Gangmusters parallel. Ein schlurfender Gang (shuffle gait) zeichnet sich gegenüber dem unveränderten Gang durch ein reduziertes Volumen der grauen Substanz des Kleinhirns und der Basalganglien (Pallidum, Putamen, Nc. caudatus) aus und diese Personen leiden auch an den höheren Schmerzintensitäten. Selbst gegenüber denen mit einem „nur" unsicheren Gang ist die graue Substanz im Kleinhirn und im Nc. caudatus reduziert (Lipat et al. 2022).

▶ **Wichtig** Eine defizitäre Sensomotorik weist gleichfalls auf eine Disposition für oder das Vorhandensein von chronischen Schmerzen als Ergebnis einer generalisierten cerebralen Maladaptation hin. Sensomotorik und Schmerz sind eine funktionelle Einheit (Laube 2020, 2022).

Die selbsteingeschätzte körperliche Gesundheit bei kognitiv nicht auffälligen älteren Personen ($69{,}4 \pm 3{,}8$ Jahre, Min.: 65 – Max.: 84 Jahre), gegeben anhand der Merkmale Lebenstätigkeiten und Schmerzen, geht mit der strukturellen Integrität des Gehirns parallel. Je positiver die Bewertung der Gesundheit ist, desto größere Volumina der grauen Substanz und desto intensivere Vernetzungen durch die weiße Substanz dürfen angenommen werden. Zur Integrität des Gehirns tragen wesentlich das Salienznetzwerk, die Neuromatrix u. a. für die Schmerzen und das Empathienetzwerk bei, wobei die konkreten Relationen und die Kausalität zwischen der Lebensqualität und der Gehirnstruktur in Längsschnittuntersuchungen abzuklären sind (Ourry et al. 2021).

▶ **Wichtig**
Das Gehirn, das für alle Aktivitäten, die Aufrechterhaltung der Lebensqualität, die Selbstwirksamkeit, die Selbstsicherheit, das Selbstvertrauen, die Kompetenzen und für die Schmerzfreiheit entscheidende Organ wandelt seine physiologische Struktur und Funktion in der Ontogenese und es wird umgehend in alle krankhaften Prozesse eingezogen. Eigentlich ist es nicht das Organ, „welches einbezogen wird", sondern es ist für das Verhalten zugunsten gesunder oder krankhafter Entwicklungen verantwortlich.

Dazu gehört eben auch „die Organisation, die Prävention“ vor und „die Therapie“ von Schmerzen durch die gesundheitliche Kompetenz und die Verwirklichung des erforderlichen Verhaltens.

Global und im Sinn einer Metapher ausgedrückt, „Ist das Gelenk chronisch krank, so ist es auch das Gehirn!“ Diese Tatsache hat therapeutische Konsequenzen

Fazit

Am cerebralen Erregungsmuster, der **„Neurosignatur“,** sind alle Neuronennetzwerke beteiligt. Diese „Neuromatrix“ steht für die Motivation, die Emotionen, die Stressbewältigung und die Handlungsregulation. Bei **Gesunden** ist sie die Struktur des Ganzkörper- und Selbstgefühls, also der komplexen Körperwahrnehmung. Bei **chronischen Schmerzen** ist diese Funktion maladaptiv verloren gegangen. Die cerebralen Strukturen werden zur Schmerzmatrix, die zugleich das Verhalten, die Kompetenzen, die Toleranzen und die Resilience vertritt. Schmerzen werden anhand von Verhaltensänderungen sichtbar und vom „gesamten Gehirn“ vertreten!

Das **MRI** macht die strukturellen Maladaptationen sichtbar. Es zeigen sich Reorganisationen, reduzierte Volumen der grauen und weißen Substanz und veränderte Verknüpfungen der Hirnareale. Diese Befunde entsprechen zugleich einem vorzeitigen Alterungsfortschritt. Die Bewältigung von Aufgaben leidet und die Netzwerke für die Emotionen und die Kognition sind mehr als die der direkten Schmerzverarbeitung einbezogen. Das Erkennen und Filtern bedeutsamer Reize für die Integration sensorischer, emotionaler und kognitiver Informationen ist betroffen. Die Funktionen der Hirnareale für die kognitiven Leistungen, das Arbeitsgedächtnis, das Problemlösen und die Entscheidungen weichen vom Gesunden ab. Das Reagieren und Verhalten ändern sich nachhaltig. Die Verarbeitung von Schmerzreizen lassen die Sensitivität und die Intensität ansteigen. Sie demonstrieren anhand der Muster der Reorganisation und der Verschiebungen der Hierarchie zwischen den Kerngebieten die zentrale Sensibilisierung.

Mit dem **Alter** weisen die Strukturen des Gehirns eine Disposition für Defizite der Schmerzmodulation aus, wobei das weibliche Geschlecht das höhere Risiko für die Entwicklung chronischer Schmerzen trägt. Die Schmerzhemmung der Älteren ist strukturbedingt deutlich geringer aber das physiologische Altern ist sicher keine Ursache spontaner Schmerzen und von Schmerzsyndromen. Liegen Schmerzen vor, sind sie ein zusätzlicher Stimulator des biologischen Alterns. Die selbsteingeschätzte körperliche Gesundheit bei kognitiv nicht auffälligen älteren Personen geht mit der strukturellen Integrität des Gehirns parallel.

Literatur

Apkarian AV, Sosa Y, Sonty S, Levy RM, Harden RN, Parrish TB, Gitelman DR (2004) Chronic back pain is associated with decreased prefrontal and thalamic gray matter density. J Neurosci 24:10410–10415

Asada M, Shibata M, Hirabayashi N, Ohara T, Furuta Y, Nakazawa T, Honda T, Hata J, Hosoi M, Sudo N, Yamaura K, Ninomiya T (2022) Association between chronic low back pain and regional brain atrophy in a Japanese older population: the Hisayama Study. Pain 163(11):2185–2193. https://doi.org/10.1097/j.pain.0000000000002612

Barroso J, Wakaizumi K, Reis AM, Baliki M, Schnitzer TJ, Galhardo V, Apkarian AV (2021) Reorganization of functional brain network architecture in chronic osteoarthritis pain. Hum Brain Mapp 42(4):1206–1222. https://doi.org/10.1002/hbm.25287

Boissoneault J, Sevel L, Letzen J, Robinson M, Staud R (2017) Biomarkers for musculoskeletal pain conditions: use of brain imaging and machine learning. Curr Rheumatol Rep 19(1):5. https://doi.org/10.1007/s11926-017-0629-9

Bunk S, Emch M, Koch K, Lautenbacher S, Zuidema S, Kunz M (2020) Pain processing in older adults and its association with prefrontal characteristics. Brain Sci 10(8):477. https://doi.org/10.3390/brainsci10080477

Burgmer M, Gaubitz M, Konrad C, Wrenger M, Hilgart S, Heuft G, Pfleiderer B (2009) Decreased gray matter volumes in the cingulo-frontal cortex and the amygdala in patients with fibromyalgia. Psychosom Med 71(5):566–573. https://doi.org/10.1097/PSY.0b013e3181a32da0

Cagnie B, Coppieters I, Denecker S, Six J, Danneels L, Meeus M (2014) Central sensitization in fibromyalgia? A systematic review on structural and functional brain MRI. Semin Arthritis Rheum 44(1):68–75. https://doi.org/10.1016/j.semarthrit.2014.01.001

Catalá P, Peñacoba C, López-Roig S, Pastor-Mira MA (2022) Effects of walking as physical exercise on functional limitation through pain in patients with fibromyalgia-how does catastrophic thinking contribute? Int J Environ Res Public Health 20(1):190. https://doi.org/10.3390/ijerph20010190

Cheng S, Dong X, Zhou J, Tang C, He W, Chen Y, Zhang X, Ma P, Yin T, Hu Y, Zeng F, Li Z, Liang F (2022) Alterations of the white matter in patients with knee osteoarthritis: a diffusion tensor imaging study with tract-based spatial statistics. Front Neurol 13:835050. https://doi.org/10.3389/fneur.2022.835050

Cole JH, Franke K (2017) Predicting age using neuroimaging: innovative brain ageing biomarkers. Trends Neurosci 40(12):681–690. https://doi.org/10.1016/j.tins.2017.10.001

Cruz-Almeida Y, Sinha P, Rani A, Huo Z, Fillingim RB, Foster T (2019) Epigenetic aging is associated with clinical and experimental pain in community-dwelling older adults. Mol Pain 15:1744806919871819. https://doi.org/10.1177/1744806919871819

Da Silva JT, Tricou C, Zhang Y, Seminowicz DA, Ro JY (2020) Brain networks and endogenous pain inhibition are modulated by age and sex in healthy rats. Pain 161(6):1371–1380. https://doi.org/10.1097/j.pain.0000000000001810

Da Silva JT, Tricou C, Zhang Y, Tofighbakhsh A, Seminowicz DA, Ro JY (2021) Pain modulatory network is influenced by sex and age in a healthy state and during osteoarthritis progression in rats. Aging Cell 20(2):e13292. https://doi.org/10.1111/acel.13292

Ellingson LD, Stegner AJ, Schwabacher IJ, Lindheimer JB, Cook DB (2018) Catastrophizing interferes with cognitive modulation of pain in women with fibromyalgia. Pain Med 19(12):2408–2422. https://doi.org/10.1093/pm/pny008

Flor H, Braun C, Elbert T, Birbaumer N (1997) Extensive reorganization of primary somatosensory cortex in chronic back pain patients. Neurosci Lett 224:5–8

Henry DE, Chiodo AE, Yang W (2011) Central nervous system reorganization in a variety of chronic pain states: a review. PM R 3(12):1116–1125. https://doi.org/10.1016/j.pmrj.2011.05.018

Hiramatsu T, Nakanishi K, Yoshimura S, Yoshino A, Adachi N, Okamoto Y, Yamawaki S, Ochi M (2014) The dorsolateral prefrontal network is involved in pain perception in knee osteoarthritis patients. Neurosci Lett 581:109–114. https://doi.org/10.1016/j.neulet.2014.08.027

Howard MA, Sanders D, Krause K, O'Muircheartaigh J, Fotopoulou A, Zelaya F, Thacker M, Massat N, Huggins JP, Vennart W, Choy E, Daniels M, Williams SC (2012) Alterations in resting-state regional cerebral blood flow demonstrate ongoing pain in osteoarthritis: an arterial spin-labeled magnetic resonance imaging study. Arthritis Rheum 64(12):3936–3946. https://doi.org/10.1002/art.37685

Hubbard CS, Lazaridou A, Cahalan CM, Kim J, Edwards RR, Napadow V, Loggia ML (2020) Aberrant salience? Brain hyperactivation in response to pain onset and offset in fibromyalgia. Arthritis Rheumatol 72(7):1203–1213. https://doi.org/10.1002/art.41220

Johnson AJ, Buchanan T, Laffitte Nodarse C, Valdes Hernandez PA, Huo Z, Cole JH, Buford TW, Fillingim RB, Cruz-Almeida Y (2022a) Cross-sectional brain-predicted age differences in community-dwelling middle-aged and older adults with high impact knee pain. J Pain Res 15:3575–3587. https://doi.org/10.2147/JPR.S384229

Johnson AJ, Cole J, Fillingim RB, Cruz-Almeida Y (2022b) Persistent non-pharmacological pain management and brain-predicted age differences in middle-aged and older adults with chronic knee pain. Front Pain Res (Lausanne) 3:868546. https://doi.org/10.3389/fpain.2022.868546

Kaneko H, Zhang S, Sekiguchi M, Nikaido T, Makita K, Kurata J, Konno SI (2017) Dysfunction of nucleus accumbens is associated with psychiatric problems in patients with chronic low back pain: a functional magnetic resonance imaging study. Spine 42(11):844–853. https://doi.org/10.1097/BRS.0000000000001930

Kobayashi Y, Kurata J, Sekiguchi M, Kokubun M, Akaishizawa T, Chiba Y, Konno S, Kikuchi S (2009) Augmented cerebral activation by lumbar mechanical stimulus in chronic low back pain patients: an FMRI study. Spine 34(22):2431–2436. https://doi.org/10.1097/BRS.0b013e3181b1fb76

Konno SI, Sekiguchi M (2018) Association between brain and low back pain. J Orthop Sci 23(1):3–7. https://doi.org/10.1016/j.jos.2017.11.007

Kosek E, Cohen M, Baron R, Gebhart GF, Mico J-A, Rice ASC, Rief W, Sluka AK (2016) Do we need a third mechanistic descriptor for chronic pain states? Pain 157(7):1382–1386. https://doi.org/10.1097/j.pain.0000000000000507

Kourosh-Arami M, Komaki A: Reciprocal Interaction of Pain and Brain: Plasticity-induced Pain, Pain-induced Plasticity, and Therapeutic Targets. .CNS Neurol Disord Drug Targets. 2023;22(10):1484–1492. doi: https://doi.org/10.2174/1871527322666221102141002.

Kregel J, Meeus M, Malfliet A, Dolphens M, Danneels L, Nijs J, Cagnie B (2015) Structural and functional brain abnormalities in chronic low back pain: a systematic review. Semin Arthritis Rheum 45(2):229–237. https://doi.org/10.1016/j.semarthrit.2015.05.002

Laube W (2020) Sensomotorik und Schmerz. Springer, Berlin-Heidelberg

Laube W (2022) Schmerztherapie ohne Medikamente – Leitfaden zur endogenen Schmerzhemmung für Ärzte und Therapeuten. Springer Berlin-Heidelberg

Laube W (2023) Der „muscle-brain talk" bestimmt Gesundheit oder Krankheit. Integration von Selbstachtsamkeit, Gesundheitsforderung, Widerstandsfahigkeit und angewandter Neurowissenschaften. Manuelle Medizin. https://doi.org/10.1007/s00337-023-00954-x

Lee YC, Fine A, Protsenko E, Massarotti E, Edwards RR, Mawla I, Napadow V, Loggia ML (2019) Brain correlates of continuous pain in rheumatoid arthritis as measured by pulsed arterial spin labeling. Arthritis Care Res 71(2):308–318. https://doi.org/10.1002/acr.23601

Liao X, Mao C, Wang Y, Zhang Q, Cao D, Seminowicz DA, Zhang M, Yang X (2018) Brain gray matter alterations in Chinese patients with chronic kneeosteoarthritis pain based on voxel-based morphometry. Medicine 97(12):e0145. https://doi.org/10.1097/MD.0000000000010145

Lipat AL, Clark DJ, Hass CJ, Cruz-Almeida Y (2022) Gait subgroups among older adults with chronic pain differ in cerebellum and basal ganglia gray matter volumes. Exp Gerontol 163:111773. https://doi.org/10.1016/j.exger.2022.111773

Liu J, Chen L, Tu Y, Chen X, Hu K, Tu Y, Lin M, Xie G, Chen S, Huang J, Liu W, Wu J, Xiao T, Wilson G, Lang C, Park J, Tao J, Kong J (2019a) Different exercise modalities relieve pain syndrome in patients with knee osteoarthritis and modulate the dorsolateral prefrontal cortex: a multiple mode MRI study. Brain Behav Immun 82:253–263. https://doi.org/10.1016/j.bbi.2019.08.193

Liu J, Chen L, Chen X, Hu K, Tu Y, Lin M, Huang J, Liu W, Wu J, Qiu Z, Zhu J, Li M, Park J, Wilson G, Lang C, Xie G, Tao J, Kong J (2019b) Modulatory effects of different exercise modalities on the functional connectivity of the periaqueductal grey and ventral tegmental area in patients with knee osteoarthritis: a randomised multimodal magnetic resonance imaging study. Br J Anaesth 123(4):506–518. https://doi.org/10.1016/j.bja.2019.06.017

Löfgren M, Opava CH, Demmelmaier I, Fridén C, Lundberg IE, Nordgren B, Kosek E (2018) Pain sensitivity at rest and during muscle contraction in persons with rheumatoid arthritis: a substudy within the Physical Activity in Rheumatoid Arthritis 2010 study. Arthritis Res Ther 20(1):48. https://doi.org/10.1186/s13075-018-1513-3

López-Solà M, Woo CW, Pujol J, Deus J, Harrison BJ, Monfort J, Wager TD (2017) Towards a neurophysiological signature for fibromyalgia. Pain 158(1):34–47. https://doi.org/10.1097/j.pain.0000000000000707

Mao CP, Bai ZL, Zhang XN, Zhang QJ, Zhang L (2016) Abnormal subcortical brain morphology in patients with knee osteoarthritis: a cross-sectional study. Front Aging Neurosci 8:3. https://doi.org/10.3389/fnagi.2016.00003

Matsuo Y, Kurata J, Sekiguchi M, Yoshida K, Nikaido T, Konno SI (2017) Attenuation of cortical activity triggering descending pain inhibition in chronic low back pain patients: a functional magnetic resonance imaging study. J Anesth 31(4):523–530. https://doi.org/10.1007/s00540-017-2343-1

McInnes IB, Schett G (2011) The pathogenesis of rheumatoid arthritis. N Engl J Med 365(23):2205–2219. https://doi.org/10.1056/NEJMra1004965

Meeus M, Hermans L, Ickmans K, Struyf F, Van Cauwenbergh D, Bronckaerts L, De Clerck LS, Moorken G, Hans G, Grosemans S, Nijs J (2015) Endogenous pain modulation in response to exercise in patients with rheumatoid arthritis, patients with chronic fatigue syndrome and comorbid fibromyalgia, and healthy controls: a double-blind randomized controlled trial. Pain Pract 15(2):98–106

Melzack R (2001) Pain and the neuromatrix in the brain. J Dent Educ 65(12):1378–1382

Melzack R (2005) Evolution of the neuromatrix theory of pain. The Prithvi Raj Lecture. Paper presented at the third World Congress of World Institute of Pain, Barcelona 2004. S. 85–94

Mosabbir A (2022) Mechanisms behind the development of chronic low back pain and its neurodegenerative features. Life 13(1):84. https://doi.org/10.3390/life13010084

Mosch B, Hagena V, Herpertz S, Ruttorf M, Diers M (2023) Neural correlates of control over pain in fibromyalgia patients. Neuroimage Clin 37:103355. https://doi.org/10.1016/j.nicl.2023.103355

Ng SK, Urquhart DM, Fitzgerald PB, Cicuttini FM, Hussain SM, Fitzgibbon BM (2018) The relationship between structural and functional brain changes and altered emotion and cognition in chronic low back pain brain changes: a systematic review of MRI and fMRI studies. Clin J Pain 34(3):237–261. https://doi.org/10.1097/AJP.0000000000000534

Ourry V, Gonneaud J, Landeau B, Moulinet I, Touron E, Dautricourt S, Le Du G, Mézenge F, André C, Bejanin A, Sherif S, Marchant NL, Paly L, Poisnel G, Vivien D, Chocat A, Quillard A, Ferrand Devouge E, de la Sayette V, Rauchs G, Arenaza-Urquijo EM, Chételat G (2021) Medit-Ageing Research Group: association of quality of life with structural, functional and molecular brain imaging in community-dwelling older adults. Neuroimage 231:117819. https://doi.org/10.1016/j.neuroimage.2021.117819

Parks EL, Geha PY, Baliki MN, Katz J, Schnitzer TJ, ApkarianAV (2011) Brain activity for chronic knee osteoarthritis: dissociating evoked pain from spontaneous pain. Eur J Pain 15(8):843.e1–14. https://doi.org/10.1016/j.ejpain.2010.12.007

Peterson JA, Strath LJ, Nodarse CL, Rani A, Huo Z, Meng L, Yoder S, Cole JH, Foster TC, Fillingim RB, Cruz-Almeida Y (2022) Epigenetic aging mediates the association between pain impact and brain aging in middle to older age individuals with knee pain. Epigenetics 17(13):2178–2187. https://doi.org/10.1080/15592294.2022.2111752

Railton P, Delaney AJ, Goodyear BG, Matyas J, Lama S, Sutherland GR, Powell JN (2022) Altered activity of pain processing brain regions in association with hip osteoarthritis. Sci Rep 12(1):2791. https://doi.org/10.1038/s41598-022-06499-8

Robinson ME, Craggs JG, Price DD, Perlstein WM, Staud R (2011) Gray matter volumes of pain-related brain areas are decreased in fibromyalgia syndrome. J Pain 12(4):436–443. https://doi.org/10.1016/j.jpain.2010.10.003

Sandström A, Ellerbrock I, Löfgren M, Altawil R, Bileviciute-Ljungar I, Lampa J, Kosek E (2022) Distinct aberrations in cerebral pain processing differentiating patients with fibromyalgia from patients with rheumatoid arthritis. Pain 163(3):538–547. https://doi.org/10.1097/j.pain.0000000000002387

Schreiber KL, Loggia ML, Kim J, Cahalan CM, Napadow V, Edwards RR (2017) Painful after-sensations in fibromyalgia are linked to catastrophizing and differences in brain response in the medial temporal lobe. J Pain 18(7):855–867. https://doi.org/10.1016/j.jpain.2017.02.437

Sluka KA, Clauw DJ (2016) Neurobiology of fibromyalgia and chronic widespread pain. Neuroscience 338:114-129. https://doi.org/10.1016/j.neuroscience.2016.06.006

Smith A, López-Solà M, McMahon K, Pedler A, Sterling M (2017) Multivariate pattern analysis utilizing structural or functional MRI-In individuals with musculoskeletal pain and healthy controls: a systematic review. Semin Arthritis Rheum 47(3):418–431. https://doi.org/10.1016/j.semarthrit.2017.06.005

Tanner JJ, Cardoso J, Terry EL, Booker SQ, Glover TL, Garvan C, Deshpande H, Deutsch G, Lai S, Staud R, Addison A, Redden D, Goodin BR, Price CC, Fillingim RB, Sibille KT (2022) Chronic pain severity and sociodemographics: an evaluation of the neurobiological interface. J Pain 23(2):248–262. https://doi.org/10.1016/j.jpain.2021.07.010

Tu Y, Jung M, Gollub RL, Napadow V, Gerber J, Ortiz A, Lang C, Mawla I, Shen W, Chan ST, Wasan AD, Edwards RR, Kaptchuk TJ, Rosen B, Kong J (2019) Abnormal medial prefrontal cortex functional connectivity and its association with clinical symptoms in chronic low back pain. Pain 2019 160(6):1308–1318. https://doi.org/10.1097/j.pain.0000000000001507

Vamvakas A, Lawn T, Veronese M, Williams SCR, Tsougos I, Howard MA (2022) Neurotransmitter receptor densities are associated with changes in regional Cerebral blood flow during clinical ongoing pain. Hum Brain Mapp 43(17):5235–5249. https://doi.org/10.1002/hbm.25999

Wager TD, Atlas LY, Lindquist MA, Roy M, Woo CW, Kross E (2013) An fMRI-based neurologic signature of physical pain. N Engl J Med 368(15):1388–1397

Zhang B, Jung M, Tu Y, Gollub R, Lang C, Ortiz A, Park J, Wilson G, Gerber J, Mawla I, Chan ST, Wasan A, Edwards R, Lee J, Napadow V, Kaptchuk T, Rosen B, Kong J (2019) Identifying brain regions associated with the neuropathology of chronic low back pain: a resting-state amplitude of low-frequency fluctuation study. Br J Anaesth 123(2):e303–e311. https://doi.org/10.1016/j.bja.2019.02.021

Zhao X, Xu M, Jorgenson K, Kong J (2016) Neurochemical changes in patients with chronic low back pain detected by proton magnetic resonance spectroscopy: a systematic review. Neuroimage Clin 13:33–38. https://doi.org/10.1016/j.nicl.2016.11.006

Zhou Q, Li M, Fan Q, Chen F, Jiang G, Wang T, He Q, Fu S, Yin Y, Lin J, Yan J: Cerebral perfusion alterations in patients with trigeminal neuralgia as measured by pseudo-continuous arterial spin labelling. Front Neurosci 2022 Dec 16;16:1065411. https:doi.org/10.3389/fnins.2022.1065411. eCollection 2022.

Teil III
Bewegungsmangel, Gehirn, psychologische Aspekte

14 Bewegungsmangel, Folgen und Psychologie

▶ **Trailer** Das Gehirn verantwortet den Lebensstil und somit, ob die Faktoren physische Aktivität, Ernährung, die Lebensgestaltung und das soziale Lernen zum gesundheitlichen Vorteil oder Nachteil eingesetzt werden. Physische Inaktivität bei Kindern und Jugendlichen benachteiligt die kognitive Entwicklung, die Verknüpfung von Bewegung und Schmerzhemmung und Bereitschaften und Toleranzen werden inadäquat ausgebildet. Später finden Lernprozesse statt, welche die Merkmale der Persönlichkeitsstruktur und somit den Lebensstil verändern. Mit dem Initialstadium aller chronischen Krankheiten, der Dekonditionierung, ist das Gehirn in alle Krankheitsprozesse einbezogen. U.a. werden die Resilience und die Gesundheitskompetenz für den aktiven Therapieprozess fortschreitend eingeschränkt. Interventionen für eine positive Lebenseinstellung müssen frühzeitig immer direkt mit dem Training, als der Intervention mit der höheren Effizienz, zur Beeinflussung aller Faktoren des Verhaltens und der Schmerzen eingesetzt werden

14.1 Das Gehirn reagiert immer mit! Welche Folgen?

Das Gehirn ist das prägende Organ jeder Person. Es verantwortet die übergeordnete und aufeinander abgestimmte Regulation der Homöostase aller lebenswichtigen unbewussten Funktionen und es steht für das Verhalten des Menschen. Das Verhalten, gegeben durch die Handlungen und das Reagieren auf Situationen und Umstände, ergibt insgesamt den Lebensstil und somit, ob das Zusammenwirken von psychischen und physiologischen Bedürfnissen (Motivationen), die Gesundheitskompetenz und alle weiteren sehr wichtigen Leistungen der höchsten bewussten Gehirnfunktionen zum gesundheitlichen Vorteil oder Nachteil eingesetzt werden. Es geht um die essentiellen gesundheitsrelevanten Lebensstilfaktoren

- „systematisch ausreichende" physische Aktivität (Training) für einen stets positiven, die körperlichen Strukturen und Funktionen entwickelnden, erhaltenden und/oder adaptiv ausbauenden Zyklus Belastung – Beanspruchung – Erholung – Regeneration – Adaptation",
- die adäquate „vollwertige" Ernährung und
- die Gestaltung des Lebensregimes im Sinn eines Eustresses.

Das Gehirn ist ein ausgesprochen hoch plastisches Organ. Das „soziale Lernen", durchgehend zunächst allein durch die primären Bezugspersonen (in der Regel die Eltern) vermittelt und im Weiteren in Kombination mit dem sozialen Umfeld in der Schule und der Ausbildung während des ersten und zweiten Lebensjahrzehnts bestimmt hochgradig das Verhalten im gesamten

W. Laube, *Bewegungsmangel,* https://doi.org/10.1007/978-3-662-67753-7_14

weiteren Leben. Man könnte im Sinn der Verhaltensbiologie auch von Prägung, also dem „irreversiblen Aneignen des Verhaltensrepertoires" sprechen. Irreversible bedeutet eigentlich unveränderbar fixiert. Das Gehirn bleibt

- **aber** lebenslang plastisch und somit ist grundsätzlich immer ein Umlernen möglich
- **aber** das Umlernen, das Verhaltensmuster der „frühen Lebenszeit" zu ändern, benötigt Anleitung, Begründung, Wissen und bildungsabhängige Kompetenzen, Adhärenz und Resilienz, ist ausgesprochen aufwendig, entsprechend sehr schwierig und die „überwindbaren oder nicht überwindbaren" sozialen Verhältnisse spielen eine „übergroße" Rolle.

Physische Inaktivität bereits im Kindes- und Jugendalter bedeutet, das Gehirn

- unterliegt einer deutlich reduzierten Informationsverarbeitung,
- die Stimulation der neuronalen Entwicklung insbesondere im Hippocampus für das Gedächtnis und damit die Förderung der kognitiven Funktion ist eingeschränkt,
- die Qualifizierung der Schmerzhemmung und somit die Verknüpfung von Bewegung und Schmerzhemmung bleiben ungenügend,
- Bereitschaften und Toleranzen werden inadäquat ausgebildet (Abb. 1.2, 1.3, 13.1, 13.2)
- die energetische Basis ist schwach und
- in der Summe werden Entwicklungspotenzen nicht ausgeschöpft.

Im Gehirn des Erwachsenen finden de-adaptive und implizite Lernprozesse statt, welche die Merkmale der Persönlichkeitsstruktur verändern. Alle cerebralen Funktionen und Leistungen sind betroffen und prägen den Lebensstil. So ist das Organ des Antriebs, der Motivation, der Entscheidungen, der Kompetenzen und der Leistungsbereitschaft mit Beginn jeder chronischen Krankheitsentwicklung immer primär mit beteiligt und es ist eine logische Konsequenz, dass die für den nachhaltigen Therapieprozess so essentiellen Leistungen Compliance, Adhärenz und Resilience gleichfalls eingeschränkt sind bzw. nicht in den Kontext der „eigenen Gesundheit" gestellt werden.

▶ **Wichtig** Bei physischer Inaktivität müssen die cerebral verantworteten ungünstigen und nachteiligen Kompetenzen für das Gesundheitsverhalten eigentlich als „primär" eingeordnet werden. Sie gehen dem Stadium der Klinik der chronisch degenerativen Erkrankungen voraus.

Diese Tatsache belegt die großen Schwierigkeiten, den therapeutischen Bedarf der Lebensstiländerung zu verwirklichen, obwohl doch der Wille bekundet wird aber die Realisation ausbleibt.

▶ **Wichtig** „Nach der Reha kommt der Patient in sein «altes, ihm gut bekanntes, bereits seit immer vorhanden gewesenes, der bisherigen Prägung entsprechendes und diese Prägung weiterhin bestätigendes Lebensumfeld» zurück und ordnet sich dort wieder wie bisher ein und unter, sodass der „psychologische Reha-Effekt des Wollens" in der Regel verloren geht. Aus der Sicht chronischer Erkrankungen, die ja das Ergebnis des Lebensstils sind, sind deshalb Änderung des Lebensstils aber die wichtigste therapeutische Komponente der Nachhaltigkeit.

Der Lebensstil mit zu wenig Bewegung (Abb. 1.1–1.4, 13.2), mit qualitativ und quantitativ inadäquater Ernährung (Abb. 1.5) und Dysstress ist die **erste Komponente des unzureichenden Gesundheitszustandes.** Er ist die Hauptursache chronisch degenerativer, einer großen Anzahl onkologischer Erkrankungen aber auch durch die sekundäre Inaktivität und eine Fehlernährung „eine hochgradig komplizierende Komponente" vieler weiterer Krankheiten und Verletzungen größeren Umfanges. In den industriell gut entwickelten Ländern nahm und nimmt die physische Aktivität systematisch ab und unterschreitet inzwischen seit langer Zeit bei der Majorität der Menschen den biologischen Bedarf, weshalb sich systematisch langdauernde Defizite u. a. im **muscle – brain cross talk** (Abschn. 8.2.1) entwickeln.

Entsprechend ist im Gegenteil vielfach belegt, dass körperliche Aktivitäten im Kindes- und Jugendalter die kognitiv-mentale Entwicklung und die mentale Gesundheit fördern (Rodriguez-Ayllon et al. 2019; Wheatley et al. 2020), in den weiteren Lebensabschnitten die exekutiven Funktionen und die Resilience positiv beeinflussen (Wermelinger Ávila et al. 2018), zentrale Komplikationen chronisch degenerativer Erkrankungen wie das Schmerzgeschehen mindern (Laube 2020a, 2020b) und psychiatrischen Erkrankungen entgegenstehen bzw. dessen Symptome reduzieren.

Die **zweite Komponente des unzureichenden Gesundheitszustandes** basiert auf der Plastizität des Gehirns, wodurch es wie alle anderen Strukturen und Organe des Körpers auch in alle chronischen Krankheitsprozesse einbezogen ist. Diese Einbezogenheit des Gehirns startet mit der Dekonditionierung, denn sie ist das Ergebnis der funktionellen Unterbelastung und die führt wie bei allen Geweben und Organen auch im Gehirn zur Entwicklung komplexer funktioneller Defizite und Änderungen auf den unbewussten und den bewussten Ebenen. Dekonditionierung unterstützt im Sinn eines circulus vitiosus den Lebensstil zum Nachteil des Gesundheitszustandes. Dieser circulus vitiosus wird mit den Stufen der Pathogenese der chronischen Erkrankungen systematisch fortgeschrieben. Er verstärkt sich weiter, wenn intermittierende und letztendlich chronische Schmerzen das Krankheitsbild als Endpunkt der jeweiligen pathogenetischen Kette oder als zusätzliche eigenständige Erkrankung beherrschen (Abb. 13.1, 13.2, Laube 2023). Mit Beginn der Dekonditionierung beginnt sehr schleichend und somit sehr lange unbemerkt auch der strukturelle und noziplastische Umbau des Gehirns (Kap. 13). Die mittels MRI diagnostizierbaren Veränderungen der Struktur und der Konnektivität im Gehirn müssen als Ausdruck der Unter- und Fehlbeanspruchung als auch der Noziplastizität angesehen werden.

Die ursächliche physische Inaktivität ist in der deutschen Bevölkerung so häufig, dass bei 9–10 % ein Diabetes Typ II diagnostiziert ist und eine Dunkelziffer von ca. 2 Mio. Menschen angenommen werden muss (Tönnies und Rathmann 2021).

> **Wichtig** Die **inaktivitätsbedingte Unter- und zugleich Fehlbeanspruchung des Gehirns** und somit die defizitären **muscle – brain cross talks** (Abschn. 8.2.1), die **muscle – metabolism cross talks** (Abschn. 8.2.2) und die **ungenügenden Muskelaktivitäten zur generalisierten Entzündungshemmung** (Abschn. 8.1) gehören zu den hoch wichtigen pathophysiologischen Komponenten des **individuellen cerebralen Funktions- und Gesundheits- besser des Krankheitszustandes. Sie starten mit dem Beginn der Dekonditionierung** (Laube 2022).

Die benannten Komponenten stehen

- aus individueller Sicht für Entwicklungen im Gehirn mit Konsequenzen u. a. für die Motivation, die Compliance, die Adhärenz und die Resilience der Menschen bzw. Patienten, was den notwendigen aktiven Therapieprozess erheblich erschwert, und
- aus gesellschaftlicher Sicht für den steigenden medizinisch begründeten Bedarf psychotherapeutischer Interventionen und Begleitungen.

Zu geringe Aktivitäten zugunsten der konditionellen Fähigkeiten sorgen für Atrophie, Apoptose, Entzündung, Degeneration und pathophysiologischen Wandel. Sie verhindern, dass die Muskulatur mit ihren Signalstoffen (Kap. 8) und den genetischen Kommunikationen (Kap. 10) mit allen Geweben

- nicht den Gesundheitsstatus bedingt (Guescini et al. 2015; Laube 2020a, 2020b, 2021; Masoumi-Ardakani et al. 2022), wovon auch das Gehirn gravierend profitieren würde (Fuller et al. 2020; Safdar und Tarnopolsky 2018),
- sondern begünstigen, dass pathologische Abstimmungen zugunsten der Erkrankungen erfolgen (Liu et al. 2022; Prattichizzo et al. 2021; Shen et al. 2019).

Die generalisierte chronische, nicht schmerzhafte Entzündung, dessen „anatomischer Standort im Gehirn" als „neuro-inflammation" und „inflam-aging" (Salvioli et al. 2006) beschrieben wird, begründet sowohl die Krankheitsentwicklungen als auch den Alterungsprozess auch im Gehirn (Costantini et al. 2018; Murdaca et al. 2022). Chronischer Stress induziert über die Aktivierung der Immunantwort diese Entzündung, der die Angst und die depressive Entwicklung zugrunde liegen (Kitaoka 2022) und der auch alle weiteren Änderungen der cerebralen Funktionen zugeordnet werden können. Der Entzündungsmarker CRP steht für das Risiko regionale und multiple Schmerzregionen auszubilden (Christensen et al. 2021). Dafür sorgt auf der Grundlage der peripheren Störungen wiederum das Gehirn mit seiner Schmerzmatrix, die alle höchsten kognitiv-mentalen Leistungen und somit auch systematisch die Resilience benachteiligt.

Die Resilience ist eigentlich definiert als eine positive Adaptation gegen Stress, um sich mit dem Mechanismus des Copings an Veränderungen anzupassen, negativen Wirkungen des Stresses zu begegnen und so Funktionsstörungen zu verhindern (Babić et al. 2020). Mit dem Dekonditionierungsprozess und den daraus folgenden pathologischen Schritten wird diese Fähigkeit und damit die Selbstverantwortung und die Gesundheitskompetenz für einen langfristigen aktiven Therapieprozess eingeschränkt. Insbesondere chronische Schmerzen „stören" die Selbstregulation auf der Basis kognitiver und emotionaler Fehlverarbeitungen (s. Komponenten des Schmerzes). Die gegenseitige Abhängigkeit zwischen den hohen Hirnfunktionen und den konditionellen Fähigkeiten zeigt sich z. B. daran, dass bei kognitiv unauffälligen alten Menschen die Exekutivfunktion Aufmerksamkeit & Arbeitsgedächtnis mit der Kraft des M. qadr. fem. und die aerobe Fitness mit der Unterdrückung automatischer Reaktionen im Rahmen der Aufmerksamkeit und Konzentration (stroop interference) assoziiert ist (Scherder et al. 2010). Kraft und Ausdauer kooperieren also mit unterschiedlichen cerebralen Leistungen und deshalb sollten auch beide Fähigkeiten immer am besten gemeinsame im direkten Verbund mit den psychologischen Zielstellungen therapiert werden.

> **Wichtig** Im therapeutischen Fokus müssen bereits beim Verdacht und spätestens bei der Diagnosestellung immer gleichzeitig und gleichwertig die zentralen und peripheren Krankheitsprozesse stehen, wobei physische Belastungen zugleich die psychische Gesundheit und die Schmerzen sehr günstig beeinflussen und fördern (Laube 2020a, 2020b). Physische Belastungen sorgen für die Reorganisation in Richtung eines physiologischen Erregungsmusters der Neuromatrix, die durch Maladaptationen zur Schmerzmatrix geworden ist (vgl. Kap. 13). Darin eingeschlossen sind alle Komponenten des Schmerzes, die durch die höchsten Hirnstrukturen vertreten werden. Die psychologischen Interventionen müssen stets in direkter Kombination und nicht zeitlich getrennt oder sogar allein die Facetten des bewussten gesundheitsorientierten Verhaltens ansprechen.

14.2 Welche Gehirnfunktionen sind zu behandeln?

> **Wichtig** Letztendlich entscheiden die Leistungen und Fähigkeiten des Gehirns über einen nachhaltigen Therapieerfolg oder nicht.

Es sind eine Reihe von Theorien für Änderungen des Gesundheitsverhaltens entwickelt worden, um

- zum einen das Gesundheitsverhalten zu erklären und
- zum anderen die Bereiche zu ermitteln und zu verstehen, durch dessen Anregung Veränderungen zugunsten eines positiven Gesundheitsstatus wahrscheinlicher werden.

Mit der **Motivation** wird der Antrieb für Handlungen, deren Ursachen, Bereitschaften, die Interessen, das Streben nach Kompetenzen und

Zielen einschließlich der zugehörigen Erwartungen im Kontext möglicher oder angestrebter Belohnungen und die Rationalität der Aktivitäten ausgedrückt. Gesund zu bleiben oder wieder zu werden bedarf einer entsprechenden Motivation für die erforderlichen Konsequenzen und die **Volition**, die Fähigkeit entsprechende Ziele zu setzen und insbesondere diese durch Handlungen umzusetzen. Hieran sind das Konstrukt bzw. die potenzielle Ressource „Selbstwert" und die sozialen Bedingungen beteiligt. Eine wichtige Komponente ist das „**Interesse** gesund zu werden". Interesse bedeutet, mit dem **„kognitiven Auswahlmechanismus Aufmerksamkeit"** sich gezielt auf ein Schwerpunktziel auszurichten, um aus der Situation „die wichtigen Informationen" für Handlungen herauszufiltern. Das Interesse für die Gesundheit ist somit eng mit der Gesundheitskompetenz (s. u.) verknüpft.

Die **Kognition**, gegeben durch die Fähigkeiten Denken, Lernen, Wissen, wissensbasiertes Bewerten und Wahrnehmen steht für die funktionelle Leistungsfähigkeit des Gehirns und entscheidet in oberster Instanz auch über das gesundheitliche Verhalten. Das „höhere Bildungsniveau" mit den damit verbundenen höheren, bewusst einsetzbaren Kompetenzen des Verstehens sowie des darauf beruhenden Selbstmanagements und Handelns spielt offensichtlich grundsätzlich für die Therapiewirksamkeit eine sehr wesentliche Rolle. Es besteht mit diesen Voraussetzungen offensichtlich ein günstigerer „externer" Zugang zum Gehirn zur Beeinflussung der kognitiv erkennenden und bewertenden wie auch der affektiv-emotionalen Schmerzkomponente (Laube 2020a, 2020b).

Mit den kognitiven Fähigkeiten nimmt der Mensch sich selbst und seine Umwelt war und reagiert darauf. Daraus ergeben sich die **Leistungsbereitschaft** für u. a. das konkrete Ziel, die Gesundheit zu erhalten und/oder wieder zu verbessern, die **Toleranzen** gegenüber Anstrengungen, psychischen, mentalen und emotionalen Belastungs- bzw. Stresssituationen und Schmerzen.

Resilience ist die Fähigkeit, schwierige und stressauslösende Situationen zu bewältigen, wobei die gesunden physiologischen Funktionen aufrechterhalten oder zurückgewonnen und das Risiko für krankhafte Entwicklungen minimiert werden (Babić et al. 2020). Die individuelle Fähigkeit zur Anpassung, die Resilience, beinhaltet die Kompetenzen und die aktiven Möglichkeiten, sich Gesundheitsproblemen zu stellen und mit Veränderungen des Verhaltens zu reagieren. Die **Compliance**, dass „einfache" Befolgen und Einhalten vorgegebener therapeutischer Maßnahmen (Therapietreue), ist durch die **Adhärenz** mit ihren fünf Dimensionen (WHO 2003) abgelöst worden. Die Adhärenz basiert auf der zwischen dem/den Therapeuten und dem Patienten vereinbarten und festgelegten Therapie, nachdem Informationen gegeben, ausgetauscht und diskutiert worden sind, eine Aufklärung und Begründung der Notwendigkeiten stattgefunden hat. Sie hat die Compliance wesentlich erweitert.

> ▶ **Wichtig** Die Adhärenz basiert somit auf der gemeinsamen Verantwortung von Therapeuten und Patient. Die Adhärenz wird bereits von den dekonditionierungsbedingten nachteiligen cerebralen Konsequenzen und später von den im Gehirn ablaufenden Entwicklungsstufen der pathogenetischen Kette negativ, als zum Nachteil des gesundheitlichen Verhaltens beeinflusst.

Eng damit verbunden sind die **Selbstwirksamkeit** des Patienten und seine **wissensbasierten Kompetenzen.** Hervorzuheben ist die **Gesundheitskompetenz**, „die Fähigkeiten und Fertigkeiten einer Person Gesundheitsinformationen bewusst zu suchen, zu finden, zu verstehen, zu bewerten und für die eigenen gesundheitsbezogenen Entscheidungen anzuwenden, um mit Wissen, Motivation und Kompetenzen, sich im Alltag über das Gesundheitswesen, die Krankheitsprävention und die Gesundheitsförderung eine Meinung zu bilden und daraufhin Entscheidungen zu treffen, die die Lebensqualität im Lebensverlauf erhalten oder verbessern (RKI) bzw. kurz, die Fähigkeit Mittel und Bedingungen für die Gesundheit zu verstehen und vorteilhaft zu nutzen (Bruhin und Abel 2003).

▶ **Wichtig** Gegeben durch die intensiven Wechselbeziehungen zwischen den körperlichen (Funktionszustand der Muskulatur kontraktil und energetisch), psychophysischen (Relation Funktion des Gehirns und körperliche Funktionen), kognitiven (s. Kognition) und emotionalen (Erkennen des eigenen Zustandes und des von fremden Personen) Fähigkeiten und Fertigkeiten muss die Behandlung chronischer Erkrankungen eigentlich immer aus einer Kombination aus dem Training

- konditioneller Fähigkeiten,
- mentaler und kognitiver Funktionen und somit der höchsten Gehirnleistungen und
- sozialer Fähigkeiten bestehen.

Aus diesem Bedarf resultiert, dass der Begriff Training (Laube 2011) „nicht nur dem Sport gehört", sondern auch der Therapie. Der Unterschied zwischen dem Training des Gesunden und des Kranken besteht „nur" darin, dass beim Kranken die der pathogenetische Entwicklungsstand inklusive die Maladaptationen des Gehirns Beachtung finden müssen, was den Trainingsaufbau, die Durchführung und die Adhärenz für diese nachhaltige Therapieform wesentlich modifiziert.

14.3 Interventionen und cerebrale Wirkungen?

Die Bereiche **Motivation** und **Belohnung** haben sich als hoch relevant herausgebildet. So bezieht sich ein 7-stufiges Programm auf die potenziell erfolgversprechenden Funktionen Motivation und Belohnung (Versuch [Ansatz]/Wollen: Vergnügen; Abneigung/Vermeidung: Erleichterung; Behauptung/nicht Wollen: Stille), um eine Verhaltensänderung herauszufordern (Michaelsen und Esch 2021). Die Mind (Verstand/Denkweise) Körpermedizin (MBM) nutzt Techniken zur Verhaltensmodifikation in Verbindung mit kognitiven Zielstellungen. Sie konzentriert sich auf die Stressregulierung, Bewegungen, Entspannung, Ernährung und nutzt die Meditation. Leeuwis et al. (2022) schlagen für diesen Therapieansatz den Begriff „BERN" für „**B**ehavior, **E**xercise, **R**elaxation, and **N**utrition" vor. In der Summe zielt die Therapie auf das Belohnungssystem und die Motivation ab. Beide funktionellen Systeme haben überlappende Signalwege zur Beherrschung von Stress, für die Selbstregulation und die Resilience und ihre Funktionen korrelieren mit den Placebo- und Selbstheilungspotenzen.

Negative Wahrnehmungen einer Erkrankung verschlechtern die Lebensqualität und den emotionalen Zustand. Die affektiv-emotionale wird gemeinsam mit der bewertenden – kognitiven Komponente des Schmerzes wie auch die Motivation durch die höchsten Hirnareale und -funktionen vertreten und so ist deren psychotherapeutische Beeinflussung bei allen chronischen Erkrankungen ein wichtiger Therapieansatz. Die **Emotionen,** die ereignis- und/oder situativ bedingten Gefühle und psychophysischen Reaktionen verbinden über die Motivation die kognitive Ebene und mit der der Handlungen für das Erleben und Verhalten. Die darauf ausgerichteten Therapieansätze versuchen maladaptive Emotionen durch günstige adaptive zu ersetzen und damit wird auch Einfluss auf die Denkprozesse und die Regulation des Verhaltens genommen. Es geht darum, die Situation und deren Bewertung mit den positiven Zielen in Übereinstimmung zu bringen und daraus Handlungen abzuleiten.

Die **Resilienz** kann mit **Optimismus** gestärkt werden. Änderungen zu optimistischen Grundhaltungen können mit Methodiken zur Förderung einer positiven Lebenseinstellung bzw. eines positiven gesundheitsorientierten Verhaltens (sogenannte **positive Psychologie**: positives Bild des Menschen, Humanismus, Salutogenese [vgl. Peseschkian 1977]; aber beachte: die „Positive Psychologie" ist kein einheitlich definierter Begriff, trennt sich nicht von der Psychotherapie ab, alle Aspekte sind auch Bestandteil der Verhaltenstherapie) herausgefordert werden und richten sich gegen negative Wahrnehmungen und für eine aufgehellte Stimmung (Hurt et al. 2014). Der Optimismus lässt Stress weniger intensiv erleben und die

Lebenszufriedenheit ist höher (Yew et al. 2015). Die sogenannte „positive Psychologie“ bedient sich einer Reihe von Interventionen zur Stärkung der Achtsamkeit, der Heraushebung der individuellen Stärken, des positiven Denkens, der Verknüpfung von angestrebt geändertem Verhalten und der Aktivierung des Belohnungssystems und weiteren Aspekten der hohen Gehirnfunktionen (Esch 2017). Die Beeinflussung des bzw. die Modifikation der Aktivität des **Belohnungssystems** spielt eine wichtige therapeutische Rolle. Dieses System ist z. B. bei der Adipositas konstant und sehr gut reproduzierbar überaktiv (Richter et al. 2023) und unterstützt das Aufrechterhalten der Stoffwechselerkrankung und die potenzielle Fortentwicklung zum Diabetes mit all seinen Komplikationen.

Die **Aufmerksamkeit** spielt aus therapeutischer Sicht eine wichtige Rolle. Auch das Gehirn hat eine begrenzte Verarbeitungskapazität und Aufmerksamkeit bedeutet Fokussierung bzw. die Zuweisung von Bewusstseinsressourcen auf ein konkretes Ziel, eine konkrete Handlung. Damit werden „Ressourcen“ gebunden, die anderen nachteiligen Denk- und Verarbeitungsprozessen entzogen werden, wie z. B. der Verarbeitung von Schmerzinformationen. Dies geschieht auch effektiv durch die Bewegungsausführungen der körperlichen Aktivitäten und des Trainings.

Aus der Sicht chronischer Schmerzen nutzt die Therapie der **„Neu- bzw. Aufarbeitung von Schmerzen (pain reprocessing therapy)“** verschiedene Interventionstechniken, um die Schmerzen weniger gefährlich wahrzunehmen, die Schmerzen bei Bewegungen „neu“ zu be werten und vorteilhafter darauf zu reagieren. Die Sicherheit gegenüber Schmerzen soll gestärkt und die emotionalen Komponenten beachtet werden.

14.4 Psychologische Interventionen und cerebrale Aktivitäten

Eine MRT-gestützte einjährige Verlaufsbeobachtung einer pain reprocessing therapy bei CLBP ($n = 151$, 54 % Frauen, Alter $41{,}1 \pm 15{,}6$ Jahre, VAS $4{,}1 \pm 1{,}3$, Disability $23{,}3 \pm 10{,}1$ von 100, Dauer der Schmerzen $10{,}0 \pm 8{,}9$ Jahre) zeigt reduzierte cerebrale Antworten (präfrontaler Cortex, Gyrus cinguli, Inselkortex) bei provozierten Schmerzen bzw. in Relation zu „üblicherweise“ behandelten Personen und eine gesteigerte Konnektivität zwischen den Hirngebieten. Die psychologischen Interventionen haben die für die Überzeugungen und die Bedrohungen mit verantwortlichen Hirnstrukturen positiv beeinflusst und die Schmerzintensität hat bei dieser Gruppe sowohl gegenüber der Placebo- als auch der Kontrollgruppe signifikant abgenommen (VAS $1{,}2 \pm 1{,}2$, Placebo $2{,}8 \pm 1{,}6$, Kontrollgruppe „übliche Therapie“ $3{,}1 \pm 1{,}5$; Ashar et al. 2022).

Die psychologischen Interventionen sollten aber immer mit dem Training kombiniert werden, denn das physische Training hat die noch höhere Effizienz zugunsten der cerebralen Strukturen und Funktionen. Intensives Krafttraining bei Personen über 55 Jahre mit einer milden kognitiven Einschränkung über 6 Monate verbessert die kognitive Funktion und schützt gleichzeitig für mindestens 12 Monate vor der Degeneration in hippocampalen Regionen, die mit dem Endergebnis Demenz im Zusammenhang stehen (Broadhouse et al. 2020). Dies wird nachdrücklich belegt, indem die 40–80-Jährigen (UK Biodatenbank) mit den höheren Werten der "konditionellen Fähigkeit Handkraft" einerseits die höhere kognitive Leistungsfähigkeit, die bessere Lebenszufriedenheit und das höhere subjektive Wohlbefinden ausweisen und andererseits geringere Symptome der Depression und der Angst haben. Im Längsschnitt analysiert, bleibt die kognitive Leistungsfähigkeit bei den Personen mit den höheren Kraftwerten in einem Zeitraum von 9 Jahren stabiler erhalten (Jiang et al. 2022).

Allerdings sind für das gesicherte Erkennen der Relation zwischen der Gehirnstruktur und -funktion und dem kognitiv-mentalen bzw. dem psychischen (Gesundheits-) Zustand (brain-wide association studies) eine übergroße Anzahl von MRI-Daten erforderlich (Callaway 2022; Marek et al. 2022). Aus MRI-Daten kann auch abgeleitet werden (Chadderdon et al. 2020), dass die Wirkungen psychologischer Interventionen ein Zusammenspiel aus Veränderungen der neurovegetativen Regulationen, neuropsychologischer Mechanismen und auf der Basis der Theorie der gemeinsamen Faktoren der Psychotherapie (Common-Factors-Theorie) darstellen.

Fazit

Das ausgesprochen hoch plastische Gehirn verantwortet den Lebensstil und somit, ob die Lebensstilfaktoren physische Aktivität, vollwertige Ernährung und die Gestaltung des Lebensregimes im Sinn des Eustresses zum gesundheitlichen Vorteil oder Nachteil eingesetzt werden. Das „soziale Lernen", zunächst allein durch die primären Bezugspersonen (in der Regel die Eltern) und im Weiteren zusätzlich durch das soziale Umfeld bestimmt, prägt alle Gehirnfunktionen. Physische Inaktivität im Kindes- und Jugendalter bedeutet, die Entwicklung des Gehirns für die kognitiven Leistungen, die Verknüpfung von Bewegung und Schmerzhemmung werden ungenügend stimuliert, Bereitschaften und Toleranzen werden inadäquat ausgebildet. Beim Erwachsenen finden de-adaptive Lernprozesse statt, welche die Merkmale der Persönlichkeitsstruktur verändern und so den Lebensstil weiter prägen und verändern.

Zu wenig Bewegung, inadäquate Ernährung und Dysstress bilden die **erste Komponente des Gesundheitszustandes.** Die **zweite Komponente** basiert auf der Dekonditionierung als dem Initialstadium aller chronisch Krankheitsprozesse in welche das Gehirn immer umgehend einbezogen ist. Die Resilience, die Selbstverantwortung und die Gesundheitskompetenz werden für einen langfristigen aktiven Therapieprozess weiter eingeschränkt.

Interventionen der positiven Psychologie gehören zum Therapieregime, um die cerebralen Folgen aller chronisch degenerativen Erkrankungen zu beeinflussen. Die Schmerzmatrix wird günstig beeinflusst und im Weitern sind alle Faktoren des Verhaltens das Ziel. Die psychologischen Interventionen müssen immer direkt mit dem Training kombiniert werden, denn das physische Training hat die höhere Effizienz zugunsten der cerebralen Funktionen.

Literatur

Ashar YK, Gordon A, Schubiner H, Uipi C, Knight K, Anderson Z, Carlisle J, Polisky L, Geuter S, Flood TF, Kragel PA, Dimidjian S, Lumley MA, Wager TD (2022) Effect of pain reprocessing therapy vs placebo and usual care for patients with chronic back pain: a randomized clinical trial. JAMA Psychiatry 79(1):13–23. https://doi.org/10.1001/jamapsychiatry.2021.2669

Babić R, Babić M, Rastović P, Ćurlin M, Šimić J, Mandić K, Pavlović K (2020) Resilience in health and illness. Psychiatr Danub 32(2):226–232

Broadhouse KM, Singh MF, Suo C, Gates N, Wen W, Brodaty H, Jain N, Wilson GC, Meiklejohn J, Singh N, Baune BT, Baker M, Foroughi N, Wang Y, Kochan N, Ashton K, Brown M, Li Z, Mavros Y, Sachdev PS, Valenzuela MJ (2020) Hippocampal plasticity underpins long-term cognitive gains from resistance exercise in MCI. Neuroimage Clin 25:102182. https://doi.org/10.1016/j.nicl.2020.102182

Bruhin E, Abel T (2003) „Health literacy, wissensbasierte Gesundheitskompetenz. Leitbegriffe der Gesundheitsförderung." BZgA – Bundeszentrale für gesundheitliche Aufklärung.

Callaway E (2022) Can brain scans reveal behaviour? Bombshell study says not yet. Nature 603(7903):777–778. https://doi.org/10.1038/d41586-022-00767-3

Chadderdon AL, Carns DR, Pudalov LR, McKernan LC, Honce JM (2020) Underlying mechanisms of psychological interventions in magnetic resonance imaging and image-guided radiology procedures. Top Magn Reson Imaging 29(3):157–163. https://doi.org/10.1097/RMR.0000000000000239

Christensen JO, Nilsen KB, Hopstock LA, Steingrímsdóttir ÓA, Nielsen CS, Zwart JA, Matre D (2021) Shift work, low-grade inflammation, and chronic pain: a 7-year prospective study. Int Arch Occup Environ Health 94(5):1013–1022. https://doi.org/10.1007/s00420-020-01626-2

Costantini E, D›Angelo C, Reale M (2018) The role of immunosenescence in neurodegenerative diseases. Mediators Inflamm 2018:6039171. https://doi.org/10.1155/2018/6039171

Esch T (2017) Die Neurobiologie des Glücks: Wie die Positive Psychologie die Medizin verändert. Thieme, Stuttgart

Fuller OK, Whitham M, Mathivanan S, Febbraio MA (2020) The protective effect of exercise in neurodegenerative diseases: the potential role of extracellular vesicles. Cells 9(10):2182. https://doi.org/10.3390/cells9102182

Guescini M, Canonico B, Lucertini F, Maggio S, Annibalini G, Barbieri E, Luchetti F, Papa S, Stocchi V (2015) Muscle releases alpha-sarcoglycan positive extracellular vesicles carrying miRNAs in the bloodstream. PLoS One 10(5):e0125094. https://doi.org/10.1371/journal.pone.0125094

Hurt CS, Burn DJ, Hindle J, Samuel M, Wilson K, Brown RG (2014) Thinking positively about chronic illness: an exploration of optimism, illness perceptions and well-being in patients with Parkinson›s disease. Br J Health Psychol 19(2):363–379. https://doi.org/10.1111/bjhp.12043

Jiang R, Westwater ML, Noble S, Rosenblatt M, Dai W, Qi S, Sui J, Calhoun VD, Scheinost D (2022) Associations between grip strength, brain structure, and mental health in > 40,000 participants from the UK Biobank. BMC Med 20(1):286. https://doi.org/10.1186/s12916-022-02490-2

Kitaoka S (2022) Inflammation in the brain and periphery found in animal models of depression and its behavioral relevance. J Pharmacol Sci 148(2):262–266. https://doi.org/10.1016/j.jphs.2021.12.005

Laube, W.: Physiologie, Leistungsphysiologie, Pathophysiologie. in: Hütter-Becker, A., Dölken, M. (Hrsg.) Biomechanik, Bewegungslehre, Leistungsphysiologie, Trainingslehre. Thieme 2011, 129–308

Laube W (2020a) Sensomotorik und Schmerz. Springer, Berlin-Heidelberg

Laube W (2020b) Mehr Bewegung – Weniger Störung. Manuelle Medizin 58(6):307–315, https://doi.org/10.1007/s00337-020-00726-x

Laube W (2021) Muskeltraining – ein universelles Medikament. Manuelle Medizin 59(3):179–186. https://doi.org/10.1007/s00337-021-00801-x

Laube W (2022) Mentale Gesundheit und physische Aktivität. Man Med 60:13–21. https://doi.org/10.1007/s00337-021-00845-z

Laube W: Der „muscle-brain talk" bestimmt Gesundheit oder Krankheit. Integration von Selbstachtsamkeit, Gesundheitsforderung, Widerstandsfahigkeit und angewandter Neurowissenschaften. Manuelle Medizin 61(2), 2023, 110–113

Leeuwis N, van Bommel T, Alimardani M: The BERN Framework of Mind-Body Medicine: Integrating Self-Care, Health Promotion, Resilience, and Applied Neuroscience. Front Integr Neurosci 2022 Jul 14;16:913573. https://doi.org/10.3389/fnint.2022.913573. eCollection 2022.

Liu J, Zhang Y, Tian Y, Huang W, Tong N, Fu X (2022) Integrative biology of extracellular vesicles in diabetes mellitus and diabetic complications. Theranostics 12(3):1342–1372. https://doi.org/10.7150/thno.65778. eCollection 2022

Marek S, Tervo-Clemmens B, Calabro FJ, Montez DF, Kay BP, Hatoum AS, Donohue MR, Foran W, Miller RL, Hendrickson TJ, Malone SM, Kandala S, Feczko E, Miranda-Dominguez O, Graham AM, Earl EA, Perrone AJ, Cordova M, Doyle O, Moore LA, Conan GM, Uriarte J, Snider K, Lynch BJ, Wilgenbusch JC, Pengo T, Tam A, Chen J, Newbold DJ, Zheng A, Seider NA, Van AN, Metoki A, Chauvin RJ, Laumann TO, Greene DJ, Petersen SE, Garavan H, Thompson WK, Nichols TE, Yeo BTT, Barch DM, Luna B, Fair DA, Dosenbach NUF (2022) Reproducible brain-wide association studies require thousands of individuals. Nature 603(7902):654–660. https://doi.org/10.1038/s41586-022-04492-9

Masoumi-Ardakani Y, Najafipour H, Nasri HR, Aminizadeh S, Jafari S, Safi Z (2022) Moderate endurance training and mitoQ improve cardiovascular function, oxidative stress, and inflammation in hypertensive individuals: the role of miR-21 and miR-222: a randomized, double-blind, clinical trial. Cell J 24(10):577–585. https://doi.org/10.22074/cellj.2022.8089

Michaelsen MM, Esch T (2021) Motivation and reward mechanisms in health behavior change processes. Brain Res 1757:147309. https://doi.org/10.1016/j.brainres.2021.147309

Murdaca G, Paladin F, Casciaro M, Vicario CM, Gangemi S, Martino G (2022) Neuro-inflammaging and psychopathological distress. Biomedicines 10(9):2133. https://doi.org/10.3390/biomedicines10092133

Prattichizzo F, Matacchione G, Giuliani A, Sabbatinelli J, Olivieri F, de Candia P, De Nigris V, Ceriello A (2021) Extracellular vesicle-shuttled miRNAs: a critical appraisal of their potential as nano-diagnostics and nano-therapeutics in type 2 diabetes mellitus and its cardiovascular complications. Theranostics 11(3):1031–1045. https://doi.org/10.7150/thno.51605

Peseschkian N: Positive Psychotherapie. Theorie und Praxis einer neuen Methode. S. Fischer. Frankfurt am Main, 1977, ISBN 10:310060801 / ISBN 13: 9783100608017

Richter M, Widera S, Malz F, Goltermann J, Steinmann L, Kraus A, Enneking V, Meinert S, Repple J, Redlich R, Leehr EJ, Grotegerd D, Dohm K, Kugel H, Bauer J, Arolt V, Dannlowski U, Opel N (2023) Higher body weight-dependent neural activation during reward processing. Brain Imaging Behav. https://doi.org/10.1007/s11682-023-00769-3

Rodriguez-Ayllon M, Cadenas-Sánchez C, Estévez-López F, Muñoz NE, Mora-Gonzalez J, Migueles JH, Molina-García P, Henriksson H, Mena-Molina A, Martínez-Vizcaíno V, Catena A, Löf M, Erickson KI, Lubans DR, Ortega FB, Esteban-Cornejo I (2019) Role of physical activity and sedentary behavior in the mental health of preschoolers, children and adolescents: a systematic review and meta-analysis. Sports Med 49(9):1383–1410. https://doi.org/10.1007/s40279-019-01099-5

Rosenmeier JB, Yegutkin GG, Gonzalez-Alonso J (2008) ctivation of TP/UTP-selective receptors ncreases blood flow and blunts ympathetic vasoconstriction in uman skeletal muscle. J Physiol 586(Pt 20):4993–5002

Safdar A, Tarnopolsky MA (2018) Exosomes as mediators of the systemic adaptations to endurance exercise. Cold Spring Harb Perspect Med 8(3):a029827. https://doi.org/10.1101/cshperspect.a029827

Salvioli S, Capri M, Valensin S, Tieri P, Monti D, Ottaviani E, Franceschi C (2006) Inflamm-aging, cytokines and aging: state of the art, new hypotheses on the role of mitochondria and new perspectives from systems biology. Curr Pharm Des 12(24):3161–3171. https://doi.org/10.2174/138161206777947470

Scherder EJ, Eggermont LH, Geuze RH, Vis J, Verkerke GJ (2010) Quadriceps strength and executive functions in older women. Am J Phys Med Rehabil 89(6):458–463. https://doi.org/10.1097/PHM.0b013e3181d3e9f6

Shen S, Wu Y, Chen J, Xie Z, Huang K, Wang G, Yang Y, Ni W, Chen Z, Shi P, Ma Y, Fan S (2019) CircSERPINE2 protects against osteoarthritis by targeting miR-1271 and ETS-related gene. Ann Rheum Dis 78(6):826–836. https://doi.org/10.1136/annrheumdis-2018-214786

Tönnies T, Rathmann W (2021) Epidemiologie des Diabetes in Deutschland. in: Deutscher Gesundheitsbericht Diabetes 2022. Die Bestandsaufnahme. Deutsche Diabetes Gesellschaft (DDG) und diabetesDE – Deutsche Diabetes-Hilfe. Verlag Kirchheim + Co GmbH, Mainz. 14 November 2021

Wermelinger Ávila MP, Corrêa JC, Lucchetti ALG, Lucchetti G (2018) The role of physical activity in the association between resilience and mental health in older adults. J Aging Phys Act 26(2):248–253. https://doi.org/10.1123/japa.2016-0332

Wheatley C, Wassenaar T, Salvan P, Beale N, Nichols T, Dawes H, Johansen-Berg H (2020) Associations between fitness, physical activity and mental health in a community sample of young British adolescents: baseline data from the Fit to Study trial. BMJ Open Sport Exerc Med 6(1):e000819. https://doi.org/10.1136/bmjsem-2020-000819. eCollection 2020

World Health Organization (2023) Adherence to long-term therapies: evidence for action. World Health Organization. https://apps.who.int/iris/handle/10665/42682

Yew SH, Lim KMJ, Haw YX, Gan SKE (2015) The association between perceived stress, life satisfaction, optimism, and physical health in the Singapore Asian context. Asian J Hum Soc Sci 3:56–66

Stichwortverzeichnis

W. Laube, *Bewegungsmangel*, https://doi.org/10.1007/978-3-662-67753-7

B

T

U

V

Z

MIX
Papier aus verantwortungsvollen Quellen
Paper from responsible sources
FSC® C105338

If you have any concerns about our products,
you can contact us on
ProductSafety@springernature.com

In case Publisher is established outside the EU,
the EU authorized representative is:
Springer Nature Customer Service Center GmbH
Europaplatz 3, 69115 Heidelberg, Germany

Printed by Libri Plureos GmbH
in Hamburg, Germany